GUIDE PRATIQUE DES ANALYSES MÉDICALES

P. DIEUSAERT
Ancien interne des Hôpitaux
Directeur de laboratoire d'analyses médicales
Agréé pour l'assistance médicale à la procréation
Agréé pour la biochimie prénatale

GUIDE PRATIQUE DES ANALYSES MÉDICALES

3e édition
revue, mise à jour et augmentée

MALOINE
27, RUE DE L'ÉCOLE-DE-MÉDECINE – 75006 PARIS
2002

Chez le même éditeur dans les collections dirigées par Philippe Dorosz

Dans la collection des « *Guide pratiques médicaux* » :

GUIDE PRATIQUE DES
MÉDICAMENTS 2002 (22e édition)
Par P. Dorosz

GUIDE PRATIQUE DES
GESTES MÉDICAUX (3e édition)
par J.-Y. Dallot et A. Bordeloup

GUIDE PRATIQUE DES
ANALYSES PRÉNATALES
Par P. Dieusaert

Dans la collection des « *Médi-mini* » :

TABLE DES CALORIES (3e édition)
Par P. Dorosz

VITAMINES, MINÉRAUX, OLIGO-ÉLÉMENTS
Par P. Dorosz

Hors collection :

CONSTANTES BIOLOGIQUES ET REPÈRES MÉDICAUX (3e édition)
Par P. Dorosz

Avant-propos de la troisième édition

Le « *Guide pratique des analyses médicales* » doit apporter l'essentiel des informations indispensables à la bonne prescription des examens biologiques ainsi qu'à leur interprétation.

Par la grande variété des informations que cet ouvrage apporte et par son enrichissement incessant en données scientifiques et pratiques continuellement remises à jour, ce livre peut constamment rester à portée de main du lecteur.

La consultation de l'ouvrage est facilitée par une classification alphabétique des paramètres. L'index placé en fin d'ouvrage permet de retrouver les différents paramètres biologiques ainsi que les pathologies associées.

Les examens biologiques concernant plus particulièrement les explorations de l'unité fœto-maternelle, sont détaillés dans le « *Guide pratique des analyses prénatales* », publié dans la même collection.

L'auteur tient à remercier pour ses conseils Monsieur le Docteur Philippe Dorosz, directeur de la collection de « *Guides pratiques médicaux* ».

Il tient également à remercier les lecteurs de plus en plus nombreux, médecins, pharmaciens, étudiants, infirmières, délégués médicaux et autres professionnels de la santé, qui ont eu l'amabilité de discuter de l'ouvrage réalisé à leur intention ou de lui adresser des remarques constructives.

ISBN : 2-224-02718-4 – Dépôt légal : janvier 2002
Imprimé en France

TABLE DES MATIÈRES

ACANTHAMOEBA

Les amibes du genre *Acanthamoeba*, dont il existe une vingtaine d'espèces, sont responsables d'une encéphalite granulomateuse subaigüe. Ces amibes sont mobiles grâce à des pseudopodes et sont retrouvées dans les eaux douces.

Acanthamoeba est responsable de kératites ou d'uvéites après un traumatisme de la cornée ou une souillure des lentilles cornéennes. Les amibes peuvent gagner le système nerveux à partir d'une localisation cutanée ou digestive, puis par voie hématogène, et entraîner une encéphalite granulomateuse.

L'atteinte se fait généralement sur un terrain particulier : corticothérapie, chimiothérapie, antibiothérapie, radiothérapie, diabétiques, brûlés, immunodéprimés.

Prélèvement

- Liquide céphalo-rachidien.
- Biopsie cérébrale.

Diagnostic

Le LCR est purulent, trouble.

L'albuminorachie est élevée

La glycorachie est abaissée ou normale.

La cytologie est perturbée avec de nombreuses hématies et leucocytes (surtout des polynucléaires neutrophiles).

Les amibes sont visibles dans le LCR en contraste de phase :

– trophozoïtes de 25 µ, avec 2 flagelles,

– formes kystiques de 15 µ.

ACIDE ACÉTYLSALICYLIQUE

L'acide acétylsalicylique est connu pour ses propriétés antalgiques, antipyrétiques, anti-inflammatoires (par inhibition de la cyclo-oxygénase), mais aussi pour ses propriétés uricosuriques (par inhibition de la réabsorption tubulaire), antiagrégantes au niveau plaquettaire.

Il est rapidement absorbé par voie orale. La liaison aux protéines plasmatiques varie de 50 à 90 % selon la dose. Il est hydrolysé en acide salicylique, éliminé, avec ses différents métabolites, par voie rénale.

Le pic plasmatique est atteint en 30 minutes environ. Il franchit le LCR, le placenta. Il est retrouvé dans le lait maternel. Son utilisation est déconseillée durant la grossesse en raison de son effet tératogène et de l'augmentation du temps de gestation.

L'état d'équilibre est atteint en 1 à 5 jours dans le cas d'un traitement continu.

Certains facteurs modifient les taux plasmatiques :

– *interactions médicamenteuses* :
  - l'état d'équilibre est abaissé par les corticoïdes,
  - l'acide acétylsalicylique modifie la liaison à l'albumine de certains médicaments,
  - il potentialise les effets des AVK, du méthotrexate, des sulfamides hypoglycémiants et de la phénytoïne ;

– *pathologies* :
  - hypoalbuminémies (diminution de la fixation protéique),
  - urémie (diminution de la fixation protéique),
  - hyperplasie de la synovie (diminution de la diffusion dans le liquide synovial) ;

– *interactions avec le pH de l'estomac* :
  - la vitesse de résorption varie selon le pH et la résorption est la plus rapide lorsque le pH est faible.

Prélèvement

- Plasma fluoro-hépariné.
- Prélevé 2 heures après une prise par voie orale.

Dosage

- Méthodes chromatographiques.
- EMIT.
- Polarisation de fluorescence.

Valeurs de référence (mg × 0,0073 = mmol)

- Utilisation comme antalgique :
  50-100 mg/l *soit* : 0,36-0,73 mmol/l.
- Utilisation comme anti-inflammatoire :
  150-300 mg/l *soit* : 1,1-2,2 mmol/l.

Ses effets secondaires indésirables ou toxiques peuvent se manifester par : troubles gastro-intestinaux, surdité, céphalée, bourdonnement d'oreille, allergies…

En cas d'intoxication, on note une alcalose ventilatoire puis une acidose métabolique. L'hyper-ventilation d'origine centrale apparaît pour des doses supérieures à 400 mg/l. Chez l'enfant, les concentrations toxiques sont 2 fois plus faibles.

ACIDES AMINÉS

Les acides aminés proviennent de l'alimentation et sont libérés pendant la digestion protéique. Ils sont métabolisés au niveau du foie, puis mis en réserve. La filtration glomérulaire est complète et la réabsorption tubulaire importante. Il existe de nombreuses méthodes de dosage :

– *réactions chimiques spécifiques d'acides aminés ou de groupe d'acides aminés* :
  - chlorure ferrique pour l'acide phénylpyruvique,
  - dinitrophénylalanine pour les acides alpha cétoniques,
  - réaction de Brand pour les acides soufrés ;
– *technique de Guthrie* pour le dépistage de la phénylcétonurie ;
– *techniques électrophorétiques* ;
– *techniques enzymatiques* comme celle à l'arginase pour le dosage de l'arginine ;
– *techniques chromatographiques*, en particulier celle sur résine échangeuse d'ion avec une élution réalisée par des tampons différents, en faisant varier le pH, la température, la force ionique.

Le dosage est réalisé par colorimétrie à la ninhydrine à 440 et 570 nm.

Certains composés peuvent interférer sur les dosages :
– prélèvement sur EDTA,
– métaux (plomb, mercure),
– médicament (pénicillamine, acide ascorbique, ampicilline, amoxicilline, gentamicine).

Les prélèvements sont réalisés :
– sur sérum congelé immédiatement jusqu'au dosage,
– sur urines de 24 heures avec conservateur,
– sur LCR conservé congelé.

Le dosage des acides aminés permet le dépistage des amino-acidopathies, affections génétiques d'origine enzymatique congénitale.

Dans le sérum, globalement on retrouve environ 0,4 g/l d'acides aminés totaux. Dans les urines, les taux moyens sont de 1 à 1,2 g/24 heures.

Dans le LCR, les dosages n'ont de valeur que si le LCR est non traumatique (absence d'hématies).

Concentration des acides aminés dans le sérum et les urines

Concentration	Enfants		Adultes	
Acide aminés	Sérum (mg/l)	Urines (mg/24 h)	Sérum (mg/l)	Urines (mg/24 h)
Acide aspartique	1-3	10-25	1-4	3-20
Acide glutamique	4-25	3-12	2-15	5-20
Alanine	15-30	10-35	25-45	10-50
Arginine	7-20	1-7	7-25	2-10
Asparagine	3-99	0-1	6-12	0-1
Citrulline	1-7	–	2-10	–
Cystine	2-8	1-7	3-20	5-25
Glutamine	60-160	20-90	60-110	30-80
Glycine	10-20	30-150	15-30	60-190
Histidine	12-20	80-150	7-15	80-180
Hydroxyproline	2-6	10-70	1-5	10-45
Isoleucine	5-12	3-13	3-11	8-28
Leucine	10-20	3-20	10-20	5-20
Lysine	20-40	10-45	15-30	7-35
Méthionine	1-3	3-8	2-5	3-10
Ornithine	1-5	–	4-15	–
Phénylalanine	5-15	5-25	3-18	10-30
Proline	10-30	0-2	10-30	0-1
Sérine	7-16	20-80	6-16	20-70
Taurine	5-15	30-90	5-15	80-130
Thréonine	10-20	15-45	8-22	15-50
Tryptophane	2-8	–	2-8	–
Tyrosine	6-14	7-20	4-15	15-30
Valine	15-30	2-8	15-30	5-12

Concentration des acides aminés dans le LCR

	mg/l	µmol/l
Acide aspartique	0,25-0,95	2-7
Acide glutamique	0,30-4,40	2-30
Alanine	1,60-3,40	18-38
Arginine	1,40-3,50	8-20
Asparagine	0,25-0,95	2-7
Citrulline	0-0,70	0-4
Cystine	–	–
Glutamine	50-130	350-900
Glycine	0,45-0,90	6-12
Histidine	1,08-2,33	7-15
Hydroxyproline	–	–
Isoleucine	0,40-0,80	3-6
Leucine	1,20-2,00	9-15
Lysine	1,75-3,65	12-25
Méthionine	0-0,60	0-4
Ornithine	0,66-1,32	5-10
Phénylalanine	0,8-1,65	5-10
Proline	–	–
Sérine	2,6-4,75	25-45
Taurine	0,37-0,87	3-7
Thréonine	2,15-4,30	18-36
Tryptophane	–	–
Tyrosine	0,9-1,8	5-10
Valine	1,15-2,35	10-20

Variations biologiques

- Jeûne supérieur à 12 heures : diminution de l'alanine et élévation des acides aminés ramifiés.
- Repas : élévation de presque tous les acides aminés, en fonction de la qualité et de la quantité de protéines ingérées.
- Facteurs génétiques liés à une élévation physiologique de certains acides aminés (ex. : glycine).
- Grossesse : diminution de l'amino-acidémie, et augmentation urinaire de la thréonine et de l'histidine.

- Variations néonatales transitoires : hypertyrosinémie, iminoglycinurie, cystinurie-lysinurie.

Variations pathologiques

- Le dosage global des acides aminés dans le sang n'a qu'un intérêt limité. Une élévation est retrouvée dans le diabète sucré avec acidose, les hémorragies sévères gastro-intestinales, chez les grands brûlés, dans les états de choc important, dans les infections graves hépatiques.
- Dans l'hyperammoniémie, il existe une élévation de la glutamine et de l'acide glutamique, de l'alanine et de la lysine.
- Dans l'hyperlactacidémie : augmentation de l'alanine.
- Dans l'insuffisance rénale : élévation de la citrulline, de la cystine.
- Dans l'insuffisance hépatique : élévation de la tyrosine et de la méthionine, avec diminution des acides aminés ramifiés.

Une diminution des acides aminés est retrouvée en cas de syndrome néphrotique, de dénutrition, d'hyperinsulinisme (acides aminés à chaîne ramifiée).

Dans les tubulopathies (Fanconi), elle s'accompagne d'une hyperamino-acidurie généralisée.

L'augmentation de l'amino-acidurie peut être retrouvée dans les infections aiguës, le diabète, l'hyperthyroïdie, les traumatismes, les brûlures étendues.

Un défaut de réabsorption tubulaire est observé dans les glycogénoses, les intoxications au plomb, dans la galactosémie congénitale.

Une distinction pourra être apportée entre :

- les amino-aciduries par surcharge, avec saturation tubulaire de la réabsorption des acides aminés (ex. : insuffisance hépatique) ;
- les amino-aciduries par atteinte élective du système de transfert tubulaire (ex. : cystinurie-lysinurie) ;
- les amino-aciduries non électives, par atteinte diffuse du tube contourné proximal (ex. : cystinose, Fanconi, métaux lourds).

L'amino-acidurie a un intérêt dans le dépistage des maladies métaboliques

- ***Alcaptonurie*** : déficit en homogentisate oxydase entraînant une excrétion urinaire d'acide homogentisique supérieure à 1 g/24 heures, mis en évidence par la liqueur de Fehling ou le perchlorure de fer. Elle se manifeste par une coloration noire des urines, l'apparition tardive d'une ochronose et de manifestations rhumatismales articulaires ankylosantes.

- ***Cystinose*** : dépôt de cystine cristallisée au niveau du foie, des reins, de la rate, de la cornée et d'autres tissus, entraînant un retard de croissance avec un rachitisme vitamino-résistant, une hépato-splénomégalie, des adénopathies, une néphropathie tubulaire. L'examen urinaire montre un diabète gluco-amino-phosphaté avec glycosurie, hyperphosphaturie et augmentation des acides aminés totaux, mais avec une cystinurie généralement normale.
- ***Cystinurie-Lysinurie*** : correspond à une élimination exagérée de cystine, lysine, arginine et ornithine, avec formation de calculs jaunes et cireux, constitués essentiellement de cystine. On retrouvera une lithiase rénale avec coliques néphrétiques et des infections urinaires. Le taux global d'acides aminés du sang est normal, sauf la cystine qui est diminuée.
- ***Maladie de Hartnup*** ou trouble du transport du tryptophane entraînant des troubles cutanés de photosensibilité et des troubles neurologiques. On retrouve une hyperamino-acidurie globale liée à un défaut de réabsorption tubulaire avec des taux sanguins d'acides aminés très diminués.
- ***Histidinémie*** : déficit en histidase entraînant un retard intellectuel avec des troubles du langage. L'histidinémie est supérieure à 100 mg/l et l'élimination urinaire peut atteindre 2 g/24 heures.
  Après charge en histidine, les métabolites urinaires (acide urocanique et acide formino-glutamique) n'apparaissent pas, traduisant le déficit en histidase.
- ***Homocystinurie*** : déficit en cystathionine synthétase entraînant une élimination urinaire et sanguine importante. Dans le sérum, il existe une augmentation de la méthionine et de l'homocystéine. Cliniquement, un retard mental, des troubles neurologiques, vasculaires et oculaires sont retrouvés.
- ***Hyperglycinémies*** : trouble du métabolisme du glycocolle avec acido-cétose entraînant des troubles convulsifs et respiratoires avec vomissements et acidose métabolique. Il existe une élévation sérique en glycine (100 mg/l), également en leucine, isoleucine et valine, et l'épreuve de charge en ces acides aminés entraîne une acido-cétose.
  L'hyperglycinémie sans acido-cétose entraîne des manifestations convulsives avec un retard mental. On notera une hyperglycinémie avec hyperglycinurie, et la charge en glycocolle montre une hyperglycinémie sans acido-cétose. Les autres acides aminés ont des taux sériques normaux et sont éliminés normalement.
- ***Hyperoxaluries*** : sont recherchées devant des lithiases rénales liés à des calculs d'oxalate de calcium chez des enfants. On retrouve une éli-

mination importante d'oxalate urinaire ainsi que d'autres catabolites comme l'acide glycolique et glyoxylique ou l'acide glycérique.

- ***Hyperphénylalaninémies*** : ce sont les troubles métaboliques les plus fréquents (1/10 000 naissances).
  - Déficit en phénylalanine hydroxylase : observé dans la phénylcétonurie ou l'oligophrénie phénylpyruvique, dépistée par le test de Guthrie à la naissance. Le test est positif au dessus de 150 mg/l nécessitant un régime approprié pauvre en phénylalanine.

    Le test de charge en L.phénylalanine peut être entrepris si l'augmentation est modérée, pour distinguer la phénylcétonurie des autres hyperphénylalaninémies et pour dépister les phénylcétonuriques hétérozygotes.

    La présence d'acide phénylpyruvique chez les enfants phénylcétonuriques, sera recherchée par une réaction au perchlorure de fer ou par chromatographie en phase gazeuse.

    Ce déficit entraîne des troubles cutanés et de la pigmentation avec des vomissements et des urines ayant une odeur de paille moisie. Plus tard, un retard psycho-moteur et des troubles neurologiques sérieux s'installent. Il existe d'autres formes de déficit en phénylalanine hydroxylase, modérées ou transitoires, mais qui nécessitent par prudence le même régime alimentaire.
  - Déficit en phénylalanine transaminase bien toléré. L'hyperphénylalaninémie n'est mise en évidence qu'en cas de régime hyperprotéique.

    Des formes de déficit transitoire sont liées à une immaturité temporaire de cette enzyme.
- ***Leucinoses*** : déficit en décarboxylase responsable de la maladie des urines à odeur de sirop d'érable, détectée à la naissance par des vomissements, une difficulté de succion, des troubles respiratoires et neurologiques.

  L'examen sanguin révèle une augmentation de la leucine (500 mg/l), de la valine et de l'isoleucine, avec des acides cétoniques urinaires responsables de l'odeur (la réaction à la dinitrophénylhydrazine est positive).

  Des formes intermittentes peuvent apparaître chez l'enfant lors d'une infection avec coma acidocétosique, vomissement, convulsion et ataxie.
- ***Tyrosinoses*** : absence de dégradation de la tyrosine par déficit enzymatique en parahydroxy-phénylpyruvate oxydase entraînant une augmentation sérique de la tyrosine (100 mg/l) avec élévation de la méthionine dans les formes aiguës.

La tyrosinurie est importante et les acides phénoliques sont recherchés dans les urines par chromatographie.
L'épreuve de charge en L.tyrosine donne une réponse élevée et prolongée. Il existe des signes hématologiques avec anémie et thrombopénie, des signes de tubulopathie avec protéinurie, glycosurie et une modification du métabolisme phophocalcique avec diminution de la calcémie et de la phosphorémie et une augmentation des PAL et de la phosphaturie. Les urines ont une odeur particulière de chou bouilli et la clinique est dominée par une diarrhée du nourrisson avec vomissements, parfois associée à une cirrhose avec hypertension portale et une anémie hémolytique, un rachitisme vitamino-résistant et un syndrome tubulaire.

ACIDE ASCORBIQUE (Vitamine C)

L'acide ascorbique ou vitamine C est une vitamine hydrosoluble, indispensable à la vie, dont le déficit entraîne l'apparition du scorbut.
Les apports sont alimentaires (fruits, légumes, abats) mais l'activité vitaminique est détruite par la chaleur et perdue dans les eaux de cuisson.
Après absorption intestinale, la vitamine C se répartit dans les tissus (foie, surrénale, hypophyse, leucocytes, ...).
Il n'existe pas de stockage. L'élimination urinaire se fait sous forme d'acide oxalique qui représente presque la moitié de l'oxalurie.
La vitamine C est un catalyseur des réactions d'oxydoréduction grâce aux formes ascorbate (réduite) et déhydroascorbate (oxydée). Elle intervient dans le métabolisme du fer, des acides aminés, dans la synthèse du collagène, des stéroïdes corticosurrénaliens, des catécholamines et dans l'activité des enzymes vitamine-C-dépendantes (PAL, LDH, phosphorylase hépatique, arginase, cathepsine, amylase, succino-déshydrogénase).
Elle est impliquée dans la lutte antibactérienne des leucocytes et dans la lutte contre les radicaux libres oxygénés.

Prélèvement

- Plasma hépariné conservé à l'abri de la lumière, prélevé sous huile de vaseline et congelé rapidement.
- Urines de 24 heures conservées congelées.

Dosage

- Chromatographie liquide haute performance (lecture UV à 260 nm).

Valeurs de référence

Les taux sont essentiellement le reflet des apports quotidiens.
- Plasma : 40-100 µmol/l.
- Urines : 100-300 µmol/24 heures.

Variations pathologiques

La diminution des taux de vitamine C est observée dans :
- le scorbut,
- les cirrhoses hépatiques,
- la maladie d'Addison,
- les sujets dialysés,
- et chez les grands brûlés.

ACIDE ASPARTIQUE

L'acide aspartique est un acide aminé non indispensable, formé au cours du cycle de Krebs par amination de l'acide oxalo-acétique.

Il intervient dans l'uréogénèse, dans la biosynthèse des acides adényliques et guanyliques et comme substrat de la transaminase glutamique oxalo-acétique.

Prélèvement

- Sérum conservé congelé.
- Urines de 24 heures recueillies sur conservateur.

Dosage

- Méthode chromatographique.

Valeurs de référence (mg × 7,51 = µmol)

	Sérum à jeun		Urines de 24 heures	
	mg/l	µmol/l	mg/24 h	µmol/24 h
Enfants < 2 ans	1-3	7,5-22,5	10-25	75-200
Adultes	1-4	7,5-30	3-20	20-150

ACIDES BILIAIRES – LIQUIDE BILIAIRE

Les acides biliaires sont des stéroïdes synthétisés par les hépatocytes à partir du cholestérol. Les acides biliaires primaires (acide cholique, acide chénodésoxycholique) sont déversés dans la bile après conjugaison à la glycine et à la taurine. Ils sont stockés dans la vésicule biliaire et sont sécrétés dans l'intestin au cours du repas. Il existe un cycle entéro-hépatique et les acides primaires sont métabolisés par les enzymes bactériennes intestinales. Une déshydroxylation conduit à la formation des acides biliaires secondaires (acide désoxycholique, acide lithocholique) qui subissent au niveau intestinal et hépatique d'autres transformations.

Les acides biliaires sont essentiellement sous forme des sels biliaires, liés au sodium, et la captation hépatique des acides biliaires varie selon la nature de cet acide et du fonctionnement hépatique.
Il existe un équilibre entre la clairance hépatique et l'absorption intestinale de ces acides, déterminant leur concentration plasmatique.
Le rôle physiologique des acides biliaires est important. Ils ont un effet cholérétique, sur la sécrétion biliaire et sur la sécrétion des lipides dans la bile. Les acides biliaires forment des micelles avec le cholestérol et les phospholipides, permettant leur solubilisation dans la bile. Si la limite de solubilisation est dépassée, ce cholestérol insoluble entraîne la formation de bile lithogène (précipitation sous forme de cristaux puis formation de calculs).
Les dosages sont réalisés par technique enzymatique. Les valeurs normales dépendent de l'âge. Chez l'adulte, les taux sériques sont inférieurs à 8 µmol/l.
Par chromatographie liquide haute performance, la séparation des différents acides biliaires, libres et conjugués, est réalisée avec une grande sensibilité. Cette analyse permet de comprendre la lithogénèse et d'adapter le traitement.
On retrouvera des taux élevés d'acides biliaires sur un prélèvement sanguin réalisé à jeun, dans les hépatites aiguës et chroniques, les hépatites alcooliques, les cirrhoses et les cholestases intra-hépatiques.
L'aug mentation des acides biliaires dans les tissus est responsable de prurit. Leur diminution dans la bile et l'intestin sont responsables d'une malabsorption des graisses (stéatorrhée) et des vitamines liposolubles (A, D, E et K).
Certains facteurs prédisposent à la lithiase vésiculaire, en particulier la grossesse, l'obésité, les œstrogènes, le clofibrate, la maladie de Crohn.
La bile intervient efficacement dans la digestion des graisses et sa sécrétion est stimulée par la cholécystokinine et l'hépatocrine.
Le tubage duodénal permet d'obtenir des prélèvements étagés :
- bile A du canal cholédoque,
- bile B vésiculaire : obtenue 15 minutes après ingestion de sulfate de magnésie, elle est d'aspect liquide, brun-verdâtre et contient normalement 80 % de sels biliaires, 15 % de lécithine et 5 % de cholestérol, permettant de calculer le rapport normal :

  $$\frac{\text{acides biliaires + phospholipides}}{\text{cholestérol}} \text{ supérieur à 15}$$

  Dans la bile lithogène, ce rapport est beaucoup plus faible.
- bile C hépatique : obtenue 30 minutes après ingestion de sulfate de magnésie, elle est d'aspect liquide, jaunâtre.

Composition	Bile vésiculaire	Bile hépatique	
pH	6,5-9,0	6,5-8,5	
Sodium	230-340	150-200	mEq/l
Potassium	6-10	4-10	mEq/l
Chlore	1-10	55-110	mEq/l
Bicarbonates	1-17	35-65	mEq/l
Sels biliaires	230-340	28-42	mmol/l
Calcium	25-32	2-10	mmol/l
Bilirubine	180-220	40-60	mg/l

ACIDE CHLORHYDRIQUE GASTRIQUE

La mesure de l'acidité gastrique est réalisée après un tubage gastrique dans le diagnostic d'ulcères gastro-duodénaux, d'anémie de Biermer et du syndrome de Zollinger-Ellison.

Prélèvement

- Tubage gastrique réalisé à jeun et sans thérapeutique depuis 24 heures.
- Test de stimulation à la pentagastrine (Peptavlon) avec tubage permettant le recueil de liquide gastrique avant et après injection de pentagastrine.

Dosage

- Le volume de chaque prélèvement est noté en fonction du temps.
- On dose :
  - l'acidité libre (titrable à pH acide 3,5),
  - l'acidité totale (titrable à pH alcalin 8,5).
- On calcule :
  - le débit d'ions H^+ en fonction de l'acidité libre et du temps de recueil,
  - le pic de sécrétion acide en fonction du temps.

Résultats

	Taux de base	Après stimulation
Acidité libre (mmol/l)	20-30	60-90
Acidité totale (mmol/l)	20	100
Débit d'ions H^+ (mmol/h)	0-5	15-25
Pic de sécrétion (mmol/h)	–	25-35

Augmentation du débit d'acidité libre dans les ulcères duodénaux, dans le syndrome de Zollinger-Ellison où la sécrétion n'est pas modifiée après stimulation (élévation de la gastrine). Dans l'anémie de Biermer, il existe une achlorhydrie non stimulable par la pentagastrine.

ACIDE CITRIQUE

Le dosage de l'acide citrique est réalisé dans les aliments liquides (jus de fruits, vin, bière), dans les aliments solides (légumes, fruits, fromage, viandes, pain), dans le sang ou dans le sérum, dans l'urine et dans le sperme ou d'autres produits biologiques.

Dosage

L'acide citrique est transformé en oxaloacétate et acétate en présence de citrate lyase. L'oxaloacétate est transformé en L. malate en présence de NADH, H^+. La quantité de NAD^+ est proportionnelle au citrate présent dans l'échantillon. La lecture est réalisée à 340 nm.

Valeurs de référence (mg/l × 5,21 = µmol/l)

- Sang : 15-85 mg/l *soit* 75-450 µmol/l.
- Sérum : 25-135 mg/l *soit* 130-700 µmol/l.
- Urines : 175-650 mg/24 h *soit* 910-3390 µmol/l.
- Sperme : 2-8 mg/l *soit* 10,4-41,7 µmol/l.

Variations pathologiques

L'hypercitratémie est rencontrée au cours des états de choc graves.

La détermination de la citraturie et de la citratémie montre un intérêt dans l'exploration du métabolisme phospho-calcique, des tubulopathies et des acides du cycle de krebs.

Les variations du taux de citrate dans le liquide séminal sont corrélées aux atteintes prostatiques.

ACIDE DELTA AMINO-LÉVULINIQUE (ALA)

L'ALA est un composé synthétisé dans les mitochondries, puis transformé dans le cytoplasme en porphobilinogène, sous l'action de l'ALA déshydratase. Ce composé intermédiaire de la synthèse de l'héme est dosé selon la méthode de Davis par chromatographie des urines sur résine anionique qui retient le porphobilinogène et sur résine cationique qui retient l'ALA. Après élution, la formation de pyrrol, par condensation de l'ALA et de l'acétylacétone est mesurée en présence de para-diméthyl-amino-benzaldéhyde (réactif d'Ehrlich) qui donne une coloration lue à 553 nm.

Prélèvement

- Urines de 24 heures recueillies sur HCl.
- Conservées à l'abri de la lumière.

Mise en évidence

- Test rapide de dépistage par bandelettes réactives trempées dans les urines (Transuri).
- Dosage par la méthode de Davis.

Valeurs de référence (mg × 7,63 = µmol)

- N < 10 mg/24 h *soit* < 75 µmol/24 h.
  (rapportées au gramme de créatinine = N < 6 mg/g).

Variations pathologiques

- Saturnisme : augmentation urinaire de l'ALA (inhibition de l'ALA déshydratase par le plomb).
- Les sujets exposés dont le taux est supérieur à 30 mg/24 h sont considérés comme inaptes au poste.

ACIDE DELTA AMINO-LÉVULINIQUE DÉSHYDRATASE

L'ALA-déshydratase est une enzyme cytoplasmique capable d'unir 2 molécules d'acide delta amino-lévulinique en porphobilinogène, pour la synthèse des dérivés porphyriniques. Elle est également appelée porphobilinogène synthétase.
Son dosage érythrocytaire permet le dépistage et la surveillance du saturnisme car le plomb inhibe très vite cette enzyme, ainsi que la coproporphyrinogène-oxydase ou l'hème-synthétase.
Le dosage utilise le réactif d'Ehrlich (para-diméthyl-amino-benzaldéhyde) qui donne une coloration mesurée à 555 nm.
Normales : 60-120 U/l.
D'autres marqueurs biologiques sont utilisés pour surveiller les expositions professionnelles (plombémie, plomburie, coproporphyrine, ALA urinaires et protoporphyrine érythrocytaire).

ACIDE FOLIQUE (Vitamine B9)

L'acide folique ou acide ptéroyl-glutamique ou vitamine B9 est une vitamine hydrosoluble présente dans de nombreux aliments (légumes verts, foie, levure de bière). Seul l'acide folique est absorbé au niveau intestinal et les polyglutamates qui représentent la majorité de l'activité vitaminique sont facilement détruits à la cuisson des aliments et sont absents des produits surgelés ou des produits en conserve.

Les polyglutamates sont hydrolysés au niveau intestinal en monoglutamates sous l'action d'une conjugase, puis sont réduits en acide tétrahydrofolique (THF), nécessaire à la synthèse des bases puriques et pyrimidiques. Les réserves sont essentiellement hépatiques et suffisantes pour environ 3 mois. L'élimination est urinaire.

L'acide folique est nécessaire au niveau des tissus dont le renouvellement est rapide : hématopoïèse, épithélium intestinal, buccal, vaginal et réparation tissulaire.

Prélèvement

- Sérum (folates sériques) non hémolysé.
- Sang recueilli sur EDTA (folates érythrocytaires).

Dosage

- Méthodes microbiologiques (Lactobacillus casei).
- Méthodes radio-immunologiques, immuno-enzymologiques.
- HPLC avec détection électrochimique.

Valeurs de référence (µg × 2,26 = nmol)

- Folates sériques : 5-15 µg/l *soit* 11-34 nmol/l.
- Folates érythrocytaires : 150-450 µg/l *soit* 340-1000 nmol/l.
- Dans le LCR : 15-45 µg/l *soit* 34-100 nmol/l.

Variations physiologiques

- Âge : nouveau-nés : taux 3 fois plus élevés,
  enfants 2 à 6 ans : taux 2 fois plus élevés.
- Grossesse : taux diminués de 30 %.
- Contraceptifs oraux : taux diminués de 20 %.

Variations pathologiques

- *Apports insuffisants* : cuisson prolongée des aliments, absence de légumes frais, essentiellement chez les nourrissons, les femmes enceintes, les sujets âgés, les alcooliques.
- *Malabsorption* : maladie cœliaque, sprue, parasitoses, résections intestinales, maladie de Crohn, rectocolite hémorragique, sclérodermie, lymphome du grêle, malabsorption congénitale des folates, alcoolisme.

- *Augmentation des besoins* : grossesse, multiparité, allaitement, également en cas d'anémie hémolytique, d'infections aiguës, d'affections néoplasiques.
- *Carences d'origine iatrogène* : réanimation intensive, alimentation parentérale.
- *Médicaments antifoliques* : méthotrexate, triméthoprime, pyriméthamine, triamtérène, cholestyramine, salazosulfapyridine, anticonvulsivants, hydantoïnes.
- *Augmentation des pertes* : dialyses.
- *Atteinte congénitale* : anomalie du métabolisme des folates (déficit congénital en DHF réductase, amino-acidopathies).

Principales conséquences du déficit

- Anémie mégaloblastique avec macrocytose exceptionnellement accompagnée d'une granulopénie ou d'une thrombopénie.
- Troubles psychiques et neurologiques.
- Troubles digestifs.
- Augmentation de la morbidité fœtale : avortement spontané, accouchement prématuré.
- Malformations congénitales : spina-bifida, anencéphalie, fissures labiales.

Examens complémentaires

- Dosage de la vitamine B12 et du fer.
- Myélogramme : asynchronisme de maturation nucléo-cytoplasmique (moelle bleue).
- Test de Shilling et des autoanticorps antifacteur intrinsèque.
- Test à l'histidine avec dosage de l'acide formiminoglutamique urinaire, augmenté lors de déficit.
- Test d'incorporation de la thymidine tritiée où les cellules normales satisfont leur besoin à partir de désoxyuridine alors que les mégaloblastes, ne synthétisant pas de thymidine monophosphate, utilisent fortement la thymidine tritiée.

ACIDE GLUTAMIQUE

L'acide glutamique est un acide aminé formé au cours du cycle de Krebs par transamination de l'acide oxalo-acétique. Il s'agit d'un neuro-transmetteur important capable de capter l'ammoniaque du cerveau pour le transformer en glutamine, sous l'influence d'une glutamate-synthétase.

Prélèvement

- Sérum prélevé à jeun, conservé congelé.
- Urines de 24 heures recueillies sur conservateur.

Dosage

- Méthode chromatographique.

Valeurs de référence (mg × 6,798 = µmol)

	Sérum		Urines de 24 heures	
	mg/l	µmol/l	mg/24 h	µmol/24 h
Enfants < 2 ans	4-25	27-170	3-12	20-80
Adultes	2-15	14-100	5-20	35-135

Variations pathologiques

- Sclérose latérale amyotrophique ou maladie de Charcot :
  - déficit partiel en glutamate-déshydrogénase,
  - augmentation du glutamate (qui peut être limitée par administration d'acides aminés ramifiés).

ACIDES GRAS LIBRE

Les acides gras libres ou non estérifiés représentent environ 5 % des acides gras totaux. Il s'agit d'une forme de réserve des lipides, transportés par l'albumine sérique.

Prélèvement

- Sérum, à jeun et centrifugé rapidement.
- Les sérums hémolysés sont rejetés (1 g d'Hb entraîne une erreur par excès de 40 µmol/l).

Dosage

- Méthode colorimétrique.

Valeur de référence (mg/l × 3,6 = µmol/l)

- N : 35-125 mg/l *soit* 126-445 µmol/l.

Variations des acides gras libres

- *Augmentation* :
  - catécholamites (activation de la triglycéride lipase),
  - ACTH,
  - GH,
  - corticostéroïdes,
  - glucagon,

- jeûne prolongé,
- médicaments (amphétamines, contraceptifs oraux, caféine, fenfluramine).

• *Diminution :*
- insuline (action anti-lipolytique),
- apports glucidiques importants,
- médicaments (aspirine, citrate, clofibrate, néomycine, propanolol).

Variations pathologiques

• *Augmentation* :
- diabète,
- hyperthyroïdie,
- hypercorticisme,
- phéochromocytome,
- infarctus du myocarde.

• *Diminution* :
- hypothyroïdie,
- adénome des îlots de Langherans.

ACIDE HYALURONIQUE

L'acide hyaluronique est formé par la succession de résidus osidiques et se trouve lié étroitement aux protéines des liquides biologiques, liquide pleural, liquide synovial, humeur vitrée…
Son augmentation est essentiellement appréciée dans les liquides pleuraux des mésothéliomes, par synthèse d'acide hyaluronique par la cellule tumorale.
Son augmentation dans le sérum de sujets atteints de polyarthrite rhumatoïde n'est pas corrélée à la présence du facteur rhumatoïde.
La présence d'acide hyaluronique dans le liquide synovial est responsable de sa viscosité et de la lubrification des surfaces articulaires.
Sa diminution est retrouvée dans les liquides articulaires inflammatoires.
Ce mucopolysaccharide peut être mise en évidence par coloration métachromatique (bleu de toluidine) sur une électrophorèse.
Son dosage peut être effectué par HPLC avec détection en UV à 200 nm, ou par technique Sandwich dans les liquides biologiques.
Les valeurs de référence diffèrent selon les techniques :
– liquide pleural : inf. à 80 mg/l,
– liquide articulaire : 2,5 à 4,0 g/l,
– sérum : 2 à 10 µg/l.

ACIDE 5 Hydroxy-indole-acétique (5 HIAA)

Le 5 HIAA est le catabolite principal de la sérotonine. Après stockage au niveau des granules chromaffines, la sérotonine est libérée dans le sang où elle est rapidement transformée en 5 HIAA au niveau urinaire. Son taux est élevé dans les tumeurs carcinoïdes sécrétrices. Au niveau du LCR, son dosage permet d'évaluer l'activité des voies sérotoninergiques atteintes au cours de maladies neuro-psychiatriques.

Prélèvement

- Urines de 24 heures, recueillies sur HCl.
- Conservées à l'abri de la lumière et à 4 °C.
- Eviter la prise d'aliments riches en sérotonine (ananas, avocat, banane, noix, tomate…) et de médicaments (phénothiazine, phénacétine).

Dosage

- Chromatographie liquide haute performance (HPLC).
- Polarisation de fluorescence.

Valeurs de référence (mg × 5,24 = µmol)

- Urines : < 10 mg/24 h *soit* < 50 µmol/24 h.
- LCR : 10-50 mg/l *soit* 50-250 µmol/l.

Variations pathologiques

- Tumeurs carcinoïdes : les taux supérieurs à 25 mg/24 h sont significatifs.

ACIDE LACTIQUE (LACTATE)

L'acide lactique est le principal produit de dégradation du glycogène en anaérobiose. Il est formé à partir de l'acide pyruvique sous l'action de la lactate déshydrogénase. Cette réaction a lieu essentiellement dans le muscle, la peau, les hématies et dépend de l'état d'oxydation des tissus, nettement accrue en cas d'hypoxie. Les taux varient en étroite relation avec la pyruvicémie et le rapport lactate sur pyruvate est normalement constant.

Prélèvements

- Sang veineux ou artériel, en évitant la stase veineuse liée au garrot, chez un sujet à jeun, au repos et recueilli sur un antiglycolytique (fluorure).
- LCR.

Dosage

- Méthodes enzymatiques (lactate déshydrogénase ou lactate oxydase).

Valeurs de référence (mg × 0,011 = mmol)
- Sang veineux : 50-200 mg/l *soit* 0,55-2,2 mmol/l.
- Sang artériel : 30-100 mg/l *soit* 0,33-1,1 mmol/l.
- LCR : 110-220 mg/l *soit* 1,20-2,4 mmol/l.

Variations physiologiques
- Âge : taux plus élevé chez le nouveau-né et chez l'enfant.
- Effort : augmentation des taux après un effort musculaire.
- Repas : augmentation des taux lors de la digestion.

Variations pathologiques

L'acidose lactique est suspectée par l'existence d'un trou anionique important lors de la réalisation d'un ionogramme, qui est comblé par le lactate.
Les étiologies des acidoses lactiques sont :
– les états de choc ;
– des affections diverses : diabète sucré, carence en vitamine B, insuffisance respiratoire, rénale, cardio-vasculaire, affection hépatique, leucémie ;
– des intoxications : alcool, méthanol, éthylène-glucol… ;
– des médicaments : biguanides, salicylés, barbituriques ;
– les nutritions parentérales glucidiques (fructose, sorbitol) ;
– l'injection d'insuline ;
– les maladies génétiques : glycogénoses de type I, déficits :
  - en fructose-1,6 diphosphatase,
  - en glucose-6 phosphatase,
  - en phospho-énol pyruvate carboxy kinase,
  - en pyruvate kinase et pyruvate déshydrogénase,
  - en α-cétoglutarate déshydrogénase,
  - en fumarase ;
– les hyperlactatémies héréditaires secondaires :
  - anomalies du métabolisme des acides aminés :
    . acidémie méthylmalonique,
    . acidémie propionique,
    . acidémie isovalérique ;
  - anomalies du métabolisme des acides gras : défaut d'oxydation ;
  - hyperammoniémie : citrullinémie.

ACIDE OROTIQUE

L'acide orotique est un dérivé pyrimidique, précurseur des nucléotides pyrimidiques. Son dosage présente un intérêt au cours de l'acidurie orotique et au cours du déficit en ornithine carbamyl transférase (OCT).

Prélèvement

- Urines de 24 heures.

Dosage

- Méthode colorimétrique (para-diméthyl-amino-benzaldéhyde).

Valeurs de référence

- Exprimées en fonction de l'élimination de créatinine urinaire : 1,5-7,0 mg/g de créatinine.

Variations pathologiques

- Déficit en OCT : élévation de l'acide orotique urinaire.
  L'OCT est une enzyme hépatique mitochondriale.
  Au cours du déficit, le carbamyl phosphate non utilisé est transformé en acide orotique, par une carbamyl phosphate synthétase cytoplasmique. L'élimination urinaire est accrue par une charge protéique (1g/kg) ce qui permet de dépister les hétérozygotes.
- Acidurie orotique : déficit enzymatique en orotate pyrophosphoribosyl transférase et en orotidylate décarboxylase, entraînant un blocage de la biosynthèse nucléique au stade acide orotique qui est retrouvé dans les urines. Le dosage de l'activité des enzymes peut être réalisé dans le globule rouge.

ACIDE OXALIQUE

L'acide oxalique est un résidu du métabolisme de l'acide ascorbique, de la sérine et de la glycine.

Environ 15 % de l'élimination urinaire est d'origine alimentaire (rhubarbe, oseille, épinard, tomate, asperge, café, chocolat).

Environ 5 % de l'acide oxalique intestinal est absorbé au niveau colique, sous la dépendance du calcium (l'oxalate chélate le calcium). L'excrétion fécale représente environ 60 % de l'oxalate ingéré et 35 % de l'oxalate détruit par les bactéries intestinales.

L'élimination urinaire par filtration glomérulaire et réabsorption partielle, et sécrétion tubulaire dépend du flux urinaire. L'importance de l'oxalate dans la lithiase urinaire tient à la faible solubilité de l'oxalate de calcium.

Prélèvement

- Sérum ou plasma hépariné recueilli à jeun :
  - éviter les sérums hémolysés ou hyperlipémiques,
  - séparer rapidement les hématies (oxydation de l'acide glyoxylique en oxalate).

- Urines de 24 heures recueillies sur HCl :
  - rejeter les urines contenant un conservateur qui inhibe l'oxalate décarboxylase utilisée dans les dosages enzymatiques.
- Il faudra éviter toute prise de vitamine C dans les 48 heures précédant les prélèvements (l'oxalate est un catabolite de l'acide ascorbique).

Dosage

- L'échantillon doit subir un traitement préalable par déprotéinisation du sérum suivie d'une précipitation sous forme d'oxalate de calcium. Une précipitation ou une extraction sélective préalable sera réalisée au niveau urinaire.
- Méthodes chromatographiques (HPLC, CPG).
- Méthodes enzymatiques (oxalate décarboxylase-formiate déshydrogénase, ou oxalate oxydase-peroxydase).

Valeurs de référence (mg × 11,1 = µmol)

- Sérum (enfant, adulte) : 1-3 mg/l *soit* 10-30 µmol/l.
- Urines : nouveau-né : 2-25 mg/24 h *soit* 20-275 µmol/24 h,
  enfant, adulte : 8-40 mg/24 h *soit* 90-450 µmol/24 h.

Variations physiologiques

- Âge : l'élimination urinaire est plus faible chez les enfants (identique à l'adulte en la rapportant à la surface corporelle).
- Alimentation : l'élimination varie inversement à l'apport en calcium.

Variations pathologiques

- Hyperoxaluries primaires (2 à 10 fois les taux habituels) :
  - type I : hyperoxalurie avec acidurie glycolique par déficit enzymatique en alanine glyoxylate amino-transférase,
  - type II : hyperoxalurie avec acidurie L-glycérique par déficit en D-glycérate déshydrogénase,
  - type III : hyperabsorption intestinale de l'oxalate.
- Hyperoxaluries secondaires ou exogènes (les plus fréquentes) :
  - insuffisance rénale chronique,
  - atteintes intestinales (anse borgnes, résections iléales),
  - carence en vitamines B,
  - diabète,
  - cirrhose.
- Hyperoxalurie idiopathique.

ACIDE PYRUVIQUE (Pyruvate)

L'acide pyruvique provient de la dégradation du glucose. Il se transforme en acide lactique en anaérobiose et en acétyl-coenzyme A en aérobiose, sous l'influence de la décarboxylase vitamine B1-dépendante.

Le taux d'acide pyruvique est corrélé à celui du lactate et aux concentrations en vitamine B1.

Prélèvement

- Sang veineux ou artériel, en évitant la stase veineuse liée au garrot, chez un sujet à jeun et au repos.
- Le prélèvement subit une défécation et le surnageant est rapidement congelé jusqu'au dosage.

Dosage

- Méthode enzymatique à 340 nm.

Valeurs de référence (mg/l × 11,4 = µmol/l)

- N : 3,5 à 6 mg/l *soit* 40-68 µmol/l.

Variations physiologiques

- Âge : taux plus élevés chez l'enfant.
- Effort : augmentation des taux après un effort musculaire.
- Repas : augmentation des taux lors de la digestion.

Variations pathologiques

Une augmentation des taux est retrouvée au cours des hypo-vitaminoses B1 (carence d'apport, alcoolisme, cirrhose, malabsorption), souvent associées à des atteintes neurologiques.

Une hyper-pyruvicémie est également observée en cas d'acidose diabétique, de vomissements acétoniques.

ACIDE URIQUE (Uricémie-Uraturie)

L'acide urique constitue le produit final du métabolisme des bases puriques, qui proviennent du catabolisme des acides nucléiques, mais également d'une synthèse endogène ou de l'alimentation.

Dans la circulation sanguine, l'acide urique est sous forme d'urate monosodique soluble. Mais à partir de 60 mg/l environ (à la limite de saturation du métabolite), il y a risque de précipitation, surtout au niveau articulaire.

Dans les urines, il existe sous forme d'acide urique peu soluble et d'urate plus soluble. Les proportions relatives sont dépendantes du pH urinaire.

Lorsque le pH est supérieur à 5,8, il y a davantage d'urate et inversement lorsque les urines sont plus acides.

Prélèvement

- Sérum recueilli chez un sujet à jeun, au repos.
- Urines de 24 heures sur antiseptique.

Dosage

- Méthode enzymatique à l'uricase (avec ou sans déprotéinisation)
- Les méthodes colorimétriques sont perturbées par la prise de médicaments (acide ascorbique, salicylés, théophylline, L. Dopa).

Valeurs de référence (mg × 5,95 = µmol)

- Sérum :
  - nouveau né : 20-35 mg/l *soit* 120-210 µmol/l,
  - enfant : 20-50 mg/l *soit* 120-300 µmol/l,
  - femme : 25-60 mg/l *soit* 150-360 µmol/l,
  - homme : 35-70 mg/l *soit* 210-420 µmol/l.
- Urines : 400 à 800 mg/24 h *soit* 2,4-4,8 mmol/24 h.

Variations physiologiques

- Âge : valeurs plus faibles chez les enfants (– 20 %).
- Sexe : valeurs plus faibles chez les femmes (– 20 %).
- Grossesse : diminution (– 25 %) jusqu'au 6e mois.
- Poids : augmentation chez l'obèse.

Variations pathologiques

- Hypo-uricémies (< 25 mg/l) sont rares :
  - insuffisance hépatique sévère avec diminution de la synthèse d'acide urique,
  - déficit héréditaire en xanthine oxydase avec xanthinurie,
  - augmentation importante de l'élimination urinaire lors des tumeurs (cancers pulmonaires), des lymphomes hodgkiniens et du syndrome de Fanconi,
  - sécrétion inappropriée d'hormone antidiurétique,
  - médicaments hypo-uricémiants par inhibition de la synthèse d'acide urique (allopurinol) ou par augmentation de la clairance (produits iodés, antivitamines K, phénylbutazone).
- Hyper-uricémies (> 70 mg/l) :
  - par augmentation de la production d'acide urique :
    - hyper-uricémies primaires :
      - . idiopathique,
      - . augmentation de l'activité PRPP synthétase,

. augmentation de la concentration cellulaire de PRPP,
. déficit en HGPRT (Lesch-Nyhan, goutte juvénile) ;
- hyper-uricémies secondaires :
. régime anormalement riche en purines,
. augmentation du catabolisme des acides nucléiques (hémopathies, cancers, psoriasis, traitements cytolytiques),
. augmentation de la dégradation de l'ATP (glycogénoses, hypoxies, alcoolisme) ;
- par diminution de l'excrétion d'acide urique :
- hyper-uricémies primaires :
. diminution de la sécrétion tubulaire ;
- hyper-uricémies secondaires :
. insuffisance rénale chronique,
. états de déshydratation,
. diabète insipide,
. acido-cétose diabétique,
. jeûne prolongé,
. hyperlactacidémies (alcool, hypoxies),
. médicaments : diurétiques, salicylés, furosémide, chlorothiazide, pyrazinamide, éthambutol, acide nicotinique, lévodopa, indométhacine, cyclosporine A, bêta-bloquants, théophylline.

ACIDE VALPROÏQUE (Dépakine)

L'acide valproïque est utilisé pour ses propriétés anti-épileptiques par voie orale. Il est disponible sous plusieurs formes : acide valproïque et valproate de sodium. La liaison protéique est forte, environ 90 %, mais diminue pour des concentrations sériques élevées en médicaments.
Le pic plasmatique est obtenu en 1 à 8 heures selon la présentation galénique. La demi-vie du médicament varie de 6 à 16 heures. L'état d'équilibre est obtenu après 3 jours de traitement continu par voie orale.
Le métabolisme est essentiellement hépatique (90 %) et environ 5 % sont éliminés dans les urines sous forme non métabolisée.

Prélèvement

- Sérum.
- Prélevé juste avant la prise suivante.

Dosage

- Méthodes chromatographiques (CPG, HPLC).
- Tests EMIT.
- Polarisation de fluorescence.

Valeurs de référence (mg × 6,93 = µmol)

• Zone thérapeutique : 50-100 mg/l *soit* 350-700 µmol/l.

Les effets secondaires indésirables ou toxiques sont d'ordre gastro-intestinaux, hépatiques, neurologiques et des troubles de la coagulation.

Certains facteurs peuvent modifier les concentrations plasmatiques d'acide valproïque :

– interférences médicamenteuses :
  - l'acide valproïque déplace la diphénylhydantoïne de ses liaisons protéïques ;
  - la diphénylhydantoïne, la carbamazépine, le phénobarbital, la primidone augmentent la clairance de l'acide valproïque par induction enzymatique ;
  - l'acide valproïque diminue la clairance métabolique du phénobarbital ;

– modifications liées à certains pathologies :
  - atteintes hépatiques (cirrhose, hépatite) : diminution de la liaison aux protéines plasmatiques et augmentation de la demi-vie ;
  - atteintes rénales : augmentation de la forme libre ;
  - hypoalbuminémie : augmentation de la forme libre.

ACINETOBACTER

Les *Acinetobacter* sont des bactéries isolées de la peau, de l'urine, de la conjonctive, de la salive. Elles font partie de la flore résidente normale de la peau. Elles sont parfois responsables de méningites, de septicémies, de pleurésies, d'infections urinaires, de sinusites, de conjonctivites et d'affections cutanées. Elles sont responsables d'infections nosocomiales.

Les *Acinetobacter* se comportent comme des pathogènes opportunistes.

Les espèces les plus fréquentes sont *A. baumannii* (70 %) et *A. haemolyticus*. Les autres espèces sont rarement isolées des prélèvements.

Ce sont des bacilles gram négatif, sensibles aux polymyxines (colistine) et résistants à la benzyl-pénicilline.

Dans les infections graves, l'association bêta-lactamine et aminosides est indiquée.

Diagnostic bactériologique

Ce sont des diplocoques à Gram négatif avec des inclusions métachromatiques, quelquefois à Gram variable.

Ils sont souvent polymorphes (trapus : 0,5 à 1,5 de large, ou coccobacillaire sur gélose, bacillaire en milieu liquide).

La culture est facile à 37 °C sur milieux usuels, en aérobiose. Ils sont aérobies stricts, oxydase négative, résistants à la pénicilline.
En milieu hospitalier, *A. baumannii* est isolé dans 75 % des cas d'infections à *Acinetobacter*.

ACREMONIUM

Les souches d'*Acremonium* sont responsables de mycoses opportunistes et leur découverte dans les prélèvements chez les sujets aplasiques ou immunodéprimés doit faire discuter de leur pathogénicité.
Il s'agit de champignons cosmopolites, saprophytes du milieu extérieur, isolés du sol et des végétaux.
Ils sont incriminés dans les lésions cutanées (face, tronc, membres), viscérales profondes (pulmonaires, cérébrales, cardiaques, neuro-méningées) ou oculaires (kérato-conjonctivite).

Aspects culturaux

Les cultures sont rapides en 4 à 5 jours, diversement pigmentées (blanchâtres, jaunâtres, rosâtres, grisâtres)
Les colonies sont humides, adhérentes à la gélose, extensives, membraneuses, de couleur beige saumonée. Elles sont parfois duveteuses, floconneuses ou caoutchouteuses.
L'optimum de température de croissance est de 30 °C.

Examens microscopiques

Les filaments mycéliens sont fins, rectilignes, adhérents entre eux, formant un réseau ou des faisceaux. De ces hyphes naissent des phialides solitaires branchées à l'angle droit ou incurvées. Elles mesurent de 15 à 25 µm de long sur 1 à 1,5 µm de large. Elles sont dilatées à leur base et effilées en pointe à leurs extrémités, sans branchement secondaire. Les phialides sont souvent groupées par 2 ou par 3.
Au sommet des phialides, se trouvent des amas de conidies, unicellulaires, allongées ou cylindriques, aux extrémités arrondies de 4 à 5 µm de long sur 1,5 µm de large.
Elles sont groupées, humides, adhérentes, formant des images en ballon, en bouquet ou en grappe, parfois en amas glissant le long des phialides et des hyphes mycéliens.
Dans certaines espèces, il existe des chlamydospores.

ACTH (Corticostimuline) (Corticotrophine)

L'ACTH est une hormone polypeptidique synthétisée par les cellules corticotropes de l'anté-hypophyse.
Elle est libérée sous l'effet du CRF hypothalamique (corticolibérine) qui est essentiellement régulé par un feed-back négatif exercé par le cortisol libre sanguin.
La sécrétion d'ACTH suit un rythme circadien, élevé pendant le sommeil, diminuant au cours de la journée.
Son maximum de sécrétion se situe environ 2 heures avant le pic de cortisol, c'est-à-dire vers 6 heures du matin.

Prélèvement

- Plasma recueilli sur EDTA, congelé rapidement.

Dosage

- Méthodes radio-immunologiques par compétition.

Valeurs de référence

- N à 8 heures du matin : < 50 pg/ml *soit* : < 10 pmol/l.
  (Taux de sécrétion : 12 µg/heure).
- N à 20 heures le soir : < 10 pg/ml *soit* : < 2 pmol/l.
  (Taux de sécrétion : 1,5 µg/heure).

Variations pathologiques

- Augmentation de l'ACTH :
  - maladie d'Addison : insuffisance surrénale chronique primitive caractérisée par des taux d'ACTH augmentés plus de 10 fois et diminution du cortisol, des 17 hydroxy et 17 céto-stéroïdes. La réponse au synacthène est faible ou nulle ;
  - maladie de Cushing : l'augmentation de l'ACTH est variable. Il existe une rupture du cycle circadien avec des taux plasmatiques élevés le soir ;
  - adénome corticotrope hypophysaire : syndrome de Nelson ;
  - hyperandrogénies par déficit enzymatique cortico-surrénalien.
- Diminution de l'ACTH :
  - syndrome de Cushing secondaire à une tumeur surrénale (carcinome, adénome) ;
  - insuffisance hypophysaire ;
  - corticothérapie prolongée.

Tests dynamiques d'exploration

- Test au synacthène : permet de distinguer les insuffisances surrénales primaires (réponse faible ou nulle) et les insuffisances surrénales secondaires, insuffisances hypophysaires (réponse normale).
- Test à la métopirone : permet d'apprécier l'intégralité de l'axe hypothalamo-surrénalien. L'absorption de métopirone à minuit entraîne un effondrement au cortisol et une augmentation de l'ACTH. Ce test permet d'authentifier l'insuffisance surrénalienne.
  Ce test entraîne également une élévation de 11-désoxy-cortisol sauf dans les tumeurs surrénaliennes.
- Test de freinage par la dexaméthasone : ce glucocorticoïde de synthèse freine la sécrétion d'ACTH et entraîne une chute du cortisol et de ses métabolites. Il est réalisé si un hypercorticisme (cushing) est suspecté. L'absence de freinage est en faveur d'un syndrome de Cushing. Généralement le test court (1 mg à minuit) est suffisant et le dosage du cortisol est effectué le lendemain à 8 heures.

ACTINOBACILLUS

Les *Actinobacillus* sont des bactéries à Gram négatif, possédant une coloration bipolaire nette, de forme bacillaire et parfois coccoïde, associés en chaînettes, évoquant l'alphabet morse.

Ils sont responsables d'infections chez les animaux (infections sporadiques en rapport à une plaie) et d'atteintes diverses chez l'homme :

- *A. lignieresii* est responsable de lésions suppuratives d'évolution chronique (tuméfactions inflammatoires pseudonéoplasiques), de mastoïdites, d'endocardites et de méningites ;
- *A. actinomycetemcomitans* est fréquemment associé à *A. israeli* dans l'actinomycose humaine. Il est également responsable de septicémies et d'endocardites.

Les pathologies septicémiques sont rencontrées en néonatalogie et chez les sujets immuno-déprimés.

Prélèvement

- Lésions cutanées.
- Abcès ganglionnaires, articulaires.
- Septicémies.

Diagnostic bactériologique

- La culture sur gélose au sang ou sur milieux enrichis de sérum est favorisée en atmosphère contenant 10 % de CO_2.

- La culture en bouillon entraîne la formation d'un sédiment muqueux et filamenteux, et le bouillon devient visqueux en quelques jours.
- Les test d'agglutination sur lame avec les germes vivants ou formulés, ainsi que les tests réalisés avec des antigènes chauffés permettent de différencier les types sérologiques.
- Il n'existe pas de diagnostic sérologique.

Traitement

- Les *Actinobacillus* sont sensibles à l'ampicilline, aux tétracyclines, au chloramphénicol, à l'association triméthoprime + sulfaméthoxazole.

ACTINOMYCOSES

Les actinomycoses sont des infections dues à des bacilles filamenteux, ramifiés, Gram positif, anaérobies.

Ces germes sont des saprophytes de la cavité buccale. Leur pouvoir pathogène s'exprime à la suite d'une corticothérapie ou au cours d'atteintes tissulaires et de lésions suppurées.

La forme la plus fréquente est une atteinte cervicoganglionnaire à la suite d'une infection dentaire. L'atteinte pulmonaire simule une forme tuberculeuse ou tumorale.

Dans les lésions suppurées, les actinomyces s'amassent pour former des granulations jaunâtres, puis un granulome inflammatoire. L'examen anatomo-pathologique des lésions permet la recherche des grains actinomycosiques.

Le diagnostic bactériologique nécessite l'isolement du germe à partir du foyer inflammatoire purulent ou à partir d'une biopsie. La culture est réalisée en anaérobiose avec des délais variant d'une semaine à un mois.

L'examen sérologique est réalisé par électrosynérèse ou par immunoélectrophorèse.

Les antibiotiques (pénicilline G, ampicilline, macrolides, cyclines…) sont actifs sur les actinomyces. Le traitement reste prolongé en raison de la formation d'un granulome et d'une sclérose périlésionnelle.

ACTIVATEUR TISSULAIRE DU PLASMINOGÈNE (t-PA)

L'activateur tissulaire du plasminogène et l'inhibiteur anti-t-PA assurent la régulation de la fibrinolyse *in vivo*. Ils sont produits par les cellules endothéliales.

Le t-PA est une enzyme fibrinolytique. Son action sur le plasminogène est stimulée en présence de fibrine.

Sa libération par les cellules endothéliales est augmentée lors de la stase veineuse, après un exercice physique, après injection d'analogues de la vasopressine. Toute anomalie de la libération de t-PA peut entraîner des thromboses veineuses à répétition.

En raison de son activité thrombolytique, il est utilisé en thérapeutique et produit par génie génétique.

Prélèvement

- Tube citraté (1 vol. pour 9 vol. sang).
- Bilan de base réalisé sans stase veineuse.
- Bilan de stimulation (stase veineuse, analogue de la vasopressine).

Dosage

- Test global : mesure de l'activité fibrinolytique par le test de Von Kaulla (temps de lyse des euglobulines). Après stimulation, l'activité fibrinolytique augmente, ainsi que la concentration de t-PA Ag (sauf chez les sujets mauvais répondeurs).
- Méthodes enzymatiques : l'activité enzymatique du t-PA est évaluée par un substrat chromogène en présence de monomères de fibrine.
- Méthodes immunologiques : grâce aux anticorps anti-t-PA par radio-immunologie ou immunoenzymologie.

Valeurs de référence

- Valeur de base : 5-10 ng/ml *soit* 0,5 à 1 UI/ml.
  Soit exprimé par rapport à un pool de référence : 70 à 180 %.
- Après stimulation : les valeurs sont environ 3 fois plus élevées :
  - stase veineuse de 10 minutes : 10-25 ng/ml,
  - injection de vasopressine : 15-30 ng/ml.

Variations physio-pathologiques

- Thromboses veineuses : la diminution de la synthèse ou de la libération de t-PA peuvent entraîner des thromboses par persistance des caillots intra-vasculaires.
  Il en est de même lors des excès de production de l'inhibiteur du t-PA (PA inhibiteurs).
- Parmi les mauvais répondeurs : 1/3 ont un défaut de synthèse ou de libération du t-PA et 2/3 ont une production élevée de PA inhibiteurs.
- Cette diminution d'activité fibrinolytique peut être acquise ou congénitale.
  - Formes acquises de diminution du t-PA :
    . maladie de Behçet,

. diabète,
. hypertriglycéridémie.

- Déficit congénital en t-PA
  . hypofibrinolyse congénitale.

ACTIVITÉ RÉNINE PLASMATIQUE (ARP)

La rénine est une enzyme protéolytique synthétisée par les cellules de la zone juxtaglomérulaire rénale. Elle hydrolyse spécifiquement l'angiotensinogène en angiotensine I, elle-même transformée en angiotensine II par l'enzyme de conversion d'origine pulmonaire. L'angiotensine II est un vasoconstricteur qui stimule également la sécrétion d'aldostérone, permettant le maintien de la pression artérielle.

Prélèvement

Les conditions de prélèvement doivent être standardisées :
– repos allongé (l'orthostatisme accroît d'ARP de 200 à 300 %),
– contrôle du bilan ionique, le dosage étant réalisé en régime normosodé (natriurie 60 à 200 mEq/24 h),
– arrêt de thérapeutique : diurétique, anti-hypertenseur, inhibiteur de l'enzyme de conversion, vaso-dilatateur…
– prélèvement sur EDTA ou sur héparine, centrifugé rapidement,
– sérum conservé congelé (activation de la prorénine à + 4 °C).

Dosage

- Le système rénine-angiotensine peut être évalué par mesure de l'activité protéolytique de la rénine sur l'angiotensinogène. La quantité d'angiotensine I générée est mesurée en un temps donné.
  Normales :
  - en position couchée : 0,04-0,52 pmol/l/s ;
  - en position debout : 0,28-1,06 pmol/l/s.
- La loudeur de la méthode l'a fait abandonner au profit du dosage de la rénine active par méthode radio-immunologique qui reconnaît spécifiquement le site catalytique de l'enzyme.
  Normales :
  - en position couchée : 0,50-1,25 pmol/l *soit* : 10-25 pg/ml ;
  - en position debout : 0,75-2,00 pmol/l *soit* : 15-40 pg/ml.

Variations pathologiques

- Augmentation de l'ARP :
  - hyperaldostéronisme secondaire (hypovolémie, régime désodé, diurétiques),
  - hypertension rénale, vasculaire, maligne,

- insuffisance rénale sévère, insuffisance cardiaque congestive,
- cirrhose ascitique,
- grossesse,
- thérapeutiques : inhibiteurs de l'enzyme de conversion, anti-aldostérone, inhibiteurs calciques, diurétiques, alpha-bloquants, vasodilatateurs.

• Diminution de l'ARP :
- syndrome de Conn (hyperaldostéronisme primaire),
- syndrome de Cushing (hypercorticisme),
- syndrome de Liddle,
- déficit en 11 bêta- et 17 alpha-hydroxylase,
- rétention sodée,
- thérapeutiques : bêta-bloquants, minéralo-corticoïdes, antihypertenseurs centraux, œstroprogestatifs.

Intérêt du dosage

• HTA avec augmentation de l'aldostérone pour préciser si la rénine fait augmenter l'aldostérone ou si une tumeur de la surrénale secrète de l'aldostérone, qui en retour fait baisser la rénine.

	ARP		Aldostérone	
	Couché	Debout	Couché	Debout
HTA à rénine haute	> 40 pg/ml	> 80 pg/ml	> 150 pg/ml	> 200 pg/ml
HTA rénine basse (syndrome de Conn)	< 5 pg/ml	< 5 pg/ml	> 150 pg/ml	> 300 pg/ml

ADDIS-HAMBURGER Compte d'Addis ou HLM (hématies-leucocytes par minute)

Le compte d'Addis consiste à apprécier le débit des hématies et des leucocytes urinaires selon un protocole standardisé, nécessitant la mesure du débit urinaire.

Prélèvement

Le patient, au réveil, en position couchée boit un grand verre d'eau et vide sa vessie. Il reste ensuite allongé pendant 3 heures, puis il urine entièrement dans un flacon propre fourni par le laboratoire. La totalité des urines est déposée au laboratoire dans les 2 heures pour examen. Le volume est soigneusement noté ainsi que l'intervalle de temps entre les 2 mictions.

Valeurs de référence

La numération est réalisée sur 1 ml du culot de centrifugation de 10 ml d'urine.

Les valeurs normales tiennent compte de la diurèse, du temps de l'épreuve qui est de 180 minutes.

Hématies < 2 000/mn (valeurs pathologiques > 5 000/mn).

Leucocytes < 2 000/mn (valeurs pathologiques > 5 000/mn).

Variations pathologiques

L'hématurie est retrouvée dans les affections uro-néphrologiques :
- glomérulonéphrite aiguë en poussée (> 1 million d'hématies/mn),
- syndrome néphrotique (environ 20 000 hématies/mn),
- protéinurie isolée bénigne (< 2 000 hématies/mn),
- protéinurie des glomérulonéphrites chroniques (> 20 000 hématies/nm).

La leucocyturie peut traduire l'existence d'une infection urinaire :
- pyuries (leucocytes altérés),
- leucocyturie isolée :
  - néphropathies interstitielles,
  - tuberculose urinaire,
  - cancer rénal,
  - contamination vulvo-vaginale chez la femme.

Estimation	Champ microscopique (objectif × 40)	Numération en cellule de Malassez
Très rares	1 pour 4 champs	< 5/mm^3
Rares	1 pour 2 champs	5-10/mm^3
Quelques	1 par champs	10-20/mm^3
Assez nombreux	5 à 10 par champs	50-100/mm^3
Nombreux	10 à 50 par champs	100-500/mm^3
Très nombreux	> 50 par champs	> 500/mm^3

ADÉNOGRAMME

La ponction ganglionnaire est généralement destinée aux études cytologiques et bactériologiques.

Prélèvement

Le prélèvement est réalisé par ponction à l'aiguille fine du ganglion et aspiration à la seringue du suc, suivi d'un étalement sur lame et sur les milieux de cultures bactériologiques.

Valeurs de référence

L'étude cytologique permet de retrouver des cellules lymphoïdes à tous les stades de maturation et des cellules macrophagiques.

- Lymphocytes : 85-95 %.
- Plasmocytes : 0-2 %.
- Lymphoblastes : 1-3 %.
- Cellules macrophagiques : 1-10 %.

L'étude bactériologique doit rester négative.

Variations pathologiques

- La cytologie permet de retrouver des cellules anormales dans les hémopathies malignes telles que la maladie de Hodgkin, les leucémies, ou dans des métastases.
  Des cellules inflammatoires sont retrouvées dans des affections diverses où existent des cellules lymphoïdes et des polynucléaires, telles que les infections virales, les connectivites, la sarcoïdose.
  La présence de polynucléaires altérés nécessite une identification du germe avec la recherche du BK.
- Certains éléments cellulaires typiques sont intéressants en pathologie :
  - maladie de Hodgkin : cellules de Sternberg abondantes. L'absence de cellules de Sternberg n'exclut pas le diagnostic,
  - sarcoïdose : cellules épithéloïdes en amas au milieu de lymphocytes et de cellules réticulaires,
  - sarcome ganglionnaire : précision du type cellulaire complétée par une étude histologique,
  - cancer métastatique : envahissement néoplastique du ganglion,
  - leucémie aiguë : envahissement cellulaire semblable à celui de la moelle osseuse,
  - leucémie myéloïde chronique : adénopathie avec blastes,
  - cellules de surcharge (Niemann-Pick, maladie de Gaucher),
  - Leishmanie (Kala-Azar),
  - spores (mycoses),
  - …

Adénopathie superficielle localisée

- Lésion de voisinage : plaie, abcès, furoncle, dermatose, angine…
- Infection : syphilis, tularémie, peste, maladie des griffes du chat…
- Cancer : mélanome, sein, sphère ORL, abdominal…

Polyadénopathie localisée

- Syndrome mononucléosique : MNI, toxoplasmose.
- Leucémies (LLC, leucémies aiguës).

- Pus (infection, maladie des griffes du chat, tuberculose, cancer ORL).
- Cancers secondaires,
- Lymphosarcome,
- Maladie de Hodgkin,
- Sarcoïdose.

Adénopathies profondes

- Médiastinales : maladie de Hodgkin, hématosarcomes, sarcoïde, tuberculose, cancer du poumon et de l'œsophage.
- Abdominales : maladie de Hodgkin, hématosarcomes, cancers métastasés.

ADÉNOSINE DÉSAMINASE (ADA)

L'adénosine désaminase est une enzyme sérique qui transforme l'adénosine en inosine. Son dosage est réalisé dans le dépistage d'un déficit de l'immunité cellulaire. L'activité enzymatique est perturbée dans la tuberculose.

Prélèvement

- Sang hépariné pour le dosage de l'ADA érythrocytaire (ou micro-goutte),
- Sérum non hémolysé (les hématies sont riches en ADA),
- Liquide pleural.

Dosage

- Méthode spectrophotométrique basée sur la formation d'un indophénol dont l'absorbance est lue à 610 nm.
- Méthode radio-isotopique.

Valeurs de référence

- Hémolysat : > 0,3 mmol/l.
- Sérum : < 25 UI/l.
- Liquide pleural : < 25 UI/l.

Variations pathologiques

- Déficit en ADA : déficit génétique entraînant un déficit de l'immunité cellulaire et une sensibilité accrue aux infections surtout virales, fungiques et parasitaires. Les taux de ADA dans l'hémolysat sont pratiquement nuls. Ils sont trouvés diminués chez les parents hétérozygotes.
- Forte augmentation des taux en ADA dans les infections tuberculeuses avec des valeurs sériques ou pleurales supérieures à 50 UI/l.

ADÉNOVIRUS

Les adénovirus sont des virus à DNA, non enveloppés, à capside externe portant des spicules d'hémagglutinine et une capside interne. La culture est possible sur cellules épithélioïdes humaines à partir de prélèvements pharyngés ou de selles.

Les adénovirus sont responsables d'infections généralement inapparentes ou bénignes, concernant les muqueuses de l'œil et de l'appareil respiratoire. Les atteintes nerveuses, cardiaques, rénales ou hépatiques sont exceptionnelles. L'atteinte conjonctivale se manifeste par une conjonctivite aiguë, le plus souvent dans le cadre d'une forme pharyngo-conjonctivale, ou par une forme contagieuse de kérato-conjonctivite épidémique, le plus souvent liée au virus de type 8.

L'atteinte respiratoire se manifeste par des angines aiguës fébriles, surtout chez les enfants, le plus souvent liées aux virus de types 1, 2, 5 et 6, ou par des formes aiguës associant laryngite, rhinite et liées aux types 3, 4 et 7, ainsi que des pneumonies et bronchopneumonies dues aux types 3, 7, 14 et 21. Les diarrhées à adénovirus entérique ont une distribution mondiale. Les hôtes habituels sont les humains. La contamination humaine se fait sur un mode endémo-épidémique. Les nourrissons sont le plus souvent affectés et les virus de sérotypes 40 et 41 les plus souvent rencontrés. La diarrhée aiguë se manifeste sur un mode invasif, atteignant le jéjunum. Des tests au latex réalisés après extraction, permettent le diagnostic par agglutination sur lame.

Le diagnostic sérologique peut être effectué par réaction de fixation du complément ou par inhibition de l'hémagglutination et la mise en évidence d'un accroissement du titre entre 2 sérums prélevés à 15 jours d'intervalle confirme le diagnostic.

- RFC : spécificité de groupe. Les anticorps apparaissent vers le 7e jour, leur taux est maximal au 21e jour, restant élevé pendant 2 mois, puis laissent des taux résiduels faibles. Cette réaction est négative dans 50 % des cas.
- IHA : surtout utilisée pour le typage viral, nécessitant l'isolement viral et donc utile lors d'une étude épidémiologique et chez les enfants infectés trouvés négatifs par RFC.

Il n'existe pas de traitement curatif ou de vaccin.

ADH (Hormone antidiurétique) (Vasopressine)

L'hormone antidiurétique est stockée dans la post-hypophyse.
Elle intervient dans le métabolisme de l'eau en modifiant la réabsorption de l'eau au niveau du tube contourné distal et du tube collecteur.
Sa sécrétion hypothalamique est régulée par les osmorécepteurs du cerveau et par les barorécepteurs des carotides, des oreillettes et des vaisseaux pulmonaires.
Sous l'effet de l'ADH, l'osmolarité urinaire peut varier de 50 mOsm/l en l'absence d'ADH, à 1 200 mOsm/l lorsque la sécrétion est maximale.
Sa sécrétion est accrue par les récepteurs β-adrénergiques et une hypertension.
Elle est diminuée par les récepteurs α-adrénergiques et une hypotension.

Prélèvement

- Sang prélevé sur EDTA, centrifugé rapidement.
- Plasma conservé congelé.

Dosage

- Technique radio-immunologique par compétition.

Valeurs de référence

- En l'absence de restriction hydrique : N < 4,8 pmol/l.
- Après restriction hydrique : N : 4,4-7 pmol/l.

Variations pathologiques

- *Augmentation de la sécrétion d'ADH*
  - Syndrome de sécrétion inapproprié (syndrome de Schwartz-Bartter) :
    . origine hypothalamique (tumeur, inflammation),
    . origine tumorale (cancer bronchique),
    . traitement du diabète insipide avec ingestion de trop grandes quantités d'eau.
  - Lésions du système nerveux (infections, traumatismes, hémorragies, tumeurs).
  - Méningo-encéphalites, polyradiculonévrites.
  - Traumatismes cranio-cérébraux.
  - Epilepsie, crises psychotiques aiguës.
- *Syndromes polyuro-polydipsiques avec hypo-osmolarité*
  - Diabète insipide avec un taux d'ADH nul :
    . origine idiopathique,
    . traumatisme crânien,
    . tumeur pituitaire.

- Diabète insipide néphrogénique avec un taux d'ADH diminué. La polyurie et la polydipsie ne sont pas corrigés par l'administration d'hormone antidiurétique (test au Minirin®).
- Potomanie avec des taux d'ADH normaux, même après restriction hydrique.

Examens complémentaires

- *Exploration d'une hypersécrétion d'ADH*
  - Signes biologiques : hyponatrémie avec natriurèse conservée hypoosmolarité plasmatique.
  Osmolarité urinaire supérieure à l'osmolarité plasmatique.
  - Test de surcharge hydrique : réalise un test de freinage endogène de la sécrétion d'ADH.
  - Test de freinage de l'ADH : test de freinage par perfusion de sérum salé hypertonique ou alcoolisé.
- *Exploration d'un diabète insipide*
  - Signes biologiques : polyurie-polydipsie diurne et nocturne avec hyperosmolarité plasmatique et hypoosmolarité urinaire. La clairance de l'eau libre est positive. La densité urinaire est faible.
  - Test de restriction hydrique positif dans la potomanie avec diminution de la diurèse et augmentation de la densité urinaire. Ce test est négatif dans le diabète insipide.
  - Test de stimulation au Minirin. On mesure la clairance de l'eau libre.
  Le test est positif lors du diabète insipide idiopathique ou induit.
  Il est négatif dans le diabète insipide néphrogénique, et il n'y a pas de correction de la polyurie-polydipsie.

AEROMONAS

Les bactéries du genre *Aeromonas* sont retrouvées dans les eaux douces, stagnantes, le sol et les aliments contaminés : coquillages, viandes et légumes.

Il s'agit de pathogènes opportunistes, infectant des plaies, mais également responsables de diarrhées estivales, de gastro-entérites, de tableaux cholériformes.

Il a été isolé d'hémocultures chez les sujets immunodéprimés ou atteints d'une pathologie de l'appareil digestif.

Exceptionnellement, il est responsable d'infections urinaires, d'otites, de méningites et d'infections cardiaques.

Prélèvement

- Pus de surinfection de plaies.
- Selles.
- Hémoculture.

Examen microscopique

- Bacille mobile, droit, court, trapu, à Gram négatif.
- Ciliature polaire.

Culture

- Les prélèvements monomicrobiens sont ensemencés sur BCP ou sur gélose au sang.
- En cas de diarrhée, un enrichissement en eau peptonée alcaline (pH 8,6) sera réalisé à 30 °C pendant 24 heures.
- La culture sur milieu de Drigalski ou Hektoen permet d'isoler des colonies lactose négatives.
- Les colonies obtenues sont lisses, régulières, rondes, et ne sont pas différenciées de celles des entérobactéries.

Identification biochimique

- Les caractères importants sont la capacité à élaborer une oxydase, l'esculine, le gaz en glucose, la fermentation de l'arabinose et du saccharose.
- Le diagnostic différentiel sera posé vis-à-vis :
  - des entérobactéries : oxydase négative,
  - des pseudomonas : absence de fermentation des sucres,
  - des vibrions : sensibilité au composé vibriostatique 0/129,
  - des plesiomonas : sensibles au composé 0/129 et DNAse négatif.

Aeromonas et bactéries proches

	Aéromonas	Entérobactéries	*Pseudomonas*	*Vibrio*	*Plesiomonas shigelloïdes*
Mobilité	+	v	+	+	+
Ciliature	Pm	Pr	Pm	Pm	Pl
Croissance à 37 °C	+	+	+	+	+
Oxydase	+	–	v	+	+
Métabolisme fermentatif	+	+	–	+	+
ODC	–	v	v	v	+
ADH	+	v	v	v	+
Fermentation du saccharose	+	v	v	v	–
Fermentation du mannitol	+	v	v	v	–
Hydrolyse de l'inositol	–	v	v	v	+
DNAse	=	v	v	+	–
Gélatinase	+	v	v	=	–
Lipase (tween 80)	+	v	+	+	–
Sensibilité au composé vibriostatique 0/129	R	R	R	S	S

+ : positive
– : négative
v : variable
R : résistant
S : sensible

ciliature : Pm : polaire
Pr : péritriche
Pl : polaire lophotriche

Différentes espèces d'Aeromonas

	A. caviae	*A. hydrophilia*	*A. jandael*	*A. schubertii*	*A. trota*	*A. veronii biotype sobria*	*A. veronnii biotype veronnii*
Esculine	+	+	–	–	–	–	+
Croissance en KCN	+	+	v	–	v	–	+
Fermentation de la salicine	+	+	–	v	–	–	+
Gaz en glucose	–	+	+	–	+	+	+
VP à partir du glucose	–	+	+	v	v	+	+
H2S (cystéine)	–	+	+	–	+	+	+
Hémolyse sur sang de mouton	–	+	+	+	v	+	+
Saccharose	+	+	–	–	–	+	+
Sensibilité à la céphalotine	R	R	R	S	R	S	S
Sensibilité à l'ampicilline	R	R	R	R	S	R	R

+ : positive
– : négative
v : variable

R : résistant
S : sensible

Traitement

Les souches sont généralement sensibles aux aminosides, chloramphénicol, tétracyclines, rifampicine, céphalosporines de 3e génération, à l'acide nalidixique, au triméthoprime-sulfaméthoxazole.

Dans les cas graves, une antibiothérapie sera administrée :
– céphalosporine de 3e génération dans les septicémies,
– triméthoprime-sulfaméthoxazole en cas de diarrhées sévères.

AGGLUTININES FROIDES

Les agglutinines froides sont des auto-anticorps anti-érythrocytaires, capables d'agglutiner les hématies du patient aux températures inférieures à 37 °C. Leur amplitude thermique est grande et elles sont généralement actives à + 4 °C. Il s'agit essentiellement d'immunoglobulines de classe IgM, de spécificité anti-I et plus rarement anti-i. Le titre est souvent élevé supérieur à 1/1 000.

Des titres proches de 1/32 sont rencontrés chez des sujets normaux, sans pathologie associée.

Mise en évidence

Les agglutinines froides sont recherchées par un test de Coombs, sur des dilutions progressives du sérum.

Leur existence peut être suspectée lorsque les constantes érythrocytaires sont perturbées (CCMH > 36).

Résultats

Normale : titre < 1/32.

Positif : Coombs direct positif : type anti-complément.

Signification pathologique

On peut rencontrer des agglutinines froides :

– pathologies diverses :
  - maladies infectieuses (MNI, listériose, pneumonie à mycoplasme),
  - lymphomes,
  - cirrhose,
  - lupus… ;
– maladie des agglutinines froides : anémie hémolytique d'évolution chronique, avec des titres d'anticorps élevés (> 1/500), se révélant par des troubles vasomoteurs des extrémités, provoqués par le froid ;
– hémoglobinurie paroxystique aiguë « a frigore ». Il s'agit, dans cette pathologie exceptionnelle, d'un anticorps de nature IgG, de spécificité anti-P. Il se fixe sur l'antigène P à froid et s'élue à 37 °C (hémolysine biphasique de Donath-Landsteiner).

ALANINE

L'alanine est un acide aminé présent dans toutes les protéines intervenant dans la constitution musculaire, dans la constitution de l'acide pantothénique, comme substrat de la transaminase glutamo-pyruvique.

Prélèvement

- Sérum prélevé à jeun, conservé congelé.
- Urines de 24 heures recueillies sur conservateur.

Dosage

- Méthodes chromatographiques.

Valeurs de référence (mg × 11,22 = µmol)

	Sérum		Urines de 24 heures	
	mg/l	µmol/l	mg/24 h	µmol/24 h
Enfants < 2 ans	15-30	170-340	10-35	110-400
Adultes	25-45	280-500	10-50	110-560

Variations pathologiques

- Acidoses lactiques.
  L'augmentation de l'alanine est parfois associée à une élévation de glycine, lysine ou sérine.
  Elle est associée à une élévation d'acide pyruvique.
- Autres hyper-alaninémies :
  - carences en vitamine B12,
  - déficit en pyruvate-déshydrogénase,
  - déficit en pyruvate-carboxylase,
  - défaut d'oxydation des acides gras,
  - diabète décompensé.

ALANINE AMINOPEPTIDASE (AAP)

Enzyme de nature glycoprotéique qui hydrolyse les substrats possédant comme résidu N-terminal : l'alanyle, la leucine. Son activité membranaire est élevée au niveau des membranes des bordures en brosse des tubules proximaux rénaux, des membranes des entérocytes et des canalicules biliaires.

Prélèvement

- Sérum.
- Urines des 24 heures conservées à + 4 °C.

Dosage

Le substrat chromogène utilisé est la L-alanine-4-nitroanilide qui est transformé en paranitroalanine mesurée à 450 nm.

Valeurs de référence

- Sérum :
  - homme: 60-130 U/l,
  - femme : 55-120 U/l.
- Urines :
  - homme: 0,25-1,80 U/mmol de créatinine,
  - femme : 0,35-1,40 U/mmol de créatinine,
  - enfant : 0,60-2,70 U/mmol de créatinine.

Variations pathologiques

- Les principales variations sériques sont retrouvées dans les cholestases extra-hépatiques (lithiases et cancers des voies biliaires, cancer de la tête du pancréas), dans les cholestases intra-hépatiques (hépatites, stéatose, cirrhose, tumeurs et métastases hépatiques, atrésie biliaire et cholangites).
- L'enzymurie peut être utilisée pour l'étude des cytotoxicités dans le suivi des thérapeutiques néphrotoxiques, dans le dépistage des complications rénales chez l'hypertendu et le diabétique.

Variations médicamenteuses

L'activité de l'AAP est augmentée par les anticonvulsivants, les antihypertenseurs et les contraceptifs oraux.

ALBUMINE SÉRIQUE

L'albumine sérique est synthétisée par l'hépatocyte.
Elle intervient dans le maintien de la pression oncotique sanguine et dans le transport de nombreuses substances endogènes ou exogènes.

Prélèvement

- Sérum

Dosage

- Techniques immunochimiques :
  turbidimétrie, néphélémétrie, immunodiffusion radiale.
- Techniques électrophorétiques et colorimétriques.

Valeurs de référence (g/l)

- Nouveau-né : 36-55.
- 1 mois-3 ans : 30-42.
- 3 ans-16 ans : 33-45.
- 16 ans-60 ans : 33-50.
- > 60 ans : 35-50.

Facteurs de variations

- Grossesse (– 25 %).
- Prélèvements hyperlipémiques et hémolysés : à éviter.
- Régime végétarien (– 10 %).
- Médicaments :
  - diminution de l'albumine :
    . perfusions, dextrans (– 30 %),
    . L. asparaginase (– 25 %),
    . contraceptifs oraux (– 15 %).

- médicaments en compétition avec le vert de bromocrésol dans les dosages colorimétriques (aspirine, héparine, céphalosporines)
- médicaments se liant aux protéines (double bande électrophorétique)

Variations pathologiques

- Augmentation de l'albumine : résulte généralement d'une hémoconcentration (déshydratations, pertes liquidiennes, diabète insipide).
- Diminution de l'albumine :
  - dénutrition (demi-vie biologique de l'albumine = 19 jours) :
    . anorexie mentale,
    . alcoolisme,
    . tumeurs ;
  - insuffisance hépato-cellulaire ;
  - inflammations sévères diverses ;
  - syndrome néphrotique, glomérulonéphrites ;
  - entéropathies exsudatives : maladie de Crohn, maladie cœliaque, intolérances protéiques ;
  - gammapathies monoclonales (maladie de Kahler, maladie de Waldenström) ;
  - brûlures étendues ;
  - analbuminémie congénitale.

ALCOOLÉMIE-ALCOOLISME

Le dépistage biologique de l'intoxication alcoolique est rendu nécessaire par le manque d'efficacité de l'interrogatoire clinique et la variabilité individuelle des conséquences de l'alcoolisme sur les organes internes. De nombreux paramètres sont utilisés dans le diagnostic et le suivi des patients alcooliques : alcoolémie, acétate, GGT, aldhéhyde déshydrogénase, transaminases, immunoglobuline A, transferrine, macrocytose globulaire, triglycérides…

L'alcool éthylique est responsable d'intoxications aiguës.

L'alcoolémie garde son intérêt en pratique médicale d'urgence dans le cadre de pathologies pouvant simuler une intoxication éthylique.

Prélèvement

- Ponction veineuse réalisée après désinfection de la peau avec un antiseptique en solution aqueuse. La désinfection par l'alcool est à proscrire.
- Sang prélevé sur fluorure de sodium.

Dosage

- Méthode officielle de Nicloux-Cordebard, basée sur une extraction par distillation du sang, après addition d'acide picrique. L'alcool libéré est titrié en milieu nitrique par détermination de bichromate de potassium.
- Chromatographie en phase gazeuse.
- Méthodes enzymatiques à l'éthanol déshydrogénase.
- Méthodes de dosage chimique (pour les très faibles quantités).

Valeurs de référence (g/l × 21,7 = mmol/l)

L'alcoolémie est nulle chez un sujet n'ayant pas absorbé d'alcool.

Variations pathologiques

- Seuil légal : 0,50 g/l *soit* : 10,85 mmol/l.
- Ivresse : à partir de 1 g/l *soit* : 21,70 mmol/l.
- Coma : à partir de 3 g/l *soit* : 65,10 mmol/l.

Examens complémentaires

- VGM : corrélé à l'abus d'alcool. La macrocytose est définie par un volume globulaire supérieur à 98 g/l. Le VGM se normalise très lentement après sevrage.
- GGT : non corrélé au degré d'intoxication, mais au degré d'atteinte hépatique. Il n'est pas spécifique d'un alcoolisme et son élévation est retrouvée dans les hépatopathies, la prise de médicaments inducteurs enzymatiques, également dans les pancréatites, le diabète, l'insuffisance cardiaque, les tumeurs.
- TGO : l'alcool est un toxique mitochondrial qui fait augmenter les transaminases, en particulier les TGO.
- Immunoglobulines A :

  L'hyper-gammaglobulinémie (associée à une diminution de l'albumine sur le tracé électrophorétique) et surtout l'augmentation des IgA, est retrouvée dans l'alcoolisme chronique. Parallèlement, le taux de transferrine diminue en corrélation avec l'inflammation du parenchyme hépatique.

  Le rapport IgA (N : 0,9 à 4 g/l) sur transferrine (N : 2-4 g/l) assure un diagnostic :

  - rapport > 1,8 : hépatite alcoolique,
  - rapport > 3,0 : cirrhose (dans 60 % des cas).
- Lipides : élévation des triglycérides et des apolipoprotéines.

ALDOLASE

L'aldolase est une enzyme douée d'une activité phospho-hydrolasique localisée dans le cytoplasme cellulaire. Elle est présente dans les tissus où il existe une glycolyse et une glycogénolyse.

On distingue 3 formes d'aldolase :

– A : forme sérique principale, existe dans le cœur et les muscles ;

– B : existe dans le foie, également les reins et l'intestin ;

– C : existe dans le cerveau, les cellules sanguines, les tissus fœtaux.

Prélèvement

- Sérum non hémolysé, à jeun, le matin, après repos.
- Les anticoagulants sont à proscrire
- Il existe une forte activité aldolasique globulaire.
- L'exercice musculaire avant le prélèvement est à éviter.
- Un repos de 15 minutes est conseillé avant le recueil.

Dosage

On mesure la disparition du NADH, H^+ à 340 nm à 30 °C.

Valeurs de référence

- L'activité varie fortement avec l'âge :
  - avant 3 ans : 10-25 UI/l,
  - 3 à 10 ans : 4-15 UI/l,
  - adultes : 2-8 UI/l.
- L'activité varie en fonction des thérapeutiques :
  - corticothérapie : augmentation de l'activité,
  - traitement œstrogénique : diminution de l'activité.

Variations pathologiques

- *Augmentation de l'activité en pathologie musculaire* : on observe une élévation conjointe de la CPK.
  - Myopathie de type Duchenne-Boulogne (× 10 fois la normale). L'élévation est détectable précocement. Les mères conductrices ont également une activité élevée.
  - Myosites, dermatomyosites, trichinose,
  - Infarctus du myocarde,
  - Dans la myasthénie, l'activité est généralement normale.
- *Augmentation de l'activité en pathologie hépatique*
  - Hépatomes avec apparition de la forme C des tissus fœtaux,
  - Dans les atteintes hépatiques non tumorales, l'aldolase est généralement normale, sauf au début des hépatites aiguës.

- Pathologies diverses : on retrouve une activité aldolasique augmentée dans :
  - les leucémies myéloblastiques,
  - les cancers (poumon, estomac).

ALDOSTÉRONE

L'aldostérone est la principale hormone minéralo-corticoïde, sécrétée par la zone glomérulée de la cortico-surrénale, sous le contrôle du système rénine-angiotensine.
L'exploration de ce paramètre est nécessaire dans les cas d'hypertension artérielle ou l'on suspecte une rétention sodée. En effet, l'aldostérone augmente la réabsorption du sodium dans le segment distal du tubule rénal entraînant une augmentation de l'osmolarité extracellulaire et une rétention hydrique.

Prélèvement

Les conditions nécessaires au prélèvement doivent être respectées :
- repos allongé (l'orthostatisme double les valeurs d'aldostérone) ;
- contrôle du bilan ionique, le dosage étant réalisé en régime normo-sodé (natriurie : 60 à 200 mEq/24 h) ;
- arrêt des thérapeutiques : diurétiques, anti-hypertenseurs, inhibiteur de l'enzyme de conversion, vaso-dilatateurs…
- prélèvement sanguin sur sérum ;
- prélèvement des urines de 24 heures sur antiseptique (Merseptyl®) ;

Dosage

- Aldostérone sérique : méthode RIA par compétition.
- Urines : dosage réalisé après hydrolyse acide.

Valeurs de référence (mg × 2,77 = pmol)

- Sérum :
  - sujet couché : 10-125 mg/l *soit* 28-345 pmol/l,
  - sujet debout : 70-300 mg/l *soit* 190-830 pmol/l.
- Urines :
  - régime normo-sodé : < 18 µg/24 h *soit* < 50 nmol/24 h,
  - régime sans sel : 30-40 µg/24 h *soit* 80-140 nmol/24 h
- Les taux sériques sont légèrement plus élevés chez l'enfant. Ils sont plus élevés en position debout, et en phase lutéale chez la femme. Ils sont maximum en fin de nuit. Les taux augmentent à partir de la 15e semaine de grossesse, liés à l'augmentation des œstrogènes et de la progestérone.

- Le principal métabolite urinaire de l'aldostérone est la tétra-hydro-aldostérone.

  Normale en régime normo-sodé : 30-60 µg/24 h *soit* 85-165 nmol/24 h.

Variations pathologiques

- HTA avec hypokaliémie : hyperaldostéronisme :
  - hyperaldostéronisme primaire (syndrome de Conn) :
    . augmentation d'aldostérone sérique et urinaire,
    . activité rénine plasmatique effondrée (< 5 pg/ml),
    . dans les adénomes, la rénine n'est pas stimulable par l'orthostatisme, l'aldostérone n'est pas freinée par le captopril ou la charge en sel. C'est l'inverse en cas d'hyperplasie ;
  - hyperaldostéronisme secondaire : augmentation de l'aldostérone et de l'activité rénine en relation à une hypovolémie (déshydratation, hémorragie, perte de sel, hypoalbuminémie, insuffisance hépatique, cardiaque, rénale…).
- HTA avec sténose de l'artère rénale :
  - hyperaldostéronisme,
  - rechercher l'activité rénine au niveau des veines rénales.
- Diminution : une diminution de l'aldostérone est retrouvée dans :
  - la maladie d'Addison : insuffisance surrénale avec diminution de l'aldostérone, du cortisol, des 17 céto- et 17 hydroxycorticostéroïdes. On note une élévation de l'activité rénine et de l'ACTH ;
  - hyperplasie congénitale de la surrénale avec déficit en 21-hydroxylase ;
  - perfusions de solutés hypertoniques avec hypervolémie ;
  - diminution de l'aldostérone et augmentation de l'ARP.

Tests complémentaires

- Test de stimulation du système rénine-angiotensine-aldostérone :
  - orthostatisme,
  - diurétique (furosémide) : déplétion sodée.
- Tests de freinage :
  - charge sodée : hypokaliémie dans l'hyperaldostéronisme,
  - test de suppression par la désoxycorticostérone,
  - test de freinage par la spironolactone,
  - test par le captopril : inhibition de l'enzyme de conversion, entraînant une chute de l'aldostéronémie,
  - test de freinage à l'indométacine (Indocid) : avec inhibition des prostaglandines impliquées dans l'HTA avec ARP augmentée. On note la chute de la kaliurèse et la normalisation de la kaliémie.

ALLERGIES ET TESTS DE LABORATOIRE

Type I	• Allergie immédiate à médiation humorale (anaphylaxie). • Réaction entre un allergène et des cellules sensibilisées par des IgE présents à leur surface. • La réaction est suivie d'une dégranulation des basophiles et des mastocytes, entraînant la libération de médiateurs à l'origine des manifestations cliniques. • Examens de laboratoire : - IgE totales, - IgE spécifiques des allergènes, - IgG_4 spécifiques, - dosage de l'histamine, - test de dégranulation des basophiles.
Type II	• Allergie cytotoxique à médiation humorale. • Réaction entre un allergène lié à la surface des cellules et des anticorps circulants, de nature IgG ou IgM. • Examens de laboratoire (selon le type cellulaire impliqué) : - anémie hémolytique : test de Coombs à l'antiglobuline, - leucogranulopénie : test de leuco-agglutination, - thrombopénie : test de lyse, d'agglutination, de sédimentation.
Type III	• Allergie à complexes immuns de type Arthus, à médiation humorale. • Réaction entre l'allergène et l'anticorps circulant, qui se lient pour former des CIC (complexes immuns circulants), qui se déposent dans les tissus. • Les anticorps fixent le complément et les complexes immuns circulants nécessitent des anticorps précipitants. • Examens de laboratoire : - exploration du complément et de ses fractions, - exploration des immunoglobulines (surtout IgG1, IgG2).
Type IV	• Allergie retardée à médiation cellulaire. • Réaction entre les lymphocytes sensibilisés et les allergènes. • Examens de laboratoire : - TTL en présence de l'allergène, - test d'inhibition de la migration des leucocytes, - test d'agrégation leucocytaire avec mesure néphélémétrique (quantification de la réponse).

ALLERGIE MÉDICAMENTEUSE

L'allergie médicamenteuse tient une place non négligeable en pratique médicale. La fréquence est difficile à évaluer car elle est très variable d'une molécule à une autre et les manifestations dépendent de certains facteurs de risque : (âge, sexe, facteurs génétiques, antécédents allergiques, voie d'administration, structure chimique…).
Les méthodes de diagnostic varient en fonction de la molécule. Les tests cutanés sont souvent utilisés (scratch-test, prick-test, test cutané intradermique, patch-test). Le diagnostic pourra parfois nécessiter un test de provocation, la mise en évidence d'IgE spécifique par la méthode du RAST ou une histaminolibération non spécifique. Un test de Coombs direct peut permettre la mise en évidence d'anticorps sériques de type IgG. Lors de photosensibilisation, le diagnostic reste possible par l'utilisation de photo-patch-tests.

Médicament	Méthodes diagnostiques in vitro et in vivo
Acétyl-Cystéine	– test cutané intradermique (20 mg/ml) – test de provocation respiratoire (à 20 % en aérosol)
ACTH (Synacthène®)	– prick-test (100 µg/ml) – IDR (1 µg/ml) – IgE anti-synacthène
Allopurinol (Zyloric®)	– aucune méthode
Amino-gluthéthimide (Orimétène®)	– aucune méthode
Aminosides	– (surtout néomycine, streptomycine, gentamycine, amikacine) – patch-test – IgG antistreptomycine (Coombs direct) – inhibition de migration leucocytaire – recherche d'une cytopénie auto-immune, d'une éosinophilie
Anatoxine tétanique	– test cutané intradermique – prick-test – IgE spécifiques et IgG sériques – complexes immuns circulants

Médicament	Méthodes diagnostiques in vitro et in vivo
Anesthésiques locaux	– patch test (si manifestations retardées) – test de provocation en intradermoréaction, en sous cutané
Antiseptiques mercuriels	– prick-test et test intradermique – patch-test (eczéma de contact)
Antitoxine botulinique	– test cutané intradermique (anaphylaxie) – complexes immuns (maladie sérique)
Aprotinine (Antagosan®, Iniprol®, Zymofren®)	– IgE anti-aprotinine (RAST)
L. asparaginase (Kidrolase®)	– recherche d'anticorps anti-asparaginase (IgM, IgG) (précipitation, réaction de fixation du complément, hémagglutination…) – recherche d'IgE spécifiques, de complexes immuns circulants
Aspirine	– test de provocation par des doses croissantes d'aspirine administrées toutes les 30 minutes, avec surveillance respiratoire (en milieu hospitalier) – recherche d'une cytopénie, d'une éosinophilie
Bacitracine	– test cutané intradermique (anaphylaxie)
Benzodiazépines (diazépam, chlordiazépoxide surtout)	– pick-test – patch-test – test de réintroduction – histaminolibération non spécifique
Bêta-bloquants (Avlocardyl®, Kerlone Sectal®, Tenormine®)	– très fréquent chez un asthmatique : surveillance respiratoire lors de l'introduction (en milieu hospitalier) – test au bêtaxolol (test de tolérance par voie ophtalmique – test à l'isoprénaline (choc anaphylactique)
Bêta-lactamines (pénicillines, céphalosporines)	– tests cutanés (en prick-test, scratch-test ou IDR) avec la benzylpénicilloly l-polylysine ou avec la benzylpénicilline ou d'autres dérivés – IgE antipénicilline (RAST) – IgG (Coombs direct)
Bléomycine	– aucune méthode

Médicament	Méthodes diagnostiques in vitro et in vivo
Busulfan	– aucune méthode
Captopril (Lopril®, Captolane®, Renitec®)	– tests cutanés (anaphylaxie) - IDR - patch-test – biopsies cutanées (vascularites) – test d'introduction
Chlorambucil (Chloraminophène®)	– tests cutanés (réaction retardée) - scratch-test - patch-test – test d'introduction
Chymopapaïne (Chymodiactine®)	– test cutanés à la papaïne et à la chymopapaïne - prick-test - IDR – IgE antipapaïne et chymopapaïne (RAST) – test de provocation à la papaïne
Ciclosporine (Sandimmun®)	– tests cutanés (scratch-test) (anaphylaxie) – histaminolibération non spécifique
Cimétidine (Tagamet®)	– tests cutanés (IDR) – test d'introduction *per os*, SC, IV – complexes immuns (vascularites) – recherche d'une cytopénie, d'une éosinophilie
Cisplatine (Cisplatyl®)	– tests cutanés (IDR) – histaminolibération non spécifique – IgE anticisplatine (RAST)
Clindamycine (Dalacine®)	– tests cutanés (patch-test) – inhibition de l'hémagglutination (IgG sériques)
Codéine	– test cutanés (patch-test) – histaminolibération non spécifique
Cremophor (solvant utilisé dans certaines préparations)	– tests cutanés IDR – test de Prausnitz-Küstner (IgG) – histaminolibération non spécifique
Cromoglycate (Lomudal®, Lomusol®, Cromoptic®, Nalcron®, Opticron®)	– test cutané ou cromoglycate de sodium (IDR) – test d'introduction – test de Prausnitz-Küstner

Médicament	Méthodes diagnostiques in vitro et in vivo
Cyclophosphamide (Endoxan®)	– tests cutanés : IDR avec le cyclophosphamide, l'isophosphamide, la moutarde phosphoramide
Cytarabine (Aracytine®)	– test cutanés : IDR à la cytarabine – IgE anticytarabine
Dapsone (Disulone®)	– aucune méthode
Daunorubicine (Cérubidine®)	– aucune méthode
Déféroxamine (Desféral®)	– aucune méthode
Dextrans (Rhéomacrodex®)	– tests cutanés (réaction semi-retardée) – IgG spécifiques (hémagglutination) – Complexes immuns circulants
Doxorubicine (Adriblastine®)	– aucune méthode
D. pénicillamine (Trolovol®)	– test de stimulation lymphocytaire (atteintes auto-immunes) – recherche d'une cytopénie (absence de réaction croisée avec la pénicilline)
Dropéridol (Droleptan®)	– IDR (anaphylaxie) – test de Prausnitz-Küstner
Erythrosine (colorant azoïque®)	– test cutané intradermique – IgG précipitants (maladie sérique à complexes immuns) – IgE spécifiques (RAST) – test d'introduction bronchique ou oral
Ethylène diamine (solvant)	– patch-test à l'éthylène diamine – test d'introduction du médicament responsable
Etomidate (Hypnomidate®)	– aucune méthode
Etoposide (Vépéside®)	– aucune méthode
Fentanyl (Fentanyl®)	– test cutané intradermique

Médicament	Méthodes diagnostiques in vitro et in vivo
Food blue 3 (colorant anilique)	– tests cutanés en intradermique avec le bleu patenté – test de stimulation leucocytaire – histaminolibération non spécifique
Fluorescéine	– histaminolibération non spécifique
Formaldéhyde (formol)	– tests cutanés : prick-test (réaction immédiate) patch-test (eczéma de contact) – IgE anti-formol (RAST)
Gamma globulines	– Hémagglutination (IgG et IgM anti IgA) – ELISA (IgE anti IgA) – Dosage des IgA (recherche d'un déficit)
Gélatine (Plasmion®, Plasmagel®, Haemaccel®)	– tests cutanés intradermiques – test d'histaminolibération leucocytaire en présence de gélatine
Glafénine (Glifanon®, Idarac®, Privadol®, Adalgur®)	– test d'histaminolibération leucocytaire – test de migration leucocytaire – IgG sériques (Coombs direct) – recherche d'une cytopénie, d'une CIVD
Glucocorticoïdes	– tests cutanés (IDR, prick-test) – patch-test (eczéma de contact) – IgE spécifiques (RAST)
Héparines (Héparine®, Calciparine®, Fraxiparine®, Lovenox®)	– recherche d'une thrombopénie immuno-allergique – tests d'agrégation plaquettaire – test cutané intradermique (atteintes cutanées)
Insulines (Choay, Nordisk, Novo, Organon, Lilly)	– tests cutanés : recherche de l'insuline la moins allergisante – IgE et IgG anti-insuline (RAST, RIA, ELISA) (positif chez 80 % des diabétiques insulino-dépendant) – complexes immuns circulants (maladie sérique)
Latex	– tests cutanés avec le latex, les colorants, les additifs – IgE antilatex (RAST) – test d'histaminolibération leucocytaire

Médicament	Méthodes diagnostiques in vitro et in vivo
Macrolides : Erythrocine®, Josacine®, Propiocine®, Rovamycine®, Rulid®	– tests cutanés (scratch-test, patch-test) – IgE spécifiques (RAST) – test d'introduction respiratoire
Méchloréthamine (Caryolysine®)	– tests cutanés (patch-test)
Melphalan (Alkeran®)	– pas de méthode
Mépéridine (Dolosal®)	– IgE spécifique (RAST) – histaminolibération non spécifique
Méthotrexate	– pas de méthode
Mitomycine (Amétycine®)	– tests cutanés (intradermique, patch-test)
Myorelaxants (Celocurine®, Alloferine®, Pavulon®, Triacrium®, Norcuron®, Flaxedil®)	– tests cutanés (intradermique, prick-test) – IgE anticurare (RAST) – test d'histaminolibération leucocytaire – recherche d'une CIVD
Oxyde d'éthylène (dialyses)	– tests cutanés (prick-test, scratch-test) – IgE antialbumine sensibilisée à l'oxyde d'éthylène (RAST) – histaminolibération leucocytaire induite par l'oxyde d'éthylène
Para-hydroxy-benzoates (aliments, cosmétique, médicaments)	– tests cutanés (patch-test, intradermiques) – test de Prausnitz-Küstner
Paracétamol (Actifed®, Doliprane®, Efferalgan®, Toplexil®...)	– recherche d'une anémie et d'une thrombopénie – recherche d'immuns complexes circulants – tests de réintroduction
Phénicolés (chloramphénicol thiamphénicol)	– recherche d'une cytopénie immuno-allergique – tests cutanés (scratch-tests, patch-tests)
Phénytoïne (Di-hydan®, Solantyl, Dilantin)	– pas de méthode – recherche de signes hépatiques en début de traitement

Médicament	Méthodes diagnostiques in vitro et in vivo
Procarbazine (Natulan®)	– test d'introduction
Produits de contraste iodés	– test d'histaminolibération leucocytaire – recherche d'une insuffisance rénale, d'un diabète d'une gammapathie monoclonale
Propanidide (Epontol®)	– histaminolibération non spécifique – recherche d'une chute du complément sérique
Propofol (Diprivan®)	– histaminolibération non spécifique – recherche d'une chute du complément sérique
Protamine (choay, fournier, roche, vitrum)	– tests cutanés intradermiques – IgE antiprotamine (RAST) – IgG sériques (ELISA) – recherche d'un diabète insulino-dépendant – recherche d'une thrombo-leucopénie
Pyrazinamide (Pirilène®)	– histaminolibération non spécifique – test d'introduction
Pyrazolés (noramidopyrine)	– tests cutanés intradermiques (anaphylaxie) – recherche d'une agranulocytose immuno-allergique
Quinines (Quinine lafran®, Quinimax®, Algispir®)	– tests cutanés (intradermique, scratch-test, patch-test) – IgE antiquinine (RAST) – test d'introduction *per os* – recherche de thrombopénie, anémie, leucopénie
Quinolones de 1re et 2e génération	– photosensibilisation (photo-patch-test) – recherche d'une éosinophilie, anémie, leucopénie, thrombopénie
Rifampicine (Rifadine®, Rimactan®)	– Anticorps anti-rifampicine (IgG, IgM) mis en évidence par un test de Coombs – recherche d'anémie, leucopénie, thrombopénie et d'une CIVD
Salazopyrine	– cytotoxicité dose-dépendante (anémie hémolytique, méthémoglobinémie) – réaction d'hypersensibilité (anémie, leucopénie, thrombopénie) – complexes immuns circulants (vascularite)

Médicament	Méthodes diagnostiques in vitro et in vivo
Sérum animaux (globulines antithymocyte, anticorps monoclonaux)	– tests cutanés (prick-test, intradermique) – IgE (anaphylaxie) – complexes immuns circulants (IgG sériques)
Sérum antivenimeux (serpent)	– test cutané intradermique (anaphylaxie) – complexes immuns (maladie sérique)
Streptokinase (Streptase®, Kabikinase®)	– tests cutanés (intradermiques) – IgE antistreptokinase (ELISA) – IgG sérique précipitant (maladie sérique à complexes immuns circulants)
Sulfamides (Adiazine®, Rufol®, Bactrim®, Eusaprim®, Fansidar®)	– tests cutanés au bactrim (réaction importante chez les sujets HIV positifs) – IgE antisulfamides (ELISA) – IgE antitriméthoprime (RIA) – complexess immuns (vascularites) – recherche d'une thrombopénie, d'une leucopénie
Sulfites (conservateur alimentaire, médicaments)	– tests cutanés (intradermiques, prick-test) – test de provocation (*per os*, par voie sous cutanée) – histaminolibération non spécifique – recherche d'un déficit en sulfite oxydase
Tartrazine (colorant azoïque) (alimentation et médicaments)	– test de provocation (par voie)
Tétracyclines naturelles et semi-synthétiques	– tests cutanés (intradermique, scratch-test) – IgG sériques hémagglutinants – test de provocation *per os* – recherche d'une anémie auto-immune ou d'une thrombopénie
Thiopental (Nesdonal®)	– tests cutanés (prick-test, intradermique) – IgE antithiopental (RAST) – histaminolibération non spécifique
Thiotépa	– pas de méthode
Vaccin antirabique	– IgE anti-bêtapropiolactone (agent d'inactivation)

Médicament	Méthodes diagnostiques in vitro et in vivo
Vaccin antirougeoleux	– IgE anti-vaccin rougeoleux – IgE anti-ovalbumine – tests cutanés (scratch-test, prick-test, intradermiques) avec le vaccin ou les protéines de l'œuf
Vancomycine (Vancocine®)	– test d'inhibition de la migration leucocytaire – test de transformation lymphoblastique – test d'agrégation leucocytaire – recherche d'une thrombopénie, d'une anémie, neutropvénie
Vitamine B1 ou thiamine (Benerva, Bévitine, Bécozyme)	– tests cutanés intradermiques
Vitamine B12 (Novobedouze®)	– tests cutanés intradermiques

ALPHA-1-ANTITRYPSINE

L'alpha-1-antitrypsine est une glycoprotéine synthétisée par le foie, responsable de l'activité antitrypsique sérique et de l'inhibition d'autres enzymes protéolytiques. Elle a une diffusion tissulaire importante, surtout dans les poumons. Sa synthèse est codée par un gène localisé sur le chromosome 14. Il existe de nombreux variants, de mobilité électrophorétique différente, qui sont dépendants du système génétique Pi (Protein inhibitor).

Prélèvement

- L'activité alpha-1-antitrypsique peut être dosée sur le sérum et dans les urines de 24 heures.
  Éviter les sérums hyperlipémiques ou hémolysés.
- Le dosage peut également être réalisé sur le liquide amniotique, les liquides bronchiques, le liquide céphalo-rachicien et dans les selles de 24 heures.

Dosage

- Une estimation des taux est obtenue par électrophorèse des protéines sériques. L'alpha-1-antitrypsine représente la majeure partie des alpha-1-globulines. Un déficit peut ainsi être reconnu.
- Les techniques de dosage sont l'immuno-diffusion radiale, la néphélémétrie, la turbidimétrie.

Valeurs de référence

- Sérum : nouveau-né : 1,20-2,60 g/l,
  1 mois : 1,30-2,95,
  1 an : 1,80-4,00,
  Adultes : 2,00-4,00,
- Liquide amniotique : 0,1-0,5 g/l.
- Liquide bronchique : 0,01-0,06 g/l.
- Liquide céphalo-rachidien : 0,01-0,02 g/l.
- Clairance fécale : 1 à 8 ml/24 heures.

Variations pathologiques

- *Diminution des taux*

  L'allèle Pi M est le plus fréquent (95 %) chez les sujets normaux. Un taux normal d'AAT correspond à une homozygotie MM.

  La diminution des taux est variable selon le phénotype :

  - phénotype ZZ (0,1 % de la population) avec des taux d'AAT voisins de 20 % des valeurs de référence.

    Il existe un risque important de survenue :

    . d'emphysème évolutif de l'adulte,

    . d'ictère néo-natal (cholestase intra-hépatique, cirrhose) ;
  - phénotypes MZ, FZ, SZ... (3 % de la population) avec des taux d'AAT intermédiaires, voisins de 50 % des valeurs normales.
  - phénotype OO avec un déficit complet en AAT.
- *Augmentation des taux*
  - Une augmentation des taux est retrouvée dans la grossesse ou sous traitement œstroprogestatif.
  - En pathologie, une augmentation de l'activité est retrouvée dans les processus inflammatoires évolutifs, les syndromes infectieux aigus, les cancers (foie, pancréas), l'asthme allergique.
  - L'urine présente une faible activité antitrypsique. Celle-ci s'élève au cours de la grossesse et dans les syndromes infectieux évolutifs, surtout bactériens.
  - Lors des entéropathies exsudatives, la clairance fécale de l'AAT est très augmentée, supérieure à 10 ml/24 h. Cette augmentation est parallèle à l'importance des fuites protéiques intestinales (rectocolite hémorragique, maladie de Crohn).

ALPHA-2-ANTIPLASMINE

L'α2-antiplasmine est une α2-globuline composée d'une chaîne polypeptidique synthétisée par le foie. Sa demi-vie est d'environ 60 heures.

Elle est responsable de l'activité antiplasminique du plasma et circule associée avec le plasminogène. Elle protège le caillot de la fibrinolyse en se fixant sur la fibrine par liaison covalente sous l'action du facteur XIII a. Son action est essentiellement régulatrice de la fibrinolyse.

Prélèvement

- Citrate (1 volume pour 9 volumes de sang).
- Sérum.

Dosage

- Méthodes immunologiques par précipitation : Ouchterlony, Laurell, Mancini, électrosynérèse, néphélémétrie.
- Méthodes colorimétriques (mesure d'activité).

Valeurs de référence

- Méthode immunologique : 50-90 mg/l (dosage protéique).
- Méthode colorimétrique : 80-120 % (dosage d'activité).

Variations pathologiques

- Augmentation : dans les syndromes inflammatoires.
- Diminution :
  - dans le déficit congénital (exceptionnel) entraînant un syndrome hémorragique,
  - dans les atteintes hépatiques, surtout cirrhose, tumeur,
  - dans les traitements thrombolytiques (urokinase, streptokinase),
  - dans les syndromes néphrotiques.

ALPHA-FŒTOPROTÉINE (AFP)

L'alpha-fœtoprotéine (AFP) est une protéine sérique fœtale qui circule normalement en faible quantité dans l'organisme. Elle est synthétisée par le foie et le sac vitellin du fœtus, et en moindre quantité au niveau du tractus gastro-intestinal et rénal du fœtus. L'AFP fœtale plasmatique diffuse dans l'urine du fœtus et est excrétée dans le liquide amniotique, puis circule chez la mère. Dans le sang fœtal, les taux les plus élevés sont retrouvés vers la 13e semaine de gestation puis ils diminuent rapidement. Dans le liquide amniotique, les taux sont parallèles à ceux du sang fœtal. Chez la mère, les taux les plus élevés sont retrouvés vers la 30e semaine, puis diminuent ensuite.

Après la naissance, les taux sériques maternels et du nouveau-né sont rapidement revenus à leur valeur de base en quelques semaines.

Le dosage présente un intérêt en cancérologie dans le suivi des hépatocarcinomes et des tumeurs testiculaires. Il présente également un intérêt dans le suivi des grossesses pathologiques.

Prélèvement

- Sérum.
- Sang fœtal.
- Liquide amniotique (amniocentèse vers la 17e semaine de gestation).
- Liquide d'ascite.

Dosage

- Méthodes immunologiques utilisant un marqueur isotopique, enzymologique ou des fluorochromes.
- Méthode d'immunodiffusion radiale ou d'immunoélectrophorèse selon Laurell.

Valeurs de référence

- Sérum chez l'adule : inférieur à 10 ng/ml.
- Sérum chez la femme enceinte (grossesse en nombre de semaines) en ng/ml.

Semaine	13	14	15	16	17	18	19	20	22	24	26	28
Médiane	16	24	32	39	46	52	59	68	80	100	120	150
Minimum	3	10	15	19	23	28	35	42	50	58	72	75
Maximum	40	60	80	97	115	130	147	170	200	250	300	375

- Liquide amniotique (grossesse en nombre de semaines) en ng/ml

Semaine	14	15	16	17	18	19	20	21	22
Médiane	16 000	14 000	12 000	11 000	10 000	8 000	6 000	5 000	4 000
Minimum	9 600	8 400	7 200	6 600	6 000	4 800	3 600	3 000	2 400
Maximum	25 600	22 400	19 200	17 600	16 000	12 800	9 600	8 000	6 400

- Sang fœtal (grossesse en nombre de semaines) en µg/ml

Semaine	17	18	19	20	21	22	23	24	25
Médiane	1 500	1 350	1 280	1 200	1 150	1 050	975	900	850
Minimum	1 050	950	900	840	800	725	675	625	600
Maximum	1 950	1 750	1 650	1 550	1 500	1 375	1 250	1 175	1 100

L'AFP est synthétisée par le sac vitellin jusqu'à la 12e semaine et par le foie dès le 29e jour. La concentration total d'AFP augmente rapidement après la 12e semaine et reste constante jusqu'à la 32e semaine pour diminuer ensuite. Dans le sérum fœtal, la concentration est d'environ 20 000 ng vers la 9e semaine, 30 000 ng vers la 12e semaine, puis de la 14e à la 32e semaine, la concentration diminue de façon exponentielle à la croissance du fœtus. A partir de la 13e semaine, la maturation glomérulaire du fœtus fait diminuer la filtration et le taux d'AFP diminue.

La définition de valeurs de référence reste correcte entre la 15e et la 20e semaine de gestation.

Un résultat élevé d'AFP amniotique est retrouvé en cas de :

- anomalie du tube neural (spina bifida, anencéphalie)
- omphalocèle,
- atrésies digestives,
- syndrome néphrotique,
- souillure par le sang fœtal,
- grossesse multiple.

Un résultat d'AFP diminué dans le sang maternel est évocateur de :

- souffrances fœtales diverses,
- trisomie.

Des taux élevés d'AFP sériques, en dehors de la grossesse, sont évocateurs de :

- hépato-carcinomes : les taux sont supérieurs à 400 ng/ml dans 70 % des tumeurs. Certaines tumeurs sont peu sécrétantes. Mais inversement, des taux élevés sont rencontrés dans les cirrhoses, les hépatites chroniques. Dans l'hépatite virale aiguë, une persistance de taux élevés peut signer le passage à la chronicité. Le dosage reste intéressant dans le suivi après exérèse de la tumeur ;
- cancers testiculaires : l'élévation de l'AFP est associée à la présence de bêta-HCG sérique, paramètres permettant le suivi thérapeutique ;
- tumeurs malignes gastro-intestinales : le dosage est utilisé lors de suspicion de tumeur, dans le contrôle thérapeutique et post-chirurgical et pour le dépistage des récidives.

ALPHA-2-MACROGLOBULINE

L'alpha-2-macroglobuline est une glycoprotéine qui représente environ 80 % des $\alpha 2$-globulines. Elle joue un rôle important dans les phénomènes de fibrinolyse. Elle est capable d'inhiber l'activité protéolytique de la trypsine, de la plasmine et de la kallicréine.

Par électrophorèse, les alpha-2-globulines représentent 2 à 5 % des protéines totales. Leur augmentation est constatée essentiellement dans les processus infectieux et tumoraux.

Prélèvement

- Sérum.

Dosage

- Méthodes d'immunoprécipitation (IDR, néphélémétrie, turbidimétrie).

Valeurs de référence

- Homme : 1,50-3,50 g/l.
- Femme : 1,80-4,00 g/l.
- Grossesse : 2,00-4,30 g/l.

Variations pathologiques

- Augmentation de l'α2-macroglobuline :
  - inflammation aiguë (augmentation des protéines inflammatoires),
  - syndrome néphrotique (chute de l'albumine associée à une élévation des protéines de poids moléculaire élevé).
- Diminution de l'α2-macroglobuline :
  - cirrhose hépatique (chute de l'albumine, des α1 et des α2 et β globulines avec augmentation des γ globulines),
  - pneumopathies et pleurésies,
  - lithiases biliaires et rénales,
  - ulcères gastro-intestinaux et gastrites,
  - tumeurs hépatiques.

ALUMINIUM

L'aluminium est un oligo-élément dont l'accumulation toxique est responsable de troubles majeurs à la suite d'une exposition industrielle, mais surtout chez les sujets hémodialysés.

La surcharge aluminique relève de plusieurs mécanismes : d'une part, l'ingestion d'hydroxyde d'alumine utilisée pour limiter l'absorption des phosphates, d'autre part, il existe une concentration excessive dans les bains de dialyse et enfin la voie normale d'élimination urinaire est déficiente chez l'insuffisant rénal.

L'aluminium s'accumule de préférence dans le foie, l'os, les parathyroïdes et le cerveau.

La surveillance des dialysés nécessite des dosages réguliers de l'aluminium plasmatique, par une technique de spectrophométrie d'absorption atomique à four graphite avec une lecture à 309 nm.

Les prélèvements sanguins, d'eaux et de bains de dialysat, sont réalisés sur un tube hépariné préalablement contrôlé pour vérifier l'absence de contamination.

Les valeurs observées doivent être les suivantes :

– bains de dialyse	:	< 10 ug/l	< 0,37 umol/l,
– sujet normal	:	< 10 ug/l	< 0,37 umol/l,
– absence de surcharge	:	< 30 ug/l	< 1,10 umol/l,
– risque d'ostéomalacie	:	> 100 ug/l	> 3,70 umol/l,
– risque d'encéphalopathie	:	> 200 ug/l	> 7,40 umol/l.

Le test au Desféral, chélateur des cations trivalents, entraîne une augmentation provisoire de l'aluminium, maximale 48 heures après l'injection, permettant de juger de la nécessité d'un traitement. Le complexe formé est éliminé dans le dialysat, justifiant son utilisation en tant que traitement curatif dans les intoxications aluminiques.

ALVÉOLITES ALLERGIQUES EXTRINSÈQUES (PNEUMOPATHIES à précipitines)

Ce sont des maladies professionnelles liées à l'inhalation de particules au niveau bronchiolaire et alvéolaire, entraînant des lésions pulmonaires (mécanisme d'Arthus au niveau alvéolaire). La mise en évidence d'une alvéolite extrinsèque est réalisée par des tests *in vivo* (tests cutanés ou de provocation par l'emploi d'aérosols) ou par des tests immunologiques *in vitro*.

Prélèvement

- Sérum.

Techniques

De nombreuses techniques peuvent être utilisées pour mettre en évidence la formation d'anticorps grâce à des antigènes divers et sont fonction de l'activité professionnelle.

- Antigènes incriminés :
  - maladie du poumon du fermier : actinomycètes thermophiles (*Micropolyspora faeni*, *Thermoactinomyces vulgaris*) ;
  - bagassosse (canne à sucre) : *Thermoactinomyces sacchari* ;
  - maladie des fromagers : *Penicillium casei*, *Acarus siro* ;
  - maladie des éleveurs d'oiseaux : protéines sériques, déjection des oiseaux, actinomycètes ;
  - maladie des ouvriers du malt : *Aspergillus clavatus* ;
  - maladie des humidificateurs : actinomycètes thermophiles ;
  - maladie des champignonnistes : *Actinobifida dichotomica* ;

- maladies liées à des molécules organiques : nitrofurantoïne, hydrochlorothiazide, chromolide…
- Réactions :
  - précipitations en gel : ouchterlony, électrosynérèse, immunoélectrophorèse (recherche d'arcs spécifiques) ;
  - autres réactions possibles : fixation du complément, hémagglutination passive, agglutination de particules de latex, immunofluorescence indirecte.

Autres examens

- Dosage des immunoglobulines dans le liquide de lavage broncho-alvéolaire. Il existe une communauté antigénique entre certains allergènes (ex. : pigeon, perruche) permettant la mise en évidence des immunoglobulines A.

  Pour chaque espèce d'oiseaux, le dosage des IgG spécifiques d'espèce est réalisé.
- Tests d'inhibition de migration des leucocytes et des macrophages.

  Ces tests d'immunité cellulaire sont bien corrélés aux techniques de précipitation en gel.

  Ils sont rapides, spécifiques, sensibles et précoces.
- Le diagnostic mycologique est inexistant dans ces pathologies.

AMIBIASE

L'amibiase est une protozoose due à *Entamœba histolytica*, amibe dysentérique spécifiquement humaine et pathogène pour l'homme.

L'amibiase sévit de manière endémique en zones tropicales et intertropicales. Dans les pays tempérés, les cas d'amibiase sont essentiellement importés.

La contamination se fait par ingestion de kystes mûrs, éliminés dans les selles de sujets infestés et résistants dans le milieu extérieur dans les pays chauds et humides. La transmission inter-humaine est possible par l'intermédiaire des eaux de boisson, de fruits, de légumes souillés.

Localisée initialement au niveau intestinal, la maladie peut atteindre d'autres viscères, en particulier le foie, mais aussi les poumons, et plus rarement le cerveau et la peau.

E. histolytica se présente sous formes « *minuta* », non pathogènes, et sous formes « *histolytica* », hématophages et nécrosantes, capables d'une dissémination par voie sanguine vers d'autres viscères.

Examen coprologique

Pour l'amibiase intestinale, l'examen coprologique permet la mise en évidence de formes « *histolytica* » dans les selles, formes végétatives de 20 à 40 microns, très mobiles, grâce à des pseudopodes.

La forme « *minuta* » non hématophage, est plus petite, 10 à 20 microns, et vit en saprophyte dans les selles de sujets apparemment sains.

Les formes kystiques sont sphériques, de 10 à 15 microns, entourées d'une coque épaisse et résistante.

Il est indispensable de répéter la recherche parasitaire, sur des prélèvements recueillis au laboratoire, à 3 ou 4 jours d'intervalle.

Examen sérologique

Dans les amibiases profondes, l'isolement du parasite est impossible, et les examens sérologiques ont un grand intérêt, principalement dans l'amibiase hépatique. L'interprétation doit souvent tenir compte des résultats d'un second prélèvement effectué à 15 jours d'intervalle.

- Immunofluorescence indirecte : seuil de positivité 1/200.
  Se positive précocement dans l'amibiase hépatique avec un taux élevés dans presque 100 % des cas.
  Dans l'amibiase intestinale, les taux sont moins élevés et trouvés positifs dans 50 % des cas.
  Après traitement, les taux augmentent rapidement, puis décroissent lentement pour se négativer un an après le traitement.
- Hémagglutination passive : seuil de positivité 1/128.
  Dans l'amibiase hépatique, la réaction est positive dans 90 % des cas à titre élevé.
  Les anticorps persistent longtemps après traitement amœbicide efficace.
- Agglutination au latex : rapide, facile, permettant un diagnostic d'urgence avec une spécificité et une sensibilité moindre que l'immunofluorescence indirecte.
- Electrosynérèse et immunoélectrophorèse permettent de mettre en évidence un arc spécifique dont la disparition permet d'apprécier la guérison.
- ELISA : utilise un antigène très purifié, et la sensibilité et la spécificité sont excellentes.

Le diagnostic sérologique est intéressant dans les localisations tissulaires profondes, surtout hépatique. Lorsque les taux d'anticorps sont faibles, une confirmation, par un titrage d'un second sérum, permettra d'évoquer l'infection.

AMINOSIDES

AMIKACINE (Amiklin®).
DIBEKACINE (Débékacyl®, Icacine®).
GENTAMICINE (Gentalline®, Gentogram®).
KANAMYCINE (Kamycine®, Kanamycine®).
NETILMICINE (Nétromicine®).
STREPTOMYCINE (Streptomycine®).
TOBRAMYCINE (Nebcine®).

Il s'agit d'antibiotiques bactéricides qui diffusent dans tous les tissus (sauf LCR, prostate), dont l'élimination rénale se fait par filtration glomérulaire sous forme inchangée et donc active. Le dosage est surtout indiqué en raison de leurs effets indésirables (néphrotoxicité, atteinte cochléo-vestibulaire).

Ils sont faiblement liés aux protéines plasmatiques (moins de 10 %) et le pic plasmatique est atteint en environ 1 heure après la fin d'une perfusion ou d'une injection intramusculaire. La demi-vie varie de 1 à 3 heures. Elle est plus longue chez le nouveau-né et le sujet âgé.

Prélèvement

- Sérum.
- Prélevé au moment du pic plasmatique ou au moment du taux résiduel, juste avant une nouvelle injection.

Dosage

- Test EMIT.
- Polarisation de fluorescence.
- Méthodes fluoro immunologiques.
- Chromatographie (CPG, HPLC).

Valeurs de référence

Aminosides	Pic thérapeutique		Taux résiduel	
	mg/l	µmol/l	mg/l	µmol/l
Amikacine	15-25	26-43	< 5	< 9
Dibékacine	5-8	11-17	< 2	< 4
Gentamicine	5-8	11-17	< 2	< 4
Kanamycine	15-25	31-52	< 5	< 10
Nétilmicine	5-12	11-27	< 2	< 4
Streptomycine	15-40	26-69	< 5	< 9
Tobramycine	5-8	11-17	< 2	< 4

Tout médicament néphrotoxique entraîne une diminution de la clairance des aminosides.
Des concentrations élevées de certaines pénicillines peuvent inactiver les aminosides.
Chez les brûlés, la posologie sera plus élevée.
La posologie sera adaptée en cas de déshydratation et d'obésité. Chez le nouveau-né, la posologie sera calculée en fonction de l'âge gestationnel et du poids.
La zone thérapeutique varie avec la nature du germe, le site de l'infection, la gravité de l'infection.
Toute augmentation des taux résiduels correspond à une accumulation tissulaire et à une toxicité rénale.
Il existe une potentialisation de la néphrotoxicité par association à la cisplatine, la ciclosporine A, l'amphotéricine B, la céfaloridine…
La flurosémide et l'acide éthacrinique aggravent la néphrotoxicité et l'ototoxicité des aminosides en raison de l'hypovolémie et de la déplétion sodée provoquée.
La carbénicilline et la ticarcilline diminuent la demi-vie des aminosides (surtout chez l'insuffisant rénal).
L'association d'anesthésiques et de curarisants est contre-indiquée (effets dépolarisants de membrane).

Concentrations sériques toxiques

Aminosides	Concentration toxique en pic		Concentration toxique en résiduel	
	mg/l	μmol/l	mg/l	μmol/l
Amikacine Kanamycine	> 35	> 60	> 6	> 10
Dibékacine Gentamicine Tobramycine	> 12	> 27	> 2	> 4
Nétilmicine	> 16	> 36	> 3	> 7
Streptomycine	< 40	> 70	> 5	> 10

- Néphrotoxicité :
  - accumulation intra-rénale des aminosides,
  - diminution des activités métaboliques au niveau du catabolisme lipidique, phospholipidose rénale.

- Ototoxicité :
  - troubles vestibulaires et cochléaires,
  - influence du mode d'administration, de la durée du traitement, des doses cumulées, de l'association à d'autres médicaments ototoxiques.

L'administration de la dose en une seule injection quotidienne réduirait la néphrotoxicité.

AMIODARONE

Le chlorhydrate d'amiodarone (Cordarone®, Corbionax®) est un antiarythmique ayant des effets sympatholytiques.
Sa biodisponibilité orale est variable selon les sujets (20 à 90 %).
Le pic sérique est obtenu 3 à 6 heures après la prise du médicament en continu.
Par voie intraveineuse, l'effet apparaît en 5 minutes, est maximal après 15 minutes et persiste 1 à 3 heures.
Le métabolite actif est le N-mono-déséthylamiodarone qui s'accumule au niveau tissulaire, pouvant entraîner des effets indésirables.
La demi-vie est de 20 heures en administration unique et atteint un mois à l'arrêt d'un traitement continu.
L'équilibre thérapeutique est obtenu après un mois de traitement.

Prélèvement

- Sérum prélevé avant une nouvelle dose.
- Attendre au moins 2 semaines de traitement.

Dosage

- Chromatographie liquide haute performance.

Valeurs de référence (mg × 1,48 = µmol)

Zone thérapeutique : 1 à 2 mg/l *soit* 1,5-3 µmol/l.
La forte teneur en iode est responsable de dysthyroïdies.

Effets thyroïdiens non pathologiques de l'amiodarone

Inhibition de la conversion périphérique de la T4 en T3 : responsable d'élévation de T4 (30 %) avec diminution de T3 (20 %).
Aucun effet sur la TSH, ce qui témoigne de l'euthyroidie.
Il s'agit d'un syndrome à T3 basse.

Effets thyroïdiens pathologiques de l'amiodarone

Surcharge iodée responsable de dysthyroïdies :

- hyperthyroïdie (5 %) avec élévation des hormones associée à un effondrement de la TSH, nécessitant l'arrêt thérapeutique ;
- hypothyroïdie (8 %) des cas avec baisse des hormones, associée à une élévation de la TSH nécessitant une surveillance biologique.

Autres manifestations biologiques liées à l'amiodarone

- Transaminases hépatiques :
  - élévation en début de traitement (2 fois la normale) en fonction de la dose,
  - élévation persistante (3 fois la normale) : atteinte chronique devant faire arrêter le traitement,
  - atteinte aiguë (avec subictère, augmentation de la bilirubine, cytolyse, cholestase) : rare et régressant totalement à l'arrêt du traitement.
- Pneumopathie à l'amiodarone :
  - diagnostic confirmé par un lavage broncho-alvéolaire : liquide riche en macrophages gonflés d'inclusions lipidiques où l'on retrouve des lymphocytes T et des éosinophiles.

    Le mécanisme immuno-allergique est retrouvé associé à un syndrome inflammatoire.

AMITRIPTYLINE

L'amitriptyline (Elavil®, Laroxyl®) est un antidépresseur tricyclique, médicament actif dans les syndromes dépressifs.

Après absorption, le pic plasmatique se situe 2 à 6 heures après une administration orale. La liaison protéique est d'environ 90 %. La demi-vie varie de 18 à 36 heures.

L'état d'équilibre est obtenu en 3 à 8 jours de traitement continu. Le métabolisme hépatique (95 %) entraîne la formation de métabolites actifs (nortriptyline, 10-hydroxy nortriptyline, 10 hydroxy-amitriptyline) et de métabolites inactifs glucuro conjugués. Les métabolites sont retrouvés dans les urines.

Prélèvement

Sérum prélevé immédiatement avant une nouvelle dose.

Dosage

Chromatographie liquide haute performance,

Polarisation de fluorescence.

Valeurs de référence (ng × 3,61 = nmol)

Zone thérapeutique : 100-250 µg/l *soit* 360-900 nmol/l.

Certains facteurs modifient les concentrations plasmatiques :

– augmentation de la clairance (barbituriques, tabac),

– diminution de la clairance (chloramphénicol, halopéridol, phénothiazines).

Les effets indésirables ou toxiques sont essentiellement cardiovasculaires, antimuscariniques, neurologiques.

AMMONIAQUE (Ammoniémie, Ammoniurie)

L'ammoniaque est un constituant azoté dont une fraction provient de la désamination rénale de la glutamine, et une partie importante est d'origine intestinale lors de la dégradation enzymatique des protéines alimentaires.

L'ammoniogénèse constitue un des mécanismes les plus efficaces de l'équilibre acido-basique par la substitution de sel acide d'ammonium à des sels neutres de sodium.

L'ion ammonium est toxique. Il est rapidement transformé en urée par le foie, expliquant l'hyperammoniémie des insuffisances hépatiques.

Prélèvement

- Sang prélevé en artériel, sur anticoagulant (EDTA, héparine) conservé dans la glace pour éviter les erreurs par excès.
  Le dosage doit être effectué rapidement.
- Urines de 24 heures recueillies sur HCl.

Dosage

- Méthodes par diffusion en milieu alcalin avec révélation par une mesure spectro photométrique en utilisant le réactif de Berthelot ou de Nessler.
- Méthodes par échange d'ions sur résine avec révélation spectrophotométrique.
- Électrodes spécifiques.
- Méthodes enzymatiques (couramment employées) : technique enzymatique utilisant la glutamate déshydrogénase.
  La disparition du $NADPH_2$ est mesurée à 340 nm par spectro-photométrie.

Valeurs de référence (mg × 58,7 = µmol/l)

- Sang veineux : 0,25-0,65 mg/l *soit* : 14-38 µmol/l.
- Sang artériel : 0,27-0,85 mg/l *soit* : 15-50 µmol/l.
- Urines de 24 heures : 0,50-1,00 g/24 h *soit* : 30-60 mmol/24 h.

Variations pathologiques

- Hyperammoniémies héréditaires :
  - anomalies héréditaires du cycle de l'urée (le plus fréquent est le déficit en OCT),
  - anomalies héréditaires du métabolisme :
    . déficits enzymatiques du catabolisme des acides aminés ramifiés,
    . déficit en pyruvate carboxylase ou pyruvate déshydrogénase,
    . malabsorption intestinale des acides aminés dibasiques,
    . trouble de l'oxydation des acides gras,
    . hyperammoniémie transitoire du nouveau-né.
- Hyperammoniémies acquises :
  - acidose (augmentation de la forme NH4+),
  - insuffisance hépatique :
    . hépatites aiguës,
    . cirrhose en phase terminale,
    . coma hépatique.
  - encéphalopathie par shunt porto-cave,
  - régime hyperprotéique,
  - intoxication par des acides organiques.
- Hyperammoniuries :
  - régime riche en protéine, pauvre en glucide,
  - fin de grossesse,
  - acidose métabolique observée dans le diabète, l'état de jeûne, les déshydratations, les diarrhées et les vomissements,
  - acidose respiratoire,
  - syndrome de Fanconi,
  - hyperaldostéronisme primaire.
- Hypoammoniuries :
  - alcalose métabolique ou respiratoire,
  - néphropathie avec atteinte distale,
  - maladie d'Addison.

AMP_C (Adénosine monophosphate cyclique)

L'AMP_C est une enzyme membranaire qui permet, au niveau des cellules tubulaires rénales, la réabsorption du phosphore urinaire. Elle est activée par les hormones polypeptidiques et les catécholamines. Son activité diminue sous l'effet de l'insuline.

Prélèvement

- Plasma hérapiné.
- Urines de 24 heures.

Les échantillons sont conservés congelés.

Dosage

Technique radio-immunologique.

Valeurs de référence

- AMP_C plasmatique : 5-20 nmol/l.
- AMP_C urinaire : 3-8 µmol/24 h.
- AMP_C néphrogène : 5-20 nmol/l.

Il s'agit de l'AMPc urinaire diminué de la partie filtrée à partir du plasma, en fonction des taux de créatinine sérique et urinaire.

$$AMP_c \text{ néphrogène} = \left[\underset{(\text{nmol/l})}{AMP_c \text{ urinaire}} \times \frac{\text{créatinémie}}{\text{créatinurie}} \right] - \underset{(\text{nmol/l})}{AMP_c \text{ sérique}}$$

Variations pathologiques

- Les dosages sont utilisés dans l'étude du métabolisme phospho-calcique, principalement dans la distinction des hypoparathyroïdismes :

	Réponse à l'injection de PTH
Hypoparathyroïdie idiopathique Pseudo-hypoparathyroïdie	Augmentation d'AMP_C Absence de réponse

L'AMP_C néphrogène est augmenté dans l'hyperparathyroïdie et diminué dans l'hypoparathyroïdie.

- Le dosage d'AMP_C urinaire permet de distinguer les hypercalcémies d'origine extra-parathyroïdiennes et dans le carcinome ou la sarcoïdose, il existe une diminution de l'élimination urinaire d'AMP_C.
- Dans le diabète insipide, après injection d'ADH, on distingue :

	Réponse à l'ADH
Diabète hypothalamique Diabète insipide néphrogène	Augmentation d'AMP_C Absence de réponse

AMPHÉTAMINES URINAIRES

Les amphétamines sont des substances ayant une action psychostimulante et anorexigène. Elles ont une activité sympathico-mimétique, utilisée par voie orale, nasale, ou intra-veineuse chez les toxicomanes afin d'obtenir le « flash ». Ils entraînent une dépendance essentiellement psychique, et une tolérance rapide ; qui nécessite une augmentation des doses pour obtenir l'activité.

Prélèvement

Urines de 24 heures recueillies à partir du 2e jour après l'administration.

Dosage

- Test EMIT : réaction immuno-enzymatique de dépistage.
- Chromatographie en phase gazeuse couplée à la spectrométrie de masse, pour identifier les produits urinaires.

Résultat

- On retrouve dans les urines l'amphétamine, la métamphétamine ainsi que les dérivés métaboliques sous forme d'acides benzoïque et hippurique.
- Le pourcentage de drogue retrouvée est plus important lorsque le pH urinaire est acide.

AMYLASE

L'amylase est une enzyme qui hydrolyse l'amidon, le glycogène, les dextrines, en sucres réducteurs assimilables.

Elle est sécrétée par les glandes salivaires et le pancréas, et l'activité totale est représentée par les isoenzymes :

- P : d'origine pancréatique ;
- S : d'origine salivaire, mais également d'origine pulmonaire, génitale, tumorale.

L'amylase sérique est éliminée principalement dans les urines.

Prélèvement

- Sérum.
- Urines du matin ou urines de 24 heures.

Dosage

- Les techniques les plus utilisées sont celles qui utilisent comme substrat des 4-nitrophényl-polyglucosides et une mesure colorimétrique de la cinétique enzymatique.
- L'identification et la quantification des isoenzymes sont réalisées par électrophorèse, isoélectrofocalisation ou chromatographie.

D'autres techniques font appel à des anticorps spécifiques ou à des inhibiteurs (germe de blé).

Valeurs de référence (à 30 °C)

- Sérum : nouveau-né : 10-30 UI/l.
  Enfant : 10-45 UI/l.
  Adulte : 10-55 UI/l.

$$\text{Rapport } \frac{\text{amylase pancréatique}}{\text{amylase totale}} : 0{,}2\text{-}0{,}6$$

- Urines : taux inférieur à 160 UI/l.

Variations pathologiques

- Non spécifiques :
  - inhibition de l'activité enzymatique dans les hypertriglycéridémies supérieures à 5 fois la normale,
  - macroamylase sérique entraînant une hyperamylasémie sans signes abdominaux ni insuffisance rénale. L'amylasurie est normale.
- Variations spécifiques du pancréas :
  - pancréatite aiguë avec hyperamylasémie associée à une lipasémie élevée,
  - pancréatite chronique,
  - faux kystes du pancréas, pleurésie pancréatique,
  - cancers du pancréas.
- Syndromes douloureux abdominaux non pancréatiques :
  - perforation d'ulcère,
  - cholécystites,
  - occlusion du grêle,
  - infarctus mésentérique,
  - hémopéritoine.
- Affection des glandes salivaires :
  - parotidite (oreillons),
  - infections bactériennes,
  - tumeur des glandes salivaires,
  - sialolithiase,
  - alcoolisme chronique.
- Insuffisance rénale :
  - amylasémie légèrement augmentée avec amylasurie normale.
- Les variations de l'amylasurie sont parallèles à celles de l'amylasémie mais avec un retard d'environ 8 heures. L'élévation de l'amylasurie persiste beaucoup plus longtemps que l'hyper-amylasémie.

AMYLOSE

La substance amyloïde est constituée de protéines en proportions variables, analogues aux segments variables des chaînes légères des immunoglobulines ou de protéines non immunoglobuliniques retrouvées au cours des maladies inflammatoires ou infectieuses chroniques.
L'ensemble de ces infections possède en commun un dépôt tissulaire de substance amyloïde, reconnaissable en microscopie sous forme d'une structure en lame torsadée plissée et responsable de leur insolubilité, de leur résistance aux enzymes protéolytiques et de leur affinité tinctoriale.

Signes cliniques d'orientation

- Atteinte rénale (80 % des cas) : glomérulaire.
- La protéinurie est sévère. Le syndrome néphrotique évolue vers l'insuffisance rénale.
- Atteinte cardiaque (60 % des cas).
- Myocardiopathie, cardiomégalie, troubles du rythme.
- Atteinte cutanée.
- Purpura, lésions orangées.
- Atteinte articulaire.
- Arthrite pseudo-rhumatoïde.

Diagnostic biologique

- Mise en évidence de dépôts anormaux lors de l'examen histologique d'une biopsie :
  - biopsie rectale, gingivale,
  - biopsie de l'organe atteint.

La substance amyloïde à l'aspect de dépôts intercellulaires homogènes, anhistes, infiltrant le parenchyme et les vaisseaux.
L'affinité tinctoriale est particulière et la révélation nécessite des colorations spéciales indispensables au diagnostic :

- Rouge congo : biréfringence verte du complexe amyloïde-congo en lumière polarisée.
- Thioflavine T : fluorescence en UV.
- Cristal violet : dépôts violacés sur fond bleuté.
- Rouge congo-KMnO4 : les dépôts de chaînes légères des immunoglobulines prennent la coloration.

Intérêt pathologique

1. ***Amyloses primitives***, généralement associées à des gammapathies monoclonales bénignes. Le composant majeur de la substance amyloïde est représenté par les chaînes légères des immunoglobulines.

2. ***Amyloses secondaires***, qui sont les plus fréquentes :

- Syndromes immunoprolifératifs :
  - production d'Ig monoclonale, parfois associée à une protéinurie de Bence Jones,
  - retrouvée au cours des myélomes (10 % des cas) et dans le myélome à chaînes légères (25 % des cas),
  - localisation essentiellement glomérulaire.
- Maladies chroniques :
  - infections : tuberculose, ostéomyélites, bronchectasies…
  - inflammations : polyarthrite chronique évolutive, spondylarthrite ankylosante, maladie de Crohn…
  - diabète.
- Maladies métaboliques :
  - fièvre familiale méditérranéenne (maladie périodique) à transmission autosomique récessive, touchant les adultes jeunes, avec atteinte essentiellement rénale,
  - amylose familiale portugaise (polyneuropathies),
  - amylose de Muckle-Wells (fièvre, urticaire, arthalgies, surdité),
  - amylose familiale cardiaque,
  - amylose familiale cutanée.

ANDROSTANEDIOL (3 Alpha-)

Le 3 alpha-androstanediol est un catabolite urinaire de la dihydrotestostérone qui est produite par action de la 5 alpha-réductase sur la testostérone. Le dosage urinaire est un bon reflet de l'hyperproduction d'androgènes et de leur utilisation dans les tissus cibles. Chez la femme hirsute, les taux sont proches de ceux de l'homme. Dans l'hirsutisme idiopathique, l'élévation du 3 alpha-androstanediol, s'accompagne d'un taux de delta-4-androstènedione dans les limites physiologiques.
Le dosage est réalisé par chromatographie en phase gazeuse avec détection par ionisation de flamme ou par méthode radio-immunologique.

Normales :	Homme : 60-165 µg/24 h	*soit*	0,20-0,55 µmol/24 h.
	Femme : 10-50 µg/24 h	*soit*	0,03-0,16 µmol/24 h.

ANDROSTANEDIOL (Glucuronide)

Le glucuronide du 5α-androstane-3α, 17β-diol (androstanediol) plasmatique, est le métabolite des androgènes actifs (5α-dihydrotestostérone ou DHT, et androstanediol).

Il est produit dans les territoires extra-splanchniques, les tissus périphériques, où se manifeste l'action des androgènes. Au niveau des tissus périphériques, la testostérone est convertie en dihydrotestostérone sous l'action de la 5 α-réductase. La DHT est ensuite métabolisée en androstanediol. Le taux plasmatique du glucuronide de l'androstanediol pourra refléter l'activité de la 5 a-réductase périphérique et le métabolisme des androgènes dans les cellules cibles, dans l'exploration des hirsutismes.

Prélèvement

Sérum ou plasma hépariné.

Dosage

- Hydrolyse préalable par bêta-glucuronidase.
- Extraction éthérée.
- Chromatographie sur colonne.
- Dosage immunoradiologique.

Valeurs de référence

- Femmes : 0,3-3,0 ng/ml.
- Hommes (20-40 ans) : 2,2-16 ng/ml.
- Hommes (40-70 ans) : 2,5-10 ng/ml.

ANDROSTÈNEDIOL

L'androstènediol urinaire est un dérivé de la déhydroépiandrostérone. Le dosage urinaire est un bon reflet de l'hyperproduction d'androgènes d'origine ovarienne ou surrénalienne. Chez la femme hirsute, les taux sont proches de ceux de l'homme. Dans le syndrome du testicule féminisant, l'élimination urinaire est diminuée.

Le dosage est réalisé par chromatographie en phase gazeuse avec détection par ionisation de flamme.

Normales :	Homme :	60-175	μg/24 h	*soit*	0,20-0,60 μmol/24 h.
	Femme :	15-60	μg/24 h	*soit*	0,05-0,20 μmol/24 h.

ANDROSTÈNEDIONE (delta-4)

Cet androgène est un stéroïde d'origine surrénalienne chez l'homme et d'origine ovarienne (2/3) et surrénalienne (1/3) chez la femme.

Son dosage a surtout un intérêt dans la recherche d'une hyperandrogénie chez la femme.

Prélèvement

- Sérum ou plasma conservé congelé.
- En début de cycle chez la femme (la sécrétion est maximale en milieu de cycle).

Dosage

- Technique par compétition avec un marqueur isotopique ou enzymatique.

Valeurs de référence (ng × 3,47 = nmol)

- Homme : 0,5-2,5 ng/ml *soit* 1,7-8,7 nmol/l.
- Femme : 0,7-3,5 ng/ml *soit* 2,4-12,1 nmol/l.
- Ménopause : < 1 ng/ml *soit* < 3,5 nmol/l.

Variations pathologiques

- On retrouvera des taux élevés dans :
  - hyperplasie congénitale des surrénales,
  - syndrome des ovaires polykystiques,
  - pubertés précoces,
  - hirsutisme idiopathique,
  - tumeurs virilisantes de la surrénale.
- La testostérone sera dosée conjointement pour faciliter le diagnostic :
  - dans la dystrophie ovarienne, la testostérone est comprise entre 0,75 et 1,5 ng/ml,
  - dans les tumeurs ovariennes ou surrénaliennes, la testostérone est supérieure à 1,5 ng/ml.

ANISAKIASE

L'anisakiase est une infection parasitaire gastro-intestinale, due à des larves de nématodes des genres anisakis et pseudoterranova, liée à la consommation de poisson cru, essentiellement dans les pays nordiques et au Japon.

Le tableau clinique évoque une appendicite, un syndrome occlusif ou une tumeur.

Les 3 espèces de poisson de consommation courante en France sont le lieu noir, le cabillaud, le saumon.

La congélation pendant 24 heures et la cuisson à une température supérieure à 60 °C détruisent les larves.

Examens utiles

- Hémogramme : importante éosinophilie.
- Fibroscopie : permet le diagnostic et permet l'extraction de la larve.

- L'examen anatomo-pathologique des lésions intestinales peut révéler la présence d'une larve.

Examens peu utiles

- Examen de selles : inutile au stade larvaire.
- Sérologie : résultats inconstants avec existence de réactions non spécifiques.

ANGUILLULOSE

L'anguillulose est une parasitose des régions tropicales due à des nématodes : *Strongyloïdes stercolaris* et *fülleborni.*

La pénétration transcutanée de la larve est suivie d'une migration sanguine et lymphatique vers les poumons (6e-9e jour).

La larve est déglutie et se retrouve dans l'intestin grêle (18e jour) où elle s'enfonce dans la muqueuse pour pondre des œufs.

Après éclosion, les œufs donnent naissance aux larves rhabditoïdes éliminées dans les selles (28e jour).

Les signes cliniques évoluent en fonction du stade parasitaire :
- signes cutanés (urticaire, prurit) transitoires ;
- signes pulmonaires lors de la migration larvaire (toux, asthme) lors de la primo infection et des réinfestations ;
- signes intestinaux (duodénite dans 50 % des cas) avec douleurs abdominales, diarrhées liquides par crises aiguës ;
- signes généraux (amaigrissement, asthénie, myalgies, arthalgies…).

Diagnostic biologique d'approche

- Hyperéosinophilie constante, persistant plusieurs années, évoluant en dent de scie avec des taux élevés (50 %) en période d'invasion et de réinfestations.
- Hyperleucocytose (20 000 GB) lors de surinfections ou de lésions tissulaires.
- IgE élevés.
- Anémie inconstante, discrète sauf dans les formes malignes.

Diagnostic immunologique

Il est peu utile. Les réactions sérologiques sont d'interprétation délicate, peu spécifiques en raison des réactions croisées avec les autres nématodes et peu sensibles :
- immunoélectrophorèse,
- ELISA,
- IFI (seuil : 1/20).

Dans le suivi thérapeutique, la réaction d'immunofluorescence indirecte se négative en 6 mois à 1 an.
Le tiabendazole (Mintézol) est actif dans environ 80 % des cas.

Diagnostic parasitologique

• Prélèvements :
  - selles examinées dès leur émission (larves mobiles de *S. stercolaris* et œufs embryonnés de *S. fülleborni*),
  Après 24 heures à température ambiante, il existe des larves et une éclosion des œufs de *S. fülleborni*.
  - tubage duodénal,
  - entéro-test,
  - biopsie duodénale.

• Mise en évidence de larves rhabditoïdes de *S. stercolaris* :
  - à l'examen direct des selles entre lame et lamelle et après coloration au lugol,
  - après enrichissement (par la méthode de Junod),
  - après extraction (par la méthode de Baermann),
  - par une méthode par flottation (Janeckso).

• Coproculture :
  - possible avec des selles conservées au-dessus de 10 °C,
  - sur papier filtre en boîte de Pétri,
  - en tube vertical par la méthode de Harada et Mori.
  En 8 jours, les parasites sont décelables à 25 °C :
  – 1er jour : larves.
  – 48 heures : adultes stercoraux.
  – 4e jour : œufs et larves.
  – 8e jour : nombreux parasites.

Il n'est pas rare, en région tropicale, d'observer simultanément anguillulose et ankylostomose.
D'autres associations sont possibles (trichostrongylose).
La culture est mise en défaut si les selles ont été maintenues à 4 °C ou si la coproculture est réalisée à 37 °C.
La culture permet le diagnostic d'espèce entre *S. stercolaris* et *S. fülleborni* : vers adultes de 1 mm à œsophage rhabditoïde, se différentiant par la vulve symétrique pour le premier et asymétrique pour le second.

ANKYLOSTOMOSE

L'ankylostomose est une parasitose essentiellement tropicale due à des nématodes :

– *Ancylostoma duodénale* : zones subtropicales et tempérées.

– *Necator americanus* : zones intertropicales (Amérique, Afrique, Asie).

Cette parasitose intestinale est liée au péril fécal.

Après pénétration transcutanée des larves, la larve migre vers les poumons. Du 3e au 7e jour, apparaît une capsule buccale, la larve remonte vers la trachée puis elle est déglutie. Au niveau duodénal, elle devient adulte vers le 28e jour.

Les adultes vivent jusqu'à 5 ans. Les œufs non embryonnés sont éliminés 40 jours après l'infestation pour *A. duodénale* et 60 jours pour *N. americanus.*

La phase d'invasion est marquée par des manifestations cutanées et allergiques (érythème, « gourme des mineurs »).

En phase pulmonaire, il existe un catarrhe avec dysphagie, dysphonie, sialorrhée.

En phase intestinale, il existe une altération de l'état général liée à l'anémie progressive, des douleurs abdominales, des diarrhées et des hémorragies jéjunales lors d'infestations massives.

Diagnostic biologique d'orientation

- Eosinophilie maximale vers le 2e mois, variant de 10 à 70 %, disparaissant après plusieurs mois d'évolution.
- Leucocytose en phase d'invasion variant de 10 000 à 50 000 globules blancs.
- Anémie progressive de type hypochrome, hyposidérémique, microcytaire. La recherche de sang dans les selles est positive. Il existe une carence martiale importante. *Ancyclostoma* spolie plus sévèrement que *Necator.*
- Le médullogramme montre une réaction érythroblastique variable en fonction de l'anémie.
- Il existe une diminution de l'albumine sérique.
- Augmentation des IgE.

Diagnostic immunologique

- Il n'est pas réalisé en raison des réactions croisées avec d'autres helminthiases.
- Les réactions (diffusion, latex, IFI, ELISA) donnent des résultats variables.

Diagnostic parasitologique

- Prélèvements :
  - selles examinées rapidement, gardées à température ordinaire ;
  - tubage duodénal.
- Examen direct :
  - l'examen à frais entre lame et lamelle permet la recherche d'œufs d'ankylostomes non embryonnés juste après émission des selles. Après 24 heures à 20 °C, les œufs embryonnent, une partie des œufs donne des larves mobiles rhabditoïdes ;
  - la numération des œufs par gramme de selles par la méthode de Kato ou de Brumpt permet d'estimer le degré d'infestation et l'incidence hématologique.
- Examen après enrichissement :
  - technique par flottation (Faust, Janeckso) ;
  - technique diphasique (Bailanger, Mif ou Junod).
- Coproculture :
  - permet le diagnostic d'espèce, basé sur l'identification des larves, permettant d'orienter la thérapeutique (*Necator* est plus résistant aux traitements : flubendazole, pyrantel) ;
  - les selles sont incubées à la chaleur et à l'humidité pendant 8 jours, entraînant l'embryonnement des œufs, l'éclosion et la transformation des larves (méthode de Brumpt en boîte de Pétri, méthode de Harado et Mori en tube) ;
  - l'échec de la culture peut être liée à la conservation des selles à 4 °C ou une incubation de la culture à 37 °C.

Il n'est pas rare, en région tropicale, d'observer simultanément des associations avec l'anguillulose, avec la trichostrongylose.

L'ankylostomose est une maladie professionnelle (n° 28) = travaux souterrains à une température supérieure à 20 °C.

ANP (*Atrial Natriuretic Peptide*)

L'ANP est un peptide des granules des cardiocytes auriculaires et ventriculaires, doué de propriétés natriurétiques et diurétiques, en inhibant la sécrétion de l'aldostérone et de la rénine plasmatique.

L'ANP induit également une relaxation du muscle lisse vasculaire et peut s'opposer à la vaso-constriction induite par l'angiotensine ou la noradrénaline.

Prélèvement

- Plasma recueilli sur EDTA-Aprotinine.
- Centrifugé rapidement et conservé congelé.

Dosage

Par compétition avec un marqueur isotopique et une extraction préalable sur colonne en présence d'anti-ANP.

Valeurs de référence (ng × 0,33 = pmol)

N : < 70 ng/l *soit* < 23 pmol/l.

Variations pathologiques

L'augmentation d'ANP est retrouvée dans :

– l'insuffisance rénale,
– l'insuffisance cardiaque congestive et cette augmentation précède l'insuffisance cardiaque,
– les crises de tachycardie auriculaire.

ANTI-ARYTHMIQUES

Les anti-arythmiques ont pour fonction de régulariser le rythme cardiaque. Ils peuvent déprimer le courant sodique rapide, diminuer l'influence adrénergique sur les cellules cardiaques, prolonger la durée des potentiels d'action, déprimer le courant calcique.

Prélèvement

Sérum prélevé avant une nouvelle prise.

Dosage

- Chromatographie liquide haute performance.
- Polarisation de fluorescence.
- EMIT (immuno-enzymologie).

Valeurs thérapeutiques

- Disopyramide : 2,5-5 mg/l *soit* 7,5-15 µmol/l.
- Flécaïne : 0,2-1 mg/l.
- Lidocaïne : 1,5-5 mg/l *soit* 6,0-21 µmol/l.
- Quinidine : 2,3-5 mg/l *soit* 7,1-15,4 µmol/l.

ANTIBIOGRAMME

L'antibiogramme correspond à la mesure de l'activité *in vitro* des antibiotiques sur les bactéries, permettant de déterminer la concentration minimale inhibitrice de chaque antibiotique, qui s'exprime en µg/ml ou mg/l.

La CMI est la plus faible concentration d'antibiotique inhibant la multiplication des bactéries (bactériostase) et permettant de classer les bactéries en 3 catégories : sensible, intermédiaire ou limite, résistante à l'action de l'antibiotique.

Une souche est dite sensible si la multiplication des bactéries est inhibée par un antibiotique dont la CMI est inférieure à la concentration sanguine obtenue après administration d'une dose utilisable en thérapeutique.

Une souche est dite résistante lorsque la CMI de l'antibiotique est trop élevée pour être atteinte *in vivo* sans utiliser de doses toxiques.

Une souche est dite intermédiaire lorsque la CMI ne peut être atteinte par un antibiotique standard, mais peut l'être par des doses plus fortes ou par une concentration physiologique particulière.

Réalisation

- Technique de dilution en milieu liquide : nécessite des dilutions en progression géométrique de raison 2 de l'antibiotique à tester, mis en présence d'une culture de bactéries diluées à la concentration de 10^6 bactéries par ml.

  La CMI est la plus faible concentration d'antibiotique qui inhibe toute croissance bactérienne visible après 24 heures à 37 °C.
- Technique de diffusion en milieu gélosé : nécessite des disques d'antibiotiques dont la charge est connue, déposés à la surface d'une gélose préalablement ensemencée par une inondation de la boîte avec une suspension de 106 bactéries par ml.

  La CMI est obtenue par une abaque en fonction du diamètre d'inhibition de la croissance bactérienne autour du disque d'antibiotique après 24 heures à 37 °C.

  Les résultats sont calculés par rapport à des valeurs préétablies, soit de diamètres d'inhibition ou diamètres critiques, soit de concentrations d'antibiotiques ou concentrations critiques.

Interprétation

- Les résultats bruts nécessitent une interprétation en fonction de la connaissance de certains mécanismes de résistance ou de phénotypes particuliers, mais aussi en fonction de la nature du prélèvement et de la relation bactérie-antibiotiques :
  – la sensibilité naturelle de certains germes :
    - vancomycine : staphylocoques, streptocoques ;
    - aminopénicillines : *Enterococcus faecalis* ;
    - carbapénèmes : *Acinetobacter* ;
    - polypeptides : *Pseudomonas* ;

– la résistance naturelle de certains germes :

- streptocoques :	acide fusidique, quinolones non systémiques ;	
- entérocoques :	furanes ;	
- *Providencia* :	gentamicine, tobramycine, nétilmicine, polypeptides, aminopénicillines, céphalo- sporines de 1re génération ;	
- *Proteus* :	polypeptides, aminopénicillines, cépha-losporines de 1re génération ;	
- *Serratia* :	polypeptides, aminosides, céphalo-sporines de 1re génération ;	
- *Klebsiella* :	aminopénicillines, carboxypénicillines ;	
- *Enterobacter* :	aminopénicillines, céphalosporines de 1re génération ;	
- *Yersinia* :	aminopénicillines, carboxypénicillines, céphalosporines de 1re génération ;	
- *Acinetobacter* :	fosfomycine ;	
- *Pseudomonas* :	aminopénicillines, céphalosporines de 1re et 2e génération, tétracyclines, quino- lones non systémiques.	
	. *P. aeruginosa* :	triméthoprime-sulfamides, latamoxef,
	. *P. cepacia* :	polypeptides,
	. *X. maltophilia* :	imipénem ;
- *Campylobacter* :	. *C. jejuni* :	céfalotine
	. *C. fetus* :	acide nalidixique ;
- anaérobies :	aminosides ;	
- *Bacteroïdes fragilis* :	fosfomycine.	

Mise en évidence de la résistance hétérogène aux β-lactamines

Réalisée pour les staphylocoques, sur une gélose Mueller-Hinton hypersalée, incubée à 37 °C, permettant aux germes résistants, présents dans la souche, de pouvoir s'exprimer en raison du ralentissement de culture.

Un disque d'oxacilline est placé sur la gélose.

Une résistance à la méticilline est indiquée par :

– un diamètre d'inhibition < diamètre critique,

– la présence de colonies à l'intérieur de la zone d'inhibition.

Mise en évidence des β-lactamases

Leur recherche est indispensable car elles ne s'expriment pas nettement sur l'antibiogramme.

Elle est réalisée par le test à la nitrocéfine pour les bactéries chez lesquelles la pénicillinase diffuse vers l'extérieur :

- staphylocoques : le test est réalisé à partir des colonies prélevées autour du disque d'oxacilline (pénicillinase induite),
- *Haemophilus* : le test est réalisé à partir de plusieurs colonies prélevées à divers endroits de la boîte de Pétri,
- gonocoques,
- *Branhamella catarrhalis*.

Une confirmation du test chromogénique précédant est apportée par le test d'association à l'acide clavulanique, et d'autre part l'association synergique amoxicilline et acide clavulanique permet de mettre en évidence les pénicillinases des germes dont la β-lactamase ne diffuse pas à l'extérieur.

La présence d'une pénicillinase entraîne une résistance à la pénicilline G, à la pénicilline A (aminopénicillines, carboxypénicillines, uréidopénicillines) ou une forte augmentation des CMI.

- Staphylocoques :
  - rechercher une pénicillinase,
  - rechercher une résistance à la méticilline (disque oxacilline),
  - rechercher une résistance aux macrolides (antagonisme entre érythromycine et josamycine),
  - rechercher une résistance aux aminosides (disques de kanamycine, néomycine, gentamicine, tobramycine),
  - les souches de staphylocoques méticilline-résistantes sont généralement résistantes aux tétracyclines, à la minocycline, aux macrolides, aux sulfamides, aux fluoroquinolones, à la rifamycine.
- Streptocoques :
  - rechercher une résistance à haut niveau aux aminosides (ce qui rend les associations aminosides-β lactamines ou glycopeptides inactives),
  - rechercher une résistance aux macrolides et aux lincosanides (disques d'érythromycine et de clindamycine),
  - rechercher une sensibilité anormale du pneumocoque vis-à-vis de la pénicilline G (disques d'oxacilline).
- Gonocoques :
  - rechercher une résistance à la pénicilline (pénicillinase) ou une sensibilité diminuée.
- *Haemophilus* :
  - rechercher une résistance à la pénicilline (pénicillinase).

- *Klebsiella pneumoniae* :
  - la résistance à la pipéracilline nécessite d'interpréter comme résistante l'association amoxicilline-acide clavulanique ;
  - bactéries synthétisant des céphalosporinases à haut niveau : (*Enterobacter, Serratia, Citrobacter, Providencia, Proteus indole positive, P. aeruginosa*) : les β-lactamines ne sont utilisables qu'en association avec une autre famille d'antibiotique ;
  - bactéries possédant une β-lactamase à spectre élargi, pénicillinases inactivant toutes les β-lactamines sauf céfoxitine, céfotetan, latamoxef, imipénem, existant chez certaines *Salmonella, Citrobacter, Enterobacter, Klebsiella* et chez *E. coli*. Elles sont inhibées par l'acide clavulanique ;
  - Entérobactéries résistantes à l'amikacine. Elles sont résistantes à tous les aminosides ;
  - *Pseudomonas aeruginosa*. Il existe une production de céphalosporinase à haut niveau.

La résistance à l'amikacine entraîne une résistance à tous les aminosides, parfois associée à une résistance aux fluoroquinolones et aux β-lactamines.
La sensibilité à la gentamicine entraîne une sensibilité à tous les aminosides.
La résistance à la ciprofloxacine entraîne une résistance à toutes les quinolones.
La résistance à la cefsulodine ou à la ceftazidine entraîne une résistance aux β-lactamines sauf à l'imipenem.

ANTIBIOTIQUES (dosage)

Le dosage des antibiotiques permet la surveillance du traitement et d'autre part, permet l'évaluation des nouveaux antibiotiques.
La méthode microbiologique reste la méthode de référence.
Les autres techniques répondent à des critères de rapidité, reproductibilité et sensibilité.

Prélèvement

- Sérum.
- Liquides biologiques : LCR, urines…
- Tissus de l'organisme : os, poumons…

Dosage

- Dosage microbiologique (longue, peu reproductible, peu spécifique).
- Méthode radio-enzymatique (réaction d'acétylation).
- Méthode radio-immunologique (RIA).

- Polarisation de fluorescence (FPIA).
- Immuno-enzymologie (EMIT).
- Inhibition d'agglutination de particules sensibilisées.
- Chromatographie liquide haute performance.

Intérêt

Dosage des antibiotiques risquant de s'accumuler et d'être toxiques, surtout lorsque les variabilités inter et intra-individuelles sont importantes. C'est le cas pour les aminosides, les glycopeptides.

ANTIBIOTHÉRAPIE DU NOUVEAU-NÉ

L'antibiothérapie du nouveau-né se doit d'être efficace dès le début du traitement. Il est nécessaire d'adapter certaines thérapeutiques en fonction de l'immaturité physiologique du nouveau-né.
Les infections peuvent être materno-fœtales ou néonatales. Avant tout traitement les prélèvements spécifiques seront réalisés chez le nouveau-né et chez la mère.

Prélèvement

- Chez la mère : ECBU, hémoculture, prélèvement vaginal.
- Chez le fœtus : ECBU, hémoculture, prélèvements de LCR, gastrique, méconium.

Le bilan est complété par une numération, les dosages de la CRP, du fibrinogène, la recherche d'antigènes solubles.

Résultats

- Méningite bactérienne : les 3 germes les plus fréquents sont haemophilus, méningocoque et streptocoque. Le traitement utilise une céphalosporine de 3e génération (céfotaxime ou ceftriaxone), associé à la vancomycine si un cocci gram positif est isolé, à l'amoxicilline pour un bacille gram positif. En l'absence de germe isolé, la recherche des antigènes solubles sera réalisée. En traitement d'attaque, l'association à un aminoside est conseillée.

  Il existe une augmentation des résistances du pneumocoque à la pénicilline.

  Une prophylaxie des sujets contacts sera réalisée par la rifampicine.
- Pneumopathie bactérienne : les germes les plus fréquents sont haemophilus, staphylococcus aureus et les streptocoques.

  Le traitement utilise pour haemophilus : amoxicilline + acide clavulanique, pour staphylococcus : oxacilline + aminoside (rifampicine + vancomycine si méti-R), pour les streptocoques : amoxicilline.

En cas d'aggravation ou de résistance, la céfotaxime ou la ceftriaxone seront utilisées. Pour une surinfection à pseudomonas ou à staphylocoque, un aminoside sera associé à la ciprofloxaxine ou l'ofloxacine, ou la vancomycine selon le germe.

- Infections ORL : amoxicilline ou amoxicilline + acide clavulanique.
  Dans les otites aiguës du nourrisson, la céfotaxime pourra être prescrite, avant les résultats des cultures et de l'antibiogramme.
  Les angines érythémateuses seront traitées par une pénicilline ou une céphalosporine (ou un macrolide en cas d'allergie).
- Infections urinaires : les bacilles gram négatif seront traités par la céfotaxime ou la ceftriaxone associée à un aminoside.
  La vancomycine sera utilisée en présence de cocci gram positif.
  La ticarcilline sera associée à un aminoside pour une infection à pseudomonas (les associations doivent être systématiques sur le pseudomonas).
  Les doses seront adaptées et espacées selon la fonction rénale.
- Gastro-entérites avec signes invasifs : la ceftriaxone ou le céfotaxime sont actifs sur les salmonelles, shigelles, *E. coli*.
  L'érythromycine stérilise les infections à campylobacter.
- Dermatoses surinfectées : la virginiamycine ou la pristinamycine peuvent être indiquées.
  Dans les staphylococcies malignes de la face, utiliser en association la vancomycine, le céfotaxime et un aminoside.
  Dans les candidoses, l'amphotéricine B est utilisée.
- Infections à anaérobies : la pénicilline est efficace sur le clostridium.
  Le métronidazole est efficace sur les bactéroïdes fragilis.

Principaux antibiotiques utilisés chez le nouveau-né

	Principales indications	Toxicité
Amikacine (Amiklin®)	Entérobactéries	Rénale Auditive
Ampicilline	Streptocoques *Listeria* Entérocoques Pneumocoques	
Céfalotine (Kéflin®)	Staphylocoques	
Céfalexine (Céporexine®)	Entérobactéries	Rénale
Céfotaxime (Claforan®)	*Haemophilus* Entérobactéries	
Ceftazidime (Fortum®)	Pyocyanique	

	Principales indications	Toxicité
Gentamycine (Gentalline®)	Entérobactéries	Rénale Auditive
Latamoxef (Moxalactam®)	*Haemophilus* Entérobactéries *Bacteroïdes*	
Lincomycine (Lincocine®)	Staphylocoques *Bacteroïdes*	Digestive
Oxacilline (Bristopen®)	Staphylocoques	
Pénicilline G	Streptocoques Certains anaérobies	
Pristinamycine (Pyostacine®)	Staphylocoques	
Spiramycine (Rovamycine®)	Toxoplasmose	
Tobramycine (Nebcine®)	Entérobactéries	Rénale Auditive
Bactrim	Entérobactéries	Neutropénies
Métronidazole (Flagyl®)	Anaérobies	Neurologique

ANTIFONGIGRAMME

L'antifongigramme se donne pour objet de mesurer la sensibilité *in vitro* des champignons à l'égard de molécules ayant une activité antimycosique. En pratique, l'étude de la sensibilité aux antifongiques, n'est réalisée que pour les levures. Ce test est réalisable avec des gammes de dilutions, pour chaque antifongique, en milieu liquide ou gélosé. On définit la CMI ou concentration minimale inhibitrice qui est la plus petite quantité capable d'inhiber la croissance des levures.

La méthode des disques en milieu solide est la plus utilisée, mais la diffusion des antimycosiques dans la gélose est variable, d'où l'importance de la charge des disques qui est d'autant plus forte que la diffusion est moindre.

Polyènes Diffusion faible	Amphotéricine B Mycostatine	Fungizone ® Nystatine®	100 µg 100 ul
Imidazolés Diffusion moyenne	Miconazole Econazole Clotrimazole Kétoconazole	Daktarin ® Pevaryl ® Trimysten ® Nizoral ®	50 µg 50 µg 50 µg 50 µg
Cytosine Diffusion forte	5-fluoro-cytosine	Ancotil ®	1 µg

La sensibilité est évaluée par le diamètre de la zone d'inhibition.
En général, il n'existe pas de résistance aux polyènes.
Il peut exister des résistances primaires et secondaires aux imidazolés.
La recherche d'une résistance à l'Ancotil est indispensable.

Concentrations sériques efficaces

- Fungizone : 2-2,5 µg/ml.
- Imidazolés : 5-10 µg/ml.
- Ancotil : 60-80 µg/ml.

Méthode des disques

Au sein du milieu de culture solide, on réalise un gradient de concentration décroissante, par diffusion de l'antimycosique à partir d'un disque qui en est imprégné. La sensibilité du champignon est évaluée par le diamètre de la zone d'inhibition.

La valeur de l'antifongigramme dépend :
- de l'antimycosique : choix de la substance en fonction du site de l'infection ;
- du milieu de culture : les peptones et les extraits de levure renferment des antagonistes de la 5-fluoro-cytosine. L'acidité est néfaste pour les polyènes ;
- de la diffusion de la substance dans la gélose : très grande pour la 5-fluoro-cytosine, moyenne pour les dérivés de l'imidazole, faible pour les polyènes ;
- de la densité de l'inoculum : l'inoculation trop importante diminue le diamètre des zones d'inhibition ;
- de la température d'incubation. Les antifongigrammes sont réalisés à 37 °C, favorable pour la 5-fluoro-cytosine, ou pour les candidoses ;
- du délai d'incubation. Lorsque les délais de culture sont trop longs, l'activité des polyènes est atténuée.

Résistance des levures

Candida glabrata peut devenir résistante au fluconazole.
Candida krusei est résistante au fluconazole.
Candida lusitaniae peut devenir résistante à l'amphotéricine B.
Trichophyton asahii est résistant à l'amphotéricine B.
Cryptococcus neoformans peut devenir résistant à la 5-fluoro-cytosine.

ANTIGÈNES BACTÉRIENS SOLUBLES

Les antigènes bactériens peuvent être mis en évidence au niveau de l'infection où à distance, où ils diffusent, permettant un diagnostic d'infection en urgence.

Ces antigènes solubles sont libérés dans les liquides biologiques (sérum, urine, LCR). Ils sont le plus souvent de nature polysaccharidique.

Mise en évidence

- Contre-immunoélectrophorèse.
- ELISA.
- IFI.
- Agglutination de particules de latex sensibilisées.

Intérêt

Les domaines d'intérêt médical sont les méningites, les infections pulmonaires aiguës et les infections néonatales. Les antigènes bactériens impliqués et recherchés dans ces pathologies sont ceux des streptocoques du groupe B, *Haemophilus influenzae* B, pneumocoques, méningocoques.

Limites

La réalisation des tests au latex nécessite l'élimination des agglutinations non spécifiques (staphylocoque, Facteur Rhumatoïde) :
- chauffage (LCR, urine : 5 mn à 100 °C, sérum : 30 mn à 56 °C) : ce procédé entraîne une diminution du titre des antigènes non thermostables (méningocoque),
- crachat (digesteur, traité pendant 30 mn à 37 °C),
- méconium (trypsine et digesteur, traité pendant 30 mn à 37 °C),
- liquide gastrique (trypsine et digesteur),
- liquide pleural (chauffage pendant 30 mn à 37 °C),
- hémoculture (bouillon de culture centrifugé).

L'interprétation doit tenir compte de l'existence de communautés antigéniques entre les bactéries de même espèce et de sérotypes différents, ou même d'espèces différentes :
- les sérotypes d'haemophilus croisent entre eux :
  - *E. coli* K1 et *N. meningitidis* B,
  - *E. coli* K92 et *N. méningitidis*,
  - *E. coli* K100 et *H. influenzae* B,
  - ménincoque B et pneumocoque type 3,
  - pneumocoque et streptocoques du groupe C,
  - *Pseudomonas* et méningocoques A et C.

La recherche d'antigènes solubles est rapide et permet une identification du germe en urgence. Cette recherche reste utile dans le cas où les cultures sont difficiles ou lorsque une antibiothérapie a été préalablement administrée.

ANTIGÈNE CARCINO EMBRYONNAIRE (ACE)

L'ACE est un antigène oncofœtal normalement présent dans l'intestin, le pancréas, le foie fœtal au début de la grossesse et reconnu par des anticorps monoclonaux.

Prélèvement

Le dosage est effectué sur le sérum, en double ou en dosage itératif.
Les méthodes de dosage sont radio-immunologiques et immuno-enzymatiques.

Valeurs de référence (< 5 ng/ml)

Les taux sont généralement inférieurs à 2,5 ng/ml chez 95 % des sujets sains.

Variations pathologiques

Les taux modérément élevés reflètent généralement une affection bénigne telle que : cirrhose, pancréatite, hépatite, ulcère, polype, colite.
L'ACE n'est pas spécifique d'un tissu tumoral particulier, et des taux élevés sont retrouvés dans les carcinomes digestifs (colon, rectum), les cancers du sein, les cancers du poumon, les cancers du tractus uro-génital, les ostéosarcomes, les hépatomes, les cancers médullaires de la thyroïde, avec des taux supérieurs très souvent à 25 ng/ml.
La détermination répétée du dosage, avant et après traitement, permet le dépistage des récidives ou d'une présence de métastases non diagnostiquées.
Ce marqueur doit être considéré comme une aide au diagnostic et au suivi des traitements et des rémissions, surtout au niveau digestif en association avec le dosage du CA 19.9, au niveau mammaire en association avec le dosage du CA 15.3, au niveau thyroïdien en association avec le dosage de la thyroglobuline, et au niveau pulmonaire.
L'ACE est également dosé dans les liquides biologiques pour le dépistage des tumeurs pancréatiques (bile), des mésothéliomes et métastases (liquide pleural), des tumeurs vésicales (urines), et dans le liquide d'ascite.

ANTIGÈNE HIV

Le génome du virus HIV comprend 3 gènes principaux :
- le gène GAG qui code pour les protéines de la nucléocapside, dont la protéine P24/P25,
- le gène POL qui code pour la transcriptase réverse,
- le gène ENV qui code pour les protéines d'enveloppe.

Le diagnostic de l'infection rétrovirale repose sur la mise en évidence des anticorps dirigés contre l'enveloppe et la nucléocapside. Cette recherche est cependant négative à 2 moments de l'infection, au cours de la primo-infection (avant la phase sérologique) et après quelques années d'évolution, avec la réapparition de l'antigénémie parallèle à la disparition des anticorps spécifiques sériques.

Prélèvement

- Sérum.
- LCR.

Dosage

- Méthode d'immunocapture de l'antigène par des anticorps monoclonaux fixés à une phase solide.

Résultat

- Qualitatif.
- Une recherche positive est confirmée par un test de neutralisation.

Intérêt clinique

- Diagnostic de l'infection avant une séro-conversion.
- Intérêt pronostique : la mise en évidence de l'antigène chez le sujet connu comme séropositif, peut faire craindre l'évolution symptomatologique (signes cliniques définissant le SIDA, infections opportunistes).

La présence de l'antigène signe une réplication virale importante. Les anticorps d'enveloppe restent présents dans le sérum.

Suivi thérapeutique

Au cours du traitement antiviral, la baisse de l'antigénémie est corrélée à une amélioration clinique.

Intérêt en pédiatrie

La détermination de l'antigénémie en pédiatrie chez les enfants nés de mères HIV positif permet :

- de préciser le moment d'une contamination (in utéro, à l'accouchement),
- de permettre un diagnostic précoce et d'instaurer des mesures préventives contre les infections opportunistes, ainsi que la mise en route du traitement antiviral.

Cette recherche est réalisée conjointement à la culture, au test d'hybridation, à la recherche des anticorps anti-VIH (IgA) et à l'elispot, pour étudier la réponse immunitaire de l'enfant.

Encéphalopathie

La mise en évidence de l'antigène peut être réalisée dans le LCR du sujet présentant une encéphalopathie liée au SIDA.

Intérêt de la dissociation des complexes immuns circulants dans le dosage de l'antigénémie

- Diagnostic précoce chez l'enfant.
- Suivi pronostique des patients asymptomatiques.
- Évaluation de substances antirétrovirales.

Cette technique a pour avantage d'augmenter la sensibilité du dosage et donc d'augmenter quantitativement l'antigénémie.

Inversement pour des taux faibles d'antigènes, la dilution du sérum peut entraîner une négativation de la technique de dosage classique.

ANTITHROMBINE III (AT3)

L'antithrombine III est un inhibiteur physiologique de la coagulation. Il s'agit d'une glycoprotéine synthétisée par l'hépatocyte, constituée d'une chaîne de 424 acides aminés, dont la partie N-terminale est riche en résidus lysine, expliquant son affinité pour l'héparine. Cet arrangement ATIII-héparine modifie la conformation de l'ATIII et entraîne un meilleur accès aux protéines de la coagulation qui sont inhibées par l'ATIII, en neutralisant les sites sérine-protéases des facteurs et donc en bloquant la cascade permettant la transformation du fibrinogène en fibrine.

L'action principale de l'ATIII s'exerce sur la thrombine, le facteur Xa et le facteur IXa. Elle est également active sur le facteur XIa, le facteur XIIa, la plasmine, la kallicréine et certaines fractions du complément.

Son déficit héréditaire ou acquis peut être à l'origine de thromboses ou d'une inefficacité de l'héparine.

Prélèvement

Plasma obtenu à partir de tube citraté.

Dosage

- Exploration de l'activité fonctionnelle par mesure de l'activité inhibitrice de l'ATIII vis-à-vis de la thrombine en présence d'héparine ou en l'absence d'héparine.
- Exploration immunologique quantitative par des techniques d'immuno-diffusion radiale, de néphélémétrie, d'électro-immunodiffusion, immunoélectrophorèse bi-dimensionnelle.

Valeurs de référence

– Activité d'ATIII : 80-120 %.

– Dosage de l'ATIII : 0,21-0,35 g/l.

Chez le nouveau-né, les taux sont de 50 % de ceux de l'adulte.

Les taux adultes s'observent à partir de l'âge de 6 mois.

Les taux doivent être interprétés en fonction d'un éventuel traitement par l'héparine ou par les œtroprogestatifs.

Variations pathologiques

- Augmentation des taux :
  - lors des syndromes inflammatoires,
  - lors des traitements par les anabolisants de synthèse et la pénicilline G.
- Diminution des taux.
  - Déficits constitutionnels (1/3 000) à transmission autosomale dominante. Dans les maladies thrombo-emboliques récidivantes, un déficit en ATIII est retrouvé dans 3 % des cas.

    Chez l'hétérozygote, les taux varient de 25 à 60 %. On notera l'importance des facteurs favorisants les thromboses (post-partum, interventions, pilule contraceptive).

    Le traitement par l'héparine sera inefficace.
  - Déficits acquis :

    . syndrome néphrotique (fuite urinaire),

    . œstroprogestatif (diminution d'activité),

    . insuffisance hépato-cellulaire (diminution de synthèse),

    . consommation d'ATIII (CIVD, thrombose veineuse, intervention chirurgicale),

    . thérapeutiques : par l'héparine (baisse de 30 %),
par la L-asparaginase (baisse de 40 %).

APOLIPOPROTÉINES SÉRIQUES

Les apolipoprotéines représentent la partie protéique des lipoprotéines, nécessaire au transport sérique des lipides. Il existe une dizaine de classes de protéines, aux structures et aux fonctions métaboliques individualisées.

Les lipoprotéines sont classées en fonction de leur composition en apoprotéine, et des anticorps monoclonaux spécifiques permettent leur exploration.

On distingue des apoprotéines majeures telles que l'Apo-A1 pour les HDL, l'Apo-B pour les LDL, exploitées dans le bilan lipidique, et des apoprotéines mineures.

	HDL	LDL	VLDL	Chylomicrons
Apoprotéines majeures	A1 A2	B	B C1, C2, C3 E	A1 B C1, C2, C3
Apoprotéines mineures	C1, C2, C3 D, E, F	C E	A1 A2 D	A2 E A4

Apolipoprotéines A ou Apo-A

Les Apo-A sont synthétisées au niveau hépatique et intestinal. La sous-classe explorée dans le bilan lipidique est l'Apo-A1 dans l'estimation du risque cardiovasculaire.

L'Apo-A1 est principalement située au niveau des lipoprotéines HDL, et entre dans la composition des chylomicrons. Elle intervient dans la captation des HDL par le foie. Elle est activatrice de la LCAT (lécithine cholestérol acyltransférase). Elle joue un rôle structural important dans la synthèse des HDL, et un déficit du gène de l'Apo-A1 entraîne une absence de synthèse de HDL.

L'Apo-A2 entre en compétition avec l'Apo-A1 à la surface des HDL. Elle régule l'activité de la lipase hépatique.

Apolipoprotéines B ou Apo-B

Les Apo-B sont des protéines structurales, principalement situées au niveau des lipoprotéines LDL, mais aussi des chylomicrons et des VLDL. On distingue les Apo-B100 et les Apo-B48, toutes deux synthétisées par un gène unique.

L'Apo-B100, en présence d'Apo-E, réagit avec les récepteurs des LDL, permettant l'endocytose et le catabolisme de ces lipoprotéines. Sa synthèse a lieu au niveau intestinal (intégration aux chylomicrons et VLDL), et au niveau hépatique (liaison aux LDL).

Variations physiologiques

Les méthodes usuelles de dosage sont basées sur les propriétés antigéniques des protéines grâce à des anticorps monoclonaux. La mesure est réalisée par immunodiffusion radiale, électro-immunodiffusion, turbidimétrie, néphélémétrie, immuno-enzymologie. Des standards internationaux permettent l'étalonnage.

	Apolipoprotéines AI (g/l)		Apolipoprotéines B (g/l)	
	Homme	Femme	Homme	Femme
20-40 ans	1,20-1,60	1,30-2,10	0,50-1,20	0,50-1,10
40-50 ans	1,20-1,60	1,30-2,10	0,60-1,30	0,55-1,20
50-60 ans	1,20-1,60	1,30-2,10	0,70-1,40	0,60-1,30

Évaluation du risque cardiovasculaire en fonction du taux d'apolipoprotéines AI et B

Apolipoprotéine B (g/l) : probabilité de risque			
Très faible	Faible	Moyenne	Forte
< 0,90	0,90-1,15	1,15-1,35	> 1,35

Apolipoprotéine AI (g/l) : probabilité de sur-risque			
Très faible	Faible	Moyenne	Forte
Homme 1,40 Femme > 1,60	1,40-1,15 1,60-1,15	1,15-0,90	< 0,90

Facteurs de variations

- Liés au prélèvement :
  - sérum, plasma hépariné ou EDTA,
  - éviter le fluorure et le citrate,
  - éviter le garrot prolongé,
  - le repas est sans influence.
- Variations biologiques :

	Apo-A_I	Apo-B	Rapport B/A_I
Exercice régulier	–	– 25 %	↘
Alimentation riche en acides gras polyinsaturés	– 25 %	– 25 %	–
Œstroprogestatifs	+ 15 %	+ 30 %	↗
Surcharge pondérale	–	+ 25 %	↗
Alcool	+ 15 %	–	↘
Tabac	– 15 %	+ 15 %	–
Grossesse	+ 35 %	+ 50 %	↗

• Variations liées à la prise de médicaments :

	Apo-A_I	Apo-B
Diurétiques	– 15 %	–
Bêta-bloquants	– 15 %	+ 15 %
Glucocorticoïdes	– 15 %	+ 15 %

Variations pathologiques des apolipoprotéines A_I et B

• Hyperlipoprotéinémies primitives :

- type I	: Apo-A_I très diminuée	Apo-B diminuée
- type IIa	: Apo-A_I diminuée	Apo-B très augmentée
- type IIb	: Apo-A_I diminuée	Apo-B très augmentée
- type III	: Apo-A_I diminuée	Apo-B très augmentée
- type IV	: Apo-A_I diminuée	Apo-B augmentée
- type V	: Apo-A_I diminuée	Apo-B augmentée

• Dyslipoprotéinémies secondaires :

- diabète	: Apo-A_I normale ou diminuée	Apo-B très augmentée
- hyperthyroïdie	: Apo-A_I diminuée	Apo-B diminuée
- anémie ferriprive	: Apo-A_I diminuée	Apo-B diminuée
- atteinte rénale	: Apo-A_I diminuée	Apo-B augmentée
- hépatite aiguë	: Apo-A_I diminuée	Apo-B augmentée
- cancer hépatique	: Apo-A_I diminuée	Apo-B augmentée
- hépatite chronique	: Apo-A_I diminuée	Apo-B diminuée
- cirrhose hépatique	: Apo-A_I diminuée	Apo-B diminuée

L'Apo-A_I est intéressante pour apprécier le risque cardiovasculaire, car son augmentation n'apporte pas un facteur de protection, mais sa diminution signe un risque supplémentaire.

L'Apo-B est augmentée dans les troubles métaboliques des lipoprotéines contenant des triglycérides (types I, IV et V), et surtout dans les hyperlipémies athérogènes de type II et III. Son augmentation est parallèle aux résultats de la coronarographie des sujets athéromateux, que le cholestérol soit augmenté ou soit à la limite de la normale.

• Dyslipoprotéinémies primitives :
  - absence d'Apo-B : abétalipoprotéinémie,
  - diminution des Apo-B : hypo-bêta-lipoprotéinémie,
  - diminution des Apo-A_I :

. maladie de Tangier,
. hypo-alphalipoprotéinémie familiale,
. fish-eye-disease,
. apo-A_1 variante Milano.

Apolipoprotéines C ou Apo-C

Les Apo-C sont synthétisées au niveau hépatique et intestinal et elles interviennent dans le métabolisme des chylomicrons et des VLDL. Elles existent sous 3 formes ayant une activité métabolique précise :

– Apo-C_1 : 50-110 mg/l (activatrice de la LCAT).
– Apo-C_2 : 15-70 mg/l (activatrice de la lipoprotéine-lipase).
– Apo-C_3 : 50-150 mg/l (inhibitrice de la lipoprotéine-lipase et de la triglycéride lipase hépatique).

Les hyperlipoprotéinémies C sont essentiellement retrouvées dans le type IV de la classification des hyperlipoprotéinémies (avec une augmentation des VLDL et une diminution du rapport Apo-C_2/Apo-C_3).

- L'Apo-C_1 est présente dans les chylomicrons, les VLDL et les HDL. Elle est synthétisée au niveau hépatique et intestinal.
  Sa concentration sérique s'élève dans toutes les hyperlipidémies sauf le type II.
- L'Apo-C_2 est présente dans les chylomicrons, les VLDL et les HDL. Elle est synthétisée au niveau hépatique et intestinal.
  Son taux est diminué dans la maladie de Tangier et dans les syndromes néphrotiques.
  Il est augmenté dans les troubles du métabolisme des triglycérides (types I, III, IV, V).
- L'Apoc-C_3 est retrouvée dans les chylomicrons, les VLDL, et les HDL.
  Elle est synthétisée au niveau hépatique et intestinal.
  Sa diminution est observée au cours de la maladie de Tangier.
  Son augmentation est habituelle au cours des hyperlipémies de type III, IV, V.

Apolipoprotéines E ou Apo-E

Les Apo-E sont synthétisées au niveau de nombreux organes dont le foie, les reins, le cerveau, et participent à la captation des lipoprotéines riches en cholestérol et en triglycérides et à la régulation du catabolisme. Elles sont principalement localisées au niveau des VLDL et interagissent avec les VLDL et les LDL. Elles agissent comme ligand pour le récepteur des LDL.

Elles participent au transport des lipides des organes de synthèse vers les organes cibles et à la redistribution des lipides entre les cellules d'un même organe.
Les valeurs de référence par immunodiffusion radiale sont de 30 à 50 mg/l.
Par techniques d'électrophorèse, des phénotypes sont déterminés. Le phénotype retrouvé, lorsque le bilan lipidique est normal, est E3/E3.
Le phénotype E4/E4 est corrélé à une augmentation des LDL.
Le phénotype E2 est relié à une hyperlipidémie de type III, riche en IDL, et corrélé à une augmentation du risque athérogène.

ARBOVIROSES

Les arboviroses sont des affections peu typiques, en dehors des encéphalites ou des fièvres hémorragiques.
Le tableau initial le plus fréquent est un syndrome grippal, pouvant évoluer vers une infection mortelle.
Les arbovirus ont un tropisme pour le système nerveux central et les petits vaisseaux et sont transmis par un arthropode hématophage. Les pathologies sont le plus souvent rencontrées en zone tropicale. L'infection humaine est souvent accidentelle.
Il s'agit d'agents infectieux émergeants dont l'importance ne cesse de croître en pathologie humaine :
- la dengue : arbovirose la plus fréquente : 60 millions de cas par an ;
- recrudescence de l'encéphalite à tiques chez les travailleurs forestiers en Europe de l'Est ;
- propagation de la fièvre de la vallée du Rift en Afrique, au Sénégal, en Égypte ;
- encéphalite japonaise surtout chez l'enfant en Asie ;
- retour d'*Aedes aegypti* en zone urbaine africaine et épidémie de fièvre jaune.

Famille des Flaviviridae

Virus	Affection	Vecteur	Répartition
Encéphalites à tiques : – sous-type *Eastern* (*Russian Spring Summer Encephalitis*) – sous-type *Western* (Encéphalite d'Europe centrale)	Encéphalites	*Ixodes ricinus* *Ixodes persulcatus*	Eurasie Europe centrale
Encéphalites du mouton : – Louping ill – *Turkish encephalite* – *Spanish encephalite* – Encéphalite Powassen	Encéphalites	*Ixodes ricinus* *Ixodes ricinus* *Ixodes ricinus* *Ixodes cookei* et *Dermacentor andersoni*	Norvège, Iles britanniques Turquie Espagne, Grèce Russie, Amérique du Nord
Fièvre de la forêt de Kyasanus	Hémorragies	*Haemaphysalis spinigera*	Inde
Fièvre hémorragique d'OMSK	Hémorragies	*Dermacentor reticulatus* et *D. marginatus*	Asie soviétique
Encéphalite japonaise	Encéphalite	Moustique *Culex*	Chine, Corée, Inde, Asie
Encéphalite de Murray Valley	Encéphalite	Moustiques	Océanie
Encéphalite de St Louis	Encéphalite	Moustique *Culex*	Amérique
West-Nile	Éruptions	Moustique *Culex*	Europe, Asie
Dengue type 1,2,3,4	Éruptions	Moustique *Aedes aegypti*	Zone tropicale

Virus	Affection	Vecteur	Répartition
Fièvre jaune (virus amaril) ictéro-hémorragique	Hémorragies	*Aedes aegypti* (ville) *Haemagogus* (forêt)	Afrique, Amérique

Famille des Bunyaviridae

Virus	Affection	Vecteur	Répartition
Fièvre de Crimée ou du Congo	Hémorragies	*Hyalomma marginatum*	Afrique, Asie
Maladie du mouton Nairobi	Diarrhée, fièvre	*Rhipocephalus appendiculatis*	Afrique
Issy-Kul	Fièvre	*A. vespertilionis, A. pusillus*	Asie centrale
Soldado	Rhinopharyngite	*Ornithophysakis maritimus*	Littoral
Avalon	Adénopathies	*Ixodes uriae*	Littoral
Erve	Encéphalite		Littoral
Bunyamwera	Encéphalite	Moustique *Aedes*	Afrique, Amérique Sud
Encéphalite de Californie	Encéphalite	Moustique *Aedes*	USA, Canada
La Crosse	Encéphalite	Moustique *Aedes*	USA
Jawestown Canyon	Encéphalite	Moustique	USA Canada
Oropouche (Simbu)	Syndr. grippal	Moustique *Culicoides*	Brésil
Sandfly fever	Encéphalite	Moustique Phlébotome	Cosmopolite
Fièvre de la Vallée du Rift	Encéphalite	Moustique, Tique	Afrique

Famille des Reoviridae

Virus	Affection	Vecteur	Répartition
Eyach	Encéphalite	*Ixodes ricinus* et *ventolli*	France, Allemagne
Fièvre à tique du Colorado	Fièvre, myalgie	*Dermacentor andersoni*	Ouest des États-Unis
Changuinola	Syndrome grippal	Phlébotomes	Panama
Kemerovo	Méningo-encéphalite	Tiques *Ixodes Hyalomma*	Russie, Europe de l'Est
Le Bombo	Syndrome grippal	Moustiques	Afrique du Sud, Nigeria
Orungo	Syndrome grippal	Moustiques	Afrique tropicale

Famille des Arenaviridae

Virus	Affection	Vecteur	Localisation
Quaranfil	Encéphalite	*A. arboreus*	Moyen-Orient, Népal

Famille des Rhabdoviridae

Virus	Affection	Vecteur	Localisation
Vesiculovirus	Stomatite vésiculeuse		Amérique

Famille des Togaviridae

Virus	Affection	Vecteur	Localisation
Virus Sindbis	Encéphalite, Syndrome grippal	Moustiques	Afrique Australie Malaisie
Chikungunya	Hémorragies, Syndrome grippal	*Aedes aegypti*	Afrique et Asie tropicale
Encéphalite équine Est	Encéphalite	Moustiques	Amérique de l'Est
Encéphalite équine Ouest	Encéphalite	Moustiques	Amérique de l'Ouest
Encéph. équine Venezuela	Encéphalite	Moustiques	Amérique tropicale

Virus	Affection	Vecteur	Localisation
Barmath Forest, Ross River	Polyarthrite, syndrome grippal	Moustiques	Océanie, Australie
Forêt de Semliki	Encéphalite	Moustiques	Afrique tropicale
Mayaro	Polyarthrite	Moustique	Amérique tropicale
O Nyong Nyong	Synd. Grippal, polyarthrite	Moustiques	Afrique Asie

Syndromes observés

L'incubation dure quelques jours. La maladie évolue sur un tableau d'affection aiguë fébrile avec fièvre, frissons, céphalée, myalgie, conjonctivite.

Sur le plan biologique, il existe une leucopénie, parfois une thrombopénie. Dans les formes hémorragiques, on retrouve parfois des signes de coagulation intravasculaire disséminée.

Après plusieurs jours d'évolution, la maladie évolue vers la guérison ou par la reprise de la fièvre associée à 3 types de syndrome :

- syndrome fébrile algique (« dengue-like »),
- syndrome méningo-encéphalitique,
- syndrome hémorragique de gravité variable évoluant parfois vers un état de choc, mortel chez les enfants.

Prélèvements

- Pour l'isolement du virus, le sang, le LCR et les fragments tissulaires sont conservés en carboglace et doivent arriver au laboratoire dans l'heure qui suit le prélèvement.
- Pour le diagnostic sérologique, les prélèvements sont réalisés à 3 semaines d'intervalle pour mettre en évidence une séroélévation ou une séroconversion.

Isolement du virus

La virémie est précoce et fugace (environ une semaine) et les anticorps se développent rapidement et empêchent la pénétration du virus dans les cellules.

Le matériel prélevé est inoculé à des lignées cellulaires en culture (cellules de moustiques *Aedes*).

Au 3e jour après l'infection, le virus intracytoplasmique est révélé par IFI ou par ELISA.

Le sérotypage peut être réalisé par réaction de fixation du complément, par séroneutralisation par des anticorps monoclonaux spécifiques ou par hybridation moléculaire.

Diagnostic sérologique

C'est l'examen le plus fréquemment réalisé :

– réaction de fixation du complément positive vers le 15e jour et demeurant positive quelques mois ;
– inhibition de l'hémagglutination pour détecter les anticorps de groupe vers le 10e jour, pour les arbovirus possédant une hémagglutinine (réaction la plus utilisée, seuil de positivité : 1/10) ;
– séroneutralisation ;
– immunofluorescence indirecte ;
– ELISA avec recherche des IgM par immunocapture (infections récentes)

L'interprétation des examens sérologiques est délicate en raison des vaccinations préalables contre la fièvre jaune ou contre l'encéphalite japonaise, ou par une infection préalable par un flavivirus.

Il existe une réaction croisée de groupe qui entraîne des difficultés pour reconnaître une infection primaire ou secondaire.

Traitement

Seuls les traitements symptomatiques sont envisagés à la phase aiguë de la maladie.

En fonction de l'évolution, un traitement médical sera entrepris en milieu hospitalier (transfusion, traitement de l'état de choc, de la CIVD, des troubles respiratoires...)

ARGENT

L'argent est largement utilisé dans l'industrie. En thérapeutique, il est utilisé pour ses propriétés anti-infectieuses.

Son accumulation dans l'organisme, au niveau du système réticulo-endothélial, se fait sous forme de dérivés insolubles.

Sa toxicité est liée à son action inhibitrice enzymatique, essentiellement l'ATP-ase, l'alpha-chymotypsine, la leucine amino-peptidase et la tyrosinase.

Prélèvement

- Sang : plasma hépariné.
- Urines de 24 heures.

Dosage

- Absorption atomique utilisant un four à graphite (lecture à 328 nm).

Valeurs de référence (µg/l × 9,3 = nmol/l)

- Sérum : < 4,8 µg/l *soit* < 45 nmol/l.

Variations pathologiques
- Toxicité aiguë (rare).
- Toxicité chronique (Argyroses localisées ou généralisées) touchant les muqueuses et la peau, liée à des dépôts cutanés, conjonctivaux, pulmonaires et rénaux.

ARGININE (Test à l'arginine)

L'exploration d'une insuffisance somatotrope nécessite les dosages de GH et l'utilisation de tests de stimulation de la sécrétion hormonale. La capacité de réponse de l'hypophyse sera jugée par l'accroissement de la sécrétion de GH pour affirmer le diagnostic.

Réalisation
- Sujet à jeun, au repos depuis 30 mn.
- Perfusion lente de 0,5 g/kg de chlorhydrate d'arginine (1 flacon de 400 ml contient 25 g d'arginine), injecté en 30 minutes.
- Prélèvement à T0, T20, T40, T60, T90, T120.
- Dosages envisagés :
  - hormone de croissance (EDTA congelé),
  - somatomédine C (EDTA congelé),
  - glycémie (iodoacétate, fluorure).

Résultat
- L'amplitude de la réponse en GH après stimulation est supérieure à 10 ng/ml dans les réponses normales.
- En cas d'insuffisance somatotrope, la réponse est inférieure à 5 ng/ml.

Variante
- Test à l'arginine-insuline (voir ci-dessous).
- Test à l'ornithine (réponse identique à celle du test à l'arginine).

ARGININE-INSULINE (Test à l'arginine-insuline)

Ce test est utilisé dans l'exploration d'une insuffisance somatotrope où les deux stimulations doivent normalement entraîner deux pics de sécrétion de GH.

Réalisation
- Sujet au repos depuis 30 minutes, à jeun depuis 12 heures.
- Perfusion lente de 0,5 g/kg de chlorhydrate d'arginine (1 flacon de 400 ml contient 25 g d'arginine), injecté en 30 minutes.
- Prélèvements à T0, T20, T40, T60, T90.
- Injection d'insuline ordinaire à la 90e minute à la dose de 0,1 UI/kg diluée dans du sérum physiologique.

- Prélèvements toutes les 15 minutes pendant 1 heure.
- Les dosages envisagés sont :
  - hormone de croissance (EDTA congelé),
  - somatomédine C (EDTA congelé),
  - glycémie (iodoacétate, fluorure).

Résultat

- L'amplitude des réponses en GH après stimulation doit normalement être supérieure à 10 ng/ml.
- Les réponses faibles, inférieures à 5 ng/ml, sont en faveur d'une insuffisance somatotrope.

ARSENIC

L'arsenic est très utilisé dans l'industrie sous forme de dérivés organiques. Son accumulation dans l'organisme, au niveau des protéines tissulaires, entraîne une toxicité liée à son action inhibitrice enzymatique, essentiellement l'ATP-ase, l'ALA-synthétase, l'aryl-estérase.

Prélèvement

- Sérum (l'arsenic disparaît rapidement du sérum en quelques heures, ce qui nécessite un dosage sérique dans l'heure qui suit le prélèvement).
- Sang total (fixation érythrocytaire de l'arsenic).
- Urines de 24 heures (prélèvement de choix car les urines sont la voie d'élimination principale de l'arsenic).
- Phanères (les ongles et les cheveux contiennent des traces d'arsenic).

Dosage

Spectrophotométrie d'absorption atomique (lecture à 193,7 nm)

Valeurs de référence (µg × 0,0134 = µmol)

- Sérum : < 15 µg/l *soit* : < 0,20 µmol/l.
- Sang total : < 225 µg/l *soit* : < 3,00 µmol/l.
- Urines : < 100 µg/24 h *soit* : < 1,34 µmol/24 h.
- Ongles : < 4 µg/g *soit* : < 0,05 µmol/g.
- Cheveux : < 0,2 µg/g *soit* : < 0,003 µmol/g.

Variations pathologiques

- Toxicité aiguë : signes gastro-intestitnaux et cardiovasculaires accompagnant une anémie hémolytique, des troubles de l'hémostase et une insuffisance surrénalienne.
- Toxicité chronique : atteinte des phanères et des muqueuses, accompagnant une atteinte cutanée, hépatique et rénale.

ASCARIDIOSE

L'ascaridiose est une parasitose fréquente, surtout chez les enfants, due à un nématode : *Ascaris lumbricoïdes*.

L'infestation humaine résulte de l'ingestion d'œufs, renfermant une larve infestante, se trouvant sur les fruits et les légumes souillés. La larve est libérée dans le tube digestif et entreprend sa migration (veine porte, alvéole pulmonaire, arbre bronchique, pharynx, tube digestif).

La longévité des adultes dans l'intestin grêle varie de 12 à 18 mois. Les femelles pondent à partir du 2e mois après l'infestation. Les œufs émis ne sont pas embryonnés au moment de la ponte. L'auto-infestation n'est donc pas possible.

La phase de migration larvaire est responsable du syndrome de Löffler (toux fébrile avec des crachats riches en éosinophiles et des cristaux de Charcot-Leyden) accompagné de manifestations allergiques (prurit, lésions érythémateuses).

La phase intestinale entraîne des signes intestinaux (troubles du transit, douleurs abdominales, nausées…), parfois neurologiques (convulsions, pseudoméningite), voire des complications chirurgicales liées à la pénétration dans l'appendice (appendicite), dans le canal de Wirsung (pancréatite), dans le cholédoque (ictère rétentionnel), dans la paroi intestinale (péritonite).

Signes biologiques d'orientation

- Hyperleucocytose en phase d'invasion avec une éosinophilie qui apparaît 1 semaine après l'infestation, qui est maximale à la 3e semaine et qui disparaît lorsque les œufs apparaissent dans les selles.
- Forte élévation des IgE.

Diagnostic parasitologique

- Basé sur la recherche des œufs dans les selles (1 femelle pond 1 500 œufs par gramme de selles) après le 2e mois d'infestation.

  Les œufs sont ovoïdes (60 x 45 μ), de couleur brun acajou avec une coque externe bosselée et un contenu granuleux.
- La mise en évidence de vers adultes est possible en cas de diarrhée ou de vomissement.

  Ils ont un aspect cylindrique, et sont de consistance rigide, de couleur rosée à frais, blanc ivoire dans le formol.

  La femelle mesure 20 cm de long, 5 mm de diamètre et présente une dépression annulaire au tiers antérieur.

  Le mâle mesure 15 cm de long, 3 mm de diamètre et son extrémité postérieure est recourbée.

Diagnostic immunologique

Pendant la phase de migration larvaire, le diagnostic sérologique est possible. La cinétique des anticorps suit celle de la polynucléose éosinophile. Le pic d'anticorps est atteint vers la 3e semaine puis diminue rapidement pour disparaître lorsque le ver est devenu adulte dans l'intestin. Les réactions sérologiques sont des réactions de groupe utilisant des préparations d'ascaris humains adultes :
– immunoélectrophorèse,
– immunodiffusion en gélose,
– électrosynérèse,
– immunofluorescence indirecte.
Ces réactions sont peu sensibles, d'interprétation délicate.
Elles restent limitées à l'exploration d'un syndrome de Löffler en phase pré-coprologique et à l'exploration d'une hyperéosinophilie.

Traitement

Solaskil®, Combantrin®, Fluvermal®, Zentel®.

ASPERGILLOSE

L'aspergillose est une mycose due à des champignons filamenteux du genre *Aspergillus*. Les espèces impliquées en pathologie sont *A. fumigatus* dans 90 % des cas, et plus rarement *A. niger*, *A. flavus*, *A. nidulans*, *A. terreus*, *A. versicolor*, *A. clavatus*. Il s'agit de pathogènes opportunistes, responsables d'infections essentiellement pulmonaires chez des sujets prédisposés. Plusieurs aspects de la maladie sont décrits : l'aspergillome, l'aspergillose pulmonaire invasive, les aspergilloses pulmonaires allergiques, l'aspergillose disséminée. Les aspergilloses extra-pulmonaires sont plus rares, mis à part des otites externes aspergillaires.

Prélèvement

- Aspergillose pulmonaire : crachat, aspiration bronchique, lavage broncho-alvéolaire, pièces d'exérèse, biopsies …
- Autres prélèvements : abcès, hémoculture, LCR, cérumen, prélèvement nasal, prélèvement cutané, liquide pleural, liquide lacrymal, liquide de dialyse péritonéale …
- Sérum : pour le diagnostic immunologique,
  pour le dosage des IgE spécifiques.

Analyse histo-pathologique sur des biopsies

Coloration de la paroi des filaments présents dans les boules cavitaires (hématéine-éosine). Cet examen est surtout intéressant chez l'immunodéprimé lorsque la sérologie est négative.

Identification des principaux *Aspergillus*

		A. fumigatus	*A. nidulans*	*A. flavus*
Culture	Aspect	Plan, velouté avec touffes de mycélium aérien blanches, cotonneuses ; très variable	Plan, velouté	Surface poudreuse irrégulière
	Couleur	Vert, puis vert foncé à gris noirâtre, parfois presque blanc	Vert cresson foncé	Vert jaune
	Revers	Incolore à jaune, puis rouge foncé	Rouge-pourpre, puis très foncé	Incolore à jaunâtre, puis brun
Fructification asexuée	Tête conidienne	Colonne compacte de spores de longueur > 100 µ	Colonne de spores plus courte < 100 µ	Petite et en colonne ou grande et radiée
	Conidiophore	Court (300 µ), lisse, incolore	Très court (60 µ), sinueux, lisse, brun	de 400 à 1 000 µ, paroi piquetée
	Vésicule	Conidiophore élargi	Hémisphérique	Sphérique
	Stérigmates	1 série, parallèles, fixés sur la partie supérieure de la vésicule	2 séries, parallèles	1 ou 2 séries parfois dans la même tête
	Conidies	Globuleuses, échinulées, vertes	Globuleuses, échinulées, vertes	Piriformes à presque globuleuses, vert-jaune
Fructification sexuée	Cléistothèce	0	± globuleux, 130 µ, jaune à brun	0
	Ascospores	0	± rouges	0
	Cellules en noisettes	0	+ 20 µ de diamètre	0
Autres caractères	Sclérotes	0	0	± blanc puis noir
	Température de développement	37 °-50 °	37 °	37 °

Analyse mycologique

- Présence de filaments mycéliens ramifiés, cloisonnés.
- Présence de spores et parfois de tête aspergillaire.
- Les cultures sur milieu de Sabouraud glucosé-peptoné avec antibiotiques sont réalisés à 20 °C et à 37 °C.
  L'identification d'espèce est réalisée grâce aux caractères macroscopiques des colonies et à l'examen microscopique.
- Il faut se méfier des contaminations des produits à examiner par des spores d'aspergillus en suspension dans l'air.

Recherche d'antigènes solubles d'*Aspergillus*

La détection d'antigènes sériques peut permettre un diagnostic précoce et rapide de la dissémination fongique chez un sujet immunodéprimé. Elle utilise une technique d'agglutination de particules de latex sensibilisées par des anticorps monoclonaux anti-galactomannane (composant de la paroi des aspergillus).

Analyse sérologique

- Les examens sérologiques utilisent des antigènes somatiques et métaboliques pour la mise en évidence des précipitines :
  - Ouchterlony : immunodiffusion,
  - Immunoélectrophorèse : mise en évidence d'arcs spécifiques
    arc C (chymotrypsine), spécifique d'*A. fumigatus*,
    arc J (catalase), spécifique des aspergillus,
  - Électrosynérèse (plus rapide),
  - ELIEDA : électro-immunodiffusion avec révélation des arcs de précipitation avec des antiglobulines des 3 classes d'immunoglobulines marquées à la peroxydase.

  Les précipitines apparaissent spécifiquement dans l'aspergillose broncho-pulmonaire. En général, le nombre d'arcs est élevé.
  Après exérèse chirurgicale, les réactions se négativent en 6 mois chez les immuno-déprimés ; lors d'aspergillose invasive, la recherche d'anticorps précipitants reste souvent négative.
- Environ 10 % des aspergilloses ne sont pas détectées par les techniques par précipitation. Il sera utile de mettre en route alors d'autres techniques :
  - IHA : la plus utilisée en complément. Elle est positive plus rapidement que les réactions de précipitation. Elle est spécifique d'A. fumigatus. Le seuil de positivité est fixé à 1/640. Elle présente un grand intérêt dans le suivi de sujets immuno-déprimés ;
  - IFI : peu utilisée (les champignons sont spontanément fluorescents) ;
  - ELISA : très sensible.

- Certains examens sérologiques au cours des manifestations allergiques compléteront la sérologie. Chez les sujets atopiques, la recherche d'IgE spécifiques est réalisée vis-à-vis d'un allergène purifié d'*A. fumigatus*.
  L'IDR à l'aspergilline est également réalisée pour le diagnostic de l'asthme aspergillaire et de l'aspergillose broncho-pulmonaire allergique.
- Après traitement (chirurgie, amphotéricine B), les anticorps chutent rapidement et les titres s'annulent en 6 mois. Les examens sérologiques permettent la surveillance post-opératoire. Le dosage des IgE permet d'adapter la corticothérapie dans les formes allergiques.

AUTO-IMMUNITÉ

L'auto-immunisation est une réponse immunitaire liée à la production d'auto-anticorps contre des structures présentes dans l'organisme, liée à un trouble de régulation et d'interaction lymphocytaire. Certains auto-anticorps sont dirigés contre des déterminants spécifique d'un organe (thyroïde, surrénale, pancréas, cœur, rein...) et il s'agit d'auto-anticorps spécifiques d'organes. D'autres sont dirigés contre des déterminants cellulaires (anticorps antinucléaires, anticytoplasmique...) et il s'agit d'auto-anticorps non spécifiques d'organes.

Il existe un certain nombre de facteurs favorisants ou de conditions favorisants la survenue d'une auto-immunisation :
- l'âge (sujets âgés),
- le sexe (la femme est plus fréquemment touchée),
- les facteurs génétiques (relation avec le système HLA),
- les infections (Epstein-Barrvirus, mycobactéries, rétrovirus...),
- les médicaments (lupus induit).

Maladies non spécifiques d'organes

- Lupus erythémateux disséminé (LED).
- Lupus induit, lupus subaigu cutané, lupus néonatal.
- Syndrome de Sjögren.
- Sclérodermie.
- Dermato-myosites.
- Sharp (connectivite mixte).
- Cirrhose biliaire primitive (CBP).
- Hépatites auto-immunes.
- CREST.
- Polyarthrite rhumatoïde (PR).

Maladies spécifiques d'organes

- Maladies endocriniennes :
  - thyroïdite auto-immune :
    . myxœdème,
    . thyrotoxicose,
    . maladie de Basedow,
  - hypoparathyroïdie primitive,
  - maladie d'Addison : anticorps anti-cortico-surrénale,
  - diabète : anticorps anti-îlots de Langherans pancréatique.
- Maladies du tractus gastro-intestinal :
  - canaux salivaires : syndrome de Sjögren,
  - estomac :
    . gastrite atrophique (anticorps anti-cellules pariétales),
    . anémie de Biermer (anticorps anti-facteur intrinsèque),
  - intestin :
    . colite ulcérative,
    . maladie cœliaque,
    . maladie de Crohn.
- Atteintes hépatiques (hépatite chronique active, cirrhose biliaire primitive) :
  - anticorps anti-muscle lisse (actine),
  - anticorps anti-microsome de foie,
  - anticorps anti-mitochondrie.
- Myasthénie :
  - anticorps anti-muscles striés,
  - anticorps anti-récepteurs de l'acétyl-choline.
- Syndrome de Goodpasture :
  - anticorps anti-membrane basale glomérulaire.
- Peau :
  - anticorps anti-substance intercellulaire (pemphigus),
  - anticorps anti-membrane basale (pemphigoïde bulleuse),
  - anticorps anti réticuline (dermatite herpétiforme).
- Nerf :
  - Anticorps anti-myéline (sclérose en plaque).

Maladies systémiques	Anticorps anti-nucléaires
Connectivites	
Lupus érythémateux disséminé	(Anti-nDNA)
Lupus cutané subaigu	(Anti-SSA)
Lupus iatrogène	(Anti-histones)
Maladie de Sjögren	Anti-SSA/SSB)
Sclérodermie	(Anti-Scl70/anti-centromères)
Poly-dermatomyosite	(Anti-Jol, anti-tRNA synthétases)
Syndrome de Sharp	(Anti-U1-RNP)
Syndrome des anti-phospholipides	Anti-cardiolipine (complexe phospholipoprotéique)
Vascularites	
Maladie de Wegener	Anti-cytoplasme des polynucléaires (cANCA, Protéinase 3)
Pan microscopique	(pANCA, myéloperoxidase) (MPO)
Maladies du tube digestif	
• Estomac	
Gastrite atrophique A	Anti-cellules pariétales (H^+, K^+, ATPase)
Anémie de Biermer	Anti-facteur intrinsèque
• Foie	
Hépatite chronique active I	Anti-muscle lisse (actine)
Hépatite chronique active II	Anti-LKM/anti-cytosol (cytochrome P450-LCI)
Cirrhose biliaire primitive	Anti-mitochondrie M2 (pyruvate-déshydrogénase)
Cholangite sclérosante primitive	pANCA (xANCA ?)
• Intestin	
Maladie de Crohn	Anti-pancréas exocrine (sécrétions)
	pANCA (xANCA ?)
Rectocolite hémorragique	Anti-endomysium, gliadine, réticuline
Maladie cœliaque	(Glycoprotéine de 90 kD)
Maladies rénales	
Syndrome de Goodpasture	Anti-membrane basale glomérulaire (Collagène IV)
Glomérulonéphrite microangiopathique	pANCA (MPO)
Maladie de Berger	Complexes IgA/fibronectine

Maladies systémiques	Anticorps anti-nucléaires
Maladies endocriniennes	
Thyroïdite de Hashimoto	Anti-microsomes thyroïdiens (TPO), thyroglobuline
Thyrotoxicose de Graves-Basedow	Anti-récepteurs de la TSH
Diabète insulino-dépendant	Anti-pancréas (îlots de Langerhans) Glutamate-décarboxylase, GAD2, anti-insuline
Maladie d'Addison	Anti-cortico-surrénale
Maladie de Cushing	Anti-cellules ACTH
Aménorrhée primitive	Anti-cellules à Prolactine
Ménopause précoce	Anti-cellules stéroïdes
Stérilité	Anti-cellules germinales (ovule, zona pellucida)
Nanisme hypophysaire	Anti-hormone de croissance
Maladies de la peau	
Pemphigus vulgaire	Anti-substance intercellulaire (desmosomes, cadhérine 130, plakoglobine 85)
Pemphigus foliacé	Anti-substance intercellulaire (desmogléine 160, plakoglobine 65)
Pemphigus paranéoplasique	Anti-substance intercellulaire (desmoplakine 250 et 210, protéine collagéneuse BP 230)
Dermatose vésiculo-bulleuse à IgA	Epiderme (desmocollines I et II)
Pemphigoïde bulleuse	Membrane basale épidermique (hémidesmosomes)
Pemphigoïde cicatricielle	(Protéines collagéneuses BP 230, 170/180)
Épidermolyse bulleuse	Membrase basale du derme (collagène VII)
Dermatite herpétiforme	Membrane basale (protéine 97 kD)
Dermatose à IgA	Membrane cellulaire des kératinocytes et sous lamina densa (protéine 97 kD)
Herpès gestationis	Cellules basales épidermiques (protéine 180 kD)
Maladies articulaires	
Polyarthrite rhumatoïde	Facteurs rhumatoïdes, anti-kératine (filaggrine)

Maladies systémiques	Anticorps anti-nucléaires
Maladies du système nerveux	
Neuropathies sensitives	Anti-neurones (Hu, Ri), anti-cellules de Purkinje (Yo), anti-myéline (glycolipides et glycoprotéines)
Neuropathies motrices	Anti-gangliosides
Myasthenia gravis	Anti-récepteurs de l'acétylcholine
Maladie du Stiff-Man	Anti-cerveau (glutamate-décarboxylase GADI)
Maladies oculaires	
Ulcère de Mooren	Anticorps anti-epithelium cornéen
Greffe de cornée	(Protéine 54 kD)
Kératite chronique	Antigène cornéen, protéine 70 kD
Pemphigoïde cicatricielle	Anticorps anti-membrane basale (hémidesmosomes)
Uvéite phaco-antigénique	Anticorps anti-α-cristalline
Uvéites antérieures chroniques	Anticorps anti-α-cristalline
Cyclite de Fuchs	Anticorps anti-α-cristalline
Cataracte choroïdienne	Anticorps anti-α-cristalline
Ophtalmie symphatique	Anticorps anti-mélanocytes
Syndrome de Vogt-Koyanagi-Harada	
Mélanomes	
Uvéites	Anticorps anti-protéine soluble de la rétine
Rétinopathie paranéoplasique	Anti-CAR antigène
Rétinite pigmentaire	Anticorps anti-épithélium pigmenté, anti-neurofilaments
Uvéo-rétinites	Anti-protéine S de la rétine
Irido-cyclites	
Névrite optique (démyélinisation du SNC)	Anticorps anti-myéline
Maladies de l'oreille	
Polychondrite atrophiante chronique	Anti-cochéle (protéines cochléaires), Collagène II
Syndrome de Ménière	(Collagène II)
Surdité fluctuante	(Collagène IX)

AUTO-ANTICORPS NON SPÉCIFIQUES D'ORGANES

On pourra distinguer :
– les anticorps anti-nucléaires,
– les anticorps anti-cytoplasmiques.

Les techniques utilisées sont :

• L'immunofluorescence indirecte sur cellules HEp2 : les dilutions du sérum à tester sont étudiées sur les lames, puis la fixation des anticorps est révélée par une antiglobuline humaine fluorescente.
  Les structures reconnues par les anticorps du patient sont fluorescentes et la localisation nucléaire ou cytoplasmique est notée, ainsi que l'aspect qui évoque la nature des antigènes reconnus.
• L'identification des auto-anticorps nécessite des techniques particulières :
  - anticorps anti-ADN natif :
    . test de Farr,
    . immunofluorescence indirecte sur *Crithidia luciliae* ;
  - anticorps anti-antigènes nucléaires solubles :
    . immunodiffusion radiale type Ouchterlony,
    . western-blot,
    . ELISA.
• Pour les anticorps anti-nucléaires, le seuil de positivité est fixé à 1/80, traduisant une maladie auto-immune.
  La présence d'auto-anticorps anti-nucléaires à titre faible (≤ 1/40) n'a aucune incidence pathologique.

Par technique d'immunofluorescence indirecte réalisée sur cellules HEp2, différents aspects pourront être observés au niveau des différentes structures nucléaires :
- membranaire périphérique :
  . annulaire (protéine 200 Kd),
  . homogène (lamine),
  . ponctiforme (pore nucléaire),
  . périmitotique (périchromine).
- homogène (chromatine).
- mouchetée :
  . M1 : grains très fins,
  . M2 : grains de taille moyenne,
  . M3 : gros grains de taille inégale,
  . PCNA : grains de taille variable dans certaines cellules HEp2 en mitose (pléomorphisme).

- nucléolaire :
  . homogène (nucléoline),
  . granulaire (fibrillarine),
  . mouchetée (topo-isomérase 1),
  . périnucléolaire (en présence d'anti-ADN).
- ponctuée :
  . anti-centromère (fluorescence de la plaque équatoriale),
  . nuclear-dot (fines ponctuations nucléaires, isolées et peu nombreuses).

AUTO-ANTICORPS ANTI-DNA NATIF

Les auto-anticorps anti-DNA natif ou bicaténaires sont essentiellement retrouvés dans le lupus érythémateux disséminé et sont dirigés contre le DNA nucléaire. Ils sont détectés par la positivité des anticorps antinucléaires donnant une fluorescence de type homogène ou moucheté de type M1, sauf en cas de lupus séronégatif avec présence d'anti-SSA ou de lupus cutané subaigu.
La présence d'auto-anticorps anti-DNA natif sériques est un marqueur d'évolutivité de la maladie.

- La recherche pourra être effectuée par différentes techniques :
  - l'immunofluorescence indirecte qui utilise comme substrat un protozoaire, crithidia luciliae, dont le kinétoplaste est constitué exclusivement d'ADN natif. Le seuil de positivité est fixé au 1/20. Cette technique détecte les anticorps de faible et de forte affinité. Il existe parfois des faux-positifs en présence d'anti-histones ;
  - le test de Farr est une immunocapture isotopique, fondée sur la précipitation, auto-anticorps par le sulfate d'ammonium, d'ADN marqué à l'iode 125 et d'anticorps anti-DNA natifs du sérum formant un complexe. Les résultats sont exprimés en unités/ml avec un seuil de positivité fixé à 25 U/ml. Cette technique est sensible et spécifique, mais ne détecte que les anticorps de forte affinité ;
  - l'ELISA utilise des cupules recouvertes d'ADN natif et semble donner de nombreux faux-positifs ;
  - la mise en évidence d'anticorps anti-LAMP (lupus associated membran protein) aurait un intérêt dans le diagnostic du lupus. La protéine membranaire est en effet reconnue par les anticorps monoclonaux anti-DNA natif.
- Les titres élevés d'anticorps correspondent aux formes polyviscérales avec atteinte rénale.
  Les titres faibles sont retrouvés dans les atteintes articulaires et cutanés.
  Dans le lupus induit, le test est négatif.

- Les auto-anticorps anti-DNA dénaturés, monocaténaires, ne sont pas spécifiques du LED. Ils sont rencontrés également dans la polyarthrite rhumatoïde et dans d'autres connectivites. Ils sont le plus souvent retrouvés au cours du lupus induit.

AUTO-ANTICORPS ANTI-HISTONES

La détection d'auto-anticorps anti-histones est parfois importante en présence d'une image HEp2 homogène.

Leur recherche est réalisée dans les circonstances semblables à celles des auto-anticorps anti-DNA dénaturés.

La technique ELISA est généralement utilisée. Il existe des faux-positifs avec le facteur rhumatoïde, les complexes immuns, la CRP et les lipoprotéines LDL.

La présence d'auto-anticorps anti-histones sera évocatrice d'un lupus médicamenteux induit par l'isoniazide, la procaïnamide, l'hydantoïne, l'hydralazine… Ces anticorps sont également retrouvés au cours des arthrites rhumatoïdes, de la cirrhose biliaire primitive…

L'appartenance à une sous-classe déterminée (H1, H2 A, H2B, H3, H4) ne permet pas de préciser le type de maladie, ni l'origine médicamenteuse qui induit la pathologie.

Anticorps	Affection	Fréquence
ADN natif	LED	60-90 %
ADN dénaturé	LED Lupus induit	– 90 %
Histones	LED Lupus induit	40 % 90 %

AUTO-ANTICORPS ANTI-ANTIGÈNES NUCLÉAIRES SOLUBLES

La recherche des anticorps anti-ENA solubles est réalisée par immuno-précipitation en gel (immunodiffusion double d'Ouchterlony) en mettant en contact le sérum à tester avec un extrait antigénique de thymus et de rate de mammifères.

Cette méthode permet l'identification de l'anticorps précipitant, par mise en évidence de la réaction avec des sérums de contrôle déposés dans des puits adjacents.

L'immunoblotting permet l'identification et la caractérisation de profils d'anticorps antinucléaires.
L'extrait antigénique est soumis à une électrophorèse sur gel qui sépare les antigènes en fonction de leur poids moléculaire.
Ceux-ci sont ensuite transférés sur une membrane de nitrocellulose sur laquelle le sérum sera testé.
Il en résulte une révélation d'une ou plusieurs bande antigéniques constituant le profil auto-immun.

Dénomination	Kd	Nature moléculaire	Affections associées
NUMA1	230	(centrophiline)	Diverses affections
Mi2	220	(Hélicase)	
JS	160	(glutamyl-tARN-synthétase)	.
MaS / LaS	150	(U4/U6 snRNP)	
OJ	150	(isoleucyl-tARN-synthétase)	.
Hat-1	150	(?)	
NUMA2	116	(centrophiline)	Diverses affections
PL12	110	(alanyl-tARN-synthétase)	Rhagade myosite arthrite
Me	100/65/21 21/16	(snRNP)	
PL5 (PM1, PM/Scl)	95/75	(protéine nucléaire)	Sclérodermie polymyosite
Scl70 (Scl86)	90/70	(topoisomérase 1)	Sclérodermie systémique
Centromère	80	(CENP B)	Sclérodermie, CREST
PL7	80	(thyréonyl-tARN-synthétase)	Raynaud
Ku	80/70	(protéine chromatidienne)	LED
Ej	75	(glycin-tARN-synthétase)	.
Mil	75	(protéine nucléaire)	Polymyosite
M2	74		Cirrhose biliaire (CBP)
RNP (snRNP, U1-RNP)	68/33/32	(U1 snRNP)	SHARP, LED Sclérodermie
Mi 2	61/53	(protéine nucléaire)	lupus systémique

Dénomination	Kd	Nature moléculaire	Affections associées
SSA (Ro)	60/54/46	(Y1-Y5 snRNP)	LED Sjögren Lupus cutané
Sn	55/50	(protéine nucléaire)	
Jol (PL1)	55	(histidyl-tARN-synthétase)	myosite, Fibrose du poumon
SRP	54	(peptide signal)	
LaJ	50	(U5 snRNP)	Connectivite
SSB (La, Ha)	48/52	(Y1/Y5 tARN)	Sjögren, LED
FeR	45	(facteur d'élongation)	
DEK	45	(oncoprotéine)	arthrite chronique
VM	43	(protéine nucléaire)	
To (Th)	40	(ARNse P / MRP)	Sclérodermie
Po (PL3)	38	(protéines ribosomales)	LED
PCNA (PL5)	36	(cycline)	Lupus systémique
Kj	34/32	(protéine de translation)	
RNP (A)	33	(snU1RNP-A)	Connectivite mixte, LED
Ki (SL, PL2)	32	(protéine nucléaire)	Lupus systémique
Ya	31/26	(U1-U2 snRNP)	Connectivite polymyosite
Sm (B/B′)	29/28	(U1 snRNP-protéines B, B′)	LED
RNP (C)	22	(U1 snRNP-protéine C)	LED, Connectivite mixte
P1 rRNP-ribosomes	19	(protéine ribosomale P1)	LED
Centromère	18	(CENP A)	
P2 rRNP-ribosomes	17	(protéine ribosomale P2)	LED
HMG	17/14/13	(High Motility Group)	LED, arthrite chronique
Sm (D)	16	(U1-U6 snRNP complexe)	LED

Ce tableau présente les antigènes impliqués, cibles des auto-anticorps, mis en évidence par Western-Blot. Il est possible de relier le profil sérologique révélé par cette technique, à une pathologie auto-immune.

Anticorps	Nature des antigènes	Fluorescence (cellules HEp2)	Maladies associées
RNP	Protéines de 33 et 22 Kd complexées à l'ARN U1	Mouchetée à gros grains (mitoses négatives)	SHARP (100 %) LED (40 %)
Sm	Protéines de 37, 18, 15 Kd complexées aux ARN U1-U6	Mouchetée à gros grains (mitoses négatives)	LED (30 %)
SSA (Ro)	Protéine de 60 Kd	Granulaire (mitoses négatives)	LED (20 %) Lupus cutané (50 %) Sjögren (60 %)
SSB (La)	Protéine de 48 Kd	Granulaire avec faible fluorescence nucléolaire (mitoses négatives)	LED (5 %) Sjögren (70 %)
Scl 70	Protéine de 70 Kcl, produit de dégradation de la topo-isomérase 1 (100 Kd)	Homogène, nucléolaire (mitoses positives)	Sclérodermie (70 %)
Jo 1	Protéine de 60 Kd, Histidyl ARN_t-synthétase	Granulations fines périnucléaires	Dermato-myosites polymyosites
PCNA	Anti-cycline	Mouchetée (pléomorphisme)	LED (5 %)
Ku	Protéines de 86 et 66 Kd (protéines non histones)	Nucléolaire	Polymyosite (55 %) Sclérodermie
Mi-1		Granuleux (mitoses négatives)	Dermatomyosite (15 %)
Mi-2	Protéines de 53 et 61 Kd	Granuleux (mitoses négatives)	Polymyosite (60 %) Sclérodermie (60 %)
Centomère		Centomère	Syndrome de CREST (90 %)
Nucléolaire		Nucléolaire	Sclérodermie (45 %)

AUTO-ANTICORPS ANTI-COLLAGÈNE

Les auto-anticorps anti-collagène existent dans diverses pathologies, associés à une atteinte du cartilage osseux dans la polyarthrite rhumatoïde ou du cartilage chondral dans la polychondrite atrophiante. Toute modification de la membrane basale peut entraîner une atteinte auto-immune avec production d'anticorps anti-collagène de différents type :

I	sclérodermie, polyarthrite rhumatoïde (PR), hépatite chronique, emphysème pulmonaire
II	polychondrite atrophiante, P.R., lupus, surdités
III	hépatites chroniques, maladie de Buerger
IV	glomérulonéphrites, maladie de Goodpasture
V	maladie de Wegener, lupus
VII	épidermolyse bulleuse
IX	surdités, P.R.
XI	ostéoporose, P.R.

Prélèvement

Sérum.

Dosage

Les anticorps anti-cartilage sont recherchés par immunofluorescence indirecte, sur coupes de septum nasal, d'artère ou de trachée de singe (collagène II).

Les anticorps anti-collagène sont dosés par technique ELISA à partir de préparations de collagènes natif.

Variations pathologiques

Au cours de la polychondrite atrophiante, on note une inflammation récidivante, puis une dégénérescence et une déformation du cartilage de l'oreille, du nez et du larynx.

L'atteinte articulaire ressemble à une polyarthrite rhumatoïde.

Les atteintes oculaires et auditives ou audiovestibulaires sont assez souvent rencontrées.

Il existe un net syndrome inflammatoire avec élévation de la vitesse de sédimentation et des protéines de l'inflammation.

AUTO-ANTICORPS ANTI-CORTICOSURRÉNALE

Les auto-anticorps anti-corticosurrénale peuvent s'observer dans certaines pathologies :
- maladie d'Addison idiopathique ou tuberculeuse,
- maladie d'Hashimoto,
- syndrome de Cushing,
- diabète insulino-dépendant.

Prélèvement

Sérum.

Mise en évidence

- IFI sur coupes de corticosurrénales humaines.
- Révélation par une antiglobuline IgG marquée à la fluorescéine.
- La fluorescence cytoplasmique des zones glomérulées, fasciculées et réticulées de la corticosurrénale.

Résultat

Le seuil de positivité est 1/8.

Ils sont essentiellement retrouvés dans la maladie d'Addison.

AUTO-ANTICORPS ANTI-CYTOPLASME DES POLYNUCLÉAIRES (ANCA)

Les ANCA sont des auto-anticorps dirigés contre les constituants antigéniques des granules primaires azurophiles des polynucléaires neutrophiles, et dans les lysosomes des monocytes.

Ils sont retrouvés dans les vascularites nécrosantes et plus particulièrement dans la granulomatose de Wegener et la périartérite noueuse.

Prélèvement

Sérum.

Mise en évidence

- Les ANCA sont reconnus par immunofluorescence indirecte sur des frottis de polynucléaires fixés à l'éthanol.
  La fluorescence cytoplasmique correspond à une spécificité pour la protéinase 3 (PR3).
  La fluorescence périnucléaire a une spécificité pour la myéloperoxydase (MPO).
- Autres techniques : RIA, ELISA, Western-blot.

Résultat

Anticorps anti-cytoplasme des polynucléaires neutrophiles		
frottis de polynucléaires fixés à l'éthanol		
cANCA fluorescence cytoplasmique granuleuse	**pANCA fluorescence périnucléaire homogène**	**xANCA fluorescence de la membrane nucléaire**
Granulomatose Wegener Vascularites cutanées Bronchiectasies Atteintes pulmonaires Mucoviscidose	Périartérite noueuse Polyarthrite (P.R.) Lupus érythémateux Connectivites mixtes	Hépatopathies Rectocolite hémorragique
• Dosage ELISA anti-protéinase-3 pour confirmer la maladie de Wegener.	• Dosage ELISA anti-myéloperoxydase (anti-MPO).	
• Dosage des anti-BPI dans les atteintes pulmonaires.	• Fluorescence cytoplasmique sur un frottis fixé au formol.	

Les ANCA sont essentiellement mis en évidence dans :
- la granulomatose de Wegener (90 % des cas) ;
- la périartérite noueuse (30 % des cas) ;
- la glomérulonéphrite extra-capillaire (80 % des cas) ;
- la maladie de Kawasaki (90 % des cas) ;
- le syndrome de Churg et Strauss (30 % des cas) ;
- la rectocolite ulcéro-hémorragique (30 % des cas) ;
- la cholangite sclérosante primitive.

AUTO-ANTICORPS ANTI-CYTOPLASMIQUES

Lors du screening auto-immun réalisé sur les cellules HEp2, il est possible de trouver des fluorescences cytoplasmiques qui sont de 2 types :
- mouchetées (ou granulaires),
- filamenteuses (ou anti-cytosquelettes).

I - TYPE MOUCHETÉ

- Anticorps anti-mitochondries : grosses granulations cytoplasmiques :
  - les types M2, M3 et M9 sont décelés sur cellule HEp2,
  - les types M1, M4, M5, M6, M7, M8 peuvent être mis en évidence par technique ELISA ou par réaction de fixation du complément,
  - les plus fréquents en pathologie sont les anti-M2 retrouvés au cours de la cirrhose biliaire primitive.
- Anticorps anti-microsomes : granulations polaires sur cellules HEp2, visibles sur coupes de rein de rat en donnant une fluorescence des tubules proximaux P3.

  Ils sont retrouvés au cours des hépatites auto-immunes d'origine médicamenteuse.
- Anticorps anti-ribosomes : fluorescence autour du noyau. Rencontrés rarement au cours du LED (complications neurologiques).
- Anticorps anti-réticulum endoplasmique : granulations paranucléaires polaires sur cellules HEp2.
- Anticorps anti-cytosol : fluorescence mouchetée. Rencontrés dans certaines hépatites auto-immunes.
- Appareil de Golgi : fluorescence des organites périnucléaires. Se rencontre dans le LED et la maladie de Sjögren, de façon exceptionnelle.

II - TYPE FILAMENTEUX

Certains aspects fibreux ou filamenteux sont visibles sur cellules HEp2 et sont significatifs d'une atteinte auto-immune.

- Actine :
  - filaments longs, serrés (anti-actine),
  - hépatite chronique active (60-90 %),
  - cirrhose biliaire primitive (50 %).
- Myosine :
  - filaments courts, d'aspect dendritique, hérissant le bord de la cellule (anti-tropomyosine),
  - cirrhose biliaire primitive (40 %).
- Kératine :
  - filaments en disposition radiale, en réseau linéaire (anti-cytokératine), retrouvé dans les PR avec atteinte rénale (45 %), dans les syndromes secs et sclérodermies (15 %).

- Tubuline :
  - filaments recouvrant le cytoplasme, denses et d'aspect flou, parfois localisés aux pôles du fuseau des cellules en mitose (anti-tubuline, anti-NUMA) observés au cours des sclérodermies, dans la mononucléose infectieuse, dans la cirrhose éthylique et la thyroïdite d'Hashimoto.
- Vimentine :
  - filaments irréguliers, rappelant l'image d'une pelotte de laine (anti-vimentine), retrouvé dans les PR (75 %) et les LED (35 %).
- Réticuline :
  - fluorescence périnucléaire observée dans les pathologies cœliaques (anti-réticuline).
- Centriole :
  - fluorescence au niveau des pôles du fuseau mitotique, en grains arrondis (anti-centriole).
- Vinculine :
  - fluorescence sous forme de spicules qui irradient vers le noyau.

AUTO-ANTICORPS ANTI-ESTOMAC

Les auto-anticorps anti-estomac sont mis en évidence par une technique d'immunofluorescence indirecte qui permet la recherche des anticorps anti-cellules pariétales de l'estomac.

Prélèvement

Sérum.

Réalisation

IFI sur coupes de muqueuse gastrique de rat : fluorescence cytoplasmique au niveau des cellules pariétales, de type granulaire.

Résultat

Seuil de positivité : 1/20.

Variations pathologiques

- Anémie pernicieuse : présence d'anticorps anti-cellules pariétales associée à des auto-anticorps anti-facteur intrinsèque, recherchés par technique radio-immunologique.
- Autres pathologies :
  - diabète insulino-dépendant,
  - thyroïdites (Hashimoto, thyrotoxicose, myxœdème),
  - gastrites atrophiques :
    . type A : présence d'anticorps anti-cellules pariétales et/ou anti-facteur intrinsèque, avec atrophie de la muqueuse du fundus,

fréquemment associée à une anémie pernicieuse et d'autres pathologies auto-immunes,
. type B : gastrite atrophique touchant l'antre, jamais associée à une anémie pernicieuse, ni à d'autres désordres auto-immuns,
- ulcères gastriques,
- anémie ferriprive,
- maladie d'Addison,
- myasthénie grave,
- arthrite rhumatoïde,
- maladie de Sjögren,
- sujets âgés (15 %),
- sujets normaux (2 %).

AUTO-ANTICORPS ANTI-ÉTHINYL-ŒSTRADIOL

Les hormones de synthèse peuvent entraîner chez certaines femmes la production d'auto-anticorps anti-éthinyl-œstradiol, retrouvés lors de la contraception orale dans le sérum, sous forme de complexes immuns circulants. Le plus souvent, il s'agit, d'une immunoglobuline de nature IgG.

Prélèvement

Sérum.

Réalisation

- Mise en évidence de complexes immuns circulants (CIC).
- Technique de fixation d'éthinyl-œstradiol tritié sur les CIC.
- Séparation par chromatographie d'affinité.

Variations pathologiques

- Accidents liés à la contraception orale : accident vasculaire thrombotique.

AUTO-ANTICORPS ANTI-FACTEUR INTRINSÈQUE

Le facteur intrinsèque est une glycoprotéine sécrétée par les cellules fundiques de l'estomac. Il se lie à la vitamine B12 qui permet son absorption dans l'iléon.

Ce facteur est absent dans l'anémie de Biermer, ou existent des :
– anticorps qui bloquent la liaison du facteur intrinsèque et de la vitamine B12 (type I),
– anticorps qui se lient au complexe facteur intrinsèque-vitamine B12 (type II).

Mise en évidence

- La recherche des auto-anticorps sériques antifacteur intrinsèques nécessite de mesurer la capacité du sérum à tester, de bloquer la fixation de la vitamine B12 radiomarquée, en présence de facteur intrinsèque apporté par un liquide gastrique étalon.

Résultat

La présence des auto-anticorps anti-facteur intrinsèque est retrouvée dans environ 60 % des sérums de sujets atteints d'anémie de Biermer.

AUTO-ANTICORPS ANTI-FOIE

Les auto-anticorps anti-foie sont des auto-anticorps sériques dirigés contre certains déterminants antigéniques du foie.

Prélèvement

Sérum.

Mise en évidence

Coupes de foie (immunofluorescence indirecte).

Résultat

Des anticorps anti-foie sont retrouvés au cours de :
- la cirrhose biliaire primitive,
- la cirrhose post-nécrotique,
- les hépatites médicamenteuses.

AUTO-ANTICORPS ANTI-GLANDES SALIVAIRES

Les auto-anticorps anti-glandes salivaires sont retrouvés dans la maladie de Gougerot-Sjögren.

Prélèvement

Sérum.

Mise en évidence

Coupes de glandes salivaires de singe.

Résultat

Dans la maladie de Sjögren, il existe conjointement des auto-anticorps anti-glande lacrymale et dans l'atteinte primaire, il existe 40 % de positivité des anticorps anti-glande salivaire.
Dans le syndrome de Sjögren secondaire, il existe 90 % d'anticorps antinucléaires positifs.

Par méthodes d'immunodiffusion, ELISA ou Western-blot, il est possible de mettre en évidence :
- des anti-SSA : retrouvé dans le LED, le lupus néonatal et le syndrome sec,
- des anti-SSB : retrouvé dans le LED et dans le syndrome sec.

AUTO-ANTICORPS ANTI-HYPOPHYSE

Certains auto-anticorps peuvent réagir avec des cellules spécifiques de l'anté-hypophyse pour induire une insuffisance hypophysaire :
- anticorps réagissant avec plusieurs types cellulaires : insuffisance hypophysaire primitive ;
- anticorps anti-prolactine : dans la stérilité primaire avec déficit hypophysaire ;
- anticorps anti-ACTH : dans la maladie de Cushing avec déficit en ACTH ;
- anticorps anti-GH : dans certains nanismes ;
- anticorps anti-vasopressine : dans certains diabètes insipides.

Prélèvement

Sérum

Dosage

Immunofluorescence sur coupes d'hypophyse de singe.

AUTO-ANTICORPS ANTI-MEMBRANE BASALE RÉNALE

Certaines néphropathies qui relèvent d'atteintes auto-immunes sont liées à des dépôts de complexes immuns. Les plus fréquentes sont les glomérulonéphrites (extracapillaires nécrosantes, membrano-prolifératives ou mésangiocapillaires). Les atteintes tubulo-interstitielles sont plus rares.

Auto-anticorps anti-membrane basale glomérulaire

La recherche est réalisée par immunofluorescence sur des coupes de rein de primates.

La recherche et le dosage des anticorps anti-M2 par technique ELISA est réalisable à l'aide d'un extrait de membranes basales glomérulaires comme antigène, permettant d'évoquer la maladie de Goodpasture.

Dans les glomérulonéphrites avec dépôt d'IgA sur la membrane basale, ces anticorps sont spécifiques d'antigènes de la triple hélice du collagène IV.

Dans les glomérulonéphrites post-streptococciques, ces anticorps sont spécifiques d'antigènes du domaine 7 s à l'extrémité N-terminale du collagène IV.

D'autres anticorps sont incriminés dans les pathologies glomérulaires :

- anti-laminine dans la maladie de Chagas ;
- anti-héparane sulfate dans les atteintes post-streptococciques et dans le lupus érythémateux ;
- anti-entactine dans les glomérulonéphrites membrano-prolifératives.

Auto-anticorps anti-membrane basale tubulaire

Les atteintes tubulo-interstitielles sont associées à des auto-anticorps se liant à la membrane basale des tubes rénaux.

La recherche par immunofluorescence est réalisée sur des coupes de rein de primates.

La recherche et le dosage des anticorps anti-H3M-1 par technique ELISA est réalisable à l'aide d'un extrait de membranes basales tubulaires comme antigène.

Facteurs néphritiques

Certains anticorps de classe IgG, anti-complémentaires, entraînent l'activation prolongée et chronique du système du complément.

- Le C3NeF : anticorps réagissant avec le complexe C3Bb de la voie alterne, retrouvé dans les glomérulonéphrites membrano-prolifératives de type II.
- Le C4NeF : anticorps réagissant avec le complexe C4bC2 de la voie classique, retrouvé dans le lupus.

La recherche est faite par mesure du degré d'activation du C3 (mesure de sa consommation ou des produits de dégradation) du sérum normal en présence du sérum du patient, de calcium (pour la recherche du C4NeF) et d'EDTA (pour la recherche du C3NeF).

Agrégats IgA-Fibronectine

Les IgA circulants des néphropathies à IgA interagissent avec des glycoprotéines comme la fibronectine ou la laminine. La recherche de ces complexes est réalisée par technique ELISA.

Ces complexes sont également retrouvés dans les glomérulonéphrites avec ANCA, les néphrites post-infectieuses, la maladie de Goodpasture, les glomérulonéphrites membrano-prolifératives ou avec présence de complexes immuns.

AUTO-ANTICORPS ANTI-MICROSOMES

Les auto-anticorps anti LKM (*Liver Kidney Microsome*) réagissent sur le foie, sur le rein, et permettent le diagnostic d'hépatites auto-immunes médicamenteuses.

La recherche s'effectue sur 3 types de coupes d'organes :

Les anticorps se présentent sous forme de granulations fluorescentes concentrées à un pôle du noyau du cytoplasme.

Ils sont également dirigés contre le réticulum endoplasmqiue des hépatocytes.

Ils sont visibles sur coupe de rein de rat en donnant une fluorescence des tubes proximaux P3 : la couche moyenne constituée de la corticale profonde avec les tubules proximaux P3 est plus fortement fluorescente par rapport à la corticale superficielle où les tubules P1 et P2 sont faiblement fluorescents. Dans la médullaire, qui comporte des tubules distaux, la fluorescence est négative.

La recherche sur coupe d'estomac de rat est négative.

Anti	Foie de rat	Rein de rat	Estomac de rat
LKM	– Forte fluorescence – Type homogène	– Forte fluorescence des tubules P_3 – Type homogène	– Absence de fluorescence
M2	– Faible fluorescence – Type granuleux	– Fluorescence des tubules distaux – Type granuleux	– Forte fluorescence des cellules pariétales – Type granuleux

Il existe des sérums de référence qui permettent une réaction d'identité par immunoprécipitation permettant de confirmer un anti-LKM1.

Ces anticorps sont retrouvés au cours des hépatites auto-immunes médicamenteuses :

– anti LKM1 (iproniazide, halothane, pyrimidol),

– anti LKM2 (acide tiénilique),

L'anti LKM1 est également retrouvée dans :

– l'hépatite auto-immune de type II,

– les atteintes hépatiques après réaction du greffon contre l'hôte,

– l'hépatite C.

L'anti LKM2 donne une fluorescence prédominant sur les tubules proximaux P1 et P2.

Ces anticorps ne sont pas précipitants et ne sont pas confirmés par une réaction d'identité.

L'anti LKMδ donne une fluorescence prédominant sur les tubules proximaux P2.
Ces anticorps sont retrouvés au cours des surinfections de l'hépatite B chronique par le virus de l'hépatite D.
L'anti LM donne une fluorescence qui prédomine dans la zone centrolobulaire sur coupe de foie.
Ces anticorps sont retrouvés en cours de l'hépatite à la dihydralazine (Népressol®).

AUTO-ANTICORPS ANTI-MITOCHONDRIES

Les anticorps anti-mitochondries sont dirigés contre des structures antigéniques présentes au niveau cellulaire. Ces anticorps ne sont pas spécifiques d'organe, mais sont recherchés dans diverses maladies auto-immunes et en particulier dans la cirrhose biliaire primitive. Par l'utilisation en immunofluorescence sur différentes coupes d'organe, neuf anticorps ont été mis en évidence (M_1 à M_9).

Prélèvement

Sérum.

Dosage

- La recherche s'effectue sur des coupes de foie, de rein et d'estomac de rat par technique d'immunofluorescence indirecte.
  Les sérums sont titrés au 1/20 et 1/80 (taux faibles) puis les dilutions sériques sont réalisées (dans les taux plus élevés).

Classification

Antigène mitochondrial	Anticorps anti-mitochondrie et pathologies associées	Intensité et aspect de la fluorescence au niveau des tubules	
		Proximaux	Distaux
M_1 : cardiolipine du feuillet interne	Anti M_1 : syphilis hépatique réactivité croisée avec les anticardiolipines	+ diffuse estompée	++ diffuse estompée

(Suite pages suivantes)

Antigène mitochondrial	Anticorps anti-mitochondrie et pathologies associées	Intensité et aspect de la fluorescence au niveau des tubules	
		Proximaux	Distaux
M_2 : feuillet interne associé à l'ATPasse. Soluble dans le chloroforme	Anti M_2 : syphilis des résultats en antimitochondries – taux élevé > 1/100 : cirrhose biliaire primitive (CBP) – taux faible : > 1/100 : - hépatites auto-immunes . hépatite chronique active (10 à 25 %) . cirrhose cryptogénique (10 %) - connectivites . sclérodermie . syndrome de Gougerot-Sjögren - papavérine	+ faiblement granitée granuleuse	++++ granuleuse granitée
M_3 : feuillet externe	Anti M_3 : lupus induit (n'existe pas actuellement)	++	++
M_4 : feuillet externe insoluble dans le chloroforme	Anti M_4 : retrouvé dans 10 % des CBP et des hépatites auto-immunes	+	+++ granuleux
M_5 : feuillet interne mitochondrial	Anti M_5 : associé à l'AHAI, la présence d'anticoagulant circulant, d'anticardiolipine de connectivite	+++ forte fluorescence qui diminue de la corticale vers la médullaire	+
M_6 : feuillet externe (mitochondrial mono- amino-oxydase B)	Anti M_6 : hépatite à l'iproniazide	+++ (surtout P_1)	–

Antigène mitochondrial	Anticorps anti-mitochondrie et pathologies associées	Intensité et aspect de la fluorescence au niveau des tubules	
		Proximaux	Distaux
M_7 : feuillet interne des mitochondries du tissu cardiaque et également du poumon du rein et du pancréas	Anti M_7 : – cardiomyopathies – myocardites aiguës		
M_8	Anti M_8 : présent dans 40 % des CBP, en relation avec des formes cliniques de moins bon pronostic		
M_9	Anti M_9 : présent dans 40 % des CBP. Intérêt épidémiologique		

Le diagnostic différentiel entre un anti M2 et un anti LKM (ou anticorps antiréticulum endoplasmique) nécessite l'étude des différentes coupes :

	Foie de rat	Rein de rat	Estomac de rat
Anti M_2	– Fluorescence faible – Type granuleux	– Forte fluorescence des tubules distaux – Type granuleux	– Forte fluorescence des cellules pariétales – Type granuleux
Anti LKM	– Fluorescence forte	– Forte fluorescence des tubules proximaux – Type homogène	– Absence de fluorescence

La recherche des anticorps anti-mitochondries présente un intérêt dans le diagnostic de la cirrhose biliaire primitive et également pour la différentiation de l'hépatite chronique active, de l'hépatite chronique persistante.

- Les titres d'anticorps anti M2 sont élevés dès les premiers signes d'une CBP (> 1/400) et restent stables durant l'évolution de la maladie.
  Les titres ne sont pas proportionnels à la sévérité des lésions hépatiques et ne sont pas influencés par les traitements.
- Les titres compris en 1/20 et 1/80 sont en faveur d'une hépatite chronique, alors que les titres > 1/160 sont caractéristiques d'une CBP.

- D'autres méthodes peuvent être utilisées pour la détection des anticorps anti-mitochondries : ELISA, immuno-empreinte.
  La technique ELISA est plus sensible que l'IFI, mais présente de nombreux faux-positifs qui doivent être confirmés par une autre technique.

AUTO-ANTICORPS ANTI-MUSCLE LISSE

La recherche des anticorps anti-muscle lisse fait partie du diagnostic des hépatites chroniques actives auto-immunes.
Ces anticorps sont dirigés contre l'actine et sont de nature IgG. Ils sont caractéristiques des hépatites auto-immunes.
Dans certaines maladies infectieuses (hépatite B), ces anticorps sont dirigés contre les filaments intermédiaires du muscle lisse et sont rencontrés à titre plus faible.

Prélèvement

Sérum.

Mise en évidence

La recherche est effectuée sur des coupes d'estomac de rat.
La fluorescence est localisée au niveau des fibres musculaires lisses de la muscularis mucosae, des couches musculaires profondes de la couche moyenne des artères et des flammèches de muscle lisse dans la lamina propria.
Le titrage est effectué au 1/20 et au 1/100 (titres faibles) et aux dilutions supérieures dans le diagnostic de l'hépatite auto-immune.

Résultat

- Titre > 1/160 : hépatite chronique active.
  La recherche est positive dans plus de 60 % des cas et les titres persistent plusieurs années. On retrouvera associés aux anticorps anti-muscle lisse, la présence d'anticorps antinucléaires et une hypergammaglobulinémie.
  Le dosage des anticorps anti-muscle lisse est nécessaire dans le suivi thérapeutique (immuno-suppresseurs, corticoïdes).
- Titre < 1/160 :
  - maladies lymphoréticulaires :
    . réticulosarcome,
    . maladie de Hodgkin,
    . sarcome immunoblastique, cancers…
  - maladies infectieuses :
    . mononucléose infectieuse, varicelle, rougeole, oreillons,
    . cytomégalovirose, SIDA,
    . hépatites virales…

- Anticorps anti-muscle lisse et médicaments.

Ces anticorps apparaissent après une prise prolongée du médicament hépato-toxique :

– oxyphenisatine,
– clométacine,
– alphaméthyl-dopa,
– glafénine,
– nitrofurantoïne,
– papavérine,
– fénofibrate,
– benzarone.

AUTO-ANTICORPS ANTI-NEURO-MUSCULAIRES

I – AUTO-ANTICORPS ANTI-MYÉLINE

La myéline est un constituant principal du tissu nerveux, synthétisée par les cellules de Schwann au niveau périphérique et par les dendrocytes au niveau central.

Les auto-anticorps anti-myéline sont essentiellement des IgM monoclonales à chaine légère kappa, spécifiques d'une glycoprotéine de la myéline : MAG (myelin associated glycoprotein). Des sulfoglycosphingolipides sont reconnus par ces auto-anticorps.

Prélèvement

Sérum

Dosage

Recherche des auto-anticorps anti-myéline et dosage par méthode ELISA à l'aide de plaques recouvertes de myéline purifiée.

Caractérisation des anticorps anti-MAG par western-blot.

Caractérisation des anticorps dirigés contre les glycoprotéines par immunomarquage.

Recherche des auto-anticorps anti-MAG et anti-glycolipides par méthode ELISA après isolement des antigènes par immuno-affinité.

II – AUTO-ANTICORPS ANTI-NOYAUX DES NEURONES

Les auto-anticorps anti-neurones apparaissent dans le sérum des sujets présentant une neuropathie paranéoplasique. Ils sont mis en évidence par immunofluorescence sur coupe de cervelet et sont caractérisés par technique de Western-blot. La fluorescence marque le noyau des neurones et très légèrement le cytoplasme.

Par Western-blot, 2 anticorps sont caractérisés :
- anti-Hu (40 KD) ou ANNA1 ;
- anti-Ri (55 KD) ou ANNA2.

Ils sont retrouvés dans les :
- neuropathies sensitives subaigues, généralement associées à un cancer pulmonaire à petites cellules (anti-Hu) ;
- encéphalites limbiques, généralement associées à un cancer pulmonaire microcellulaire, parfois à une tumeur gynécologique ou à un cancer des testicules (anti-Hu) ;
- encéphalites du tronc cérébral, généralement associées à un cancer anaplasique du poumon, plus rarement à un cancer du sein, un cancer de la prostate ou des testicules (anti-Hu) ;
- neuropathies dysautonomiques, principalement la dysmotilité gastro-intestinale, généralement associées au carcinome pulmonaire à petites cellules (anti-Hu) ;
- syndromes opsoclonies-myoclonies, généralement associés à un cancer du sein (anti-Ri).

III – AUTO-ANTICORPS ANTI-GANGLIOSIDES

Les gangliosides sont abondants dans les membranes des cellules nerveuses. Les auto-anticorps anti-gangliosides sont surtout de nature IgM polyclonale ou monoclonale et sont retrouvés chez les sujets présentant une neuropathie motrice. Leur mise en évidence nécessite une technique ELISA ou un Western-blot.

- Auto-anticorps anti-gangliosides de nature IgM :
  . polyneuropathies sensitives ou récidivantes ;
  . neuropathies motrices avec atteinte du motoneurone ou avec blocs de conduction ;
  . polyradiculonévrites chroniques démyélinisantes.
- Auto-anticorps anti-gangliosides de nature IgG dans les polyradiculonévrites aigues :
  . syndrome de Guillain-Barré,

. syndrome paralytique chinois suite à une infection à *Campylobacter jejuni* ;
. syndrome de Miller-Fischer ;
. encéphalite de Bickerstaff (syndrome voisin de celui de Miller-Fischer) ;
. neuropathie ataxiante aigue.

IV – AUTO-ANTICORPS ANTI-CELLULES DE PURKINJE

Les anticorps anti-cellules de Purkinje se fixent dans le cytoplasme des cellules de Purkinje avec un marquage variable :
– granulaire (PCA1) : anti-Yo qui réagit en position 62 KD en Western-blot. Ces auto-anticorps sont retrouvés au cours de la dégénérescence cérébelleuse subaiguë. La maladie est associée à un cancer de l'ovaire ou du sein.
– homogène (PCA2) : qui réagit en position 52 KD en Western-blot ;
– homogène (PCA3) : absent en Western-blot. Il est retrouvé dans le sérum de patients atteints de la maladie de Hodgkin compliquée d'une neuropathie.

V – AUTO-ANTICORPS ANTI-GAD

La glumatate décarboxylase (GAD) catalyse la transformation du glutamate en acide gamma-aminobutyrique (GABA). Elle est présente en grande quantité dans le cerveau et le pancréas.
Les auto-anticorps anti-GAD sont retrouvés en immunofluorescence sur coupe de cerveau ou de cervelet de singe.
Ils sont caractérisés par immunoprécipitation à l'aide d'un lysat de cerveau de rat comme antigène.
La technique ELISA est utilisée avec la GAD recombinante.
Les auto-anticorps anti-GAD sont retrouvés dans les syndromes myotoniques (maladie de Stiff-man, pseudo-syndrome du Stiff-man) ainsi que dans les myoclonies vélopalatines avec crises d'épilepsie et l'atrophie cérébelleuse corticale.

VI – AUTO-ANTICORPS ANTI-RÉCEPTEURS DE L'ACÉTYL-CHOLINE

Les auto-anticorps anti-récepteurs de l'acétylcholine sont spécifiques des récepteurs nicotiniques des muscles striés.
Ils ont une valeur diagnostique importante dans la myasthénie où leur présence est retrouvée dans 90 % des cas.
Ils sont absents des syndromes neurologiques ou musculaires non myasthéniques.
Ils agissent par accélération de la dégradation du récepteur (ou plus rarement par blocage du récepteur).

Prélèvement

Sérum.

Mise en évidence

Méthode par radio-immunoprécipitation en présence d'un récepteur humain purifié (muscle strié), d'un analogue structural de l'acétylcholine (α bungarotoxine radiomarquée), du sérum du malade et d'un second anticorps précipitant.

Valeur pronostique

- Cet auto-anticorps de nature IgG est corrélé à la gravité de la myasthénie : les taux élevés sont retrouvés dans les formes graves.
- Il est contamment présent dans les formes avec hyperplasie thymique.
- Il est présent chez le nouveau-né de mère myasthénique.
- La plasmaphérèse améliore la maladie.

Autres anomalies dans la myasthénie

- Groupes HLA (HLA_1, B_8, DW_3) associés aux pathologies auto-immunes.
- Auto-anticorps anti-muscle strié : 30 à 50 % des cas de myasthénie, surtout les formes avec thyome.

VII – AUTO-ANTICORPS ANTI-MUSCLES STRIÉS

Les anticorps anti-muscles striés sont dirigés contre certains constituants antigéniques musculaires et sont recherchés dans le sérum de sujets myasthéniques ou porteurs d'un thymome et dans des atteintes cardiaques répétées.

Prélèvement

Sérum.

Mise en évidence

La recherche est réalisée par immunoflurescence indirecte sur des coupes de myocarde de singe ou de rat.

Le titrage est réalisé au 1/20 et au 1/80 et aux dilutions supérieures dans les pathologies auto-immunes.

Résultat

Plusieurs types d'anticorps existent en fonction de leur topographie de fixation sur le muscle :

– anti-myofibrilles (anti-muscle squelettique, anti-muscle cardiaque),
– anti-sarcolemmique (anticorps qui se fixent autout de la fibre musculaire et reconnaissant des antigènes communs au cœur et au muscle squelettique),
– anti-sarcoplasmiques (soit spécifiques du cœur et il s'agit d'anti-sarcoplasmiques inter-myofibrillaires, soit non spécifiques et il s'agit d'anti-sarcoplasmiques diffus),
– anti-tissu conducteur du cœur (tissu nodal).

Type de fluorescence	Spécificité
Bandes sombres anisotropes	Myasthénie (30 à 50 % des cas) porteurs de thymome
Bandes claires isotropes	10 % des sujets normaux
Sarcolemme	– 4 % des sujets normaux – complications streptococciques (RAA, GNA) – lésions post-infarctus, péricardites – cardiomyopathie idiopathique – processus inflammatoires sur valvules ou pontage

Les auto-anticorps antimyocarde peuvent être retrouvés dans d'autres pathologies auto-immunes (PR, LED) et dans certaines hépatites.

Il existe des réactions croisées entre certains antigènes myocardiques et streptococciques qui diminuent la spécificité des réactions de diagnostic.

VIII – AUTO-ANTICORPS ANTI-PLAQUE MOTRICE

Certaines pathologies musculaires sont liées à un défaut de la conduction nerveuse au niveau de la jonction neuromusculaire.

- Maladie de Lambert-Eaton : auto-anticorps fixés sur les canaux calciques qui empèchent la libération d'acétylcholine dans la fente synaptique.
- Myasthénie : auto-anticorps anti-récepteurs de l'acétycholine qui empêchent la capture de l'acétylcholine par le muscle squelettique.
- Auto-anticorps anti-acétylcholinestérase qui inhibent l'activité enzymatique. L'excès d'acétylcholine dans la fente synaptique entraine une stimulation excessive se traduisant par une faiblesse musculaire.

AUTO-ANTICORPS OCULAIRES

Il existe plusieurs types de pathologies auto-immunes affectant l'œil, liées à la formation de complexes immuns au niveau du site inflammatoire. Au cours d'atteintes oculaires, la recherche d'auto-anticorps pourra être envisagée.

I – AUTO-ANTICORPS ANTI-MUQUEUSE CONJONCTIVALE

Il s'agit d'anticorps anti-membrane basale (hémidesmosomes) retrouvés dans la pemphigoïde oculaire cicatricielle (protéine de 205 KD).

II – AUTO-ANTICORPS ANTI-CORNÉE

Il s'agit d'anticorps anti-épithélium cornéen retrouvé dans certaines maladies chroniques de la cornée (ulcère de Mooren), mis en évidence par Western-blot (protéine de 54 KD), également retrouvés au cours de certaines uvéites ou après une greffe de cornée.

III – AUTO-ANTICORPS ANTI-CRISTALLIN

Il s'agit d'anticorps dirigés contre les protéines solubles du cristallin, surtout l'alpha-cristalline. Les titres d'anticorps sont corrélés à la gravité de la maladie au cours de l'uvéite phaco-antigénique, forme sévère, hyperémique, accompagnée d'une cataracte.
Des atteintes chroniques sont observées dans la cyclite de Fuchs et dans les uvéites antérieures chroniques.
Les anticorps anti-alpha-cristalline sont révélés par méthode ELISA ou par Western-blot.

IV – AUTO-ANTICORPS ANTI-RÉTINE

Les inflammations intra-oculaires touchant les tissus oculaires, uvée, rétine et corps vitré, se traduisent par des choriorétinites. Celles-ci sont génétiquement déterminées, associées à certains antigènes HLA.

Les protéines responsables d'uvéites sont localisées dans les cellules photoréceptives de la rétine.

- Uvéite antérieure idiopathique : auto-anticorps anti-protéine S (arrestine), présents dans la plupart des atteintes rétiniennes et leur taux est corrélé au niveau de l'inflammation.
  Elle est associée à HLA B27.
- « Birdshot retinochoroidopathy » : rétinopathie en « grains de riz ». L'uvéite postérieure chronique est associée à l'antigène HLA A29 – HLA B12.
- Rétinite pigmentaire : rétinopathie dégénérative associée à des auto-anticorps anti-protéine S dirigés contre les cellules photoréceptives de la rétine.
- Rétinopathie paranéoplasique : forme dégénérative sévère, diffuse, des photorécepteurs, associée aux cancers du poumon à petites cellules.
- Les anticorps réagissent avec une protéine de 23 KD (CAR Antigen). Ces rétinopathies peuvent également accompagner les cancers du sein et de l'utérus.
- Vascularites rétiniennes associées à des anticorps anti-rétine dirigés contre des antigènes rétiniens associés aux cellules photoréceptrices.
- Uvéites bilatérales auto-immunes de l'ophtalmie sympathique : auto-anticorps dirigés contre la mélanine uvéale, les mélanocytes uvéaux et les cellules épithéliales pigmentaires.
- Maladie de Voght – Koyanagi – Harada : uvéite bilatérale avec des auto-anticorps dirigés contre les mélanocytes uvéaux.

AUTO-ANTICORPS DE L'OREILLE INTERNE

Les surdités auto-immunes proviennent de la formation de complexes immuns circulants, de vascularites obstructives ou d'auto-immunisation spécifique de l'oreille interne.

Les anticorps réagissent en immunofluorescence avec les structures cochléaires. Le marquage de la face interne des vaisseaux cochléaires est observée au cours des surdités auto-immunes. Les auto-anticorps anti-cochlée (anticorps anti-collagène II), sont mis en évidence dans le sérum

des sujets atteints de la maladie de Menière et des sujets atteints de surdité neurosensorielle.
Par technique de Western-blot, une protéine de 68 KD est isolée.
Les anticorps anti-collagène II sont mis en évidence par technique ELISA.

AUTO-ANTICORPS ANTI-OVAIRE

Certaines stérilités féminines peuvent être d'étiologie auto-immune. Les anticorps sont dirigés contre les cellules folliculaires, les cellules de la granulosa ou les protéines de la zone pellucide.
La recherche des auto-anticorps doit être envisagée devant une stérilité inexpliquée et en cas d'échecs répétés de fécondation *in vitro*.

Prélèvement

Sérum

Mise en évidence

Immunofluorescence indirecte sur coupes d'ovaires humains. Méthode immunoenzymatique avec détermination isotypique.

Description des différents types d'auto-anticorps en IFI :

- Fixation des anticorps sur les cellules folliculaires des thèques internes et externes, sécrétant les oestrogènes et responsables d'une insuffisance ovarienne.
- Fixation des anticorps sur les cellules de la granulosa sécrétant la progestérone et responsables d'endométriose.
- Fixation des anticorps sur les protéines de la zone pellucide, bloquant l'adhérence et la pénétration des spermatozoïdes à travers la zone pellucide de l'ovaire et responsables de stérilités.

Les anticorps anti-ovaires ont un effet négatif sur les paramètres de la stimulation en FIV (nombre d'ampoules de gonadotrophines plus élevé, nombre d'ovocytes recueillis plus bas, nombre d'embryons plus bas). Leur présence rend nécessaire le suivi biologique de ces patientes pour leur prise en charge en PMA.

AUTO-ANTICORPS ANTI-PANCRÉAS

Les anticorps qui accompagnent le diabète insulino-dépendant (diabète juvénile de type I) sont la conséquence d'un processus auto-immun dirigé contre les ilots de Langerhans du pancréas avec à terme, la destruction des cellules productrices d'insuline.

I – AUTO-ANTICORPS ANTI-ÎLOTS DE LANGERHANS (ICA)

Les cellules β des îlots de Langherans sécrétent l'insuline. Lors du diabète insulino-dépendant, la recherche des auto-anticorps anti-îlots de Langherans peut être envisagée.

Prélèvement

Sérum.

Dosage

En immunofluorescence indirecte, les substrats utilisés sont des coupes de pancréas humain ou de singe.

On observe une fluorescence homogène du cytoplasme des îlots.

Le seuil de positivité est fixé à 1/4.

Variations pathologiques

Des titres significatifs d'anticorps sont retrouvés dans :

– le diabète insulino-dépendant (30 %), la positivité étant plus importante en début de maladie,

– le diabète non insulino-dépendant (5 %).

La détection des anticorps peut précéder de plusieurs mois ou plusieurs années l'expression clinique du défaut d'insuline, ce qui augmente le risque d'évolution en diabète.

II – AUTO-ANTICORPS ANTI-GAD

La glutamate décarboxylase (GAD) catalyse la transformation du glutamate en acide gamma-aminobutyrique (GABA). Elle est présente en grande quantité dans le cerveau et le pancréas.

Prélèvement

Sérum

Mise en évidence

Les auto-anticorps anti-GAD sont retrouvés en immunofluorescence sur coupe de cerveau ou de cervelet de singe.

Ils sont caractérisés par immunoprécipitation à l'aide d'un lysat de protéines d'un extrait de pancréas marqué ou par immunoprécipitation de la GAD recombinée, suivie de la mesure de la radioactivité du précipité.

la technique ELISA est utilisée avec la GAD recombinante.

Les auto-anticorps anti-GAD sont retrouvés dans les syndromes myotoniques (maladie de Stiff-man, pseudo-syndrome du Stiff-man) ainsi que dans les myoclonies vélopalatines avec crises d'épilepsie et l'atrophie cérébelleuse corticale.

III – AUTO-ANTICORPS ANTI-INSULINE

Des auto-anticorps anti-insuline peuvent être retrouvés chez les diabétiques ayant reçu de l'insuline extraite du porc ou du bœuf.
Ils entraînent des manifestations locales cutanées et plus rarement générales. L'allergie peut être mise en évidence par le dosage des IgE spécifiques anti-insuline et par les tests cutanés.
Ils entraînent également une résistance à l'insuline, ce qui entraîne une diminution de l'activité biologique.

Prélèvement

Sérum.

Dosage

Méthode radio-immunologique permettant la mise en évidence d'anticorps de classe IgG essentiellement.

Valeurs de référence

Le pourcentage d'insuline exogène fixée par les anticorps du sérum à tester est normalement inférieur à 5 %.

Variations pathologiques

Toute élévation du pourcentage de fixation est en rapport avec la présence d'anticorps anti-insuline.
Leur présence perturbe les dosages d'insuline sérique.

IV – AUTRES SPÉCIFICITÉS

Certaines protéines reconnues par des anticorps du sérum de patients présentant un DID, appartiennent à la famille des tyrosine-phosphatases :
– fragments de l'antigène IA2 (Islet Antigen 2),
– phrogrine.
Ils sont dosés par radioprécipitation.

AUTO-ANTICORPS ANTI-PEAU

Les auto-anticorps anti-peau sont responsables de maladies bulleuses et atteignent l'épiderme. On distingue les anticorps anti-membrane basale et les anticorps anti-substance intercellulaire.

Prélèvement

Sérum, biopsies cutanées.

Mise en évidence

Immunofluorescence indirecte ou directe.

- Technique directe sur la peau péri-lésionnelle (biopsie cutanée).
- Technique indirecte sur des coupes d'œsophage de singe. Le seuil significatif est fixé à la dilution du sérum au 1/10.

Résultats

- *Présence d'une fluorescence de la membrane basale* (MB)
  - Pemphigoïde bulleuse : bulles apparaissant sur une peau saine ou sur des bases érythémateuses, épargnant les muqueuses et généralement non extensives.

    En IFI, les anticorps sont fixés sur la membrane basale et sont rencontrés à un taux supérieur au 1/10. Il s'agit essentiellement d'anticorps de nature IgG.
  - Herpès gestationis : lésions bulleuses et prurigineuses apparaissant chez la femme enceinte et disparaissant 6 mois après l'accouchement. Lors de manifestations graves, des avortements spontanés peuvent survenir. La détection sérologique par IFI reste souvent négative. La détection sur un prélèvement cutané, met en évidence le dépôt de fractions C3 du complément, fixé à l'IgG anti-membrane basale.
- *Présence d'une fluorescence de la substance intercellulaire* (SIC)
  - Pemphigus : apparition de bulles sous-cutanées liées à une perte de cohésion des cellules épithéliales.

    La forme commune ou pemphigus vulgaire, atteint la peau et les muqueuses. Le pemphigus foliacé n'atteint pas les muqueuses. La fluorescence intercellulaire est localisée dans les couches superficielles de l'épiderme dans le pemphigus foliacé et dans toute l'épaisseur épithéliale dans le pemphigus vulgaire.

    Le titre d'anticorps est corrélé à l'importance de l'atteinte.

    Dans les formes précoces ou isolées, la sérologie peut être négative. L'examen anatomo-pathologique des biopsies permet de diagnostiquer le pemphigus dans les lésions cutanées et cutanéo-muqueuses.

AUTO-ANTICORPS ANTI-PHOSPHOLIPIDES

Le syndrome des antiphospholipides (SAP) est défini par l'existence de thromboses veineuses répétées, de thromboses artérielles, de pertes fœtales répétées, d'une thrombopénie et par la présence d'anticorps réagissant avec les phospholipides. Le SAP est décrit au cours des connectivites et des maladies systémiques (surtout le lupus érythémateux disséminé), au cours de maladies infectieuses (surtout HIV, mais aussi hépatites, EBV, syphilis, lyme), d'hémopathies malignes (lymphomes, syndromes myéloprolifératifs), de tumeurs solides (poumon, prostate, ORL), et au cours de certains traitements (Hydralazine, Phénothiazines, Neuroleptiques).

Le traitement du SAP nécessite la prise d'antivitamines K permettant d'obtenir un INR au moins égal à 3.

Le traitement des complications obstétricales repose sur l'association héparine-aspirine, ou héparine-corticothérapie en cas d'antécédents de phlébite.

Les critères biologiques du SAP sont définis par la présence durable d'anticoagulants circulants ou l'existence d'anti-cardiolipines.

Une fréquence élevée de thromboses et d'avortements répétés est liée à la présence d'anticoagulants circulants lupiques.

Les anticoagulants circulants sont des composés sanguins endogènes et anormaux, exerçant un effet inhibiteur sur la coagulation du sang normal. Ils peuvent apparaître au cours de coagulopathies constitutionnelles ou spontanément, en dehors de toute perturbation préexistante de l'hémostase.

Certains sont dirigés contre un facteur de la coagulation, exposant à des accidents hémorragiques.

D'autres sont dirigés contre une phase de la coagulation, exposant à des phénomènes de thrombose.

Ces inhibiteurs entraînent un allongement d'un ou de plusieurs tests de la coagulation, non corrigés par l'apport de plasma témoin normal.

Ces anticorps acquis sont des immunoglobulines (IgG le plus souvent).

La recherche des antiphospholipides par dosage des anticardiolipines en méthode ELISA, peut être complétée par la détermination d'autres anticorps plus spécifiques de la maladie auto-immune et de la survenue de thromboembolies : les anticorps anti-B 2-glycoprotéine I, anti-phospatidyléthanolamine, anti-prothrombine, anti-protéine C, anti-protéine S, anti-annexine V.

I – ANTICOAGULANTS CIRCULANTS LUPIQUES

Un anticoagulant circulant est recherché par des méthodes coagulométriques dépendant des phospholipides. Les réactifs doivent posséder une sensibilité connue aux anticoagulants circulants :

– temps de coagulation avec une thromboplastine diluée,
– temps de céphaline avec un activateur dilué.

La présence d'un inhibiteur de la coagulation est décelée par la réalisation des tests de coagulation sur un mélange plasma du patient et plasma témoin, confirmée par l'addition de phospholipides qui corrigent le test.

I. 1 – Anticoagulants dirigés contre un facteur de la coagulation

Anti-VIII

- Il apparaît dans 5 à 20 % des cas d'hémophilie A, généralement chez l'hémophile majeur, en relation avec le traitement tranfusionnel antérieur. Il entraîne un état réfactaire à la thérapeutique.
- Il apparaît spontanément, surtout chez les sujets âgés, au cours des maladies auto-immunes (lupus érythémateux disséminé), dans les dermatoses bulleuses, les dermatites herpétiques, les allergies à la pénicilline (ou autre intolérance médicamenteuse) dans le post-partum, dans les hépatites, les cancers, les leucémies lymphoïdes chroniques, les gammapathies monoclonales, et certaines infections respiratoires.
- Les anti-VIII sont de nature IgG, agissant spécifiquement sur le VIII : C, entraînant un effondrement de l'activité coagulante. Le taux de VIII : Ag est normal.
- Le titre d'anti-VIII est généralement élevé chez l'hémophile et plus faible dans les autres étiologies. On retrouve constamment chez l'hémophile des complexes immuns *in vivo*.

Anti-IX

- Retrouvé chez l'hémophile B (dans 5 % des cas), généralement dans l'hémophilie majeure, et le rôle des polytransfusions est important.
- Retrouvé également au cours du lupus érythémateux disséminé et dans le post-partum.

Anti-Willebrand

- Retrouvé dans la maladie de Willebrand sévère avec des taux effondrés des facteurs VIII, en liaison avec des transfusions antérieures.
- Retrouvé dans les syndromes lymphoprolifératifs, les gammapathies monoclonales et les lymphosarcomes.

Anti-XI et anti-XII

- Retrouvé au cours des déficits congénitaux (exceptionnels).
- Au cours du LED (anti-XI isolé ou associé à un anti-XII).

Anti-V

- Au cours des déficits congénitaux (rares).
- Au cours des thérapeutiques (streptomycine, gentamicine).

Anti-XIII

- Déficits congénitaux.
- Médicaments : pénicilline, isoniazide.

Il entraîne un tableau hémorragique sévère.

Anti-II

- Généralement associé à une antiprothrombinase (LED).

Anti-fibrinogène

- Rencontré dans les afibrinogénémies (rares).

I. 2 – Anticoagulants dirigés contre une étape de la coagulation

Antiprothrombinase

Il apparaît au cours du LED, mais aussi dans d'autres pathologies auto-immunes, dans des affections lymphoprolifératives, myélome, Waldenström, Hodgkin, myélofibrose, au cours d'allergies médicamenteuses ou de certaines thérapeutiques (phénothiazines, procaïnamide), au cours de néoplasies, de carcinomes, au cours de valvulopathies cardiaques.

Il s'agit d'une IgG (parfois une IgM), révélée par un allongement du TCA et son effet est d'autant plus net que les réactifs phospholipidiques sont dilués.

Cet anticorps augmente la fréquence des réactions syphilitiques faussement positives.

Il est responsable de thromboses fréquentes et la corticothérapie peut accroître le risque de thromboses.

Le risque hémorragique existe en cas de déficit en facteur de la coagulation associé ou en cas de thrombopénie.

Inhibiteurs de la fibrinoformation

Ils entraînent un allongement du temps de thrombine, non corrigé par l'apport de plasma témoin.

Ils peuvent entraîner des accidents hémorragiques.

- Inhibiteurs de la polymérisation des monomères de fibrine :
  - immunoglobulines monoclonales,
  - produits de dégradation de la fibrine.
- Inhibiteurs de la stabilisation de la fibrine :
  - semblable à un anti-XIII.

- Inhibiteurs d'action identique à celle de l'héparine :
  - retrouvés au cours du myélome et chez des sujets HIV positifs.
- Inhibiteurs de la phase contact :
  - anti XI + XII de nature gammaglobulinémique.

Prélèvement

- Citrate : réalisation des tests de coagulation.
- EDTA : numération plaquettaire.
- Sérum : étude de l'auto-immunité.

Dépistage d'un anticoagulant circulant

- Allongement des tests de coagulation :
  - TP < 70 % (> 1,5 seconde par rapport au témoin) ;
  - TCA > 6 secondes par rapport au témoin ;
  - TT > 3 secondes par rapport au témoin.
- Correction par le plasma témoin :
  - ce test permet de différencier la présence d'un anticoagulant et un déficit en facteur de la coagulation ;
  - en présence d'un anticoagulant, le facteur apporté par le plasma témoin est neutralisé par l'anticorps (le test de coagulation n'est pas corrigé) sauf si le titre de l'anticorps est faible ou s'il s'agit d'une antithrombine.
- Dosage des facteurs de la coagulation :
  - indispensable en cas de déficit, le dosage des facteurs est réalisé pour différencier un anticorps spécifique et une antiprothrombinase ;
  - en présence d'un anticoagulant spécifique, la diminution de l'activité porte sur un seul facteur et l'anomalie persiste quelle que soit la dilution du plasma utilisée ;
  - dans le cas d'une antiprothrombinase, la baisse d'activité peut concerner plusieurs facteurs de la coagulation et l'activité des différentes dilutions de plasma est différente, augmentant avec la dilution et se normalisant dans les fortes dilutions.

Dépistage d'un anticoagulant non spécifique

- Antiprothrombinases :
  - test de thromboplastine diluée : temps de Quick réalisé avec des dilutions de thromboplastine ;
  - test de neutralisation par les plaquettes : l'existence de l'antiprothrombinase est prouvée par une diminution du TCA du malade par l'apport de plaquettes.
- Antithrombines et antipolymérases :
  - les temps de thrombine et de reptilase sont réalisés,

- le temps de reptilase est allongé en présence de PDF ou en présence d'antipolymérases.

II – AUTO-ANTICORPS ANTI-CARDIOLIPINE (Cardiolipine)

Les auto-anticorps anti-cardiolipine sont des auto-anticorps antiphospholipides, mis en évidence, à l'origine, dans la sérologie syphilitique dans les tests de floculation (VDRL) et présents dans les pathologies auto-immunes (LED, PR, syndrome de Gougerot-Sjögren).
Les auto-anticorps dirigés contre les phospholipides ont une activité anticoagulante circulante au niveau des facteurs phospholipides-dépendants, et sont responsables d'une pathologie thrombotique.

Prélèvement

Sérum conservé congelé.

Dosage

Méthode ELISA sandwich.

Valeurs de référence

Les résultats sont exprimés en unités arbitraires par ml par rapport à un sérum de référence.
N < 10 U arb./ml.

Variations pathologiques

- Manifestations thrombo-emboliques.
- Avortements à répétition (thomboses placentaires).
- Thrombocyténie, thrombopénies auto-immunes.
- Affections neurologiques ou oculaires.
- Manifestations cardiaques (lésions valvulaires).

Dans le cadre des avortements à répétition, le traitement par les corticoïdes permet de réduire le risque thrombotique.

Intérêt de leur recherche

- Appréciation du risque thrombotique et prévention des récidives de thromboses ou de mort fœtale.
- Thérapeutique : aspirine (100 mg/jour) ou association corticothérapie-aspirine ou corticothérapie-héparine en cas d'antécédent de phlébite associée.

Nombre de fausse couche	% anti-cardiolipide	% anticorps lupique
1	1 %	5 %
2	10 %	15 %
3	20 %	50 %

III – ANTICORPS ANTI-β 2-GLYCOPROTÉINE I

La β 2-glycoprotéine I est un inhibiteur de la coagulation qui possède une affinité élevée pour les phospholipides anioniques. Sa fixation sur les plaques de microtitration permet la recherche des anticorps anti-β 2-glycoprotéine I par technique ELISA.

Ces anticorps sont souvent associés au SAP et sont absents des pathologies infectieuses, ce qui les différencient des anticorps anti-cardiolipines.

Leur recherche doit être systématique devant un tableau clinique évocateur, associé à une recherche négative des anti-cardiolipines.

IV – ANTICORPS ANTI-PHOSPHATIDYLÉTHANOLAMINE

Ces anticorps sont retrouvés dans certaines pathologies auto-immunes et au cours de pathologies infectieuses.

Ils sont parfois associés à des accidents thrombotiques en dehors de toute pathologie auto-immune.

Les kininogènes sont fréquemment associés aux anticorps anti-phosphatidyléthanolamine. L'isotype généralement associé aux anomalies thrombotiques est l'isotype IgM, contrairement aux anti-cardiolipines pour lesquels les IgG sont les plus fréquents.

V – ANTICORPS ANTI-PROTÉINE C – ANTICORPS ANTI-PROTÉINE S

La protéine S et la protéine C sont des inhibiteurs physiologiques de la coagulation qui inhibent les facteurs Va et VIIIa.

La présence d'anticorps anti-protéine C ou S pourrait modifier l'activité anticoagulante et induire une pathologie thrombotique.

VI – ANTICORPS ANTI-ANNEXINE V

L'annexine V ou PAP I appartient à la famille des lipocortines. Elle est présente surtout dans le placenta et dans les cellules endothéliales.
La présence d'anticorps anti-annexine V pourrait induire une pathologie thrombotique. Ils sont décrits chez des femmes ayant des antécédents d'avortements à répétition.

AUTO-ANTICORPS ANTI-TESTICULE

Les auto-anticorps anti-testicule sont mis en évidence dans la stérilité masculine. Les différentes structures tissulaires peuvent atteintes entrainant la formation d'auto-anticorps anti-membrane basale, anti-cellules germinales, anti-cellules de Sertoli.
Des anticorps anti-cellules de Leidig sont mis en évidence dans certaines atrophies testiculaires par torsion du cordon spermatique.
La rupture de la barrière hémato-testiculaire peut entrainer la production d'anticorps anti-spermatozoides (voir chapitre Liquide séminal).
Des anticorps immobilisants les spermatozoïdes sont mis en évidence dans le sérum ou dans la glaire cervicale (voir chapitre Test de Seguy).
Les protéines de surface des spermatozoides jouent un rôle important dans la fécondation (mouvement, liaison à la zone pellucide, pénétration ovocytaire). Ces antigènes de surface peuvent être la cible d'auto-anticorps qui peuvent être mis en évidence par technique ELISA.

AUTO-ANTICORPS ANTI-THYROÏDIENS

Les auto-anticorps anti-thyroglobuline et les auto-anticorps anti-microsomes sont recherchés dans les affections thyroïdiennes et auto-immunes.

- Les auto-anticorps anti-thyroglobuline sont dirigés contre la thyroglobuline synthétisée par les cellules folliculaires de la thyroïde. Ils sont spécifiques d'espèce, ne fixent pas le complément et ne sont pas cytotoxiques.

  Leur taux peut prédire le degré d'infiltration lymphocytaire. Ces anticorps sont essentiellement de classe IgG et apparaissent dans de nombreuses pathologies thyroïdiennes.

  Ils perturbent le dosage de la thyroglobuline sérique.

- Les auto-anticorps anti-microsomes sont dirigés contre la thyroperoxydase qui intervient dans la synthèse des hormones thyroïdiennes. Ils sont spécifiques d'organe, fixent le complément et sont cytotoxiques. Le taux d'auto-anticorps anti-thyroperoxydase peut prédire une augmentation de la TSH. Le dosage des auto-anticorps anti-TPO est plus sensible et spécifique que la détermination des auto-anticorps microsomaux.

Prélèvement

Sérum.

Dosage

- Immunofluorescence sur coupes tissulaires.
- Hémagglutination passive.
- ELISA.
- Dot-Blot.
- Radio-immunologie (précipitation, compétition, sandwich).

Valeurs de référence

- Les titres normaux sont inférieurs à :
  - pour les auto-anticorps anti-thyroglobulines : 1/128 ou 1/100 selon les techniques, ou 100 U/l en technique ELISA,
  - pour les auto-anticorps anti-microsomes : 1/400 et pour les anti-TPO : 100 U/l en technique ELISA.

Variations pathologiques

Des taux significatifs sont retrouvés :

– chez les sujets âgés (altération de la fonction thyroïdienne),
– dans les maladies thyroïdiennes auto-immunes :
  - maladie de Hashimoto,
  - myxœdème primitif de l'adulte,
  - maladie de Basedow.
– des taux significatifs sont retrouvés dans les :
  - tumeurs thyroïdiennes,
  - thyroïdites subaiguës de De Quervain,
  - goitres diffus,
  - nodules froids.
– Ils sont recherchés chez les sujets traités par l'iode (amiodarone) et dans certains cas de fausse couche.

Autres anticorps antithyroïdiens

- Anticorps dirigé contre le second antigène colloïdal.

- Anticorps anti-hormones thyroïdiennes qui perturbent le dosage des hormones thyroïdiennes.
- Anticorps anti-cytosquelette (anti-tubulaire).

La recherche d'auto-anticorps anti-thyroïdiens peut intéresser des pathologies liées au dysfonctionnement de certains autres organes :
– maladie d'Addison,
– myasthénie,
– connectivites,
– pathologies hépatiques.

AUTO-IMMUNITE ANTI-THYROIDIENNE	
Euthyroïdie	– Thyroïdites asymptomatiques sans goitre – Thyroïdites associées à d'autres maladies auto-immunes : maladie d'Addison, gastrites auto-immunes, maladie de Biermer, myasthénies et connectivites.
Hypothyroïdie	– Maladie d'Hashimoto (TPO+, ATG+) – Myxoedème primitif (TPO+, ATG+)
Hyperthyroïdie	Anticorps anti-récepteurs de la TSH : – Bloquants : TBII Bloquant la synthèse hormonale : TSII (Hypothyroïdie primitive). Bloquant la croissance cellulaire : TGII (Atrophie thyroïdienne). – Stimulants : TSI Stimulant la synthèse hormonale : TSAb (Hyperthyroïdie Basedow). Stimulant la croissance cellulaire : TGIb (Hyperplasie Goitre).

Thyroïdites auto-immunes

	Antithyroglobuline	Anti-microsomes
– Thyroïdite d'Hashimoto	60-90 %	85-100 %
– Thyroïdite juvénile lymphocytaire	titres faibles	90 %
– Myxœdème primitif	60-80 %	50 %
– Hypothyroïdie	45-75 %	65-85 %
– Thyrotoxicose	35-85 %	35-65 %
– Carcinome thyroïdien	25-65 %	20 %
– Maladie de Graves	95 %	98 %
– Goitre athéromateux	25 %	25 %
– Anémie pernicieuse	25-50 %	25-65 %
– Allergiques	20 %	10 %
– Sujets âgés	10 %	5 %

AUTO-ANTICORPS ANTI-RÉCEPTEURS DE LA TSH

Les auto-anticorps anti-récepteurs de la TSH sont polymorphes.
Ils peuvent avoir une activité thyréostimulante, activant l'adényl-cyclase, responsable de l'hyperthyroïdie.
Ils peuvent avoir une activité bloquante au niveau des récepteurs de la TSH et entraîner une hypothyroïdie.

Prélèvement

Sérum.

Dosage

Le test basé sur la stimulation de la fonction thyroïdienne sur des coupes de thyroïde humaine avec stimulation de l'adénylcyclase et production d'AMPc s'appelle TSI (TSAb). Ces immunoglobulines sont spécifiques de l'hyperthyroïdie de la maladie de Basedow (95 % de positivité).
Le test fondé sur l'inhibition de la fonction thyroïdienne par mesure de l'inhibition de la liaison de la TSH marquée à l'iode radioactif par le sérum à tester s'appelle TBII (TBIAb).

Valeurs de référence

Les valeurs usuelles sont inférieures à 10 % d'inhibition.
Les taux compris entre 10 et 20 % ne permettent pas d'affirmer la présence d'anticorps.

Variations pathologiques

Des taux moyens (40 %) sont retrouvés dans la maladie de Basedow avec exophtalmie dans 90 % des cas. Dans les goitres diffus toxiques, les taux moyens sont de 25 % d'inhibition et sont retrouvés dans 75 % des cas. Ces dosages sont très utiles dans le suivi de la maladie de Basedow traitée avec une valeur prédictive des rechutes. le dosage chez la mère basedowienne est également nécessaire pour prévenir l'hyperthyroïdie néonatale.

Il n'existe pas de corrélation entre ces auto-anticorps et les anticorps antithyroïdiens (antithyroglobuline ou antithyroperoxydase).

AUTOHÉMOLYSE *IN VITRO* (DACIE)

L'autohémolyse du sang normal après 48 heures d'incubation à 37 ° C est généralement faible et l'addition de glucose ou d'ATP diminue encore cette hémolyse.

Ce test prend son intérêt pour le diagnostic des déficits enzymatiques responsables d'anémies hémolytiques. La résistance osmotique est également diminuée au cours de la sphérocytose héréditaire.

Prélèvement

Sang recueilli stérilement sur héparine, en évitant toute hémolyse. Sérum pour le dosage des activités enzymatiques.

Valeurs de référence

	Sang total	Sang + glucose	Sang + ATP
% d'hémolyse	0,5-4,5	0,03-0,5	0-0,8

Variations pathologiques

Anomalie	Sang total	Sang + glucose	Sang + ATP
Sphérocytose héréditaire	Hémolyse +++	Correction	Correction
Déficit en G6PD	Hémolyse +++	Hémolyse +	Hémolyse +
Déficit en pyruvate kinase	Hémolyse ++	Hémolyse ++	Correction
Déficit en glutathion réductase	Hémolyse ++	Hémolyse ++	Correction

Anomalie	Sang total	Sang + glucose	Sang + ATP
Déficit en 2,3-diphospho-glycérate mutase	Hémolyse ++	Hémolyse ++	Correction
Déficit en hexokinase	Hémolyse ++	Hémolyse +	Hémolyse +
Déficit en triose-phosphate isomérase	Hémolyse ++	Correction	Correction
Hémoglobine instable	Hémolyse ++	Hémolyse +	Hémolyse +
Hémoglobinurie nocturne paroxystique	Hémolyse ++	Hémolyse ++	Hémolyse +

Déficits enzymatiques de la voie d'Embder-Meyerhoff

Déficit enzymatique	Transmission	Taux (u/g d'Hb)
Hexokinase	Autosomale récessive	2,2-3,6
Phospho-hexose-isomérase (phospho-glucose-isomérase)	Autosomale récessive	50-70
Triose-phosphate-isomérase	Autosomale récessive	1 500-2 000
Phospho-glycérate kinase	Liée à l'x récessive	300-400
Diphospho-glycérate mutase	Autosomale récessive	4-7
Pyruvate kinase	Autosomale récessive	5,5-7,5

Déficits enzymatiques de la voie du Shunt des pentoses

Déficit enzymatique	Transmission	Taux (u/g d'Hb)
Glucose 6 phophate déshydrogénase	Liée à l'x récessive	3,5-5,5
Glutathion peroxydase	Autosomale récessive	
Glutathion synthétase	Autosomale récessive	

BABESIA (BABÉSIOSE ou PIROPLASMOSE)

La babésiose est une parasitose, exceptionnellement rencontrée en Europe, dûe à *Babesia*, qui est un parasite du globule rouge. Dans les formes aiguës, il existe une anémie hémolytique fébrile. Le syndrome infectieux est brutal avec une fièvre à 40 °C, une détresse respiratoire et des troubles de la conscience.

Le vecteur de la maladie est une tique (Ixodes ricinus), qui transmet le parasite aux animaux et à l'homme par morsure.

- *Babesia canis* infeste le chien,
- *Babesia divergens* et *bovis* infestent les bovins,
- *Babesia caballi* et *equi* infestent les équins,
- *Theileria microti* infeste les bovins et les ovins.

Babesia divergens (Europe) et *Theileria microti* (Amérique) sont deux espèces reconnues comme pouvant parasiter l'homme.

Diagnostic biologique

Le diagnostic parasitologique nécessite la recherche des parasites sur un frottis sanguin. Le frottis coloré au May-Grunwald-Giemsa met en évidence un parasite intra-globulaire, en forme d'anneau, assez polymorphe, avec un ou deux noyaux ponctiformes.

Le polyparasitisme des hématies est habituel.

Des formes extra-globulaires peuvent être observées, ainsi que des parasites en forme de poires, de bâtonnet, ou groupés en croix de Malte (tétrades intra-globulaires).

Le nombre d'hématies parasitées peut être important (50 %), expliquant l'hémolyse aiguë des globules parasités. Il existe alors une hémoglobinurie avec une bilirubinurie.

Thérapeutique

Le traitement doit être adapté, essentiellement chez le sujet splénectomisé, dont le pronostic vital est en jeu.

Le traitement associe la clindamycine (4 fois 600 mg en IV) à la quinine (4 fois 600 mg *per os*) pendant 7 à 14 jours.

Si l'hémolyse intravasculaire est importante, il est indiqué de proposer d'emblée une exsanguinotransfusion qui permettra de faire chuter la parasitémie.

On informera les sujets splénectomisés du risque lié aux morsures de tiques.

BACILLUS

Le genre *Bacillus* comporte des bactéries virulentes, capsulées, produisant des spores qui leurs confèrent une grande résistance dans le milieu extérieur.

B. anthracis, agent du charbon, sécrète une toxine œdématogène, de nature protéique. Elle est immunogène et les anticorps formés sont neutralisants. Ils jouent un rôle important dans l'immunité anti-charbonneuse. Les étapes essentielles de l'infection sont représentées par une ganglio-pexie, une splénopexie, une septicémie.

B. cereus est retrouvé au cours de toxi-infections alimentaires et au cours de septicémies, de méningites, d'atteintes cutanées et respiratoires et de myonécroses.

B. sphaericus est entomopathogène, actif sur les larves de moustiques.

Prélèvement

- Fragments tissulaires, sang, crachat, LCR, pustules…
- Produits alimentaires.

Examen direct

- Gros bacilles (6 µ de long × 1 µ de large) groupés en chaînettes, à gram positif, capsulés, mobiles par ciliature, péritriche, sporogènes.
  B. anthracis est le seul *Bacillus* immobile.
- La spore est visible à frais, en contraste de phase.
- Le cristal protéique intracellulaire est visible pour les souches entomopathogènes, à côté de la spore.

Culture

- L'isolement nécessite des milieux sélectifs (Pearce, Knisely, Mossel).
- Un enrichissement peut être réalisé par pasteurisation de l'échantillon ou par irradiation UV, permettant d'éliminer les bactéries incapables de sporuler.
- La culture sur milieux usuels, sur gélose de Mueller-Hinton, sur gélose au sang est généralement aisée.

Identification

- *Bacillus* à Gram positif :
  - à spore ovale non déformante (groupe I),
  - à spore ovale déformante (groupe II),
  - à spore ronde déformante (groupe III).
- Le groupe I comprend les espèces les plus souvent rencontrées en particulier *B. anthacis*, *B. cereus*, *B. subtilis*.

- L'identification est réalisable par des galeries permettant l'étude de la fermentation des sucres, par l'étude de la composition en acides gras de la paroi bactérienne ou par technique de pyrolyse avec étude chromatographique.
- Le sérotypage utilise l'antigène flagellaire spécifique d'espèce. Les antisérums monovalents permettent l'identification de la bactérie. Au cours des toxi-infections alimentaires, le sérotype 1 de B. cereus est le plus souvent isolé.

Thérapeutique

B. anthacis est généralement sensible aux pénicillines, et le traitement est parfois associé à la sérothérapie. Une antibiothérapie précoce est une cause d'échec à l'isolement bactérien.

Une antibiothérapie tardive rend le traitement moins efficace.

Des souches résistantes à la pénicilline (β lactamase) commencent à apparaître.

B. cereus est généralement sensible aux aminosides, à l'érythromycine, au chloramphénicol, à la clindamycine.

La plupart des autres souches sont sensibles aux cyclines, à la gentamicine, au chloramphénicol.

BACTEROÏDES

Le genre *Bacteroïdes* regroupe un grand nombre de bactéries anaérobies dont certaines espèces jouent un rôle dans divers processus pathologiques (infections du périodonte, bronchectasies, abcès du poumon, bactériémies, septicémies, suppurations post-opératoires, infections gynécologiques…).

Bacteroïdes fragilis regroupe 5 sous-espèces retrouvées dans la flore intestinale et dans les cavités naturelles. Ils sont impliqués dans près de 30 % des infections anaérobies, surtout des septicémies après intervention chirurgicale ou chez les sujets fragilisés (cancer, diabète), souvent associés à d'autres anaérobies.

B. fragilis ssp *fragilis* est rencontrée dans 80 % des cas. Elle est capsulée, ce qui la rend plus résistante, et elle sécrète des enzymes (fibrinolysine, neuraminidase) qui favorise son développement dans les infections.

Le diagnostic bactériologique est basé sur les caractères culturaux en anaérobiose, sur les caractères biochimiques permettant de distinguer les sous-espèces.

La détection rapide de *B. fragilis* dans les produits pathologiques peut être réalisée par agglutination ou par immunofluorescence avec un sérum anti-*B. fragilis* ou un sérum anti-capsule.
La gravité de ces infections à fortement diminuée depuis l'utilisation du métronidazole et de la clindamycine.

	Indole	Catalase	Arabinose	Glucose	Saccharose	Rhamnose	Tréhalose
Bacteroïdes fragilis	0	0	0	+	+	0	0
B. vulgatus	0	0	0	+	+	+	0
B. distasonis	0	+	0	+	+	+	+
B. caccae	0	0	+	+	+	+	+
B. merdae	0	0	0	+	+	+	+
B. thetaiotaomicron	+	+	+	+	+	+	+
B. stercoris	+	+	+	+	+	+	+
B. uniformis	+	0	0	+	+	0	0
B. eggerthii	+	0	0	+	0	0	0
B. splanchnicus	+	0	0	+	0	0	0

BALANTIDIUM COLI

Balantidium coli est un parasite cilié fréquemment retrouvé dans l'intestin du porc. L'homme est un hôte accidentel chez qui il entraîne une colite chronique, une diarrhée chronique rebelle, parfois dysentériforme. Il est capable de pénétrer à l'intérieur des tissus de la muqueuse intestinale entraînant de larges ulcérations contenant de nombreux trophozoïtes. Les formes trophozoïtes ovoïdes (65 µ × 50 µ) sont très mobiles, grâce à des cils vibratiles sur toute la surface. Il existe un cytostome à la partie antérieure. Les noyaux sont visibles après coloration à l'hémalun-éosine (macronucleus-micronucleus). Les formes kystiques sont globuleuses (55 µ). La paroi est épaisse et les 2 noyaux sont visibles après coloration. La culture est réalisée sur milieu diphasique enrichi, à 37 °C.
L'examen histologique met en évidence des zones d'ulcération contenant les trophozoïtes dont on reconnaît surtout les macronucleus.

BANDELETTES URINAIRES DE DÉPISTAGE

Les bandelettes urinaires permettent de détecter la présence dans l'urine de composants pathologiques : protéines, hématies, leucocytes, germes, glucose, corps cétoniques.

Les résultats positifs devront être quantifiés et interprétés en fonction du pH urinaire et de la densité des urines.

En pratique, le dépistage systématique permet :

– la recherche d'une maladie de l'appareil urinaire,

– la recherche d'une complication rénale,

– la surveillance de la grossesse ou d'une thérapeutique,

– d'orienter la prescription d'examens biologiques.

Recueil des urines

- Flacon propre ou stérile.
- Recueil des urines du milieu du jet.
- En dehors des pertes menstruelles.

Glycosurie

- L'existence d'une glycosurie doit être interprétée en fonction d'une cétonurie.
- Glycosurie sans cétonurie :
  - glycémie à jeun < 1 g/l, post-prandiale < 1,40 g/l en faveur d'une diabète rénal,
  - glycémie à jeun > 1,4 g/l, post-prandiale > 2 g/l en faveur d'un diabète sucré.

Après test de charge glucosé, la glycémie 2 heures après charge > 2 g/l est en faveur d'un diabète non insulino-dépendant, et un taux < 2 g/l est en faveur d'une intolérance au glucose.

- Glycosurie avec cétonurie traduisant un besoin insulinique :
  - diabète insulino-dépendant déséquilibré,
  - diabète non insulino-dépendant devenant insulino-dépendant.

Hématurie

Spécificité : hémoglobine, myoglobine.

L'examen cytologique et le compte d'Addis vont compléter l'investigation, associée à un examen bactériologique pour identifier l'infection urinaire.

En l'absence d'infection, l'imagerie permettra la mise en évidence d'une atteinte rénale (lithiase, tumeur…).

L'hématurie peut également être le signe d'une atteinte tumorale ou d'une anomalie de la coagulation.

L'existence de cylindres hématiques signe une atteinte glomérulaire.

Dans un contexte d'effort musculaire intense, il peut s'agir d'une myoglobinurie qui sera contrôlée 48 heures plus tard.

Protéinurie

Une protéinurie peut révéler une néphropathie ou une uropathie :

- fonctionnelle : fièvre, effort physique,
- orthostatique : disparition de la protéinurie en position couchée. La protéinurie orthostatique est surveillée annuellement et disparaît en général vers 25 ans,
- infectieuse : un ECBU permettra le diagnostic et après antibiothérapie, la protéinurie doit disparaître,
- une urographie intraveineuse ou une échographie seront réalisées si la protéinurie persiste, sans étiologie évidente, permettant de poser le diagnostic d'uropathie ou de néphropathie.

Leucocyturie

Une leucocyturie est spécifique des estérases des polynucléaires neutrophiles.

L'existence simultanée d'une leucocyturie et d'une nitriturie signe une infection urinaire.

L'existence d'une leucocyturie intermittente permet d'envisager une urétrite.

Dans un contexte non infectieux, la persistance d'une leucocyturie traduit une atteinte du parenchyme rénal :

- post-infectieuse (pyélonéphrite),
- toxique (médicaments),
- immunologique (atteintes auto-immunes),
- néphrite interstitielle chronique primitive.

Bilirubinurie

L'existence d'une bilirubinurie signe une augmentation de la concentration sérique de bilirubine conjuguée (directe) d'origine cholestatique intra-hépatique ou extra-hépatique.

Si la bilirubinurie est associée à une augmentation d'urobilinogène dans les urines, un bilan biologique et échographique permettront d'orienter vers une cholestase intra-hépatique ou extra-hépatique.

Une augmentation d'urobilinogène dans les urines, sans bilirubinurie, oriente vers une maladie hémolytique et la recherche d'hémoglobinurie sera positive.

Seuils de détection des bandelettes

Glycosurie	1 g/l	5,5 mmol/l
Cétonurie	0,05 g/l	0,5 mmol/l
Hématurie	10 hématies/µl	0,03 mg/100 ml d'hémoglobine
Protéinurie	0,15 g/l	
Leucocyturie	10 leucocytes/µl	
Nitriturie	100 000 germes/ml	
Bilirubinurie	2 mg/l	
Urobilinogène	1,6 µmol/l	

BARR (Corpuscule de Barr)

Le test de Barr est intéressant dans l'étude des dysgénésies gonadiques, le corpuscule de Barr correspondant à l'existence de 2 chromosomes sexuels X dans le génotype, et ce test permet de déterminer le « sexe chromatinien ».

Prélèvement

Le prélèvement cellulaire est réalisé en raclant la face interne des joues après un rinçage de la bouche à l'eau. Les frottis sont confectionnés, fixés et colorés à l'hématoxyline.

On recherche les corpuscules intranucléaires, accolés à la membrane du noyau.

Interprétation

Chez l'homme : moins de 5 % des cellules contiennent un corpuscule de Barr. Ce test est positif dans le syndrome de Klinefelter (XXY).

Chez la femme : plus de 20 % des cellules contiennent un corpuscule de Barr. Ce test est négatif dans le syndrome de Turner (XO).

BENZÈNE

Le benzène et ses dérivés sont largement utilisés dans l'industrie. Le benzolisme est une maladie professionnelle. L'intoxication est essentiellement d'origine respiratoire. Une partie du benzène est oxydé en phénol et en dérivés sulfo-conjugués, au tropisme particulier pour la moelle osseuse.

Prélèvement

- Sang total hépariné.
- Urines de 24 heures.

Dosage

- Chromatographie en phase gazeuse, avec détection par ionisation de flamme.

Valeurs de référence (ug × 0,0125 = µmol)

- Sang total : < 20 µg/l *soit* < 0,25 µmol/l.
- Urines : < 20 µg/24 h *soit* < 0,25 µmol/24 heures.

Variations pathologiques

- Une numération formule sanguine permet le dépistage des anémies, leucopénies et thrombopénies liées au benzolisme. L'atteinte médullaire sévère entraîne une pancytopénie d'évolution mortelle.
- Les dosages du benzène sanguin et des phénols urinaires seront réalisés lors d'une suspicion de benzolisme.

BENZODIAZÉPINES

Les benzodiazépines sont douées de propriétés anxiolytiques, anticonvulsivantes, myorelaxantes, hypnotiques et sédatives.
La grande diversité des molécules et de leurs propriétés peut nécessiter leur dosage afin d'ajuster les posologies.

Prélèvement

- Sérum prélevé avant une nouvelle prise.

Dosage

- Méthode immuno-enzymatique (EMIT).
- Chromatographie liquide haute performance (HPLC).

Résultat

- On distingue les benzodiazépines métabolisées en desméthyldiazépam et équivalent, à demi-vie longue, parmi lesquelles le diazépam (Valium) est utilisé pour ses propriétés diverses :
  N : 0,10-0,40 mg/l *soit* 0,35-1,40 µmol/l.
- Les benzodiazépines à demi-vie plus courte ne sont pas oxydées avant glycuro-conjugaison.
  Le clonazépam (Rivotril) est le plus puissant anti-épileptique :
  N : 0,03-0,06 mg/l *soit* 0,10-0,20 µmol/l.

BÊTA-2-MICROGLOBULINE

La bêta-2-microglobuline correspond à une chaîne polypeptidique constituant la chaîne légère des antigènes d'histo-compatibilité HLA, présents sur les cellules nucléées de l'organisme, principalement les lymphocytes.

Elle est également produite par des cellules tumorales. Elle est filtrée au niveau des glomérules et réabsorbée au niveau des tubules proximaux. L'augmentation des taux sériques est liée à une augmentation de synthèse ou à une diminution de filtration.

Prélèvement

- Sérum.
- Urines de 24 heures conservées correctement (hydrolyse à pH < 5,5) et gardées congelées (pour un dosage différé).

Dosage

- Méthodes radio-immunologiques, immuno-enzymatiques, néphélémétriques et par immunodiffusion radiale.

Valeurs de référence

- Les valeurs sériques varient selon l'âge :
  nouveau-né : 2,0-5,4 mg/l,
  avant 6 mois : 1,4-4,0,
  6 mois-2 ans : 0,8-3,4,
  2-10 ans : 0,4-3,0,
  adulte : 1,0-2,4.
- Les valeurs urinaires varient selon le pH urinaire. La β2 microglobuline est instable à pH acide (pH < 5,5) :
  N : < 0,4 mg/24 h.

Variations pathologiques

- Pathologies hématopoïétiques (leucémies lymphoïdes chroniques, lymphomes, myélomes).
- Pathologies auto-immunes (lupus érythémateux disséminé, polyarthrite rhumatoïde, sarcoïdose, Sjögren...).
- SIDA où il existe une hyperactivation β-lymphocytaire responsable d'une augmentation des taux d'immunoglobulines et de β2 microglobuline. Non spécifiquement, car l'augmentation des taux est retrouvée dans d'autres infections virales.
  Ce paramètre est important dans le pronostic du SIDA, et les taux sont supérieurs à 3 mg/l dans 95 % des cas de SIDA. Chez l'enfant né de mère séropositive, l'élévation des taux est un facteur de mauvais pronostic car elle est reliée à l'infection du nouveau-né.
- Au cours des cancers bronchiques et des hépato-carcinomes, la β2 microglobuline peut servir de marqueur tumoral.
- Au cours des atteintes rénales, on peut apprécier la fonction glomérulaire par la mesure de la β2 microglobuline sérique, et la fonction tubulaire par les dosages urinaires. Une augmentation des taux est

retrouvée dans les néphropathies, le syndrome de Fanconi, les intoxications (aminosides).
Il existe une relation entre la concentration sérique et la filtration glomérulaire : la réduction de 50 % de la filtration entraîne un doublement des taux sériques de β2-microglobuline.
La clairance rénale est également un marqueur sensible et précoce de l'atteinte rénale (moyenne : 120 ml/mn).

- Au cours des transplantations rénales, la viabilité du greffon est appréciée avant la reprise de la diurèse par la baisse de la β2-microglobuline sérique, qui est plus précoce que celle de la créatinine.

β2-microglobuline et créatinine sérique augmentées	β2-microglobuline augmentée avec créatinine normale
– Glomérulonéphrite, néphropathie néphrotoxiques, rejet de greffe, néphronophtise juvénile, néphrites tubulo-interstitielles.	– Syndromes inflammatoires : LED, PR, sarcoïdose, Crohn, Sjögren. – Proliférations lymphocytaires : LLC, Hodgkin, myélome multiple, lymphadénopathies, lymphomes à cellules B et à cellules T sécrétants, SIDA.

BÊTA-THROMBOGLOBULINE

La bêta-thromboglobuline (βTG) est une protéine spécifique des plaquettes, contenue dans les granules α.
Elle est libérée lors de l'activation des plaquettes.
Sa demi-vie est d'environ 2 heures. Elle est éliminée dans les urines.

Prélèvement

- Plasma recueilli dans des conditions spéciales pour éviter l'activation plaquettaire (mélange anticoagulant type diatube H).
- Sérum.
- Urines.
- Lysat plaquettaire.

Dosage

- Méthode immuno-enzymatique.
- Méthodes par précipitation (Ouchterlony, Mancini, Laurell, électrosynérèse, néphélémétrie).

Valeurs de référence

- Plasma : 10-40 UI/ml.

- Urines : < 0,04 UI/ml.
- Plaquettes : 40-60 µg/10^9 plaquettes.

Variations pathologiques

- Une élévation des taux plasmatiques est retrouvée en pathologie :
  - pathologie cardiovasculaire (infarctus, embolie, valves cardiaques, CIVD, troubles vasculaires, thromboses veineuses),
  - chirurgie,
  - cancers,
  - LED, psoriasis, diabète…

BICARBONATES

L'exploration de l'équilibre acido-basique nécessite les dosages du pH, de la pCO_2 et des bicarbonates (HCO_3^-).
Le principal système tampon de l'organisme est le couple bicarbonate-acide carbonique, dépendant du pH selon l'équation d'Henderson-Hasselbach :

$$pH = 6{,}1 + \log \frac{HCO_3^-}{H_2CO_3}$$

Prélèvement

- Plasma hépariné ou sérum.
- Éviter tout prélèvement hémolysé.
- Le dosage doit être réalisé rapidement.

Dosage

- Méthodes enzymatiques à 340 nm.
- Mesure volumétrique et manométrique.
- Méthodes électrochimiques (électrode spécifique ou électrode de pH).
- Méthodes catharométriques.
- Méthodes calorimétriques (rouge de crésol, phénolphtaléine).

Valeurs de référence (nmol × 1 = mEq)

- Nouveau-né : 15-25 mmol/l.
- Nourrisson : 18-27 mmol/l.
- Enfant : 20-28 mmol/l.
- Adulte : 22-30 mmol/l.

Variations pathologiques

- Diminution des bicarbonates :

- alcalose respiratoire lors d'hyperventilation alvéolaire : augmentation d'élimination du CO_2.
  Compensation assurée par une baisse de HCO_3^-.
- acidose métabolique : par excès d'acides fixes (saturation des tampons par les ions H^+ : acido-cétose diabétique ou lactique, insuffisance rénale) également par pertes excessives en HCO_3^- (diarrhées).
  Compensation assurée par une baisse de la pCO_2.

• Augmentation des bicarbonates :
  - acidose respiratoire : rétention alvéolaire de CO_2 par hypoventilation.
    Compensation assurée par une élévation de HCO_3^-.
  - alcalose métabolique : lors d'administration abusive de bicarbonates, de pertes importantes en chlorure (vomissements) ou de déplétion potassique (diurétique, diarrhée, vomissements), également lors d'un hyperaldostéronisme.
    Compensation assurée par une élévation de la pCO_2.

BILHARZIOSES (Shistosomiases)

Les bilharzioses sont des parasitoses dues à des trématodes du genre *Shistosoma*. On distingue 4 espèces pathogènes :
- *S. mansoni* : bilharziose intestinale hépato-splénique rencontrée en Afrique, en Amérique latine, aux Antilles ;
- *S. haematobium* : bilharziose urinaire ou vésicale rencontrée en Afrique, au Moyen-Orient ;
- *S. japonicum* : bilharziose artério-veineuse ou sino-japonaise rencontrée en Extrême-Orient ;
- *S. intercalatum* : bilharziose rectale rencontrée en Afrique équatoriale.

Après infestation par voie transcutanée, plus rarement par voie orale, les furcocercaires migrent par voie sanguine et lymphatique vers les poumons et le foie, et deviennent adultes vers le 2e mois.
Les femelles fécondées pondent des œufs qui traversent la paroi intestinale (*S. mansoni*) ou la paroi vésicale (*S. haematobium*) et sont éliminés dans le milieu extérieur par les selles ou les urines. Dans le milieu extérieur, l'œuf libère un miracidium qui gagne son hôte intermédiaire (mollusque) d'où sortent les larves infestantes.
L'évolution clinique comporte shématiquement des manifestations cutanées (dermatite allergique) liées à la pénétration des cercaires, une phase toxémique qui survient après une période d'incubation variant de 45 jours à 3 mois, une phase d'état dont les signes varient selon le parasite (hémorragies rectales, diarrhée, hépato-splénomégalie, douleurs abdominales pour *S. mansoni* ; hématuries d'intensité variable, récidi-

vantes pour *S. haematobium*) et enfin une phase chronique où les complications conditionnent le pronostic.

Signes biologiques d'orientation

- *S. haematobium* :
  - hématuries variables,
  - anémie variable,
  - éosinophilie au stade toxémique (30-80 %) avec une hyperleucocytose, qui régresse en période d'état ;
- *S. mansoni* :
  - hyperleucocytose variable avec augmentation de la VS,
  - éosinophilie précoce dès la migration larvaire, maximale au stade toxémique (35-75 %), s'atténuant dès les pontes, vers le 3e mois,
  - élévation des protéines sériques (surtout des immunoglobulines).

Diagnostic parasitologique

Le diagnostic est possible environ 2 mois après le bain infestant en période d'état. Ensuite, en phase chronique, les pontes s'atténuent fortement.

- *S. haematobium* : examen des urines de 24 heures, des urines après épreuve d'effort, des urines de 2e jet.
  Les œufs sont lourds et sédimentent facilement en quelques heures. Ils peuvent être recueillis par filtration sous vide sur papier filtre.
  Après coloration par une solution de ninhydrine, la quantification est possible.
  Les œufs mesurent 140 µ × 60 µ, possèdent un éperon terminal, la coque est épaisse. Ils contiennent un miracidium.
- *S. mansoni* : examen des selles à frais, après coloration et surtout après enrichissement. Différentes méthodes de concentration sont utilisables :
  - sédimentation (Faust),
  - flottation (Janeckso),
  - diphasique (Ritchie, Bailanger, MIF ou Kato).

  Les œufs mesurent 140 × 65 µ, possèdent un éperon latéral, la coque est épaisse. Ils contiennent un miracidium.

La vitalité des œufs est importante à apprécier. Les œufs morts et calcifiés orientent vers une bilharziose ancienne.

La vitalité peut être étudiée par le test d'éclosion du miracidium à 25 °C dans l'eau distillée pendant 15 minutes. Ce test reste utile pour apprécier l'efficacité thérapeutique.

	Haematobium	*Mansoni*	*Japonicum*	*Intercalatum*
Géographie	– Afrique orientale – Moyen-Orient	– Amérique – Afrique – Guyanne	Extrême-Orient	Afrique orientale
Bilharziose	Vésicale	Intestinale	Artério-veineuse	Rectale
Temps d'apparition des œufs (jours)	80	28	28	60
Taille des œufs (μ)	140 × 60	140 × 65	70 × 50	180 × 65
Forme	Ovalaire	Ovalaire	Globulaire	Losangique
Éperon	Terminal	Latéral	Latéral	Terminal
Coloration de Ziehl	–	+	+	+

Biopsie rectale

La biopsie rectale est un examen fondamental lorsque l'examen parasitologique est négatif. Toutes les espèces de shistosomes émettent des œufs qui vont s'emboliser dans la muqueuse rectale.

Les lésions rectales basses sont dues à *S. haematobium*.

La biopsie est transportée en sérum physiologique. Après éclaircissement, on recherche les œufs et l'importance de l'infestation est estimée.

Diagnostic sérologique

Le diagnostic sérologique est possible au début de la maladie dès la 3e semaine, sauf dans les formes séro-négatives, essentiellement urinaires.

En phase chronique, ou lors des complications, l'élimination des œufs peut être négative et l'examen sérologique, couplé aux biopsies, prend toute son importance.

Certaines réactions ne seront positives que tant que durera la parasitose (diffusion, agglutination, IFI, ELISA).

D'autres se positivent définitivement et persistent après la guérison (réactions avec des antigènes vivants, IDR cutanées).

Le diagnostic sérologique ne permet pas d'apprécier la gravité de la maladie. Il est utile pour apprécier l'ancienneté de la maladie et pour suivre la décroissance des titres d'anticorps en thérapeutique.

- Techniques utilisant un antigène vivant :
  - réaction péri-cercarienne de Vogel-Minning.
    La réaction se positive dès le 30e jour (80 % des cas) et se négative en 1 à 2 ans après le traitement ;

- réaction péri-ovulaire d'Oliver-Gonzales.
  La réaction se positive dès le 20e jour, reste positive tant que l'organisme contient des œufs vivants et se négative environ 1 an après le traitement.
- Techniques utilisant un antigène mort :
  - immunofluorescence indirecte (coupe de shistosomes adultes).
    Le seuil de positivité est fixé à 1/40.
    La réaction est positive vers le 30e jour (90 %) et se négative environ 1 an après le traitement.
- Réaction de fixation du complément.
  Le seuil significatif est fixé à 1/4.
  La réaction est positive vers le 30e jour, surtout pour S. mansoni (90 %).
  La réaction reste longtemps positive après traitement.
- Agglutination de particules de latex sensibilisées.
  Le seuil de positivité est fixé à 1/4.
- Hémagglutination.
  Le seuil significatif est de 1/160.
  La réaction est spécifique et facile à utiliser.
- Réactions de précipitation en gel.
  L'immunoélectrophorèse permet la mise en évidence d'arcs spécifiques :
  . arc 4 : shistosomes (positif dès la 4e semaine),
  . arc 8 : S. mansoni,
  . arc 9 : S. haematobium.
  La réaction est positive dans 90 % des bilharzioses à S. mansoni et dans 60 % des bilharzioses à S. haematobium.
  L'électrosynérèse est très spécifique si l'extrait antigénique est la fraction 4 et la fraction 8.
- ELISA.
  La réaction donne des résultats similaires à l'IFI.

Autres recherches

- IDR : la réaction cutanée reste très longtemps positive après disparition des parasites.
- Recherche d'antigènes circulants pour apprécier l'évolutivité de la parasitose, par technique RIA.
- Recherche de complexes immuns circulants.
- Dosage des immunoglobulines (IgG, IgE).
- Recherche d'auto-anticorps (anti-DNA, F.R.).

BILIRUBINE TOTALE, DIRECTE, INDIRECTE

La bilirubine est un pigment présent dans la bile et en faible quantité dans le sérum. Son métabolisme fait intervenir le système réticulo-endothélial où elle est synthétisée, le sérum où elle est transportée, le foie qui la conjugue, pour l'excréter dans la bile et le tractus intestinal où elle est transformée en pigments biliaires qui sont réabsorbés ou éliminés dans les selles. Elle est partiellement éliminée dans les urines.

L'ictère est la traduction clinique d'une accumulation de bilirubine. La bilirubine libre, non diffusible, est liposoluble, ce qui la rend toxique pour les noyaux gris centraux de l'encéphale. Chez le nouveau-né, la cause principale de l'ictère est liée à l'immaturité hépatique du système de conjugaison. La bilirubine libre est absente des urines car elle n'est pas filtrée par le glomérule.

La bilirubine conjuguée est normalement absente du sérum.

Son taux dépend de la glucuronyl-transférase et de l'excrétion biliaire. Elle peut être retrouvée dans les urines car elle est filtrée par le glomérule.

Prélèvement

- Dosage de préférence sur le sérum (également possible sur le plasma hépariné, EDTA et iodacétate).
- Conservation maximale 24 heures à l'abri de la lumière.
- L'hémolyse entraîne une cause d'erreur par défaut.

Dosage

- Par diazotation avec formation d'une azobilirubine colorée par l'acide sulfanilique et la caféine (Réactions de Jendrassik).
- Par la méthode d'Hijmans-Van den Bergh au diazo-réactif d'Erlich. La bilirubine directe conjuguée donne une coloration rose lue au photomètre. La bilirubine totale est dosée en présence d'un adjuvant (anion organique, alcool, tensio-actif) et la bilirubine libre est obtenue par différence.
- Les méthodes par oxydation enzymatique à la bilirubine oxydase sont réalisées à pH 4,5 pour le dosage de la forme conjuguée et à pH 8,2 pour le dosage de la bilirubine totale.

Valeurs de référence (mg × 1,7 = µmol)

- Bilirubine totale :

sang du cordon	: 8-25 mg/l	*soit*	14-45 µmol/l ;
1re semaine	: 25-120 mg/l	*soit*	45-210 µmol/l ;
2e semaine	: 10-110 mg/l	*soit*	17-190 µmol/l ;
3e semaine	: 6-30 mg/l	*soit*	10-50 µmol/l ;
4e semaine	: 3-15 mg/l	*soit*	5-25 µmol/l.
adulte	: 3-10 mg/l	*soit*	5-17 µmol/l.

- Bilirubine libre (indirecte ou non conjuguée) :
  adulte : 2-7 mg/l *soit* 3-12 µmol/l.
- Bilirubine conjuguée (directe) :
  adulte : 1-3 mg/l *soit* 2-5 µmol/l.

Variations individuelles

- Sexe : valeurs plus élevées chez l'homme (+ 20 %).
- Grossesse : diminution progressive lors des 2 premiers trimestres.
- Médicaments :
  - augmentation de la bilirubine : diurétiques, rifampicine,
  - diminution de la bilirubine : inducteurs enzymatiques (phénobarbital), clofibrate, fénofibrate, acide acétyl-salicylique.

Variations pathologiques

- Prédominance de la forme libre indirecte.
  La bilirubine libre augmente lors d'un excès de production ou en cas de défaut de conjugaison. L'anémie hémolytique est la forme la plus fréquente : maladie de Minkowski-Chauffard, déficit en G6PD, hémoglobinopathies, accident de transfusion, incompatibilité fœto-maternelle, hémolyses toxiques, médicamenteuses, infectieuses ou parasitaires.
  Plus rarement, peut exister un déficit en conjugaison : syndrome de Criggler-Najjar, maladie de Gilbert, ictère du nouveau-né, thérapeutique à la novobiocine ou à la rifampicine.
- Prédominance de la forme conjuguée directe :
  - affections constitutionnelles (exceptionnelles) :
    . syndrome de Dubin-Johnson,
    . syndrome de Rotor ;
  - cholestase extra-hépatique :
    . obstruction biliaire (calcul, compression externe, pancréatite, tumeur du pancréas, contracture pariétale, inflammation des canaux biliaires, kyste du cholédoque, tumeur de l'arbre biliaire ou de l'ampoule de Vater),
    . absence de dilatation des voies biliaires (médicaments tels que chlorpromazine, contraceptifs, érythromycine…, ou atteinte organique telles que cirrhose primitive, hépatite virale, granulome, lymphome, amylose…) ;
  - cholestase intra-hépatique :
    . hépatites virales,
    . atteintes hépatiques (cirrhose, hépatite alcoolique, tumeur hépatique, granulome, hépatite toxique).

BIOPSIE D'ENDOMÈTRE

La biopsie d'endomètre est une bonne méthode de diagnostic de l'état hormonal ovarien, consistant à étudier l'histologie d'un fragment de la muqueuse endo-utérine.

Elle est contre-indiquée en cas de grossesse et d'infection génitale. Elle n'est pas réalisable dans certaines malformations vaginales et synéchies cervicales.

Les indications sont essentiellement les anomalies hormonales : troubles menstruels, avortements, stérilité.

Le prélèvement est réalisé en phase lutéale.

Variations pathologiques

- Maturation irrégulière en phase prémenstruelle.
  il existe normalement des plages folliculino-lutéiniques associées à des plages folliculiniques.
  Les images de maturation irrégulière sont retrouvées au cours de certaines stérilités fonctionnelles.
- Hypoplasie de l'endomètre.
  Le chorion est dense, les mitoses peu nombreuses.
  Il existe un défaut de réceptivité ou une diminution d'imprégnation folliculinique.
- Hyperplasie de l'endomètre.
  Le chorion est œdémateux, les mitoses sont très nombreuses.
  Les glandes sont hypertrophiées.
- Hyperplasie déciduiforme.
  Les cellules sont volumineuses, chargées de glycogène.
  L'apport en progestérone est élevé.
- Desquamation irrégulière après menstruation.
  Persistance de plages sécrétantes, liées à la persistance d'un corps jaune résiduel.
- Aspect inflammatoire : endométrite.

BISMUTH

Le bismuth est employé dans l'industrie. Il était utilisé en thérapeutique sous forme soluble dans le traitement des angines et sous forme insoluble dans le traitement d'infections gastro-intestinales, à l'origine d'intoxications.

Le bismuth se fixe sur les groupements sulfhydriles, inhibant de nombreux systèmes enzymatiques. Il possède une action cytotoxique.

Prélèvement
- Sang total hépariné.
- Urines de 24 heures.

Dosage
- Spectrophotométrie d'absorption atomique (lecture à 306,8 mm).

Valeurs de référence
- Traces indosables.

Variations pathologiques
- Toxicité aiguë (exceptionnelle) : troubles cutanés, néphrite tubulaire.
- Toxicité chronique : encéphalopathie, troubles rénaux et osseux.

BLASTOCYSTIS HOMINIS

Blastocystis hominis est un parasite commensal du tube digestif chez l'homme, responsable de diarrhées fébriles (blastocystoses). Sa pathogénicité est retenue devant l'observation d'un grand nombre de parasites dans les selles. Celles-ci sont liquides, aqueuses, sans glaire, ni sang. L'hyperthermie s'accompagne de céphalée.

Prélèvement
Selles fraiches

Examen parasitologique
Protozoaire sphérique de 10 à 40 μ, formé d'un corps central entouré d'une large membrane comprenant des noyaux réfringents, de coloration rose au MIF.
Le traitement au Métronidazole à la dose de 1,5 g/j est poursuivi pendant 10 jours. En cas de résistance, le Kétoconazole est utilisé.
L'évolution est alors satisfaisante avec une disparition de la fièvre et des parasites en 24 heures.

BLASTOMYCOSE

La blastomycose est une mycose profonde due à blastomyces dermatitidis, fréquente en Amérique et retrouvée dans certains pays africains.
La maladie débute par une primo-infection pulmonaire évoluant lentement vers la dissémination et l'atteinte sous-cutanée, osseuse, uro-génitale et du système nerveux central.

Prélèvement
Expectoration, pus cutané, biopsies d'organes.

Examen direct
Levure de 8 à 16 μ de diamètre, bourgeonnante, à paroi épaisse, prenant difficilement les colorants.

Culture
L'ensemencement sur milieu de Sabouraud à 25 °C permet une culture en 10 jours. Les colonies sont blanches, filamenteuses, avec de petites conidies de 2 à 5 μ.

Diagnostic sérologique
Les réactions sont positives dans les formes disséminées :
- réaction de précipitation : mise en évidence d'arcs de précipitation par immunodiffusion en gélose ;
- réaction d'immunofluorescence : le titre significatif est supérieur à 1/40.

Intradermo-réaction à la blastomycine
- Réaction positive dès le début de l'infection mais il existe des réactions croisées avec l'histoplasmine.

BOMBÉSINE (Peptides bombésine-like)

Peptides impliqués dans les mécanismes de régulation et de stimulation de la prolifération cellulaire, la bombésine et les peptides bombésine-like sont impliqués dans les cancers bronchopulmonaires (cancers anaplasiques à petites cellules et tumeurs carcinoïdes).

Prélèvement
Plasma prélevé sur EDTA, congelé rapidement.

Dosage
Méthode radio-immunologique par compétition.

BORDETELLA PERTUSSIS (Coqueluche)

Le genre *Bordetella* est constitué de 3 espèces : *B. pertussis*, *B. parapertussis* et *B. bronchiseptica*.
B. pertussis est responsable de la coqueluche caractérisée par des quintes de toux, particulièrement grave chez le nourrisson, avec des complications pulmonaires infectieuses et nerveuses. La mortalité infantile est inexistante depuis la vaccination systématique.
La bactérie paralyse les cils bronchiques par une toxine thermolabile et des toxines diverses sont élaborées et sont responsables des complications.

Prélèvement
Les prélèvements doivent être réalisés devant tout syndrome clinique d'apparence coquelucheux, dès les premières quintes de toux.

Les mucosités pharyngées sont aspirées à la seringue et ensemencées sur milieu de Bordet-Gengou.
Un prélèvement sanguin pour une étude sérologique et un hémogramme seront réalisés.

Diagnostic bactériologique

Il est basé sur l'examen direct du prélèvement et les caractères culturaux.
L'examen direct par immunofluorescence donne des résultats rapides, grâce à des sérums anti-bordetella.
Après culture, on peut isoler des colonies formées de coccobacilles à gram négatif, prenant parfois un aspect filamenteux.
Les bactéries isolées peuvent être identifiées grâce à une agglutination avec un sérum anti-pertussis.

Diagnostic sérologique

Les réactions d'agglutination, de fixation du complément, ELISA et d'immunofluorescence indirecte doivent montrer une ascension du titre des anticorps sur 2 prélèvements.
Ces techniques peuvent être utilisées lorsque la bactérie n'a pas été isolée ou pour un contrôle de la vaccination.
L'infection entraîne une hyperleucocytose avec hyperlymphocytose.
On peut retrouver une hypoglycémie.
La thérapeutique utilise la sérothérapie et l'antibiothérapie.
B. pertussis est sensible au chloramphénicol, à l'érythromycine, à la spiramycine, à la streptomycine, aux tétracyclines.

Caractères des espèces du genre *Bordetella*

Caractères	*B. pertussis*	*B. parapertussis*	*B. bronchiseptica*
Test à l'oxydase	+	–	+
Mobilité	–	–	Pr
Uréase	–	+	+
Catalase	V	+	+
Nitrate réductase	–	–	+
Acétate	–	–	+
Citrate (Simmons)	–	V	+

+ : positif. – : négatif. V : variable. Pr : ciliature péritriche.

BORRÉLIOSES DES FIÈVRES RÉCURRENTES

Les *Borrelia* responsables de fièvres récurrentes peuvent être classées en :

- fièvre récurrente mondiale, spécifiquement humaine, retrouvée essentiellement dans l'Ancien Monde et sévissant par épidémies. Borrelia recurrentis est transmise par le pou pediculus humanus. La contamination se fait par écrasement du pou et la pénétration de l'hémolymphe libérée au niveau cutané ;
- fièvres récurrentes à tiques, zooanthroponoses, transmises par des acariens de la famille des argasidae : ornithodoros et argas, par piqûre de tique ou par l'intermédiaire du liquide coxal.

Prélèvement

- Sang.
- Tissus et organes en fonction des complications de la maladie au niveau cardiaque, neurologique, oculaire et du risque hémorragique.

Examen microscopique

- Coloration de Giemsa des frottis sanguins.
  L'observation est plus facile au cours des premières manifestations et les borrelia sont moins nombreuses au cours des rechutes.

Culture

- Les échantillons pour culture doivent être prélevés stérilement et maintenus au frais.
- La culture est réalisée facilement sur milieu BSK pour les variétés américaines et plus difficilement pour les autres variétés sur milieux spéciaux du type Kelly.

Identification

- Morphologie hélicoïdale, mobile par mouvements de rotation, de translation, de flexion.
- D'environ 10-20 μ de long sur 0,5 μ de diamètre.
- Par imprégnation argentique, ou par les méthodes immunochimiques utilisant les anticorps monoclonaux, il est possible de mettre en évidence les *Borrelia* dans les tissus.
- La difficulté des cultures et des identifications peut nécessiter l'inoculation à l'animal (souris ou cobaye).

Traitement

Le traitement d'attaque doit tenir compte d'une possible réaction d'herxheimer et l'antibiothérapie sera adaptée en fonction de la gravité de l'infection.

Pathologie	Borrelia	Vecteur	Répartition géographique
Fièvre récurrente à poux	*B. recurrentis*	*Pediculus humanus*	Potentiellement cosmopolite. Foyers endémiques en Chine du Nord, Amérique du Sud, Ethiopie, Soudan et extension de proche en proche en Afrique du Nord.
Fièvres récurrentes à tiques variétés africaines	*B. duttonii*	*Ornithodoros moubata*	Afrique orientale et centrale, Madagascar, Comores.
	B. hispanica	*O. erraticus erraticus*	Espagne, Portugal, Maghreb, Grèce, Chypre, Syrie.
	B. crocidurae	*O. erraticus sonrai*	Afrique du Nord du Maroc à l'Egypte, du Sud du Sénégal au Kenya, Proche-Orient jusqu'en Iran
	B. tillae	*O. zumpti*	Afrique du Sud
Fièvres récurrentes à tiques variétés asiatiques	*B. persica*	*O. tholozani*	Sud de l'URSS, Iran, Irak, Syrie, Liban, Israël, Palestine, Chypre.
	B. latyschevil	*O. tartakowskyi*	Asie centrale, Iran, URSS.
	B. caucasica	*O. verrucosus*	Caucase, Arménie, Azerbaïdjan, Georgie.
Fièvres récurrentes à tiques variétés américaines	*B. hermsii*	*O. hermsi*	Ouest des USA et Canada.
	B. parkeri	*O. parkeri*	Ouest des USA.
	B. turicatae	*O. turicata*	USA, Mexique, Canada.
	B. venezuelensis	*O. venezuelensis*	Amérique centrale.

Les *Borrelia* sont sensibles à la pénicilline, à l'érythromycine, au chloramphénicol, aux tétracyclines.
La réaction d'Herxheimer est moins sévère avec la pénicilline mais le risque de rechute est plus important.

BORRÉLIOSE DE LYME

La maladie de Lyme est une spirochétose due à *Borrelia burgdorferi*, transmise à l'homme par morsure de tique du genre ixodes, en période estivo-automnale, dans les zones climatiques tempérées. Les populations exposées sont rurales (forestiers, agriculteurs). La maladie de Lyme est inscrite au tableau des maladies professionnelles agricoles.

Manifestations cliniques

La maladie évolue classiquement en 3 phases :

– phase primaire localisée au point d'inoculation caractérisée par un érythème annulaire, centrifuge (érythème migrant) qui apparaît 3 à 30 jours après la morsure, s'accompagnant parfois d'un syndrome pseudo-grippal avec adénopathies et arthralgies. Sous antibiothérapie, l'érythème disparaît en 8 jours.
  Spontanément, la guérison n'est qu'apparente, car le sujet reste exposé aux complications tardives qui peuvent apparaître des mois après l'inoculation ;

– phase secondaire marquée par des manifestations variées au niveau :
  - cardiaque (trouble de la conduction auriculo-ventriculaire, péricardite),
  - cutané (érythèmes migrants multiples),
  - neurologique (radiculite, paralysie faciale, atteintes centrales et méningées) ;
  - articulaire (arthralgies évoluant par poussées vers la chronicité).

– phase tertiaire survenant des mois ou des années après l'inoculation, marquée par des déficits moteurs et des tableaux psychiatriques, des arthrites chroniques, des lymphomes cutanés bénins, des acrodermites chroniques atrophiantes (maladie de Pick-Herxheimer).

• La transmission placentaire du spirochète est possible, pouvant entraîner des effets tératogènes pour le fœtus.

• Le traitement fait appel aux aminopénicillines orales ou à la doxycycline ou à l'érythomycine. La ceftriaxone est intéressante pour sa bonne diffusion méningée.

Diagnostic biologique

• Diagnostic direct : au niveau de biopsies cutanées par coloration argentique ou par des anticorps marqués (peu fiable en raison de la faible densité en spirochètes).

La culture *in vitro* est réalisable sur milieu adapté (BSK) à partir des produits biologiques (LCR, sang, liquide articulaire, peau). C'est au niveau d'un prélèvement cutané que la culture donne les meilleurs résultats.

La recherche d'antigènes par immuno-blot et les techniques d'amplification (PCR) peuvent également être tentées.

- Diagnostic sérologique (utilisé en pratique courante) :
  . immunofluorescence indirecte (seuil sérique 1/256, LCR 1/4),
  . hémagglutination passive (seuil sérique 1/200, LCR 1/20),
  . ELISA,
  . immunocapture,
  . Western-blot.
  - L'apparition précoce des IgM concomitantes de l'érythème, mais pouvant persister au cours des complications limite l'intérêt de leur dosage.
  - Les IgG spécifiques sont les anticorps recherchés, mais on observe des réactions croisées chez les sujets avant des anticorps contre les autres borrélioses, tréponématoses et leptospirose. En pratique, une sérologie syphilitique sera réalisée lorsque la borréliose est positive, et révélera un VDRL et un TPHA négatifs, associé à un FTA-Abs positif isolément.
  - Les tests sérologiques sont positifs dans 50 % des cas en phase primaire, et sont proches de 100 % des cas dans les atteintes secondaires et tertiaires.
  - La recherche des anticorps à un grand intérêt dans les ponctions de LCR et de liquide articulaire ou il existe une synthèse locale.
    Le LCR est de type lymphocytaire aseptique. Les taux d'IgG spécifiques sont parfois supérieurs aux taux sériques et ont une bonne valeur diagnostique.
    Le liquide synovial est inflammatoire avec prédominance de polynucléaires.
  - Au cours de la maladie, il existe des complexes immuns qui sont responsables, dans certains cas, d'une séquestration des anticorps et de la négativité des réactions sérologiques.
- Le traitement d'attaque doit tenir compte d'une possible réaction d'Herxheimer et l'antibiothérapie sera adaptée en fonction de la réponse immunitaire.

BROMURE

Les sels de brome sont largement utilisés dans l'industrie.
La toxicité chronique (bromisme) est caractérisée par une atteinte neuropsychique, des troubles gastro-intestinaux et cutanés.
L'intoxication résulte essentiellement d'une absorption gastro-intestinale.
L'élimination est urinaire.

Prélèvement

Sérum.

Dosage

Électrodes spécifiques.

Valeurs de référence

Sérum : < 2,5 mmol/l.

Variations pathologiques

La toxicité apparaît à partir de 15 mmol/l.
Le dosage urinaire n'est pas réalisé en raison de la compétition avec les chlorures au niveau tubulaire ce qui diminue leur élimination et d'autre part les iodures interfèrent dans le dosage.

BRUCELLA

Le genre *Brucella* comprend des bactéries de petites taille d'environ 1 µ, à Gram négatif, isolées ou par paires, immobiles et aérobies strictes.
Les espèces les plus souvent isolées sont :
– *B. melitensis*, également rencontrée chez les caprins et les ovins ;
– *B. abortus*, également rencontrée chez les bovins ;
– *B. suis*, également rencontrée chez les porcins, les rongeurs.
La brucellose est encore appelée fièvre de Malte, fièvre méditerranéenne, fièvre sudoro-algique, fièvre ondulante. Il s'agit d'une zoonose et l'homme s'infecte à partir des animaux malades ou des produits d'origine animale.
Le plus fréquemment la maladie est transmise par voie cutanéo-muqueuse, et plus rarement par voie digestive.
La maladie évolue classiquement en 3 phases : une primo-infection ganglionnaire, une phase de dissémination septicémique et une phase tertiaire avec des localisations viscérales et la constitution d'une forme chronique.
Une neutropénie est classiquement décrite dans les formes aiguës.

Prélèvement

• Les moyens diagnostiques sont différents selon le stade clinique.

- La mise en évidence de *Brucella* pourra se faire dans le sang, la moelle osseuse, le liquide articulaire, le LCR.
- La recherche des anticorps est réalisée dans le sérum et le LCR.
- Les tests cutanés permettront l'étude de l'immunité cellulaire.

	Hémoculture	Sérologie	IDR
Primo-infection	+++	–	–
Phase septicémique	++	++	–
Fin de phase aiguë	+/–	+++	++
Localisations viscérales	–	+	+++
Forme chronique	–	+/–	+++

Diagnostic bactériologique

- *Examen direct*
  - Coccobacilles à Gram négatif isolés ou par paires.
  - En immunofluorescence directe, avec des sérums spécifiques, le diagnostic est rapide, surtout lorsque les prélèvements sont polymicrobiens.
- *Culture*
  - L'hémoculture est réalisée en flacons de type castaneda.
    Les colonies apparaissent en 5 à 10 jours, parfois au bout d'un mois. Les délais peuvent être raccourcis par la méthode de lyse concentration.
  - Les autres prélèvements sont ensemencés sur gélose trypticase-soja ou gélose colombia, ou sur milieux sélectifs pour les prélèvements polymicrobiens, en présence de bacitracine et de polymyxine, de vancomycine, d'actidione ou de nystatine.
  - La culture sera réalisée sous atmosphère enrichie en 10 % de CO_2 pour permettre la culture des souches CO_2 exigeantes.
- *Identification*
  - Les colonies de coccobacilles à Gram négatif, sont testées avec un antisérum anti-brucella par agglutination sur lame. L'identification précise nécessite des sérums monovalents et des tests spécifiques pour déterminer les biotypes (H_2S, uréase, croissance en présence de thionine, de fuchsine, de pénicilline, la sensibilité au bactériophage).
  - Une réaction d'hybridation permet de détecter *B. abortus* directement à partir des prélèvements.

Espèces	Biotypes	Production d'H_2S	Uréase	Croissance en présence de :				Agglutination avec		Lyse par le phage
				Thionine		Fuchsine	Pénicilline	Sérum A	Sérum M	Tbilisi
				T1	T2	F1	P1			
B. melitensis	1	–	V	+	+	+	+	–	+	–
	2	–		+	+	+	+	+	–	–
	3	–		+	+	+	+	+	+	–
B. abortus	1	+	1-2 heures	–	–	+	+	+	–	+
	2	+		–	–	–	–	+	–	+
	3	+		+	+	+	+	+	–	+
	4	+		–	–	+	+	–	+	+
	5	–		–	+	+	+	–	+	+
	6	V		–	+	+	+	+	–	+
	7	V		–	+	+	+	–	+	+
B. suis	1	+	0-30 minutes	+	+	–	–	+	–	–
	2	–		–	+	–	–	+	–	–
	3	–		+	+	+	–	+	–	–
	4	–		+	+	–	–	+	+	–
	5	–		+	+	–	–	–	+	–

– : négatif. + : positif. V : variable. T1 : 1/25 000. T2 : 1/50 000. F1 : 1/50 000. P1 : 5 U. A : anti-abortus. M : anti-melitensis.

Diagnostic sérologique

Le diagnostic sérologique ne permet pas la distinction des espèces pathogènes en raison de leur étroite parenté antigénique.

De même, il existe une parenté antigénique avec d'autres bactéries : *Francisella tularensis*, *Yersinia enterocolitica* et *Vibrio cholerae*.

Les anticorps de nature IgM apparaissent vers le 10e jour de la maladie. Les titres d'anticorps totaux sont maximum vers le 3e mois. Dans la phase chronique, seuls les IgG persistent.

Les anticorps de nature IgA, non agglutinants, sont des anticorps bloquants qui masquent les agglutinines et seront recherchés devant une sérologie négative.

- Sérodiagnostic de Wright.

  La réaction d'agglutination est la plus précocement positive, vers le 10e jour, et se négative rapidement (environ 5 à 6 mois après le début de la maladie).

Un titre de 1/80 permet d'affirmer une brucellose. Les titres plus faibles seront dosés avec un sérum prélevé plus tard.

- Réaction de fixation du complément.
  Les anticorps apparaissent tardivement (plus d'un mois) et persistent plus tardivement que les anticorps agglutinants.
  Un titre de 1/16 est significatif.
- Immunofluorescence indirecte.
  Les anticorps apparaissent vers le 25e jour et restent positifs très longtemps, parfois dans les formes chroniques, retrouvés à taux élevé.
  Le seuil de positivité est fixé à 1/100.
- Épreuve à l'antigène tamponné.
  La réaction d'agglutination avec un antigène tamponné coloré au rose bengale se positive tardivement. Elle met en évidence des IgG. La réaction est positive du 20e jour après le début de la maladie jusque dans la phase chronique.
- Agglutination de particules de latex sensibilisées avec du LPS-S permet la détection des IgM.
- ELISA : bonne technique, utile dans des enquêtes épidémiologiques. Elle reste positive très longtemps, permettant le diagnostic des formes subaiguës et chroniques.

Étude de l'hypersensibilité retardée

- L'exploration de l'immunité cellulaire nécessite l'injection de l'antigène spécifique (mélitine).
  L'IDR se positive environ 1 mois après le début clinique. Il trouve son intérêt dans les formes chroniques. Une réaction négative permet d'exclure une brucellose ancienne chronique ou guérie.
- L'exploration *in vitro* fait appel à un test de transformation lymphoblastique en présence d'antigène ou un test de dégranulation des basophiles.

Traitement

- Les antibiotiques actifs sont les tétracyclines, les aminosides, la rifampicine, le chloramphénicol, l'érythromycine.
- Le traitement repose sur une association d'antibiotiques tétracycline (ou doxycycline) associé à la streptomycine (ou la rifampicine) pour une durée minimale de 3 semaines.
- Dans les formes localisées viscérales, le traitement est poursuivi pendant 3 mois.
- Dans les formes chroniques, allergiques, une désensibilisation est réalisée par des doses croissantes de mélitine (0,1 à 100 µg/ml).

BTA

L'antigène BTA est présent dans l'urine des patients atteints d'un cancer de la vessie. L'existence de cellules tumorales fixées à la membrane basale de l'épithélium vésical a pour conséquence le développement de la tumeur et la sécrétion d'enzymes (collagénase, élastase, plasminase) qui dégradent la membrane basale de l'épithélium vésical.
Ces fragments se combinent aux catabolites tumoraux pour former des complexes membranaires spécifiques.

Prélèvement

Urines fraîches.

Réalisation

Il s'agit d'un test qualitatif (Bard BTA®) qui utilise des particules de latex recouvertes d'anticorps IgG humains, qui se fixent à l'antigène tumoral vésical.
Cette fixation entraîne l'agglutination de l'antigène BTA urinaire mise en évidence par une réaction colorée.

Intérêt en pathologie

- Diagnostic du cancer vésical chez les sujets asymptomatiques et chez les sujets présentant une hématurie, une dysurie, ou une irritabilité vésicale, complémentaire des examens cytologiques urinaires ou de la cytoscopie.
- Test plus sensible que la cytologie aux stades précoces (Ta GI/II, Ta GIII et T1).
- Permet d'orienter le patient plus rapidement vers une cytoscopie de contrôle ou une exploration de l'appareil urinaire.
- Permet la surveillance du cancer de la vessie.

Limites

- Le test est positif dans certaines pathologies bénignes ou malignes non vésicales (non urogénitales : 4 %, tumeurs rénales ou prostatiques : 13 %).

CA 15.3

Le CA 15.3 (*Cancer Antigen* 15.3) est un antigène circulant, marqueur des tumeurs mammaires. Il est reconnu par des anticorps monoclonaux dirigés contre des antigènes membranaires des tumeurs du sein.

Prélèvement

Sérum

Dosage

Méthode radio-immunologique
Méthode immuno-enzymatique

Valeur de référence

Taux inférieur à 30 UI/ml

Variations pathologiques

- *Dépistage*

  En utilisant la valeur seuil de 30 UI/ml, on retrouve 99 % de la population normale. En cas de tumeurs avancées, la concentration de CA 15.3 n'est augmentée que dans 50 % des cas, ce qui ne permet pas de l'utiliser systématiquement dans le dépistage.

  Après chirurgie, un taux revenant à une valeur physiologique signe le caractère sécrétant de la tumeur. La persistance d'un taux élevé conditionne la poursuite de la recherche de métastases.

  Un taux supérieur à 50 UI/ml au moment du diagnostic est corrélé à un mauvais pronostic. Il est nécessaire de rechercher l'existence de métastases. Le taux de CA 15.3 n'est pas corrélé aux facteurs pronostiques tissulaires comme les récepteurs hormonaux.

- *Surveillance*

  L'ACE (antigène carcino-embryonnaire) et le CA 15.3 dosés conjointement permettent d'accroître la sensibilité et d'améliorer la précocité du diagnostic d'une rechute. Le CA 15.3 est surtout un marqueur de métastases du cancer du sein et la sensibilité dans les formes métastasiques varie de 70 à 95 %.

  Les métastases les plus sécrétrices sont le foie et l'os. Les métastases les moins sécrétrices sont la peau et le cerveau. Une concentration plasmatique post-opératoire supérieure à 100 UI/ml signe une dissémination métastasique.

  L'intérêt du dosage tient également à la précocité de l'élévation, par rapport aux signes cliniques de métastases, qui peut aller jusqu'à 13 mois.

La surveillance biologique régulière est associée à la surveillance par imagerie médicale (mammographie, cliché thoracique). Une échographie hépatique et une scintigraphie seront réalisés sur signes d'appel.

- *Suivi thérapeutique*

  En cas de traitement, le taux est corrélé au degré de la réponse métastasique et permet de juger du degré de la réponse au traitement. Une diminution de CA 15.3 apparaît dans 90 % des régressions.

- *Spécificité*

  Un taux très élevé à 100 UI/ml peut se retrouver dans des pathologies bénignes mammaires (mastites inflammatoires), dans des atteintes hépatiques ou pulmonaires. Le CA 15.3 s'élève également dans les cancers de l'ovaire, de l'utérus, du pancréas et les tumeurs recto-coliques, avec des taux généralement inférieurs à 50 UI/ml.

Autres marqueurs

D'autres marqueurs des tumeurs du sein, de type mucin-like, sont décrits :

– CA 549 (*Cancer Antigen* 549) ;
– MCA (*Mucin-like Carcinoma Antigen*) ;
– BCM (*Breast Cancer Mucin*).

CA 19.9

Le CA 19.9 est un carbohydrate associé aux tumeurs du pancréas et du côlon.

Cet antigène est reconnu par des anticorps dirigés contre un haptène du groupe sanguin Lewis A (95 % de la population).

Prélèvement

Le dosage est réalisé sur le sérum, en double ou en dosage itératif.

Dosage

Les méthodes sont radio-immunologiques ou immuno-enzymatiques.

Valeurs de référence

Inférieures à 37 U/ml.

Variations pathologiques

Dans les tumeurs du tractus gastro-intestinal, surtout lors des cancers du pancréas, les taux sont élevés dans 70 % des cas. Des taux élevés sont également rencontrés dans 50 % des tumeurs des voies digestives, gastriques, hépatiques et des cancers colo-rectaux.

Le marqueur est positif dans environ 5 % des pathologies bénignes suivantes : lithiase biliaire, pancréatite chronique, cirrhose.

Le couple CA 19.9 et ACE est très performant dans le diagnostic des tumeurs du pancréas ou les valeurs de CA 19.9 sont élevées dans 95 % des cas et l'ACE dans environ 80 % des cas, mais la surveillance thérapeutique est réalisée de préférence par le dosage du CA 19.9 dont la spécificité est meilleure.
Le CA 19.9 est également augmenté dans les affections hépatiques, cancers, cirrhoses, hépatites virales, mais la spécificité est plus faible que celle de l'AFP, dosé conjointement dans les bilans diagnostiques.
On retrouvera des taux élevés dans les cancers de l'ovaire, du col utérin, et dans les métastases hépatiques des cancers du sein ou du pancréas.
Ce marqueur a une spécificité moindre chez les sujets Lewis a – b –, incapables de synthétiser le CA 19.9 et le dosage du CA 50 prend tout son intérêt devant une pathologie colique ou pancréatique ou le CA 19.9 est normal.

CA 50

Le CA 50 est un antigène qui existe dans la membrane cellulaire de certaines cellules tumorales, sous forme liée aux lipides (ganglioside) et à une glycoprotéine. Il est libéré à partir des tumeurs dans la circulation sanguine où il est reconnu par des anticorps monoclonaux.

Prélèvement

Sérum.

Dosage

Méthode radio-immunologique utilisant un anticorps monoclonal (C 50 Mab).

Valeurs de référence

- Inférieures à 23 U/ml.
- Un taux normal ne peut exclure une atteinte tumorale.

Variations pathologiques

Le CA 50 est un marqueur des tumeurs du tractus digestif.
Des taux élevés sont observés :
- dans les cancers colo-rectaux ;
- dans les cancers du pancréas, où l'on retrouve les valeurs les plus élevées et où le taux s'élève à un stade relativement précoce
- dans les cancers de l'estomac
- dans les cancers du foie.

Il existe une bonne corrélation avec le dosage du CA 19.9 dans les tumeurs du tractus digestif.
Le dosage prend tout son intérêt chez les sujets Lewis a – b – (Lewis négatif) incapables de synthétiser le CA 19.9.

Spécificité

Des valeurs élevées sont retrouvées lors de cirrhose, de pancréatite, de lithiase biliaire, de colite, de pneumonie, ainsi que dans des tumeurs du sein, de l'ovaire et des poumons.

CA 72-4 (TAG 72)

Le CA 72-4 est un carbohydrate reconnu par des anticorps monoclonaux, marqueur des tumeurs ovariennes et gastriques.
Il s'agit d'une glycoprotéine de type mucine, sécrétée par des cancers épithéliaux et la spécificité vis-à-vis des maladies malignes est bonne si la tumeur est mucineuse.

Prélèvement

Sérum.

Dosage

Méthode radio-immunométrique IRMA en phase solide.

Valeurs de référence

Taux < 6 U/ml.

Variations pathologiques

- Ce marqueur est intéressant dans le diagnostic des tumeurs mucineuses de l'ovaire où le CA 125 reste assez souvent normal. Sa spécificité dans les tumeurs ovariennes est proche de 95 %.
  La demi-vie est courte. La décroissance post-opératoire apparaît dès le 10e jour après l'intervention.
  Il s'agit d'un marqueur complémentaire du CA 125, plus perturbé au cours des tumeurs séreuses, avec une demi-vie longue, au cours des suivis de pathologies ovariennes tumorales.
- Le marqueur s'élève également au cours des cancers gastriques et la sensibilité est améliorée en combinant son dosage avec celui de l'ACE et du CA 19.9.
- Des valeurs élevées ont été retrouvées aussi au cours des cancers coliques et pancréatiques.

CA 125

Le CA 125 est un antigène tumoral associé aux tumeurs ovariennes, reconnu par des anticorps monoclonaux dirigés contre des antigènes extraits d'adéno-carcinomes séreux.

Prélèvement

Le dosage est réalisé sur le sérum, en double ou en dosage itératif.

Dosage

Les méthodes sont radio-immunologiques ou immuno-enzymatiques.

Valeurs de référence

Inférieures à 35 U/ml.

Variations pathologiques

Ce marqueur est retrouvé élevé dans les pancréatites et hépatites chroniques, dans les cirrhoses et les tumeurs du tractus gastro-intestinal, également lors d'inflammations des séreuses (plèvre, péritoine).
Son dosage est essentiellement prescrit dans les affections gynécologiques.
Son taux est rarement ou faiblement augmenté dans les affections bénignes inflammatoires et les endométrioses.
Le CA 125 est un marqueur de choix dans les tumeurs de l'ovaire. Son taux est augmenté dans les adénocarcinomes séreux et les cystadénocarcinomes mucineux, contrairement au CA 72.4.
Des taux élevés sont également retrouvés dans les tumeurs de l'endomètre, des trompes et du col de l'utérus.
La valeur n'est pas corrélée à la masse de la tumeur, mais des valeurs très élevées sont corrélées à des stades III ou IV.
Des valeurs sub-normales peuvent être rencontrées alors que les techniques histologiques montrent une masse tumorale importante.
Ce marqueur est intéressant dans la surveillance. Une augmentation des taux au cours d'une récidive est très précoce, précédant les signes cliniques de plusieurs mois.

CA 549

Le CA 549 est un antigène tumoral reconnu par des anticorps monoclonaux qui permettent son dosage par technique radio-immunologique. Les valeurs de référence sont inférieures à 10 U/ml.
Les résultats sont superposables à ceux du CA 15.3 ce qui limite son intérêt.

CADMIUM

Le cadmium est largement utilisé dans l'industrie. Il est également présent dans l'atmosphère (métal volatil) et dans les aliments.
Il est utilisé en dermatologie sous forme de sulfure.

L'intoxication professionnelle est à l'origine de manifestations rénales et respiratoires. La respiration quotidienne apporte environ 1 µg de cadmium par jour chez un non-fumeur.

Prélèvement

- Sang total hépariné (70 % du cadmium est fixé à l'hémoglobine).
- Urines de 24 heures.

Dosage

- Spectrophotométrie d'absorption atomique (lecture à 228,8 nm).

Valeurs de référence (µg/l × 9 = nmol/l)

- Sang total :
  - sujet non exposé : < 2 µg/l *soit* < 18 nmol/l,
  - fumeurs : < 4 µg/l *soit* < 36 nmol/l,
  - sujets exposés : < 10 µg/l *soit* < 90 nmol/l.
- Urines :
  - chez un sujet exposé : < 5 µg/24 h *soit* < 45 nmol/24 h.

Variations pathologiques

- L'intoxication entraîne dans les formes aiguës :
  - une dyspnée, un œdème pulmonaire,
  - une néphropathie tubulaire,
  - des signes digestifs et nerveux.
- Dans les formes chroniques :
  - syndrome de Toni-Debré-Fanconi accompagné d'une hypercalciurie avec hyperphosphaturie,
  - lithiases calciques,
  - ostéomalacie,
  - syndrome respiratoire.

CAFÉINE

La caféine possède des propriétés tachycardisantes, psychostimulantes, diurétiques et myorelaxantes. Elle est utilisée en thérapeutique dans le traitement de l'apnée néonatale, de l'asthme chronique, des crises migraineuses. La diffusion tissulaire est rapide, elle passe la barrière placentaire et diffuse dans le LCR.
Certains facteurs modifient son métabolisme hépatique, en particulier les associations aux inducteurs enzymatiques (phénobarbital), l'âge et le sexe.

Prélèvement

- Sérum prélevé 2 heures après la prise orale (pic) ou avant la nouvelle prise (dose résiduelle).

Dosage

- Chromatographie liquide haute performance.

Valeurs de référence (mg/l × 5,1 = µmol/l)

- Dans l'apnée néonatale : 5-20 mg/l *soit* 25-100 µmol/l.

Variations physiologiques

- Chez le prématuré, la théophylline est transformée en partie en caféine. La caféinémie dosée atteint environ 30 % de la théophyllinémie lors du traitement.

CALCITONINE (Thyrocalcitonine)

La calcitonine est un peptide synthétisé par les cellules parafolliculaires (cellules C) de la thyroïde. Cette hormone est impliquée dans le métabolisme phospho-calcique.
L'indication majeure de son dosage est le diagnostic et la surveillance post-opératoire des cancers médullaires de la glande thyroïde.

Prélèvement

- Sérum conservé congelé.

Dosage

- Techniques radio-immunologiques (calcitonine native).

Valeurs de référence

- Fonction rénale normale : N < 10 ng/l.
- Insuffisance rénale : N < 50 ng/l.
- Après injection de pentagastrine : N < 30 ng/l (fonction rénale normale).

Variations pathologiques

- *Hypersécrétion et métabolisme phospho-calcique*
  La calcitonine inhibe la résorption osseuse et stimule l'excrétion urinaire de calcium et de phosphates. Elle diminue la calcémie et la phosphatémie.
  Sa sécrétion est stimulée par l'élévation des taux de calcium, de phosphore, de magnésium, par le glucagon, la gastrine et la pancréozymine.
  En pathologie, les métastases osseuses hypercalcémiantes peuvent entraîner une augmentation de la calcitonine (tumeurs du sein, poumon, intestin, pancréas et dans les phéochromocytomes).
- *Cancer médullaire de la thyroïde*
  La calcitonine est élevée et stimulable par la pentagastrine.
  Après intervention chirurgicale, le taux baisse très rapidement. La réascension des taux précède une récidive de plusieurs mois.

En raison du caractère familiale de la tumeur, l'exploration des membres de la fratrie peut être réalisée régulièrement.

CALCIUM

Le métabolisme du calcium fait intervenir un processus métabolique qui concerne principalement les os, l'intestin et les reins et une régulation hormonale, qui assure l'homéostasie, et qui concerne la PTH, la calcitonine et les métabolites de la vitamine D.
Au niveau plasmatique, le calcium existe sous plusieurs formes :
- calcium non ultrafiltrable (45 %) lié aux protéines plasmatiques,
- calcium ultrafiltrable, diffusible, réparti en :
  - calcium ionisé (50 %) physiologiquement actif,
  - calcium lié aux citrates, phosphates et bicarbonates (5 %).

La parathormone est hypercalcémiante. Elle favorise l'absorption intestinale du calcium, la réabsorption tubulaire et empêche la minéralisation osseuse.
La calcitonine est hypocalcémiante. Elle favorise le dépôt de calcium sur l'os et inhibe la réabsorption tubulaire.
La vitamine D est hypercalcémiante. Elle favorise la minéralisation osseuse.

Prélèvement

- Sérum prélevé à jeun, en évitant la stase veineuse, en rejetant les sérums hémolysés.
- Urines de 24 heures.

Dosage

- Spectrophotométrie d'absorption atomique à 422,7 nm.
- Colorimétrie (crésolphtaléine, bleu de méthylthymol).
- Complexométrie (EDTA, calcéine).
- Electrodes spécifiques.
- Spectrométrie de masse et dilution isotopique.

Valeurs de référence (mg × 0,025 = mmol/l)

- Calcémie :

- sang du cordon	: 100-115 mg/l	*soit*	2,5-2,9 mmol/l ;
- inf. 1 semaine	: 72-112 mg/l	*soit*	1,8-2,8 mmol/l ;
- 1 semaine-1 mois	: 80-112 mg/l	*soit*	2,0-2,8 mmol/l ;
- < 3 ans	: 88-110 mg/l	*soit*	2,2-2,7 mmol/l ;
- < 16 ans	: 88-105 mg/l	*soit*	2,2-2,6 mmol/l ;
- adulte	: 90-105 mg/l	*soit*	2,2-2,6 mmol/l.

- Calciurie :
  - enfant : 0,1 mmol/kg/24 h,
  - adulte : 100-250 mg/24 h *soit* 2,5-6,2 mmol/24 h.

Facteurs de variations

- Sérum ou plasma hépariné : pas de différence.
- Proscrire les anticoagulants complexants (EDTA, oxalate).
- Faire un blanc pour les sérums lipémiques et ictériques.
- La grossesse, le post-partum, la prise de contraceptifs entraînent une baisse de 5 % des valeurs normales.
- L'acidose augmente la fraction ionisée.
- L'hypoprotidémie entraîne une fausse hypocalcémie.

Les variations de la calciurie sont nombreuses et dépendent du régime alimentaire, de l'âge, du sexe, de la masse musculaire.

Bilans complémentaires

- Test de Nordin : mesure de l'excrétion urinaire calcique en fonction de la créatininurie. Ce test est un témoin fiable de la résorption osseuse (calciurie/créatininurie < 0,15).
- Test de charge orale calcique pour le diagnostic des hypercalciuries.
- Test d'hypocalcémie à la calcitonine : pour le diagnostic des affections osseuses avec résorption ostéoclastique accrue, dont l'importance est appréciée en fonction de l'hypocalcémie induite.
- Test de jeûne calcique : pour le diagnostic des hypercalciuries idiopathiques.
- Test au diurétiques thiazidiques : pour différentier une hyperparathyroïdie normocalcique d'une hypercalciurie idiopathique ou la calcémie varie peu.

Variations pathologiques

- *Hypercalcémie* > 105 mg/l *soit* > 2,6 mmol/l
  - Hyperparathyroïdie primaire (35 %).
  - Ostéolyse des métastases et tumeurs PTH sécrétantes (50 %).
  - Hémopathies (myélome, Hodgkin, leucémies…).
  - Affections ostéolytiques liées à une immobilisation prolongée, une hyperthyroïdie, une hypervitaminose A, la maladie de Paget en période de poussée.
  - Augmentation de l'absorption intestinale de calcium dans l'insuffisance surrénalienne (Addison), la sarcoïdose, le syndrome de Burnett, l'hypervitaminose D.

- Augmentation de la réabsorption tubulaire rénale dans les traitements par les diurétiques thiazidiques et les hypercalcémie-hypercalciuries familiales.

• *Hypercalciurie* > 300 mg/24 h *soit* > 7,5 mmol/24 h
  - Secondaire aux hypercalcémies.
  - Primitive, idiopathique :
    . hyperabsorption intestinale du calcium,
    . trouble de réabsorption tubulaire du calcium,
    . endocrinopathies : ostéoporose, acromégalie, hyperthyroïdie, phéochromocytome, syndrome de Cushing,
    . corticothérapie.

• *Hypocalcémie* < 90 mg/l *soit* < 2,2 mmol/l
  - Hypoparathyroïdie (PTH < 30 pmol/l).
  - Hypovitaminose D (taux < 20 pg/ml) par déficit d'apport, malabsorption, par augmentation des pertes (en cas de syndrome néphrotique ou de cirrhose biliaire), ou par diminution de la production (en cas d'insuffisance hépatique ou rénale, de rachitisme vitamine D dépendant, de pseudo-hypo-parathyroïdie idiopathique).
  - Hypocalcémie avec PTH et vitamine D normales :
    . pancréatite aiguë,
    . hyperphosphatémie,
    . hypomagnésémie,
    . médicaments (anticonvulsivants, calcitonine),
    . apports insuffisants, diminution d'absorption, ou pertes excessives.

• *Hypocalciurie* < 80 mg/24 h *soit* < 2,0 mmol/24 h
  - secondaires aux hypocalcémies,
  - insuffisance rénale chronique,
  - ostéomalacie, rachitisme,
  - alcalose (avec augmentation de la réabsorption osseuse),
  - diurétiques thiazidiques.

• **Les variations du calcium ionisé sérique suivent celles du calcium total sauf :**
  - en cas d'acidose (calcium moins lié aux protéines),
  - en cas d'alcalose (calcium plus fortement lié aux protéines).

  Les valeurs de référence du calcium ionisé, mesuré à pH 7,4, sont :
  - nouveau-né : 1,10-1,45 mmol/l,
  - 1 an : 1,15-1,40 mmol/l,
  - adulte : 1,18-1,30 mmol/l.

	Ostéomalacie	Paget	Hyperpara-thyroïdie	Hypopara-thyroïdie
Calcémie	↘	N	↗	↘
Calciurie	↘	N ou ↗	↗	↘
Phosphorémie	↘	N	↘	↗
Phosphaturie	N ou ↘	N	↗	↘
PAL	↗	↗	N ou ↗	N
Hydroxy-prolinurie	N	↗	N ou ↗	N

N : normale. ↗ : augmentée. ↘ : diminuée.

CALCULS URINAIRES

L'identification d'un calcul urinaire repose sur une étude morphologique et constitutionnelle, également sur une analyse séquentielle du noyau depuis le noyau du calcul jusqu'à sa surface.

Il existe environ 80 espèces chimiques ou cristallines caractérisées dans les calculs urinaires dont certaines orientent directement vers certaines pathologies.

L'accroissement des lithiases est liée aux habitudes alimentaires et les lithiases calciques représentent environ 75 % des lithiases urinaires.

Méthodes d'analyse

L'analyse d'un calcul devra permettre d'établir la nature moléculaire des constituants, leur nature cristalline ainsi que leur teneur dans le calcul, et enfin la répartition topographique permettant d'apprécier l'évolution et le type de pathologie.

- *Méthodes chimiques*

  Elles permettent d'identifier les ions par des réactions colorées ou de précipitation (ammonium, calcium, cystine, magnésium, oxalate, phosphate, urate, carbonate).

  Elles ne renseignent pas sur les espèces cristallines et ne permettent pas une quantification fiable des constituants.

- *Méthodes spectrales*
  - Spectrométrie ultraviolette (substances organiques, médicaments).
  - Spectrométrie de masse (substances organiques, acides aminés, médicaments).
  - Spectrométrie d'absorption atomique (ions).
- *Méthodes chromatographiques*
  - Chromatographie en couche mince (purines, acides aminés, composés lipidiques ou médicamenteux).

- Chromatographie sur colonne (proportions relatives des ions).

• *Microscopie optique et électronique*
  - Permettent une analyse structurale et morphologique complémentaire de l'identification moléculaire.
  - Permettent de reconnaître les principales espèces cristallines présentes.

• *Identification moléculaire*

  Les méthodes de diffraction des rayons X et les méthodes de spectroscopie moléculaire permettent de renseigner sur la composition qualitative et quantitative des calculs.

Catégories de calculs

• *Calculs oxalo-calciques* (type I et II)
  - Whewellite (oxalate de calcium monohydraté) rattaché aux hyperoxaluries sans hypercalciurie :
    . avec ou sans hyperuricémie (type I_a),
    . conversion cristalline d'une ancienne hypercalciurie (type I_b),
    . forme d'hyperoxalurie primaire (type I_c),
    . lithiases multiples (type I_d).
  - Wheddellite (oxalate de calcium dihydraté) rattaché aux hypercalciuries sans hyperoxalurie :
    . hypercalciurie (type II_a),
    . hypercalciurie avec hyperoxalurie modérée (type II_b),
    . hypercalciurie avec lithiases multiples (type II_c),
  - Structure mixte (types I + II) rattaché à une association hyperoxalurie et hypercalciurie (alimentation riche en oxalate et en calcium).

• *Calculs uriques* (type III)
  - Les calculs d'acide urique sont fréquemment rencontrés en cas d'hyperacidité urinaire, lié à un défaut d'ammoniogénèse rénale ou à une acidose métabolique (entéropathies, diarrhées, iléostomies, déshydratations).
  - Ils sont retrouvés dans les hyperuricuries avec hyperuricémie au cours des chimiothérapies, dans les déficits enzymatiques (Lesch-Nyhan, glycogénose de type I).
  - Également au cours des hyperuricuries d'origine alimentaire ou médicamenteuse ou lié à des anomalies du transport tubulaire de l'acide urique.

    On distinguera parmi les calculs d'acide urique :
    . acide urique anhydre (type III_a) : retrouvé dans les hyperuricémies modérées, les adénomes prostatiques, les urines acides,

. acide urique anhydre et dihydraté (type III_b) : retrouvé au cours des traitements uricosuriques, des déficits enzymatiques, d'hyperuricémie de la goutte, d'hyperuricurie, d'urines acides,

. urates alcalins (type III_c) : retrouvé au cours d'infections urinaires ammoniogènes avec urines alcalines, au cours de thérapeutiques alcalines, associés à une hyperuricurie,

. urates acides d'ammonium (type III_d) : retrouvés au cours d'infections ammoniogènes, de diarrhées, d'ammoniogénèse rénale augmentée, de malnutrition sévère.

• *Calculs phosphocalciques* (type IV)

- Phosphates de calcium carbonatés cristallisés ou carbapatites : retrouvés au cours d'infections bactériennes urinaires, au cours de l'hyperparathyroïdie primaire, au cours de troubles de l'acidification des urines.
- Pouvant être associés à des phosphates ammoniaco-magnésiens hexahydrate (ou Struvite) au cours des infections à germes uréolytiques (Proteus).
- Les calculs de phosphates acides de calcium dihydratés (ou Brushite) sont retrouvés au cours des hyperparathyroïdies primaires, des diabètes phosphorés, au cours d'hypercalciuries.

• *Calculs de cystine* (type V)

- La présence de cystine est liée à une cystinurie congénitale (ex. : cystinurie-lysinurie).

• *Calculs riches en protéines* (type VI)

- Les calculs protéiques sont retrouvés au cours des pyélonéphrites, des lithiases métaboliques ou médicamenteuses ou des nécroses tissulaires.
- L'association à l'oxalate de calcium est retrouvée au cours des lithiases des dialysés ou dans l'insuffisance rénale sévère.

• *Autres constituants*

- Struvite (phosphate ammoniaco-magnésien hexahydraté) marqueur d'une infection par une bactérie ammoniogène (Proteus, staphylococcus epidermidis, klebsiella pneumoniae, pseudomonas aeruginosa, ureaplasma urealyticum), les calculs contiennent une proportion variable de struvite, de phosphate calcique et d'urate d'ammonium.
- Calculs de xanthine : observés dans la xanthinurie familiale (déficit en xanthine oxydase) avec hypouricémie, hypouricurie, également au cours des traitements inhibiteurs de la xanthine oxydase (allopurinol) pour diminuer la production d'acide urique.

- Calculs médicamenteux :
  . allopurinol,
  . aminopénicillines,
  . acide méfénamique,
  . pansements carbonatés,
  . quinolones,
  . sulfamides antibactériens,
  . triamtérène,
  . silice colloïdale,
  . médicaments riches en calcium, uricosuriques, ou riches en vitamine C.
- Calculs de cholestérol, d'esters du cholestérol, de sels calciques d'acides gras (palmitate), d'acides gras libres, de triglycérides.

Anomalies métaboliques lithogènes				
Paramètres urinaires	Homme		Femme	
	mg/24 h	mmol/24 h	mg/24 h	mmol/24 h
Acide urique	> 800	> 4,8	> 750	> 4,5
Calcium	> 280	> 7,0	> 240	> 6,0
Citrate	< 250	< 1,5	< 250	< 1,5
Magnésium	< 100	< 4,0	< 85	< 3,5
Oxalate	> 40	> 0,5	> 35	> 0,45

Aspect radiologique de la lithiase

- Lithiase radio-transparente :
  - lithiase urique,
  - 2,8-dihydroxy-adénine (DHA),
  - xanthine,
  - médicament,
  - protéique.
- Calculs faiblement opaques :
  - cystine,
  - struvite,
  - calcul mixte oxalo-urique,
  - Weddellite.
- Calculs radio-opaques :
  - Whewellite,
  - phosphates calciques.

Risque lithogène

- En fonction des constituants urinaires :
  - acide urique : > 400 mg/24 h *soit* > 2,4 mmol/24 h ;
  - calcium : > 150 mg/24 h *soit* > 3,8 mmol/24 h ;
  - citrate : < 175 mg/24 h *soit* < 1,0 mmol/24 h ;
  - magnésium : < 50 mg/24 h *soit* < 2,0 mmol/24 h ;
  - oxalate : > 25 mg/24 h *soit* > 0,3 mmol/24 h ;
- En fonction des résultats
  - La lithiase calcique est fréquente, composée très souvent d'oxalate (plus rarement de phosphate et de carbonate) chez le sujet jeune ; une lithiase calcique récidivante devra faire soupçonner une hyperparathyroïdie primaire. Une néphrocalcinose médullaire devra faire rechercher une hyperoxalurie primaire, une acidose tubulaire ou une maladie de Cacchi et Ricci.
  - L'hypocitraturie devra faire rechercher une acidose tubulaire, mais peut être induite par des iléopathies, des résections iléales, des diarrhées chroniques.

    Elle est retrouvée lors d'hypokaliémie, lors de traitements diurétiques thiazidiques, lors d'hypercorticisme ou de prise de laxatifs.
  - Hypercalcémie : hyperparathyroïdie primaire, sarcoïdose, hypervitaminose D, lyse osseuse des métastases, maladie de Paget.
  - Hypercalciurie : lors d'hypercalcémie, lors d'apports excessifs en calcium, médicaments, acidose tubulaire, hypercorticisme.
  - Hyperuricémie et hyperuraturie : hyperuricémies primitives, anomalie de la voie des purines, jeûne prolongé, syndromes myéloprolifératifs, traitements cytotoxiques.

    Les cristaux d'acide urique sont peu solubles. Ils sont parfois inclus dans des cylindres. Ils sont retrouvés à pH acide.

    Les cristaux d'urate de sodium et d'ammonium sont retrouvés à pH alcalin.
  - L'hyperuraturie avec normo-uricémie est retrouvée lors des traitements uricosuriques, chez les sujets dont les apports protéiques sont élevés, lors des déshydratations par pertes digestives.
  - L'hyperoxalurie s'observe lors de consommations excessives d'aliments riches en oxalate (chocolat, oseille, épinard, rhubarbe) ou riches en protéines animales.

    Elle peut être reliée à une hyperabsorption calcique et les cristaux d'oxalate de calcium sont retrouvés dans les urines à pH acide.

    L'hyperoxalurie entérique est liée à un entéropathie iléale.

    L'hyperoxalurie primaire est précoce, associée à une néphrocalcinose. On recherchera un déficit enzymatique.

CAMPYLOBACTER

Les campylobactéries représentent une cause d'entérite humaine retrouvée dans environ 5 à 10 % des infections intestinales.

Il s'agit de bactéries microaérophiles à Gram négatif, en forme de « virgule » ou en « spirale », très mobiles grâce à un flagelle polaire, évoquant une mobilité « en vol d'hirondelle ».

La transmission de la maladie est orofécale à partir d'eaux ou d'aliments souillés, généralement en période estivale.

Après 3 jours d'incubation, la maladie se déclare sous forme d'une diarrhée profuse avec fièvre et douleurs abdominales. Les selles sont purulentes, parfois sanglantes.

La clinique évolue en une semaine mais l'excrétion des germes continue encore 2 mois après la fin des symptômes.

Les complications sont rares : cholécystites, septicémies, méningites, arthrites, infections urinaires ou prostatiques.

Par ordre de fréquence dans les entérites, on retrouve : *C. jejuni*, *C. coli* et *C. fetus*.

Prélèvement

- Selles fraîches émises depuis moins de 2 heures, ou conservées à + 4 °C (l'étude portera sur des fragments purulents ou sanglants).
- Écouvillonnage rectal (conservé en eau peptonée avec des réducteurs).
- Biopsies rectales.
- Suppurations.
- Appendicite.
- Hémocultures.
- LCR.

Examen direct

- Basé sur l'observation microscopique de bactéries mobiles dans les selles fraîches : mobilité en « flèche » avec des mouvements de rotation et d'ondulation.
- Bacilles à Gram négatif, fins, incurvés, mêlés à des leucocytes parfois très nombreux.

Culture

- Les prélèvements monomicrobiens sont ensemencés directement sur une gélose chocolat polyvitex ou un brouillon pour hémoculture.

  Les autres prélèvements nécessitent des milieux sélectifs d'isolement (bouillon thioglycolate, eau peptonée alcaline) ou une filtration sur filtre 0,45 μ.

La culture est réalisée à 37 °C et 42 °C sur milieu sélectif, en atmosphère enrichie de 10 % de CO_2 pendant 5 jours.

Les colonies, non hémolytiques sur gélose au sang, sont de forme variable, d'aspect mucoïde et aux contours irréguliers.

Identification

- Basée sur la coloration de gram, la recherche positive de l'oxydase, de la catalase, la réduction des nitrates.
- Un bouillon brucella est ensemencé et les températures de croissance 25, 37, 42 °C sont déterminées sur gélose au sang.
- La croissance en milieu NaCl 3,5 % et en glycine à 1 % sont également effectuées.
- La production d'H_2S est recherchée sur milieu de Kligler à 37 °C.

	C. jejuni	*C. coli*	*C. fetus* ssp *fetus*
Oxydase	+	+	+
Catalase	+	+	+
Réduction des nitrates	+	+	+
Croissance 25 °C	–	–	+
Croissance 37 °C	+	+	+
Croissance 42 °C	+	+	+
Croissance NaCl 3,5 %	–	–	–
Croissance glycine 1 %	+	+	+
H_2S	–	–	–

- Les techniques de biologie moléculaires (sondes, amplification) permettent la détection dans les produits pathologiques ou leur identification en culture.

Diagnostic sérologique

Une technique ELISA permet le dépistage des malades, en mettant en évidence des IgG, IgA, IgM.

La recherche des anticorps permet d'orienter le diagnostic si les cultures restent négatives et permet de surveiller l'évolution de l'infection.

La majorité des coprocultures positives à *C. jejuni* présentent des anticorps sériques.

Traitement

- Il existe une résistance naturelle au triméthoprime, à la colistine et à la rifampicine.

  C. jejuni est résistant à la céfalotine et *C. fetus* est résistant à l'acide nalidixique (ces 2 antibiotiques permettent un diagnostic différentiel d'espèces).

- La thérapeutique, basée sur les résultats de l'antibiogramme, nécessite l'érythromycine pendant une semaine ou la furazolidone.
- Dans les formes graves et les septicémies, une association avec un aminoside sera prescrite.

CANDIDOSE

Les candidoses sont des affections cosmopolites dues à des levures du genre *Candida*. Le diagnostic mycologique nécessite des prélèvements et une mise en culture à partir des lésions, et, dans les candidoses profondes, une étude sérologique à la recherche d'antigènes circulants et d'anticorps spécifiques.

Il s'agit de saprophytes habituels de la peau et des muqueuses, qui peuvent devenir pathogènes dans certaines circonstances :

– affections malignes hématologiques, tumorales…,
– tuberculose,
– déséquilibre hormonal,
– antibiothérapie, corticoïdes,
– sujets âgés ou prématurés,
– conditions locales d'hygiène.

Ils sont généralement responsables d'atteintes locales :

– vaginites, muguet, perlèche, lésions cutanées, oculaires cystites…

Dans certaines circonstances d'immunodépression, les candidoses envahissent les tissus, et sont responsables d'une candidose profonde, disséminée ou systémique :

– œsophage, intestin, poumon, viscères, cerveau.

Ces atteintes peuvent s'accompagner d'une septicémie et de manifestations allergiques.

Prélèvement

Le prélèvement conditionne, par sa qualité, l'isolement et l'identification de l'agent pathogène.

Il est réalisé avant toute thérapeutique antifongique :

– cutané : squames, écouvillon ;
– ongle : curette, ciseau, squames et pus ;
– muqueuse : écouvillon ;
– pus d'abcès, de fistule ;
– LCR, urines, sang pour hémoculture ;
– crachats, broncho-aspiration ;
– biopsies d'organes pour étude mycologique et anatomopathologique.

Diagnostic direct

- L'examen direct constitue une étape importante du diagnostic permettant la mise en évidence d'éléments fongiques : levures rondes ou ovales, bourgeonnantes, filaments mycéliens.
- L'isolement en culture nécessite un milieu de Sabouraud additionné d'antibiotiques, avec et sans actidione, incubé 24 à 48 heures à 28 °C pour les prélèvements d'origine superficielle, et à 37 °C pour les prélèvements profonds.
- L'identification des levures peut ensuite être réalisée par des tests spécifiques :
  - test de blastèse (émission d'un tube germinatif) positif pour *C. albicans* (98 % des souches) et *C. stellatoïdea*,
  - test de chlamydosporulation sur milieu RAT à 28 °C (positif pour *C. albicans*),
  - test de sensibilité à l'actidione,
  - test de réduction du tétrazolium (études des colorations),
  - test à l'uréase (négatif pour *Candida*),
  - l'étude de l'assimilation des sucres (auxanogramme) et de la fermentation des sucres (zymogramme).

La majorité des levures pathogènes isolées au laboratoire sont des genres *Candida*, *Cryptococcus*, *Trichosporon*, *Rhodotorula*, *Saccharomyces*, *Geotrichum* et *Torulopsis*.

Les souches le plus souvent isolées sont : *Candida* (85 %), *Torulopsis* (8 %) et *Trichosporon* (5 %).

Les candidoses rencontrées sont essentiellement *C. albicans* (75 % des cas) puis *C. tropicalis* et *pseudotropicalis*, *C. parapsilosis*, *C. krusei*, *C. guillermondii*.

Étude sérologique

- La recherche des anticorps spécifiques et des antigènes circulants est utile dans le diagnostic de candidose profonde invasive, inaccessible aux prélèvements mycologiques et biopsiques.
- Les principales techniques utilisées dans le diagnostic sérologique sont :
  - les techniques d'immunoprécipitation (méthodes de référence) qui utilisent des antigènes somatiques ou métaboliques de *C. albicans* (immunodiffusion, électrosynérèse, immunoélectrophorèse),
  - l'hémagglutination passive (seuil significatif : 1/160),
  - l'immunofluorescence indirecte (seuil significatif : 1/100),
  - les tests immunoenzymatiques.

- La recherche des antigènes circulants permet un diagnostic rapide par un test simple d'agglutination de particules de latex sensibilisées.
  Les taux obtenus lors des infections invasives sont de l'ordre du 1/8.
  Cependant les difficultés de cette recherche sont liées au caractère transitoire de l'antigénémie et à l'interférence possible du facteur rhumatoïde.
  La recherche d'antigènes concerne la détection des polysaccharides de paroi (latex, immunoenzymologie, radio-immunologie) ou la détection d'un antigène cytoplasmique protéique ou glycoprotéique.
- La détection des métabolites de *C. albicans* par chromatographie en phase gazeuse est évocatrice des infections systémiques.
  L'examen sérologique peut contribuer pleinement au diagnostic des candidoses systémiques si la recherche des anticorps est réalisée simultanément à la recherche des antigènes circulants.

CANNABIS

Le cannabis, le chanvre indien, contiennent des substances hallucinogènes et euphorisantes appelées cannabinoïdes, dont la principale substance active est le tétra-hydro-cannabinol (THC).

Le principal métabolite urinaire est un acide carboxylique du THC sous forme libre (5 %) et glycuroconjuguée (70 %).

Dans les 4 jours suivant l'inhalation ou l'ingestion de ces produits (hachisch, résine), 20 % des métabolites sont éliminés dans les urines et 30 % dans les selles. Le reste met plusieurs semaines à être éliminé.

Prélèvement

Urines de 24 heures.

Dosage

- Immuno-enzymologie (EMIT).
- Chromatographie en phase gazeuse couplée à la spectrométrie de masse.

Résultat

- Ces tests indiquent l'utilisation de cannabinoïdes. Ils ne peuvent mesurer ni la dose, ni la fréquence, ni le degré de l'intoxication.

CAPTOPRIL (Test au captopril)

Le test au captopril permet l'exploration d'une hypertension rénovasculaire.

Prélèvement

Le test est réalisé chez un sujet à jeun depuis 12 heures et au repos depuis 2 heures.

Un prélèvement sanguin sur EDTA est réalisé à jeun et 3 heures après l'ingestion de captopril (1 mg/kg).

Les dosages de l'activité rénine plasmatique sont réalisés.

Résultat

- Il existe normalement une diminution de la sécrétion d'aldostérone et, par rétrocontrôle, une élévation de la production de rénine, par inhibition de l'enzyme de conversion de l'angiotensine.
- L'absence de réponse au test est en faveur d'un adénome.
  La persistance d'une réponse partielle est en faveur d'une hyperplasie.
  En cas d'adénome, la rénine n'est pas stimulable par la marche ou l'orthostatisme.
- Une réponse explosive entraînant une hypertension dite « rénine-dépendante » est en faveur d'un hyperaldostéronisme secondaire (sténose de l'artère rénale, tumeurs à rénine).

CARBAMAZÉPINE

La carbamazépine (Tégretol®) est un antiépileptique majeur.

Après administration orale, l'absorption est lente et incomplète, et le pic plasmatique apparaît normalement en 4 à 8 heures, mais peut être tardif, jusqu'à 24 à 36 heures.

La fixation aux protéines plasmatiques est importante (environ 75 %).

Le métabolisme hépatique entraîne la formation de métabolites actifs dont l'époxyde 10-11 de la carbamazépine.

Les métabolites sont essentiellement éliminés par les urines.

La demi-vie d'élimination varie selon l'âge, de 6 heures chez l'adulte à 18 heures chez le nouveau-né.

La carbamazépine est un inducteur enzymatique.

Prélèvement

- Sérum prélevé avant une nouvelle prise.
- Au bout de 2 semaines, puis de 4 semaines après le début du traitement pour permettre la stabilisation de l'auto-induction.
- En cours de journée en cas d'effets secondaires, car il existe des fluctuations de concentrations entre deux prises.

Dosage

- Méthodes chromatographiques (CPG, HPLC).
- Méthodes immunochimiques (EMIT, polarisation de fluorescence…).

Valeurs de référence (mg × 4,23 = µmol)
Zone thérapeutique : 4-10 mg/l *soit* 17-42 µmol/l.
Les concentrations supérieures sont toxiques :
> 10 mg/l : ataxie, diplopie, mouvements oculaires anormaux,
> 20 mg/l : léthargie, sudation, convulsions.
Il existe de nombreuses interactions médicamenteuses :
- diminution de l'absorption : charbon activé ;
- la carbamazépine diminue la concentration plasmatique de : anticoagulants oraux, éthosuximide, doxycycline, clonazépam, diazépam, acide valproïque, primidone, diphénylhydantoïne, œstroprogestatifs ;
- certains médicaments augmentent la concentration plasmatique de carbamazépine : érythromycine, josacine, TAO, INH, nicotinamide ;
- certains médicaments diminuent la concentration plasmatique de carbamazépine : phénobarbital, diphénylhydantoïne, primidone, éthosuximide ;
- l'association avec un antidépresseur imipraminique peut favoriser des crises convulsives, nécessitant d'augmenter les doses de carbamazépine ;
- l'association de la carbamazépine et des IMAO est formellement contre-indiquée.

Il existe quelques variations physio-pathologiques :
- lors de la grossesse, il existe une diminution de la liaison aux protéines plasmatiques et une augmentation de la clairance, et la concentration sérique diminue ;
- lors d'atteinte hépatique, il existe une diminution de la liaison aux protéines plasmatiques et une diminution de la clairance.

CARNITINE

La carnitine est une amine permettant le transport des acides gras dans la mitochondrie avant leur oxydation.

Prélèvement
- Sang recueilli sur EDTA.
- Urines de 24 heures.
- Liquide séminal.

Les prélèvements sont conservés congelés.

Dosage
- Méthode enzymatique en présence d'acétyl coenzyme A après extraction (lecture colorimétrique).

Valeurs de référence

	Carnitine totale	Carnitine libre	Acyl-carnitine
Plasma (µmol/l)	35-45	30-37	5-8
Urines (mg/24 h)	35-85	10-40	25-45
Plasma séminal		0,20-0,60	

Variations pathologiques

Le dosage peut être effectué chez les patients présentant des anomalies du métabolisme de la carnitine et de l'acyl-carnitine.

Le dosage séminal de la carnitine libre permet une évaluation de la fonction épididymaire dans le cadre des azoospermies.

CAROTÉNOÏDES (Provitamine A)

Les caroténoïdes sont des provitamines A, du groupe des vitamines liposolubles, dont le principal représentant est le β-carotène.

Ils sont particulièrement abondant dans les fruits et les légumes.

Les principaux caroténoïdes plasmatiques sont le β-carotène, l'α-carotène, le lycopène, la cryptoxanthine, la précryptoxanthine, la zéaxanthine, la lutéine.

Certains dérivés alimentaires sont absorbés en présence de graisse, sans transformation en rétinol. D'autres, comme le β-carotène, subissent une hydrolyse en rétinol au niveau de l'entérocyte, ou sont stockés dans le tissu adipeux sous-cutané (80 %), dans le foie (10 %), secondairement dans les testicules et les glandes surrénales.

Aucune déficience en caroténoïdes n'a été observée.

Le rôle nutritionnel des caroténoïdes est lié à l'activité vitaminique A. Ils ont également des propriétés photoprotectrices et participent à la lutte contre la formation de peroxydes.

Prélèvement

Sérum ou plasma hépariné.

Le plasma est conservé congelé à l'abri de la lumière.

Dosage

- Caroténoïdes totaux : spectrométrie directe après extraction (450 nm).
- Séparation des caroténoïdes : chromatographie liquide haute performance avec détection entre 436 et 466 nm.

Valeurs de référence (nmol/l)

- Caroténoïdes totaux : Femme : 1 000-3 500, Homme : 900-2 700.
- β-carotène : 150-550
- α-carotène : 15-145
- Lycopène : 250-950

Variations physiologiques

- Repas riches en caroténoïdes (carottes, épinards, salades, abricots,...) : taux 2 fois plus élevés.
- Cholestérol plasmatique (transporteur du bêta-carotène) : variations parallèles aux taux sanguins du LDL-cholestérol.
- Âge (nouveau-nés) : taux voisins de 50 % des taux adultes.
- Sexe : taux plus élevés chez la femme (20 à 50 %).
- Grossesse : augmentation jusqu'au 9e mois.
- Alcool, tabac : baisse de 30 % des taux.

Variations pathologiques

- Diminution des caroténoïdes :
  - carence d'apport (malnutrition, dénutrition),
  - trouble d'absorption digestive (gastrectomie, atteintes pancréatiques, mucoviscidose, maladie cœliaque, sprue, atrésie des voies biliaires, cirrhoses, entérites, diarrhées).
- Augmentation des caroténoïdes :
  - apports excessifs (alimentaires, médicamenteux),
  - hypercholestérolémies,
  - diabète,
  - hypothyroïdie.

CARYOTYPE

Le caryotype analyse le nombre et la structure des chromosomes.
Cette analyse morphologique permet le dépistage des anomalies constitutionnelles et des anomalies acquises.

Prélèvement

- Héparine (ou ACD) : sang recueilli sur héparine pour la réalisation du caryotype standard (sur les lymphocytes T mis en culture).
- EDTA : sang recueilli sur EDTA pour les techniques de biologie moléculaire (ex. : recherche du X fragile).
- En dehors des prélèvements sanguins, l'examen peut être réalisé :
  - sur la moelle osseuse (hémopathies malignes),
  - sur le sang fœtal (choriocentèse),
  - sur le liquide amniotique (amniocentèse),

- sur le placenta,
- sur des biopsies de trophoblaste, gonadiques, cutanées.

Technique

Les lymphocytes sont cultivés en présence d'un mitogène, puis bloqués en métaphase par action de la colchicine.

Les cellules sont soumises à un choc hypotonique. Elles sont étalées et fixées. Les lames sont colorées.

Les métaphases les plus utilisables sont photographiées.

Après développement sur papier, les chromosomes sont découpés appariés et classés.

Résultat

Le délai de réponse est généralement supérieur à 1 mois.

Le résultat normal des cellules somatiques correspond à la formule 46, XX chez la femme et 46, XY chez l'homme (22 paires d'autosome et 2 chromosomes sexuels).

Chaque chromosome est défini par sa taille, la position du centromère, l'existence de bandes de matériel chromatinien.

Variations pathologiques

On décrit des anomalies de nombre et de structure.

- Variation de nombres :
  - trisomie 21 (mongolisme) = 47 XY, + 21,
  - trisomie 18 = 47 XY, + 18,
  - trisomie 13 = 47 XY, + 13,
  - trisomie 8 = 47 XY, + 8,
  - monosomie 5 p (syndrome du cri du chat) = 45 XY, 5 p,
  - syndrome de Klinefelter = 47 XXY,
  - syndrome de Turner = 45 XO.
- Remaniements :
  - intrachromosomiques (ex. : X fragile),
  - interchromosomiques (translocations, fusions).

Les anomalies acquises concernent une lignée cellulaire somatique généralement en prolifération clonale. En dehors de l'intérêt diagnostique, la recherche de ces anomalies constitue un élément important du suivi thérapeutique :

- leucémie myéloïde chronique : recherche du chromosome philadelphie (translocation 9/22),
- leucémie lymphoblastique aiguë (translocation 4/11),
- lymphome de Burkitt (translocation 8/14),
- leucémies lymphoïdes à cellules T (translocation 11/14).

Indications du caryotype

- Chez le fœtus ou le nouveau-né :
  - retard de croissance in utéro ou anomalie à l'échographie,
  - tableau évocateur d'une trisomie ou d'une monosomie,
  - ambiguïté sexuelle (délétion ou translocation de l'X ou anomalie du chromosome Y).
- Chez les adultes :
  - parents d'un enfant anormal,
  - fausses couches à répétition,
  - bilan de stérilité, impubérisme, aménorrhée primaire.
- Chez la femme enceinte :
  - ammiocentèse chez les femmes âgées de plus de 38 ans, ou lorsque la grossesse précédente a donné naissance à un enfant anormal, et en cas de remaniements équilibrés chez les parents.

CATÉCHOLAMINES

Les catécholamines sont des hormones synthétisées par le système nerveux central, la médullosurrénale et les terminaisons nerveuses sympathiques.

Le taux de catécholamines circulantes représente un équilibre entre la sécrétion et les sorties (liaison avec les récepteurs, captage, clairance).

Au niveau du système nerveux central, la noradrénaline et la dopamine sont des neurotransmetteurs, intervenant dans la régulation des hormones pituitaires et dans le contrôle du comportement, de l'appétit et de la température.

Au niveau périphérique, la noradrénaline est un neuromédiateur du système sympathique, stimulant la libération de rénine, inhibant l'insuline.

L'adrénaline stimule la gluconéogénèse, la lipolyse, la rénine, inhibe l'insuline et entraîne une tachycardie.

Les catécholamines sont impliquées en pathologie dans les phéochromocytomes et les neuroblastomes.

L'exploration des catécholamines peut être réalisée au niveau plasmatique, mais aussi au niveau urinaire.

Le métabolisme fait intervenir 2 enzymes : la mono-amine-oxydase (MAO) et la catéchol-oxo-méthyl-transférase (COMT). Les dérivés du catabolisme sont dosés dans les urines :

– métanéphrine et normétanéphrine,
– acide vanil-mandélique (VMA),
– acide homo-vanillique (HVA),
– hydroxy-phényl-glycol (MHPG, DOPEG).

Environ 5 % des taux plasmatiques de catécholamines sont retrouvés dans les urines sous forme libre.

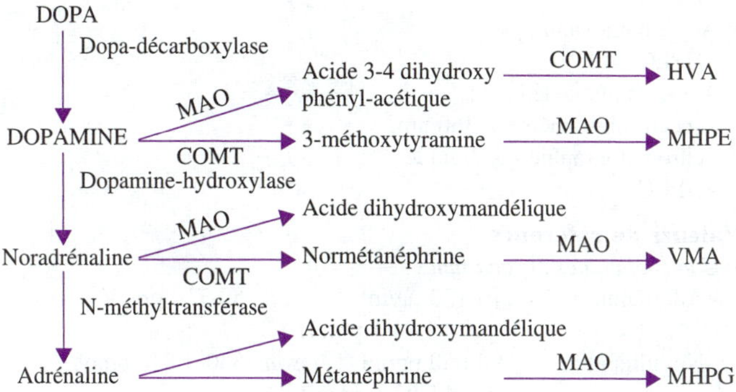

Catécholamines :
– adrénaline,
– noradrénaline,
– dopamine.
Dérivés méthoxylés :
– normétanéphrine,
– métanéphrine,
– 3-méthoxytyramine.

Prélèvement

- Sang : sérum ou plasma hépariné, rapidement centrifugé et conservé congelé.
  Recueilli à jeun, chez un sujet au repos et allongé, vers 8 h du matin.
- Urines de 24 heures : recueillies sur HCl, trois jours de suite et conservés à + 4 °C, à l'abri de la lumière.

Dosage

- Catécholamines plasmatiques :
  - fluorescence,
  - radio-enzymoassay en présence de COMT,
  - HPLC.
- Catécholamines urinaires :
  - fluorescence,
  - HPLC avec détection par fluorescence ou par électrochimie.

- Dérivés méthoxylés :
  - spectrophotométrie à 360 nm,
  - HPLC.
- Acide homovanillique :
  - HPLC.
- Acide vanilmandélique :
  - spectrophotométrie à 360 nm,
  - chromatographie gaz liquide,
  - HPLC.

Valeurs de référence

- *Catécholamines plasmatiques*

- Adrénaline :	10-130 pg/ml	*soit*	50-710 pmol/l
	(pg × 5,46 = pmol)		
- Noradrénaline :	90-650 pg/ml	*soit*	530-3 850 pmol/l
	(pg × 5,92 = pmol)		
- Dopamine :	10-110 pg/ml	*soit*	50-580 pmol/l
	(pg × 5,27 = pmol)		

- *Catécholamines urinaires et les métabolites*

- Adrénaline :	5-20 µg/24 h	*soit*	27-110 nmol/24 h
	(µg × 5,46 = nmol)		
- Noradrénaline :	10-80 µg/24 h	*soit*	60-475 nmol/24 h
	(µg × 5,92 = nmol)		
- Dopamine :	250-550 µg/24 h	*soit*	1 300-2 900 nmol/24 h
	(µg × 5,27 = nmol)		
- Normétanéphrine :	100-500 µg/24 h	*soit*	550-2 750 nmol/24 h
	(µg × 5,46 = nmol)		
- Métanéphrine :	70-300 µg/24 h	*soit*	350-1 500 nmol/24 h
	(µg × 5,07 = nmol)		
- HVA (mg × 5,49 = µmol)			
. 0-5 ans :	1-3 mg/24 h	*soit*	5,5-16,5 µmol/24 h.
. 5-10 ans :	1-4 mg/24 h	*soit*	5,5-22,0 µmol/24 h.
. 10-15 ans :	2-5 mg/24 h	*soit*	11-27,5 µmol/24 h.
. Adulte :	3-10 mg/24 h	*soit*	16,5-55 µmol/24 h.
- VMA (mg × 5,05 = µmol)			
. 0-2 ans :	0-1 mg/24 h	*soit*	0-5 µmol/24 h.
. 2-8 ans :	0-2 mg/24 h	*soit*	0-10 µmol/24 h.
. Adultes :	1-6 mg/24 h	*soit*	5-30 µmol/24 h.
- MHPG (mg × 2,7 = µmol)			
. Adulte :	0,7-3,9 mg/24 h	*soit*	1,9-10 µmol/24 h.

- DOPAC (mg × 6,03 = µmol)
  . Adulte : 1,3-4,3 mg/24 h *soit* 7,8-26 µmol/24 h.

Interférences liées à la thérapeutique

- *Dosage fluorimétrique des catécholamines urinaires*
  - Augmentation de sécrétion : adrénaline, nicotine, café, L. Dopa, nifédipine.
  - Diminution de sécrétion : clonidine, guanéthidine, réserpine.
  - Interférence analytique (augmentation) : érythromycine, tétracyclines, dérivés de la Dopa, isoprénaline, quinidine, timolol, labétalol.
- *Dosage spectrophotométrique de l'acide vanilmandélique*
  - Augmentation de sécrétion : L. Dopa, nifédipine.
  - Diminution de sécrétion : clonidine, guanéthidine, antidépresseurs tricycliques, IMAO, réserpine, disulfiram.
  - Interférence analytique (augmentation) : adrénaline, salicylés acide nalidixique, isoprénaline.
- *Dosage spectrophotométrique des métanéphrines*
  - Augmentation : IMAO, chlorpromazine, antidépresseurs tricycliques, phénothiazines, phénacétine, isoprénaline, triamtérène, clonidine, acébutolol, aténolol, propranolol, sotalol, paracétamol.

Interférences alimentaires

Un régime alimentaire doit être observé 48 heures avant le début du recueil urinaire et pendant toute sa durée, excluant : bananes, café, thé, vanille, chocolat.

Tests dynamiques

Les tests dynamiques décrits dans l'exploration du métabolisme sont rarement utilisés. Ils sont basés sur la libération des catécholamines avec mesure de la poussée tensionnelle : test au glucagon, au sulpiride, au propranolol, à l'histamine, à la tyramine, à la clonidine, à la naloxone.

Signes d'appel nécessitant les dosages

Les sujets présentant une céphalée accompagnée d'une tachycardie avec palpitations, sueurs profuses et hypertension nécessitent une exploration du métabolisme des catécholamines :

- *Tumeurs sécrétantes*
  - Neuroblastome : tumeur maligne de l'enfant de 0 à 4 ans à partir du neuroblaste.
  - Ganglioneurome : tumeur bénigne de l'adulte à partir de cellules ganglionnaires.

- Phéochromocytome : tumeur bénigne à partir des phéochromocytes (tissu chromaffine).
- Phéochromoblastome : tumeur maligne à partir du phéochromoblaste.

La sécrétion de catécholamines est continue ou discontinue.

La taille relativement petite de certaines tumeurs et l'existence de rémission rendent le diagnostic clinique biologique et histopathologique parfois délicat.

• *Autres pathologies*
- Élévation minime des catécholamines dans certaines tumeurs :
  . cancer médullaire de la thyroïde,
  . tumeur carcinoïde du grêle,
  . rétinoblastome,
  . chémodectome…
- Maladie de Parkinson : la destruction des neurones dopaminergiques entraîne une diminution de la dopamine et d'HVA urinaire.
- Maladie d'Alzheimer et sénescence cérébrale : diminution des catécholamines et des mono-amines (sérotonine).
- États dépressifs avec diminution de MHPG urinaire : sujets traités par un antidépresseur noradrénergique (imipramine).
- États dépressifs avec augmentation de MHPG urinaire : sujets traités par un antidépresseur sérotoninergique.

CATHEPSINE D

La cathepsine D est une glycoprotéine d'activité protéasique, qui s'accumule, après transformation de son précurseur, la procathepsine D, dans les lysosomes des cellules.

Elle n'est pas détectable dans les cellules mammaires épithéliales normales.

La production en excès est retrouvée par certaines lignées cellulaires de cancers mammaires pour s'accumuler dans les compartiments extralysosomiaux.

Sa production par les cellules mammaires malignes est hormono-dépendante, œstrogéno-induite, mais sa concentration cellulaire n'est pas corrélée à celle des récepteurs de l'œstradiol et de la progestérone.

Elle est considérée comme un marqueur des tumeurs invasives et les taux élevés sont corrélés à un mauvais pronostic.

Son taux est indépendant du grade histologique, des récepteurs hormonaux ou de l'envahissement ganglionnaire.

Prélèvement

Prélèvement d'échantillons tumoraux conservés dans l'azote liquide.

Dosage

Préparation effectuée dans un tampon spécial (tris-EDTA-HCl- glycérol-dithiothréitrol). La préparation de cytosol des cellules cancéreuses est identique à celle utilisée pour la détermination des récepteurs des stéroïdes.

Valeurs de référence

- Par technique radio-immunométrique à 2 anticorps monoclonaux :
  - premier seuil : entre 25 et 45 pmol/mg de protéines,
  - second seuil : entre 70 et 80 pmol/mg de protéines.
- En dessous du premier seuil : le pronostic est rassurant.
- Au-dessus du second seuil : la corrélation est positive entre l'élévation des taux et une diminution de la durée de survie sans métastases ou sans rechutes.

CBG-TRANSCORTINE

La CBG (*Cortisol Binding Globulin*) ou transcortine, est une α1-glycoprotéine vectrice du cortisol.

Prélèvement

Sérum prélevé le matin, à jeun, conservé congelé.

Dosage

Gel-filtration.
Electro-immunodiffusion (Laurell).

Valeurs de référence

Taux : 30-42 mg/l.

Variations physiologiques

- Grossesse : augmentation de 50 à 70 %.
- Œstrogènes : augmentation de 30 %.

CDT (TRANSFERRINE DÉFICIENTE EN CARBOHYDRATES)

La transferrine sérique est une glycoprotéine de 80 kDa qui existe essentiellement sous forme tétrasialylée. Après absorption régulière de plus de 60 g. d'alcool par jour, durant plus de 2 semaines, la transferrine se désialyle progressivement. Elle est responsable d'une élévation des taux sanguins de transferrine déficiente en carbohydrates (CDT) dont le dosage permet le dépistage et le suivi de l'alcoolisme chronique.

Prélèvement

Le sang est recueilli par ponction veineuse. Seul le sérum est utilisé pour le dosage.

Le sérum est conservé 7 jours à + 4 °C ou 1 an à – 20 °C.

Dosage

- Isoélectrofocalisation en gel de polyacrylamide suivie d'une immunofixation ou d'un immunoblotting avec quantification par densitométrie laser.

  Technique longue, rarement utilisée.
- Chromatographie liquide échangeuse d'ions haute performance (méthode de référence) permettant l'élution des transferrines déficientes, suivie d'un dosage radio-immunologique, enzymologique, néphélémétrique ou turbidimétrique.

Valeurs de référence

- Homme : < 20 UI/l ou < 60 mg/l
- Femme : < 26 UI/l ou < 70 mg/l
- Dosage exprimé par rapport à la transferrine totale : le seuil de positivité de la CDT est établi à 6 %.

Variations physio-pathologiques

- Des résultats faussement positifs sont rarement observés en cas de :
  - cirrhose biliaire primitive,
  - hépatite chronique active,
  - syndrome des glycoprotéines déficientes en carbohydrate (surtout en Europe du Nord).
  - variants génétiques D de la transferrine (surtout noir américain).
  - augmentation régulière au cours de la grossesse, surtout au 1er trimestre.
- Des prises régulières d'alcool excédant 60 g. d'éthanol par jour pendant plus de 2 semaines entraînent des valeurs élevées supérieures à 6 % du total de la transferrine. La mesure est intéressante au cours du sevrage et les valeurs de CDT diminuent régulièrement lors de l'abstinence, d'environ 50 % en 15 jours.

1 000 ml d'alcool	790 g. d'alcool
250 ml de bière à 4 % = 10 ml d'alcool	8 g. d'alcool
1/2 litre de vin à 12 % = 45 ml d'alcool	35 g. d'alcool

CÉRULÉOPLASMINE

La céruléoplasmine est une alpha-2 globuline d'origine hépatique, qui assure le transport du cuivre. Elle transporte environ 95 % du cuivre plasmatique. Son intérêt est représenté essentiellement pour le diagnostic de la maladie de Wilson, lié à une anomalie héréditaire du transport du cuivre.

Prélèvement

Plasma hépariné.

Dosage

Immunologique (diffusion radiale, néphélémétrie).
Spectrophotométrique (spectre d'absorption particulier).
Méthodes chimiques (propriétés oxydasiques).

Valeurs de référence

Nouveau-né	: 0,10-0,30 g/l.
1 à 3 mois	: 0,15-0,40 g/l.
Adultes	: 0,20-0,50 g/l.

Variations physiologiques

- Âge : valeurs faibles chez le nouveau-né en raison de l'immaturité hépatique.
- Œstrogènes : augmentation des taux lors de la grossesse et des traitements œstrogéniques (contraceptifs oraux).

Variations pathologiques

- Augmentation :
  - liée à un syndrome inflammatoire (affections rhumatismales, dermatologiques, neurologiques, cardiaques…).
- Diminution :
  - liée à une hypoprotéinémie sévère (hépatites sévères, malnutrition, néphropathies…),
  - liée à un déficit héréditaire en céruléoplasmine accompagné d'une hypocuprémie, d'une cirrhose hépatique, de troubles neuro-psychiques.

17-CÉTOSTÉROÏDES URINAIRES

Les 17-cétostéroïdes sont isolés de l'urine. Il s'agit des dérivés stéroïdes suivants : androstérone, etiocholanolone, déhydroépiandrostérone (DHA), 11-céto-androstérone, 11-céto-étiocholanolone, 11-hydroxy-androstérone et 11-hydroxy-étiocholanolone.

Ce sont les catabolites urinaires des stéroïdes suivants :
- DHA et SDHA,
- androstènedione et testostérone,
- glucocorticoïdes.

Chez l'homme, environ 70 % des 17-cétostéroïdes sont d'origine surrénalienne et 30 % d'origine testiculaire.

Chez la femme, ils sont essentiellement d'origine surrénalienne et pour une très faible part d'origine ovarienne.

Le dosage des 17-cétostéroïdes totaux n'apporte pas d'évaluation sur le fonctionnement de chaque organe. Il mesure à la fois des androgènes et des métabolites surrénaliens peu actifs.

Prélèvement

Urines de 24 heures.

Dosage

- Réaction de Zimmermann au dinitrobenzène réalisée après hydrolyse acide et extraction au trichloréthylène.
- Fractionnement des 17-cétostéroïdes : on réalise une chromatographie en phase gazeuse avec détection par ionisation de flamme après hydrolyse enzymatique par la glucuronidase, suivie d'une extraction acide à pH 4,7 des sulfoconjugués.

Valeurs de référence (mg × 3,48 = µmol)

17-cétostéroïdes totaux chez l'adulte :

Homme : 4-14 mg/24 h *soit* 14-50 µmol/24 h.

Femme : 3-11 mg/24 h *soit* 10-40 µmol/24 h.

Variations physiologiques

Les valeurs normales varient en fonction de l'âge et du sexe. Elles sont augmentées lors de la grossesse, du stress, de la fatigue et d'effort musculaire.

Elles sont diminuées au cours du jeûne.

Les variations individuelles sont également très importantes.

Variations pathologiques

- Augmentation des 17-cétostéroïdes :
  - hyperplasie surrénalienne congénitale par déficit enzymatique (11, 17, 21-hydroxylase ou 3-hydroxy-déshydrogénase),
  - syndrome des ovaires polykystiques lié à une augmentation de l'androstérone et de l'étiocholanolone,
  - tumeur leydigienne du testicule,

- tumeur surrénalienne virilisante liée à une augmentation de DHA urinaire.
- Augmentation des 17-cétostéroïdes et augmentation des 17-hydroxy-corticostéroïdes urinaires :
  - maladie de Cushing,
  - tumeur hypophysaire ou extrahypophysaire sécrétant de la cortico-trophine,
  - adénome ou carcinome surrénalien,
  - corticothérapie.
- Diminution des 17-cétostéroïdes :
  - insuffisance testiculaire,
  - hypocorticisme primaire (maladie d'Addison),
  - hypocorticismes secondaires.

Valeurs des 17-cétostéroïdes

N : 15 à 55 ans	Homme		Femme	
	mg/24 h	µmol/24 h	mg/24 h	µmol/24 h
17-cétostéroïdes totaux	4-14	14-50	3-11	10-40
Androstérone	1,6-4,5	5,7-15,5	1-2,7	3,5-9,3
Étiocholanolone	1,4-4,0	4,8-14,0	1-3,1	3,5-10,5
Déhydroépiandrostérone	0,5-2,0	1,8-7,0	0,3-1,3	1,0-4,5
11-céto-androstérone	0,3-1,2	1,0-4,2	0,15-0,62	0,5-2,3
11-hydroxy-androstérone	0,05-0,4	0,2-1,4	0,3-1,3	1,0-4,5
11-céto-étiocholanolone	0,3-1,4	1,0-4,9	0,3-1,3	1,0-4,5
11-hydroxy-étiocholanolone	0,2-0,8	0,7-2,8	0,1-0,4	0,3-1,7

CHEVEUX – POILS

L'exploration des cheveux et des poils en pratique médicale intéresse la toxicologie par l'analyse des xénobiotiques, la surveillance thérapeutique et les investigations génétiques.

Prélèvement

Les échantillons de cheveux et poils secs sont conservés dans un flacon à température ambiante et à l'abri des radiations du soleil.

Physiologie

La composition du poil est assez variable :

– teneur en eau : 5 à 13 % ;

– pouvoir hygroscopique : accroissement de masse des cheveux mouillés de 15 % ;

– protéines : 85 à 93 % ;
– lipides : 2 % ;
– éléments minéraux : 0,2 à 0,8 %.

Le trichogramme réalisé par examen microscopique de 100 cheveux arrachés à la pince, permet la détermination de la proportion de cheveux anagènes (85 à 90 %) en phase intense de croissance et de cheveux télogènes (10 à 15 %) en phase de repos.
Le rapport A/T est un indice de la capacité de croissance. Il est normalement supérieur à 5.

Les données morphologiques sont définies par :
– un indice médullaire (diamètre médullaire/ diamètre total) qui est inférieur à 0,3. Cet indice est supérieur à 0,5 chez les animaux ;
– un indice d'ellipticité (grand diamètre/ petit diamètre) qui varie selon l'ethnie : cheveux ovalaires chez l'européen, circulaires chez l'asiatique et elliptiques dans la race Noire.

La vitesse de chute des cheveux est sous dépendance de nombreux facteurs hormonaux, nutritionnels, génétiques, saisonniers, médicamenteux, toxiques…
- Chute physiologique quotidienne : 60 cheveux.
- Chute alopécique : supérieure à 100 cheveux.
- Grossesse : élévation des cheveux anagènes.
- Post-partum : chute alopécique.
- Saison : maximum de chute capillaire en fin d'été.
- Facteurs alopéciques : anticancéreux, antithyroidiens, métaux lourds…
- Hypertrichose : inhibiteurs calciques, diazoxide, minoxidil.
- Hirsutisme : androgènes, glucocorticoides, stéroides anabolisants.

La vitesse de croissance des cheveux est difficilement mesurable avec précision. On retiendra des valeurs moyennes de croissance quotidienne de 0,35 mm et de croissance mensuelle de 1 cm pour les cheveux.
La vitesse de croissance varie selon la technique de mesure utilisée (mesures microphotographiques, clichés autoradiographiques, chromatographie en phase gazeuse couplée à la spectrométrie de masse) selon le sexe, selon la nature du poil, de la région du scalp, de l'origine ethnique, de l'âge, de la saison… Cette notion de variabilité rend difficiles les analyses chronologiques et quantitatives.

Recherche de xénobiotiques

L'analyse réalisée à partir de prélèvements de mèches de cheveux permet la mise en évidence d'expositions chroniques ou répétées à différents xénobiotiques :

- stupéfiants : cocaïne, cannabis, opiacés, narcotiques, amphétamines ainsi que les métabolites de ces stupéfiants ;
- psychotropes : antidépresseurs, neuroleptiques, barbituriques, benzodiazépines, méprobamate, carbamazépine… ;
- produits divers : éléments minéraux, métaux lourds, digoxine, nicotine, cotinine, antibiotiques, bases xanthiques…

La méthode analytique utilisée par la Société Francaise de Toxicologie Analytique nécessite une décontamination au dichlorométhane, une homogénéisation par broyage, une hydrolyse acide en présence de standards, une extraction et une analyse chromatographiquue en phase gazeuse couplée à la spectrométrie de masse.

L'analyse capillaire augmente la durée de détection des xénobiotiques par rapport à d'autres prélèvements comme le sang (leur présence est de quelques heures) ou les urines (leur présence est de quelques jours).

Les substances recherchées pourront être retrouvées pendant une période allant de quelques semaines à plusieurs mois ou années. L'analyse séquentielle des cheveux est possible et permet une estimation de l'exposition à un xénobiotique, en particulier dans l'observance thérapeutique, dans le dépistage des conduites toxicophiles, dans le dépistage du tabagisme passif, surtout pour les pathologies pédiatriques avec le dosage capillaire de la nicotine.

Investigations génétiques

L'analyse génétique des poils et cheveux permet la mise en évidence de l'identité biologique d'un individu pour les investigations judiciaires ou pour l'établissement d'une filiation. Elle permet l'identification des espèces et la détermination de leur origine géographique à l'aide des profils génétiques caractéristiques. Elle permet l'analyse des marqueurs génétiques liés au sexe pour la détermination du sexe d'une personne. Certaines investigations ont un intérêt clinique comme le typage HLA ou le dépistage de certaines maladies héréditaires.

Le polymorphisme génétique est mis en évidence par l'analyse des fragments de restriction ou par une technique d'amplification génique (PCR). La PCR permet d'effectuer de nombreuses investigations à partir des phanères, même si la quantité de prélèvement est faible, ou si le prélèvement est altéré. Son applicatoin est limitée par l'existence de faux-négatifs liés à la mélanine ou de faux-positifs liés aux contaminations.

CHLAMYDIA

Les *Chlamydia* sont des bactéries intracellulaires obligatoires, se développant dans la cellule-hôte en formant des inclusions cytoplasmiques.
Le groupe des *Chlamydia* comprend 3 espèces pathogènes pour l'homme :
- *C. trachomatis* dont il existe 18 sérovars, responsable d'infections sexuellement transmissibles localisées (urétrites, cervicites) pouvant évoluer sans traitement vers des infections profondes (épididymite, salpingite, périhépatite, stérilité tubaire), responsable également de conjonctivites et de pneumonies chez le nouveau-né ;
- *C. psittaci* dont il existe 10 sérovars, rencontrés chez les oiseaux et les mammifères, infectant accidentellement l'homme, et responsable de la psittacose, infection broncho-pulmonaire de gravité variable (pneumopathie atypique) ;
- *C. pneumoniae* dont 1 seul immunotype est connu, responsable d'affections de l'appareil respiratoire (souches humaines TWAR).

Diagnostic bactériologique

Les *Chlamydia* sont des bactéries fragiles et leur mise en évidence nécessite un prélèvement adapté avec un écouvillon à l'alginate avec une tige métallique ou en plastique, par grattage et rotation au niveau urétral et cervical, par recueil du pus ganglionnaire dans les lymphogranulomatoses vénériennes, par recueil des produits de raclage des trompes et des adhérences lors de salpingite.
Au niveau de la sphère respiratoire, l'écouvillonnage rhino-pharyngé et l'aspiration bronchique seront réalisés.
Au niveau oculaire, un raclage conjonctival est utile dans les conjonctivites.
Le prélèvement non effectué au laboratoire doit être placé dans un milieu de transport (MEMS, phosphate-saccharose), après avoir confectionné un frottis.
Les techniques de mise en évidence des *Chlamydia* sont :
- l'immunofluorescence directe grâce aux anticorps monoclonaux,
- les techniques immuno-enzymologiques,
- les techniques d'hybridation.

L'isolement des *Chlamydia* par culture cellulaire nécessite les lignées Mc Coy ou HeLa 229 ou la lignée HL pour *C. pneumoniae*. Après incubation, les inclusions sont mises en évidence par coloration :
- solution iodo-iodurée pour *C. trachomatis* ;

- May-Grunwald-Giemsa ;
- immunofluorescence directe avec des anticorps monoclonaux spécifiques de genre ou d'espèce.

Diagnostic sérologique

Les techniques d'immunofluorescence indirecte et ELISA sont utilisées pour la mise en évidence des anticorps spécifiques des 3 espèces. Le titre d'anticorps obtenu dépend de la localisation, de la gravité, de l'ancienneté de l'infection, et l'exploration des 3 classes d'immunoglobuline a son intérêt.

La recherche des IgM est positive dans les 2 premiers mois de l'infection et reste utile au diagnostic d'infections précoces et également néonatales, car elles ne traversent pas le placenta.

La synthèse des IgA est contemporaine de la production des IgM, mais se négative plus tardivement et parfois persiste longtemps, même après traitement spécifique. Ces anticorps ont un grand intérêt pour prédire les infections actives et profondes ou des réinfections.

Le titre des IgG est corrélé à la gravité de l'infection. Une atteinte locale entraîne une faible réponse en anticorps. Une atteinte profonde, une infection extensive engendrent des taux élevés d'anticorps. Toute séroélévation ou séroconversion affirme le diagnostic. Après traitement, la diminution du titre est corrélée à une diminution de toute stimulation antigénique. Néanmoins, le titre résiduel reste très variable selon les sujets.

Titre en IFI	Taux en ELISA	Résultats
< 1/16	< 100	sérologie négative
1/16-1/128	100-300	infection modérée
> 1/128	> 300	infection sévère, active

Les tétracyclines, macrolides et fluoroquinolones sont actifs sur les 3 espèces de *Chlamydia*. Les contrôles sérologiques 2 mois après la fin des traitements permettront d'apprécier l'efficacité thérapeutique et d'éviter les rechutes ou les complications.

CHLORAMPHÉNICOL

Le chloramphénicol (Cébénicol®, Solnicol®, Tifomicine®) est un antibiotique utilisé par voie orale ou intraveineuse, dont le dosage est parfois nécessaire en raison de ses effets secondaires indésirables ou toxiques :

– atteinte gastro-intestinale (vomissements, diarrhée, stomatite),
– réaction d'hypersensibilité (fièvre, éruptions, réaction d'Herxheimer),
– neuropathie rétinienne, syndrome de Gray,
– atteintes hématologiques (aplasie médullaire ou insuffisance médullaire réversible).

Le chloramphénicol est fortement lié aux protéines (70 %).

Le pic plasmatique est obtenu en 2 heures par voie orale.

L'état d'équilibre est atteint en 12 à 36 heures pour un traitement continu.

Le métabolisme fait intervenir l'action de la glucuronyltransférase hépatique. Environ 20 % du chloramphénicol est éliminé non métabolisé dans les urines.

Prélèvement

- Sérum.
- Prélevé au moment du pic : 2 heures après une injection ou une prise orale.
- Prélevé au moment du taux résiduel : juste avant une nouvelle injection.

Dosage

- Polarisation de fluorescence.
- EMIT.

Valeurs de référence (mg/l × 3,1 = µmol/l)

- Zone thérapeutique lors du pic plasmatique :
  10-25 mg/l *soit* 31-77 µmol/l
- Zone thérapeutique lors du taux résiduel :
  < 5 mg/l *soit* < 15 µmol/l

Certains facteurs modifient les concentrations plasmatiques :
– interactions médicamenteuses :
  - diminution des concentrations par le phénobarbital,
  - augmentation des concentrations de phénobarbital par le chloramphénicol,
  - inhibition d'enzymes microsomales hépatiques avec augmentation des concentrations de diphénylhydantoïne, de dicoumarol, de tolbutamide ;
– pathologies :
  - insuffisances hépatiques et rénales ;
– âge :
  - nouveau-nés et prématurés : diminution de la clairance.

CHLORE

Le chlore est un anion important de l'équilibre acido-basique.
Les variations des taux plasmatiques sont souvent liées à ceux des bicarbonates, et d'autre part les variations suivent celles de la natrémie.

Prélèvement

- Plasma : héparinate de lithium.
- Urines de 24 heures.
- LCR.

Dosage

- Coulométrie.
- Titrimétrie-mercurimétrie.
- Colorimétrie (thiocyanate, TPTZ).
- Électrodes spécifiques (potentiométrie directe ou indirecte).
- Enzymatiques (en UV).

Valeurs de référence

- Plasma : 100-110 mmol/l (ou mEq/l).
- Urines : 80-200 mmol/24 h.
- LCR : 110-130 mmol/l.

Variations pathologiques

- Hyperchlorémie > 115 mmol/l :
  - au cours des hypernatrémies par déshydratation (pertes cutanées, rénales, respiratoires) ou par apport excessif en sodium ;
  - au cours de l'alcalose respiratoire compensée de l'hypocapnie chronique : l'hyperchlorémie compense la baisse des bicarbonates ;
  - au cours de l'acidose métabolique hyperchlorémique par pertes en bicarbonates (diarrhées, fistule digestive), lors des acidoses tubulaires rénales.
- Hypochlorémie < 95 mmol/l :
  - au cours des hyponatrémies par rétention hydrique ou par déplétion sodée ;
  - au cours de l'acidose respiratoire compensée de l'hypercapnie chronique : l'hypochlorémie s'accompagne d'une élévation de la chlorurie ;
  - au cours de l'alcalose métabolique hypochlorémique avec élévation des bicarbonates ou perte d'ions H+, lors des vomissements ou de la prise de diurétiques ;
  - lors d'acidoses métaboliques :
    . acidose lactique,
    . acido-cétose diabétique.

CHOLESTÉROL

Le cholestérol existe sous forme libre ou estérifiée dans la plupart des tissus et dans le sang où il est lié aux lipoprotéines, chylomicrons, VLDL, LDL et HDL.

Le cholestérol a une origine essentiellement endogène, mais modifiable par des facteurs physiologiques ou alimentaires. Pour sa synthèse, les cellules hépatiques et intestinales sont les plus actives. Le catabolisme hépatique aboutit à la formation d'acides biliaires.

Le HDL cholestérol

Ces lipoprotéines de haute densité comportent 50 % de lipides dont 20 % de cholestérol, et la partie protéique est principalement l'apo-A1.

La séparation des HDL, nécessaire pour le dosage, utilise une ultracentrifugation de flottation, mais plus répandues et plus fiables sont les méthodes de précipitation sélective (ex. : acide phosphotungstique en présence de chlorure de magnésium).

Le HDL cholestérol est un bon élément d'appréciation du risque athéromateux.

Les valeurs normales varient en fonction du sexe, de l'âge, des thérapeutiques eventuelles (ex. : propranolol, diurétiques qui le diminuent).

Le LDL cholestérol

Ces lipoprotéines de basse densité assurent l'essentiel du transport du cholestérol, et la partie protéique est principalement l'apo-B. Elles résultent de la dégradation des VLDL avec perte des triglycérides et des apo-A.

Le métabolisme fait intervenir les hépatocytes mais également les adipocytes, les cellules musculaires et intestinales, avec formation de cholestérol mobilisé au niveau de la membrane cellulaire, à l'origine de la formation des plaques d'athérome.

La séparation des LDL, nécessaire à leur dosage, utilise une ultracentrifugation, mais plus facilement la précipitation sélective est utilisée (ex. : dioxane en présence de surfactant anionique polyacrylique).

En dehors des maladies athéromateuses, le LDL cholestérol est augmenté dans les hyperlipoprotéinémies de type IIa, IIb et III.

Le VLDL-cholestérol

La circulation du cholestérol endogène synthétisé dans le foie débute par la sécrétion de VLDL. Les VLDL et les chylomicrons sont transformés en formes intermédiaires, IDL, qui ont perdu une partie des triglycérides au niveau tissulaire sous l'action de la lipoprotéine lipase. Puis la perte d'apoprotéine et de triglycérides donne naissance aux LDL.

Dosage

Les méthodes de dosage du cholestérol ou des fractions utilisent une méthode enzymatique à la cholestérol-oxydase.

Le dosage est effectué sur sérum prélevé à la 12e heure de jeûne. Les anticoagulants entraînent une augmentation de 10 à 20 % des taux de cholestérol.

On évitera l'hémolyse qui abaisse les taux de 20 % environ.

La grossesse entraîne une augmentation de 30 %, et, après la ménopause, les taux augmentent de 10 à 20 %.

Jusqu'à 14 ans, la cholestérolémie varie peu, puis diminue à la puberté et augmente régulièrement jusqu'à 60 ans chez les hommes. Chez les femmes, le cholestérol augmente surtout après 45 ans.

Valeurs de référence (g/l × 2,58 = mmol/l)

Âge	Cholestérol total			
	Sexe féminin		Sexe masculin	
	g/l	mmol/l	g/l	mmol/l
< 4 ans	1,60-2,20	4,13-5,68	1,55-2,15	4,00-5,55
5-9 ans	1,60-2,30	4,13-5,94	1,60-2,20	4,13-5,68
10-14 ans	1,60-2,25	4,13-5,81	1,60-2,20	4,13-5,68
15-19 ans	1,50-2,15	3,87-5,55	1,50-2,10	3,87-5,42
20-44 ans	1,30-2,30	3,35-5,95	1,55-2,40	4,00-6,20
45-59 ans	1,35-2,50	3,48-6,45	1,55-2,55	4,00-6,58
> 60 ans	1,40-2,65	3,61-6,86	1,40-2,65	3,61-6,86

Valeurs de référence du cholestérol-HDL

(Voir pages suivantes le cholestérol-HDL)

Valeurs de référence du cholestérol-LDL

- Femme : 1,00-1,50 g/l *soit* 2,58-3,87 mmol/l.
- Homme : 1,10-1,60 g/l *soit* 2,84-4,13 mmol/l.

La formule de Friedewald permet d'apprécier la fraction LDL cholestérol (voir pages suivantes le cholestérol-HDL).

Valeurs de référence du cholestérol-VLDL

Âge	Sexe féminin		Sexe masculin	
	g/l	mmol/l	g/l	mmol/l
< 4 ans	0,17-0,31	0,43-0,80	0,17-0,31	0,43-0,80
5-9 ans	0,19-0,31	0,50-0,80	0,19-0,31	0,50-0,80
10-14 ans	0,20-0,33	0,53-0,85	0,21-0,33	0,55-0,85
15-19 ans	0,21-0,35	0,55-0,90	0,22-0,33	0,57-0,85
20-44 ans	0,25-0,42	0,65-1,08	0,25-0,42	0,65-1,08
45-59 ans	0,29-0,46	0,75-1,20	0,28-0,43	0,73-1,12
> 60 ans	0,30-0,47	0,78-1,22	0,28-0,45	0,73-1,18

Il est possible de déterminer divers indices d'athérogénicité :

$$\frac{\text{cholestérol total}}{\text{HDL cholestérol}} \quad (N < 5{,}0)$$

$$\frac{\text{LDL cholestérol}}{\text{HDL cholestérol}} \quad (N < 3{,}5)$$

$$\frac{\text{HDL cholestérol}}{\text{cholestérol total} - \text{HDL cholestérol}} \quad (N > 0{,}25)$$

Les indices d'athérogénicité sont variables en fonction de l'âge et du sexe.

Variations pathologiques des taux de cholestérol

- Diminution :
  - pathologies infectieuses, cancéreuses,
  - malnutrition,
  - cirrhose,
  - hyperthyroïdie.
- Augmentation :
  - atteintes hépatiques,
  - hypothyroïdie,
  - myxœdème,
  - pancréatite,
  - néphrose,
  - myélome.

Variations thérapeutiques

- Diminution :
  - acide ascorique,
  - L. thyroxine,
  - méthyl-Dopa.
- Augmentation :
  - acide acétyl salicylique,
  - diclofénac,
  - tolbutamide,
  - antiépileptiques,
  - prednisone,
  - diurétiques.

Hypercholestérolémies (classification de Fredrickson)

- Type IIa : élévation des LDL (bêta-lipoprotéines).
- Type IIb : élévation des LDL/VLDL (bêta et pré-bêta).
- Type III : élévation des IDL (remnant : broad bêta band).
- Type IV : élévation des VLDL (pré-bêta lipoprotéines).
- Type V : élévation des chylomicrons et VLDL (chylomicrons + pré-bêta lipoprotéines).

CHOLESTÉROL-HDL

Il existe une corrélation inverse entre la concentration de HDL cholestérol et la fréquence des complications ischémiques, permettant de qualifier les HDL de fractions protectrices ou anti-athérogènes.
Elles interviennent dans l'épuration des lipoprotéines riches en triglycérides et sont capables de recevoir le cholestérol tissulaire pour l'estérifier et le transporter vers le foie.
Les taux faibles sont reliés à une faible capacité d'épuration du cholestérol, facteur important de risque cardio-vasculaire.

Prélèvement

Sérum prélevé à la 12e heure de jeûne.

Dosage

- Le dosage du HDL cholestérol nécessite son isolement préalable par différentes techniques possibles : ultracentrifugation, électrophorèse ou précipitation sélective.
- La technique de précipitation par l'acide phosphotungstique en présence de chlorure de magnésium est largement utilisée (sauf si la triglycéridémie est supérieure à 3 g/l).

Valeurs de référence (g/l × 2,58 = mmol/l)

Âge	Sexe féminin		Sexe masculin	
	g/l	mmol/l	g/l	mmol/l
< 4 ans	0,12-0,37	0,31-0,96	0,16-0,50	0,41-1,29
5-9 ans	0,31-0,47	0,80-1,22	0,41-0,60	1,06-1,55
10-14 ans	0,31-0,47	0,80-1,22	0,43-0,63	1,11-1,63
15-19 ans	0,31-0,47	0,80-1,22	0,45-0,70	1,16-1,80
20-49 ans	0,37-0,65	0,96-1,68	0,50-0,82	1,29-2,12
50-59 ans	0,42-0,65	1,09-1,68	0,58-0,92	1,50-2,40
> 60 ans	0,40-0,68	1,03-1,76	0,60-0,94	1,55-2,45

- La détermination du HDL cholestérol permet le calcul de la fraction LDL cholestérol impliquée dans le calcul du risque athérogène, selon la formule de Friedewald :

$$\text{LDL cholestérol} = \text{cholestérol total} - \text{HDLcholestérol} - \frac{\text{Triglycérides}}{X}$$

X = 5: exprimé en g/l,
X = 2,2: exprimé en mmol/l.

- Les indices d'athérogénicité ont été définis en raison de la relation inverse entre les taux de HDL cholestérol et de LDL cholestérol vis-à-vis du risque coronarien :

$$\frac{\text{cholestérol total}}{\text{HDL cholestérol}} \quad (N < 5{,}0)$$

$$\frac{\text{LDL cholestérol}}{\text{HDL cholestérol}} \quad (N < 3{,}5)$$

$$\frac{\text{HDL cholestérol}}{\text{cholestérol total} - \text{HDL cholestérol}} \quad (N > 0{,}25)$$

• Le risque coronarien est relié au taux de HDL cholestérol.

Risque	Sexe féminin		Sexe masculin	
	g/l	mmol/l	g/l	mmol/l
0,5	0,70	1,81	0,60	1,55
1,0	0,55	1,42	0,45	1,16
1,5	0,45	1,16	0,35	0,90
2,0	0,35	0,90	0,25	0,64
> 2	< 0,35	< 0,90	< 0,25	< 0,64

Variations physiologiques

- selon l'âge : augmentation avec l'âge,
- selon le sexe : valeurs plus élevées chez la femme,
- activité physique : augmente les taux du HDL,
- régime pauvre en cholestérol et riche en acides gras polyinsaturés : augmentent les taux du HDL,
- tabac : diminue les taux de HDL,
- alcool : augmente les taux de HDL (HDL-3 non antiathérogène),
- médicaments qui augmentent les taux de HDL :
  - hypolipémiants (fibrates),
  - vitamine C,
  - antiépileptiques,
  - insuline,
  - œstro-progestatifs.
- médicaments qui diminuent le HDL cholestérol :
  - progestatifs (surtout de type norstéroïdes).

CHOLINESTÉRASE

La cholinestérase est une enzyme d'origine hépatique, capable d'hydrolyser le neuromédiateur acétylcholine. Elle est présente dans le foie, le rein, le pancréas, le système nerveux central. Les gènes régulateurs de sa synthèse sont localisés sur le chromosome 1 (locus E_1, E_2). Son rôle principal est d'empêcher l'accumulation d'acétylcholine au niveau synaptique.

Dans le liquide amniotique, par électrophorèse, il est possible d'isoler 2 bandes, la butyrylcholinestérase à migration lente et l'acétylcholinestérase à migration rapide, jusqu'à la 11e semaine de grossesse. À partir de la 12e semaine, la recherche d'acétylcholinestérase est normalement négative. En effet, à la 6e semaine, le tube neural est fermé et il existe une quantité résiduelle d'acétylcholinestérase amniotique pendant quelques semaines.

Prélèvement

- Sang total pour le dosage sérique.
- Sang hépariné pour le dosage érythrocytaire.
- Ponction de liquide amniotique entre la 15ᵉ et 20ᵉ semaine.

Techniques quantitatives

- Dosage enzymatique après hydrolyse d'esters de la choline et mesure à 405 nm en cinétique.
- Méthode à la choline oxydase
- Dosage en présence d'inhibiteurs (dibucaine, fluorure de sodium).
- Utilisation de substrats spécifiques (acétylthiocholine, butyrylthiocholine).

Technique qualitative

L'électrophorèse des cholinestérases du liquide amniotique est réalisée en gel de polyacrylamide. L'activité est révélée après migration par utilisation d'un substrat (acétylthiocholine) qui est hydrolysé par les cholinestérases, et la thiocholine libérée forme un complexe coloré en brun avec la ferricyanure et les ions cuivre.

Valeurs de référence

- Cholinestérase sérique : 1 900-3 800 UI/l.
- Cholinestérase globulaire : 20-40 UI/g.Hb.
  (Chez les nouveaux-nés, les taux sont 2 fois plus faibles).
- Par électrophorèse du liquide amniotique, il existe une seule bande à migration lente correspondant à la butyrylcholinestérase.

Variations pathologiques

- *Augmentation de l'activité sérique*
  - Syndrome néphrotique.
  - Infarctus du myocarde.
  - Schizophrénie.
  - Obésité.
  - Diabète sucré.
  - Hyperlipoprotéinémie.
  - Thyrotoxicose.
  - Maladie d'Alzheimer.
  - Tumeur hépato-cellulaire.
- *Diminution de l'activité sérique*
  - Hépatites chroniques, cirrhoses, métastases hépatiques.
  - Hépatites aiguës (taux inversement proportionnel aux transaminases).
  - Intoxication organo-phosphorée (insecticides) avec accumulation de l'acétylcholine au niveau synaptique.

- Brûlures, fièvre, maladies inflammatoires, tuberculose, cancers.
- Myxœdème, crises d'urémie, collagénoses, maladie de Crohn.

• *Diminution de l'activité globulaire*
  - Maladie de Marchiafava-Micheli (hémoglobinurie nocturne paroxystique).

• *Déficits congénitaux*
  - Mis en évidence lors des anesthésies aux curarisants.

• *Variants génétiques reliés à une pathologie*
  - Chorée de Huntington.
  - Syndrome de Down.
  - Myélome.
  - Maladies mentales.

• *Cholinestérases amniotiques*

En cas de défaut de fermeture du tube neural, l'électrophorèse met en évidence une deuxième bande de migration rapide, correspondant à l'acétylcholinestérase neuronale. Cette recherche est positive dans tous les cas de spina bifida et d'anencéphalie.

En cas de contamination sanguine, l'électrophorèse révèle 5 bandes sériques, auxquelles peut s'ajouter une bande d'acétylcholinestérase cérébrale.

D'autre part, dans certains spina bifida et anencéphalie, il existe un transsudat sérique ou un passage sanguin, qui augmentent l'activité de la butyrylcholinestérase et qui diminuent l'activité de l'acétylcholinestérase.

Dans les omphalocèles (syndromes polymalformatifs), l'électrophorèse met en évidence les 2 bandes de butyryl et d'acétylcholinestérases.

L'absence de butyrylcholinestérase, après migration électrophorétique, peut correspondre à un déficit maternel en butyrylcholinestérase.

Le risque de récurrence, dans le cas de femme ayant déjà eu un enfant atteint, se situe autour de 2 %, et jusqu'à 5 % après la naissance de 2 enfants atteints.

Le dosage amniotique est associé à celui de l'alpha-fœtoprotéine dont les taux sont élevés en cas d'anomalie du tube neural.

CHROME

Le chrome est un minéral utilisé dans l'industrie et exposant le personnel au risque d'intoxication. Il est impliqué en tant qu'oligo-élement, dans des pathologies carentielles, prédisposant au diabète insulino-dépendant et à l'athérosclérose.

Les apports sont essentiellement alimentaires et l'élimination est urinaire.

Prélèvement

- Sang hépariné.
- Urines de 24 heures.
- Il est nécessaire d'utiliser des tubes et des récipients qui permettent ce dosage (conditions optimales de propreté).

Dosage

- Spectrophotométrie d'absorption atomique (lecture à 357,9 nm).

Valeurs de références (µg × 19,3 = mmol)

- Sérum :
  - sujets non exposés : < 0,3 µg/l *soit* < 5,8 nmol/l,
  - sujets exposés : < 10 µg/l *soit* < 190 nmol/l.
- Urines :
  - sujets non exposés : < 8 µg/24 h *soit* < 154 nmol/24 h,
  - sujets exposés : < 100 µg/24 h *soit* < 1 900 nmol/24 h.

Variations pathologiques

- Une carence en zinc entraîne une augmentation de l'absorption intestinale du chrome.
- Une carence peut induire une prédisposition au diabète et à l'athérosclérose.
- L'intoxication chronique est un facteur prédisposant au cancer bronchique.

CHROMOMYCOSE

La chromomycose ou chromoblastomycose est une mycose verruqueuse chronique s'observant au niveau des membres dans les régions tropicales. Le champignon existe dans les squames, le tissu cutané et le pus dans lesquels peuvent être isolés :

- *Fonsecaea pedrosoi*,
- *Phialophora verrucosa*,
- *Cladosporium carrionii*.

- Sur milieu de Sabouraud : colonies duveteuses, noirâtres à violacées.
- Fructifications variables selon les champignons (phialide, acrothéca, hormodeudron).

La lésion entraîne une hyperplasie épidermique et des papilles dermiques, avec des cellules fumagoïdes brunes caractéristiques.

CICLOSPORINE

La cyclosporine A est un polypeptide cyclique utilisé pour ses propriétés immunosuppressives sous la dénomination Ciclosporine (Sandimmun®).

Il agit sélectivement sur les lymphocytes T, responsables de l'immunité à médiation cellulaire (hypersensibilité retardée, rejet de greffes), en inhibant les T lymphocytes cytotoxiques par réduction de la production d'interleukine 2 normalement produite par les T lymphocytes après exposition à un antigène.

Il agit également sur les cellules B lymphocytaires en réduisant leur prolifération.

Cette action immunosuppressive se développe en l'absence d'un effet antiprolifératif général, comme c'est le cas avec certains immunosuppresseurs chimiques.

Il s'agit d'une molécule lipophile, administrée en présence d'huile, expliquant des variabilités d'absorption intestinale et rendant nécessaire d'évaluer chez les patients la pharmacocinétique du produit afin de leur assurer un taux suffisant.

Le pic des métabolites actifs est atteint dans le sang vers la 4e heure.

L'activité immunosuppressive circulante diminue lentement et disparaît en 36 heures après une dose de 5 mg/kg/j.

Prélèvement

- Sang total recueilli sur EDTA ou héparine (la ciclosporine diffuse dans les hématies).
- Plasma hépariné.

Dosage

- Méthodes immunoenzymatiques (FPIA, EMIT).
- Méthodes radioimmunologiques.
- Méthodes chromatographiques (CPG, HPLC).

Valeurs de références

Établies par techniques utilisant des anticorps monoclonaux anti-cyclosporine, juste avant une nouvelle prise.

- Méthodes dosant la ciclosporine et ses métabolites :
  - sang total : 200-500 ng/ml,
  - plasma : 100-250 ng/ml.
- Méthodes dosant la ciclosporine seule :
  - sang total : 100-250 ng/ml,
  - plasma : 50-125 ng/ml.

Interactions médicamenteuses

- Stimulation du système cytochrome P450 hépatique entraînant une activation de la biotransformation de la ciclosporine et une diminution des taux sanguins :
  - anticonvulsivants (carbamazépine, phénobarbital, phénytoïne, acide valproïque, primidone) ;
  - antibiotiques (rifampicine, isoniazide, triméthoprime).
- Répression du système cytochrome P450 hépatique, entraînant une diminution de la biotransformation de la ciclosporine et une élévation des taux sanguins :
  - antibiotiques : érythromycine, josamycine, doxycycline, roxithromycine, pristinamycine... ;
  - antifongiques : kétoconazole, itraconazole, fluconazole ;
  - stéroïdes : prednisone, danazol, noréthistérone, contraceptifs oraux ;
  - diurétiques et inhibiteurs calciques : thiazidiques, furosémide, acétazolamide, nicardipine, diltiazem, vérapamil ;
  - amiodarone ;
  - coumarine, warfarine ;
  - cimétidine, ranitidine ;
  - métoclopramide, tamoxifène, pentazocine ;
  - éthanol (alcool).

Indications

- Dans les greffes (rein, cœur, foie, pancréas, poumon) :
  - administration à titre préventif du rejet, en association à des corticoïdes et éventuellement à l'azothioprine (Imurel) (posologie initiale = 6 mg/kg/j).
- Dans les maladies auto-immunes :
  - psoriasis, polyarthrite rhumatoïde, uvéites auto-immunes, syndromes néphrotiques ;
  - administré isolément (5 mg/kg/j maximum).

Précautions

- La prescription nécessite la surveillance de la toxicité rénale (vasculopathie, ischémie et fibrose interstitielle).
- La surimmunosuppression entraîne l'apparition d'infections à germes opportunistes ou de lymphomes.
- La demande d'analyse nécessite les renseignements suivants :
  - date de début de traitement, dose administrée,
  - heure de la dernière prise, heure de prélèvement,
  - traitements associés.

- Les taux sanguins doivent être réadaptés en fonction des taux sériques de ciclosporine et de la fonction rénale.
- Les règles diététiques doivent être observées en raison des variations de biodisponibilité et de l'association éventuelle à une corticothérapie.

CIRRHOSES DE L'ADULTE

La cirrhose correspond à une atteinte diffuse du foie. Il existe 2 lésions principales, la fibrose et les nodules de régénération, associées à d'autres lésions évocatrices de l'étiologie de la cirrhose, comme une stéatose ou des lésions d'hépatite alcoolique dans la cirrhose éthylique.

Principales étiologies des cirrhoses de l'adulte

- *Cirrhose alcoolique*

  La consommation d'alcool (50 g/jour) est responsable d'une stéatose (surcharge des hépatocytes en graisse), d'une hépatite et d'une cirrhose. Le traitement repose sur l'abstinence de boissons alcoolisées. Après sevrage des cirrhoses graves, la transplantation hépatique est discutée.
- *Cirrhoses virales* (hépatite B, hépatite C)

  Les VHB et VHC peuvent entraîner une hépatite chronique pouvant évoluer vers la cirrhose. L'hépatite C est la plus fréquente des hépatites chroniques, s'observant chez 1 % de la population. La cirrhose apparaît dans 20 % des cas après plus de 10 ans d'évolution.

  En cas de réplication virale avec présence d'ADN du VHB ou d'ARN du VHC, le traitement est entrepris avec l'interféron ou plus rarement la vidarabine pour l'hépatite B, avec l'interféron associé à la ribavirine pour l'hépatite C.
- *Hémochromatose*

  Maladie génétique, autosomale récessive, responsable d'une augmentation de l'absorption intestinale du fer. Cliniquement, on note une asthénie, une mélanodermie, une diminution de la pilosité, des anomalies un guéales, une atteinte ostéo-articulaire, un diabète, un hypogonadisme et des troubles du rythme.

  On note un syndrome hépatique avec élévation des transaminases, un syndrome endocrinien avec élévation de la glycémie et de l'hémoglobine glyquée, une diminution du cortisol, et une surcharge en fer avec une élévation de la sidérémie, de la saturation de la sidérophilline supérieure à 50 % et de la ferritine.

  Le traitement nécessite des saignées.

- *Cirrhose biliaire primitive*

  Destruction progressive des voies biliaires intra-hépatiques révélée cliniquement par l'apparition d'un prurit puis d'un ictère. Il existe des signes de cholestase avec élévation des phosphatases alcalines et de la gamma-glutamyl transpeptidase. La recherche des anticorps anti-mitochondrie se révèle positive dans 95 % des cas, dès le début de la maladie. Le traitement repose sur l'administration d'ursodiol, acide biliaire hépatoprotecteur et cholérétique, et la transplantation hépatique dans les cas graves.
- *Hépatites auto-immunes*

  Destruction auto-immune des constituants de la membrane des hépatocytes, liée à la présence d'anticorps anti-muscles lisses et antinucléaires (type I), ou à la présence d'anticorps anti-microsomes ou anti-LKM (type II). Il existe une prévalence de certains antigènes HLA (B8, DR3, DR4). On retrouve d'autres atteintes associées : éosinophilie, atteinte cutanée, arthralgie, dysthyroidie ou syndrome sec.
- Cirrhoses plus rarement rencontrées :
  - foie cardiaque,
  - thrombose des veines hépatiques,
  - obstacle biliaire chronique (fibrose portale puis cirrhose),
  - obésité,
  - diabète,
  - maladie de Wilson,
  - déficit en alpha-1-antitrypsine.

• Arguments cliniques en faveur d'une cirrhose

Une cirrhose peut être latente, révélée par une hépatomégalie, à bord inférieur tranchant ou par une échographie. Les arguments cliniques sont les signes d'insuffisance hépatique (angiomes stellaires, astérixis, érythrose palmaire, féminisation, ictère, ongles blancs) et les signes d'hypertension portale (ascite, circulation collatérale, splénomégalie).

• Arguments biologiques en faveur d'une cirrhose

Une cirrhose est révélée par des tests :

- hématologiques : anémie, leuconeutropénie et thrombopénie, liés à l'hypersplénisme ;
- hépatiques : signes de cytolyse avec les transaminases augmentées ou normales, signes de cholestase avec gamma-GT, Phosphatases alcalines et bilirubine augmentés, signes d'insuffisance hépatique avec diminution de l'albuminémie et du TP ;
- syndrome inflammatoire avec présence d'un bloc béta-gamma à l'électrophorèse des protéines en faveur d'une hypergammaglobuli-

némie. Une élévation des IgA est rencontrée au cours de la cirrhose éthylique.

- **Complications de la cirrhose**

La décompensation œdémato-ascitique représente la complication principale. On retrouve des hémorragies digestives, une encéphalopathie, une infection du liquide d'ascite, un ictère et un carcinome hépato-cellulaire.

Les examens biologiques sont réalisés dans le sang (urée, créatinine, ionogramme), dans les urines (ionogramme, ECBU), dans le liquide d'ascite (étude cytologique, bactériologique, et biochimique).

L'existence d'une vasoconstriction rénale entraîne un syndrome hépato-rénal avec hyponatrémie et insuffisance rénale, de mauvais pronostic lorsque l'on ne retrouve pas de causes déclenchantes (thérapeutique diurétique, hémorragie digestive, infections).

En cas d'infection de l'ascite, on retrouve un épisode fébrile avec hypotension, douleur abdominale, encéphalopathie et diarrhée, associés à une culture positive et la présence de nombreux polynucléaires neutrophiles.

CLOMIPHÈNE : TEST AU CITRATE DE CLOMIPHÈNE (Clomid®)

Le citrate de clomiphène est un inducteur de l'ovulation.

Il s'agit d'un antiœstrogène de synthèse qui se fixe au niveau des récepteurs hypothalamiques des œstrogènes et qui lève l'inhibition exercée par les œstrogènes endogènes.

Prélèvement

La patiente reçoit 100 mg (2 comprimés) de Clomid® du 5e au 9e jour du cycle.

La courbe thermique est effectuée.

Les dosages d'œstradiol et de progestérone sont réalisés au 8e jour du décalage thermique.

Variations physiologiques

Le test est positif s'il existe un décalage thermique et si la progestérone plasmatique s'élève.

Variations pathologiques

En l'absence de règles, le test est négatif.

En cas de carence œstrogénique, le test est négatif.

En cas d'aménorrhée ou d'anovulation, un test positif est en faveur d'une étiologie hypothalamique.

CLOMIPRAMINE

La clomipramine (Anafranil®) est un antidépresseur tricyclique, utilisé par voie orale et actif sur la plupart des syndromes dépressifs. Après absorption, le pic plasmatique est obtenu en 2 à 4 heures après une administration orale.

La liaison protéique est d'environ 90 %. La demi-vie varie de 48 à 60 heures pour son métabolite actif, la N-déméthyl-clomipramine, qui apparaît environ 6 heures après la prise.

Prélèvement

Sérum prélevé juste avant une nouvelle prise.

Dosage

- Chromatographie liquide haute performance.
- Polarisation de fluorescence.
- Immuno-enzymologie (EMIT).

Valeurs de référence (µg × 3,60 = nmol/l)

- Zone thérapeutique : 150-250 µg/l *soit* 540-900 nmol/l.

Le traitement agissant sur la recapture de la sérotonine et de la noradrénaline, les premiers symptômes de l'intoxication aiguë, résultent d'une action anti-cholinergique avec dépression respiratoire, suivie d'une atteinte neuromusculaire et cardiovasculaire.

La clomipramine potentialise les effets cardiovasculaires des catécholamines et peut inhiber l'action de certains antihypertenseurs (guanéthidine).

La carbamazépine augmente son taux sérique, et la phénytoïne, le phénobarbital, l'éthosuximide diminuent son taux sérique.

CLONAZÉPAM

Le clonazépam (Rivotril®) est une benzodiazépine aux propriétés antiépileptiques. Après administration, l'absorption est de 90 %, le pic plasmatique est atteint entre 4 et 8 heures.

La demi-vie d'élimination est de 24 à 36 heures, variable selon l'âge du sujet. La liaison protéique est forte (80 %). Le métabolisme hépatique (99 %) entraîne la formation de métabolites inactifs dont le principal est le 7-amino-clonazépan retrouvé dans les urines sous forme glucuro conjuguée ou acétylée.

Le clonazépam n'a pas d'effet inducteur enzymatique.

Prélèvement

Sérum prélevé juste avant une nouvelle prise.

Dosage

- Chromatographie en phase gazeuse.
- Chromatographie liquide haute performance.
- Dosage radioimmunologique.

Valeurs de référence (mg × 3,3 = µmol)

- Zone thérapeutique : 0,03-0,06 mg/l *soit* 0,1-0,2 µmol/l.
- Concentration toxique : > 2 mg/l *soit* > 6 µmol/l.

L'effet dépresseur sur le système nerveux central est potentialisé par tout dépresseur de ce système :

- alcool, hypnotiques, barbituriques, antidépresseurs, sédatifs morphinomimétiques et opiacés, anxiolytiques, neuroleptiques, autres anticonvulsivants.

Les effets secondaires sont essentiellement une somnolence avec ataxie, incoordination motrice et des manifestations plus rares comme un encombrement bucco-pharyngé chez le nourrisson encéphalopathe, un effet paradoxal chez les sujets âgés.
L'intoxication aiguë entraîne un coma vigile ou un sommeil profond.

CLOSTRIDIUM BOTULINUM (Botulisme)

Clostridium botulinum est responsable d'une neuro-intoxication liée à l'ingestion d'une toxine préformée dans l'aliment.
Le germe est présent dans le sol, les eaux et sédiments.
Clostridium botulinum est un bacille anaérobie strict, mobile, formant des spores, susceptibles de survivre au cours des processus de conservation des aliments. Les spores sont thermorésistantes et ont un certain degré de résistance vis-à-vis des radiations et des agents bactéricides (UV, chlore, hypochlorite, alcool, formol, oxyde d'éthylène et ammoniums quaternaires).
Il existe 7 toxines botuliques différentiables immunologiquement.
L'intoxication alimentaire a une évolution aiguë ou chronique selon la quantité de toxine ingérée. La période de latence varie de quelques heures à plusieurs jours selon la dose ingérée. Les premiers signes sont des troubles oculaires (diplopie, trouble de l'accommodation) suivis de dysphagie, dysarthrie, dysphonie.
Dans les formes graves, on notera une paralysie périphérique et un état comateux avec des signes cardiaques.

Prélèvement

- Aliments (préparations familiales ou aliments du commerce).
- Produits biologiques (sang, vomissements, selles, contenu gastrique).

Mise en évidence de la toxine

- *Recherche de la toxine dans un aliment*

  L'aliment est broyé dans un diluant. Après centrifugation, le surnageant est filtré et le titre toxique est déterminé par injection par voie intrapéritonéale à la souris. Les résultats sont obtenus en 24 heures et sont exprimés en Dose minimale mortelle (DMM) souris par gramme d'aliment. L'identification du type toxique est obtenue par un sérum antibotulinique.

  Le culot de centrifugation de la préparation peut servir à la recherche de la toxine après culture et isolement de *C. botulinum.*
- *Dans le sérum*

  La recherche doit être réalisée avant sérothérapie spécifique.

  L'activité toxique est mise en évidence chez la souris et le type en cause est identifié par séroneutralisation sur la souris. Les résultats sont obtenus vers la 24e heure et sont exprimés en DMM/ml de sérum.

  La toxémie est démontrée dans 70 % des cas (type B).

Recherche de C. *botulinum* par immunofluorescence

Test complémentaire à la recherche de la toxine, réalisé sur les aliments ou les produits biologiques, par l'emploi de sérums antibotuliques.

Isolement de C. *botulinum*

Test complémentaire, rarement positif, non indispensable au diagnostic. L'isolement nécessite un enrichissement, un chauffage éventuel ou un traitement à l'éthanol et un isolement sur milieu sélectif en anaérobiose stricte.

Le seul traitement spécifique du botulisme est la sérothérapie par un sérum polyvalent (ou spécifique si le type est connu).

Principaux caractères biochimiques

	Glucose	Lactose	Mannose	Hydrolyse	Saccharose	Gélatine
Groupe I protéolytique types A B F	+	–	–	+	–	+
Groupe II non protéolytique types E B F	+	–	+	–	+	+
Groupe III protéolytique types C D	+	–	+	–	–	+
Groupe IV protéolytique type A	–	–	–	–	–	+

Toxines (A à G) : les types A, B, E, F, sont les principales causes de botulisme humain.

CLOSTRIDIUM DIFFICILE (Colite pseudo-membraneuse)

Clostridium difficile est l'agent principal des colites pseudo-membraneuses, souvent liées à une antibiothérapie pré-opératoire en chirurgie digestive. Il est également observé dans les colites néo-natales.

Prélèvement

- Selles fraîches.
- Contenu coecal, méconium.

Diagnostic bactériologique

- L'isolement est réalisé en anaérobiose, sur gélose TGY, en 24 heures.
- *C. difficile* est un bacille gram positif, mobile, sporulé, produisant une toxine nécrotique, cytotoxique.
  La toxine est neutralisée par des sérums anti-*C. difficile*.
- Recherche de l'activité toxique à partir de filtrats de culture :
  - reproduction de la colite pseudo-membraneuse chez le hamster,
  - effet cytotoxique en culture cellulaire (cellules He La, MRC5).
    L'effet toxique est neutralisé après chauffage des prélèvements.

La thérapeutique consiste en l'administration de vancomycine ou de métronidazole.

CLOSTRIDIUM PERFRINGENS

Clostridium perfringens est responsable de septicémies, de toxi-infections alimentaires, d'entérites nécrosantes, d'infections localisées à divers organes et de gravité variable :

– tissu cutané (ulcère, cellulite) ;
– muscle (myonécrose clostridiale ou gangrène gazeuse) ;
– os (ostéomyélite, arthrite) ;
– yeux (conjonctivite, kératite...) ;
– otite, sinusite, abcès du cerveau, méningite... ;
– cystite, pyélonéphrite, prostatite, abcès tubo-ovarien...

Prélèvement

- Hémoculture.
- Pus, urines...
- Prélèvement au niveau d'une zone de gangrène gazeuse.
- Selles, contenu intestinal.
- Aliments.

Diagnostic bactériologique

- *À partir d'aliments*

  Les *C. perfringens* sont numérés sur gélose au sulfite ou sur gélose au sang + néomycine. L'isolement permet de déterminer le type sérologique et la caractérisation des toxines produites.
- *Produits biologiques*

  Les isolements en milieu anaérobie sont généralement faciles à réaliser. *C. perfringens* est un bacille gram positif, anaérobie, produisant un grand nombre de toxines à activité létale, des enzymes et des hémolysines.
- La mise en évidence de la toxine α (phospholipase de type C) est possible mais il existe une fixation rapide de la toxine au niveau tissulaire (ceci explique que la sérothérapie soit abandonnée).
- La recherche, à partir de produits pathologiques, peut être réalisé par immunofluorescence.

Le traitement de choix est l'antibiothérapie (β-lactamines), associée à l'oxygénothérapie dans les myonécroses, et dans les formes graves à une hémodialyse et à une rééquilibration hydro-électrolytique.

Toxines de *C. perfringens*

Toxine	α alpha	β bêta	∂ delta	ε epsilon	ι iota
	hémolytique létale nécrosante	létale nécrosante	hémolytique létale nécrosante	létale nécrosante	létale nécrosante
Type de *C. perfringens*					
A	+				
B	(+)	+		+	
C	(+)	+	+		
D	(+)			+	
E	(+)				+

Caractères biochimiques des principaux clostridium

	Glucose	Maltose	Lactose	Saccharose	Mannitol	Indole	Lait digéré	Gélatine	Lécithine	Gaz
C. difficile	+	–	–	–	+	–	–	–	–	+
C. perfringens	+	+	+	+	–	–	+	++	+	++
C. tetani	–	–	–	–	–	+	–	+	–	–

CLOSTRIDIUM TETANI (Tétanos)

Clostridium tetani est un bacille tellurique, anaérobie sporulé, déterminant une neuroparalysie grave et parfois mortelle.
La maladie survient chez l'enfant (tétanos néonatal) et chez l'adulte (tétanos post-chirurgical, après piqûre ou blessure, ou d'origine endogène intestinale, après avortement, ou après injection de substance ischémiante).
Clostridium tetani produit une hémolysine responsable d'une hémolyse sur gélose au sang et une toxine responsable des signes neurologiques. La toxine bloque spécifiquement la neurotransmission cholinergique.

Prélèvement

- Au niveau d'une plaie.
- Produits d'avortement.
- Au niveau d'une zone de gangrène gazeuse.
- Contenu intestinal.
- Matériel contaminé.

Diagnostic bactériologique

- La recherche de *Clostridium tetani* au niveau d'une plaie est souvent négative car le germe est déjà supplanté par une autre flore au moment des premiers signes cliniques.
- L'isolement de la bactérie est réalisé en anaérobiose sur gélose additionnée de réducteurs (milieu TGY), à 37 °C. Les isolements réalisés en présence de 5 UI/ml de sérum antitétanique, montrent des colonies entourées d'un halo de précipitation due à la réaction toxine-antitoxine.
- La mise en évidence de la toxine peut être réalisée par injection à la souris d'un filtrat de culture.
- La recherche de *Clostridium tetani* peut être réalisée à partir de matériel pathologique injecté en intra-musculaire au cobaye. L'apparition de paralysies et la mort de l'animal apportent la preuve de l'infection.
- L'isolement sur gélose peut être réalisé à partir de matériel contaminé, également sur gélose additionnée de sérum antitétanique.

Titrage de la toxine

- *Test de floculation de Ramon*

  La toxine est titrée en présence de sérum antitétanique en quantité variable et de titre connu.
  On définit le premier tube où apparaît une floculation.
  Les résultats sont exprimés en Unité Floculante (UF), qui correspond à la quantité de toxine qui flocule le plus rapidement en présence d'une unité antitoxine.

- *Détermination de la dose minimale mortelle (DMM) chez la souris*
  C'est la plus petite quantité de toxine qui tue en 96 heures une souris de 20 grammes, après injection par voie intramusculaire.

Le traitement nécessite :
– une réanimation médicale,
– une sérothérapie,
– la recherche de la source infectieuse.

L'immunité est acquise par la vaccination par injection de l'anatoxine (vaccin à généraliser pour des raisons évidentes).

COBALAMINES (Vitamine B12)

La vitamine B12 existe sous différentes formes ayant en commun un noyau tétrapyrrolique fixant un atome de cobalt et relié à un nucléotide et à différents radicaux pour former les cobalamines (cyano-, hydroxo-, méthyl-, 5' desoxyadénosyl-).
Les sources alimentaires sont essentiellement des protéines animales (foie, rein, fruits de mer, poisson, lait, œuf).
Les réserves hépatiques sont suffisantes pour environ 3 ans.
C'est l'effet combiné de l'acidité et de l'activité pepsinique du suc gastrique qui permet la libération de la vitamine B12 des aliments et son transport sanguin.
Les cobalamines se lient à 2 glycoprotéines présentes dans l'estomac, l'haptocorrine et le facteur intrinsèque, secrété par les cellules pariétales fundiques.
Le complexe haptoccorine-cobalamine est dissocié dans l'intestin par les protéases pancréatiques. Les cobalamines libérées se lient au facteur intrinsèque indispensable à l'absorption de la vitamine B12 au niveau de l'iléon. Au niveau de l'entérocyte, la vitamine B12 est transportée vers le foie sous forme de complexes avec les transcobalamines I et II.
La vitamine B12 est excrétée par la bile, subit un cycle entéro-hépatique et l'excrétion urinaire est très faible.
Ses fonctions biochimiques sont indispensables au déroulement des activités enzymatiques, comme coenzyme dans de nombreuses voies métaboliques.

Prélèvement

Sérum non hémolysé, conservé à l'abri de la lumière.

Dosage

- Méthodes microbiologiques (*E. coli*, *L. leishmanii*...).
- Méthodes radio-immunologiques et immuno-enzymologiques.

Valeurs de référence (ng × 0,738 = pmol)

- 150-850 ng/l *soit* 110-630 pmol/l.

Les traceurs radioactifs perturbent les dosages radioisotopiques.

Les antibiotiques perturbent les dosages microbiologiques.

Variations physiologiques

- Âge : valeurs plus faibles chez les sujets âgés.
- Grossesse : diminution progressive jusqu'au terme (– 30 %).
- Régime végétarien : diminution variable.

Variations pathologiques (les déficits en vitamine B12)

- Carences d'apport : végétarien strict.
- Malabsorption gastrique : gastrectomie, maladie de Biermer, gastrite atrophique.
- Insuffisance pancréatique exocrine et mucoviscidose, où le déficit est lié à un défaut de dégradation de l'haptocorrine.
- Syndrome de l'anse borgne (pullulation microbienne) où il existe une captation bactérienne de vitamine B12.
- Infections parasitaires (bothriocéphale, lamblia).
- Syndrome de Zollinger-Ellison (diminution du pH intraluminal).
- Iléopathies : maladie de Crohn, maladie cœliaque, résections du grêle, sprue.
- Maladie d'Imerslund-Gräsbeck.
- Déficit congénital en transcobalamines ou en facteur intrinsèque.
- Augmentation des besoins : grossesse, multiparité, allaitement, anémies hémolytiques chroniques, infections, affections tumorales, thyrotoxicose, syndromes leucémiques.
- Origine médicamenteuse :
  - inhibition de l'absorption : biguanides, néomycine, PAS, cholestyramine, colchicine ;
  - inhibition enzymatique : metformine.

Conséquences de la carence

- Hématologiques : anémie mégaloblastique avec macrocytose, exceptionnellement neutropénie et thrombopénie.
- Troubles psychiques et neurologiques (défaut de synthèse de la myéline.
- Troubles digestifs.
- Retard de croissance et de développement cérébral chez le nouveau-né.

Examens complémentaires

- Hémogramme.

- Myélogramme : asynchronisme de maturation nucléocytoplasmique (moelle bleue).
- Dosage de l'acide folique et du fer.
- Test d'absorption de vitamine B12 marquée *per os*.
  Il existe normalement 20 % de la dose éliminée dans les selles.
  Dans l'anémie de Biermer, l'élimination est supérieure à 50 %.
- Test de Shilling : pour différencier un trouble gastrique ou intestinal.
  On mesure la radioactivité urinaire dans les 24 heures qui suivent l'ingestion et l'élimination est normalement supérieure à 20 %. En cas de déficit en facteur intrinsèque, le taux est inférieur à 5 %.
  Ce test est corrigé par apport de facteur intrinsèque exogène.
- Test thérapeutique : l'injection de vitamine B12 entraîne une hyperréticulocytose vers le 8e jour (5 à 10 % de réticulocytes).
- Dosage du méthyl-malonate urinaire : la carence en vitamine B12 entraîne une élévation d'acide méthyl-malonique urinaire.

Augmentation des taux de vitamine B12

L'augmentation peut être retrouvée :
- Dans la leucémie myéloïde chronique.
- Dans les cirrhoses et les tumeurs du foie.
- Lors de traitements par la cyanocobalamine.

COBALT

Le cobalt est un oligo-élément indispensable à l'homme, entrant dans la composition des cobalamines. Il est utilisé comme antidote des cyanures (EDTA-dicobalt) et son rayonnement (cobalt 60) est utilisé en radiographie et en thérapie.
Le cobalt est utilisé dans l'industrie et peut rendre nécessaire la surveillance des personnes exposées ou intoxiquées.

Prélèvement

- Sérum.
- Urines de 24 heures.

Le recueil est effectué dans des tubes et flacons spéciaux.

Dosage

Spectrophotométrie d'absorption atomique (lecture à 240,7 nm).

Valeurs de référence (µg/l × 17 = nmol/l)

- Sujet non exposé : < 0,5 µg/l *soit* < 8,5 nmol/l.
- Sujet exposé :
  - sérum : < 2 µg/l *soit* < 34 nmol/l,
  - urines : < 6 µg/l *soit* < 100 nmol/24 h.

Variations pathologiques

L'intoxication aiguë entraîne une gastroentérite avec atteinte rénale, hémorragie et hypothermie.

L'intoxication chronique entraîne une atteinte respiratoire (dyspnée asthmatiforme, fibrose pulmonaire) associée à une polyglobulie et à une cardiopathie.

COCAÏNE

La cocaïne est utilisée pour ses propriétés anesthésiques locales.

Elle est douée d'effets sympatho-mimétiques et psychostimulants du système nerveux central qui la fait utiliser comme drogue en administration nasale, pulmonaire, intraveineuse (effets euphorisants et excitants).

Les métabolites urinaires de la cocaïne sont la benzoyl-ecgonine (50 %), l'éther méthylique d'ecgonine (30 %), l'ecgonine (10 %), la norcocaïne (présente lors d'intoxication aiguë).

La cocaïne retrouvée dans les urines correspond à environ 1 % de la dose administrée.

Prélèvement

Urines de 24 heures maintenues à 4 °C.

Dosage

- Technique immuno-enzymatique (EMIT).
- Chromatographie en phase gazeuse couplée à la spectrométrie de masse.

Résultat

La présence de benzoyl-ecgonine est retrouvée environ 2 jours après la prise de cocaïne.

COCCIDIOÏDOMYCOSE

La coccidioïdomycose est une mycose due à *Coccidioides immitis*, retrouvée en Amérique. L'infection est liée à l'inhalation de poussières du sol contenant les spores du champignon, entraînant une primo-infection pulmonaire souvent inapparente avec parfois un érythème noueux, puis une dissémination avec apparition de granulomes cutanés, sous cutanés, osseux ou des organes viscéraux.

Prélèvement

Expectorations, pus, squames, biopsies...

Examen direct

Kystes de 30 à 60 µ de diamètre, contenant des endospores libérés lors de la rupture des kystes.

Culture

Ensemencement sur milieu de Sabouraud à 25 °C.

Culture rapide en 5 jours, donnant des colonies duveteuses, blanchâtres ou brunâtres et couvertes de mèches.

Diagnostic sérologique

- Généralement négatif, sauf dans les formes graves généralisées.
- Les réactions de précipitation (Ouchterlony, immunoélectrophorèse) et la réaction de fixation du complément sont utilisées.

Intradermo-réaction à la coccidioïdine

- La réaction est positive dans toute l'évolution de la maladie et se négative dans les formes disséminées.

COMPLÉMENT ET SES FRACTIONS

Système protéique complexe faisant intervenir plus de 20 protéines, activées en cascade par deux voies possibles : « classique » et « alterne ». Cette activation se fait au contact de complexes immuns ou de membranes cellulaires modifiées entraînant la cytolyse ou la phagocytose. Les fragments formés lors de l'activation ont des propriétés biologiques variées : anaphylatoxines, opsonisation, action sur les complexes immuns, chimiotactisme, phagocytose. L'exploration du système du complément permet la recherche d'un déficit génétique ou de mettre en évidence une activation.

Principales variations pathologiques

- Augmentations par stimulation de synthèse :
  - l'hypercomplémentémie accompagne les maladies inflammatoires subaiguës et chroniques, infectieuses, rhumatismales et malignes (augmentation de CH_{50}, C_3, C_4, B) ;
  - au cours des cirrhoses biliaires primitives et des cholestases (augmentation de C_3, C_3b ; taux normaux en CH_{50}, C_4 et B).
- Diminutions par défaut de synthèse :
  - déficit héréditaire en $C_{1\,INH}$: œdème angio-neurotique (diminution de CH_{50}, $C_{1\,INH}$, C_2, C_4 ; le C_3 est normal) ;
  - déficit en C_2 (diminution de CH_{50}, C_2) ;
  - déficit en C_3 (diminution de CH_{50}, C_3) avec infections répétées ;
  - diminution de synthèse lors d'insuffisance hépatocellulaire ;

- Infections virales : diminution au stade précoce de l'hépatite virale, également par consommation accrue si l'hépatite est sévère (diminution de CH_{50}, C_3, C_4) ;
- hépatite chronique active : les dosages de C_3 et C_4 permettent la surveillance de l'évolutivité ;
- éffondrement du C_3 au stade terminal des cirrhoses.

• Diminutions par consommation :
- LED : le taux est corrélé à la gravité de la maladie, surtout dans les formes avec atteinte cutanée, rénale, anémie, leucopénie et thrombopénie (diminution de CH_{50}, C_3, C_4) ;
- PR : diminution du complément dans les formes avec FR positif et atteinte vasculaire (diminution de CH_{50}, C_3, C_4) ;
- autre maladies auto-immunes : anémie hémolytique, myasthénie, thyroïdite, cryoglobulinémies mixtes (diminution de C_4 et/ou C_3) ;
- glomérulonéphrite membrano-proliférative (diminution de C_3, C_4) ;
- glomérulonéphrite streptococcique et atteinte glomérulaire des cryoglobulinémies primitives (chute de C_3 et B, C_4 normal) ;
- affections parasitaires : paludisme, kala-azar, trypanosomiase (baisse de C_3) ;
- septicémies à gram négatif, endocardite d'Osler avec activation de la voie alterne (baisse de C_3, B).

Exploration du système du complément

	Normales (mg/l)	
CH_{50}		Normales 70-110 U CH_{50}/ml
$C_{1\,INH}$	150-350	C_1 estérase inhibiteur : œdème angio-neurotique
C_{1q}	100-250	Déficit (atteintes lupiques et rénale)
C_{1s}	20-40	Déficit associé à celui du C_{1q}
C_2	30-50	Déficit 1/10 000. Fréquence associée d'anti-SSA
C_3	500-1 500	Déficit du chimiotactisme et de la phagocytose
C_4	150-450	C_3 et C_4 : intérêt dans le suivi auto-immun.
C_5	60-110	Déficit et susceptibilité à Neisseria
C_9	50-70	Susceptibilité aux infections (Neisseria)
Facteur B	200-450	
Facteur P	20-40	

Sang du cordon : environ 50 % des taux adultes.

Prélèvement

• Sérum conservé à 4 °C.

• Complément total : sérum conservé congelé.

Dosage

- Mesure du complément sérique total (CH_{50}) :
  - détermination de la capacité du sérum à lyser les globules rouges recouverts d'anticorps. Le CH50 est la quantité de sérum qui donne 50 % d'hémolyse ;
  - Dosage par immuno-hémolyse radiale.
- dosage des fractions (C_3, C_4, C_{1q}) :
  - immuno-diffusion radiale ;
  - turbidimétrie ;
  - néphélémétrie.
- Dosage des produits d'activation (C_{3a}, C_{4a}, C_{3d}, C_{5b}) :
  - radio-immunologie ;
  - immuno-enzymologie ;
  - immuno-capture.

Complément C_1 estérase inhibiteur ($C_{1\ INH}$)

Le $C_{1\ INH}$ est dosé par néphélémétrie. Les valeurs de référence sont comprises entre 150 et 350 mg/l.

Le déficit héréditaire est responsable de l'œdème angio-neurotique héréditaire, se manifestant notamment par des œdèmes de la glotte.

La crise survient lors de l'activation de la C_1 estérase, qui n'est pas freinée par l'inhibiteur. Ceci entraîne l'activation de la voie classique avec libération d'anaphylatoxines.

Complément C_{1q}

Le C_{1q} est dosé par IDR. Les valeurs de référence sont comprises entre 100 et 250 mg/l.

Le dosage permet de mettre en évidence un déficit en C_{1q}, qui se manifeste par un syndrome lupique, une glomérulonéphrite.

Complément C_1 estérase (C_{1s})

Le C_{1s} est dosé par IDR. Les valeurs de référence sont comprises entre 20 et 40 mg/l.

Le dosage permet de mettre en évidence un déficit en C_{1s}, généralement associé à un déficit du C_{1q}, et se manifeste par un syndrome lupique, une glomérulonéphrite.

Complément C_2

Le C_2 est dosé par IDR. Les valeurs de référence sont comprises entre 30 et 50 mg/l.

Le dosage du C_2 permet de mettre en évidence un déficit qui est *le plus fréquent* des déficits en fractions du complément.

Il se manifeste par une sensibilité accrue aux infections et par un syndrome lupique avec atteinte cutanée et articulaire.

La fréquence du déficit est de 1/10 000. Il existe généralement une positivité des anticorps anti-SSA.

Complément C_3

Le C_3 est la fraction la plus abondante dans le sérum, clivée à la fois par la voie classique et par la voie alterne en C_{3a} et en C_{3b}, fractions responsables des propriétés biologiques.

Le C_3 est dosé par néphélémétrie. Les valeurs de référence sont comprises entre 500 et 1 500 mg/l.

Il est dosé lors de l'activation des voies classiques ou alternes.

Dans les déficits congénitaux, il existe un déficit du chimiotactisme et de la phagocytose et une augmentation de la susceptibilité aux infections bactériennes.

Le dosage est utilisé pour le suivi des hépatites, des glomérulonéphrites et du lupus.

Complément C_4

Le C_4 est dosé par néphélémétrie. Les valeurs de référence sont comprises entre 150 et 450 mg/l.

Le déficit en C_4 se manifeste par un syndrome lupique, également par d'autres maladies auto-immunes et peut accompagner une maladie de Basedow ou un diabète insulino-dépendant.

Complément C_5

Le C_5 est dosé par néphélémétrie. Les valeurs de référence sont comprises entre 60 et 110 mg/l.

Le déficit en C_5 se manifeste par une susceptibilité accrue aux infections à Neisseria.

Le C_5 est une fraction importante, clivée en C_{5a} (anaphylatoxine) et en C_{5b} (permettant la formation du complexe de lyse membranaire).

Complément C_9

Le C_9 est dosé par néphélémétrie. Les valeurs de référence sont comprises entre 50 et 70 mg/l.

Le déficit se manifeste par une sensibilité accrue aux infections à Neisseria.

Complément C_3 proactivateur (facteur B)

Le facteur B est dosé par IDR. Les valeurs de référence sont comprises entre 200 et 450 mg/l.

L'activation de la voie alterne entraîne une diminution des taux, et il en est de même après activation de la voie classique car le facteur B intervient dans la boucle d'amplification.

Properdine (facteur P)

La properdine accélère la boucle d'amplification du C_{3b}.

Dans les glomérulonéphrites membrano-prolifératives, des anticorps dirigés contre la C_3 convertase ont été mis en évidence ($C_{3\,NEF}$), ce qui entraîne une diminution constante du C_3 dans cette pathologie.

Complément total

Le dosage est effectué par détermination de l'activité hémolytique au point d'hémolyse 50 % ou par immuno-hémolyse radiale.

Les valeurs de référence sont comprises entre 70 et 110 U/ml.

Les taux sont augmentés dans les phénomènes inflammatoires.

Les taux sont diminués dès qu'un déficit en facteur est retrouvé : maladies auto-immunes (LED, PR), hépatites virales, cirrhoses, atteintes rénales.

COMPLEXES IMMUNS CIRCULANTS (CIC)

Les complexes immuns circulants sont des complexes antigène-anticorps capables de fixer le complément, permettant l'élimination normale d'antigènes étrangers. Dans certaines pathologies, des antigènes tissulaires sont libérés et permettent la formation de CIC. Cet excès d'antigène entraîne la formation de complexes de petite taille, mal éliminés, persistants dans la circulation ou se déposant dans les parois des capillaires, pour y induire des lésions.

Prélèvement

Sérum conservé à 4 °C.

Ne pas congeler (formation d'IgG agrégées).

Dosage

- La mise en évidence de CIC sériques est réalisée par un dépistage de complexes contenant de l'IgG.
  L'étalonnage nécessite une gamme d'IgG agrégées à la chaleur :
  - méthode par précipitation par le polyéthylèneglycol,
  - méthode néphélémétrique par l'emploi de particules sensibilisées avec le C_{1q},
  - méthode radio-immunologique par fixation du C_{1q} marqué à l'iode 125.
- La mise en évidence de CIC tissulaires est réalisée par immunofluorescence pour le dépistage des complexes déposés.

Variations pathologiques

- La présence de CIC à taux pathologiques est retrouvée chez 3 % de sujets normaux, lié à une stimulation antigénique.
- Maladie sérique aiguë, lié à un phénomène d'Arthus.
- Hépatites chroniques actives.
- Endocardites bactériennes.
- Glomérulonéphrites chroniques et post-streptococciques.
- Angéites nécrosantes.
- Pneumopathies à précipitines (maladies du poumon).
- Synovites inflammatoires.
- Parasitoses (bilharziose, paludisme).
- Maladies de « système » à complexes immuns :
  - lupus érythémateux disséminé,
  - polyarthrite rhumatoïde,
  - purpura rhumatoïde,
  - périartérite noueuse (rechercher l'antigène HBs).

COMPLEXES SOLUBLES

La présence dans le sang circulant de monomères de fibrine prouve un phénomène de coagulation intra-vasculaire.
Les monomères de fibrine sont des produits intermédiaires entre le fibrinogène et la fibrine, résultant de l'attaque du fibrinogène par la thrombine. Lorsque la quantité de thrombine est faible, les monomères s'associent avec la fibrinogène pour former des complexes solubles.

Prélèvement

Tube citrate (1 vol. pour 9 vol. sang). La ponction sanguine doit être franche, sans contamination tissulaire.

Dosage

- Réaction d'hémagglutination (globules rouges sensibilisées par des monomères de fibrine).
- Test à l'alcool.
- Test au sulfate de protamine.
- Gel filtration.

Valeurs de référence

- Recherche négative : absence d'agglutination.
- Le test d'hémagglutination est 4 fois plus sensible que le test à l'alcool.

Variations pathologiques

- La présence de complexes solubles plasmatiques est un élément diagnostic important de la coagulation intravasculaire disséminée :
  - éclampsie,
  - lésions vasculaires,
  - cirrhose alcoolique,
  - septicémie, cancers, leucémie promyélocytaire,
  - hémolyses intravasculaires,
  - coagulopathies de consommation.
- Dans la fibrinolyse primaire, la recherche des complexes solubles est négative.

CONN (Régime de Conn)

Le régime de Conn doit permettre le diagnostic étiologique d'une hypoglycémie en réalisant un régime hypocalorique et hypoglucidique (1 200 calories) parfois associé à un exercice musculaire.

Le régime est prescrit 3 jours consécutifs et comprend 200 calories de glucides, 200 calories de protides et 800 calories de lipides.

Résultat

- Ce test met au repos la sécrétion insulinique, sans manifestation clinique, généralement en faveur d'une hypoglycémie fonctionnelle.
- Une hypoglycémie marquée inférieure à 0,50 g/l est en faveur de la nature organique d'une hypoglycémie.

  En présence d'une tumeur pancréatique, d'un tissu insulino- secrétant, ou lorsque l'apport glucosé hépatique est faible (glycogénose), il existe une hypoglycémie importante et prolongée, pouvant s'accompagner de manifestations neurologiques.

COOMBS DIRECT

Le test de Coombs direct consiste à mettre les hématies du sujet à tester, en présence d'un sérum anti-immunoglobuline provenant de lapins immunisés par des globulines humaines.

On recherche une agglutination qui met en évidence la présence d'anticorps fixés sur les hématies.

Le titre de l'anticorps est défini par des dilutions de l'antiglobuline utilisée.

La classe de l'anticorps est définie par l'utilisation de sérums anti-IgG, anti-IgM ou anti-C_3.

Prélèvement
Sang total recueilli sur citrate ou héparine.

Variations pathologiques
- On reconnaît des anticorps fixés sur les hématies de classe :
  - IgG : anticorps chauds, se fixant à 37 °C,
  - IgM : anticorps froids, actifs à température ordinaire,
  - C_3 : complexes immuns fixés à la surface des hématies.
- Confirmation d'une anémie hémolytique auto-immune :
  - forme aiguë : rechercher une infection virale (telle que MNI, CMV, grippe, rougeole...), une pneumonie à mycoplasme, généralement liée à des anticorps froids de nature IgM et plus rarement à une agglutinine biphasique IgG anti P ;
  - forme chronique : le test de Coombs est généralement positif avec des anticorps chauds actifs à 37 °C, de classe IgG, dirigés contre un antigène du système Rhésus (maladies lymphoïdes telles que LLC, Waldenström, Hodgkin..., lupus érythémateux disséminé, kyste de l'ovaire, forme idiopathique). Le test de Coombs permet également la recherche des agglutinines froides. Il s'agit d'anticorps actifs à froid, de type IgM, de spécificité anti-I, entraînant des troubles vasomoteurs des extrémités, déclenchés par une exposition au froid. Le titre est souvent supérieur à 1/256.
- Test de Coombs positif et médicaments immuno-allergiques. Un certain nombre de médicaments entraînent une réaction positive. La réaction est de type IgG ou anti-complément :
  - bêta-lactamines,
  - glafénine,
  - alphaméthyl dopa,
  - rifampicine,
  - sulfamides.
- Tests de Coombs positif dans certaines pathologies :
  - atteinte hépatique (cirrhose),
  - maladies autoimmunes (connectivites).

COPROCULTURE

La coproculture consiste à cultiver sur des milieux sélectifs, les matières fécales, afin d'isoler les bactéries pathogènes, responsables de diarrhées infectieuses.

Le rôle du laboratoire sera de mettre en évidence des germes habituellement pathogènes (*Salmonella*, *Shigella*, *Yersinia*, *Campylobacter*, vibrion cholérique, *Escherichia coli* entéropathogène) mais aussi, lors d'une « rupture d'équilibre », des germes dont le rôle pathogène est envisagé d'après leur abondance particulière dans les selles (*Staphylococcus aureus*, *Pseudomonas aeruginosa*, *Candida*). Enfin chez l'enfant, en raison de la fréquence plus élevée des infections à *Rotavirus*, l'examen sera complété par leur recherche systématique.

La notion de « rupture d'équilibre » peut être liée à une erreur alimentaire, un refroidissement, un trouble de la sécrétion biliaire, une antibiothérapie sélectionnant les germes résistants.

Prélèvement

Les selles sont recueillies dans un pot à coprologie.

Chez le nourrisson, on examine le prélèvement recueilli dans les couches. On peut également réaliser un écouvillonnage rectal.

On recherchera l'existence éventuelle de sang, de glaire.

On notera la consistance.

Examen direct

Il est réalisé à l'état frais et après coloration (bleu de méthylène, coloration de Gram). Il précisera l'existence d'hématies, de leucocytes et la prédominance de la flore.

Culture

Des milieux sélectifs et des milieux d'enrichissements sont utilisés.

- *Milieux liquides d'enrichissement*
  - Bouillon au sélénite de sodium (ou tétrathionate de sodium) pour les Salmonella.
  - Eau peptonée par les *Yersinia*, les vibrions cholériques.
- *Milieux solides pour l'isolement*
  - Milieu BCP pour les *E. coli* GEI. La recherche doit être systématique pour les enfants de moins de 2 ans. Le sérotypage est réalisé sur les colonies isolées.
  - Milieu DCL et SS. La présence de pigments biliaires inhibe le développement bactérien sauf les *Salmonella* et les *Shigella* cultivés 24 heures à 37 °C.
  - Milieu DCL. L'isolement des *Yersinia* est obtenu en 48 heures, de préférence à 30 °C.
  - Milieu de Chapmann : permet la croissance des staphylocoques. La recherche de la coagulase sera réalisée sur les colonies isolées.
  - Gélose Columbia avec antibiotiques : l'isolement des *Campylobacter* sera réalisé de préférence à 42 °C pendant 48 heures et en atmosphère microaérophile.

- Gélose Hektoen : permet l'isolement de *Pseudomonas aeruginosa* en 24 heures à 37 °C.
- Le vibrion cholérique est recherché sur demande médicale. Il est isolé sur une gélose alcaline hypersalée ou milieu TCBS au thiosulfate. La souche doit être confirmée par l'institut Pasteur.
- La recherche de *Clostridium difficile* est réalisée sur demande médicale. La culture est réalisée sur milieu VL au sang, en atmosphère anaérobie pendant 5 jours à 37 °C.
- Les candidoses sont recherchées sur milieu de Sabouraud-antibiotique pendant 24 heures de culture à 37 °C.

Indications de la coproculture

- Diarrhée chez un patient dont l'état général est altéré.
- Diarrhée dans un contexte épidémique (famille, crèche, école...).
- Diarrhée chez un voyageur (pays tropicaux, pays en voie de développement).
- Diarrhée fébrile et/ou sanglante.
- Contrôle obligatoire chez le personnel de cuisine (2 fois par an).

Les syndromes diarrhéiques

- *Syndrome cholériforme*

  Il s'agit d'une diarrhée liquide, profuse, non sanglante, sans glaire, ni pus. Les vomissements sont fréquents, mais il n'y a pas de fièvre. Il existe une libération de toxines bactériennes dans l'intestin causée par :
  - *Escherichia* entérotoxinogènes,
  - *Staphylococcus aureus* en quantité abondante,
  - *Clostridium difficile* et *perfringens*,
  - *Vibrio cholerae*.
- *Syndrome dysentériforme*

  Il s'agit d'une selle diarrhéique peu abondante, sanglante, purulente, glaireuse, s'accompagnant de fièvre.

  Il existe une phase « invasive » liée à la pénétration des bactéries dans la muqueuse, entraînant une inflammation et une ulcération :
  - *Salmonella*,
  - *Shigella*,
  - *Escherichia coli* entéropathogènes,
  - *Yersinia*,
  - *Campylobacter jejuni*.

COPROLOGIE FONCTIONNELLE

La coprologie fonctionnelle a pour but d'identifier les différents syndromes suivants :
- troubles moteurs (selle de constipation, diarrhée du grêle, diarrhée du caecum) ;
- insuffisances digestives (pancréatique, biliaire, gastrique) ;
- troubles moteurs avec réaction de la muqueuse (selles de fermentation, fausses diarrhées, colites).

Prélèvement

- Totalité des selles de 24 heures.
- Recueil séparé des urines, réalisé dans des flacons à fermeture hermétique.
- Conservation au frigidaire.
- Éviter les recueils dans les couches chez les enfants.
- Eliminer les poudres inertes de l'alimentation (charbon, pansements digestifs) ainsi que certains médicaments modifiant le transit alimentaire.

Poids des selles

Le poids varie selon l'âge du sujet :
- nourrisson : 30 g/24 h ;
- enfant (1 à 6 ans) : 80 g/24 h ;
- enfant (8 à 12 ans) : 100 g/24 h ;
- adulte : 200 g/24 h.

Le poids sec varie de 15 à 18 %.

Mesure du pH

Le pH varie selon l'alimentation :
- nourrisson au sein : pH 5 à 6,5 ;
- nourrisson au biberon : pH 8 ;
- adulte : pH 7 à 7,5.

L'élévation du pH est un facteur d'un processus de putréfaction (constipation, colite, malabsorption).

La diminution du pH est en faveur d'une fermentation (diarrhée du grêle ou colique, diarrhée post-antibiotique).

Acides organiques totaux

Les acides acétique, butyrique, lactique, propionique sont sous forme de sels de calcium solubles après défécation d'une solution fécale. On les dose par HCl en présence de bromophénol.

Le taux d'acides organiques varie de 14 à 16 ml d'HCl N pour 100 g de selles.

La fermentation intestinale des graisses et des glucides fournit des acides organiques.
Une élévation des taux est retrouvée dans les selles de fermentation (colite acide) : dyspepsie fermentaire de Schmidt, selles d'évacuation rapide (syndrome caecal).
Une diminution des taux est retrouvée dans les selles de putréfaction (colite alcaline) : fausse diarrhée, selles du grêle.

Ammoniaque

Les radicaux basiques en solution neutre sont bloqués par le formol neutralisé. L'acidité libérée est titrée par la soude 0,1 N.
Le taux d'ammonique varie de 2 à 4 ml de NaOH 0,1 N pour 100 g de selles.
La fermentation intestinale des protides fournit de l'ammoniaque.
Une élévation des taux est retrouvée dans les selles de putréfaction et certaines malabsorptions.
Une diminution des taux est retrouvée dans les selles du caecum, les selles du grêle, certaines selles de fermentation.

Protéines solubles

Les protéines solubles fécales sont d'origine pariétale.
Une colite entraînera la formation de protéines exsudatives, mises en évidence par une réaction de « collage ».
L'épreuve de Triboulet, au sublimé, positive, traduit l'existence d'une suppuration pariétale colique.

Azotes fécaux

L'azote total est dosé par la méthode de Kjeldahl.
L'azote soluble est dosé après défécation acide.
Les valeurs varient selon l'âge :

En g/24 h	Azote total	Azote soluble
Nourrisson	0,30	0,10
Enfant (1 à 6 ans)	0,60	0,20
Enfant (6 à 12 ans)	0,90	0,30
Adultes	1,20	0,40

Lipides fécaux

Les lipides sont dosés selon la méthode de Vandekamer et les valeurs varient selon l'âge :
– nourrisson : < 0,8 g/24 h ;
– enfant (1-6 ans) : 1-2 g/24 h ;

– enfant (6-12 ans) : 2-4 g/24 h ;
– adulte : 3-7 g/24 h ;

La présence d'une stéatorrhée signe l'existence d'une maldigestion du bol alimentaire par insuffisance pancréatique ou malabsorption intestinale.

Amylase fécale

L'activité amylolytique fécale est mesurée en estimant le temps nécessaire à la disparition de la coloration que donne l'iode avec l'amidon. Le temps est inversement proportionnel à l'amylase fécale.

Une durée augmentée indique une activité déficiente et doit être corrélée à un examen microscopique indiquant une digestion déficiente.

Sang dans les selles

La recherche est effectuée par des comprimés du commerce qui se colorent en présence de sang ou par une réaction mettant en évidence l'hémoglobine.

Pigments biliaires

La recherche est effectuée en présence d'une solution saturée de bichlorure de mercure (sublimé) et le précipité est observé :

– coloration rouge brique : présence normale de stercobiline et de stercobilinogène ;
– coloration verte : présence anormale de bilirubine non transformée (normale seulement chez le nourrisson avant 6 mois) ;
– absence de coloration : imperméabilité biliaire anormale.

Porphyrines

Des extractions successives permettent le dosage spectrophotométrique entre 400 et 411 nm des coproporphyrines, uroporphyrines et protoporphyrines.

Les valeurs normales de protoporphyrines sont inférieures à 100 µg/g de poids sec. Il existe une élévation des taux dans la protoporphyrie érythropoïétique et dans la porphyria variegata.

Les valeurs normales de coproporphyrines sont inférieures à 55 µg/g de poids sec. Il existe une élévation des taux dans la porphyrie érythropoïétique, dans la porphyria variegata et dans la coproporphyrie héréditaire.

Les valeurs normales d'uroporphyrines sont comprises entre 10 et 20 µg/g de poids sec. Il existe une élévation des taux dans la prophyria variegata en période de crise, dans la porphyrie cutanée, dans les porphyries aiguës intermittentes.

Sucres fécaux

Il n'existe normalement pas de sucres dans les selles.

Lors des diarrhées, une recherche positive nécessite la recherche d'une intolérance aux sucres et l'identification du sucre responsable par chromatographie des glucides (saccharose, fructose, galactose, lactose...).

Clairance de l'alpha-1-antitrypsine

Le dosage dans les selles est réalisé par une technique de précipitation.

Les valeurs normales sont inférieures à 10 ml/24 h.

Lors des entéropathies exsudatives, la clairance est élevée, et proportionnelle à l'importance des fuites protéiques intestinales (rectocolite hémorragique, maladie de Crohn).

Activité chymotrypsique

Les valeurs normales sont supérieures à 6 U/g de selles.

Les valeurs anormales sont inférieures à 3 U/g de selles.

Examen macroscopique

- *Consistance* (en rapport avec la teneur en eau) :
  - ferme et moulée : normale (80 % d'eau),
  - pâteuse : 85 % d'eau (15 % poids sec),
  - liquide : 90 % d'eau (10 % poids sec) ;
- *Couleur* (en dehors de médicaments) :
  - brune : normale (stercobiline),
  - marron : mangeur de viande,
  - noire : melaena (en dehors d'un traitement par du fer),
  - jaune : fermentation,
  - jaune d'or : enfant nourri au sein,
  - mastic : obstruction biliaire ;
- *Odeur* :
  - sui generis : normale,
  - butyrique : évacuation prématurée d'un contenu caecal ou insuffisance pancréatique ou biliaire,
  - putride : insuffisance gastrique ou selle de colite avec constipation,
  - fétide : évacuation prématurée d'un contenu du grêle ou selle de fermentation ou selle de fausse diarrhée.

Examen microscopique

- *Amidon* :
  - grains colorés en bleu en présence de lugol,
  - normalement peu abondant ou absent,
  - peu abondant dans les selles de colite avec diarrhée,

- Abondant dans les selles d'évacuation prématurée d'un contenu caecal ou du grêle, dans les insuffisances pancréatiques et les selles de fermentation ;

• *Cellulose indigestible* (débris végétaux divers) :
- présence normale dans les selles.

• *Cellulose digestible* (légumes) :
- normalement absente ou en très faible quantité,
- abondante dans les selles d'évacuation prématurée d'un contenu caecal ou du grêle, lors d'insuffisance pancréatique, lors de selles de colite avec diarrhée, lors de selles de fermentation ;

• *Fibres musculaires :*
- normalement absentes,
- en présence de fibres conjonctives et élastiques il faut suspecter un déficit enzymatique gastrique,
- en présence de nombreuses fibres musculaires avec nette striation, il faut suspecter un trouble de digestion de l'intestin grêle,
- si les noyaux des fibres ne sont pas digérés, il s'agit d'un trouble de sécrétion pancréatique ;:

• *Graisses et savons :*
95 % des graisses ingérées sont utilisées. Le reste (5 %) est constitué de :
a) graisses neutres (25 % = globules très réfringents) :
. très abondantes dans l'insuffisance pancréatique,
. peu abondantes lors d'évacuation rapide d'un contenu du grêle,
. très peu abondantes dans une insuffisance biliaire ;
b) graisses acides (40 % = petits cristaux ou fines gouttelettes) :
. très abondantes dans l'insuffisance biliaire,
. assez abondantes dans une diarrhée du grêle,
. très peu abondantes dans l'insuffisance pancréatique ;
c) savons alcalino-terreux (35 % = amas irréguliers) :
. abondantes dans l'insuffisance du grêle (sprue).
Une stéatorrhée se traduit par l'élimination de quantités de graisses supérieures à 3 g/24 h chez l'enfant et 7 g/24 h chez l'adulte.

• *Cellules épithéliales :*
- rares dans les selles normales,
- nombreuses dans certaines colites ;

• *Hématies-leucocytes :*
- absents des selles normales ;
- rares leucocytes dans les colites simples ;
- abondants leucocytes dans les ulcérations du bas côlon.

• *Mucus :*
- très faible quantité dans les selles normales,

- abondant dans les irritations de l'intestin,
- variable dans les infections intestinales ;

Principaux syndromes coprologiques

- *Diarrhée du grêle :*
  - selle d'évacuation prématurée d'un contenu normal du grêle,
  - aspect : liquide, diarrhéique, glaireux,
  - odeur : fade,
  - couleur : jaune à jaune roux,
  - poids sec : < 20 %,
  - ph : alcalin (> 7,5),
  - cellulose digestible : (+++),
  - amidon : (+++),
  - graisses neutres et acides (++) ou savons (+),
  - présence variable de mucus et leucocytes (`±) surtout en phase de poussée,
  - Acides organiques : 10 ml (Normal : 15 ml),
  - Ammoniaque : 1,5 ml (Normal : 2-4 ml),
  - présence possible de bilirubine (++) ;
- *Diarrhée du caecum :*
  - selle d'évacuation prématurée d'un contenu caecal normal,
  - aspect : liquide, diarrhéique, grumeleux,
  - odeur : aigrelette, butyrique,
  - couleur : ocre à jaune,
  - poids sec : < 20 %,
  - ph : acide (< 7),
  - cellulose digestible : (+++),
  - amidon : (+++),
  - flore iodophile : (+++),
  - présence possible de bilirubine (+) et de stercobiline (+),
  - acides organiques : normaux (= 15 ml),
  - ammoniaque : normal (= 2-4 ml) ;
- *Diarrhée du côlon gauche :*
  - aspect : pâteux,
  - odeur : normale,
  - couleur : brune,
  - poids sec : < 20 %,
  - ph : neutre,
  - cellulose digestible : (++),
  - amidon : (++),
  - flore iodophile : rare,

- acides organiques : augmentés à 18 ml (normal : 15 ml),
- ammoniaque : normal (2-4 ml) ;

• *Selle de constipation :*
- aspect : dur,
- odeur : normale (ou putride si réaction colitique associée),
- couleur : brun foncé,
- poids sec : > 25 %,
- pH : alcalin (> 7,5),
- stercobiline pouvant être augmentée,
- acides organiques : 10 ml (Normal : 15 ml),
- ammoniaque : > 3 ml,
- présence de mucus ou de membranes lors de selle de colite avec constipation : trouble moteur associé à une réaction de la muqueuse ;

• *Selle de fausse diarrhée :*
- aspect : liquide ou pâteux,
- odeur : normale ou fétide,
- couleur : brune à brun foncé,
- poids sec : < 20 %,
- pH : alcalin (> 7),
- présence de stercobiline variable : (++),
- présence parfois de mucus,
- acides organiques : 12 ml (Normal : 15 ml),
- ammoniaque : > 3 ml ;

• *Insuffisance gastrique :*
- aspect : mou,
- odeur : normale à putride,
- couleur : brune à brun foncé,
- poids sec : < 20 %,
- pH : acide (< 7) à neutre,
- présence : de tissu conjonctif (+++),
  de féculents (+++),
  d'oxalate de Ca (+++).
- fibres musculaires très mal digérées,
- stercobiline : (++),
- possibilité cellulose digestible et amidon : (±±),
- acides organiques : normaux (15 ml),
- ammoniaque : normal (2-4 ml) ;

NB : un état de dénutrition post-gastrectomique entraîne les mêmes symptômes.

• *Insuffisance pancréatique :*
- aspect : graisseux, pâteux,

- odeur : butyrique ~ fétide,
- couleur : mastic, jaune pâle,
- poids sec : > 25 %,
- pH : alcalin (7,2),
- fibres musculaires : mal digérées (créatorrhée),
- graisses neutres : (+++) (stéatorrhée),
- acides gras et savons : (++),
- cellulose digestible : (+++),
- amidon : (+++),
- stercobiline et bilirubine : (±),
- acides organiques : 15 ml (Normal) ou augmenté (25 ml),
- ammoniaque : 2-4 ml (Normal) ;

• *Insuffisance biliaire* :
  - aspect : graisseux,
  - odeur : butyrique,
  - couleur : blanche,
  - poids sec : > 25 %,
  - pH : acide (6,6),
  - acides gras et savons : (+++),
  - graisses neutres : (±),
  - cellulose digestible : normale à rare,
  - acides organiques : 15 ml (Normal),
  - ammoniaque : 2-4 ml (Normal) ;

• *Insuffisance pancréato-biliaire* (associe une insuffisance pancréatique et biliaire : somme des 2 insuffisances précédentes avec en différence) :
  - aspect : grisâtre, odeur butyrique et aspect graisseux,
  - pH : acide (6,2),
  - fibres musculaires : mal digérées,
  - graisses neutres : (+++),
  - acides gras et savons : (+++),
  - amidon : (+++),
  - mucus (rare) et flore iodophile (quasi normale),
  - acides organiques : 15 ml (Normal),
  - ammoniaque : 2-4 ml (Normal) ;

• *Insuffisance du grêle (sprue)* (ne pas confondre avec une diarrhée du grêle) :
  - aspect : liquide,
  - odeur : aigrelette,
  - couleur : jaune pâle,
  - poids sec : > 20 %.
  - pH : acide (6,2),
  - acides gras et savons : (+++),

- bilirubine (+) et stercobiline (+),
- cellulose digestible : abondante (+++),
- amidon : (+++),
- mucus (±) leucocytes (±) : lié à une réaction de la muqueuse,
- flore iodophile : (+++),
- acides organiques : ↑↑↑ 25 ml (Normal : 15 ml),
- ammoniaque : ↑ 6 ml (Normal : 3 ml) ;

• *Diarrhée de fermentation :*
- aspect : pâteux (++) ou aqueux,
- odeur : aigrelette,
- couleur : jaune ocre,
- poids sec : < 20 %,
- pH : acide (6,6),
- stercobiline (++) et bilirubine (+),
- cellulose digestible : (+++),
- amidon : (+++),
- mucus (±),
- triboulet : (±) (albumine soluble),
- flore iodophile : (+++),
- acides organiques : ↑↑↑ 30 ml (Normal : 15 ml),
- ammoniaque : 4 ml (Normal : 3 ml) ;

• *Diarrhée post-antibiotique :*
- aspect : pâteux à liquide,
- odeur : aigrelette,
- couleur : jaune verdâtre,
- poids sec : < 20 %,
- pH : acide (6,4),
- bilirubine : (+++),
- stercobiline : 0,
- cellulose digestible : (+++) et amidon (+++),
- mucus (±), leucocytes (±),
- flore iodophile : 0,
- champignons : (+++),
- acides organiques : ↑↑ 20 ml (Normal : 15 ml),
- ammoniaque : normal 2-4 ml.

Diarrhées : classification physiopathologique

• Osmotique : existence de substances osmotiquement actives, provoquant une hypersécrétion d'eau (déficit en disaccharidase, laxatifs, sorbitol...)

- Sécrétoire : existence d'une hypersécrétion d'eau et d'électrolyte (maladies inflammatoires, parasitaires, libération de prostaglandines, laxatifs irritants, toxines, gastrinome, vipome).
- Malabsorption : maladie cœliaque (atrophie villositaire).
- Maldigestion d'origine gastrique (gastrectomie).
- Maldigestion d'origine biliaire (insuffisance biliaire).
- Maldigestion d'origine pancréatique (pancréatite, cancer).
- Hypermotricité d'origine hormonale (calcitonine, sérotonine).

Diarrhées : classification étiologique

- Toxique.
- Médicamenteuse.
- Infectieuse :
  - virale,
  - bactérienne,
  - parasitaire,
  - mycosique.
- Inflammatoire (Crohn, RCH, colites inflammatoires).
- Tumorale :
  - grêle (lymphome),
  - côlon (tumeur villeuse),
  - pancréas.
- Endocrinienne : gastrinome, lipome, tumeur carcinoïde.
- Allergique : maladie cœliaque, allergie au lait de vache.
- Entérocytaire : maladie cœliaque.
- Post-entérocytaire : maladie de Whipple, carences immunitaires.

Diarrhées bactériennes

Campylobacter jejuni	– selles aqueuses purulentes et sanguinolentes – douleurs abdominales, vomissements, fièvre – incubation : 1 à 10 jours – contamination : eaux, viandes, aliments
Clostridium botulinum	– selles liquides – douleurs abdominales, vomissements – incubation : 12-36 heures – contamination jambon cru, conserves familiales, poissons fumés, fromages
Clostridium difficile	– selles aqueuses, muco-sanglantes, modérées à profuses (dysentérique) – douleurs abdominales, vomissements, fièvre – incubation : variable – contamination : par les malades

Clostridium perfringens	– selles aqueuses ou purulentes – douleurs abdominales – incubation : 12-36 heures – tout aliment possible (tellurique)
E. coli entéro-hémorragique ou entéro-adhérente	– selles liquides, hémorragiques – douleurs abdominales, vomissements, fièvre – incubation : 24 à 72 heures – contamination : eaux, fruits, légumes...
E. coli entéro-invasif	– selles liquides muco-purulentes et sanguinolentes (dysentériques) – douleurs abdominales, vomissements, fièvre – incubation : 24 à 72 heures – contamination : eaux, fruits, légumes...
E. coli entéro-toxinogène ou entéro-pathogène	– selles aqueuses ou liquides – souches entéropathogènes : douleurs abdominales, vomissements et fièvre après 24 à 72 heures – souches entéro-toxinogène : incubation de 8 à 96 heures – contamination : eaux, fruits, légumes
Salmonella	– selles aqueuses, dysentériques (1 fois sur 4) – douleurs abdominales, vomissements, fièvre – incubation : 2 à 5 jours – contamination : viandes, huîtres, eaux
Shigella	– selles aqueuses puis mucopurulentes – dysentériques au départ avec vomissements, fièvre – incubation : 12 à 24 heures – contamination : eaux et aliments
Yersinia	– selles aqueuses, mucopurulentes, sanguinolentes (dysentériques) – douleurs abdominales, fièvre, vomissements – incubation : 2-5 jours – contamination : eaux, viandes, huîtres
Vibrio cholerae	– selles aqueuses, profuses, « eau de riz » – vomissements – incubation : 1 à 3 jours – contamination : eaux
Staphylococcus aureus	– selles liquides – vomissements – incubation : 2 à 4 heures – contamination : crèmes glacées, laits, glaces, conserves, viandes...

Aeromonas	– selles liquides, aqueuses – signes cliniques variables – incubation : 1 à 3 jours – contamination : eaux, aliments
Bacillus	– selles liquides – douleurs abdominales – incubation : 2 à 18 heures – contamination : crèmes, purée, riz, potages

Diarrhées du nourrisson

La diarrhée aiguë du nourrisson ou gastro-entérite aiguë s'accompagne de l'émission de selles liquides nombreuses, abondantes, responsables d'une déshydratation aiguë (vomissements, fièvre élevée).

- *Coproculture* : l'agent pathogène est dans 70 % des cas un virus (*Rotavirus* chez le nourrisson, virus Norwalk-like chez l'enfant).
  Le caractère hypersécrétoire de la diarrhée peut être également causé par les infections bactériennes (*Escherichia coli* entéro-pathogènes EPEC, entéro-invasives EIEC, entéro-toxinogènes ETEC ou entéro-hémorragiques EHEC. Les autres bactéries responsables sont les salmonelles, les shigelles, les *Yersinia* et les *Campylobacter*).
- *Examen parasitologique* : réalisé lors de diarrhées chroniques, mais certaines infections à *Giardia intestinalis* sont responsables d'une diarrhée hydrique profuse, le plus souvent limitée à quelques selles molles associée à une douleur abdominale.
- *Suspicion de malabsorption* : dosage de la stéatorrhée.
  Une malabsorption intestinale est retrouvée au cours de la maladie cœliaque, une maldigestion est retrouvée au cours de la mucoviscidose. On retrouve un déficit d'absorption des graisses dont l'augmentation de l'excrétion fécale est mesurée dans les selles de 24 heures ou 3 jours de suite.
- *Autres pathologies* :
  - invagination intestinale aiguë : diarrhée sanglante avec douleurs abdominales et vomissements,
  - syndrome hémolytique et urémique : diarrhée sanglante avec pâleur, hypertension artérielle et œdèmes,
  - insuffisance surrénale aiguë par hyperplasie congénitale des surrénales : diarrhée avec déshydratation sévère,
  - intolérance au lactose : diarrhée précoce, acide, associée à des vomissements et un ballonnement abdominal,
  - entéropathie exsudative : mesure de la clairance de l'alpha-1-antitrypsine.

Diarrhées chroniques

La diarrhée est définie par un débit fécal moyen supérieur à 200 g/24 h. ou lorsque les selles sont trop nombreuses (plus de 3/j.) ou liquides. Elle est chronique quand elle évolue depuis plus d'un mois.

Diarrhée	Étiologies	mécanisme
Malabsorption	– Maladie cœliaque – Insuffisance pancréatique	– Malabsorption entérocytaire – Maldigestion
Motrice (très fréquente)	– Trouble fonctionnel intestinal – Hyperthyroïdie, cancer médullaire de la thyroïde, 5HIAA urinaire	– Accélération du transit
Sécrétoire	– Colite microscopique : collagène ou lymphocytaire – Vipome (VIP)	Hypersécrétion intestinale hydroélectrolytique
Osmotique	Laxatif, magnésium Déficit en lactase	Hyperosmolarité intraluminale
Exsudative	Colites inflammatoires, cancers Lymphangiectasie	Fuite de plasma, Fuite de lymphe
Tumeur gastrique	Gastrinome	Hypersécrétion gastrique et pancréatique

CORPS CÉTONIQUES-ACÉTONE

L'acétone, l'acide acétylacétique et l'acide β-hydroxybutyrique sont formés dans le foie. Ce sont des produits du métabolisme des acides gras à longue chaîne et ils représentent une source d'énergie pour le muscle squelettique, cardiaque et les reins.

Certains facteurs cétogènes, tels que le cortisol, le glucagon, les catécholamines, la TSH, la GH, l'ACTH, stimulent la lipolyse et l'afflux d'acides gras libres dans le foie.

Inversement, d'autres facteurs tels que l'insuline, l'ocytocine, la vasopressine, le glucose après un jeûne, sont antilipolytiques.

L'hyperproduction de corps cétoniques devient une urgence lorsque ces acides sont totalement ionisés et chez le diabétique, l'afflux d'ions H^+ et l'acidose peuvent être rapidement mortels.

Prélèvement

Sang et urines (les recherches et dosages doivent être rapidement effectuées en raison de la transformation à l'air de l'acide acétoacétique en acétone).

Recherche dans le sang (Cétonémie)

- Chromatographie en phase gazeuse à partir d'un prélèvement réalisé sur fluorure-héparine, avec détection par ionisation de flamme.
  N : < 50 mg/l *soit* < 0,85 mmol/l.
- Estimation semi-quantitative avec les comprimés Acétest®, sensibles à l'acétone et à l'acide acéto-acétique.
  N : < 0,05 g/l exprimé en acide acéto-acétique (*soit* < 0,5 mmol/l).

Recherche dans les urines (Cétonurie)

- Réaction de Légal au nitroprussiate de sodium à 10 %.
- Comprimés réactifs (Acétest®).
- Bandelettes réactives (Kétostix®, Kéto-diastix®, Kéto-diaburtest®)

Intensité de réaction	Taux approximatifs	
+	0,10-0,30 g/l	(1-3 mmol/l)
++	0,30-0,80 g/l	(3-8 mmol/l)
+++	> 0,80 g/l	(> 8 mmol/l)

La positivité des corps cétoniques doit faire réaliser un bilan biologique en urgence.

Variations pathologiques

- Acidocétose diabétique.
  Chez le diabétique, la présence de corps cétoniques dans le sang ou dans les urines traduit une carence en insuline.
  L'acidocétose est une complication grave du diabète sucré, révélée par la polypnée de Kussmaul. Les signes biologiques sont une hyperglycémie (≈ 4 g/l) avec cétonémie et cétonurie.
  Le pH artériel est abaissé, accompagné d'une chute des bicarbonates et de l'apparition d'un trou anionique important.
- Cétonémie positive :
  - oxydation des acides gras augmentée :
    . jeûne prolongé,
    . exercice prolongé intensif,
    . exposition au froid ;

- fièvre chez les enfants, dont les réserves glycogéniques hépatiques sont diminuées :
  . vomissements acétoniques de l'enfant ;
- grossesse ;
- maladies métaboliques congénitales :
  . glycogénose de type I de Von Gierke.

• Cétonurie positive :
  - causes précédentes et états fébriles, accompagnés de vomissements prolongés,
  - thyrotoxicose,
  - diabète rénal de Toni-Debré-Fanconi.
• Lors d'une acidose lactique, la transformation de l'acéto-acétate en β-hydroxybutyrate entraîne un Acétest positif faible.

CORTICOSTÉRONE (Composé B)

La corticostérone est un stéroïde secrété par la corticosurrénale.
Son précurseur est la 11-désoxycorticostérone.
Ses produits d'oxydation sont la 18-hydroxycorticostérone et l'aldostérone.

Prélèvement

Plasma hépariné.

Dosage

Chromatographie liquide haute performance avec détecteur UV permettant la séparation de la corticostérone, du 11-désoxy-cortisol, du cortisol et de la cortisone.

Valeurs de référence (μg × 2,9 = nmol)

2-15 μg/l soit 6-45 nmol/l.

Variations pathologiques

• Diminution de la corticostérone :
  - déficit en 11-β-hydroxylase avec accumulation de 11-désoxycorticostérone, à l'origine d'une hyperplasie surrénalienne congénitale avec virilisme et hypertension artérielle ;
  - insuffisance surrénalienne.
• Augmentation de la corticostérone :
  - déficit en 17-α-hydroxylase, déviant le métabolisme vers la synthèse des minéralocorticoïdes ;
  - déficit en méthyl-oxydase entraînant l'accumulation de corticostérone.

CORTICOSTÉRONE
(Composés 18-hydroxylés plasmatiques)

L'exploration de l'ensemble des stéroïdes de la voie des minéralocorticoïdes de la surrénale peut avoir une grande importance dans la recherche de déficits enzymatiques ou dans l'exploration d'un hyperaldostéronisme. La détermination des composés 18-hydroxylés complète cette exploration :
– 18-hydroxycorticostérone (18-OH-B),
– 18-hydroxydésoxycorticostérone (18-OH-DOC).

Prélèvement

- Préciser la position (position couchée, position debout).
- Réaliser le dosage en régime normosodé.
- Prélever le matin à 8 heures, à jeun.
- Sang hépariné.

Dosage

- Méthode radio-immunologique précédée d'une étape d'extraction des stéroïdes et de séparation chromatographique.

Valeurs de référence (ng × 2,89 = µmol)

- Adulte en position couchée :
  - 18-OH-B : 400-800 ng/l *soit* 1 150-2 300 µmol/l,
  - 18-OH-DOC : 30-150 ng/l *soit* 85-430 µmol/l.
- Adulte en position debout :
  - 18-OH-B : 800-1 600 ng/l *soit* 2 360-4 600 µmol/l,
  - 18-OH-DOC : 50-200 ng/l *soit* 140-570 µmol/l.

Variations pathologiques

- Hyperaldostéronisme primaire (syndrome de Conn) : augmentation de l'aldostérone, de la 18-OH-B.
- Hyperaldostéronisme idiopathique.
- Carcinome surrénalien.
- Déficits enzymatiques :
  - carboxy-méthyloxydase (CMO),
  - 11-β-hydroxylase,
  - 17-hydroxylase.

Type de déficit	Aldostérone	18-OH-B	Corticostérone	18-OH-DOC
CMO type I	↘↘	↘↘	↗↗	↗↗
CMO type II	↘↘	↗↗	↗↗	↗↗
11-β-hydroxylase	↘	↘	↘	↗
17-hydroxylase	↘	↗	↗	↗

CORTISOL

Le cortisol ou 17-hydroxycorticostérone est la principale hormone glucocorticoïde. Sa sécrétion est sous contrôle de la corticotrophine hypophysaire (ACTH), elle-même contrôlée par le CRF hypothalamique. Dans le sang, 95 % du cortisol est lié à la transcortine (CBG). Seule la fraction libre est biologiquement active et intervient dans le rétrocontrôle.

Prélèvement

- Sang hépariné, recueilli entre 7 heures et 9 heures du matin (pic nycthéméral) ; le plasma est conservé congelé.
- Urines de 24 heures recueillies sur antiseptique.

Dosage

- Méthode fluorimétrique qui a pour inconvénient les interférences médicamenteuses et des autres stéroïdes (spironolactone, benzodiazépines, cyclines, corticoïdes).
- Méthode par chromatographie liquide haute performance.
- Méthodes fluoro-enzymologique, spectro-photométriques,
- Méthode par immuno-luminescence et radio-immunologiques.

Valeurs de référence (µg × 2,76 = nmol)

- Cortisol plasmatique :
  - 8 h : 100-250 µg/l *soit* 275-685 nmol/l,
  - 12 h : 70-170 µg/l *soit* 190-465 nmol/l,
  - 16 h : 60-110 µg/l *soit* 165-300 nmol/l,
  - 20 h : 40-90 µg/l *soit* 110-250 nmol/l,
  - 24 h : 20-70 µg/l *soit* 55-190 nmol/l.
- Cortisol urinaire : 30 à 100 µg/24 h *soit* 80-280 nmol/24 h.

Variations physiologiques

- Âge : les valeurs sont 50 % plus faibles avant 10 ans.
- Œstrogènes (contraceptif, grossesse) : augmentation liée à un taux de CBG élevé. Entre le 3e et le 9e mois de grossesse, la cortisolémie est 50 % plus élevée, pour revenir à la normale une semaine après l'accouchement.

- Nycthémère : les taux à 20 heures sont environ à la moitié de ceux retrouvés à 8 heures. Le minimum se situe à minuit. En cas d'hypercortisolémie, il y a disparition des variations nycthémérales.
- Obésité : il existe une augmentation de la production de cortisol (avec élévation des 17-hydroxy- et 17-cétostéroïdes) sans modification du cortisol libre plasmatique, ni de la cortisolurie.
- Les efforts importants, le stress, sont à éviter avant le prélèvement.

Variations pathologiques

- Augmentation du cortisol :
  - signes d'hypercorticisme :
    . hyperleucocytose avec polynucléose neutrophile, hypernatrémie avec hypokaliémie, alcalose métabolique, diabète (hyperglycémie, aire d'hyperglycémie augmentée).
  - signes hormonaux d'hypercorticisme :
    . cortisolémie élevée avec perte du rythme sécrétoire et élévation des 17-hydroxystéroïdes, parfois associée à une élévation des 17-cétostéroïdes.
  - test de freinage à la dexaméthasone (1 mg à minuit) :
    . le test est négatif, le cortisol reste élevé à 8 heures.
  - étiologies :
    . maladie de Cushing (adénome hypophysaire),
    . adénome surrénalien,
    . tumeur ACTH-sécrétante,
    . autres causes d'élévation du cortisol : cancers, états infectieux aigus, infarctus du myocarde, accident vasculaire cérébral, état de choc, anorexie mentale, œstrogénothérapie, amphétamines...
- Insuffisance cortico-surrénalienne :
  - le cortisol est en permanence diminué. Le diagnostic d'hypocorticisme nécessite le test de stimulation au synacthène. Il existe normalement un doublement des taux de cortisol une heure après injection. Une réponse insuffisante (< 50 %) est en faveur d'un hypofonctionnement surrénalien.
  - insuffisance primaire :
    . maladie d'Addison,
    . hyperplasie congénitale des surrénales ;
  - insuffisance secondaire :
    . hypopituitarisme,
    . corticothérapie prolongée.

CORTISOL LIBRE URINAIRE

Le dosage du cortisol libre urinaire est un témoin du fonctionnement surrénalien, principalement dans l'hypercorticisme où l'augmentation de l'élimination du cortisol urinaire est fonction de la cortisolémie et du taux de saturation de la CBG.

Prélèvement

Urines de 24 heures recueillies sur antiseptique.

Dosage

Identique au dosage du cortisol total, après extraction par le chloroforme.

Valeurs de référence (µg × 2,76 = nmol)

Enfant (< 10 ans) : 2-25 µg/24 h *soit* 5-70 nmol/24 h,
10 à 60 ans : 8-50 µg/24 h *soit* 20-140 nmol/24 h,
Sujets âgés (> 60 ans) : 4-40 µg/24 h *soit* 10-110 nmol/24 h.

Variations physiologiques

- Âge : les valeurs sont 50 % plus faibles avant 10 ans.
- Sexe : les valeurs sont 30 % plus élevées chez l'homme adulte par rapport à la femme.
- Obésité : n'influence pas le dosage de la forme libre.

Variations pathologiques

- Syndromes de Cushing : élévation constante des taux.
- Augmentation des taux : également retrouvée dans les pancréatites, lors de choc, de stress, d'interventions chirurgicales, d'atteintes neurologiques.

CORTISONE

La cortisone est un dérivé d'oxydation du cortisol. Elle possède une activité glucocorticoïde et plus faiblement minéralocorticoïde.
Elle est retrouvée dans les urines avec les catabolites hydrogénés.

Prélèvement

- Plasma hépariné recueilli à 8 heures.
- Urines de 24 heures recueillies sur antiseptique.

Dosage

- Chromatographie liquide haute performance.
- Le dosage urinaire est réalisé après extraction par le chloroforme.

Valeurs de référence (µg × 2,76 = nmol)

- Plasma : 7,0-15 µg/l *soit* 20-40 nmol/l,
- Urines : 20-45 µg/24 h *soit* 55-125 nmol/24 h.

Variations pathologiques

- Hypercorticisme (syndrome de Cushing) et autres étiologies d'hypercortisolémie : augmentation de la cortisone.
- Insuffisances surrénaliennes ou hyperplasies surrénaliennes par déficit enzymatique : diminution de la cortisone.

CORYNÉBACTÉRIES

Les corynébactérioses regroupent des infections à germes de pathogénicité très variable, responsables de toxi-infections se manifestant par des angines, des pharyngites, des infections urinaires, des pneumonies, des endocardites, des infections méningées, osseuses, cutanées... Ces bactéries sont actuellement impliquées dans le cadre d'infections opportunistes acquises en milieu hospitalier.

Prélèvement

- Angine pseudomembraneuse : écouvillonnage en périphérie de la fausse membrane.
- Angine érythématopultacée : écouvillonnage des amygdales, du voile du palais, de la luette.
- Cutanés : creux inguinal, axillaire.
- Hémoculture.
- Urines.
- Prélèvements génitaux.
- Poils (axillaires, pubis).
- Prélèvement rectal.

Examen microscopique

- Le bacille de Klebs et Loeffler, agent de la diphtérie, est retrouvé dans les lésions pseudo-membraneuses. L'examen direct montre des bacilles à Gram positif, possédant des granulations métachromatiques.
- L'examen est limité par l'existence de faux-positifs (corynébactéries saprophytes) et de faux-négatifs (manque de sensibilité).

Culture

- La culture est aisée sur milieu nutritifs usuels, en atmosphère normale et à 37 °C. Certaines souches se développent mieux en atmosphère enrichie à 10 % de CO_2, ou en anaérobiose.

- En présence d'un disque de fosfomycine dans un prélèvement polymicrobien, les corynébactéries se développent, alors que la majorité des bactéries sont inhibées.
- La culture réalisée sur milieu de Loeffler est rapide (12 h), par contre, elle est plus lente sur milieu sélectif au tellurite de potassium (48 h).

Identification

Basée seulement sur l'aspect des colonies, l'aspect des germes à la coloration de Gram et l'existence de granulations métachromatiques.

- *C. ulcerans*, commensal des cavités nasales et de la gorge, peut provoquer des pharyngites simulant une diphtérie, et sécrétant des toxines semblables à la toxine diphtérique.
- *C. pseudotuberculosis*, capable de produire des toxines semblables à la toxine diphtérique, cette bactérie, saprophyte de la peau, est capable d'entraîner la formation de lymphadénites caséeuses chez les ovins et peut atteindre les éleveurs.
- *C. xerosis* est un bacille commensal de la peau et des muqueuses, responsable d'infections chez les sujets immunodéprimés (endocardites, arthrites, ostéomyélites) et généralement après intervention chirurgicale.
- *C. striatum* est un bacille saprophyte du nasopharynx isolé dans des infections pleuropulmonaires et des abcès pulmonaires.
- *C. kutscheri* est isolé lors d'infections humaines essentiellement chez l'immunodéprimé (arthrite, chorioamniotite).
- *C. cystitidis* et *C. pilosum* sont isolées lors d'infections urinaires.
- *C. pseudodiphteriticum* est isolé du rhinopharynx. Rarement pathogène, il est isolé après chirurgie cardiaque, chez les sujets immunodéprimés, au cours d'endocardites, de pneumonies, de lymphadénites. Il est également isolé lors d'infections urinaires.
- *C. jeikeium* est retrouvé chez les sujets immunodéprimés (hémopathies malignes, receveurs de greffes) et chez les porteurs de valves cardiaques. Les souches sont souvent multirésistantes sauf à la vancomycine et à la ciprofloxacine. La bactérie est également retrouvée au cours de pneumonies, d'arthrites, de septicémies, de plaies, d'endocardites, de méningites, d'infections urinaires...
- *C. minutissimum* est responsable de l'érythrasma (tâches jaunes prurigineuses, localisées à la face interne des cuisses, au niveau des aisselles, dans les espaces interdigito-plantaires).

  En lumière de Wood, la lésion donne une coloration rougeâtre (présence d'acide delta amino-lévulinique métabolisé par le germe). Il est également retrouvé au cours de septicémies, d'endocardites, de méningites, d'infections urinaires. L'érythromycine et les imidazolés sont efficaces.

- *C. aquaticum* est retrouvé au cours de septicémies, de méningites, d'infections urinaires.
- *C. bovis* est retrouvé au cours d'infections oculaires, de septicémies, d'endocardites, de méningites, d'otites, d'ulcères de jambe. Les infections sont surtout retrouvées chez les sujets immunodéprimés.
- *C. matruchotii* est un saprophyte de la cavité buccale, retrouvé au cours d'infections oculaires et stomatologiques.
- *C. tenuis* est responsable de la trichomycose axillaire (nodules jaunâtres autour des poils axillaires ou du pubis). En lumière de Wood, la fluorescence est grisâtre. Les imidazoles sont efficaces.
- *C. urealyticum* est surtout associé aux infections urinaires, avec des urines alcalines, présentant des cristaux de phosphate ammoniaco-magnésien. Ces infections peuvent se compliquer de pyélonéphrites, d'endocardites, de septicémies.

  La bactérie est également isolée de plaies, de pneumonies, de péritonites. La vancomycine, la pristinamycine, la novobiocine sont efficaces.

Identification

Elle nécessite des examens divers : recherche de la catalase, de la nitrate réductase, de l'uréase, de la gélatinase, de l'esculinase, de la β-galactosidase, de l'activité glucidolytique...

L'utilisation de galeries commercialisées facilite l'identification.

L'étude des acides gras cellulaires peut être effectuée par chromatographie en phase gazeuse.

Toxine diphtérique

La toxine est identique pour toutes les souches de C. diphteriae. Elle est mise en évidence et titrée par la recherche de son effet toxique in vivo ou par méthodes immunologiques telles que la neutralisation de l'effet biologique chez l'animal ou la méthode de primofloculation de Ramon.

La production de la toxine peut être mise en évidence in vitro par précipitation en milieu gélifié (Elek).

Le traitement de la diphtérie nécessite une sérothérapie anti-toxique, associée à une antibiothérapie (macrolides, β-lactamines, cyclines, chloramphénicol, aminosides) et à une corticothérapie.

La vaccination sera ensuite réalisée car la maladie immunise mal. L'immunité acquise est une immunité anti-toxique.

Pouvoir pathogène	Espèce	Aspect des colonies	Aspect au Gram	Granulations métachromatiques
Diphtérie, Endocardite, Septicémie, Arthrite	*Corynebacterium diphtheriae*	1 à 3 mm de diamètre rugueuses, irrégulières petite zone de ß-hémolyse	Formes en X et V	Présentes
Angine, Rhinopharyngite Pneumonie, Ulcères cutanés	*Corynebacterium ulcerans*	3 à 6 mm de diamètre petite zone de ß-hemolyse	Formes coccoides	Parfois présentes
Abcès Très rare lymphangite caséeuse, Pneumonie, Pharyngite, Suppuration	*Corynebacterium pseudotuberculosis*	1 à 2 mm de diamètre petite zone de ß-hemolyse	Formes bacillaires irrégulières	Présentes
Endocardite, Pneumonie, Arthrite, Septicémie, Ostéomyélite	*Corynebacterium xerosis* (*C. Cutiscommune*)	< 1 mm de diamètre jaunes, brunes	Formes en X et V	Présentes
Pleuropneumonie, Abcès pulmonaires	*Corynebacterium striatum*	< 1 mm de diamètre parfois jaunes	Bacilles cours et épais	Présentes
Arthrite, Chorioamniotite	*Corynebacterium kutscheri*	1 à 2 mm de diamètre blanches, grises à jaunâtres bords dentelés	Bacilles renflés, irréguliers arrangements cunéiformes	Présentes
Infections urinaires	*Corynebacterium cystitidis* (*C. renale*)	2 à 3 mm de diamètre blanches ou jaunes sèches	Bacilles de grande taille	Présentes
Infections urinaires	*Corynebacterium pilosum*	1 mm de diamètre jaunes, pâles	Bacilles seuls ou par paires	Présentes
Endocardite, Pneumonie Lymphadénite, Infections urinaires	*Corynebacterium pseudodiphteriticum* (*C. hofmannli*)	2 à 3 mm de diamètre crémeuses, blanches irrégulières	Coccobacilles	Absentes

Pouvoir pathogène	Espèce	Aspect des colonies	Aspect au Gram	Granulations métachromatiques
Pneumonie, Arthrite, Septicémie, Plaies, Endocardite, Infections urinaires, Infections pulmonaires, Méningite	*Corynebacterium jeikeium* (groupe JK)	< 1 mm de diamètre croissance lente grises, blanches absence d'hémolyse	Coccobacilles parfois formes en V	Absentes
Erythrasma, Septicémie, Endocardite, Infections urinaires, Péritonite, Méningite	*Corynebacterium minutissimum*	2 à 4 mm de diamètre fluorescence rouge corail sous lumière ultra-violette	Bacilles droits ou légèrement incurvés	Présentes
Pneumonie, Septicémie, Endocardite, Infections urinaires, Péritonite, Méningite	*Corynebacterium aquaticum*	1 à 3 mm de diamètre jaunes, convexes	Coccobacilles, mobiles aérobies stricts	Absentes
Mastite, Infections oculaires, Endocardite, Septicémie, Péritonite, Méningite, Otite, Ulcère de jambe	*Corynebacterium bovis*	1 à 3 mm de diamètre blanchâtres, circulaires brillantes	Coccobacilles, bacilles irréguliers	Absentes
Infections oculaires Lymphadénite, Infections urinaires	*Corynebacterium matruchotil*	< 1 mm de diamètre plates, filamenteuses > 3 mm de diamètre opaques, épaisses, adhérentes	Bacilles pléiomorphes	Présentes
Suppurations cutanées, Ostéite, Endocardite	*Corynebacterium tenuis* (groupe G)	< 1 mm de diamètre	Coccobacilles	Absentes
Plaies, Pneumonie, Bacteriémie, Septicémie, Endocardite, Infections urinaires, Péritonite	*Corynebacterium urealyticum* (groupe D2)	< 1 mm de diamètre non hémolytiques	Formes en X et Y	Absentes

COXIELLA BURNETII (Fièvre Q)

La fièvre Q est une infection ubiquitaire, possédant des expressions cliniques variées, mise en évidence par la découverte bactériologique de *C. burnetti* ou par les examens sérologiques.

À côté des formes asymptomatiques (50 % des cas), on retrouvera :

– des formes aiguës : infection pseudogrippale, fébrile, avec une cytolyse hépatique et des signes méningés ;
– des formes chroniques : infections vasculaires, surtout des endocardites, infections sur prothèses ou sur anévrisme.

Signes biologiques d'une infection aiguë

- Thrombopénie associée à une augmentation des transaminases.
- Présence d'anticoagulant circulant, d'anticorps anti-muscle lisse.
- L'examen anatomo-pathologique met en évidence un granulome hépatique.

Signes biologiques d'une infection chronique

- L'infection bactérienne dans les macrophages est importante, associée à la réponse humorale. Les complexes formés sont à l'origine des signes biologiques : anémie inflammatoire avec thrombopénie, hypergammaglobulinémie, et augmentation des transaminases. Il existe une atteinte rénale secondaire responsable de l'hématurie et de l'augmentation de la créatinine.

Diagnostic direct

Il est réalisé à partir de prélèvements chirurgicaux ou de sang ou de biopsie, qui sont inoculés sur cellules fibroblastiques humaines. L'infection cellulaire est révélée par des anticorps polyclonaux ou monoclonaux.

Diagnostic sérologique

Les réactions d'immunofluorescence indirecte et de fixation du complément sont utilisées. Le seuil est fixé au 1/40, permettant le diagnostic des infections aiguës.

L'immunofluorescence indirecte permet le titrage des IgG et des IgM spécifiques. Les IgM persistent environ 6 mois.

Le diagnostic sérologique peut avoir son intérêt chez les sujets immunodéprimés ou atteints d'une pathologie cardio-vasculaire.

- L'immunofluorescence reste la réaction la plus utilisée, permettant la mise en évidence des IgG, des IgA et des IgM.
- L'ELISA donne des réactions identiques à l'IFI.

Au cours des formes aiguës, les anticorps (IgM) atteignent leur maximum vers la 3e semaine et disparaissent vers la 14e semaine. Les IgG ont

un titre maximal vers la 6e semaine et diminuent lentement en quelques années.
Au cours des infections chroniques, la présence de titres élevés d'IgG est liée à celle d'IgA.
Au cours des endocardites, la technique ELISA permet un suivi plus précis de la sérologie lors du traitement et les anticorps restent en plateau, pour ne décroître qu'à partir de 2 à 3 ans de traitement.

Thérapeutique

Les antibiotiques de choix restent les cyclines (oxytétracycline, doxycycline), le chloramphénicol, les fluoroquinolones.
Le traitement des endocardites, prolongé pendant 3 ans au moins, fait appel à la doxycycline associée à la chloroquine ou à une fluoroquinolone.

COXSACKIEVIRUS

Coxsackievirus est un virus du genre *Enterovirus*, responsable d'infections généralement bénignes, sauf sur des terrains immunodéprimés et chez les nouveaux-nés :
– maladie de Bornholm : myalgie fébrile ;
– myocardite néo-natale : tachycardie avec cyanose ;
– méningite lymphocytaire.
Les formes asymptomatiques sont fréquentes. L'infection est transmise par voie orale. Les virus sont retrouvés dans les selles.

Prélèvement

- Selles (pour le diagnostic direct).
- Sérum (pour l'examen sérologique).

Diagnostic direct

- L'isolement du virus est réalisé à partir des selles du malade.
- L'effet cytopathogène est recherché sur la culture cellulaire.

Diagnostic sérologique

- Recherche d'anticorps par neutralisation d'une culture cellulaire, le titrage est réalisé, le seuil de positivité est fixé au 1/64.
- Réaction de fixation du complément dont le seuil de positivité est fixé au 1/32.
- Réaction ELISA.

CPK (Créatine phospho-kinase)

La créatine-phospho-kinase (CPK) est une enzyme hétérogène douée d'une activité importante dans le métabolisme énergétique, présentant des formes cytoplasmiques et mitochondriales.

Elle est présente dans de nombreux organes et son rôle est de reconstituer les réserves en ATP, utilisable par la cellule.

Il existe 3 isoenzymes dimériques, formées de l'assemblage de sous-unités B (Brain) et M (Muscle), isolées par électrophorèse, de la cathode à l'anode :

- BB : CPK1 (cerveau) – demi-vie = 2 heures ;
- MB : CPK2 (myocarde) – demi-vie = 12 heures ;
- MM : CPK3 (muscle squelettique) – demi-vie = 18 heures.

D'autres formes d'iso-enzymes ont été mises en évidence :

- CPK mitochondriale à mobilité cathodique, présente dans le sérum sous forme de macro-CPK de type 2 ;
- CPK reliée à une immunoglobuline : la forme la plus fréquente est la $(CK\text{-}BB)_2$-IgG.

Prélèvement

- Sérum non hémolysé (dosé en général en urgence).
- Prélevé à jeun, si possible au repos. Les anticoagulants ont une activité inhibitrice de la CPK et sont à proscrire.

Dosage

- Activité CPK totale :
  - le dosage fait intervenir la CPK et l'hexokinase avec formation de $NADPH^+$. La variation de densité optique est lue à 340 nm.
- Fractions :
  - La séparation des isoenzymes est réalisée par électrophorèse, avec révélation par un substrat fluorescent ou par un substrat chromogène.
  - Autres techniques :
    . chromatographie,
    . immuno-précipitation,
    . immuno-inhibition,
    . immuno-enzymologique
    . radio-immunologique.

Valeurs de référence (UI/l à 30 °C)

Homme : 15-130,
Femme : 15-95,

Enfant 6 mois-1 an : 20-120,
1 semaine-6 mois : 35-150,
1 à 7 jours : 70-580.
RAPPORT CK-MB/CPK TOTALE : < 0,06.
Ce rapport n'est valable que lorsque la CPK est élevée.

Variations physiologiques

- Effort musculaire (CPK augmentée de 2 à 3 fois).
- Injections intramusculaires avant le prélèvement (augmentation jusqu'à 2 fois la valeur normale).
- Biopsies musculaires (augmentation de 2 à 3 fois).
- Nouveau-né : forte activité CK-BB.

Principales variations pathologiques

Infarctus du myocarde : maximum 9 à 24 h après l'infarctus, atteignant 5 fois les taux normaux, avec un retour aux valeurs physiologiques en 3 à 6 jours (augmentation de la CK-MB supérieure à 5 %).

Myopathies de type Duchenne-Boulogne avec augmentation de la CK-MM décelable chez les garçons dès le premier mois (LDH et aldolase sont normales).

Atteinte musculaire : traumatisme, inflammation, dystrophie, myosite, dermatomyosite avec augmentation de la CK-MM.

Hyperthermie maligne avec augmentation de la CK-BB et de la cholinestérase.

L'augmentation de la fraction CK-BB est également rencontrée à la naissance et surtout lors de souffrances néonatales.

Augmentation de la CK-BB dans les atteintes méningées (méningites, traumatisme crânien).

Dans les tumeurs, on retrouve la fraction CK-BB et des macro-CPK (tumeurs cérébrales, pulmonaires, musculaires, prostatiques, vésicales, adénocarcinomes du sein, de l'estomac, de l'intestin).

Dans l'hypothyroïdie, la fraction CK-MM est augmentée.

Variations enzymatiques dans les affections cardiaques

	TGO	TGP	LDH	HDBH	GDH	CPK
Infarctus myocarde	++		++	++		+++
Angine de poitrine	+		+	+		+
Insuffisance cardiaque	+	+			++	
Péricardite grave	+					+
Myocardite	+		+	+		+
Infarctus pulmonaire	+	+				

CRÉATINE

La créatine est une protéine musculaire dont les taux dépendent de la masse musculaire et de l'activité créatine-kinase musculaire.
La créatine est filtrée par le glomérule et presque totalement réabsorbée par le tubule.

Prélèvement

- Sérum.
- Urines des 24 heures.

Dosage

On réalise un dosage de la créatinine avant et après hydrolyse de la créatine en créatinine, en milieu acide. Par différence, le taux de créatine peut être obtenu.

Valeurs de référence (mg × 7 = µmol)

- Sérum : < 15 mg/l   < 115 µmol/l.
- Urines : < 150 mg/24 h < 1 150 µmol/24 h.

Variations physiologiques

- Régime carné : augmentation des taux.
- Grossesse : augmentation des taux.
- Masse musculaire élevée.
- Âge.
- Croissance.

Variations pathologiques

- Augmentation des taux :
  - myonécrose,
  - myopathie (myosite, poliomyélite),
  - corticothérapie,
  - hyperthyroïdie.
- Diminution des taux :
  - hypothyroïdie.

CRÉATININE

La créatinine est un produit de la dégradation de la créatine, éliminée en majeure partie par les reins. La concentration sérique dépend de la capacité d'élimination rénale et de la masse musculaire. Son élévation plasmatique est un signe de dysfonctionnement de la filtration rénale plus fiable que celle de l'urée.

Dans l'évaluation de la clairance, l'interprétation devra tenir compte de l'âge, du sexe, du poids, de la taille, du fonctionnement cardiaque et rénal et d'un traitement médicamenteux (salicylés, cimétidine, triméthoprime, probénécide...).

Prélèvement

- Sérum ou plasma hépariné, de préférence à jeun :
  - éviter l'hémolyse (diminution jusqu'à 50 %),
  - éviter tout effort avant le recueil (augmentation de 20 %),
  - l'hyperlipémie et les sérums ictériques entraînent une diminution de la créatininémie.
- Urines de 24 heures, recueillies sur antiseptique.

Dosage

- Réaction de Jaffé utilisée en cinétique de préférence.
- Réactions enzymatiques (créatininase, créatinine désaminase).
- Chromatographie liquide haute performance (méthode de référence).

Valeurs de référence (mg × 8,8 = µmol)

- Sérum :
  - Nouveau-né : 7-10 mg/l *soit* 60-90 µmol/l,
  - 1re semaine : 2-5 mg/l *soit* 20-45 µmol/l,
  - 1re année : 2-10 mg/l *soit* 20-90 µmol/l,
  - 4 à 10 ans : 3-8 mg/l *soit* 30-70 µmol/l,
  - 10 à 14 ans : 4-10 mg/l *soit* 40-90 µmol/l,
  - Homme adulte : 7-13 mg/l *soit* 65-120 µmol/l,
  - Femme adulte : 6-11 mg/l *soit* 50-100 µmol/l.
- Urines :
  - Nouveau-né : 17-50 mg/24 h *soit* 0,15-0,45 mmol/24 h
  - Enfant < 5 ans : 100-400 mg/24 h *soit* 0,9-3,5 mmol/24 h,
  - 5 ans à 13 ans : 300-900 mg/24 h *soit* 2,6-8,0 mmol/24 h,
  - 14 à 18 ans : 500-1 500 mg/24 h *soit* 4,4-13,0 mmol/24 h,
  - Homme adulte : 1 200-2 000 mg/24 h *soit* 10,5-18,0 mmol/24 h,
  - Femme adulte : 900-1 800 mg/24 h *soit* 8,0-16,0 mmol/24 h.

Variations physiologiques

- L'effort et l'alimentation riche en protéines entraînent une augmentation de la créatinine d'environ 20 %.
- Le jeûne prolongé, en présence de corps cétoniques, entraîne une surestimation des taux.
- Avec l'âge, la créatininémie augmente et la créatininurie diminue.
- Certains médicaments modifient la créatininémie :
  - contraceptifs oraux : augmentation,
  - antiépileptiques, antiinflammatoires : diminution.

Variations pathologiques

- Diminution de la créatininémie :
  - myopathie (atrophie musculaire sévère).
- Augmentation de la créatininémie :
  - insuffisance rénale (néphropathie, sujets hémodialysés),
  - prématurés (+ 30 %),
  - pré-éclampsie (+ 25 %),
  - en relation avec une pathologie : leucémie, goutte, hyperthyroïdie, acromégalie et gigantisme, diabète (en relation à l'insuffisance rénale), hypertension et insuffisance cardiaque.

Degré d'insuffisance rénale en fonction de la clairance de la créatinine

- Clairance > 30 ml/mm : IR modérée.
- Entre 15 et 30 : IR sévère.
- Entre 10 et 15 : en attente de dialyse prochaine.
- Clairance < 10 : en cours de dialyse.

La prédiction de la clairance de la créatinine peut être estimée selon la formule de Cockroft :

$$\text{Clairance (ml/mn)} = \frac{(140 - \text{âge en années}) \times (\text{poids en kg})}{(0{,}8 \times \text{créatininémie en } \mu\text{mol/l})}$$

Valeurs de référence (clairance en ml/mn/1,73 m^2)

- Nouveau-né : 20-50.
- Nourrisson : 50-80.
- Adultes : 80-120.

CRISTALLURIE

La cristallurie désigne l'ensemble des phénomènes de cristallisation et de précipitation de substances éliminées par les reins, en quantité supérieure à leur produit de solubilité dans les urines.

Leur présence est un élément d'orientation sur la composition des urines, sur une particularité métabolique ou sur l'équilibre alimentaire. Elle renseigne également sur le risque lithiasique, sur l'existence d'une anomalie génétique ou métabolique.

Son intérêt est également pronostique dans la surveillance d'un sujet lithiasique ou porteur d'une maladie génétique lithogène.

L'existence d'une cristallurie fréquente ou permanente est un facteur de risque dans l'apparition d'une lithiase, d'une néphrocalcinose ou d'une insuffisance rénale.

Méthodes d'étude de la cristallurie

- Recueil des urines :
  - urines du matin au réveil, examinées dans les 2 heures suivant le recueil, non conservées au froid ;
  - épreuve de cristallurie provoquée avec recueil des urines au laboratoire le matin et dans la journée après absorption de 600 ml d'eau suivie d'une diète hydrique jusqu'à 18 heures.
- Influence de la température de l'échantillon :
  - l'analyse est effectuée à 20 °C ou à 37 °C,
  - la conservation à froid peut être utile pour augmenter la cristallisation de certaines substances :
    . cystine,
    . dihydroxyadénine,
    . leucine,
    . tyrosine,
    . xanthine.
- Analyse qualitative par microscopie optique en lumière polarisée.
- Analyse quantitative par mesure de la taille et du nombre de cristaux par mm^3.
- Ces examens sont complétés par la mesure du pH urinaire et une étude cytologique. Certaines espèces cristallines nécessitent une étude par spectrophotométrie infrarouge ou par diffraction.

Nature de la cristallurie

- La présence fréquente de cristaux retrouvés dans les urines, comme les cristaux d'oxalate ou de phosphate de calcium et les cristaux d'acide urique, peuvent être retrouvés chez les sujets normaux.

- Cristaux d'oxalate de calcium (pH urinaire : 4,6-9,0) :
  - whewellite (monohydraté) : hyperoxalurie > 25 mg/24 h,
  - weddellite (dihydraté) : saturation oxalo-calcique des urines du matin (significatif chez le lithiasique d'un régime inapproprié).
- Cristaux d'acide urique et d'urates amorphes :
  - acide urique anhydre (pH urinaire : 4,5-6,0),
  - acide urique dihydraté (pH urinaire : 4,5-6,0).

  Ils évoquent une hyperacidité urinaire, parfois associée à une hyperuricurie.
  - urates amorphes (pH urinaire : 5,3-6,1),

  Ils évoquent une hyperuricurie d'intensité variable,
  - urates acides d'ammonium (pH : 6,7-9,0),
  - urates acides de sodium (pH : 7,5-9,0),
  - urates acides de sodium et de potassium (pH : 7,5-9,0),
  - urates acides de calcium (pH : 7,5-9,0),
  - uruates acides de magnésium (pH : 7,5-9,0).

  Les urates alcalins sont retrouvés au cours d'infections urinaires ammoniogènes avec urines alcalines et au cours des traitements alcalins.

  Les urates acides sont retrouvés au cours d'infections bactériennes, de diarrhées, d'ammoniogénèse rénale élevée.
- Cristaux de phosphates de calcium (pH urinaire : 5,8-9,0) :
  - phosphates de calcium carbonatés cristallisés (carbapatites) retrouvés au cours d'infections urinaires, de troubles d'acidification des urines,
  - phosphate tricalcique,
  - phosphate de calcium et de magnésium (whitlockite),
  - phosphate acide de calcium dihydraté (brushite).
- Cristaux de phosphates de magnésium (pH 5,8-9,0) :
  - phosphate ammoniaco-magnésium hexahydraté (struvite) indicateur d'une infection à germe uréolytique,
  - phosphate acide de magnésium trihydraté (newbéryite).
- Cristaux de carbonates de calcium (pH 6,8-9,0) :
  - carbonate de calcium anhydre (calcite).
- Cristaux d'acides aminés (pH : 5-7) :
  - cystine (cystinurie-lysinurie),
  - tyrosine (tyrosinose),
  - leucine (maladie de Hartnup).
- Cristaux de médicaments :
  - sulfamides (pH 5-6,8),
  - quinolones (pH 5-6,8),

- aminopénicillines (pH 5,5-6,8).

- Autres cristaux :
  - xanthine (xanthinurie familiale) (pH : 4,5-7,0),
  - 2,8 dihydroxy-adénine (pH : 4,5-9,0),
  - protéines (pH : 5-6,8),
  - cholestérol (pH : 5-8,8).

Importance de la cristallurie

- L'abondance s'apprécie par le nombre et la taille des cristaux par mm^3 :
  - whewellite : (taille moyenne : 5-10 µm). Au-dessus de 100 cristaux par mm^3, le diagnostic d'hyperoxalurie primaire peut être envisagé,
  - brushite : au-dessus de 500 cristaux par mm^3, suggérant une hypercalciurie, une hyperphosphaturie et permettant d'envisager la recherche d'une hyperparathyroïdie,
  - cystine : au-dessus de 500 cristaux par mm^3, le risque lithogène reste élevé, d'autant plus que la taille est élevée (50 µm),
  - Phosphates calciques : n'ont généralement pas de signification pathologique (consommation de produits laitiers).
- Les espèces cristallines les plus fréquentes sont :
  - phosphates amorphes de calcium et carbapatites,
  - oxalate de calcium,
  - acide urique dihydraté,
  - struvite.
- L'association de cristaux définit des agrégats dont le taux est généralement faible.

  Ce taux peut dépasser 10 % chez les sujets lithiasiques et évoque une perturbation des capacités inhibitrices de l'urine, surtout en ce qui concerne la cristallisation de l'oxalate de calcium.

CRP (Protéine C réactive)

La CRP est une protéine reflétant l'inflammation aiguë. Elle est synthétisée par l'hépatocyte sous l'action des cytokines (surtout l'Interleukine 6). La liaison de la CRP à ses ligands est calcium-dépendante et indispensable au déclenchement des activités biologiques de la molécule (activation de la voie classique du complément, opsonisation, stimulation leucocytaire).

Sa cinétique est intéressante au cours d'une agression :

– élévation rapide jusqu'à des taux de 500 mg/l ;

– décroissance rapide dès que l'affection causale est supprimée ;

- elle n'a pas de spécificité vis-à-vis d'un processus inflammatoire particulier ;
- sa demi-vie est de 8 heures ;
- elle ne traverse pas le placenta (intérêt en néonatalogie).

Prélèvement

- Sérum ou plasma, de préférence recueilli à jeun.
- LCR, ascite, liquide synovial...

Dosage

- Immunonéphélémétrie, immuno-turbidimétrie ou immunodiffusion radiale.
- Marqueur chimique (fluorescence).
- Marqueur enzymatique (EMIT).
- Agglutination de particules de latex sensibilisées.

Valeurs de référence

- Nouveau-né, enfant et adulte : < 6 mg/l.

Variations pathologiques

- Maladies associées à une élévation de la CRP :
  - infections bactériennes, méningites, septicémies...,
  - infarctus du myocarde (nécrose ischémique),
  - cancers (Hodgkin, carcinome, lymphome, sarcome),
  - traumatismes (brûlures, chirurgie),
  - maladies inflammatoires (arthrite rhumatoïde, arthrite chronique, spondylarthrite ankylosante, syndrome de Behcet, maladie de Reiter, maladie de Crohn, vascularites, rhumatisme inflammatoire aigu).

Corrélation entre le taux et la pathologie

- Dans les atteintes inflammatoires aiguës, en fonction de la cinétique.
- Dans les maladies rhumatoïdes, en fonction de l'activité de la maladie et les modifications radiologiques.
- En période néonatale, en fonction de l'état septicémique (infections bactériennes).
- Lors du suivi d'une antibiothérapie, la CRP diminue rapidement et précocément par rapport à l'orosomucoïde.

Diagnostic différentiel

- Une CRP reste généralement normale au cours :
  - des affections virales,
  - du LED,
  - de la rectocolite hémorragique,
  - de l'angor.

CRYOGLOBULINES

Les cryoglobulines sont des protéïnes sériques qui précipitent à une température inférieure à 37 °C.
On les classe en cryoglobulines :
- monoclonales : composées d'immunoglobulines monoclonales dont le taux sérique est élevé et le précipité est rapidement visible à froid (environ 25 % des cryoglobulines isolées, surtout de classe IgM) ;
- mixtes avec un composant monoclonal : composées d'immunoglobulines de 2 classes, dont l'une est monoclonale (surtout IgM). Les taux sériques sont généralement supérieurs à 1 g/l (environ 25 % des cryoglobulines isolées) ;
- mixtes polyclonales : le plus souvent composées d'IgG et d'IgM anti-IgG (facteur rhumatoïde). Les taux sériques sont souvent bas, inférieurs à 1 g/l (environ 50 % des cryoglobulines isolées).

Prélèvement

Le sang est prélevé dans des tubes gardés à l'étuve à 37 °C jusqu'à coagulation complète. Après centrifugation, le sérum est placé à + 4 °C pendant une semaine.
L'apparition d'un précipité blanchâtre au fond du tube, qui disparaît à 37 °C, est le signe d'une cryoglobuline.

Identification

L'identification de la cryoglobuline se fait à partir des cryoprécipités par immuno-électrophorèse.
L'électrophorèse apprécie le nombre et la mobilité des constituants du cryoprécipité. L'immuno-électrophorèse permet d'identifier le nombre et la classe des immunoglobulines et leur caractère monoclonal éventuel.

Variations pathologiques

- Cryoglobulines monoclonales :
  - myélome,
  - maladie de Waldenström,
  - lymphomes malins.

  Les symptômes sont généralement ceux du syndrome de Raynaud. Les atteintes profondes sont rares.
- Cryoglobulines mixtes :
  - rencontrées dans de nombreuses maladies à complexe immun (LED, périartérite noueuse, hépatites chroniques, glomérulonéphrites membrano-prolifératives, maladie d'Osler) ;
  - une vascularite est souvent rencontrée, associée à une diminution sérique des premières fractions du complément. Les néphropathies

glomérulaires et les neuropathies périphériques sont plus fréquentes que dans les formes monoclonales ;
- en dehors des atteintes auto-immunes, ces cryoglobulines sont retrouvées lors d'infections virales (HBs retrouvé dans la périartérite noueuse ou les glomérulonéphrites) ou bactériennes, ou parfois parasitaires.

Il n'existe pas de parallélisme entre le taux de cryoglobuline sérique et l'importance des signes cliniques, ni entre la gravité des signes cliniques et la température de précipitation.

La nature des cryoglobulines (monoclonale ou à immuns complexes) explique leur fréquence au cours des hémopathies lymphoïdes ou plasmocytaires ou des affections auto-immunes, ce qui nécessitent une exploration au cours de leur évolution.

CRYPTOCOCCOSE
(*Cryptococcus neoformans*)

Cryptococcus neoformans est une levure opportuniste, responsable de la cryptococcose. Il s'agit d'une infection du système nerveux central et des méninges, dont la porte d'entrée est généralement pulmonaire ou plus rarement cutanée.

Elle est fréquente chez les immuno-déprimés et dans la maladie de Hodgkin.

Prélèvement

- Crachats, tubages gastriques, prélèvement broncho-alvéolaire.
- Croûtes cutanées, biopsies de lésions cutanées.
- Liquide céphalo rachidien maintenu à + 4 °C.
- Biopsies ou pièces opératoires (peau, poumon, cerveau).

Diagnostic mycologique direct

- L'examen direct est réalisé entre lame et lamelle et après coloration à l'encre de chine. Les frottis sont colorés au giemsa et au MGG ou au Muci-carmin sur coupe histologique.

  L'examen direct montre des levures rondes, capsulées, bourgeonnant en « battant de cloche ». Il n'existe pas de filamentation.
- La culture à 37 °C pendant 24 à 48 h sur milieu de Sabouraud glucosé avec antibiotique, sans actidione, montre des colonies crèmes où sont présentent les levures.
- L'identification essentielle est l'uréase positive et la sensibilité à l'actidione. Il ne fermente aucun sucre.

- L'antifongigramme est réalisé. L'amphotéricine B est toujours active. Il existe quelques souches résistantes à l'Ancotil®. L'association Fungizone-Ancotil est synergique.

Diagnostic immunologique

- Il est basé sur la recherche d'antigènes capsulaires dans le LCR et le sérum dans un but diagnostic et dans le suivi thérapeutique :
  - agglutination de particules de latex sensibilisées par un anticorps anti-cryptocoque,
  - CIE (contre-immuno-électrophorèse).

La recherche d'antigènes capsulaires est positive dans le LCR dans 95 % des formes méningées.

Le titrage des antigènes solubles dans le LCR et dans le sérum permet de suivre l'évolution de l'infection.

CRYPTOSPORIDIOSE

La cryptosporidiose est due à un protozoaire intestinal (*Cryptosporidium*). Il s'agit d'une parasitose responsable d'entérocolite grave et prolongée. L'homme se contamine par ingestion d'oocystes.

Après quelques jours d'incubation, le début est brutal avec des diarrhées aqueuses profuses, accompagnées de crampes intestinales, pouvant menacer le pronostic vital du sujet HIV-positif.

Chez les sujets non-immunodéprimés, l'évolution est favorable en 8 à 15 jours. Cette parasitose est plus fréquemment observée chez les enfants dans les crèches ou à l'origine de diarrhées des voyageurs.

Diagnostic direct

Le diagnostic repose sur la mise en évidence d'oocystes dans les selles, mais aussi dans le liquide vésiculaire, les crachats, le liquide d'aspiration jéjunal.

L'examen direct peut mettre en évidence les oocystes lorsqu'ils sont très nombreux. Ils ont une forme arrondie de 5 à 7 µ et d'aspect granuleux.

Il existe plusieurs méthodes de concentration dont celle de flottation en solution de saccharose saturée, et la méthode de Ritchie.

Les oocystes sont colorés par le Giemsa : le cytoplasme apparait rosé et granuleux et les sporozoïtes sont colorés en rouge foncé.

Par le colorant de Ziehl-Nielsen, les oocystes sont colorés en rouge vif sur un fond bleuté.

Les sporozoïtes sont au nombre de quatre et sont en forme de croissant. Il existe une zone centrale mal colorée, donnant un aspect de vacuole.

Diagnostic rapide

L'immuno-fluorescence directe peut être utilisée en employant un anticorps monoclonal. La technique est rapide, sensible, spécifique. Les oocystes fluorescents ont 5 μ de diamètre.

Diagnostic différentiel

- Avec les levures : non colorées en rouge avec le colorant de Ziehl.
- Avec les spores végétales, plus grosses et à paroi épaisse.

CT-12

Le test CT-12 est un test de capture ELISA sur microplaques basé sur la découverte chez les sujets Alzheimer, de la protéine ALZAS (*Alzheimer's Disease Associated*), témoin d'une réponse auto-immune au niveau du système nerveux central.

Ce dosage permet un diagnostic précoce, avant l'apparition des symptômes perceptibles de la maladie d'Alzheimer.

Prélèvement

Sérum ou plasma recueilli sur EDTA

Dosage

Réalisé en moins de 3 heures, le test est sensible et la réponse visuelle est facile à lire. La spécificité est confirmée par électrophorèse et en PCR.

CUIVRE

Le cuivre est un oligo-élément cofacteur de certaines enzymes intervenant dans l'érythropoïèse, la respiration cellulaire, la pigmentation et les processus oxydatifs.

Il est lié à 98 % à la céruléoplasmine, alpha-2 globuline synthétisée par le foie, permettant le stockage du cuivre et évitant la toxicité des ions libres. Il existe aussi sous forme diffusible (2 %), faiblement lié à l'albumine et à certains acides aminés.

Prélèvement

- Sérum ou plasma hépariné, non hémolysé.
- Urines de 24 heures.

Dosage

- Spectrophotométrie d'absorption atomique (lecture à 324,8 mm).
- Colorimétrie.

Valeurs de référence (µg/100 ml × 0,157 = µmol/l)

- Au niveau plasmatique :
  - homme : 70-140 µg/100 ml *soit* 11-22 µmol/l ;
  - femme : 80-160 µg/100 ml *soit* 12-25 µmol/l.
- Urines :
  - 50-120 µg//24 h *soit* 0,8-2 µmol/24 h.

Variations physiologiques

- Nouveau-né : la cuprémie est faible.
- Sexe : la cuprémie est plus élevée (de 10 %) chez la femme.
- Grossesse : la cuprémie augmente fortement en fin de grossesse, et il existe une augmentation de synthèse hépatique de la céruléoplasmine.
- Œstrogènes et contraceptifs oraux : augmentation de la cuprémie et du taux de céruléoplasmine.
- Chélateurs : diminution de la cuprémie.

Variations pathologiques

- Liées à son utilisation industrielle : les rares cas d'intoxication entraînent une augmentation de la cuprémie. Les principaux signes sont une chalcose oculaire (dépôts de cuivre), un eczéma et des signes digestifs.
- Liées à une pathologie :
  - il existe une augmentation de la cuprémie lors d'infections, d'atteinte des lignées sanguines (hémopathies), d'hémochromatose, d'hyperthyroïdie, dans les syndromes inflammatoires, les cirrhoses et les hépatites ;
  - il existe une diminution de la cuprémie par fuite protéique dans le syndrome néphrotique, dans les brûlures importantes, les entéropathies (sprue, maladie cœliaque), dans l'hypothyroïdie et dans les carences nutritives chez le nouveau-né.
- Liées à une anomalie métabolique :
  - dans la maladie de Wilson (dégénérescence hépato-lenticulaire) il existe une accumulation de cuivre hépatique, puis extra-hépatique, liée à un déficit de l'excrétion hépatocytaire du métal dans le sang et dans la bile. L'anomalie héréditaire se manifeste par une cirrhose, des troubles rénaux, des troubles neuropsychiques et pigmentaires. On retrouvera une diminution de la cuprémie et de la céruléoplasminémie, associée à une forte élimination urinaire, proportionnelle à l'atteinte rénale ;
  - dans le syndrome de Menkès, on retrouve les mêmes signes biologiques sanguins et urinaires. La maladie est d'origine héréditaire et résulte de troubles de l'absorption et du métabolisme du cuivre dans la cellule.

CULTURE MIXTE LYMPHOCYTAIRE

La culture mixte de lymphocytes est une culture réalisée avec 2 populations lymphocytaires provenant d'individus différents. La réaction de chaque population lympocytaire vis-à-vis des antigènes de l'autre population s'accompagne d'une transformation blastique et d'une synthèse accrue de DNA appréciée après incorporation de thymidine tritiée.
L'étude peut être réalisée sur une seule population vis-à-vis des antigènes de l'autre population après irradiation des lymphocytes ou après traitement par la mitomycine.
La culture mixte permet d'évaluer les différences d'histocompatibilité car seules les cultures entre lymphocytes provenant de sujets non-HLA identiques donnent des réactions positives.

Prélèvement

Sang recueilli sur héparine.

Principe

Les lymphocytes sont isolés par centrifugation sur un gradient de Ficoll-Triosil.
Les cultures sont réalisées à 37 °C, en atmosphère de CO_2, pendant 5 jours. Le nombre de cellules transformées est apprécié après coloration ou par mesure de l'incorporation de thymidine tritiée.

Résultats

Les lymphocytes de sujets normaux donnent une réponse positive vis-à-vis des lymphocytes allogéniques génétiquement différents, à l'exception des frères et soeurs identiques au niveau du locus HLA.

Intérêt en pathologie

- Sélection de donneurs d'organes ou de moelle osseuse.
- Exploration de l'immunité cellulaire chez les sujets présentant une immunosuppression (déficits immunitaires primitifs).

CYCLOSPOROSE

La cyclosporose est une parasitose essentiellement retrouvée en zone tropicale, responsable de diarrhées. Après contamination hydrique, on retrouve après 2 à 3 jours, une diarrhée d'intensité et de durée variable, accompagnée de douleurs abdominales et gastriques, d'une anorexie avec amaigrissement.

Prélèvement

Selles diarrhéiques

Examen direct

Présence de Cyclospora, parasites arrondis de 10 µ de diamètre, réfringents, entourés d'une double membrane contenant des granulations.

Sporulation

Elle est obtenue en présence de bichromate de potassium en une semaine à 30 °C. On retrouve 2 sporocystes en forme de banane contenant chacun 2 sporozoïtes.

CYFRA 21.1

Le cyfra 21.1 permet le dosage des fragments solubles de la cytokératine 19, protéine du cytosquelette des cellules épithéliales. Elle est produite par de nombreux tissus et sa présence dans le sang est en partie liée à la nécrose cellulaire.

Prélèvement

Sérum.

Valeurs de référence

Taux inférieurs à 3,4 ng/ml.

Variations pathologiques

- Une élévation est retrouvée dans les maladies bénignes pulmonaires (maladies obstructives chroniques et infectieuses).
- Une forte élévation est retrouvée au cours du cancer du poumon non à petites cellules.

  Sa sensibilité varie de 30 % en cas d'atteinte localisée à 75 % dans les tumeurs étendues.

  Le taux du marqueur lors du diagnostic de la maladie a une valeur pronostique importante, mais indépendante du stade de la maladie.

  Au cours du traitement, le taux est corrélé avec les critères de réponse au traitement et permet le suivi de l'efficacité thérapeutique.

  Au cours de la surveillance, il permet la détection des rechutes avant la clinique et d'adapter les thérapeutiques.

CYSTICERCOSE

La cysticercose est une parasitose humaine liée au développement de la larve de *Taenia solium* : *Cysticercus cellulosae*. L'homme se substitue au porc comme hôte intermédiaire d'où le terme parfois utilisé de « Ladrerie humaine ». L'infestation humaine se rencontre dans tous les pays où sévit le taeniasis à *T. solium*, en particulier Mexique, La Réunion, Madagascar,

Europe Centrale, Espagne. Elle est réalisée par ingestion d'œufs embryonnés, par les mains sales, les aliments souillés ou par auto-digestion de son propre taenia.

Le tableau clinique est fonction du site et du nombre de larves. On décrira des cysticercoses :

– oculaires (45 % des cas),
– cérébrales (40 % des cas),
– sous-cutanées (15 % des cas),
– musculaires.

Signes biologiques d'orientation

- Hyperéosinophilie modérée (20 %) au début de l'infection et qui s'atténue dès la mort de la larve après plusieurs années.
- Réaction méningée : LCR présentant une éosinophilie, une hyperalbuminorachie et une hypoglycorachie.
- Recherche d'IgE : les dosages d'IgE et d'IgE spécifiques confirment la participation des IgE dans les phénomènes d'hypersensibilité.

Examen parasitologique des selles

La recherche d'anneaux de *Taenia* et d'embryophores est souvent négative.

Examen anatomo-pathologique

- Il permet le diagnostic de certitude et d'espèce en cause.
- La taille des cysticerques varie avec l'âge et la localisation.
- Il s'agit classiquement d'une cavité remplie d'un liquide clair dans laquelle on observe un protoscolex invaginé porteur d'une double couronne de crochets.
  La cavité est limitée par une enveloppe kystique fibreuse et l'ensemble mesure quelques mm de diamètre.
- Il existe des réactions inflammatoires, spécifiques à chaque tissu parasité.

Diagnostic immunologique

Le diagnostic peut être réalisé sur le sérum et le LCR.

Il existe de nombreuses communautés antigéniques avec l'hydatidose, l'échinococcose alvéolaire, la cénurose :

- L'hémagglutination indirecte est positive dans 85 % des cas.
- L'immunofluorescence indirecte est positive dans 80 % des cas. Le titre significatif est 1/4. Elle est négative dans les formes oculaires et purement cérébrales.
- Les réactions de précipitation sont sensibles dans les formes récentes, mais sont négatives dans les formes anciennes, les formes calcifiées.

• ELISA (peu utilisée).

Le traitement nécessite une exérèse chirurgicale.

Le flubendazole, le praziquantel seront administrés sous une couverture corticoïde.

CYSTINURIE

La cystine est un acide aminé soufré plasmatique, intégralement réabsorbé après sa filtration. Les concentrations urinaires sont très faibles, sauf dans la cystinurie familiale héréditaire.

La recherche est également réalisée dans le bilan d'une lithiase rénale de l'adulte.

Prélèvement

Urines de 24 heures (50 ml + 1 g d'acide sulfo-salicylique).

Dosage

- Réaction de Brand.
- Réaction de Sullivan.
- Chromatographie des acides aminés urinaires sur couche mince, sur colonne de résines échangeuses d'ions (la gentamicine interfère dans le dosage de la cystine, ainsi que la D-pénicillamine).

Valeurs de référence (mg × 4,16 = μmol)

La cystinurie est inférieure à 7 mg/24 h *soit* 30 μmol/24 h chez l'enfant de moins de 2 ans.

Chez l'adulte l'élimination est inférieure à 23 mg/24 h *soit* 95 μmol/24 h.

Variations pathologiques

- La présence de cristaux de cystine dans les urines est pathologique et on retrouve des concentrations généralement supérieures à 100 mg/l d'urine. Une lithiase urinaire précoce et grave est retrouvée chez l'enfant. Dans la cystinurie familiale, il existe également une forte élimination de lysine, d'ornithine et d'arginine. L'affection héréditaire à transmission autosomique récessive est causée par un déficit du système de transport des acides aminés dans les cellules de l'intestin grêle et des tubes contournés rénaux.
- Dans l'homocystinurie, il existe une diminution des taux plasmatiques et urinaires en cystine, accompagnée d'une élévation des taux sanguins en méthionine (lors des déficits en cystathionine- synthétase) ou d'une diminution des taux de méthionine (lors des déficits en méthyltransférase).

- Dans les déficits en cystathionase, il existe un défaut d'hydrolyse de la cystathionine en cystéine et en homosérine responsable d'une élévation urinaire de la cystathionine.
- Dans la cystinose, il existe une accumulation tissulaire de cystine, avec apparition de cristaux de cystine dans différents organes, en particulier le rein et l'œil.

CYTOKINES-INTERLEUKINES

Les cytokines sont des polypeptides libérés au cours des processus immunitaires et inflammatoires par des cellules activées. Elles ont une activité biologique à très faible concentration sur de nombreuses cellules cibles, essentiellement au niveau local et parfois à distance. Leur activité a été initialement mise en évidence par leur activité biologique, mais les dosages immunologiques sont actuellement réalisables.

Prélèvement

- Sang recueilli stérilement, rapidement centrifugé et le sérum est conservé congelé.
- Sang recueilli sur EDTA pour les dosages immunologiques.
- Liquides de l'organisme (synovial, pleural…) : centrifugation rapide et conservation du surnageant congelé.

Dosage

- Méthodes biologiques sur une lignée cellulaire sensible.
  L'action produite sur les cellules est comparée à une solution étalon :
  - cytoxité : tumeur necrosis factor α (TNFα),
  - prolifération cellulaire : interleukine 6 (IL6),
  - pouvoir chémotactique : interleukine 8 (IL8).
- Méthodes immunologiques :
  - IRMA,
  - ELISA.

Les taux sont normalement indétectables (inférieurs à 10 mg/l).

Méthode	Intérêt	Inconvénient
Biologique	mesure d'une cytokine biologiquement active	précision médiocre manque de spécificité
Immunologique	bonne reproductibilité	mesure d'un antigène ne reflétant pas l'activité biologique

- Causes d'erreurs :
  - protéines liant les cytokines (α_2 macroglobuline pour IL6),
  - auto-anticorps déplaçant la cytokine de l'anticorps du coffret,
  - influence possible des récepteurs solubles,
  - interférence du Facteur Rhumatoïde, des anticorps hétérophiles.

Dénomination des interleukines

IL1 :

– interleukine 1 : lymphocyte activating factor (LAF) ;
– facteur d'activation des lymphocytes ;
– masse moléculaire : 17 KD ;
– synthèse induite par de nombreux stimuli et réalisée par les monocytes, macrophages activés, cellules NK, lymphocytes, lymphoblastes, kératinocytes, astrocytes, mélanocytes, cellules endothéliales, cellules mésangiales ;
– les inducteurs sont des protéines étrangères, des complexes immuns, des virus, des bactéries, des toxines bactériennes, des lectines ;
– l'IL1 participe à de nombreux processus physiopathologiques, essentiellement dans les phases aiguës des réponses et dans la réponse immunitaire en induisant la synthèse d'IL2 ;
– l'IL1 est très active au niveau local et l'élévation sérique est retrouvée dans l'inflammation, surtout au cours des chocs septiques et au cours de l'arthrite rhumatoïde. Au niveau synovial, elle est retrouvée en concentration élevée dans le liquide de patients atteints d'arthrites inflammatoires.

IL2 :

– interleukine 2 : *T Cell Growth Factor* (TCGF) et *Thymocyte Stimulating Factor* (TSF) ;
– facteur de croissance des lymphocytes T et facteur de stimulation des thymocytes ;
– masse moléculaire : 15 KD ;
– l'IL2 agit sur les lymphocytes, seules cellules présentant des récepteurs à l'IL2. Elle est indispensable à l'expansion clonale des cellules T amplificatrices, suppressives, cytotoxiques ;
– l'induction et la régulation de l'expression du récepteur à l'IL2 joue un grand rôle dans le contrôle de l'intensité de la réponse immune ;
– un déficit en IL2 est observé dans certaines pathologies : maladies auto-immunes, certains diabètes, certains cancers, dans le pemphigus, dans le SIDA ;

– il existe des perturbations de l'expression des récepteurs de l'IL2 au cours d'hypo-gammaglobulinémies, de certaines leucémies, du pemphigus, du SIDA.

IL3 :

– interleukine 3 : *Multi Colony Stimulating Factor* (multi CSF) ;
– facteur de stimulation des colonies ;
– masse moléculaire : 20 KD ;
– produite par les cellules T activées, elle agit sur les cellules hématopoïétiques ;
– elle assure la prolifération et le développement des lignées hématopoïétiques.

IL4 :

– interleukine 4 : facteur de croissance et de stimulation pour les lymphocytes B (BC GF, B CSF1).
– produite par les cellules T auxiliaires.
– masse moléculaire : 20 KD.
– elle intervient dans l'hématopoïèse, en synergie avec l'érythropoïétine, pour stimuler les lignées sanguines, et intervient dans la réponse immunitaire.
– l'IL4 stimule la croissance des cellules T cytotoxiques et assure la prolifération des cellules T matures.

IL5 :

– interleukine 5 : facteur remplaçant les T lymphocytes (TRF) et facteur de croissance des B lymphocytes (BCGF).
– facteur produit par les cellules T auxiliaires intervenant dans la réponse humorale en induisant la transformation des B lymphocytes en plasmocytes.
– masse moléculaire élevée : 50 KD.

IL6 :

– interleukine 6 : facteur de stimulation des B lymphocytes ;
– production assurée par de nombreuses cellules, en réponse à une agression ;
– masse moléculaire : 26 KD ;
– facteur de différentiation pour les cellules B, les cellules T et les cellules hématopoïétiques ;
– intervient dans la synthèse des protéines de l'inflammation et dans l'apparition des épisodes fébriles ;
– elle participe à la réponse immunitaire et humorale ;
– Les taux s'élèvent fortement au cours des chocs septiques ;
– l'élévation est retrouvée dans les maladies auto-immunes, dans le psoriasis, dans le myélome ;

– des concentrations importantes sont retrouvées dans le liquide synovial et le sérum de sujets atteints d'arthrites inflammatoires ;
– il est utilisé comme marqueur précoce du rejet de greffe : la concentration augmente immédiatement après une transplantation rénale et lors d'épisodes aigus de rejet de greffe.

IL7 :

– interleukine 7 : lymphopoïétine 1 ;
– lymphokine produite par le thymus et les cellules médullaires ;
– intervient dans la maturation des cellules pré-B et pré-T ;
– masse moléculaire : 25 KD.

IL8 :

– interleukine 8 ;
– facteur monocytaire chimiotactique pour les neutrophiles ;
– facteur d'activation des neutrophiles ;
– masse moléculaire : 7 KD ;
– produite par de nombreux types cellulaires, en réponse à un stimulus inflammatoire, après stimulation par l'IL1 (lymphocytes activés, fibroblastes, cellules endothéliales, kératinocytes) ;
– intervient dans l'inflammation en induisant la libération de lactoferrine et de leucotriènes par les neutrophiles ;
– ses taux sont très élevés dans les maladies inflammatoires et infectieuses, également dans le liquide synovial au cours des arthrites rhumatoïdes.

TNFα :

– tumor nécrosis factor α ;
– masse moléculaire : 17 KD ;
– très élevé au cours des chocs septiques ;
– dans les maladies parasitaires, on le retrouve augmenté au cours du paludisme et de la leishmaniose ;
– il est impliqué dans le rejet de greffe et son élévation est corrélée aux conflits immunitaires.

TNFβ :

– tumor necrosis factor β ;
– produit par les cellules lymphocytaires T et B ;
– masse moléculaire 25 KD ;

Interférons :

– α (masse moléculaire : 15-25 KD) : produit par les monocytes-macrophages ;
– β (masse moléculaire : 20 KD) : produit par les fibroblastes ;
– γ (masse moléculaire : 20-25 KD) : produit par les lymphocytes T et NK.

Colony Stimuling Factors :

– GM-CSF (masse moléculaire : 22 KD) : produit par les lymphocytes T, les fibroblastes, les cellules endothéliales ;
– G-CSF (masse moléculaire : 20 KD) : produit par les monocytes, les macrophages, les fibroblastes et les cellules endothéliales ;
– M-CSF (masse moléculaire : 80 KD) : produit par les monocytes, les macrophages, les fibroblastes et les cellules endothéliales.

Growth Factor :

– *fibroblast* GF (masse moléculaire : 16 KD) : produit par les monocytes, les macrophages, les cellules endothéliales, les plaquettes ;
– *platelet derived* GF (masse moléculaire : 16 KD) : produit par les monocytes, macrophages, cellules endothéliales et plaquettes ;
– *epidermal* GF (masse moléculaire : 6 KD) : produit par les monocytes, macrophages ;
– *insulin like* GF (masse moléculaire : 7 KD) : produit par les monocytes, macrophages.

CYTOMÉGALOVIRUS

Le cytomégalovirus est un herpès virus responsable d'infections généralement inapparentes, transmissibles par les sécrétions de l'organisme (sang, salive, sperme, glaire cervicale, lait, urines...).

Le nombre de sujets ayant été en contact avec le virus augmente avec l'âge et environ 50 % des femmes en âge de procréer ont une sérologie positive. Environ 75 % de la population est séropositive après 60 ans.

Les infections à cytomégalovirus peuvent avoir des conséquences redoutables chez les sujets immunodéprimés. Les méthodes diagnostiques précoces et fiables sont nécessaires dans le cadre du traitement immunosuppresseur, dans le suivi du sujet séropositif HIV et dans le diagnostic des inclusions cytomégaliques du nouveau-né qui traduit une infection in utéro, lors d'une primo-infection maternelle.

Infection cytomégalique

Les sécrétions de l'organisme, les transfusions, les transplantations d'organe ou de moelle osseuse peuvent être source de contamination. Après dissémination par voie sanguine, le virus est présent dans l'encéphale, la rétine, le cœur, les reins, le foie. Il est éliminé dans les urines et les autres sécrétions de l'organisme. Généralement inapparente, l'infection peut entrainer une fièvre accompagnée d'un syndrome mononucléosique et d'une hépatite anictérique.

Le nouveau-né présente un tableau de septicémie comportant une hépato-splénomégalie avec ictère, une atteinte pluriviscérale, une thrombopénie.

L'infection périnatale se caractérise par des pneumopathies interstitielles. Il existe une réactivation virale lors d'une immuno-suppression ou chez le sujet immunodéprimé. Le virus est lui-même réputé être immunosuppresseur entrainant une inversion du rapport des lymphocytes T4/T8 au cours de la phase aiguë de l'infection et une diminution de l'activité cytotoxique des cellules NK.

Diagnostic direct

L'infection virale pourra être mise en évidence en démontrant le pouvoir infectieux par la mise en culture du virus sur des cellules permissives par isolement, par la mise en évidence des antigènes viraux ou par détection des acides nucléiques. Tous les liquides biologiques peuvent être utilisés pour le diagnostic direct.

- *Isolement en culture cellulaire* (méthode de référence)

  Le prélèvement est inoculé sur des fibroblastes humains embryonnaires. L'isolement du virus est révélé par l'apparition d'un effet cytopathogène spécifique : foyers de cellules ovalaires, réfringentes, augmentées de volume, à croissance selon le grand axe des fibroblastes.

  Ces aspects ne sont visibles qu'après 2 semaines de culture et ce délai peut aller jusqu'à 6 semaines.
- *Techniques rapides*

  Le prélèvement est inoculé sur des fibroblastes humains embryonnaires. Après 48 heures, les antigènes précoces (EA) et très précoces (IEA), sont mis en évidence par technique immuno-cytochimique après centrifugation de l'inoculum.
- *Mise en évidence des antigènes viraux*

  Les antigènes viraux intracellulaires sont mis en évidence par technique immuno-cytochimique ou par immunofluorescence directement sur les prélèvements cellulaires (lavage broncho-alvéolaire, ponction amniotique, biopsies, empreintes, coupes histologiques).
- *Recherche d'une antigénémie*

  La mise en évidence de la phosphoprotéine 65 dans le noyau des polynucléaires circulants est réalisée par immunofluorescence ou par immunoperoxydase. La technique permet de quantifier le pourcentage de cellules infectées. L'antigénémie est contemporaine de la virémie. Sous traitement, elle se négative plus lentement que la virémie.

• *Détection des acides nucléiques viraux*

La recherche directe du virus peut être réalisée à partir des liquides biologiques par une technique d'hybridation du génome viral avec amplification préalable.

L'amplification de l'ADN extrait des leucocytes circulants permet la détection d'une infection latente ou active avec une sensibilité supérieure à celle de la virémie ou à celle de l'antigénémie.

L'ARN messager intraleucocytaire est associé à la maladie viscérale.

• *Intérêt des méthodes directes dans la surveillance thérapeutique*

La virémie, l'antigénémie et la détection d'ADN viral sont utiles pour la surveillance des patients sous traitement antiviral.

Diagnostic sérologique

La recherche d'anticorps sériques est réalisée pour la mise en évidence des IgG et des IgM spécifiques.

• Les IgG sont essentiellement révélées par :
  – agglutination passive de particules de latex sensibilisées,
  – tests ELISA.

  Pour le diagnostic d'infection récente, un prélèvement réalisé deux à trois semaines après le premier, permettra la mise en évidence d'une séroconversion qui accompagne la primo-infection.

• Les IgM sont révélées par :
  – tests ELISA,
  – immunocapture.

  La présence d'IgM est le témoin d'une infection active mais le test n'est pas un critère fiable de primo-infection. Les IgM sont présentes chez 30 % des sujets au cours des réinfections ou des réactivations.

  Les IgM sont retrouvées au cours d'infections récurrentes chez 50 % des receveurs de greffe de rein et chez 75 % des receveurs de greffe de moelle osseuse.

  Au cours des greffes d'organe, l'apparition tardive des IgM spécifiques est un facteur de bon pronostic.

  Au cours du SIDA, la recherche des IgM est peu utile car elles sont généralement négatives, même lors d'infections actives.

• Mise en évidence d'anticorps antiphospho-protéines ou antiprotéines non structurales : leur détection semble plus performante que les techniques sérologiques classiques.

Intérêt des méthodes de diagnostic

• Greffes de moelle osseuse, transplantations d'organes :
  - étude du statut immunitaire du donneur et du receveur,

- étude de la virémie, de la virurie, de l'antigénémie et de l'ADN viral après la greffe,
- recherche de la virurie et de l'antigénémie permettant d'instaurer rapidement une thérapeutique antivirale dès les premiers signes d'infection,
- recherche du virus dans les liquides de lavage broncho-alvéolaire systématique au 35e jour après la greffe.

• Surveillance du SIDA :
  - l'infection est fréquente au cours du SIDA, au stade tardif. Les atteintes viscérales sont inconstantes.

  La surveillance nécessite la recherche de la virémie qui représente un facteur de risque de développement de la maladie.

  Le diagnostic des complications neurologiques est réalisable par une technique d'hybridation à partir du LCR.

• L'utilisation d'antiviraux, seuls ou associés à des immunoglobulines permet de réduire les complications observées chez les sujets immunodéprimés.

CYTOTOXICITÉ À MÉDIATION LYMPHOCYTAIRE

La culture mixte de lymphocytes est une culture réalisée avec 2 populations lymphocytaires provenant d'individus différents. Elle entraîne l'apparition de lymphoblastes et la génération de lymphocytes T cytotoxiques spécifiques.

Prélèvement

Sang recueilli sur héparine.

Principe

Les lymphocytes du sujet à tester sont placés en présence de lymphocytes d'un autre sujet qui ont été préalablement inactivés par irradiation ou par traitement par la mitomycine.

La culture est réalisée en atmosphère enrichie en CO_2, à 37 °C et pendant 7 jours. Puis les lymphocytes, provenant du même donneur que celui qui a fourni les cellules stimulantes, et marqués au chrome 51, sont placés dans la culture.

La réaction positive de CML se traduit alors par une destruction des cellules marquées et la libération du chrome.

La quantification permet de définir un index de cytotoxicité.

Intérêt en pathologie

Lors de carences immunitaires portant sur les lymphocytes T, le test de CML est négatif.

Lors de carences immunitaires portant sur les lymphocytes B, le test de CML est normal.

D. DIMÈRE

Le D. dimère est un produit de la dégradation de la fibrine.

Il est considéré comme un marqueur spécifique de la thrombose.

Son apparition dans le plasma est la preuve d'une activation de la coagulation ayant entraîné la formation de fibrine.

Prélèvement

Sérum prélevé en évitant la stase veineuse.

Dosage

- Méthodes au latex : Particules de latex sensibilisées par des anticorps monoclonaux spécifiques du D. dimère.
- Méthodes ELISA : cupules de microplaques revêtues par des anticorps monoclonaux anti-D. dimère.

Valeurs de références

- Seuil de sensibilité : 0,25 µg/ml de D. dimère.
- Le résultat est exprimé en équivalent de fibrinogène initial et le seuil normal est de 0,5 µg/ml.

Intérêt diagnostique

- Surveillance post-opératoire.
  L'acte opératoire ne majore pas le taux de D. dimère dans les suites opératoires non compliquées.
  Lorsque le taux s'élève, le diagnostic de phlébite doit être évoqué.
- Diagnostic de CIVD (traumatisme, hépatite, cancer, septicémie, cirrhose alcoolique...).
  Les taux sont très élevés au moment du diagnostic (50 µg/ml).
- Diagnostic d'une thrombose veineuse profonde.
  Les taux élevés (20 µg/ml) confirment le diagnostic.
  Les taux subnormaux nécessitent un doppler ou une phlébographie.
- Diagnostic d'une embolie pulmonaire.

DÉCARBOXY-PROTHROMBINE (DCP)

La prothrombine est un facteur de la coagulation dont la synthèse est vitamine K dépendante et dont l'activité nécessite une carboxylation.

La forme non carboxylée augmente dans le plasma lors de déficit en vitamine K, de prise d'antivitamines K et dans les carcinomes hépato-cellulaires.

Prélèvement
Sérum.

Dosage
Méthodes radio-immunologiques.
Méthode biologique à la staphylocoagulase.

Valeur de référence
Sérum : < 300 µg/l.

Variations pathologiques
Augmentation des taux dans 75 % des carcinomes hépato-cellulaires.
Les taux restent généralement normaux dans les hépatites, cirrhoses et métastases hépatiques.

DÉFICITS IMMUNITAIRES

Les déficits immunitaires correspondent à des déficits d'activité, concernant l'immunité cellulaire, l'immunité humorale, l'activité phagocytaire et celle du complément.
Les déficits peuvent être :
– physiologiques : nouveau-né, grossesse, sujets âgés ;
– primitifs : se révèlent avant l'âge de 2 ans ;
– acquis : associés à une pathologie ou à une thérapeutique.
Les déficits immunitaires prédisposent aux infections répétées, surtout aux germes opportunistes et aux virus, mais aussi à des manifestations auto-immunes, allergiques et à certains types de cancers.

Signes d'appel
A. ***Déficit de l'immunité humorale*** (voir page 325)
- Début des signes : 3 à 6 mois après la naissance ;
- infections ORL, bronchopulmonaires, digestives ;
- germes extracellulaires virulents ou pyogènes capsulés (pneumocoque, streptocoque, haemophilus) ;
- accident de vaccination : poliomyélite vaccinale ;
- hépatite transfusionnelle après apport de plasma frais ;
- déficit en IgA : réaction systémique après apport de plasma ou de gamma-globulines.

B. ***Déficit de l'immunité cellulaire*** (voir page 328)
- Début des signes : dès la naissance (avant 3 mois) ;
- infections broncho-pulmonaires, intestinales, cutanéo-muqueuses ;
- germes intracellulaires (mycoplasmes, *Brucella*, *Listéria*, *Mycobacterium leprae*, *Salmonella*... ;

- virus, candidoses, *Pneumocystis carinii*... ;
- accident de vaccination : BCGite, vaccine généralisée ;
- accidents de transfusion (Gvh).

C. ***Déficit de la phagocytose*** (voir page 334)

- début des signes : dès la naissance ;
- atteinte du chimiotactisme responsable d'infections à germes extracellulaires, à pyogènes capsulés, à germes cocci gram positif, avec des atteintes cutanéo-muqueuses et broncho-pulmonaires ;
- défaut de bactéricidie avec infections cutanées, abcès, surtout par des germes catalase positif (staphylocoque).

D. ***Déficit du complément*** (voir page 335)

- infections fréquentes lors du déficit en C_3 ;
- méningites, septicémies chez le nouveau-né, liées à un déficit en C_5-C_8 avec augmentation de la susceptibilité aux infections à *Neisseria* ;
- Fréquence augmentée des syndromes lupiques.

I – IMMUNITÉ À MÉDIATION HUMORALE

Exploration de l'immunité à médiation humorale

- Dosage des immunoglobulines G, A et M :
  - un déficit en IgG ne peut être apprécié avant la disparition des IgG maternelles ;
  - un déficit en IgA ne peut être affirmé avant l'âge de 6 mois à 1 an ;
  - un déficit en IgM peut être affirmé avant l'âge de 3 mois.
- Dosage des anticorps naturels :
  - allohémagglutinines anti A, anti B : pathologique si absentes au 6e mois ;
  - recherche d'anticorps bactériens (*E. coli*, ASLO) : seules les IgM présentent un intérêt car synthétisées par le nouveau-né.
- Dosage des anticorps après vaccination :
  - vaccins tués (D-T-Polio).
- Étude des réponses *in vitro* :
  - TTL avec des activateurs polyclonaux (PWM, protéine A) et co-culture avec des T lymphocytes (recherche de la production d'immunoglobulines) ;
  - étude de la coopération T-B lymphocytaire pour la production d'immunoglobulines.

- Recherche d'auto-anticorps :
  - test de Coombs ;
  - immunofluorescence indirecte.
- Numération des populations lymphocytaires :
  - B-lymphocytes circulants (10-30 %).
  - Sous-populations B :
    . anti μ : 5-20 %
    . anti γ : 5-15 %
    . anti α : 1-8 %
    . anti κ : 8-18 %
    . anti λ : 2-10 %.
  - étude des précurseurs médullaires (pré-B) ;
  - étude des plasmocytes (médullogramme).

Déficits de l'immunité humorale

On pourra distinguer les déficits en anticorps et les déficit immunitaires communs variables.

1. Déficits en anticorps

- Agammaglobulinémie liée au sexe ou maladie de Bruton :
  - transmission récessive liée à l'X (atteint les garçons) ;
  - absence de B-Lymphocytes et de plasmocytes ;
  - taux effondrés en IgG et nuls en IgA, IgM, IgE ;
  - absence d'anticorps naturels ou post-vaccinaux ;
  - débute vers l'âge de 6 mois ;
  - infections virales (entérovirus, échovirus) ;
  - diarrhée avec lambliase ;
  - manifestations auto-immunes (arthrite, dermatomyosite) ;
  - infections à *Pneumocystis carinii* (si neutropénie associée).
- Hypo-gammaglobulinémie transitoire du nourrisson :
  - physiologique vers 3 mois, mais plus accentuée chez certains enfants, avec des taux d'IgG < 2 g/l, mais non nuls, une présence IgM qui ont tendance à augmenter ;
  - existence d'anticorps naturels et post-vaccinaux ;
  - les B lymphocytes sont en nombre normal ;
  - parfois déficit partiel en T4 lymphocytes ;
  - correction spontanée vers l'âge de 3 ans ;
  - absence de thérapeutique.
- Déficit en immunoglobulines A :
  - le plus fréquent des déficits (1/700) ;
  - débute vers 2 ans et parfois plus tard ;

- fréquemment associé aux allergies respiratoires, atteintes gastro-intestinales, maladies auto-immunes ;
- infections bactériennes respiratoires ;
- infections digestives : diarrhées, malabsorption, atrophie des villosités intestinales, lambliase ;
- maladies digestives : Crohn, rectocolite, syndrome cœliaque ;
- allergies respiratoires ;
- LED, PR, thyroïdite ;
- le taux des IgA est inférieur à 0,05 g/l et les IgA sécrétoires sont absentes ;
- absence de plasmocytes à IgA ;
- le déficit peut être associé aux déficits en IgG2 et IgG4 exposant aux complications infectieuses ;
- il existe fréquemment des anticorps anti-IgA contre-indiquant l'administration de produits sanguins contenant des IgA ;
- il existe des variantes du déficit en IgA :
  . déficit en IgA monomérique,
  . déficit en sous classe d'IgA,
  . déficit en pièce sécrétoire,
  . déficit associé en 5′ nucléotidase.

• Déficit en IgG et IgA avec hyper-IgM.
• Déficit sélectif en IgM (pneumococcie, méningites).
• Déficit en sous-classes d'IgG (pyogènes, infections pulmonaires).
• Déficit en transcobalamine II.
• Déficit en 5′ nucléotidase.
• Déficit en anticorps avec Immunoglobulines normales.
• Déficit en chaines légères d'Immunoglobulines.
• Syndrome de Duncan :
  - maladie lymphoproliférative liée à l'X,
  - débute après une mononucléose sévère,
  - hypogammaglobulinémie.
  - T et B lymphocytes normaux mais diminution des T8,
  - absence de réponse humorale et cellulaire anti-EBNA,
  - la réponse aux autres anticorps EBV est normale.

2. Déficits immunitaires communs variables

• Déficits à expression variable :
  - hypogammaglobulinémie apparaissant dans l'enfance ou chez l'adulte (souvent entre 15 et 35 ans) ;
  - signes digestifs et respiratoires ;
  - hyperplasie lymphoïde ;

- maladies auto-immunes fréquentes ;
- cancers digestifs.

- Déficits communs variables avec déficit B prédominant :
  - B lymphocytes absents (rare),
  - B lymphocytes (Bμ, Bα, Bγ),
  - B lymphocytes présents mais non fonctionnels, non sécréteurs.
- Déficits communs variables avec déficit T prédominant :
  - déficit fonctionnel en T helper,
  - excès de T suppresseurs.
- Déficits communs variables avec auto-anticorps :
  - auto-anticorps anti-lymphocytes B et lymphopénie B,
  - auto-anticorps anti-lymphocytes T et lymphopénie T.

II – IMMUNITÉ À MÉDIATION CELLULAIRE

Exploration de l'Immunité à médiation cellulaire

- Numérations cellulaires : fréquence des lymphopénies.

  Mais une numération normale n'exclue pas un déficit car il existe des déficits fonctionnels ou des troubles de maturation.

  La numération des T lymphocytes (T_3) et des sous populations (T_4/T_8) peut être complétée par l'étude des réponses aux mitogènes (con A, PHA, PWM).
- Tests d'hypersensibilité (scratch-test, prick-test, IDR, cuti-réaction) :
  - avec un antigène ubiquitaire (tuberculine, candidine...) en monotest ou en multitest (tétanos, diphtérie, candidine...),
  - IDR à la PHA (réaction retardée chez le nouveau-né),
  - test au DNCB (réaction primaire d'hypersensibilité de contact).
- Tests *in vitro* spécifiques d'antigènes :
  - test de reconnaissance de l'antigène (réaction lymphocytaire mixte),
  - test de cytotoxicité vis-à-vis de cibles marquées,
  - test d'inhibition de migration des leucocytes ou des monocytes,
  - étude de la libération d'interféron α,
  - étude de la maturation lymphocytaire en présence de facteurs thymiques.

Déficits de l'immunité cellulaire

On pourra distinguer les déficits immunitaires combinés sévères, les déficits immunitaires combinés partiels et les déficits T lymphocytaires.

1. Déficits immunitaires combinés sévères (DICS)

- Atteinte de la cellule souche hématopoïétique avec leucopénie, dysgénésie réticulaire (autosomique récessif).
- Atteinte de la cellule souche lymphoïde avec lymphopénie.
  Absence de pré-T et de pré-B.
  Agamma-globulinémie :
  - de type suisse (autosomique récessive),
  - ou récessive, liée au sexe.
- Syndrome de Nezelof.
  Lymphopénie avec déficit en T lymphocytes.
  Neutropénie.
  Éosinophilie.
  Présence de B lymphocytes et de plasmocytes.
  Parfois déficit en IgA avec élévation des IgE.
  Hypoplasie lymphoïde et thymique (thymus d'aspect embryonnaire).
- Déficit en adénosine déaminase (ADA).
  Transmission autosomique récessive (30 % des DICS).
  Accumulation de désoxyadénosine et de désoxyadénosine triphosphate.
  Atteinte lymphocytaire T et B progressive, débutant vers l'âge de 6 mois.
  Associé à des anomalies du squelette et des atteintes neurologiques.
  Traitement par apport de sang irradié.
- Syndrome des lymphocytes nus :
  - absence des antigènes HLA sur les cellules,
  - diminution des T et B lymphocytes.

2. Déficits immunitaires combinés partiels

- Ataxie-télangiectasie :
  - autosomique récessive,
  - ataxie progressive (2 ans),
  - télangiectasie (3-6 ans),
  - infections sévères et fréquence de maladies auto-immunes, de syndromes lymphoprolifératifs, de cancers viscéraux,
  - déficit modéré de l'immunité cellulaire (diminution des T lymphocytes T4),
  - déficit en immunoglobulines (B lymphocytes normaux) :
    . absence d'IgA (> 50 % des cas),
    . diminution des IgG2, IgG4, IgE,
    . augmentation des monomères d'IgM.

- Syndrome de Wiskott-Aldrich :
  - récessif, lié à l'X,
  - thrombopénie, thrombopathie (purpura),
  - eczéma atopique avec élévation des IgE,
  - infections à germes capsulés (pneumocoque), à herpès virus, à Pneumocystis carinii,
  - déficit modéré et progressif de l'immunité cellulaire :
    . diminution des T lymphocytes,
    . tests cellulaires perturbés,
  - hyperproduction et hypercatabolisme des immunoglobulines :
    . taux d'Ig variables, mais très souvent il existe une diminution des IgM et une élévation des IgA et des IgE,
    . absence de réponse aux antigènes polysaccharidiques,
  - parfois défaut du chimiotactisme en présence d'inhibiteurs sériques,
  - fréquence d'associations aux maladies auto-immunes, leucémies et cancers.
- Décifits immunitaires avec hypopigmentation.
- Déficits immunitaires avec nanisme achondroplasique.
- Déficit immunitaire avec déficit en carboxylase biotine-dépendante...

3. Déficits T lymphocytaires

- Syndrome de Di George complet :
  - embryopathie avec absence de thymus,
  - tétanie néonatale, cardiopathie congénitale, malformations... ,
  - lymphopénie inconstante : diminution des T lymphocytes avec des tests d'hypersensibilité retardée négatifs,
  - les lymphocytes B sont normaux (augmentés en %) et les taux d'immunoglobulines sont normaux.
- Syndrome de Di George partiel :
  - déficit partiel des fonctions T lymphocytaires,
  - hyperréactivité des B-lymphocytes avec hypergamma-globulinémie et synthèse accrue d'anticorps.
- Syndrome de Hong et Good :
  - embryopathie avec hypoplasie thymique et de la thyroïde,
  - signes d'hypothyroïdie et de déficits de l'immunité cellulaire.
- Déficit en PNP (purine nucléoside phosphorylase) :
  - autosomique récessif,
  - débute vers l'âge de 2 ans,
  - déficit sélectif et progressif de l'immunité cellulaire surtout des lymphocytes T suppresseurs et cytotoxiques,

- fréquence de maladies auto-immunes associées,
- hypo-uricémie, anémie hémolytique,
- traitement par apport d'hématies irradiées.

• Candidose cutanéo-muqueuse chronique :
  - absence d'immunité cellulaire anti-candida contrastant avec des taux d'anticorps sériques souvent élevés,
  - IDR à la candidine : négative,
  - fréquence d'endocrinopathies associées,
  - traitement par les antimycosiques.

	Immuno-globulines	Anticorps	B lymphocytes	T lymphocytes	Test d'immunité cellulaire	Plasmocytes
Agammaglobulinémie liée au sexe (Bruton)	↘↘↘	O	O	N	N	O
Hypogammaglobulinémie transitoire du nouveau-né	↘↘	↘	N	N (↘T4)	N	O
Déficit en IgA	IgA ↘↘↘	N (IgA = 0)	N	N	N	IgA = 0
Déficit en IgA associé à	↘↘ IgA	↘	N	N	N	IgA = 0
un déficit en IgG_2 et IgG_4	↘↘ IgG					
Dysgénésie réticulaire	↘↘↘	↘	↘	↘	↘↘	O
Agamma-globulinémie	↘↘↘	↘	↘	↘	↘↘	O
Syndrome de Nezelof	N IgA ↘ IgE ↗	↘	+	↘	↘	+
Déficit en ADA	↘	↘	↘	↘	↘	+
Syndrome des lymphocytes nus	↘	↘	↘	↘	↘	+

	Immuno-globulines	Anticorps	B lymphocytes	T lymphocytes	Test d'immunité cellulaire	Plasmocytes
Ataxie-télangiectasie	IgA ↘ IgG ↘ IgE ↘	↘	N	↘ T4	↘	+
Syndrome de Wiskott-Aldrich	IgM ↘ IgE ↗ IgA ↘	↘	N	↘	↘	+
Syndrome de Di George	N	↘	N	↘↘	↘↘	+
Déficit en PNP	N	N	N	↘	↘	+
Candidose chronique	N	N	N	N	N sauf Candida	+

III – PHAGOCYTOSE

Exploration de la phagocytose

- Numération sanguine (neutropénie).
- Numération des phagocytes médullaires.
- Étude de l'adhésivité aux parois vasculaires.
- Étude de la mobilité (diapédèse).
- Étude du chimiotactisme (*in vivo* et *in vitro*).
- Étude de l'opsonisation (latex, zymosan opsonisé, bactéries).
- Test de réduction du NBT (métabolisme oxydatif).
- Étude de la bactéricidie des polynucléaires *in vitro*.
- Dosages enzymatiques : G_6PD, glutathion peroxydase, glutathion réductase, MPO, SOD, NADH/NADPH oxydase...

Déficit de la phagocytose

- Déficit de l'adhérence aux parois vasculaires :
  - déficit en lactoferrine,
  - déficit en glycoprotéines membranaires.
- Déficit de la diapédèse :
  - les leucocytes du nouveau-né et les myéloblastes leucémiques sont incapables de subir un rétrécissement.
- Déficit du chimiotactisme :
  - syndrome de Buckley : infections à staphylocoques (abcès froids), eczéma atopique avec élévation importante des IgE, éosinophilie,
  - syndrome des leucocytes paresseux,
  - syndrome de Chediak-Higashi :
    . autosomique récessif (albinisme partiel, photosensibilisation),
    . déficits associés du chimiotactisme, de la bactéricidie et anomalie de la dégranulation,
    . fréquence de lymphomes (absence de cellules NK) ;
  - altération du système contractile :
    . microfilaments,
    . microtubules ;
  - présence d'inhibiteurs sériques :
    . Wiskott-Aldrich,
    . myélomes à IgA ;
  - présence d'inactivateurs du chimiotactisme :
    . Hogdkin,
    . insuffisance rénale.

- Déficit de l'opsonisation :
  - déficit en IgG spécifiques,
  - défaut d'activation du complément,
  - déficit en fibronectine,
  - déficit en CRP,
  - déficit en glycoprotéines membranaires.
- Déficits enzymatiques :
  - granulomatose septique chronique familiale :
    . récessive, liée au sexe, atteint les garçons,
    . fréquence de germes catalase positif,
    . défaut de bactéricidie,
    . test au NBT négatif,
    . déficit en NADH oxydase (ou déficit en d'autres enzymes possibles : SOD, G_6PDH...) ;
  - déficit en myéloperoxydase du polynucléaire :
    . défaut de bactéricidie vis-à-vis des staphylocoques, des bacilles gram négatif, de candida,
    . test au NBT normal ;
  - déficit en phosphatase alcaline.

	Adhérence diapédèse	Chimio-tactisme	Opsoni-sation	Bactéricidie	
				oxydatif	non oxydatif
Déficit en lactoferrine	↘	N	N	N	↘
Déficit en glycoprotéine	↘	↘	↘	N	N
Syndrome de Buckley	N	↘	N	N	↘
Leucocytes paresseux	↘	↘	N	N	N
Chediak-Higashi	N	↘	N	N	↘
Filaments d'actine	N	↘	↘	N	N
Granulomatose septique	N	N	N	↘	N
Déficit en myéloperoxydase	N	N	N	N	↘

IV – SYSTÈME DU COMPLÉMENT

Exploration du complément

- Activité totale : CH_{50}.
- Fractions du complément (surtout C_{1q}, C_3, C_4, B).

- Recherche du pouvoir anticomplémentaire du sérum :
  - complexes immuns circulants,
  - toxines ou antigènes bactériens,
  - immunoglobulines monoclonales ou agrégées.
- Recherche de produits d'activation (surtout C_{3d}).
- Dosage du C_1 estérase inhibiteur.
- Recherche de fractions du complément au niveau tissulaire par immunofluorescence.

Déficits du complément

- Hyperconsommation ou hypercatabolisme :
  - néphropathies,
  - LED.
- Défaut de synthèse :
  - hépatites,
  - cirrhose.
- Déficit immunitaire :
  - généralement à transmission autosomique récessive (AR) et le gène de structure est absent. Il existe une grande fréquence de maladies à complexes immuns,
  - œdème angioneurotique héréditaire : autosomique dominant (AD), lié à un déficit en C_1 INH avec des taux < 35 % (dans 85 % des cas) et lors des crises, il existe une diminution des fractions C_2 et C_4.

Déficit	Transmission	LED	Infections
C_{1q}	AR	+ glomérulonéphrite	–
C_2	AR	+ vascularite, arthrite, myosite	–
C_4	AR	+ vascularite	–
C_3	AR	–	Pyogènes
C_5 à C_8	AR	LED	Neisseria
Properdine	–	–	Neisseria
C_1 INH	AD	–	Œdème angioneurotique

DÉHYDROÉPIANDROSTÉRONE (DHA)

La corticosurrénale sécrète trois groupes d'hormones stéroïdes dont les androgènes (déhydroépiandrostérone et androstènedione).

Ils sont synthétisés à partir du cholestérol qui subit une coupure de la chaîne latérale pour former la prégnénolone. Celle-ci subit une oxydation et une série d'hydroxylation jusqu'à formation de 17-hydroxyprogestérone (ou de 17-hydroxyprégnénolone). Une coupure de la chaîne latérale permet la synthèse de DHA (et d'androstènedione).

Prélèvement

Sérum (indiquer la date de naissance, le sexe, le jour du cycle).
Urines de 24 heures.

Dosage

Méthode radioimmunologique.
Les résultats ne sont exploitables chez la femme que lorsque les ovaires sont au repos (entre J_2 et J_6).

Valeurs de référence (ng/ml × 3,46 = µmol/l)

Classes d'âge	Sexe féminin		Sexe masculin	
	ng/ml	µmol/l	ng/ml	µmol/l
Nouveau-né	0,3-4,3	1-15	0,3-5,7	1-20
1 à 4 mois	0,3-5,0	1-17	0,4-10,0	1,4-34
4 à 12 mois	0-1,5	0-5	0-1,5	0-5
1 à 2 ans	0-0,3	0-1	0-1,5	0-5
2 à 4 ans	0-0,7	0-2,4	0-0,3	0-1
5 à 7 ans	0-2,0	0-6,9	0-1,2	0-4
8 à 10 ans	0,4-2,5	1,4-8,6	0-1,9	0-6,5
11 à 13 ans	0,4-2,5	1,4-8,6	0-3,6	0-12,5
Stade pubertaire				
2	0,5-3,9	1,7-13,5	0-6,6	0-23
3-4	0,5-6,0	1,7-21	0-7,1	0-25
Adultes	2-12	6,9-41,5	2-12	6,9-41,5
(ménopause)	1-5	3,5-17		

Les valeurs de référence de DHA urinaire sont :
Homme : 0,90-3,50 mg/24 h.
Femme : 0,50-2,20 mg/24 h.

Variations pathologiques

- *Hypercorticisme androgénique par déficit enzymatique*

  L'hyperplasie surrénale congénitale est une endocrinopathie fréquente (1/5000) de transmission autosomique récessive (4 filles pour 1 garçon).

  - Déficit en 21-hydroxylase (90 % des cas).

    Entraîne un déficit en cortisol et en ses catabolites, une accumulation de progestérone, de 17-hydroxy-progestérone et du prégnanetriol urinaire.

    Il existe une élévation des 17-cétostéroïdes urinaires.

    La DHA, l'androstanedione et la testostérone sont supérieurs aux valeurs de référence.

  - Déficit en 11-β-hydroxylase (5 % des cas).

    Signes d'hyperandrogénie moins marqués que dans le déficit en 21-hydroxylase. Il existe des taux élevés en 17-cétostéroïdes et en 17-hydroxystéroïdes urinaires.

    Il existe une élévation des androgènes (DHA, androsténedione) du désoxycortisol et de la desoxycorticostérone.

    Le taux de cortisol est diminué.

  - Déficit en 17-hydroxylase.

    Il entraîne un déficit dans la voie des glucocorticoïdes et des androgènes, l'absence de règles à la puberté, et chez le garçon une féminisation des organes génitaux.

- *Hyperandrogénie ovarienne*

  Environ 30 % de la testostérone circulante est produite par l'ovaire et le dosage réalisé en début de cycle permet de reconnaitre, pour les valeurs élevées, supérieures à 1,2 ng/ml :

  . des hyperplasies surrénaliennes,

  . des tumeurs androgéno-sécrétantes, soit ovariennes (élévation d'androsténedione), soit surrénaliennes (testostérone non freinable associée à un sulfate de DHA très élevé).

DÉHYDRO-ÉPIANDROSTÉRONE SULFATE (SDHA)

Le SDHA est une hormone essentiellement d'origine surrénalienne, dont la synthèse est liée à la production de DHA.

Son catabolisme conduit à la formation d'androgènes virilisants (testostérone, delta-4-androsténedione).

Prélèvement

Sang prélevé sur EDTA ou sérum (plasma et sérum sont conservés congelés).

Dosage

Méthodes radio-immunologiques par compétition.
Méthodes immuno-enzymologiques.

Valeurs de référence (ng/ml × 2,72 = nmol/l)

Classes d'âge	Sexe féminin		Sexe masculin	
	ng/ml	nmol/l	ng/ml	nmol/l
Nouveau-né	380-1 300	1 033-3 500	360-2 000	980-5 440
1 à 4 mois	70-1 300	190-3 500	120-1 500	325-4 000
4 à 12 mois	0-400	0-1 090	0-300	0-800
1 à 2 ans	0-400	0-1 100	0-300	0-800
2 à 4 ans	0-140	0-380	0-90	0-245
5 à 7 ans	40-250	110-680	30-200	80-550
8 à 10 ans	150-760	400-2 070	35-500	95-1 360
11 à 13 ans	150-760	400-2 070	90-900	245-2 450
Stade pubertaire				
2	160-920	435-2 500	240-1 400	650-3 800
3-4	160-1 000	435-2 720	290-2 600	800-7 000
Adultes	650-3 500	1 760-9 500	1 200-3 900	3 250-10 000
(ménopause)	300-2 500	800-6 800		

Variations physiologiques

- Sang du cordon : taux semblables à ceux de la mère, puis une décroissance progressive est observée jusqu'à l'âge de 1 an.
- Vers l'âge de 6 ans : les taux augmentent brutalement lors de l'accroissement d'activité surrénalienne.
- À la puberté : les taux augmentent lentement lors du développement des caractères sexuels secondaires.
- Chez la femme, 50 % du DHA est d'origine surrénalienne, 25 % est d'origine ovarienne et 25 % provient de la transformation du SDHA. Les dosages devront être réalisés en début de cycle (J_2-J_6).

Variations pathologiques

- Puberté précoce : taux modérément élevés en SDHA.

- Taux élevés dans l'hyperplasie congénitale par déficit en 11-β-hydroxylase.
- Dans le déficit en 21-hydroxylase, le taux du SDHA n'est pas élevé, que ce soit le taux de base ou après synacthène.
- Tumeurs virilisantes des surrénales.
  Les taux sont élevés et non freinés par la dexaméthasone.
- Dans l'insuffisance surrénalienne, les retards pubertaires et le déficit en 17-hydroxylase, les taux de SDHA sont généralement diminués.

DÉPISTAGE NÉONATAL DES ANOMALIES DU MÉTABOLISME

Le dépistage néonatal réalisé précocément permet un traitement efficace et approprié. Il doit s'appliquer de façon systématique en fonction de la fréquence de l'affection et en fonction des possibilités thérapeutiques.

Hypothyroïdie (traitement par L thyroxine)
- Fréquence : 1 sur 4 000 naissances (TSH > 30 µu/ml).
- Classification : 50 % d'ectopies, 27 % d'athyréoses, 15 % de glandes en place (troubles de l'hormonogénèse, goitre) et le reste inclassées en l'absence de scintigraphie.
- Sexe : 2 filles pour 1 garçon.

Phénylcétonurie (traitement : régime pauvre en phénylalanine)
- Fréquence : 1 sur 16 000 naissances (taux > 4 mg/100 ml).
- Déficit en phénylalanine hydroxylase.
- Formes malignes rares : déficits en bioptérine synthétase et en dihydroptérine réductase, nécessitant un traitement par les précurseurs des neurotransmetteurs mono-aminergiques.

Drépanocytose (Martinique, Guadeloupe, Guyanne, Afrique occidentale et équatoriale, Sud de l'Inde, noirs américains)
- Intérêt en France pour les couples originaires des pays à risque.
- Fréquence : 1/250.
- Classification : 35 % homozygotes SS, 35 % double hétérozygote SC et plus rarement sujets Sβthal, Cβthal, CC, SD.

La prise en charge précoce des enfants dépistés diminue la morbidité et la mortalité.

Déficit en 21-hydroxylase (marqueur : 17-OH-progestérone)
- Fréquence : 1 pour 10 000 naissances.
- Signes évocateurs : filles « masculinisées », syndrome de perte de sel.

- L'hyperplasie congénitale des surrénales doit être diagnostiquée rapidement, avant le 10e jour de vie.

Mucoviscidose (traitements symptomatiques)

- Héréditaire, autosomique, récessive.
- Fréquence : 1 pour 2 000 naissances.
- Morbidité liée aux infections respiratoires récidivantes (*P. aeruginosa*).
- Test à la sueur (chlore > 80 m Eq/l).
- Phosphatase alcaline intestinale amniotique.
- Étude du polymorphisme de restriction de l'ADN.
- Recherche d'albumine dans le méconium.
- Trypsine immuno-réactive (TIR > 600 ng).

Myopathie de Duchenne

- Héréditaire, transmission liée à l'X.
- Fréquence : 1 sur 3 500 garçons.
- Diagnostic par des sondes géniques du chromosome X.
- Dépistage par dosage de la CPK.
- Étude de l'électromyogramme.
- Biopsie musculaire.

DERMATOPHYTES

Les dermatophytes sont des parasites se développant uniquement dans la couche cornée épidermique et les phanères. Ce sont des champignons kératinophiles et certains sont kératinolytiques.
Les lésions cutanées circinées érythémato-squameuses caractérisées par une croisance excentrique sont à l'origine de :
– l'herpès circiné (« roue de Ste Catherine »),
– l'eczéma marginé de Hébra,
– le « pied d'athlète »,
– les dyshidroses.
Ils sont également responsables d'intertrigos, d'onyxis, de teignes.

Prélèvement

Le diagnostic biologique nécessite un prélèvement correctement réalisé, avant traitement spécifique, en périphérie des lésions (squames, cheveux, poils, ongles, pus...).

Examen direct

Réalisé après préparation (potasse, lactophénol) à la recherche de filaments mycéliens en bambou ou en raquette et d'arthrospores.

Culture

Réalisée sur milieu de Sabouraud avec antibiotique et en présence ou non d'un inhibiteur des champignons saprophytes (actidione).

La culture est réalisée à 30 °C et à 37 °C.

L'identification est basée sur les caractères macroscopiques des cultures (délai de croissance, forme, relief, couleur...) et les caractères microscopiques (filaments, ornementations, microspores, microconidies, macrospores, macroconidies...).

Microsporum canis

- Responsable de teignes microsporiques, de dermatophyties de la peau glabre, d'épidémies scolaires (cosmopolite).
- Culture :
  - rapide (7 j), tapis de surface duveteux et chamois au revers jaune-orangé,
  - macroconidies en navette (fuseaux de 50 µ × 20 µ),
  - microconidies piriformes (3 à 6 µ),
  - mycélium en raquette.

Microsporum audouinii

- Responsable de teignes scolaires épidémiques (cosmopolite).
- Culture :
  - lente, tapis de surface duveteux, grisâtre au revers rosé ou chamois,
  - rares fuseaux, souvent incurvés,
  - rares microspores sur des filaments en raquette,
  - hyphes pectinés, chlamydospores.

Microsporum gypseum

- Responsable de teignes inflammatoires et de lésions de la peau glabre (cosmopolite).
- Culture :
  - rapide, duveteuse à poudreuse, étoilée en périphérie, au pigment chamois et au revers chamois,
  - nombreux fuseaux (50 × 12 µ), souvent en bouquet,
  - rares microconidies piriformes.

Microsporum ferrugineum

- Responsable de teignes tondantes microsporiques en Afrique noire et en Extrême-Orient.
- Culture :
  - lente, d'aspect glabre, couleur rouille et parfois jaune pâle, au revers jaune,
  - présence uniquement d'un mycélium en bambou.

Épidermophyton floccosum

- Responsable de lésions de la peau glabre, des régions inguinales et des pieds (cosmopolite).
- Culture :
  - lente, poudreuse, granuleuse, jaune moutarde au revers chamois-orangé et au relief plissé,
  - macroconidies en massue, arrondies (30 μ × 5 μ) avec aspect d'un régime de bananes,
  - rares chlamydospores.

Trichophyton mentagrophytes

- Responsable de lésions cutanées de la peau glabre, de lésions suppuratives du cuir chevelu (kérion), du pied d'athlète, d'onyxis (cosmopolite).
- Culture :
  - rapide (7 j), d'aspect plâtreux, au revers rouille,
  - petits fuseaux en cigare (20 μ × 5 μ),
  - microconidies rondes en épis, en grappe,
  - mycélium en raquette,
  - vrilles, organes pectinés, organes nodulaires.
- Caractère métabolique : uréase positif.

Trichophyton rubrum

- Responsable d'épidermophyties localisées, d'onychomycoses, de kérions (cosmopolite).
- Culture :
  - rapide (7 j à 15 j), extensive, blanchâtre, d'aspect duveteux, pigmenté en rouge en vieillissant. Le revers jaune citron se colore en rouge,
  - nombreuses microconidies piriformes,
  - fuseaux en forme de saucisse (50 μ), rares.

Trichophyton tonsurans

- Responsable de teigne trichophytique endothrix (cosmopolite), teignes tondantes scolaires, teignes inflammatoires, kérions. (Afrique, Angleterre).
- Culture :
  - lente, peu extensive (quelques centimètres en 1 mois),
  - d'aspect variable (cratériforme, acuminé, cérébriforme ou lisse et jaune soufre) au revers beige ou rouge,
  - présence d'aleuries disposées en épis ou en grappe sur le mycélium,
  - besoins en vitamines (thiamine).

Trichophyton violaceum

- Responsable de teignes tondantes de type endothrix, d'onychomycoses, de teignes inflammatoires et d'épidermophyties généralisées (Afrique du Nord).
- Culture :
  - lente, peu extensive (2 centimètres en 1 mois),
  - pigment violacé avec revers violacé,
  - aspect microscopique pauvre avec quelques filaments irréguliers,
  - besoins en vitamines (thiamine).

Trichophyton schoenleinii

- Responsable du favus (teigne du cuir chevelu), et d'atteintes de la peau glabre (type méditerranéen, France).
- Culture :
  - lente (quelques centimètres en 1 mois), d'aspect cérébriforme spongieux, jaunâtre au revers d'aspect crème,
  - chlamydospores,
  - filaments terminés par des renflements en « tête de clous » ou ressemblant à des chandeliers.

Trichophyton verrucosum

- Responsable de teignes inflammatoires ou de lésions suppuratives de la peau glabre, atteignant le cuir chevelu et la barbe.
- Culture :
  - lente ou nulle, nécessitant des besoins vitaminiques,
  - 3 variétés (album, ochraceum, discoides),
  - mycélium végétatif avec de nombreuses chlamydospores.

Trichophyton soudanense

- Responsable de teigne tondante, d'atteintes cutanées et d'onyxis (Afrique noire).
- Culture :
  - rapide et moyennement extensive, de coloration abricot au relief cérébriforme,
  - mycélium en buisson d'épineux, en zig-zag.

Trichophyton equinum

- Responsable d'atteintes cutanées, de teignes chez les équidés.
- Culture :
  - rapide, avec une pigmentation jaunâtre, à la surface duveteuse, au revers jaune à rose,
  - favorisée par l'acide nicotinique,
  - fuseaux rares, petits (30 μ),

- microconidies piriformes, en acladium.

DESFÉRAL® (Test à la déféroxamine®)

Le Desféral® complexe les cations trivalents de l'organisme en chélatant le fer de la transferrine et de la ferritine.

Il favorise donc son élimination urinaire.

Ce test est utilisé pour rechercher une surcharge en fer en cas d'hypersidérose.

Il peut être utilisé pour rechercher une accumulation d'aluminium chez l'hémodialysé chronique car il forme avec l'aluminium un chélate ultrafiltrable éliminé par dialyse.

Prélèvement

- Pour une recherche de surcharge ferrique : injection IM de 500 mg de Desféral®. Les urines sont recueillies pendant 6 heures et le dosage du fer urinaire est réalisé.
- Pour une recherche de surcharge en aluminium : injection de 40 mg de Desféral® en fin d'une séance de dialyse après un prélèvement sanguin de base, pour le dosage de l'aluminium. Un second prélèvement est réalisé avant la séance suivante de dialyse.

Résultat

- Au cours de l'hémochromatose idiopathique, l'élimination du fer urinaire après injection de Desféral® est augmentée de 20 fois.
- En cas d'hypersidérose secondaire, l'élimination du fer urinaire est augmentée de 2 à 5 fois.
- Une surcharge en aluminium est constatée chez le sujet dialysé si la différence de taux d'aluminium avant et après Desféral® est supérieure à 3,7 µmol/l, exposant le patient au risque d'encéphalopathie ou d'ostéodystrophie aluminique.

DÉSIPRAMINE

La désipramine (Pertofran) est un antidépresseur tricyclique, médicament actif dans la majorité des syndromes dépressifs.

Après absorption, le pic plasmatique se situe 2 à 6 heures après une administration orale. La liaison protéique varie de 70 à 90 %. La demi-vie varie de 12 à 48 heures.

L'état d'équilibre est obtenu en 3 à 10 jours de traitement continu. Le métabolisme hépatique entraîne la formation d'un métabolite actif

(2-hydroxy-désipramine) et d'un glucuronide inactif retrouvé dans les urines.

Prélèvement

Sérum prélevé immédiatement avant une nouvelle prise.

Dosage

Chromatographie liquide haute performance.
Polarisation de fluorescence.

Valeurs de référence (µg × 3,75 = nmol)

Zone thérapeutique : 75-200 µg/l *soit* 280-750 nmol/l.
Certains facteurs modifient les concentrations plasmatiques :
– augmentation de la clairance (barbituriques, tabac),
– diminution de la clairance (chloramphénicol, halopéridol, phénothiazines).

Les effets secondaires indésirables ou toxiques sont essentiellement cardio-vasculaires, anti-muscariniques et neurologiques.

DEXAMÉTHASONE (Test au Dectancyl®)

Le test à la dexaméthasone permet l'exploration de la glande cortico-surrénale afin de mettre en évidence un éventuel hypercorticisme.
L'administration d'un corticoïde de synthèse (Dectancyl®) freine la sécrétion hypophysaire d'ACTH et donc la sécrétion de la cortico-surrénale.

Prélèvement

- Test réalisé sur une semaine (freinage lent) :
  - le recueil des urines de 24 heures est réalisé le 1er jour,
  - le freinage surrénalien est réalisé du 2e au 7e jour par 3 mg/jour de Dectancyl® (2 comprimés toutes les 8 heures),
  - le recueil des urines de 24 heures est réalisé le 7e jour.
  Les dosages urinaires de 17-cétostéroïdes et 17-hydroxycorticostéroïdes sont réalisés.
- Test réalisé sur 24 heures (freinage rapide) :
  - le dosage plasmatique du cortisol est réalisé le 1er jour à 8 heures du matin. À minuit, le sujet prend 1 mg de Dectancyl® (2 comprimés),
  - un second dosage du cortisol plasmatique est réalisé le lendemain matin à 8 heures du matin.

Réponses attendues

- Freinage positif : une réponse normale entraîne un effondrement des taux urinaires de 17-cétostéroïdes et une diminution des taux de 17-hydroxycorticostéroïdes.

  Cette réponse est également observée en cas d'hyperfonctionnement par bloc enzymatique (hyperplasie des surrénales) entraînant une insuffisance en cortisol avec hypersécrétion d'ACTH.

  Lors du freinage rapide, le taux de cortisol est diminué d'environ 50 % le 2e jour.
- Absence de freinage : la surrénale ne subit pas la régulation normale et il s'agit d'un hypercorticisme du syndrome de Cushing ou d'une tumeur de la surrénale.

  Lors du freinage rapide, le cortisol plasmatique est élevé et n'est pas diminué sous Dectancyl, ce qui est en faveur d'un syndrome de Cushing.

DIAGNOSTIC PRÉNATAL D'UNE ANOMALIE DE L'HÉMOSTASE

Le diagnostic d'une anomalie de l'hémostase chez le fœtus peut être réalisé à partir de la 18e semaine d'aménorrhée à partir d'un prélèvement sous guidage échographique.

Le diagnostic de l'hémophilie par l'étude de l'ADN sur les villosités choriales est réalisable dès la 10e semaine de grossesse.

Le dianostic anténatal d'une anomalie de l'hémostase est indiqué lorsqu'un sujet de la famille est atteint d'une maladie sévère ou lorsque les parents sont connus comme hétérozygotes.

Anomalies de l'hémostase

- Maladie de Willebrand (formes hémorragiques graves).

  Type I : diminution de VIII : C, vWF : Ag, vWF : RCo.

  Type IIa : diminution de vWF : RCo.
- Thrombasthénie de Glanzmann.

  Diminution de l'agrégation plaquettaire à l'ADP.
- Purpura thrombopénique idiopathique.

  Anticorps anti-plaquettaire entraînant une thrombopénie.
- Allo-immunisation PLA_1 (chez la mère PLA_1 négatif).

  Phénotypage plaquettaire fœtal : le fœtus PLA_1 positif nécessite une surveillance plaquettaire, et une transfusion plaquettaire à la 37e semaine est réalisée en cas de thrombopénie.

Anomalies de la coagulation

- Déficit en facteur VIII ou IX (hémophilie A ou B).
  - Anomalie récessive liée au sexe (seuls les garçons sont atteints) ce qui nécessite de déterminer le sexe fœtal sur prélèvement de trophoblaste, à partir de la 10e semaine. Ceci permet de réaliser une technique par sonde moléculaire lorsque le caryotype est XY.
  - Le diagnostic sur sang fœtal est réalisé à la 18e semaine par les dosages des facteurs de la coagulation lorsque l'étude de l'ADN est négative ou lorsque cette étude n'a pas été envisagée.
  - Le diagnostic anténatal peut également s'adresser aux autres facteurs de la coagulation, ainsi qu'aux facteurs anticoagulants physiologiques impliqués dans les processus thrombotiques (protéine C, protéine S, antithrombine 3).

DIAGNOSTIC PRENATAL DE LA TRISOMIE 21

La trisomie 21, affection congénitale non héréditaire, est due à la présence d'un chromosome 21 supplémentaire. Il s'agit de la plus fréquente des anomalies génétiques, atteignant 1 fœtus sur 700. La clinique associe un syndrome dysmorphique et malformatif. Le retard mental est constant, mais d'expression variable.

Facteurs de risque

Le facteur de risque principal est le vieillissement maternel qui se traduit par une augmentation exponentielle des non-disjonctions chromosomiques avec l'âge. L'incidence augmente significativement avec l'âge maternel :

22 ans : 1/1500	33 ans : 1/ 570	40 ans : 1/ 111
24 ans : 1/1400	34 ans : 1/ 470	41 ans : 1/ 85
27 ans : 1/1200	35 ans : 1/ 380	42 ans : 1/ 65
29 ans : 1/1000	36 ans : 1/ 300	43 ans : 1/ 50
30 ans : 1/900	37 ans : 1/ 240	44 ans : 1/35
31 ans : 1/800	38 ans : 1/ 185	45 ans : 1/25
32 ans : 1/680	39 ans : 1/ 145	46 ans : 1/20

Des programmes de dépistage se sont développés grâce à l'amniocentèse pour la réalisation du caryotype fœtal chez les femmes âgées de 38 ans et plus. Seuls 25 % des fœtus trisomiques sont dépistés car le nombre des grossesses est plus important avant cet âge et on note un vieillissement de la population des femmes enceintes, responsables d'un accroissement du nombre de cas de trisomie 21.

Le risque de récurrence chez les parents d'un enfant atteint de trisomie 21 est de 1,5 % avant 30 ans, puis augmente avec l'âge.

Dans le cas de translocations robertsonniennes, le risque de récurrence varie de 5 % si c'est le père qui est porteur du remaniement à 16 % si c'est la mère qui est porteuse. Le risque de porter la translocation est de 50 % pour les sœurs et frères phénotiquement normaux.

Dans la plupart des cas (92,5 %), il s'agit d'une trisomie 21 libre et homogène, résultant d'une non-disjonction survenant lors de la 1re ou 2e division méiotique, maternelle ou paternelle. Le plus souvent, il s'agit d'une non-disjonction maternelle en 1re division méiotique (95 % des trisomies libres).

Plus rarement, il s'agit d'une malségrégation d'une translocation dans 4,8 % des cas, en particulier des translocations robertsonniennes entre un chromosome 21 et un chromosome acrocentrique (groupe D ou G). Il s'agit de translocations par fusion centrique (95 %) avec cassure et recombinaison, entraînant la perte des bras courts et fusion des bras longs des chromosomes.

t (Dq21 q) : 54 % = t (13q21 q) : 22 % ; t (14q21 q) : 58 % ; t15q21 : 20 %.
t (21qGq) : 41 % = t (21q21 q) : 83 % ; t (21q22 q) : 17 %.

Les translocations réciproques ou par fusions télomériques sont plus rares (< 5 % des cas).

Dans moins de 3 % des cas, il s'agit d'une mosaïque parentale liée à un accident mitotique post-zygotique, et l'enfant possède des cellules normales associées à des cellules trisomiques 21, en proportion variable selon la localisation tissulaire.

Signes d'appel échographiques

Les principaux signes d'appel échographique sont observés lors d'un examen morphologique entre 22 et 24 semaines d'aménorrhée. Les malformations cardiaques (canal atrio-ventriculaire, communications interauriculaires et interventriculaires, tétralogie de Fallot), et les malformations digestives (atrésie œsophagienne et duodénale, omphalocèle) sont les plus fréquentes. D'autres signes d'appel échographiques sont retrouvés : retard de croissance, fémur court, brachymésophalangie, hypoplasie osseuse nasale, dysmorphie faciale, artère ombilicale unique, variation de la quantité de liquide amniotique.

Plus précoce, l'échographie réalisée entre 10 et 14 semaines d'aménorrhée, peut révéler une clarté nucale. Il s'agit d'un espace anéchogène visualisé au niveau des téguments du cou, pouvant être la conséquence de séquelles d'un hygroma ou d'un retard de résorption du système lymphatique cervical. Une mesure supérieure à 3 mm augmente entre 2 et 5 fois le risque lié à l'âge maternel. Pour un risque > 1/300 qui intègre l'âge maternel et la clarté nucale, la sensibilité est de 82 % pour un taux de faux-positifs de 8 %.

Marqueurs sériques maternels

La mesure de certains marqueurs biochimiques du sérum maternel entre 15 et 17 semaines d'aménorrhée, peut être utile au dépistage. Actuellement le triple-test (ß-hCG totale, AFP, uE3) ou le double-test (ß-hCG libre, AFP) donnent des taux de détection semblables : la sensibilité est de 72 % pour un taux de faux-positifs de 6 % en fixant un seuil de risque à 1/250.

L'association ß-hCG et AFP est plus performante si le dépistage est réalisé précocément, dès la 15e semaine d'aménorrhée, et chez les femmes âgées de moins de 30 ans.

Afin d'essayer d'améliorer les performances du dépistage, d'autres marqueurs sont étudiés :

– au cours du premier trimestre de grossesse :
  - la ß-hCG libre dosée entre 7 et 13 semaines d'aménorrhée, dont les taux s'élèvent en cas de trisomie 21,
  - la PAPP-A (*Pregnancy Associated Plasma Protein A*) dont les taux bas sont corrélés à des anomalies chromosomiques. Il s'agit d'une glycoprotéine synthétisée par le trophoblaste et détectée dans le sang maternel à partir de la 5e semaine de grossesse. Son taux augmente rapidement pendant le premier trimestre. Ce marqueur ne semble intéressant qu'à la 12e SA avec une détection de 63 % des trisomies 21 avec 5 % de risque d'amniocentèse ;

– au cours du second trimestre de grossesse :
  - le dosage urinaire du ß-core, produit de dégradation de la sous-unité ß de l'hCG, qui possède un pouvoir discriminant intéressant,
  - le dosage sérique de l'inhibine dimérique A, qui possède une valeur prédictive dans le triple-test, en association avec la ß-hCG libre et l'AFP ;

– certaines anomalies peuvent être suspectées lors du dépistage de la trisomie 21 :
  – taux d'hCG, d'AFP et d'uE3 < 0,4 MoM dans la trisomie 18,
  – taux d'AFP > 2,5 MoM dans le Spina bifida, les anomalies de fermeture du tube neural ou d'anomalies digestives.

Cadre réglementaire

Le choix des marqueurs biochimiques doit respecter la réglementation qui prévoit l'utilisation d'au moins 2 marqueurs dont l'hCG totale ou la chaîne ß libre, l'alpha-fœtoprotéine (AFP) et l'estriol libre (uE3). Les sérums ayant fait l'objet d'un examen en vue d'une détermination des marqueurs sériques maternels doivent être conservés congelés un an à – 18 °C.

variations pathologiques des marqueurs sériques		
hCG totale :	Augmentation dans la T21 :	2,1 MoM
ß-hCG libre :	Augmentation dans la T21	2,4 MoM
A.F.P. :	Diminution dans la T21 :	0,7 MoM
uE3 :	Diminution dans la T21 :	0,8 MoM

Le calcul du risque exprime un rapport de probabilités entre la probabilité que le résultat soit associé à une grossesse avec trisomie 21 et la probabilité que le résultat soit associé à une grossesse non trisomique. Les paramètres pris en compte pour le calcul du risque sont : l'âge de la mère, les résultats des marqueurs sériques exprimés en multiple de la médiane (MoM), l'âge de la grossesse, en précisant l'influence de certains facteurs sur le calcul de risque :

Augmentation de poids	:	diminution d'hCG et d'AFP
Ethnie (population Noire)	:	augmentation d'hCG et d'AFP
Diabète	:	diminution d'hCG et d'AFP
Tabagisme	:	diminution d'hCG, élévation d'AFP

L'arrêté du 26 mai 1997 fixe le seuil de risque accru de trisomie 21, le jour du prélèvement à 1/250.

Lorsque le dépistage est positif, une amniocentèse est proposée à la patiente pour la réalisation d'un caryotype fœtal.

Le compte-rendu d'examens est signé par le biologiste agréé et doit préciser, conformément à l'arrêté du 23 janvier 1997, les techniques la marque des réactifs et le type de logiciel utilisés pour les dosages des marqueurs, ainsi que les résultats des dosages et le risque calculé. Le laboratoire qui réalise les dosages des marqueurs sériques, a une autorisation délivrée par le ministère de la Santé. Ainsi, le nombre de laboratoire agréé a été fixé par l'arrêté du 3 août 1995.

L'arrêté du 23 janvier 1997 définit la prise en charge des dosages, ainsi que la réalisation du caryotype fœtal.

Les différentes méthodologies des dosages biochimiques sont définies par les arrêtés du 23 janvier 1997 et du 27 mai 1997.

L'arrêté du 15 février 1999 fixe le montant du remboursement des marqueurs sériques (B145) et les dates de réalisation du dépistage entre la 15e et la 18e SA soit : de 14 SA + 0 à 17 SA + 6. Le consentement éclairé de la patiente doit être recueilli conformément au modèle fixé par l'arrêté : la patiente doit être informée, avant le recueil de son consentement, de l'évaluation du risque pour l'enfant à naître, d'être atteint d'une maladie d'une particulière gravité, compte tenu d'antécédents familiaux ou de constatations médicales effectuées au cours de la grossesse. Elle est avertie des caractéristiques de cette maladie, des moyens de la détection, des possibilités thérapeutiques, des résultats susceptibles d'être obtenus au cours de l'analyse, ainsi que des risques inhérents aux prélèvements, leurs contraintes et leurs conséquences éventuelles.

La prescription de dépistage de la trisomie 21 doit préciser la date envisagée pour le prélèvement, entre 15 et 18 SA, la date de naissance de la patiente, la meilleure estimation possible de l'âge gestationnel calculé à partir de la date des dernières règles et par un examen échographique, ainsi que les facteurs pouvant influencer les dosages, en précisant la notion de grossesse multiple.

Le décret du 06 mai 1995 précise que l'attestation signée du médecin doit être jointe à la prescription médicale, en indiquant la date de la consultation médicale de conseil génétique et le médecin doit apporter les informations définies ci-dessus à l'article R. 162-16-7 du code de la santé publique.

Le décret du 28 mai 1997 précise enfin que les résultats ne sont transmis qu'au médecin prescripteur, que la patiente doit consulter pour en obtenir communication et interprétation.

Le caryotype fœtal

Les indications de caryotype fœtal donnant lieu à une prise en charge sont détaillées dans le JO du 16.11.1991. Celui-ci est réalisé à partir des cellules fœtales du liquide amniotique obtenu par amniocentèse, entre 13 et 35 SA. Le prélèvement de cellules trophoblastiques vers la 11e SA ou le sang fœtal prélevé par cordocentèse à partir de la 20e SA permettent également de réaliser le diagnostic prénatal. Ces prélèvements sont invasifs et comportent un risque de fausse couche variant de 0,5 à 2 %.

L'étude du caryotype fœtal chez les patientes se trouvant dans un groupe à risque accru de trisomie 21, peut conduire à la mise en évidence d'une trisomie 21, mais aussi d'autres anomalies chromosomiques, justifiant d'un conseil génétique : trisomies 18 ou 13, délétions, anomalies gonosomiques (Turner, Klinefelter) et anomalies équilibrées.

Indications de caryotype fœtal donnant lieu à une prise en charge
Âge de la mère supérieur ou égal à 38 ans,
Anomalies chromosomiques parentales,
Antécédent pour le couple de grossesse avec caryotype anormal,
Diagnostic de sexe pour les maladies liées au sexe,
Signes d'appel échographiques : anomalies morphologiques du fœtus, retard de croissance intra-utérin, oligoamnios.

DÉPISTAGE SANGUIN DU RISQUE ACCRU DE TRISOMIE 21 FŒTALE ET DE NON-FERMETURE DU TUBE NEURAL.

Médecin Prescripteur : Remplir la fiche de renseignements cliniques lors de la prescription du dépistage.
Signer l'attestation et faire signer le consentement de la patiente.

Laboratoires d'analyses : Prélèvement de 5 ml de sang sur tube sec à transmettre à un laboratoire autorisé.
Tarification B145 soit 249,40 Frs (38 Euros).

Si le risque accru calculé est supérieur ou égal à 1/250, le caryotype fœtal proposé à la patiente est pris en charge à 100 % sous réserve que le dépistage soit effectué par un laboratoire agréé, par 2 marqueurs au minimum, entre la 15e et la 18e semaine d'aménorrhée, et quel que soit l'âge de la patiente.

Le médecin prescripteur délivre une attestation signée certifiant qu'il a apporté à la femme enceinte les informations nécessaires et conserve l'original de la déclaration de consentement de la patiente. L'attestation et une copie du consentement sont remises au laboratoire qui effectue les analyses.

<u>MÉDECIN PRESCRIPTEUR</u> : Je soussigné Dr , certifie avoir informé la patiente de l'intérêt du test sérique dans l'évaluation du risque accru de Trisomie 21 fœtale et de non-fermeture du tube neural, de ses limites, et de ses implications en cas de risque élevé.

<u>Cachet et signature :</u>

DÉPISTAGE À RÉALISER ENTRE 14,1 ET 17,6 SEMAINES D'AMÉNORRHÉE :
Soit entre le et le

CONSENTEMENT AU DÉPISTAGE DU RISQUE DE TRISOMIE 21 PAR ANALYSE BIOCHIMIQUE DES MARQUEURS SÉRIQUES DANS LE SANG MATERNEL ***(arrêté du 30 sept. 1997, paru au J.O. du 31 Oct. 1997)***

Je soussignée Me , déclare avoir reçu les informations suivantes : Le prélèvement sanguin qui m'est proposé doit donner lieu au dosage d'au moins deux marqueurs. Ce dosage sera effectué dans un laboratoire autorisé à effectuer ce type d'analyses par le ministère chargé de la santé. Cet examen a pour but d'évaluer le risque pour l'enfant à naître d'être atteint de trisomie 21 (mongolisme). Il ne permet pas à lui seul d'établir le diagnostic de la trisomie 21. Le résultat de l'examen, exprimé en taux de risque, me sera rendu et expliqué par le médecin qui me l'a prescrit. Si ce risque est considéré comme élevé (*ex : 1/100, 1/60...*) il me sera proposé un prélèvement de liquide amniotique (amniocentèse) pour établir une analyse chromosomique du fœtus (caryotype). Si ce risque est considéré comme faible (*ex : 1/500, 1/300...*) il n'exclut jamais la possibilité d'une trisomie 21 à la naissance. En l'état actuel, la sensibilité du test ne permet pas de déceler plus de 60 % des trisomies 21.

Je consens au prélèvement sanguin ainsi qu'au dosage des marqueurs.

Signature de la Date : ***patiente :***

LA PATIENTE :

Nom : Nom de jeune fille :

Prénom : Date de naissance :

Adresse:

Date des dernières règles : Nombre de fœtus :

Date de début de grossesse : Poids actuel (kg) :

Ethnie : Européenne Asiatique Africaine

Clarté nucale (mm) : à la date du :

Au cours d'une précédente grossesse : antécédent de trisomie 21 : Non Oui

Antécédent de non-fermeture du tube neural : Non Oui

Date du prélèvement :

CONSENTEMENT DE LA FEMME ENCEINTE À LA RÉALISATION D'ANALYSES, EN VUE DE DIAGNOSTIC PRÉNATAL *IN UTÉRO*

(HORS MARQUEURS SÉRIQUES)

> Feuille signée en 2 exemplaires ;
> – 1 à remettre dans le dossier clinique
> – 1 à envoyer au laboratoire avec le prélèvement

Décret n° 97-579 du 28 mai 1997 (JO du 31/05/97)
Arrêté du 30 septembre 1997 (JO du 31/10/97)
Après la consultation médicale prévue à l'article R. 162-16-7 du code de la santé publique,
je soussignée, , déclare avoir reçu les informations suivantes :
L'analyse qui m'est proposée en vue d'établir un diagnostic prénatal rend nécessaire un prélèvement de liquide amniotique, de sang fœtal ou de villosités choriales dont m'a été expliqué le risque : cette analyse sera effectuée dans un laboratoire autorisé à la pratiquer par le ministre de la santé.
Si la technique demande une mise en culture de cellules fœtales, un échec de celle-ci est possible, pouvant rendre nécessaire un deuxième prélèvement ; l'analyse peut révéler d'autres affections que cette recherchée dans mon cas ; Le résultat de l'examen me sera rendu et expliqué par le médecin qui me l'a prescrit.

Je consens au prélèvement ainsi qu'à l'analyse de :

- ☐ cytogénétique
- ☐ génétique moléculaire
- ☐ biologie fœtale en vue du diagnostic de maladies infectieuses
- ☐ biochimie (hors marqueurs sériques)
- ☐ hématologie
- ☐ immunologie

pour laquelle il est effectué.

Date :.................................... Signature de la patiente :

CONSENTEMENT EN VUE D'UN EXAMEN DES CARACTÉRISTIQUES GÉNÉTIQUES

Je, soussigné (e) M ....

Demeurant à : ....
Reconnais avoir été informé (e) par le Dr .... sur les examens des caractéristiques génétiques qui seront réalisés à partir :

- ☐ Du sang qui m'a été prélevé
- ☐ Du sang qui a été prélevé sur mon enfant mineur
- ☐ Pour confirmer ou infirmer le diagnostic de maladie génétique :
- ☐ Pour recherche d'un état hétérozygote en vue d'un conseil génétique.

Je donne mon consentement pour ce prélèvement et je reconnais avoir reçu l'ensemble des informations conformément aux articles R.162-16-7 et R. 145-15-4 du code de la santé publique, permettant la compréhension de cet acte biologique et sa finalité.

Fait à..............................., le..........................SIGNATURE :

DIAGNOSTIC PRÉNATAL D'UNE UROPATHIE OBSTRUCTIVE

L'étude d'une uropathie obstructive est rendue nécessaire en raison du risque de dysplasie rénale et d'insuffisance rénale fœtale.

Certaines pathologies rencontrées peuvent être associées à un syndrome polymalformatif ou à des anomalies du caryotype, pouvant nécessiter, en fonction de leur importance, une interruption de grossesse.

L'étude échographique permettra de préciser le niveau de l'obstruction, qui, dans la majorité des cas, est sous-vésical avec un parenchyme normal et parfois hyperéchogène.

Le prélèvement d'urines fœtales est réalisé sous guidage échographique. La qualité du prélèvement nécessite la recherche de contamination par du sang fœtal ou maternel (réalisé par le compte d'Addis) ou par du liquide amniotique (dosage des enzymes digestives).

Constantes des urines fœtales	Normales	Insuffisance rénale	Dysplasie
Urée	8-13 mmol/l	↘ (– 30 %)	↘↘ (– 60 %)
Créatinine	170-300 µmol/l	↘ (– 30 %)	↘↘ (– 60 %)
Protéine	Absence (g/l)	+	++
Osmolarité	90-120 mOsm/l	N	↗↗↗ (+ 150 %)
Sodium	40-60 mEq/l	N	↗↗↗ (+ 150 %)
Chlore	40-60 mEq/l	N	↗↗↗ (+ 120 %)
Ammonium	650-800 mmol/l	↘ (– 150 %)	↘↘ (– 500 %)
β_2 microglobuline	inf. à 1 mg/l	↗ (+ 300 %)	↗↗ (+ 1 000 %)
Glucose	0-0,3 mmol/l	↗ (+ 300 %)	↗↗↗ (+ 1 000 %)
Calcium	0,3-1,0 mmol/l	N	↗↗↗ (+ 250 %)

Dans les dysplasies, diagnostiquées à l'échographie, le taux de sodium est supérieur à 80 mEq/l, il existe une hyperosmolarité et la fonction rénale est très perturbée. Les lésions rénales sont constituées et irréversibles.

Dans les formes mineures, une dérivation in utéro peut être envisagée afin d'éviter l'évolution vers l'insuffisance rénale, pour les grossesses d'âge inférieur à 34 semaines.

DIAZÉPAM

Le diazépam (Valium®) est une benzodiazépine très utilisée pour ses propriétés tranquillisantes, anxiolytiques, hypnotiques, anti-épileptiques, anesthésiques, myorelaxantes.

L'absorption s'effectue dans la partie haute du tube digestif.

La biodisponibilité est de 80 % environ.

La fixation aux protéines plasmatiques varie de 98 % chez l'adulte à 85 % chez le nouveau-né.

Le diazépam est métabolisé dans le foie (98 %) conduisant à la formation de nombreux métabolites dont le N-déméthyl-diazépam (métabolite actif), de dérivés hydroxylés et glucuro-conjugués, éliminés dans les urines.

Il n'existe pas d'effet inducteur enzymatique.

La demi-vie d'élimination est de 36 heures environ. Elle est plus courte chez l'enfant (résorption plus rapide) et allongée en cas de pathologie hépatique et chez les sujets âgés.

Prélèvement

Sérum prélevé avant une nouvelle prise.

Dosage

Chromatographie en phase gazeuse.

Chromatographie liquide haute performance.

Immuno-enzymologie.

Valeurs de référence (mg × 3,5 = µmol)

Zone thérapeutique : 0,2-0,6 mg/l *soit* 0,7-1,2 µmol/l.

Le temps d'obtention de l'équilibre thérapeutique est de 8 jours.

Les interactions sont liées à des modifications du métabolisme hépatique :

– par accélération (diminution de la demi-vie) :
  - tabac, barbituriques, phénytoïne, rifamycine ;
– par diminution (augmentation de la demi-vie) :
  - contraceptifs oraux, cimétidine, disulfiram, isoniazide.

L'absorption du diazépam est diminuée par l'alcool, la morphine, l'atropine, la péthidine.

Les concentrations toxiques de diazépam sont supérieures à 3 mg/l (*soit* > 12 µmol/l) entraînant des troubles neuro-musculaires, respiratoires, un sommeil profond pouvant aller jusqu'au coma.

La gravité de l'intoxication est majorée par la prise concomitante d'alcool.

DIGITALIQUES

Les digitaliques sont des hétérosides cardiotoniques qui ralentissent, renforcent et régularisent les battements cardiaques. Ils agissent par inhibition de l'activité ATP-asique membranaire Na-K dépendante.

- La digitoxine (Digitaline®) est entièrement absorbée.
  Environ 95 % du médicament est lié aux protéines plasmatiques.
  L'inactivation hépatique est importante (90 % de la dose orale) et environ 10 % de la dose ingérée est éliminée sous forme inchangée dans les urines.
  L'acétyl-digitoxine (Acylanide®) est transformée en digitoxine par la flore intestinale et les estérases sanguines.
- La digoxine (Digoxine®, Coragoxine®) est moins fortement absorbée au niveau digestif (60-80 %). Environ 25 % du médicament est lié aux protéines plasmatiques. Environ 10 % de la dose ingérée subit un métabolisme hépatique. L'élimination sous forme inchangée dans les urines représente 90 % de la dose ingérée.
  Le lanatoside C (Cédilanide®) est hydrolysé et désacétylé en digoxine par la flore intestinale et les estérases sanguines.
- Le niveau d'équilibre thérapeutique est atteint en deux semaines de traitement pour la digoxine et un à deux mois pour la digitoxine.

Prélèvement

- Sérum prélevé avant une nouvelle prise.

Dosage

- Méthodes chromatographiques (HPLC, CPG).
- Immunoradiologie.
- Immunoenzymologie (EMIT, ELISA).
- Immuno-fluorimétrique...

Valeurs de référence (µg × 1,3 = nmol)

- Digitoxine : 10-25 µg/l *soit* 13-32 nmol/l,
  zone toxique : > 27 µg/l *soit* > 35 nmol/l.
- Digoxine : 0,8-2 µg/l *soit* 1-2,6 nmol/l,
  zone toxique : > 2,3 µg/l *soit* > 3 nmol/l.

Facteurs modifiant les concentrations plasmatiques

- *Digitoxine*
  - Diminution de l'absorption intestinale : malabsorption, ou thérapeutique (laxatif, pansement digestif, cholestyramine).
  - Âge : les sujets âgés ont besoin d'une dose plus faible que les sujets jeunes pour atteindre les mêmes taux plasmatiques.

- Hypothyroïdie : augmente le risque de survenue des effets toxiques, cardiovasculaires.
- Hypercalcémie, hypomagnésémie : augmentent le risque de survenue des effets toxiques, cardiovasculaires.
- Hypokaliémie : favorise la toxicité cardiovasculaire (effets des laxatifs, diurétiques, corticoïdes, insulines).
- Insuffisance hépatique grave : augmentation de la demi-vie de la digitoxine.
- Inducteurs enzymatiques : augmentation du métabolisme (phénobarbital, phénytoïne, rifampicine...).
- Quinidine, hydroquinidine : diminution du volume de distribution et de l'excrétion rénale, entraînant une élévation des taux de digitoxine.

• *Digoxine*
- Diminution de l'absorption intestinale :
  . malabsorption,
  . laxatif, pansements anti-acides, cholestyramine.
- Diminution de l'élimination tubulaire :
  . spironolactone (diminution de la clairance).
- Pathologie rénale :
  . augmentation de la demi-vie.
- Insuffisance cardiaque :
  . diminution de la clairance.
- Amiodarone :
  . défixation tissulaire entraînant une élévation de la digoxinémie.
- Quinidine, hydroquinidine :
  . diminution du volume de distribution et de l'excrétion rénale, entraînant une élévation de la digoxinémie.
- Vérapamil :
  . diminution de la clairance entraînant une élévation de la digoxinémie.

DIHYDROTESTOSTÉRONE (DHT)

La dihydrotestostérone est un stéroïde ayant une activité androgénique. Elle provient de la conversion périphérique de la delta-4-androstènedione et de la testostérone sous l'action de la 5-alpha-réductase au niveau cellulaire.
La forme finale d'élimination est représentée par l'androstanediol.

Prélèvement

• Sérum.
• Plasma (EDTA).
• Conservé congelé.

Dosage

- Méthode radio-immunologique après extraction.

Valeurs de références (ng × 0,00345 = nmol)

- Femme : 50-250 ng/l *soit* 0,17-0,86 nmol/l.
- Homme : 150-1000 ng/l *soit* 0,51-3,45 nmol/l.

Variations pathologiques

- La DHT est retrouvée élevée dans les hirsutismes d'origine surrénalienne ou ovarienne.
- Dans les formes idiopathiques, l'hirsutisme est relié à une augmentation de la conversion périphérique de la testostérone et à une sensibilité accrue des follicules pilo-sébacés.

DIPHÉNYLHYDANTOÏNE (Di-Hydan®)

La diphénylhydantoïne est utilisée pour ses propriétés anti-épileptiques par voie orale ou intraveineuse.

Par voie orale, le pic plasmatique est atteint en 3 heures pour les formes à libération rapide et en 3 à 12 heures pour les formes retard. La liaison aux protéines plasmatiques est très forte (90 %). Le métabolisme est essentiellement hépatique (95 %) et environ 5 % du médicament est éliminé sous forme inchangée dans les urines, avec ses métabolites inactifs. L'état d'équilibre est atteint en 1 à 6 semaines selon la dose.

Prélèvement

- Sérum.
- Prélevé juste avant une nouvelle prise.

Dosage

- Méthodes chromatographiques.
- Polarisation de fluorescence.

Valeurs de référence (mg × 3,95 = µmol)

- Adultes, enfants : 10-20 mg/l *soit* 40-80 µmol/l.
- Nouveau-nés, prématurés : 5-15 mg/l *soit* 20-60 µmol/l.

Les effets secondaires indésirables ou toxiques apparaissent pour des taux supérieurs à 30 mg/l : vertige, diplopie, nystagmus, ataxie, convulsions, coma avec collapsus cardio-vasculaire.

Variations physio-pathologiques :

- Atteintes hépatiques et rénales.
- Grossesse (diminution de concentration sérique).

- Interactions médicamenteuses nombreuses :
  - diminution du métabolisme de la diphénylhydantoïne : barbituriques, isoniazide, chloramphénicol, dicoumarol,
  - augmentation du métabolisme par :
    alcool, carbamazépine, barbituriques à faible dose,
  - modification de la liaison protéique par :
    acide acétylsalicylique, acide valproïque, phénylbutazone, sulfonylurées.

Diphénylhydantoïne libre

La forme libre, non liée aux protéines plasmatiques, est un bon indice de toxicité ou d'efficacité du traitement en cas d'hypoalbuminémie, lors de traitements associant un médicament qui déplace la diphénylhydantoïne de sa liaison protéique, en cas d'atteintes hépatiques ou rénales.
La zone thérapeutique est de 1 à 2 mg/l *soit* 4 à 8 µmol/l.

DI-PHOSPHOGLYCÉRATE ÉRYTHROCYTAIRE

Le 2,3 diphosphoglycérate est un composé phosphorylé abondant dans le globule rouge. Il intervient dans la libération de l'oxygène aux tissus par l'oxyhémoglobine.

Prélèvement

Sang prélevé sur héparine ou EDTA, conservé à + 4 °C.

Dosage

Le 2,3 di-phosphoglycérate est un cofacteur de la phosphoglycéromutase qui permet la transformation du 3-phosphoglycérate en 2-phosphoglycérate qui est dosé.

Valeurs de référence

Exprimées par rapport au taux d'hématies :
= 3 à 5 mmol/l d'hématies.

Variations

- Augmentation de 2,3 diphosphoglycérate retrouvée en cas d'hypoxie :
  - anémie,
  - insuffisance respiratoire,
  - insuffisance cardiaque,
  - altitude,
  - exercice musculaire,
  - alcalose.

- Diminution de 2,3 diphosphoglycérate :
  - sang conservé (diminution de l'oxygénation)
  - entraînant une diminution de l'efficacité des transfusions.
- Déficit en diphospho-glycérate mutase :
  - transmission autosomale récessive,
  - entraînant une anémie hémolytique ou une polyglobulie,
  - taux normaux : 4-7 U/g d'Hb.

DISOPYRAMIDE

Le disopyramide (Rythmodan) est un anti-arythmique pouvant entraîner à forte dose des effets atropiniques et cardiovasculaires (diminution du débit cardiaque, de l'activité ventriculaire gauche, troubles de la conduction).

Après administration orale, il est fortement absorbé (90 %).

La liaison aux protéines plasmatiques dépend de la dose et varie de 20 à 60 %. Le métabolisme hépatique entraîne la formation d'un métabolite actif (25 %). L'élimination est urinaire sous forme non métabolisée pour 50 % environ de la dose ingérée.

La demi-vie est de 4 à 8 heures et peut varier jusqu'à 48 heures chez l'insuffisant rénal.

L'état d'équilibre est obtenu en 2 jours pour un traitement continu par voie orale.

Prélèvement

- Sérum conservé congelé.
- Prélevé au moment du taux résiduel, juste avant une nouvelle prise.

Dosage

- Méthodes chromatographiques.
- Méthodes fluoro-immunologiques.

Valeurs de référence (mg × 2,95 = µmol)

- Zone thérapeutique : 2-5 mg/l *soit* 6-15 µmol/l.
- Zone toxique : > 8 mg/l *soit* > 24 µmol/l.

Certains facteurs modifient les concentrations plasmatiques de disopyramide :

- Interactions médicamenteuses avec les inducteurs enzymatiques hépatiques (diphénylhydantoïne...).
- Pathologies (hypoalbuminémie, insuffisance rénale, infarctus du myocarde).

DISTOMATOSES HÉPATIQUES

Les distomatoses sont des parasitoses dues à des trématodes.

La contamination humaine est liée à l'ingestion de métacercaires enkystés présents dans les végétaux (cresson, pissenlit...) et les eaux souillées, essentiellement en été.

Après une migration hépatique, les parasites adultes se fixent dans les canaux biliaires et pondent des œufs qui sont éliminés dans les selles.

Les signes cliniques sont représentés schématiquement par :

– lors de la phase d'invasion : hépatomégalie fébrile avec arthralgie et manifestations allergiques ;

– lors de la phase d'état (vers le 3e mois de l'infection) : des signes d'hépatite chronique, un syndrome lithiasique, un ictère par obstruction, des angiocholites à répétition...

Signes biologiques d'orientation

- En phase d'invasion :
  - hyperleucocytose : 20 à 35 000 globules blancs,
  - hyperéosinophilie : 50 à 70 % (maximale vers le 2e mois).
- En phase d'état :
  - éosinophilie résiduelle (> 10 %),
  - signes d'atteintes hépatiques avec élévation de la V.S., des transaminases, une hypergammaglobulinémie associée à une diminution de l'albuminémie,
  - une élévation des IgE.

Diagnostic parasitologique

La ponte débute dès que les douves sont adultes, uniquement en période d'état. Les œufs sont généralement peu nombreux et sont retrouvés dans 40 % des cas.

Prélèvement

- Selles.
- Tubage duodénal.
- Biopsie hépatique.

Les aliments pouvant contenir des œufs en transit (foie et pâté de foie de mouton ou de bœuf) seront supprimés de l'alimentation quelques jours avant les prélèvements de selle.

L'examen macroscopique recherchera la présence dans les selles de mucus, de sang, de glaire et de cristaux de Charcot-Leyden.

L'examen microscopique est réalisé à frais et après coloration.

Les techniques de concentration sont :
– sédimentation : Van someren et Grégoire pour les œufs de Grande Douve ;
– flottation : Janeckso ;
– diphasique : Ritchie, Bailanger ou MIF concentration.

Identification : adultes

Plathelminthes non segmentés, d'aspect foliacé, présentant une ventouse orale, une ventouse ventrale, hermaphrodites.

Les testicules et le pore génital ont des positions variables :
– pore génital en avant de la ventouse ventrale :
  - testicules ramifiés : *Fasciola hepatica* (cosmopolite), Fasciolopsis buski (Extrême-Orient),
  - testicules lobés ou arrondis :
    . en avant de l'ovaire : *Dicrocoelium dendriticum* (cosmopolite),
    . en arrière de l'ovaire :
      Clonorchis sinensis (Extrême-Orient),
      Opistorchis felineus (Inde, Europe centrale),
      Opistorchis viverrini (Asie, Thaïlande, Europe de l'Est).
– pore génital en arrière de la ventouse ventrale :
  - *Paragonimus westermani* : responsable de la douve pulmonaire, exceptionnellement présent dans les selles (Extrême-Orient). Il n'est pas foliacé.
– pore génital à côté de la ventouse ventrale :
  - *Heterophyes hetarophyes* (Extrême-Orient, Egypte),
  - *Metagonimus yokogawai* (Russie, Extrême-Orient).

Identification : œufs

• *Fasciola hépatica* : œufs de 140 μ × 80 μ, de couleur jaune-marron, operculés, avec une coque assez épaisse et lisse, contenant une masse de cellules vitellines de taille égale.
  Les œufs ne sont pas embryonnés à la ponte.
• Autres œufs operculés :
  - *Fasciola gigantica* (150 μ × 80 μ) n'existe pas en France, retrouvée en Afrique centrale, Philippines, Inde,
  - *Fasciolopsis buski* (140 μ × 80 μ),
  - *Paragonimus westermani* (100 × 55) : retrouvé exceptionnellement dans les selles (douve pulmonaire),
  - *Dicrocoelium dendriticum* (45 × 25) : œufs en transit,
  - *Clonorchis sinensis* (30 × 15) : ovoïde, en bouteille,
  - *Opistorchis* (30 × 15) : en forme de bouteille à col rétréci,
  - *Heterophyes* (30 × 15),
  - *Metagonimus* (30 × 15).

Diagnostic sérologique

Les techniques sérologiques sont utilisables à partir de la 3e semaine d'infestation. Elles sont probantes dans plus de 90 % des cas.

- Précipitation en gel :
  - immunoélectrophorèse : mise en évidence de nombreuses fractions dont certaines sont communes avec *S. mansoni*, *O. volvulus*, *T. saginata*, *T. spirallis*, *A. lumbricoides*, *E. granulosus*. Seul l'arc 2 est spécifique de la grande douve.
  - Ouchterlony : réaction d'identité,
  - électrosynérèse : rapide.

  Les précipitines apparaissent dès la 3e semaine et disparaissent progressivement en plusieurs mois.

  En phase d'état, la réaction est positive dans 95 % des cas.
- Réaction de fixation du complément :
  - le seuil de positivité est fixé à 1/8,
  - la réaction est positive à la 3e semaine dans 90 % des cas, mais il existe des réactions croisées avec la bilharziose, l'ascaridiose, la toxocarose, et elle est négative dans les distomatoses anciennes.
- Hémagglutination :
  - le seuil de positivité est fixé à 1/320,
  - sensible aux IgM, elle permet de dépister 90 % des sujets dès la phase d'invasion, mais se négative rapidement.
- Agglutination de particules de latex sensibilisées :
  - le seuil de positivité est fixé à 1/4.
- Immunofluorescence indirecte :
  - taux significatif : 1/40,
  - la réaction est positive dans plus de 90 % des cas dès la 3e semaine d'infestation.
- ELISA :
  - utile pour les études de masse.

Après thérapeutique, il existe généralement un rebond sérologique important après un mois de traitement, puis une décroissance progressive en 6 à 12 mois. Les traitements ont un maximum d'efficacité en phase d'invasion.

DISTOMATOSES PULMONAIRES (Paragonimoses)

Les distomatoses pulmonaires (ou paragonimoses) sont des parasitoses dues à des trématodes du genre *Paragonimus* :
– *P. Westermani* (Extrême-Orient),
– *P. Kellicati* (USA),
– *P. Mexicanus* (Amérique latine),
– *P. Africanus* (Zaïre, Cameroun, Nigeria).

La contamination humaine est liée à l'ingestion de métacercaires contenues dans les crustacés ingérés crus ou mal cuits. Après une phase de migration à travers la cavité péritonéale, thoracique, pulmonaire, les parasites se fixent dans les bronchioles pour former des kystes. À partir du 4e mois, des œufs sont éliminés dans les expectorations lors de quintes de toux (crachats rouillés, expectorations hémoptoïques).

Après déglutition, des douves peuvent se retrouver dans les selles, entraînant des troubles digestifs.

Certaines formes erratiques peuvent entraîner des troubles nerveux.

Le diagnostic différentiel sera posé avec une tuberculose, un abcès amibien pulmonaire, une pneumonie bactérienne...

Signes biologiques d'appel

- Hyperleucocytose (10 à 20 000 globules blancs).
- Éosinophilie maximale vers le 2e mois (10 à 30 %), diminuant dès la phase d'état.

Diagnostic parasitologique

- Prélèvements :
  - selles (20 % des cas),
  - crachats (60 % des cas),
  - LCR,
  - ponction pleurale,
  - abcès pulmonaire, du péritoine...
- L'examen direct permettra la mise en évidence des œufs, directement ou après homogénéisation des crachats. Il existe des cristaux de Charcot-Leyden.
- Les techniques de concentration de Janeckso ou de MIF concentration seront utilisées pour la mise en évidence des œufs dans les selles.

Identification

Les œufs sont retrouvés à la phase d'état. Ils sont ovales, mesurent 90 µ × 60 µ, sont colorés en jaune et entourés d'une coque mince, lisse, épaissie au pôle opposé de l'opercule.

Les adultes ne sont pas d'aspect foliacé comme les douves hépatiques. Le corps est épais, brun rouge, de la forme d'un grain de café, souvent par paires dans les kystes bronchiques. Le pore génital est en arrière de la ventouse ventrale.

Diagnostic immunologique

Le diagnostic sérologique prend tout son intérêt dans les formes erratiques, lorsque les pontes ne s'extériorisent pas.

Les techniques d'immunoélectrophorèse permettent de mettre en évidence l'arc 1 spécifique dans 80 % des cas.

Les réactions d'hémagglutination, de fixation du complément et l'immunofluorescence indirecte peuvent également être utilisées dès le 1er mois d'infestation.

L'IDR présente un intérêt épidémiologique. Elle peut rester positive 10 à 20 ans après la guérison.

Après thérapeutique (émétine, chloroquine, bithionol), les titres d'anticorps disparaissent en plusieurs mois.

Dans les formes chroniques évoluant depuis plus de 2 ans, la thérapeutique est difficile.

L. DOPA (Test à la L. Dopa)

Le test à la L. Dopa (lévodopa, larodopa) permet l'exploration de la sécrétion de prolactine ou d'hormone de croissance.

La L. Dopa est un précurseur de la dopamine qui entraîne une inhibition de la sécrétion de prolactine et une augmentation de la sécrétion de somatotrophine.

Prélèvement

Le sujet est à jeun depuis 12 heures et au repos depuis 30 minutes, cathéter en place.

Un prélèvement sanguin est réalisé à T – 30 et à T 0.

Un comprimé de 500 mg est absorbé et des prélèvements sanguins sont réalisés à T + 30, T + 60 et T + 120.

Résultat

Le taux de prolactine baisse d'environ 50 % à la 120e minute.

Le taux de somatotrophine double durant l'épreuve.

EAU (Test de restriction hydrique)

Le test est réalisé lors d'une suspicion de diabète insipide pour apprécier la tolérance d'une privation hydrique. Il est réalisé sous surveillance tensionnelle.

Prélèvement

Au début du test, un prélèvement sanguin est réalisé pour les dosages de l'osmolarité, du ionogramme et de l'ADH.

Un recueil urinaire est réalisé et sont notés le volume, la densité et l'osmolarité.

Toutes les demi-heures, un recueil urinaire est réalisé et sont notés le volume, la densité et l'osmolarité.

Aucun apport de boisson ne doit être réalisé.

Le test est arrêté après une diurèse de 3 litres ou lorsqu'il existe des signes d'intolérance avec une polyurie faite d'urines pâles et diluées.

Une nouvelle prise de sang pour les dosages de l'osmolarité, du ionogramme et de l'ADH est réalisée.

Résultat

Normalement, la restriction hydrique est tolérée plusieurs heures. Le sujet urine de moins en moins. Les urines sont de plus en plus concentrées.

En cas de diabète insipide, le sujet continue d'uriner malgré la privation hydrique. Il existe des signes d'intolérance liée à la déshydratation avec agitation, angoisse, perte de poids, hypotension, tachycardie.

EAU (Test de surcharge en eau)

Le test de surcharge en eau permet l'exploration de l'élimination hydrique dans l'insuffisance surrénalienne et le syndrome de Schwartz-Bartter.

Réalisation

Le patient vide sa vessie à 8 heures du matin.

Il absorbe un volume de 600 ml d'eau (ou 15 ml/kg de poids).

Les urines sont recueillies toutes les 30 minutes pendant 4 heures.

L'osmolarité et le volume de chaque recueil sont notés.

Résultat

Normalement, la quantité d'eau absorbée est retrouvée dans le volume éliminé. Le plus souvent la diurèse est supérieure au volume absorbé et la densité urinaire diminue régulièrement. L'osmolarité urinaire diminue et des valeurs de 200 mOsm sont retrouvées entre 2 et 3 heures après l'absorption.

Le test est perturbé en cas d'insuffisance de la surrénale où il existe un retard à l'élimination de l'eau (opsiurie) et les différents recueils d'urine restent concentrés.

L'osmolarité ne s'abaisse pas dans le temps.

La clairance de l'eau libre est négative.

Le test est perturbé dans le syndrome de Schwartz-Bartter où il existe une diminution de l'élimination de l'eau qui s'accompagne de signes d'hyperhydratation.

Le test doit tenir compte de facteurs rendant difficile l'interprétation : obèses, œdèmes, insuffisance cardiaque ou rénale.

EAU LIBRE (Clairance de l'eau libre)

La clairance de l'eau libre explore l'axe hypophyso-rénal et mesure la quantité d'eau non liée aux électrolytes, que le rein élimine ou réabsorbe par minute, en fonction de l'activité rénale et de l'activité de l'hormone antidiurétique.

$$C_{H_2O} = V\left(1 - \frac{U_{osm}}{P_{osm}}\right)$$

C_{H_2O} : clairance de l'eau libre,

U_{osm} : osmolarité urinaire,

P_{osm} : osmolarité plasmatique,

V : débit urinaire en ml/mn.

Prélèvement

- Le patient se lève et élimine les urines.
- Un échantillon sanguin sur héparine est prélevé à 8 heures pour la mesure de l'osmolarité sanguine puis à 9 heures et à 10 heures.
- Le recueil des urines est réalisé toutes les heures pendant 3 heures (8 à 9 h, 9 à 10 h, 10 à 11 h) et le volume est l'osmolarité urinaire de chaque échantillon sont notés.

Résultat

- La clairance se mesure en ml/mn.
- La clairance est positive : le rein élimine de l'eau et l'osmolarité urinaire est inférieure à l'osmolarité sanguine.
- La clairance est négative : le rein réabsorbe de l'eau et les urines sont concentrées. L'osmolarité urinaire est supérieure à l'osmolarité sanguine.

Variations pathologiques

- Diabète insipide : clairance positive sur tous les échantillons.
  Sous traitement, la clairance peut diminuer et parfois se négativer.
- Dans les insuffisances rénales chroniques, la clairance de l'eau libre est souvent positive par défaut de concentration des urines par les néphrons atteints.
- Dans le syndrome de Schwartz-Bartter, il existe une hypersécrétion d'ADH et la clairance de l'eau libre est négative. L'osmolarité plasmatique est diminuée.
- Dans les insuffisances de la surrénale, le test peut être couplé à celui de surcharge en eau. La clairance de l'eau libre est constamment négative par incapacité du rein à diluer les urines par déficit en glucocorticoïdes.

ÉCHINOCOCCOSE ALVÉOLAIRE
(*Echinococcus multilocularis*)

L'échinococcose alvéolaire est due a un cestode, *E. multilocularis*.
Il s'agit d'une anthropozoonose et l'homme s'infeste à partir de crudités souillées ou de fruits sauvages souillés par les déjections du renard. Certaines professions sont particulièrement exposées (garde-chasse, éleveur, vétérinaire). Les manifestations cliniques sont liées au développement de la larve dans le foie mais aussi par extension dans d'autres organes (poumons, reins, cerveau). Le diagnostic est essentiellement immunologique.

Prélèvement

- Sérum.

Techniques utilisées

- Immunofluorescence indirecte : coupe de foie parasité par *E. multilocularis* et *E. granulosus*. Le seuil de positivité est fixé à 1/20.
- Hémagglutination indirecte : antigène provenant de liquide hydatique. Le titre significatif est de 1/320.
- Immuno-électrophorèse, électrosynérèse :
  Mise en évidence de l'arc 5, spécifique du genre *Echinococcus*.
- ELISA : antigènes provenant de liquide hydatique ou extrait d'*E. multilocularis* (qui est très sensible et très spécifique).

Évolution

- Traitement : essentiellement chirurgical.
- Suivi biologique :
  - comparaison des dosages par technique ELISA avant et après traitement.

ÉCHINOCOCCOSE HYDATIQUE
(*Echinococcus granulosus*)

L'échinococcose hydatique (ou hydatidose) est due à un cestode, *E. granulosus*. Il s'agit d'une anthropozoonose et l'homme est un hôte accidentel qui s'infeste par des eaux de boissons, des crudités, des fruits souillés par les déjections du chien infesté ou par contact avec le chien infesté.

Les manifestations cliniques sont liées au développement du parasite dans un organe, qui s'y fixe, pour être détruit par la réaction inflammatoire, ou pour entraîner la formation d'un kyste hydatique (essentiellement foie, poumon, rarement d'autres organes).

Il s'agit d'une impasse parasitaire chez l'homme et seul le diagnostic immunologique est utilisé.

Prélèvement

- Sérum.

Techniques utilisées

- Immunofluorescence indirecte : coupe de foie parasité ou coupe à congélation de scolex fixé sur lame. Le seuil de positivité est fixé à 1/100.
- Hémagglutination indirecte : antigène provenant de liquide hydatique. Le seuil de positivité est fixé à 1/320. Il existe des réactions croisées avec d'autres helminthiases.
- Immuno-électrophorèse. Électro-synérèse :
  Mise en évidence de l'arc 5, spécifique du genre Echinococcus.
  La réaction est positive dans 90 % des hydatidoses hépatiques et dans 60 % des formes pulmonaires.
- ELISA : antigènes provenant de liquide hydatique.
- Dosage des IgE totales et des IgE spécifiques.
  Les IgE spécifiques sont positifs dans 60 % des cas. Ils sont utilisés pour le suivi thérapeutique.

Évolution

- Traitement : essentiellement chirurgical.
- Suivi biologique : décroissance lente des titres d'anticorps dans l'année qui suit l'intervention avec négativation dans la 2e année. L'efficacité thérapeutique peut également être suivie par le dosage des IgE spécifiques.

ÉCHOVIRUS

Les échovirus sont des virus entéropathogènes de la famille des *Picornaviridae*, transmis, généralement sous forme d'épidémies, par voie orale.

Les formes inapparentes sont les plus nombreuses. Les échovirus peuvent être responsables :

- de syndromes fébriles s'accompagnant d'atteintes cutanées ou digestives, parfois respiratoires,
- de conjonctivites bilatérales,
- de méningites lymphocytaires et parfois d'encéphalites.

Prélèvement

- Selles.
- Prélèvements rhino-pharyngés.
- LCR.
- Prélèvements conjonctivaux.
- Sang.

Examen virologique

- Le diagnostic direct est réalisé par l'isolement du virus en culture cellulaire de type MRC5 à partir des prélèvements.
- Le typage est réalisé par neutralisation avec des antisérums spécifiques. Une trentaine de sérotypes ont été isolés.

Examen sérologique

- Technique immuno-enzymatique, essentiellement utilisée lors d'épidémies ou chez les sujets immunodéprimés.

ECTOPARASITES
(Gale, pédiculose, phtiriase, tiques)

Gale

Dermatose prurigineuse et contagieuse due à un acarien : *Sarcoptes scabiei* (acarien cuticole non hématophage).

Diagnostic réalisé par mise en évidence du parasite à l'aiguille (adultes recherchés à l'extrémité du sillon).

Recherche des œufs de sarcoptes par effondrement du sillon (ou scratching-test).

Pédiculose

Parasitose cosmopolite due à des insectes anoploures (poux) hémi-métaboles, hématophages, de spécificité stricte, vivant exclusivement en ectoparasites.

- *Pédiculus hominis* (pou du corps) dont la piqûre est prurigineuse pouvant transmettre le typhus exanthématique à *Rickettsia prowazeki*, la fièvre des tranchées à *Rickettsia quintana*, la fièvre récurrente à poux due à *Borrelia recurrentis*.
- *Pédiculus capitis* (pou de la tête) : les œufs deviennent adultes en 18 jours. Les larves, nymphes et adultes sont hématophages.

Diagnostic biologique par mise en évidence des lentes ou des œufs fixés à la base des poils et des adultes.

Phtiriase

Parasitose liée au pou du pubis ou morpion : Phtirus pubis dont le contage est vénérien. Il s'accroche aux poils de gros diamètre, entraînant une réaction cutanée prurigineuse et éventuellement des blépharites lorsqu'il s'accroche aux cils.

Diagnostic biologique basé sur la mise en évidence des parasites accrochés aux poils.

Tiques

Les tiques sont des ectoparasites hématophages, parasitant l'homme et les animaux et transmettant des germes pathogènes.

- ***Ixodes ricinus***

Il s'agit d'une tique vectrice chez l'homme du virus de l'encéphalite à tiques, de la borréliose de Lyme due au spirochète *Borrelia burgdorferi,* de l'ehrlichiose humaine due à la richettsiacée *Ehrlichia phagocytophila*

Elle est également responsable de la babésiose bovine dont le protozoaire *Babesia divergens* peut être transmis à l'homme. Sur le plan vétérinaire, la babésiose et la piroplasmose sont les plus fréquentes.

- ***Argas reflexus***

Cette tique provoque des lésions cutanées douloureuses, des chocs anaphylactiques et des ecchymoses. L'espèce a une préférence pour les pigeons, mais atteint l'homme surtout lorsque les pigeons ont quitté leur pigeonnier.

- ***Dermacentor reticulatus***

Cette tique est vectrice du protozoaire de la piroplasmose ou babésiose canine, *Piroplasma canis.* Cette tique du chien se rencontre plus rarement sur les autres carnivores domestiques. Elle parasite également les ongulés.

Cette tique transmet également *Babesia caballi,* la babésiose du cheval.

L'homme est souvent piqué. Les larves et les nymphes parasitent les mammifères et les petits rongeurs.

Dermacentor reticulatus est porteuse de rickettsies du genre *coroni*, mais également de *Borrelia burgdorferi* ou de *francisella tularensis.*

• ***Rhipicephalus sanguineus***

Cette tique transmet la rickettsiose à *Rickettsia coroni,* responsable de la fièvre boutonneuse à tiques. Elle parasite le chien, le chat, les lapins, les hérissons et le renard. Chez l'homme, c'est surtout les nymphes qui se fixent.

Rhipicephalus sanguineus transmet l'ehrlichiose canine à *Ehrlichia canis,* l'hémobartonellose canine à *Hemobartonella canis* et la babésiose à *Babesia canis.*

EHRLICHIOSE

Les *Ehrlichia* sont des bactéries intracellulaires de 0,1 à 0,3 µm de large sur 0,6 à 1,2 µm de long, à Gram négatif. Elles sont retrouvées dans les vacuoles leucocytaires (monocytes et petits lymphocytes) et peuvent former une morula avec plusieurs organismes groupés dans la vacuole.

Le cycle cellulaire est proche de celui des *Chlamydia.*

Les inclusions intracellulaires s'observent après coloration de Giemsa ou de Leishman.

Il s'agit de maladies graves en raison de la granulopénie observée, liée à la lyse des polynucléaires par les *Ehrlichia* et les décès surviennent par des maladies opportunistes.

Ehrlichiose japonaise

Ehrlichia sennetsu a été isolé au Japon d'un sujet atteint d'un syndrome mononucléosique. La bactérie est transmise à l'homme par ingestion de poisson cru parasité par des helminthes infectés par la bactérie.

Ehrlichiose monocytique humaine

Maladie estivale sévissant aux États-Unis, liée à une exposition aux tiques (*Amblyomma americanum*). Le germe pathogène *E chaffeensis* est responsable d'une atteinte fébrile, mortelle dans 2 % des cas. Le tableau clinique est celui d'une fièvre pourprée des Montagnes Rocheuses, mais sans éruption.

Les signes biologiques sont une atteinte hépatique modérée associée à une thrombopénie, une leucopénie avec lymphopénie.

Le diagnostic repose sur la mise en évidence d'inclusions leucocytaires sur le frottis sanguin.

Le diagnostic sérologique est réalisé par immunofluorescence à l'aide d'un antigène d'*E. chaffeensis*, ou par PCR à partir de tiques infectées ou à partir des prélèvements sanguins.

Ehrlichiose granulocytique humaine

La maladie est retrouvée associée aux tiques *Ixodes scapularis*. L'*Ehrlichia* est découverte sous forme d'inclusions dans les polynucléaires.

Le réservoir de la bactérie est représenté par les animaux domestiques, chiens, chevaux et bovins. La maladie atteint les chasseurs et les forestiers, surtout en été.

Les signes cliniques sont dominés par une fièvre avec céphalées et myalgies.

Les signes biologiques révèlent une élévation des transaminases et de la LDH, associée à une leuco-thrombopénie.

Le frottis sanguin permet de révéler les morula dans les polynucléaires.

Le diagnostic sérologique, réalisé sur un échantillon de sang recueilli sur EDTA, est réalisé avec l'antigène de l'ehrlichiose. La positivité (IgG>1/25) est retrouvée 2 mois après les signes cliniques et persiste plusieurs années.

- **Traitement de l'ehrlichiose.**

Le traitement de choix est la doxyxycline qui permet d'obtenir l'apyrexie en quelques jours. L'antibiothérapie est maintenue une à deux semaines. Seules les tétracyclines et la rifampicine sont bactéricides.

ÉLECTROPHORÈSE DES LIPOPROTÉINES

Les lipoprotéines sont formées de l'association variable de lipides et de protéines pouvant être séparées par ultracentrifugation ou par électrophorèse en 4 classes en fonction de leur densité ou de leur mobilité :

– HDL : *High Density Lipoprotein* (α-lipoprotéines).
– LDL : *Low Density Lipoprotein* (β-lipoprotéines).
– VLDL : *Very Low Density Lipoprotein* (pré-β lipoprotéines).
– chylomicrons.

Prélèvement

- Sérum exclusivement.
- Prélèvement strictement à jeun (à la 12e heure de jeûne).

Dosage

- Électrophorèse sur gel d'agarose.

Valeurs de références

- α lipoprotéines : 30-40 % (HDL).
- Pré-β lipoprotéines : 10-20 % (VLDL).
- β lipoprotéines : 40-50 % (LDL).
- Chylomicrons : absence.

Variations pathologiques

Classification des hyperlipoprotéinémies de Fredrickson :

Type	Lipoprotéine	Cholestérol	Triglycérides	Aspect du sérum
I	chylomicrons	N/augmenté	très augmentés	surnageant crémeux
IIa	LDL	augmenté	normaux	clair
IIb	LDL/VLDL	augmenté	augmentés	trouble/opalescent
III	LDL/VLDL	augmenté	augmentés	surnageant opalescent
IV	VLDL	normal	augmentés	trouble à opalescent
V	chylomicrons/ VLDL	peu augmenté	très augmentés	surnageant crémeux/ sérum opalescent

Les modifications pathologiques de l'électrophorèse des lipoprotéines peuvent également être en rapport avec :

– une absence d'une fraction lipoprotéique
  exemple : maladie de Tangier (absence d'HDL).

– une diminution importante d'une fraction
  exemple : hyperthyroïdie et hypo-béta-lipoprotéinémie, également retrouvée au cours des insuffisances hépato-cellulaires et des syndromes de malabsorption.

– une absence de synthèse d'une lipoprotéine
  exemple : maladie de Bassen-Kornzwerg : absence de synthèse d'apoprotéines B se traduisant par une absence de chylomicrons, LDL, VLDL.

ÉLECTROPHORÈSE DES PROTÉINES SÉRIQUES

L'électrophorèse des protéines sériques permet la séparation des protéines du sérum, sous l'influence d'un champ électrique, en 5 bandes classées par ordre de mobilité décroissante : albumine, α_1, α_2, β et γ globulines. La quantification est possible après dosage des protéines totales.

Prélèvement

- Sérum (absence d'hémolyse).

Dosage

Le sérum est déposé classiquement sur acétate de cellulose en tampon véronal sodique (pH 8,7), ou sur gel d'agarose.

Les protéines migrent sous l'influence d'un champ électrique de la cathode vers l'anode. Après coloration, les fractions sont mesurées par densitométrie.

Valeurs de références

- Adultes :
  - albumine : 55-65 % *soit* 36-50 g/l,
  - α_1 globulines : 1-4 % *soit* 1-5 g/l,
  - α_2 globulines : 6-10 % *soit* 4-8 g/l,
  - β globulines : 8-14 % *soit* 5-12 g/l,
  - γ globulines : 12-20 % *soit* 8-16 g/l.
- Enfants :
  - les gamma-globulines sont plus basses,
  - les valeurs adultes sont atteintes vers l'âge de 2 ans.

Variations pathologiques

- Hypoalbuminémies : liées à une diminution de synthèse ou à une augmentation des pertes :
  - malnutrition,
  - cirrhose hépatique (bloc β-γ, avec augmentation des IgA),
  - syndrome néphrotique (associée à une augmentation des α_2 et β-globulines, et à une diminution des γ-globulines),
  - gastro-entéropathies et syndromes de malabsorption.
- Syndrome inflammatoire : augmentation des fractions α_1 et α_2, liée à une augmentation de la synthèse des protéines de l'inflammation (α_1 antitrypsine, orosomucoïde, haptoglobine, CRP, α_2 macroglobuline, céruléoplasmine).
- Hypo-gamma-globulinémies : liées à une diminution de synthèse des immunoglobulines, responsable d'une sensibilité plus forte aux infections. Elles peuvent être d'origine héréditaires (ex : ataxie-télangiectasie, Bruton, Wiskott-Aldrich) ou d'origine acquise (secondaire à une thérapeutique immunosuppressive, à une infection ou à une gammapathie monoclonale).
- Gammapathies monoclonales : liées à la présence d'une bande homogène à l'électrophorèse, correspondant à un désordre de la synthèse des immunoglobulines par prolifération clonale des lymphocytes B (myélome, Waldenström). Le pic est retrouvé dans la zone β-γ, généralement associé à une diminution des autres immunoglobulines normales.
- Hypergammaglobulinémies polyclonales : liées à une augmentation diffuse de la fraction γ. Elles sont retrouvées dans les infections chroniques, les cancers, les maladies auto-immunes, les atteintes hépatiques chroniques.

ENOLASE NEURONE-SPÉCIFIQUE (NSE)

La neurone-spécifique énolase (NSE) est une forme neuronale de l'enzyme glycolytique intracytoplasmique (énolase), formée de dimères des chaînes α, β ou γ. Les 2 formes spécifiques du tissu neuronal sont les dimères α-γ et γ-γ.

Son dosage est surtout utilisé dans le diagnostic des cancers bronchiques anaplasiques à petites cellules et dans le diagnostic différentiel des tumeurs à différentiation neuroendocrine, des neuroblastomes.

Prélèvement

- Sérum non hémolysé, conservé congelé (ne pas utiliser de plasma).

Dosage

- Méthodes radio-immunologiques par compétition (anticorps dirigés contre les chaînes γ).

Valeurs de références

- Valeur seuil : inférieure à 12,5 µg/l.

Variations pathologiques

- Cancer bronchique à petites cellules : les taux de NSE sont significativement plus élevés que dans les autres cancers bronchiques. Les taux élevés sont évocateurs de formes avec métastases.

  Lors de la chimiothérapie, l'élévation des taux, liée à la lyse cellulaire, permet d'apprécier la qualité de la réponse thérapeutique.
- Neuroblastomes : augmentation des taux dans les tumeurs du système nerveux central et périphérique.
- Autres tissus neuro-endocriniens : des taux modérément élevés sont retrouvés dans les cancers médullaires de la thyroïde, dans les phéochromocytomes, dans les rétinoblastomes.

ENZYME DE CONVERSION DE L'ANGIOTENSINE (Angioconvertase)

L'enzyme de conversion est une glycoprotéine qui active l'angiotensine I en angiotensine II.

Cette activité est associée à l'endothélium vasculaire principalement du poumon, l'épithélium tubulaire rénal, l'épithélium intestinal et les cellules des plexus choroïdes.

L'intérêt du dosage de l'enzyme dans la sarcoïdose est à la fois diagnostique et pronostique.

Prélèvement

- Sérum recueilli à jeun et conservé congelé.

Dosage

- Méthode enzymatique basée sur la disparition d'un substrat synthétique (FAPGG) mesurée à 340 mm à 37 °C.

Valeurs de références

- N : 30-100 U/l.

Variations pathologiques

- La sarcoïdose : le taux renseigne sur l'importance des granulomes, et la diminution des taux sous traitement corticoïde représente un élément de surveillance.
- Autres affections :
  - pneumopathies immuno-allergiques,
  - silicoses,
  - asbestose,
  - diabète avec micro-angiopathie rétinienne,
  - maladie de Gaucher,
  - lèpre.

ENZYMES DIGESTIVES AMNIOTIQUES

Au cours du développement fœtal, le tube digestif est initialement fermé par la membrane bucco-pharyngée et la membrane cloacale. Vers la 6e semaine, la membrane bucco-pharyngée se résorbe mettant en communication la cavité amniotique et le tube digestif. Vers la 11e semaine, la membrane cloacale se résorbe.

Les microvillosités intestinales apparaissent après la 13e semaine et sécrètent les enzymes digestives retrouvées dans le liquide amniotique, et à partir de la 20e semaine, le taux d'enzymes décroît, en raison de la déglutition du liquide par le fœtus et lorsque le sphincter anal devient fonctionnel.

Entre la 13e et la 20e semaine, l'étude des enzymes intestinales pourra révéler des malformations de l'appareil digestif. Après la 20e semaine, les augmentations anormales des activités enzymatiques pourront être mises en évidence.

Les anomalies digestives sont fréquemment associées à d'autres pathologies et à des anomalies chromosomiques, dont il faudra tenir compte pour le pronostic.

Les signes d'appel évocateurs d'une malformation sont l'hydramnios, souvent lié à un défaut de déglutition fœtale, pouvant être associé à une atrésie œsophagienne, une sténose intestinale ou des malformations nerveuses.

On retrouvera également un retard de croissance intra-utérin, une modification de la biométrie abdominale, une ascite ou d'autres anomalies nerveuses, cardiaques et génétiques.

Enzymes explorées

Les microvillosités intestinales contiennent de la γ-GT (gamma-glutamyltransférase, de la LAP (leucine aminopeptidase), de la PAL intestinale (phosphatase alcaline).

Le liquide biliaire contient des activités γ-GT, 5'-nucléotidase et PAL hépatique.

Ces activités enzymatiques intestinales et biliaires s'accumulent dans le tube digestif pour former le méconium.

Dans le méconium, les activités enzymatiques sont 1 000 fois plus élevées.

Dans les urines fœtales, les activités enzymatiques sont nulles.

Liquide amniotique	γ-GT (UI/l)	PAL (UI/l)	LAP (UI/l)
17e semaine	350 (150-600)	25 (5-55)	37 (18-56)
18e semaine	300 (120-500)	25 (5-55)	35 (15-50)
19e semaine	250 (90-400)	25 (5-55)	30 (12-44)

Atrésie des voies biliaires

- Absence de γ-GT et de 5'Nu (d'origine hépatique).
- Diminution de la LAP et des PAL (la fraction PAL intestinale est normale).

Imperforation anale

- Absence d'enzymes intestinales.
- Présence d'une activité PAL (sans la fraction intestinale).

Sténose duodénale

- Élévation de la γ-GT (régurgitation d'enzymes biliaires).

Mucoviscidose (ileus méconial, obstruction intestinale)

- Enzymes intestinales diminuées, diminution de la fraction PAL intestinale.
- Élévation importante de l'albumine méconiale.

Alpha fœtoprotéine

- L'élévation est retrouvée en cas d'anomalie du tube neural, spina bifida, anencéphalie, dans l'atrésie de l'œsophage ou du duodénum, dans l'omphalocèle, dans les grossesses gémellaires, lors des ponctions sanglantes. Le dosage est complété par l'électrophorèse des cholinestérases.

EOSINOPHILIE

L'hyperéosinophilie se définit par un nombre de polynucléaires éosinophiles sanguin supérieur à 400/mm^3.
Elle traduit généralement un conflit antigène-anticorps dont l'origine est infectieuse (bactéries, virus, parasites...), mais aussi asthme, allergies diverses, vascularites, médicaments.
Elle est dite faible (5-10 %), modérée (10-20 %), forte (20-40 %) ou intense (> 40 %).
La réponse éosinophilique est soumise à une régulation immunologique thymo-dépendante, sensible aux glucorticoïdes.
L'augmentation persistante des polynucléaires éosinophiles peut être responsable de lésions endothéliales vasculaires ou cardiaques.

Eosinophilie parasitaire

L'éosinophilie parasitaire est généralement liée à une helminthiase. L'évolution décrit une courbe en coup d'archet (courbe de Lavier) qui permet de préciser la chronologie de l'infestation.

- Penser dans un premier temps à l'ascaridiose, la distomatose, l'oxyurose, le taeniasis, la trichocéphalose, la trichinose, l'hydatidose ou la toxocarose (sans oublier la protozoose à toxoplasma qui entraîne une éosinophilie modérée dans la primo-infestation).
- L'anguillulose et l'ankylostomose sont également cosmopolites.
- Après un séjour en Amérique du Sud :
  - bilharziose (*Schistosoma mansoni*),
  - filariose lymphatique,
  - onchocercose.
- Après un séjour en Afrique noire :
  - bilharziose,
  - loase,
  - onchocercose,
  - dracunculose,
  - filariose lymphatique.
- Après un séjour aux Indes :
  - filariose lymphatique,
  - dracunculose.

- Après un séjour en Extrême-Orient :
  - bilharziose,
  - distomatose,
  - filariose lymphatique.
- Après un séjour en Afrique du Nord :
  - bilharziose,
  - hydatidose,
  - filariose lymphatique,
  - dracunculose.

États atopiques

- Asthme (éosinophilie souvent inférieure à 1200/mm^3).
- Allergies respiratoires hautes (coryza spasmodique, laryngite, œdème de Quincke).
- Allergies médicamenteuses (antibiotiques, antifungiques, imipramine, phénothiazines, anti-épileptiques, antidiabétiques oraux, cytotoxiques, anti-inflammatoires, produits iodés...).
- Dermatoses (eczéma, parasitoses, vascularites, lymphome, pemphigus, pemphigoïde bulleuse, psoriasis, dermatite herpétiforme, brûlures...).

Tumeurs

- Hémopathies (Hodgkin, lymphomes non hodgkiniens, leucémies aiguës lymphoblastiques, leucémies myéloïdes chroniques, polyglobulie primitive).
- Cancers métastasés (foie) ou nécrosés.

Poumons éosinophiles

- Maladie de Carrington.
- Aspergillose broncho-pulmonaire.
- Syndrome de Löffler.
- Pneumopathies diverses (sarcoïdose, granulomatose de Wegener, alvéolites extrinsèques, cancers bronchiques).

Maladies systémiques

- Système nerveux périphérique : périartérite noueuse.
- Douleurs musculaires, articulaires : périartérite, syndrome de Shulman, polyarthrite rhumatoïde, dermatopolymyosite.
- Poumon : syndrome de Churg et Strauss.
- Peau : mastocytose systémique, sclérodermie.
- Polyviscérales : lupus érythémateux disséminé, sarcoïdose, histiocytose, maladie de Horton.

EOSINOPHIL CATIONIC PROTEIN (ECP)

L'asthme est une maladie inflammatoire chronique et persistante des voies respiratoire. Lors de la phase aiguë, les polynucléaires éosinophiles activés libèrent de nombreux médiateurs dont l'ECP.

L'ECP est une protéine contenue dans les granules des polynucléaires éosinophiles. Elle exerce une action cytolytique vis à vis des cellules du revêtement bronchique ou alvéolaire, ainsi que la peroxydation de l'éosinophile, toxique pour les cellules pulmonaires en culture.

Son taux sérique est le reflet de l'état inflammatoire des bronches du patient asthmatique. Il permet également d'évaluer l'indication d'un traitement anti-inflammatoire, d'en adapter la posologie, et d'en suivre l'efficacité.

Prélèvements

Le prélèvement est réalisé sur des tubes contenant un gel séparateur (Vacutainer, Becton Dickinson) pour éviter le relarguage de l'ECP à partir des polynucléaires éosinophiles sanguins. Après coagulation une heure à température ambiante, les tubes sont centrifugés 10 minutes à 1200 g, et le sérum est décanté. Sans tube séparateur, on évitera d'entraîner des cellules en prenant le surnageant et une 2e centrifugation sera réalisée avant de décanter.

Le sérum est conservé 24 h. à température ambiante ou 3 jours à 4 °C.

La demi-vie sérique est de 65 minutes.

Le dosage est également réalisé dans le liquide broncho-alvéolaire, le liquide de lavage nasal ou dans les sécrétions nasales.

Dosage

- par méthode RIA par compétition
- par méthode EIA en phase solide

- **Valeurs de référence**
- par méthode RIA : 2 à 16 ng/ml
- par méthode EIA : 1 à 13 ng/ml

Variations pathologiques

Chez l'asthmatique de moins de 4 ans, les taux d'ECP sont d'environ 22 ng/ml lorsque l'asthme est stable, et d'environ 45 ng/ml, lorsqu'il n'est pas stable. Ce dosage est utile lorsque l'exploration fonctionnelle respiratoire n'est pas réalisable.

L'ECP est un marqueur spécifique de l'asthme, utilisé pour le diagnostic, ou l'évaluation de la réponse thérapeutique.

ERYSIPELOTHRIX RHUSIOPATHIAE

E. rhusiopathiae est l'agent du rouget du porc ou érysipéloïde. Chez l'homme, le contact infectant s'effectue généralement par voie cutanée (blessure, piqûre, écorchure...) particulièrement chez les sujets exposés (pêcheurs, vétérinaires, éleveurs, bouchers...).
Il se caractérise par un érysipéloïde qui peut évoluer par extension centrifuge vers des formes cutanées diffuses, surtout chez des sujets immunodéprimés. Des formes septicémiques avec endocardites, des atteintes articulaires ou viscérales (intestin, poumon, méninges, œil) ne sont pas exceptionnelles.

Prélèvement

- Liquide de phlyctène.
- Ponction biopsie cutanée.
- Hémoculture.
- Liquide articulaire, LCR...

Examen direct

- L'examen des produits pathologiques montre un grand polymorphisme :
  - bâtonnets à formes filamenteuses,
  - isolés ou en amas,
  - à Gram positif, parfois partiellement décoloré.

Culture

La culture est réalisée sur milieux nutritifs glucosés, sur gélose trypticase-soja ou sang de mouton, sur gélose colombia ou sang de cheval. Un enrichissement en bouillon de Schaedler peut être utilisé.
La croissance est favorisée en atmosphère à 10 % de CO_2.

Identification

- Les colonies apparaissent en 2 à 5 jours. Les germes à Gram positif sont catalase négative, coagulase positive.
  Il n'y a pas d'hémolyse sur gélose au sang.
  La production d'H_2S est constante sur Kligler.
- L'identification d'*E. rhusiopathiae* par immunofluorescence n'est pas réalisée en pratique.

Diagnostic sérologique

La production d'anticorps est tardive, inconstante et transitoire. Par réaction d'agglutination, le seuil de positivité est de 1/40.

Réaction cutanée

La recherche d'un état d'hypersensibilité retardée peut être d'application difficile car la réaction cutanée se positive en plus d'une semaine.

Thérapeutique

Le germe est sensible aux pénicillines, aux céphalosporines, à l'érythromycine, au chloramphénicol, aux tétracyclines, aux macrolides.
La pénicilline G reste l'antibiotique de choix dans l'érysipéloïde, dans les cas d'endocardites ou dans les autres atteintes.

ÉRYTHROPOÏÉTINE

L'érythropoïétine est un facteur de croissance intervenant dans la régulation de la production des globules rouges.
Elle est d'origine hépatique chez le fœtus, puis elle est fabriquée par le rein à partir du troisième trimestre de la grossesse.
L'érythropoïétine a pour fonction le recrutement des cellules précurseurs érythroïdes, l'entretien de leur survie et leur différentiation.

Prélèvement

Sérum prélevé le matin à jeun, toujours à la même heure et en tenant compte de l'hématocrite.

Dosage

- Méthode radio-immunologique ou technique ELISA.
- Résultats en unités internationales.

Valeurs de références

- Sujet normal : 10-30 UI/l.

Variations pathologiques

Le dosage est intéressant dans certaines pathologies et dans la conduite des traitements par la r-Hu EPO.

- On retrouve des valeurs élevées dans :
  - les anémies (concentration proportionnelle au degré de l'anémie).
    - . hémoglobinoses (drépanocytose, thalassémie),
    - . anémies transfusionnelles (hémolytiques),
    - . anémies myélodysplasiques,
    - . maladies inflammatoires et infectieuses chroniques,
    - . polyarthrite chronique, lupus érythémateux,
    - . insuffisance rénale chronique.
  - les érythrocytoses parfois secondaires à une insuffisance rénale ou respiratoire ou à une cardiopathie.
- Une diminution des taux d'érythropoïétine est retrouvée dans :
  - la polyglobulie de Vaquez (différention autonome des précurseurs érythropoïétiques).
  - certains cancers (tube digestif, poumon, ovaire, sein).

Le déficit de la production d'érythropoïétine lors de l'anémie de l'insuffisance rénale permet d'envisager une thérapeutique dont les résultats sont satisfaisants.

Les autres indications de l'EPO-recombinante en thérapeutique, sont limitées.

ESCHERICHIA COLI

Escherichia coli est l'espèce type de la famille des entérobactéries largement rencontrée dans les infections humaines.

Il s'agit d'un bacille à Gram négatif, oxydase négative, généralement mobile grâce à une ciliature péritriche, nitrate-réductase positive, fermentant le glucose avec production de gaz, β galactosidase positive, indole positive.

Il existe des variants produisant de l'H_2S, utilisant le citrate ou hydrolysant l'urée. Il existe des variants immobiles et agazogènes comme les *Shigella.*

La structure du lipopolysaccharide d'*E. coli* a permis la mise en évidence de 170 spécificités somatiques O et de 50 antigènes flagellaires H.

Les antigènes H sont difficiles à mettre en évidence.

Les antigènes F correspondent aux différents systèmes d'adhésion d'*E. coli* aux cellules uroépithéliales ou aux entérocytes :

- adhésines pour les souches uropathogènes,
- CFA (*Colonization Factor Antigen*) pour les souches entéropathogènes.

Les souches responsables de diarrhées sont classées en 5 groupes :

- EPEC : *E. coli*-entéropathogènes : diarrhée infantile dans les pays en voie de développement, liée aux sérogroupes O : 111 et O : 119 principalement. La virulence est liée à une adhésion aux entérocytes entraînant la destruction des microvillosités intestinales.
- ETEC : *E. coli*-entérotoxinogènes : diarrhée du voyageur (ou tourista) et diarrhée infantile dans les pays en voie de développement. Leur virulence est liée à leur capacité à adhérer aux entérocytes et à synthétiser des entérotoxines stables (ST) ou labiles (LT) à l'action de la chaleur.
- EIEC : *E. coli*-entéroinvasifs : diarrhées liées à la production d'une toxine de type dysentérique, surtout chez l'adulte en Asie, chez l'enfant en Amérique du Sud. Le pouvoir invasif peut être dépisté par le test de Sérény ou par l'invasion de cultures cellulaires.
- EHEC : *E. coli*-entérohémorragiques : diarrhées sanglantes. Les sérotype O : 157 et O : 111 sont fréquemment retrouvés. Les souches sont responsables de colites hémorragiques, de syndromes urémiques et hémolytiques. Les souches agissent par synthèse d'une toxine.

– EAEC : *E. coli*-entéroadhérents : responsables de diarrhées du voyageur. Ils sont dépistés par leur adhérence aux cellules Hep-2.

Les souches responsables d'infections extra-intestinales sont retrouvées au cours :

– d'infections de l'arbre urinaire : cystites, pyélonéphrites. *E. coli* est responsable de 80 % des infections urinaires.
  Le pouvoir pathogène est lié à la production d'hémolysines et de sidérophores, à l'adhérence aux cellules uréopithéliales grâce à des adhésines.
– d'infections abdominales : appendicites, péritonites, cholécystites ;
– de septicémies et de méningites chez les nouveau-nés et en neurochirurgie ;
– d'infections ostéo-articulaires ;
– de diverses suppurations.

Prélèvement

- Selles.
- Urines.
- LCR.
- Sang.
- Pus.
- Liquide articulaire...

Isolement

- Sur milieu ordinaire ou sur milieux sélectifs pour les prélèvements polymicrobiens (EMB, Drigalski, MacConkey, CLED...).
- Après 24 heures à 37 °C, les colonies sont rondes, lisses, à bord régulier.

Identification

Pigment jaune	–	Uréase	–
Mobilité à 36 °C	+	Citrate simmons	–
Gaz en glucose	+	Rouge de méthyle	+
Production d'indol	+	Voges-Proskauer	–
Lysine décarboxylase	+	Arginine d'hydrolase	–
Ornithine décarboxylase	V	Adonitol	–
β xylosidase	d	Arabitol	V
β glucuronidase	+	D-sorbitol	+
Croissance en KCN	–	Mélibiose	V
β galactosidase	+	Cellobiose	–

Diagnostic rapide

La recherche d'antigènes solubles au cours des infections néonatales à *E. coli* K_1 peut être réalisée dans le sang, le LCR, les urines, par une technique d'agglutination de particules de latex sensibilisées.
Ces souches sont rencontrées dans 80 % des méningites néonatales à *E. coli* et dans 40 % des septicémies.

Diagnostic des facteurs de pathogénicité

- Sérotypage O : agglutination à l'aide de sérums anti-O.
- Méthodes ELISA : recherche de SLT, ST, LT.
- Sondes nucléiques : détection des souches productrices de toxine SLT et d'entérotoxines ST ou LT.
- Agglutination de particules de latex.
- Immunoprécipitation en gel (Biken-test).
- Invasion de cellules Hep2 en culture.

Traitement

- Au cours des diarrhées, l'antibiothérapie est réservée aux cas graves.
- Au cours des infections extra-intestinales, le traitement dépend de la sensibilité des souches. Au cours des septicémies et des méningites, l'association β-lactamine-aminoside ou fluoroquinolone sera envisagée.
- *E. coli* est généralement sensible aux quinolones, aminosides, céphalosporines de 2e et 3e génération.
  Environ 40 % des souches sont résistantes à l'ampicilline, 20 % aux sulfamides et au cotrimoxazole. Des β-lactamases à spectre élargi sont décrites (inactivant céfotaxime et ceftazidime).

ÉTHOSUXIMIDE

L'éthosuximide (Zarontin®) est un anti-épileptique rapidement absorbé par voie orale, par la muqueuse intestinale. Il n'est pas lié aux protéines plasmatiques. Il est métabolisé au niveau hépatique en dérivés hydroxylés et glucuro conjugués inactifs éliminés dans les urines. Environ 20 % de la dose ingérée est éliminée inchangée dans les urines.
La cinétique d'élimination est dose-dépendante. La demi-vie d'élimination varie de 30 à 72 heures selon l'âge.
L'état d'équilibre thérapeutique est atteint en 6 à 12 jours.

Prélèvement

- Sérum prélevé juste avant une nouvelle prise.
- Salive (concentration identique au plasma).

Dosage

- Méthodes chromatographiques.
- Test EMIT.
- Polarisation de fluorescence.

Valeurs de référence (mg × 7,08 = µmol)

Zone thérapeutique : 40-100 mg/l *soit* 280-700 µmol/l.

Concentration toxique : > 100 mg/l *soit* > 700 µmol/l.

Il existe peu d'interférences médicamenteuses : les concentrations d'éthosuximide sont augmentées par la carbamazépine et la primidone.

Une surveillance est nécessaire en cas de grossesse (la clairance augmente avec l'évolution de la grossesse) et en cas d'atteinte hépatique.

Les effets secondaires sont essentiellement des nausées, vomissements, malaises, céphalées, vertiges, plus rarement une anorexie, une euphorie, une photophobie, un syndrome parkinsonien.

Une surveillance hématologique sera réalisée (risque de leucothrombopénie).

EXAMEN CYTO-BACTÉRIOLOGIQUE D'UNE EXPECTORATION

L'examen d'une expectoration consiste à étudier les sécrétions provenant des voies respiratoires profondes. Elles sont normalement stériles et peu abondantes. Elles sont augmentées au cours de processus infectieux ou inflammatoires.

Prélèvement

- Il est réalisé en dehors de toute antibiothérapie, le matin, à jeun, au cours d'un accès de toux.

  Le mucus bronchique est recueilli dans un flacon stérile.

  Un rinçage de la bouche à l'eau stérile sera préalablement réalisé pour réduire la flore salivaire.
- Pour la recherche de mycobactéries, les prélèvements seront réalisés 3 jours de suite.
- L'examen sera entrepris rapidement. Une conservation à + 4 °C pendant quelques heures est possible.
- D'autres prélèvements peuvent être obtenus :
  - au cours d'une fibroscopie ;
  - au cours d'un tubage gastrique (recherche de BK) ;
  - par ponction ou aspiration trachéale.

Examen direct

- Une parcelle de crachat est examiné à frais pour évaluer la contamination salivaire (cellules épithéliales en grand nombre) ou l'abondance des polynucléaires (crachat purulent).
- Coloration de Gram ou au MGG.
  Après coloration, on évalue l'abondance cellulaire (polynucléaires, cellules bronchiques, cellules pulmonaires) et la flore bactérienne associée. On examinera des formes morphologiques prédominantes et certains pathogènes spécifiques (champignons, *Nocardia*...).
- Coloration de Ziehl et à l'auramine.
  On recherche la présence de bacilles acido-alcoolo-résistants également visibles en fluorescence.

Culture

- La flore prédominante est déterminée sur une gélose au sang et une gélose chocolat.
- Une fluidification et une homogénéisation seront réalisées avant ensemencement.
- Un antibiogramme sera réalisé sur les germes présents en quantité supérieure à 10^7/ml.
- La recherche de BK est réalisée, après décontamination, sur les milieux de Coletsos et Löwenstein.
- Les recherches particulières peuvent nécessiter un délai de culture allant jusque 1 mois (BK, actinomycètes...).

Résultat

L'interprétation doit tenir compte de l'abondance des germes à l'examen direct et en culture.

Les principales bactéries pathogènes retrouvées sont :
– pneumocoque,
– *Haemophilus influenzae*,
– streptocoques β hémolytiques,
– staphylocoques pathogènes,
– *Pseudomonas aeruginosa*,
– *Klebsiella pneumoniae*.

EXAMEN CYTO-BACTÉRIOLOGIQUE MAMMAIRE

L'examen cyto-bactériologique d'un écoulement mamelonnaire, d'un liquide kystique ou d'une masse intramammaire, permet de fournir des renseignements précieux, pour le diagnostic de maladies bénignes ou malignes.

Prélèvement

- Écoulement mamelonnaire :
  - colostrum (rechercher une hyperprolactinémie),
  - purulent (infection ou inflammation),
  - sanglant (mastopathie, nodule, tumeur, papillome canalaire).
- Cytoponction :
  - kyste, masse intramammaire,
  - liquide kystique.

Analyse des éléments de sécrétion ou de ponction

- Sécrétions mammaires :
  - substance mucoïde avec gouttes lipidiques (colostrum),
  - hématies (liquides sanglants),
  - leucocytes, histiocytes, macrophages (liquides purulents),
  - cellules spumeuses (parfois multinucléées),
  - cellules épithéliales canalaires,
  - cellules pavimenteuses, kératinisées.
- Affections bénignes :
  - mastite aiguë inflammatoire,
  - mastite à plasmocytes,
  - maladie fibro-kystique,
  - adénose par prolifération épithéliale,
  - papillome intracanalaire,
  - fibro-adénome,
  - fibro-sarcome.
- Affections malignes (tumeurs primitives, adénopathies et métastases) :
  - carcinome canalaire infiltrant (80 % des cas).
  - carcinome intracanalaire non infiltrant.
  - carcinome intralobulaire non infiltrant.
  - carcinomes divers (colloïde, médullaire, papillaire, muqueux, lobulaire).

EXAMEN D'UN PRÉLÈVEMENT CONJONCTIVAL

Les conjonctivites peuvent avoir de nombreuses étiologies (bactériennes, virales, parasitaires, allergiques) nécessitant la réalisation de frottis conjonctivaux, la mise en culture et l'analyse des sécrétions lacrymales.

Prélèvement

- Écouvillonnages conjonctivaux (sécrétions ou pus).

- Recueil de liquide lacrymal en tubes capillaires.
- Prélèvement de cils.
- Empreinte conjonctivale.

La qualité du prélèvement conditionne la réussite des examens.

Celui-ci sera réalisé avant toute antibiothérapie ou traitement antiviral, en l'absence de toilette faciale ou de produits de maquillage.

Étude cytologique

Le pus et les sécrétions conjonctivales sont étalés sur lame et colorés au Giemsa, au PAS.

Les sécrétions normales sont formées de cellules épithéliales desquamées, en voie de lyse, de quelques lymphocytes, histiocytes et polynucléaires neutrophiles.

La présence de polynucléaires neutrophiles altérés ou d'histiocytes en grand nombre oriente vers les conjonctivites bactériennes ou fungiques.

En présence de polynucléaires éosinophiles, la conjonctivite est de nature allergique et la densité de polynucléaires éosinophiles est corrélée à l'intensité des signes cliniques.

La présence de nombreux lymphocytes et d'histiocytes oriente vers les conjonctivites virales, parfois allergiques ou à *Chlamydia* ou au cours de folliculose conjonctivale.

L'existence d'histiocytes en grand nombre oriente vers les infections à entérovirus.

Étude bactériologique

- Les germes responsables de conjonctivites bactériennes sont presque tous aérobies. La culture est réalisée sur une gélose chocolat permettant la croissance des germes exigeants.
- L'incubation à 37 °C pendant 24 heures est réalisée en atmosphère à 10 % de CO_2. Un milieu anaérobie sera également ensemencé.
- Il existe une flore saprophyte constante formée de *Staphylococcus epidermidis* et de corynébactéries saprophytes.
- En pathologie, les germes les plus fréquemment isolés sont des cocci à Gram positif (80 %), essentiellement des streptocoques et *Staphylococcus aureus*. Chez les sujets porteurs de lentille de contact, l'isolement de bactéries à Gram négatif représente 80 % des prélèvements bactériens (*Klebsiella*, *Enterobacter*, *Serratia*, *Acinetobacter*, *Branhamella*, *Aeromonas*...).
- Parmi les germes anaérobies, le foyer infectieux est essentiellement situé dans les voies lacrymales.
- Chez le nouveau-né, la contamination provient d'infection urogénitale de la mère et les germes retrouvés sont *Staphylococcus aureus*, *Chla-*

mydia trachomatis, *Streptococcus pneumoniae*, *Haemophilus influenzae*, *Neisseria gonorrheae*.

- La recherche de *Chlamydia* (*psittaci*, *trachomatis*, *pneumoniae*) nécessite une technique par IFI, ELISA ou PCR et l'examen peut être complété utilement par un sérodiagnostic.
- Plus rarement, *Ureaplasma urealyticum* et *Mycoplasma hominis* sont isolés de pus de conjonctivite, généralement en relation avec une infection uro-génitale.
- L'isolement du germe sera complété par la réalisation d'un antibiogramme.

Étude virologique

On distinguera classiquement les virus responsables de conjonctivite qui précède ou qui accompagne une infection généralisée et les virus dont la manifestation pathologique est essentiellement conjonctivale.

Le plus souvent, le pus conjonctival est stérile et l'étude cytologique révèle l'existence de cellules plurinucléées.

L'infection virale peut être mise en évidence par :

– des méthodes directes :
  - culture cellulaire suivie d'une identification par un immunomarquage,
  - immunofluorescence directe,
  - amplification génique ;
– des méthodes indirectes, réalisées par sérologie ou par examen du liquide lacrymal et les techniques varient en fonction de la maladie recherchée.

Les virus les plus fréquemment isolés sont :

– entérovirus : responsables de conjonctivites isolées ou associées à d'autres manifestations, et de kérato-conjonctivites épidémiques ;
– adénovirus : responsables de conjonctivites isolées ou associées à d'autres manifestations, et de kérato-conjonctivites épidémiques ;
– *Herpes simplex virus* : l'infection traduit généralement une primo-infection ;
– cytomégalovirus : essentiellement chez le sujet immunodéprimé.

Exceptionnellement, d'autres virus peuvent être impliqués :

Virus de la varicella-zona, virus d'Epstein-Barr, poxvirus, papovirus, paramyxovirus.

Certains virus sont localement présents au cours d'affections générales, c'est le cas en particulier du virus HIV ;

Au niveau endo-oculaire, les virus les plus souvent mis en cause sont *Herpes simplex virus* et cytomegalovirus.

Étude parasitologique

On pourra distinguer les parasitoses des annexes oculaires (conjonctive, paupière, cil) et les parasitoses endo-oculaires.

- Cils :
  - *Demodex folliculorum* : acarien de 300 µ logé dans les follicules pilo-sébacés, la tête vers la racine des cils.
    Le plus souvent retrouvé chez les personnes âgées, il peut provoquer des blépharites. Sa présence est favorisée par un état séborrhéique cutané ;
  - *Phtirius inguinalis* : morpion de 1 mm logé à la base des cils, responsable de conjonctivites et de blépharites.
- Conjonctive :
  - filariose à *Loa Loa* (Afrique), à *Dracunculus*,
  - larves de cestodes (cysticercose, hydatidose, sparganose),
  - leishmaniose cutanée,
  - myiases externes.
- Endo-oculaire :
  - toxoplasmose (*Toxoplasma gondii*),
  - onchocercose (*Onchocerca volvulus*),
  - toxocarose (*Toxocara canis*),
  - myiases internes (*Hypoderma bovis*).

Étude mycologique

Les atteintes mycosiques sont relativement rares.

Certaines levures, certains champignons peuvent être isolés des muqueuses saines et les défenses immunitaires sont généralement suffisantes pour les éliminer.

Les principaux champignons isolés de conjonctivites sont des dermatophytes (*Microsporum*), *Aspergillus*, *Candida*, *Coccidioides*, *Geotrichum*, *Rhodotorula*.

Dans les kératites, *Aspergillus* est le plus souvent isolé.

Dans les uréites, *Cephalosporium* et *Blastomyces* peuvent compliquer des atteintes traumatiques oculaires. D'autres champignons sont également isolés d'uvéites : *Candida*, *Histoplasma*, *Coccidioides*.

Les prélèvements seront ensemencés sur milieu de Sabouraud aux antibiotiques, incubés à 30 °C et à 37 °C, permettant l'identification des mycoses et la réalisation éventuelle d'un antifungigramme.

Conjonctivites allergiques

La recherche d'une conjonctivite de nature allergique nécessite la recherche de polynucléaires éosinophiles au niveau des sécrétions conjonctivales, des lésions et des larmes.

Cet examen est complété par le dosage des IgE lacrymales, le dosage des IgE sériques et le calcul des IgE filtrées provenant du secteur vasculaire, en tenant compte du coefficient de filtration à travers la barrière hémolacrymale.
Le rapport des IgE dosées dans le liquide lacrymal et des IgE filtrées doit rester inférieur à 2.
La recherche des allergènes incriminés dépend d'une enquête allergologique.
Les allergènes incriminés sont le plus souvent les poussières de maison, les acariens, les pollens, les phanères d'animaux.
Les conjonctivites allergiques sont fréquemment surinfectées par les bactéries, et en particulier par Staphylococcus aureus.

Examen du liquide lacrymal

• *Caractéristiques physico-chimiques*
  - pH : 7,0 à 8,0.
  - Osmolarité : 294-314 mOsm/l.
  - Cristallisation : en feuille de fougère (type I), le défaut de cristallisation est lié à la composition anormale protéique et ionique des larmes, rencontrée dans diverses pathologies (Gougerot, infections, déficit protéique...).
  - Protéines totales : 3-10 g/l.
  Le taux représente 10 % des protéines sériques.
  Certaines protéines sont synthétisées dans la glande lacrymale. Il s'agit essentiellement de :
  . IgA sécrétoires : 20-100 mg/l,
  . lysozyme : 1 500-2 500 mg/l,
  . lactoferrine : 1 000-2 500 mg/l.
  qui sont impliqués dans les processus antibactériens de défense.

• *Électrophorèse des protéines lacrymales*
  Elle est réalisée sur acétate de cellulose, permettant d'identifier 4 fractions normales :
  - albumine sérique-préalbumine lacrymale : 25-37 %,
  - alpha-globulines : 2-8 %,
  - gamma-globulines et lactoferrine : 33-45 %,
  - lysozyme : 23-35 %.
  Toute altération de synthèse au niveau de la glande lacrymale se traduira par une diminution ou la disparition d'un ou plusieurs pics ou à l'inverse par une hypersynthèse protéique avec parfois un aspect d'électrophorèse sérique dans les processus inflammatoires intenses.

En pathologie, on pourra classiquement distinguer :

- un aspect inflammatoire avec une élévation de l'albumine et des gamma-globulines. Il existe une élévation des IgA et des IgG dans les atteintes locales ;
- un aspect exsudatif avec une élévation de l'albumine lors d'une compression. Ce profil est retrouvé chez les porteurs de lentilles ;
- un déficit protéique portant sur une ou plusieurs bandes à l'électrophorèse, avec en particulier, une diminution du lysozyme. Celui-ci voit sa concentration baisser avec l'âge.

  Dans le syndrome de Gougerot-Sjögren, il existe une diminution de la sécrétion lacrymale, associée à une kérato-conjonctivite. Il existe fréquemment une chute de l'albumine ou du lysozyme et parfois de la lactoferrine. Les marqueurs sériques de l'auto-immunité seront recherchés (anti-SSA, anti-SSB).

  Les altérations de la glande lacrymale s'accompagnent souvent d'une altération de la glande salivaire et une biopsie peut être réalisée pour confirmer un syndrome de Gougerot-Sjögren.

  La sécheresse oculaire entraîne également des modifications locales mises en évidence par la réalisation d'une empreinte conjonctivale.

  L'osmolarité des larmes est généralement supérieure à 320 mOsm/l au cours du syndrome sec.

EXAMEN CYTO-BACTÉRIOLOGIQUE D'UN PRÉLÈVEMENT PHARYNGÉ

Les angines, amygdalites et pharyngites correspondent à une inflammation des voies respiratoires supérieures et l'agent pathogène sera recherché par un prélèvement de gorge.

Prélèvement

Il est réalisé en dehors de toute antibiothérapie, en évitant toute contamination salivaire. L'écouvillon est frotté sur la surface des amygdales, sur la muqueuse pharyngée, au niveau d'une ulcération, à la périphérie de fausses membranes.

En cas d'abcès, une hémoculture pourra être réalisée en parallèle.

Pour la recherche de porteurs de germes, on réalisera un prélèvement nasal en parallèle.

Le transport nécessite un milieu de conservation (Portagerm, Stuart, Amies).

Examen direct

Il est réalisé après coloration de Gram.

Il permet de noter la présence de polynucléaires, de mettre en évidence une association fuso-spirochétienne caractéristique de l'angine de Vincent, d'apprécier la prédominance de la flore bactérienne.

Mise en culture

La culture en milieux gélosés devra permettre la mise en évidence :
– de streptocoques du groupe A (gélose à 5 % de sang de mouton),
– de *Corynebacterium diphterium* (enrichissement sur milieu de Lœffler, ensemencement sur milieu de Tinsdale),
– de *Neisseria* (gélose chocolat-VCN),
– de bactéries opportunistes chez les patients hospitalisés (essentiellement entérobactéries, *Pseudomonas*),
– de levures (Sabouraud-chloramphénicol).

Résultats

- Flore commensale pharyngée :
  - Streptocoques alpha ou non hémolytiques,
  - *Neisseria*,
  - *Haemophilus*,
  - *Corynebactéries*,
  - dnaérobies stricts : *Fusobacterium*, *Bacteroïdes*, *Veillonella*, *Peptococcus*, *Peptostreptococcus*...
- Flore de passage liée à une autre pathologie :
  - *Candida albicans*,
  - *Haemophilus influenzae*,
  - *Streptococcus pneumoniae*,
  - *Neisseria meningitidis* et *gonorrhoeae*.
- Flore pathogène généralement rencontrée :
  - streptocoque du groupe A,
  - angine diphtérique,
  - angine de Vincent,
  - pharyngites virales érythmateuses ou vésiculeuses, susceptibles de surinfection bactérienne.

EXAMEN CYTO-BACTÉRIOLOGIQUE D'UN PRÉLÈVEMENT D'OREILLE

Les otites sont des inflammations de l'oreille moyenne, liées le plus souvent à une anomalie de drainage de la trompe d'Eustache, secondaire à une infection du nasopharynx qui s'étend à l'oreille moyenne.
Elles sont essentiellement rencontrées chez les enfants de moins de 5 ans où des signes généraux fébriles et locaux douloureux sont rencontrés.

Prélèvement

Le prélèvement est généralement réalisé par l'ORL, après désinfection du conduit auditif externe.

Le pus est prélevé au cours d'une paracentèse ou par ponction trans-tympanique.

Résultats

L'isolement des bactéries est réalisé sur géloses au sang incubées en aérobiose et en anaérobiose.

Les bactéries pathogènes généralement rencontrées sont :

- *Streptococcus pneumoniae*,
- *Haemophilus influenzae*,
- *streptocoques* du groupe A,
- *Staphylococcus aureus*,
- entérobactéries,
- *Pseudomonas*.

Intérêt de l'isolement

- Échecs thérapeutiques, nécessitant l'isolement et la réalisation d'un antibiogramme avec la recherche de souches productrices de bêta-lactamases.
- Otites chroniques, récidivantes, permettant d'isoler des bactéries inhabituelles.
- Sujets immunodéprimés.

EXAMEN CYTO-BACTÉRIOLOGIQUE D'UNE INFECTION PULMONAIRE

Les voies respiratoires post-pharyngées sont normalement stériles. La multiplication d'une bactérie dans les voies respiratoires basses entraîne des infections diverses : bronchite, broncho-pneumonie, pneumonie, trachéite, trachéo-bronchite.

Les agents étiologiques sont par ordre de fréquence les virus (myxovirus, adénovirus...), les bactéries, les champignons.

On pourra retrouver :

- des bactéries commensales : streptocoques, pneumocoques, staphylocoques, *Haemophilus*... ;
- des bactéries pathogènes : *Legionella*, *Mycoplasma*, *Bordetella* ;
- des bactéries opportunistes : *Pseudomonas*, *Acinetobacter* ;
- des mycobactéries.

Plus rarement, les bactéries peuvent parvenir aux poumons par voie sanguine, lors des septicémies.

Les infections les plus graves sont dues aux bactéries capables de résister à la phagocytose (*Haemophilus*, *Klebsiella*, pneumocoque).

Prélèvement

Il est réalisé en dehors de toute antibiothérapie.

- Expectoration.
- Ponction trans-trachéale.
- Tubage gastrique (uniquement pour les mycobactéries).
- Lavage broncho-alvéolaire.
- Biopsie.
- Liquide pleural.
- Hémoculture.

Examen direct

- Il permet d'évaluer l'importance de la purulence et d'apprécier le polymorphisme de la flore.
- La coloration de Gram, de Ziehl-Neelsen permettront une appréciation des bactéries les plus abondantes, responsables de l'infection.
- D'autres recherches seront effectuées (*Candida*, *Aspergillus*, *Cryptococcus*, *Histoplasma*, *Blastomyces*, *Coccidioides*, *Pneumocystis carinii*).

Culture

Les milieux gélosés devront être :

– non sélectifs :
  - gélose chocolat enrichie (haemophilus),
  - gélose Colombia à 10 % sang (streptocoque, pneumocoque).

– sélectifs pour l'isolement d'entérobactéries, de pseudomonas, de staphylocoques, de levures.

Les antibiotiques à tester sont ceux qui diffusent bien dans le poumon. La recherche de bêta-lactamases est réalisée sur les souches d'haemophilus.

Recherches particulières

- Mycobactéries : Coletsos et Lowenstein-Jensen.
- *Bordetella pertussis* : Bordet et Gengou (additionné de cefalexine).
- *Mycoplasma* : milieu enrichi en sérum (contenant de la pénicilline G).
- *Nocardia* : gélose au sang ou milieux pour mycobactéries.
- *Legionella* : milieu enrichi en L-cystéine et sel ferrique.

Résultat

- Un antibiotique de première intention est choisi en fonction de l'examen direct (béta-lactamine, macrolide, cycline, triméthoprime-sulfaméthoxazole).
- Le traitement sera adapté en fonction des résultats bactériologiques.

EXAMEN CYTO-BACTÉRIOLOGIQUE DES URINES

L'infection urinaire se définit par la présence de bactéries dans les urines, qui, normalement, sont stériles. L'infection se fait généralement par voie ascendante, se limite à la vessie, entraînant une leucocyturie et une cystite. L'infection peut gagner les parties hautes du tractus urinaire, réalisant une pyélonéphrite infectieuse. Le rôle du laboratoire sera de prouver l'infection en identifiant la bactérie responsable et d'évaluer l'importance de l'inflammation en déterminant la leucocyturie.

Prélèvement

Le recueil d'urines se fait le matin, sur les premières urines concentrées en évitant la contamination de l'urine par une bactérie de l'environnement. On fera recueillir l'urine vésicale et l'échantillon sera déposé *dans l'heure qui suit le recueil* pour analyse ou stocké à + 4 °C pendant quelques heures.

- Chez l'homme : désinfecter le méat au Dakin. Rejeter les premiers ml et recueillir le milieu de jet dans un flacon stérile.
- Chez la femme, le recueil est réalisé si possible en dehors des périodes menstruelles ou d'une infection vaginale. Après nettoyage du méat urinaire au Dakin, les premières urines sont rejetées et le milieu de jet est recueilli pour examen dans un flacon stérile à large ouverture.
- Le recueil par sondage vésical peut être réalisé chez la femme en plaçant une sonde béquillée à usage unique de 2 mm de diamètre. L'urine vésicale est recueillie dans un flacon stérile.
- Chez le nourrisson, après une désinfection au Dakin, on place une poche stérile adhésive qui sera maintenue en place *moins d'une heure*. Dès l'obtention d'une miction, la poche sera refermée et transmise au laboratoire le plus tôt possible.
- Chez le patient porteur d'une sonde : la sonde est désinfectée à l'alcool iodé et, à l'aide d'une aiguille, quelques ml d'urine sont ponctionnés.

Si les examens ne peuvent pas être réalisés immédiatement, l'urine sera ensemencée par la méthode de la lame immergée.

Examen direct

- Une cellule de Mallassez est montée avec l'urine homogénéisée.
- Les leucocytes et les hématies sont comptés dans 1 mm^3 d'urine, puis exprimés en ml.
- La présence de cristaux, de cylindres et d'une flore éventuelle sera signalée.

Examen après coloration

- Quelques ml d'urines sont centrifugés et le culot est étalé sur une lame pour une coloration de Gram permettant une approche diagnostique.
- L'étude cytologique peut être réalisée par une coloration de Papanicolaou sur le culot de centrifugation ou après ultracentrifugation.

Uroculture

- L'ensemencement des urines (diluées au 1/100 en ED stérile) est réalisé sur une gélose au sang et sur une gélose inhibitrice des cocci Gram positifs, en utilisant une öse calibrée.
- La culture est réalisée en aérobiose, 18 heures à 37 °C.

Identification

- Sur le milieu ensemencé par étalement, on réalise la numération des colonies, permettant un calcul du nombre de bactéries par ml.
- Les colonies isolées sont ensemencées sur une galerie d'identification et un antibiogramme est réalisé, en présence de leucocytes et de bactéries en grand nombre.
- Les infections à entérobactéries sont les plus fréquentes :
  - *Escherichia coli* (> 50 % des cas),
  - *Proteus* (10 %),
  - *Klebsiella pneumoniae*,
  - *Serratia marcescens*.
- On retrouvera également :
  - *Pseudomonas aeruginosa*,
  - *Streptococcus faecalis*,
  - autres cocci Gram positifs (streptocoque, staphylocoque),
  - *Candida albicans* (accompagne souvent une antibiothérapie).

Résultat

- *Hématurie*

  La présence de globules rouges en quantité supérieure à $5/mm^3$ ou 500/ml correspondant à une hématurie (néphropathie glomérulaire, lithiase, tumeur, traumatisme...).
- *Leucocyturie*

  La présence de globules blancs en quantité supérieure à $10/mm^3$ ou 10 000/ml témoigne d'une leucocyturie. L'étude précisera s'ils sont altérés (pyurie).

  Une pyurie sans germe est possible après une antibiothérapie.

  Sinon la recherche d'une tuberculose sera réalisée.

- *Bactériurie*

  Une bactériurie inférieure à 10 000 germes/ml sans leucocyturie est le signe d'une contamination des urines.

  Une bactériurie supérieure à 100 000 germes/ml définit une infection des urines.

- La présence de cylindres est un signe d'atteinte tubulaire.

  Ils peuvent être purs et peu abondants (cylindres hyalins).

  La présence de granules dans le moule protéique donne naissance à des cylindres variés et pathologiques :

  - cylindres hématiques : hématurie d'origine rénale,
  - cylindres leucocytaires : infection ou inflammation parenchymateuse rénale (pyélonéphrite aiguë).

- La présence de cristaux est liée à l'état physico-chimique des urines ou à la prise de certains médicaments. Le pH urinaire sera indiqué à côté de la nature de la cristallurie.
- Les cellules retrouvées dans les urines sont normalement des cellules urothéliales et malpighiennes. La plupart des tumeurs du tractus urinaire prennent naissance au niveau de l'épithélium (surtout la vessie) et desquament dans l'urine. Histologiquement, elles sont urothéliales (papillaires ou non-papillaires) et plus rarement malpighiennes ou glandulaires.

Recherches particulières

- Recherche d'œufs de bilharzies.
- Recherche d'une tuberculose rénale.
- Recherche d'une leptospirurie (10e au 30e jour de l'évolution).
- Recherche d'une candidose (examen direct positif).
- Recherche d'une listériose (avortement).
- Recherche de gonocoque, de chlamydiae, de mycoplasmes sur le premier jet des premières urines du matin.

Examens immunologiques complémentaires

- La recherche d'anticorps fixés sur les bactéries urinaires est réalisée par immunofluorescence directe sur les bactéries d'un culot de centrifugation d'une urine fraîchement émise.

  En présence d'anticorps, les bactéries proviennent d'un foyer tissulaire (muqueuse vésicale, tissu de l'arbre urinaire).

Évolution de l'infection

- Un traitement efficace stérilise les urines en 48 heures et normalise la leucocyturie en une semaine.

- Un échec thérapeutique ou une rechute s'accompagne de la persistance de la bactériurie et de la leucocyturie.
- Une récidive s'accompagne de l'apparition d'une souche bactérienne après un traitement stérilisant.

EXAMEN CYTO-BACTÉRIOLOGIQUE D'UN PRÉLÈVEMENT VAGINAL

La flore vaginale normale chez la femme en période d'activité génitale est composée de bactéries aéro-anaérobies (lactobacilles, staphylocoques, corynébactéries...) et de bactéries anaérobies strictes.
L'étude des sécrétions vaginales est envisagée au cours de vaginites et de cervicites, ou à titre prophylactique chez la femme enceinte et on recherche alors les germes dangereux pour le nouveau-né.

Prélèvement

- Le prélèvement vaginal est réalisé en dehors de toute antibiothérapie locale ou générale, en l'absence de toilette vaginale dans les heures précédant l'examen et de préférence avant menstruation.
- Il est préférable d'effectuer le prélèvement à plusieurs niveaux. Après avoir posé le spéculum, le prélèvement est effectué par écouvillonnage ou à l'aide d'une pipette au niveau du vagin et du col et au niveau du méat urétral.
- On notera l'aspect, l'odeur et le pH des sécrétions.
- Pour la recherche de mycoplasmes, un écouvillon est placé directement dans le milieu de croissance A_3.
- Pour la recherche de chlamydiae, un grattage au niveau du col est nécessaire. L'écouvillon est placé en milieu de culture ou en milieu de lyse pour les techniques d'hybridation.
- Le prélèvement idéal est réalisé au laboratoire. Les milieux de transport (type Portagerm) assurent la survie de toute la flore microbienne, y compris le gonocoque et les anaérobies.

Examen direct

L'examen direct a pour but d'évaluer le nombre de leucocytes, de dépister les trichomonas, de rechercher une flore mobile ou des levures, d'évaluer les cellules épithéliales.

- Examen à l'état frais entre lame et lamelle : permet la recherche de *Trichomonas vaginalis* grâce à sa mobilité.
- Coloration de Giemsa : permet essentiellement de rechercher les trichomonas grâce à leurs caractéristiques morphologiques.

- Coloration de Gram : permet d'apprécier la réaction cellulaire et la densité de la flore microbienne :
  La coloration de Gram est essentielle pour apprécier la flore de Doderlein (bacilles Gram positif) et la flore associée.
  La présence de *Gardnerella* est suspectée en présence de nombreux bacilles à Gram négatif (décoloration difficile).
  La présence de *Mobiluncus* est suspectée en présence de bacilles fins, incurvés à Gram négatif (décoloration difficile).
  La présence de clue-cells peut être observée, correspondant à des bactéries accolées aux cellules épithéliales.
  Les recherches de gonocoques, de spores et de filaments mycéliens seront également réalisées.

Mise en culture

La mise en culture nécessite différents milieux :

- Milieu non sélectif : gélose chocolat enrichie.
  Il permet la culture des germes aérobies plus facilement isolés sur milieux sélectifs.
  Il permet la culture des haemophilus et de certains gonocoques.
- Milieu sélectif pour Gram positif : gélose Columbia ANC au sang de mouton.
  Il permet de culture des streptocoques, staphylocoques, des corynebactéries, des listeria.
  Certaines bactéries résistantes à l'acide nalidixique et à la colimycine s'y développent (*Proteus*, *Pseudomonas*).
- Milieu sélectif pour Gram négatif (Mac Conkey, Drigalski, EMB...).
  Il permet la culture des entérobactéries, *Pseudomonas*, *Acinetobacter...*
- Milieu sélectif pour *Neisseria* (Thayer et Martin-VCAT).
  Il permet la culture de diplocoques Gram négatif.
- Milieu sélectif pour *Gardnerella* (gélose au sang humain).
- Sabouraud pour l'isolement de levures.
- Recherche d'anaérobies (gélose Columbia incubée en anaérobiose).
- Milieu A_3 pour la recherche de mycoplasmes.

Résultats

- À la naissance, le vagin est stérile. Il est rapidement colonisé par la flore vaginale de la mère, riche en lactobacilles (bacilles de Doderlein) et en *Bifidobacterium*.
- Puis d'autres bactéries colonisent le vagin, ayant pour origine les téguments voisins (*Staphylococcus epidermidis*, corynebactéries,

Propionibactérium, *Peptococcus* et *Peptostreptococcus*), l'intestin (entérobactéries, entérocoques, anaérobies).

- À la puberté, la muqueuse reçoit une imprégnation glycogénique entraînant une baisse du pH et favorisant le développement des *Lactobacillus* et des *Bifidobacterium*. On retrouvera en faible abondance des levures.
- Les suppurations vaginales les plus fréquentes sont des vaginites liées à un déséquilibre de la flore commensale (suite à une antibiothérapie), à un corps étranger, à des troubles hormonaux (pertes blanches liées à la multiplication de *Lactobacillus* et *Bifidobacterium*), et à une maladie sexuellement transmissible :
  - leucorrhée purulente, épaisse, colorée (gonocoque),
  - écoulement mousseux, nauséabord, verdâtre (*Trichomonas*),
  - leucorrhée grumeleuse, caillebotée avec démangeaison (candidose),
  - leucorrhée d'aspect filant, translucide (*Gardnerella*).
- Les cervicites relèvent généralement d'infections à *Chlamydiae* ou à virus herpétique. On peut retrouver le gonocoque au niveau du col où le pH est plus neutre.
- Les endométrites sont parfois découvertes lors d'un prélèvement vaginal si l'écoulement purulent est accessible (suppuration sur stérilet, surtout par les actinomyces).
- Chez les femmes enceintes, l'examen nécessitera de mettre en évidence des bactéries pathogènes pour le nouveau-né :
  - gonocoque,
  - *Listeria monocytogenes*,
  - streptocoque du groupe B,
  - *Chlamydiae*,
  - virus herpès.

Leucorrhées	
Endocriniennes (Mucus abondant, flore à lactobacilles et *Bifidobacterium*)	Par hyperfonctionnement ovarien : – hyperœstrogéniques : au cours des cycles anovulatoires et à la préménopause – hyperlutéales : au cours de la phase lutéale chez certaines femmes, chez les femmes sous contraceptifs oraux et au cours de la grossesse
(muqueuse atrophique) flore commensale staphylocoque blanc entérobactéries, entérocoques…	Par hypofonctionnement ovarien : – retrouvées chez les jeunes filles à puberté tardive, chez les femmes ménopausées
Infectieuses	Vulvo-vaginite ou cervico-vaginite aiguë : Leucorrhée purulente – *Trichomonas vaginalis* – *Neisseria gonorrhocae* – streptocoques bêta-hémolytiques – pneumocoque – *Acinetobacter* – *Pseudomonas* – staphylocoque doré Leucorrhée infectieuse non purulente – vaginites mycosiques (pH acide) (candidoses en général) – *Gardnerella vaginalis* (pH alcalin) (présence de clue-cells) – *Mycoplasma hominis* – *Ureaplasma uréalyticum* – *Chlamydia trachomatis*
Secondaires	– surinfection d'une leucorrhée d'hypofonctionnement ovarien – lésion cutanée (folliculite) – lésion tumorale bénigne (polype, prolapsus, ectropion) – lésion tumorale maligne accompagnée d'une flore anaérobie – corps étrangers (tampon vaginal, œufs d'oxyure, débris divers) – toilette vaginale détruisant la flore protectrice – thérapeutique modifiant la flore normale (mycoses) – terrain diabétique favorisant les mycoses et les infections à staphylocoques

Vulvo-vaginite mycosique chronique

Concerne 15 % des femmes en période d'activité génitale et correspond au premier motif de consultation gynécologique. Il s'agit d'une infection opportuniste due à des levures du genre *Candida* :

C. albicans dans 85 % des cas, *C. glabrata* dans 12 % des cas et plus rarement *C. tropicalis*, *krusei* ou *parapsilosis*.

Sous l'influence de facteurs favorisants, les levures passent de l'état saprophyte à une forme pseudo-filamenteuse et développent leurs caractères de virulence qui entraînent la réaction inflammatoire. La diminution de l'immunité anti-*Candida* favorise les récidives et au cours des infections, il existe des taux élevés d'IgE anti-*Candida*.

Les formes chroniques sont surtout rencontrées au cours des traitements antibiotiques ou immunosuppresseurs, lors de la grossesse ou de traitements œstro-progestatifs. Elles sont retrouvées chez les sujets diabétiques et HIV positifs.

Au cours d'un épisode aigu, tous les antimycosiques sont actifs localement en 3 à 6 jours de traitement. Mais dans les formes récidivantes, un traitement local prolongé de 6 à 10 jours est associé à un traitement oral par kétoconazole. Ce traitement sera renouvelé systématiquement sur 2 mois.

EXAMEN CYTO-BACTÉRIOLOGIQUE D'UN PRÉLÈVEMENT PURULENT

L'examen bactériologique d'une suppuration cutanée ou profonde nécessite un prélèvement réalisé soigneusement, avant toute antibiothérapie locale ou générale.

Prélèvement

- Collection purulente ouverte : plaie suppurée, brûlure, abcès fistulisé... Le prélèvement est réalisé avec un écouvillon, en évitant les souillures par les germes des téguments voisins.
- Collection purulente fermée : ganglion, abcès non fistulisé, épanchement purulent... La peau est soigneusement désinfectée et le prélèvement est fait à la seringue et placé dans un tube stérile. Les suppurations profondes peuvent être prélevées lors d'une intervention chirurgicale.

Le prélèvement doit être analysé très rapidement. Il ne sera jamais placé à 4 °C, ni à 37 °C. Il sera transporté à température ordinaire.

On favorisera l'étude du prélèvement liquide par rapport à un écouvillon de même provenance.

En cas de suspicion d'infection à germes anaérobies, le prélèvement peut être placé sous huile de vaseline stérile (pus d'origine pleurale, abdominale).

Examen direct

- L'aspect du pus est noté :
  - brunâtre, verdâtre, malodorant : anaérobies,
  - homogène, jaunâtre : staphylocoque doré,
  - grumeleux, blanchâtre : mycobactéries.
- Le frottis est réalisé à partir du liquide purulent et coloré au bleu, au Gram, au Ziehl.

  Il permet d'obtenir un premier résultat, d'autant plus important lorsque les cultures restent négatives.

Culture

La mise en culture est réalisée rapidement. Le choix des milieux dépend de l'origine du prélèvement.

- Les milieux doivent permettre la culture de la plupart des germes :
  - gélose au sang,
  - gélose ordinaire,
  - Rosenow,
  - Loewenstein-Jensen.
- Les milieux d'enrichissement (bouillon coeur-cervelle) sont ensemencés. Après 24 heures à 37 °C, le bouillon est repiqué sur milieu au sang ou sur milieu sélectif.
- Lorsqu'un germe particulier est suspecté, on pourra ensemencer des milieux pour *Brucella*, *Pasteurella*, bacilles anaérobies (*Clostridium*) dans les conditions idéales de température et sous CO_2 ou en anaérobiose.

Les formes chroniques sont surtout rencontrées au cours des traitements antibiotiques ou immunosuppresseurs, lors de la grossesse ou de traitements œstro-progestatifs. Elles sont retrouvées chez les sujets diabétiques et HIV positifs.

Au cours d'un épisode aigu, tous les antimycosiques sont actifs localement en 3 à 6 jours de traitement. Mais dans les formes récidivantes, un traitement local prolongé de 6 à 10 jours est associé à un traitement oral par kétoconazole. Ce traitement sera renouvellé systématiquement sur 2 mois.

EXAMEN MYCOLOGIQUE DES SELLES

L'examen mycologique des selles est indiqué devant des selles diarrhéiques après une antibiothérapie, après un traitement prolongé par antibiothérapie, ou une vaginite ne guérissant pas. L'examen direct permettra d'apprécier l'abondance des champignons et seul un grand nombre d'éléments mycéliens est significatif. La recherche et l'identification des champignons sera toujours soumise à la culture, à l'exception de *Blastocystis hominis*, sur milieu de Sabouraud-antibiotique avec et sans actidone à 37 °C :

– *colonies crémeuses – levures ovoïdes ou sphériques bourgeonnantes (blastospores) :*
  - colonies blanches : *Candida* (test de filamentation),
  - colonies blanches, présence d'ascospores : *Saccharomyces*,
  - colonies rose-saumon : *Rhodotorula*,
  - colonies crémeuses, sensibles à l'actidione : *Torulopsis*, *Cryptococcus* ;

– *colonies membraneuses, blanches ou jaunes – filaments cloisonnés qui se fragmentent (arthrospores) :*
  - présence de levures bourgeonnantes : *Trichosporon* (colonies blanc-crémeux),
  - absence de levure bourgeonnantes : *Geotrichum* (colonies qui s'enfoncent dans la gélose) ;

– *colonies duveteuses colorées – filaments cloisonnés avec des petites spores (conidiospores) :*
  - conidiophore en forme de « pomme d'arrosoir » : *Aspergillus*,
  - conidiophore en forme de « pinceau » : *Penicillium*.

EXAMEN PARASITOLOGIQUE D'UNE EXPECTORATION

L'examen parasitologique d'un crachat peut être indiqué en cas d'allergies, d'aspect rouillé des crachats, chez les sujets immunodéprimés, en présence de signes radiologiques d'infiltrats nodulaires...

Prélèvement

- Expectorations recueillies après rinçage buccal avec un désinfectant.
- Aspirations bronchiques.

Identification

- Amibes : *E. histolytica* (kystes à 4 noyaux, ovalaires), responsable d'amibiase pulmonaire (Afrique, Indochine, Mexique).

- *Pneumocystis carinii* (kystes à 8 inclusions) classiquement rencontrés sur les biopsies pulmonaires chez les sujets immunodéprimés.
- Cestodes : *Echinococcus granulosus.*

  La centrifugation du prélèvement (vomique) permet la mise en évidence du sable hydatique (scolex, crochets) dans le culot.
- Nématodes :
  - Ascaridiase : en présence du syndrome de Loeffler (toux sèche quinteuse).

    Mise en évidence du ver adulte ou de formes immatures, de formes migrantes larvaires, filiformes.

    Présence de polynucléaires éosinophiles, de cristaux de Charcot-Leyden.
  - Ankylostomose.

    Retrouvé dans les zones tropicales et subtropicales, chaudes et humides. Mise en évidence des forme strongyloïdes.
  - Anguillulose :

    Retrouvé dans les zones tropicales humides et équatoriales.

    Mise en évidence de formes strongyloïdes lors des migrations tissulaires.

    Présence d'une dermatose, d'un syndrome allergique, de polynucléaires éosinophiles, de cristaux de Charcot-Leyden.
  - Larva migrans à nématodes des animaux.
- Trématodes.
  - *Schistosoma* : granulomes à œufs.
  - *Fasciola hepatica* : erratisme de la phase d'invasion.
  - *Paragonimus westermani* (douve pulmonaire) :
    - endémique en Extrême-Orient, sporadique en Amérique et en Afrique équatoriale,
    - crachats bruns rouillés où sont retrouvés des œufs ovalaires (90 µ x 60 µ), operculés et abondants.
- Champignons.
  - *Aspergillus*, le plus souvent fumigatus (cosmopolite).
  - *Candida* (cosmopolite).
  - *Cryptococcus* (levure bourgeonnante en battant de cloche et capsulée).
  - Histoplasmoses d'importation à *H. capsulatum* (Amérique) et à *H. duboisii* (Afrique).
  - Coccidiose (Amérique).
  - Blastomycose (Amérique, Afrique).
  - Sporotrichose.

EXAMEN PARASITOLOGIQUE DES URINES

Les examens parasitologiques et mycologiques des urines sont réalisés à partir du culot de centrifugation d'une urine.
L'examen macroscopique permet d'apprécier une hématurie (shistosome) ou un aspect chyleux (*W. bancrofti*).
L'examen à frais permet d'observer la présence de parasites ou de champignons, la mobilité du *Trichomonas vaginalis* et des microfilaires.
La morphologie des parasites est appréciée après coloration.
Les parasites et les champignons à rechercher sont :

Parasites

- Flagellés : *Trichomonas vaginalis.*
  Les urines sont troubles. Une affection à *Candida* est souvent associée. Chez la femme, en présence de leucorrhées, la muqueuse est rouge, avec des tâches grisâtres en « peau de panthère ».
- Trématodes : *Shistosoma haematobium.*
  Les urines sont la voie normale d'élimination des œufs de bilharzies. Il existe fréquemment une hématurie et une hyperéosinophilie sanguine.
- Nématodes : microfilaires-oxyures
  - microfilaires : microfilarurie permanente, avec des urines chyleuses *(W. bancrofti).*
    Le sang entraîné dans les urines peut contenir des microfilaires de Loa-Loa, de *D. perstans*, d'*O. volvulus.*
  - oxyure (cosmopolite) : ver filiforme blanc, rencontré au niveau urinaire lors de la migration pour la ponte des œufs au niveau de la marge anale.

Champignons

- *Candida albicans.*
- Cryptococcose.

FACTEUR II (Prothrombine)

Lors des affections hépatiques, on note une diminution précoce du taux des facteur VII (Convertine), facteur X (Stuart), facteur II (Prothrombine), pouvant être responsable de troubles hémorragiques. L'abaissement de ces facteurs précèdent les signes cliniques.

Une amélioration rapide s'observe dès la 2e semaine dans les ictères infectieux bénins. La persistance est en faveur d'une évolution prolongée.

Son aggravation avec la diminution secondaire du facteur V (accélérine) est en faveur d'une atteinte cellulaire irréversible des ictères graves.

Au cours des cirrhoses, les taux de facteurs VII et X puis de facteur II précèdent l'allongement du temps de Quick. Au stade de cirrhose confirmée, l'abaissement des taux de facteurs II, VII et X s'accentue.

En phase terminale des cirrhoses, la diminution des taux de facteurs II, VII et X est sévère, jusqu'à 20 %. L'allongement du temps de thrombine et la diminution du facteur V sont quasi constants. Le risque hémorragique nécessite la recherche d'un processus fibrinolytique (taux de plaquettes, temps de lyse des euglobulines, dosage des PDF, recherche de complexes solubles).

Au cours des ictères par obstruction, les déficits en facteurs II, VII et X apparaissent 15 jours après le début de l'ictère et sont rapidement compensés par l'administration de vitamine K.

Prélèvement

Plasma obtenu à partir d'un prélèvement citraté (1 vol. citrate / 9 vol. sang)

Conservation possible moins de 4 h à 20 °C.

Congélation des plasmas après centrifugation pour un dosage ultérieur.

Dosage

Le dosage consiste à mesurer le temps de coagulation en présence de néoplastine, d'un réactif où tous les facteurs sont présents, constants et en excès, à l'exception du facteur II à doser, apporté par les plasmas témoins ou malades.

Valeurs de référence

Activité physiologique : 70 à 120 %

Variations pathologiques

Déficit isolé congénital : très rare

Dysprothrombinémies.

Déficit associé aux facteurs V, VII et X : insuffisances hépatiques, cirrhoses, fibrinolyses, coagulations intravasculaires.

Déficit associé en facteurs VII, IX et X : traitement par les antivitaminiques K, carence d'apport ou d'absorption (maladie hémorragique du nouveau-né, ictère par rétention, sprue, traitements antibiotiques).

FACTEUR V (Accélérine)

Lors des affections hépatiques, on note une diminution précoce du taux des facteur VII (Convertine), facteur X (Stuart), facteur II (Prothrombine). Une amélioration rapide s'observe dès la 2e semaine dans les ictères infectieux bénins. La persistance est en faveur d'une évolution prolongée. Son aggravation avec la diminution secondaire du facteur V (accélérine) est en faveur d'une atteinte cellulaire irréversible des ictères graves.

Au cours de la phase terminale des cirrhoses, on note une diminution des taux de facteurs II, VII et X. L'allongement du temps de thrombine et la diminution du facteur V sont quasi constants. Le risque hémorragique nécessite la recherche d'un processus fibrinolytique (taux de plaquettes, temps de lyse des euglobulines, dosage des PDF, recherche de complexes solubles).

Prélèvement

Plasma obtenu à partir d'un prélèvement citraté (1 vol. citrate / 9 vol. sang)
Conservation possible moins de 4 h. à 4 °C.
Congélation des plasmas après centrifugation pour un dosage ultérieur.

Dosage

Le dosage consiste à mesurer le temps de coagulation en présence de néoplastine, d'un réactif où tous les facteurs sont présents, constants et en excès, à l'exception du facteur V à doser, apporté par les plasmas témoins ou malades.

Valeurs de référence

Activité physiologique : 70 à 120 %.

Variations pathologiques

Déficit isolé congénital : maladie d'Owren
Déficit associé aux facteurs II, VII et X : insuffisances hépatiques, cirrhoses, fibrinolyses, coagulations intravasculaires.

FACTEUR VII (Convertine)

Lors des affections hépatiques, on note une diminution précoce du taux des facteur VII (Convertine), facteur X (Stuart), facteur II (Prothrombine), pouvant être responsable de troubles hémorragiques. L'abaissement de ces facteurs précèdent les signes cliniques.

Une amélioration rapide s'observe dès la 2e semaine dans les ictères infectieux bénins. La persistance est en faveur d'une évolution prolongée. Son aggravation avec la diminution secondaire du facteur V (accélérine) est en faveur d'une atteinte cellulaire irréversible des ictères graves.

Au cours des cirrhoses, les taux de facteurs VII et X puis de facteur II précèdent l'allongement du temps de Quick. Au stade de cirrhose confirmée, l'abaissement des taux de facteurs II, VII et X s'accentue.

En phase terminale des cirrhoses, la diminution des taux de facteurs II, VII et X est sévère, jusqu'à 20 %. L'allongement du temps de thrombine et la diminution du facteur V sont quasi constants. Le risque hémorragique nécessite la recherche d'un processus fibrinolytique (taux de plaquettes, temps de lyse des euglobulines, dosage des PDF, recherche de complexes solubles).

Au cours des ictères par obstruction, les déficits en facteurs II, VII et X apparaissent 15 jours après le début de l'ictère et sont rapidement compensés par l'administration de vitamine K.

Prélèvement

Plasma obtenu à partir d'un prélèvement citraté (1 vol. citrate / 9 vol. sang)

Conservation possible moins de 4 h. à 20 °C.

Éviter la conservation à 4 °C (activation du facteur VII).

Congélation des plasmas après centrifugation pour un dosage ultérieur.

Dosage

Le dosage consiste à mesurer le temps de coagulation en présence de néoplastine, d'un réactif où tous les facteurs sont présents, constants et en excès, à l'exception du facteur VII à doser, apporté par les plasmas témoins ou malades.

Valeurs de référence

Activité physiologique : 70 à 120 %

Variations pathologiques

Déficit isolé congénital : hypoconvertinémie

Déficit associé aux facteurs II, V et X : insuffisances hépatiques, cirrhoses, fibrinolyses, coagulations intravasculaires.

Déficit associé en facteurs II, IX et X : traitement par les antivitaminiques K, carence d'apport ou d'absorption (maladie hémorragique du nouveau-né, ictère par rétention, sprue, traitements antibiotiques).

FACTEUR VIII
(Facteur antihémophilique A)

L'hémophilie est dépistée lors de la réalisation du temps de céphaline activé qui est allongé :

	T.C.A.	Temps malade/témoin
Hémophilie A majeure	120 secondes	4
Hémophilie A mineure	60 secondes	2

Prélèvement

Plasma obtenu à partir d'un prélèvement citraté (1 vol. citrate / 9 vol. sang)
Conservation possible moins de 3 h. à 4 ° C.
Congélation des plasmas après centrifugation pour un dosage ultérieur.

Dosage

Le dosage consiste à mesurer le temps de céphaline activé d'un réactif où tous les facteurs sont présents, constants et en excès, à l'exception du facteur VIII : C à doser, apporté par les plasmas témoins ou malades.

Le dosage est réalisé pour caractériser un déficit en facteur VIII : C, pour contrôler la correction thérapeutique apportée chez un hémophile par la perfusion d'un concentré de facteur VIII, pour le dépistage de conductrices de l'hémophilie A ou pour le titrage des fractions VIII concentrées.

Valeurs de référence

Activité physiologique : 60 à 130 %

Une augmentation du taux de facteur VIII : C est retrouvée au cours de :
- traitements oestro-progestatifs, antivitamines K, corticoïdes,
- grossesse, effort important, stress.

Variations pathologiques

- Déficit isolé congénital : Hémophilie A
  < 1 % : hémophilie sévère
  1 à 5 % : hémophilie modérée
  5 à 25 %: hémophilie atténuée
- Maladie de Willebrand : associe un allongement du temps de saignement à un déficit en facteur VIII : C.
- Augmentation du taux de facteur VIII : C au cours de certaines pathologies : diabète, néphropathie, athérosclérose, complications thromboemboliques.

Différenciation entre hémophilie et Willebrand

par les dosages du facteur VIII R : Ag et du facteur VIII : C.

Un taux diminué en VIII : C et en VIII R : Ag est caractéristique de la maladie de Willebrand

Chez l'homme, un taux de VIII R : Ag normal associé à un taux de VIII : C diminué est en faveur d'une hémophilie A.

Chez la femme, un taux de VIII : C < VIII R : Ag est observé chez la conductrice de l'hémophilie.

Transmission de l'hémophilie A

La transmission est assurée par le chromosome X. Les conductrices donnent naissance à 50 % d'enfants non atteints et à 50 % d'enfants porteurs du chromosome X atteints (hémophile ou conductrice).

Le dépistage nécessite la réalisation de tests de coagulation pour rechercher une diminution du taux de facteur VIII et du rapport Facteur VIII/vWFAg, chez les conductrices d'hémophilie A.

La mise en évidence d'une anomalie moléculaire et le suivi de l'hémophilie familiale peut être réalisée par biologie moléculaire.

FACTEUR IX
(Facteur antihémophilique B)

L'hémophilie est dépistée lors de la réalisation du temps de céphaline activé qui est allongé :

	T.C.A.	Temps malade/témoin
Hémophilie B majeure	90 secondes	3
Hémophilie B mineure	45 secondes	1,5

Prélèvement

Plasma obtenu à partir d'un prélèvement citraté (1 vol. citrate / 9 vol. sang) Conservation possible moins de 3 h. à 4 °C.

Congélation des plasmas après centrifugation pour un dosage ultérieur.

Dosage

Le dosage consiste à mesurer le temps de céphaline activé d'un réactif où tous les facteurs sont présents, constants et en excès, à l'exception du facteur IX : C à doser, apporté par les plasmas témoins ou malades.

Le dosage est réalisé pour caractériser un déficit en facteur IX : C qui est 5 fois moins fréquent que le déficit en facteur VIII : C, et pour contrôler la correction thérapeutique apportée chez un hémophile par la perfusion d'un concentré de facteur IX.

Valeurs de référence

Activité physiologique : 60 à 150 %

Variations pathologiques

- Déficit isolé congénital : Hémophilie B
  < 1 % : hémophilie sévère
  1 à 5 % : hémophilie modérée
  5 à 25 % : hémophilie atténuée
- Atteintes hépatiques : cirrhose, hépatite.
- Carence en vitamine K : maladie hémorragique du nouveau-né, ictère, antibiothérapie.

  Au cours des traitements par les antivitamines K, il peut apparaître une résistance du facteur IX, responsable d'une discordance entre le T.P. retrouvé dans la zone thérapeutique (facteur IX entre 15 et 30 %) et le TCA peu ou pas allongé.

  La synthèse du facteur IX biologiquement actif est vitamine K dépendante. Tout défaut de carboxylation, en cas de déficit vitaminique, entraîne la formation d'un précurseur inactif (PIVKA).

Dépistage

- Hémophilie B+/CRM+ : l'activité facteur IX est diminuée et le rapport IX : c/IX : Ag est plus bas que dans la population normale.
- Hémophilie B-/CRM- : l'activité facteur IX est diminuée et le rapport IX : c/IX : Ag est identique à celui trouvé dans la population normale.
- Conductrices d'hémophilie B+ : l'activité coagulante est inférieure au taux d'antigène : (IX : c < IX : Ag).
- Conductrices d'hémophilie B- : les taux de IX : c et de IX : Ag sont abaissés de façon parallèle.

FACTEUR X (Facteur Stuart)

Lors des affections hépatiques, on note une diminution précoce du taux de facteur VII (Convertine), facteur X (Stuart), facteur II (Prothrombine), pouvant être responsable de troubles hémorragiques. L'abaissement de ces facteurs précèdent les signes cliniques.

Une amélioration rapide s'observe dès la 2e semaine dans les ictères infectieux bénins. La persistance est en faveur d'une évolution prolongée. Son aggravation avec la diminution secondaire du facteur V (accélérine) est en faveur d'une atteinte cellulaire irréversible des ictères graves.

Au cours des cirrhoses, les taux de facteurs VII et X puis de facteur II précèdent l'allongement du temps de Quick. Au stade de cirrhose confirmée, l'abaissement des taux de facteurs II, VII et X s'accentue.

En phase terminale des cirrhoses, la diminution des taux de facteurs II, VII et X est sévère, jusqu'à 20 %. L'allongement du temps de thrombine et la diminution du facteur V sont quasi constants. Le risque hémorragique nécessite la recherche d'un processus fibrinolytique (taux de plaquettes, temps de lyse des euglobulines, dosage des PDF, recherche de complexes solubles).

Au cours des ictères par obstruction, les déficits en facteurs II, VII et X apparaissent 15 jours après le début de l'ictère et sont rapidement compensés par l'administration de vitamine K.

Prélèvement

Plasma obtenu à partir d'un prélèvement citraté (1 vol. citrate / 9 vol. sang)
Conservation possible moins de 8 h. à 20 °C.
Congélation des plasmas après centrifugation pour un dosage ultérieur.

Dosage

Le dosage consiste à mesurer le temps de coagulation en présence de venin de vipère Russel ou Stypven, d'un réactif où tous les facteurs sont présents, constants et en excès, à l'exception du facteur X à doser, apporté par les plasmas témoins ou malades.

Valeurs de référence

Activité physiologique : 70 à 120 %

Variations pathologiques

Déficit isolé congénital : très rare

Déficit associé aux facteurs II, V et VII : insuffisances hépatiques, cirrhoses, fibrinolyses, coagulations intravasculaires.

Déficit associé en facteurs II, VII et IX : traitement par les antivitaminiques K, carence d'apport ou d'absorption (maladie hémorragique du nouveau-né, ictère par rétention, sprue, traitements antibiotiques).

Traitements par les AVK ou déficits en vitamine K : le taux de X : c est généralement plus bas que celui du X : Ag.

FACTEUR XI (Facteur Rosenthal)

Le déficit en facteur XI peut être responsable d'un syndrome hémorragique d'intensité variable, dans les cas exceptionnels de déficit complet.

Généralement, les facteurs de la phase contact (XI, XII, prékallicréine et kininogène) ne provoquent pas d'hémorragies.

Prélèvement

Plasma obtenu à partir d'un prélèvement citraté (1 vol. citrate / 9 vol. sang)
Conservation possible moins de 4 h. à 4 °C.
Congélation des plasmas après centrifugation pour un dosage ultérieur.

Dosage

Le dosage consiste à mesurer le temps de céphaline activé d'un réactif où tous les facteurs sont présents, constants et en excès, à l'exception du facteur XI à doser, apporté par les plasmas témoins ou malades.

Valeurs de référence

Activité physiologique : 60 à 150 %
Chez le nouveau-né : 20 à 50 %

Variations pathologiques

Déficit isolé congénital : gène autosomal récessif avec des manifestations variables chez le sujet hétérozygote (fréquent chez les sujets israélites).

FACTEUR XIII

Le facteur XIII est une glycoprotéine formée de 3 sous-unités dont la sous-unité A, synthétisée au niveau du foie et support de l'activité enzymatique (facteur stabilisant la fibrine).

Prélèvement

Sang citraté (1 vol. pour 9 vol. de sang).

Dosage

Méthodes immunologiques (Ouchterlony, Laurell, immuno-électrophorèse).

Valeurs de référence

- Activité : 60-150 % (XIII : C).
- Antigène : 20-30 mg/l (XIII : Ag).

Variations pathologiques

- Déficit congénital.
- Déficit acquis.
- Déficit qualitatif (anomalie moléculaire).
- Une diminution des taux est retrouvée dans :
  - l'insuffisance hépatique,
  - l'insuffisance rénale aiguë,

- les intoxications (phosphore, mercure, venins),
- les leucémies,
- les cardiopathies,
- les CIVD,
- les périodes post-opératoires.

FACTEUR 3 PLAQUETTAIRE (PF3)

Le « release » plaquettaire induit par une suspension de kaolin libère le facteur 3 plaquettaire dont l'activité est mesurée par le temps de Stypven.
Le venin de vipère Russell est capable de transformer la prothrombine en thrombine en présence des facteurs V, X, et de phospholipides plaquettaires (plaquettes ou céphaline).

Prélèvement

Sang recueilli sur citrate (1 vol. pour 9 vol. de sang).

Résultat

Temps de coagulation	Quick	Stypven	Stypven-céphaline
Déficit en PF3	Normal	Allongé	Normal
Déficit en facteur VII	Allongé	Normal	Normal
Déficit en facteur X	Allongé	Allongé	Allongé

Le raccourcissement progressif des temps de coagulation pendant l'incubation traduit la biodisponibilité du facteur 3 plaquettaire.
La biodisponibilité est diminuée en cas de :
– thrombasthénie de Glanzmann,
– thrombopathies constitutionnelles,
– syndromes myéloprolifératifs,
– insuffisance rénale,
– leucémie aiguë myéloblastique.

FACTEUR 4 PLAQUETTAIRE (PF4)

L'activation plaquettaire entraîne la libération du contenu des granules alpha-plaquettaires et en particulier du facteur 4 plaquettaire et de la bêta-thromboglobuline. Le facteur 4 plaquettaire est fixé sur les cellules endothéliales, où il est stocké. Dans la circulation, sa durée de vie est inférieure à 5 minutes. Sa libération est induite par l'héparinothérapie et son taux est maximal au début du traitement.

Prélèvement

Tubes anticoagulants spéciaux (type Diatube H) placés dans la glace 15 minutes après le prélèvement.

Dosage

Méthodes immuno-enzymatiques, radio-immunologiques.

Valeurs de référence

Normale < 5 UI/ml.

Variations pathologiques

Une élévation pathologique du PF4 est retrouvée dans :
- les atteintes rénales,
- les atteintes cardio-vasculaires,
- la chirurgie extra-corporelle et la période post-opératoire,
- les états de choc,
- les états infectieux, inflammatoires,
- les polyglobulies,
- les cancers.

FACTEUR RHUMATOÏDE (ou FR)

Le facteur rhumatoïde représente un groupe d'anticorps anti-immunoglobulines que l'on retrouve à titre élevé dans la polyarthrite rhumatoïde.
Il s'agit d'auto-anticorps reconnaissant des déterminants antigéniques localisés sur le fragment Fc des Immunoglobulines G, et produits par les cellules lympho-plasmocytaires des organes lymphoïdes.
L'apparition de FR après activation polyclonale des B lymphocytes ou en réponse à la présence de complexes immuns permet d'envisager que les FR ont un rôle physiologique important.
Inversement dans la PR, la production exagérée de FR génère des complexes immuns activant le complément et entraînant des lésions tissulaires.

Prélèvement

Sérum.
Liquide articulaire.

Dosage

- Réaction de Waaler-Rose : agglutination des hématies de mouton sensibilisées par du sérum de lapin anti-hématies de mouton. Le seuil significatif est fixé à 1/64.
- Test au Latex : agglutination de particules de latex sensibilisées avec des immunoglobulines humaines. Le seuil significatif est fixé à 1/80.
- Immuno-néphélémétrie : utilise des particules de polystyrène recouvertes de gamma-globulines humaines. Le seuil significatif est fixé à 30 UI/ml.
- Immuno-enzymologie : la technique ELISA semble la plus sensible car elle permet de détecter les FR agglutinants comme dans les techniques de Waaler-Rose et au latex, et les facteurs non agglutinants.
- Radioimmunologie : même sensibilité que la technique ELISA.

Les méthodes classiques mettent en évidence une IgM anti-IgG. L'étude peut être réalisée dans les autres classes d'immunoglobulines.

Variations pathologiques

- Le dosage du FR est un examen fondamental pour le diagnostic des PR. Les modifications quantitatives s'observent au cours de l'évolution de la maladie, d'une aggravation de la maladie ou lors de son traitement. Les taux sont corrélés au degré d'atteinte articulaire.
- Dans 20 % des cas, le tableau clinique évocateur d'une PR s'accompagne d'une recherche négative du FR. Cela peut être expliqué :
  - par des facteurs génétiques (sujet HLA DR4),
  - par un déficit de synthèse (rôle des B lymphocytes),
  - par la méthode de dosage (FR différent d'une IgM),
  - par leur complexation aux IgG circulantes (FR cachés).
- Les autres classes d'immunoglobulines peuvent être concernées dans cette recherche :
  - FR de nature IgG : présents dans le sérum et le liquide articulaire de sujets atteints de PR. Ils sont difficiles à détecter car s'associent avec les IgG pour former des complexes immuns.
  - FR de nature IgA : présents dans les PR sévères et compliquées de manifestations extra-articulaires. Ils sont retrouvés dans la néphropathie avec dépôts d'IgA (maladie de Berger), dans la maladie de Henoch-Schoenlein et dans les endocardites infectieuses. Ils sont dosés par méthodes ELISA et RIA.
- Les FR sont retrouvés dans 80 % des PR, mais non spécifiquement car ils sont mis en évidence :
  - chez 5 % des sujets normaux et la fréquence augmente avec l'âge ;

- dans les connectivites (LED, Gougerot-Sjögren, péri-artérite noueuse, sclérodermie, dermato-myosite) ;
- dans les affections bactériennes, parasitaires, virales (syphilis, tuberculose, endocardite d'Osler, kala-azar, hépatites virales, mononucléose infectieuse).

• Inversement, les formes infantiles sont généralement séro-négatives. L'apparition du FR n'est détectée qu'environ un an après le début de la maladie.

FACTEUR WILLEBRAND

Le facteur Willebrand (facteur vWF) est un complexe glycoprotéique dont le taux est diminué dans la maladie de Willebrand. Son dosage présente un intérêt pour différencier une hémophilie A d'une maladie de Willebrand, et pour le dépistage des femmes conductrices de l'hémophilie A.

Prélèvement

• Sang citraté (1 volume pour 9 volumes de sang).

Dosage

• Méthode immuno-enzymatique.
• Méthodes radio-immunologiques.
• Méthodes par précipitation (Laurell, néphélémétrie).

Valeurs de référence

• Normale : 50-150 %.

Les taux sont plus élevés au cours de la grossesse, des traitements œstro-progestatifs, chez les sujets âgés, lors de stress ou d'effort physique important.

Variations pathologiques

• Augmentation des taux au cours des :
  - états fébriles, cancers, périodes post-opératoires,
  - atteintes hépatiques, rénales, cardiaques,
  - atteintes endothéliales, thromboses.
• Diminution des taux dans les :
  - déficits acquis,
  - déficits congénitaux (Maladie de Willebrand).

Chez les hémophiles, l'activité VIII : C est diminuée et le taux de facteur VIIIR : Ag est normal.

Dans la maladie de Willebrand, les activités sont toutes diminuées : facteur VIII : C, facteur VIIIR : Ag et facteur VIIIR : RCO/VIII_vWF.

Dans les variants de la maladie de Willebrand, l'activité est inférieure à l'antigène VIIIR : Ag, et il existe en général une modification de structure du facteur Willebrand mise en évidence par une mobilité électrophorétique augmentée.

Chez les femmes conductrices de l'hémophilie A, le taux de facteur VIII : C est plus bas que le taux du facteur Willebrand (VIII : C < $_v$WF).

Lorsque le facteur est normal, les différentes techniques de dosage sont valables (maladie de Willebrand de type I).

Lorsque le facteur est anormal (maladie de Willebrand de type II), il existe des discordances entre les techniques de dosage. Les techniques basées sur la mobilité électrophorétique (Laurell) donnent des valeurs plus élevées que les techniques immuno-enzymatiques.

Lorsque le déficit est sévère, l'immuno-enzymologie permet le dosage des valeurs très basses avec précision.

On décrit 3 types d'anomalies du facteur Willebrand ($_v$WF)

* Type I : anomalie quantitative modérée (fréquence = 70 %)

Le Temps de saignement (TS) est normal ou peu allongé.

Le Temps de Céphaline activée (TCA) est modérément allongé.

La numération plaquettaire est normale. L'agrégation à la ristocétine est nulle. Il existe des diminutions de :

- l'antigène du facteur Willebrand ($_v$WFAg entre 5 et 40 %),
- l'activité du facteur VIII (FVIII : C entre 5 et 40 %),
- l'activité cofacteur de la ristocétine ($_v$WFRCo entre 5 et 40 %).

L'étude en gel d'agarose montre la présence des multimères du $_v$WF, mais en quantité diminuée.

* Type III : anomalie quantitative sévère (rare = 1 à 3 %)

Le TS est très allongé. Le TCA est allongé. La numération plaquettaire est normale. L'agrégation à la ristocétine est nulle. Le facteur Willebrand est indosable ($_v$WF < 0,1 %).

Le facteur VIII est compris entre 1 et 5 %. L'activité cofacteur de la ristocétine est diminuée, inférieure à 5 %. L'étude en gel d'agarose révèle une très fine bande de bas poids moléculaire. La transmission est autosomale récessive. La complication fréquente est celle de la présence d'allo-anticorps anti-$_v$WF, apparaissent après une transfusion.

* Type II : anomalie qualitative en $_v$WF (20 à 25 % des cas)

Il existe environ 20 sous-types, regroupés en 4 variants :

- Type IIa : TS allongé, diminution modérée de $_v$WF et FVIII, contrastant avec une diminution importante de $_v$WFRCo et une diminution de l'agrégation plaquettaire à la ristocétine.

L'électrophorèse révèle l'absence de multimères de haut poids moléculaires et de poids moléculaires intermédiaires, en raison d'une insuffisance de production ou d'une protéolyse de la sous-unité $_v$WF.

- Type IIb : TS allongé, diminution de $_v$WFRCo, contrastant avec un taux de $_v$WFAg normal ou peu diminué.

  Augmentation de l'agrégation plaquettaire à la ristocétine.

  Une thrombopénie est parfois décrite : hyperaffinité pour le complexe GPIb/IX des plaquettes circulantes avec le $_v$WF, et les complexes $_v$WF-plaquettes sont éliminés.

  L'injection d'hormones antidiurétiques (Desmopressine) est contre-indiquée.

  Les multimères de haut-poids moléculaire sont absents du plasma, mais sont normaux dans les plaquettes.
- Type IIn : Willebrand Normandie. Anomalie de liaison du facteur VIII au $_v$WF, ce qui rend le diagnostic différentiel avec une hémophilie difficile.
- Type IIm : Diminution de l'affinité du $_v$WF par rapport aux plaquettes. La structure des multimères est normale.

Differents types d'anomalies du facteur Willebrand

	I	III	IIa	IIb	IIn	IIm
TS	N ou >	>>>	>	>	N ou >	N ou >
F VIII	<	<<<	N ou <	N ou <	N ou <	N ou <
$_v$WFAg	< ou N	0	N ou <	N ou <	N ou <	N ou <
$_v$WFRCo	<	<<<	<<<	<<	N	N
Ristocétine	0	0	<<<	>>>	N	N
Multimères	<	0	N ou 0		N	N

(N : Normal ; < : Diminué ; > : Augmenté ; O : Nul)

Le diagnostic nécessite des tests réalisés en routine (TS par la méthode d'Ivy, TCA, dosage du $_v$WF par ELISA ou par agglutination de particules de latex, activité coagulante du facteur VIII, activité cofacteur de la ristocétine, agrégation plaquettaire à la ristocétine).

Les tests suivants sont réalisés en laboratoires spécialisés (électrophorèse en gel d'agarose à 1 %, étude de la fixation au collagène, à la GPIb ou au facteur VIII).

FER SÉRIQUE - CAPACITÉ DE FIXATION DE LA TRANSFÉRRINE

Le fer est un oligo-élément qui entre dans la composition de l'hémoglobine, de la myoglobine et d'enzymes respiratoires. Son taux sérique est dépendant des apports alimentaires (10 à 20 mg/j), de l'absorption intestinale (1 à 2 mg/j), des pertes physiologiques (1 à 2 mg/j), de l'hémolyse physiologique dans le système réticulo-endothélial, et des réserves de l'organisme, essentiellement hépatique, sous deux formes, la ferritine et l'hémosidérine.

Dans le sang, le fer est transporté par la transferrine qui le cède aux érythroblastes en voie de maturation. La synthèse de la transferrine par l'hépatocyte est inversement proportionnelle à la quantité de fer intracellulaire.

Prélèvement

- Sérum non hémolysé, plasma prélevé sur héparine.
- Tenir compte du rythme nycthéméral (maximum le matin).

Dosage

- Spectrophotométrie d'absorption atomique (lecture à 248,3 nm).
- Colorimétrie (avec ou sans déprotéinisation) :
  - méthode à la bathophénanthroline sulfonée,
  - méthode à la ferrozine, au férène S.
- Capacité totale de fixation :
  - la transferrine sérique est saturée par une solution de fer. L'excès de fer est absorbé et on titre le fer dans le surnageant de centrifugation comme précédemment.
  - dosage de la transferrine par immunoprécipitation et calcul de la CTF selon la formule :

$$\text{CTF } (\mu\text{mol/l}) = \text{transferrine (g/l)} \times 25$$

$$\text{CTF } (\mu\text{g/100 ml}) = \text{transferrine (g/l)} \times 139{,}5.$$

- La différence entre la CTF et la sidérémie définit la capacité latente de fixation (CLF).
- Le rapport entre le fer sérique et la CTF définit le coefficient de saturation (CS).

Valeurs de référence (µg/100 ml × 0,179 = µmol/l)

- Fer sérique :
  - Homme : 60-170 µg/100 ml : 11-30 µmol/l ;
  - Femme : 50-160 µg/100 ml : 9-28 µmol/l ;

- Nouveau-né : 110-200 µg/100 ml : 20-35 µmol/l ;
- 1 an : 30-80 µg/100 ml : 5-15 µmol/l.

- Fer urinaire : N < 550 µg/24 h *soit* < 10 µmol/24 h.
- CTF : 250-400 µg/100 ml *soit* 45-72 µmol/l.
- CLF : 150-300 µg/100 ml *soit* 27-54 µmol/l.
- CS : 20-40 %.
- Transferrine : 2-4 g/l.

Variations pathologiques

- Hyposidérémies :
  - Carences d'apport : nourrissons (prématurés), malnutrition.
  - Carence d'absorption : malabsorption, gastrectomisés.
  - Augmentation des besoins : grossesses répétées, allaitement.
  - Augmentation des pertes : généralement sous forme hémorragique :
    . menstruations abondantes,
    . cancer intestinal, utérin, gastrique, colique,
    . hernie hiatale,
    . ankylostomiase,
    . ulcère gastro-intestinal,
    . hémorragies intra-viscérales.
- Hypersidérémies :
  - hémochromatoses primitives, par excès d'absorption intestinale ;
  - hémochromatoses secondaires, par apport excessif en fer :
    . transfusions répétées,
    . alcoolisme,
    . cirrhose hépatique.
  - cytolyse hépatique ;
  - anomalies de l'érythropoïèse associées à un défaut d'utilisation du fer dans la moelle osseuse :
    . thalassémies,
    . anémie de Biermer,
    . insuffisance médullaire,
    . anémies sidéroblastiques,
    . anémies réfractaires,
    . saturnisme.

Capacité totale de fixation

- Augmentation de la CTF :
  - anémie avec carence en fer, associée à une diminution du coefficient de saturation et une TCMH < 27 pg/l.

- Diminution de la CTF :
  - hémochromatose avec augmentation de la sidérémie et du coefficient de saturation ;
  - syndromes inflammatoires avec une sidérémie diminuée et un coefficient de saturation diminué (infections, tumeurs, rhumatismes inflammatoires).

		Fer	CTF	CS	Ferritine
Anémies	Diminution de l'HB				
	Diminution de TCMH				
	Ferriprive	↘	↗	↘	↘↘
	Inflammatoire	↘	↘	↘	N
	Thalassémie	N ou ↗	N ou ↘	↗	N ou ↗
	Sidéroblastique	↗	N ou ↘	↗	↗
Hémo-chromatose	Primitive	↗	↘	↗↗	N ou ↗
	Secondaire	↗	N	↗↗	↗
Cytolyse hépatique		↗	N ou ↘	↗	↗

FER URINAIRE

Le dosage du fer urinaire est surtout intéressant lors d'hémochromatoses idiopathiques ou secondaires, en particulier dans le cadre d'épreuve diagnostique ou de traitement à la déféroxamine. Celle-ci est un puissant chélateur du fer, qui entre en compétition avec la transferrine et la ferritine pour former des ions ferriques complexés et solubles dans l'eau.
Ils sont éliminés dans les urines, d'autant plus que le sujet présente une surcharge en fer.

Prélèvement

Urines de 24 heures (urines de 6 heures lors d'un test).

Dosage

- Spectrophotométrie d'absorption atomique (lecture 248,3 mm).
- Colorimétrie (bathophénanthroline sulfonée, ferrozine, férène S, avec déprotéinisation et blanc-urine).

Valeurs de référence (µg/24 h × 0,0179 = µmol/24 h)

Sidérurie = 15-550 µg/24 h *soit* 0,3-10 µmol/24 h.

Variations pathologiques

- Après administration de déféroxamine, l'élimination urinaire du fer est très augmentée.

Au-delà de 1 500 µg de fer éliminés en 6 heures, il existe une réelle surcharge martiale (> 27 µmol/6 h).
Au-delà de 4 000 µg de fer éliminés en 24 heures, le test est positif (> 70 µmol/24 h).

FERRITINE SÉRIQUE

La ferritine est une glycoprotéine (apoferritine) renfermant des atomes de fer sous forme ferrique. Il s'agit d'une protéine de stockage du fer, abondante au niveau intracellulaire (foie, macrophages). Elle constitue un régulateur de l'absorption intestinale du fer, qu'elle peut bloquer dans l'entérocyte lorsqu'il existe une surcharge.
La mesure de la ferritine permet une appréciation des réserves martiales.

Prélèvement

Sérum non hémolysé.

Dosage (par méthodes immunochimiques)

- Marqueur enzymatique (photométrique, luminescence, fluorescence).
- Marqueur chimique (luminescence, fluorescence).
- Marqueur isotopique (radio-immunologie).

Valeurs de référence

Homme 20-60 ans : 20-250 µg/l.
Femme 20-50 ans : 15-150 µg/l.

Variations physiologiques

- Avec l'âge : la ferritine est élevée à la naissance (400 µg/l) avec des valeurs maximales vers 2 mois (140-600 µg/l).
  Les taux adultes sont atteints après la puberté.
- Avec le sexe : les taux sont plus élevés chez l'homme.
  Chez la femme, avant la ménopause, en raison des menstruations, des grossesses, de l'allaitement, la ferritine est faible. Après la ménopause, l'état martial s'équilibre.
- Il n'existe pas de variation nycthémérale, contrairement au fer sérique.

Variations pathologiques

- *Hypoferritinémies*
  La carence martiale provoque une baisse de la ferritine, très précoce, avant tout signe hématologique de la carence.
  Si l'anémie s'installe (anémie hypochrome microcytaire), la ferritine est effondrée et son dosage permet de juger de l'efficacité thérapeutique.
  - Régimes végétariens.
  - Hémolyses du paludisme.

- Erythropathies constitutionnelles.
- Hémorragies gynécologiques (fibrome, port de stérilet).
- Donneurs de sang.
- Patients sous hémodialyse (diminution lors des carence en fer).
- Grossesses (surtout à partir du 3e mois).
- Exercice intensif et régulier.

• *Hyperferritinémies*

L'augmentation de la ferritine peut se retrouver dans de nombreuses circonstances :

- surcharge martiale : hémochromatoses primitives ou secondaires (transfusions répétées, traitement par du fer). ;
- tumeurs : élévation de la ferritine dans certains cancers (foie, poumon, pancréas, rein, sein) et dans les hémopathies (Hodgkin, leucémies aiguës) ;
- syndromes infectieux ;
- cytolyse (hépatite virale et autres hépatites aiguës) ;
- syndromes inflammatoires (polyarthrite) ;
- anémies hémolytiques, sidéroblastiques, thalassémie bêta majeure.

Le rapport ferritine sur ALAT est un marqueur de la surcharge martiale indépendant de la cytolyse hépatique (normale : 2 à 8).

FERRITINE ÉRYTHOCYTAIRE

La ferritine est une protéine intracellulaire qui existe dans les érythrocytes où sa concentration est augmentée lorsque la saturation en fer de la transferrine est élevée et diminuée lorsque le taux de synthèse de l'hémoglobine augmente.
Contrairement à la ferritine sérique, elle n'est pas augmentée en cas de syndrome inflammatoire.

Prélèvement

Sang recueilli sur EDTA ou héparine.
Numération des hématies et dosage de l'hémoglobine totale.

Dosage

Il nécessite des lavages du culot globulaire pour éliminer les leucocytes, puis une lyse cellulaire (eau distillée-congélation).
La ferritine érythrocytaire est dosée sur l'hémolysat par une méthode radio-immunologique ou immuno-enzymologique après avoir dosé le taux d'hémoglobine dans l'hémolysat.

Valeurs de référence

Les résultats sont exprimés en attogrammes par hématie.

Femme : 3-24 ag/cellule.
Homme : 6-36 ag/cellule.

Variations pathologiques

Le dosage de la ferritine érythrocytaire présente un intérêt.

- Au cours des carences en fer :
  - en l'absence d'anémie : le ferritine érythrocytaire est normale ;
  - si l'anémie se développe : la ferritine érythrocytaire s'effondre, associée à une microcytose, à une diminution de la saturation de la transferrine.
- Au cours des hémochromatoses :
  - la ferritine érythrocytaire est porportionnellement plus élevée que la ferritine sérique. Son dosage présente un intérêt dans le dépistage des familles atteintes et dans l'évaluation du rythme des saignées.

FERRITINE GLYCOSYLÉE

La détermination de la ferritine glycosylée peut être une aide au diagnostic différentiel des hyperferritinémies.

La ferritine sérique possède la propriété de se lier à une lectine, la concanavaline A, laquelle se fixe sur les glycoprotéines.

La ferritine sérique est constituée en majeure partie par de la ferritine glycosylée provenant des cellules monocytaires et des macrophages. Une faible partie est excrétée par les cellules parenchymateuses, sous forme non glycosylée.

Dans les phénomènes de lyse cellulaire (hépatite), la fraction non glycosylée augmente. La ferritine glycosylée permet une estimation plus exacte des stocks martiaux que la ferritine sérique. Elle permet d'évaluer le rôle de la lyse cellulaire chez des sujets hypersidérémiques.

Prélèvement

Sérum non hémolysé.

Dosage

La ferritine glycosylée est obtenue par différence entre la ferritine sérique et la ferritine non glycosylée évaluée sur le surnageant de centrifugation d'un mélange sérum-sépharose 4B-con. A.

Valeurs de référence

Ferritine sérique glycosylée : 60 à 80 %.
Homme : 15-200 µg/l.
Femme : 10-120 µg/l.

Variations pathologiques

- La ferritine glycosylée reste normale dans les anémies inflammatoires.
- Une augmentation de la ferritine glycosylée est retrouvée dans :
  - les surcharges post-transfusionnelles,
  - les hépatites chroniques actives,
  - les cirrhoses biliaires primitives.
- Une diminution de la ferritine glycosylée est retrouvée dans :
  - l'hémochromatose idiopathique,
  - les hépatites aiguës,
  - les cancers (tumeurs solides, hémopathies).

FIBRINOGÈNE

Le fibrinogène est une protéine synthétisée par le foie. Son dosage présente un intérêt dans la recherche et le suivi des syndromes inflammatoires et dans l'exploration de la coagulation, en particulier, l'étude d'un syndrome hémorragique et la recherche d'une dysfibrinogénémie au cours des thromboses veineuses.

Prélèvement

Sang recueilli sur citrate (1 vol. pour 9 vol. de sang)

Dosage

- Méthode chronométrique (Von Clauss) en présence de thrombine.
- Méthodes immunologiques (néphélémétrie).
- Précipitation par la chaleur.

Valeurs de référence

- Taux de fibrinogène : 2 – 4 g/l

Variations physiologiques

La fibrinogénémie varie en fonction de la race, du sexe, de l'âge, du poids. La consommation d'alcool ou de tabac augmente le taux de fibrinogène. Sous contraceptif oral, l'élévation peut atteindre 30 %.

Variations pathologiques

- Augmentation du fibrinogène (> 5 g/l). Elle est rencontrée dans les syndromes inflammatoires. Sa synthèse est stimulée par les intermédiaires de l'inflammation (cytokines IL6).

  Toutes les situations pathologiques qui s'accompagnent d'un état pathologique, peuvent entraîner son élévation :
  - infections,
  - cancers,
  - lymphomes,

- connectivites,
- rhumatismes…

L'augmentation est retrouvée au cours des maladies athéro-thrombotiques. Toute variation de fibrinogène modifie la viscosité sanguine, le potentiel thrombogène et l'activité thrombolytique, ce qui augmente le risque cardio-vasculaire.

• Diminution du fibrinogène (< 1,5 g/l). Elle peut être liée à :
  - une diminution de synthèse :
    . afibrinogénémie et dysfibrinogénémie congénitale,
    . insuffisance hépato-cellulaire sévère ;
  - une augmentation de consommation :
    . Coagulation Intra-Vasculaire Disséminée : CIVD avec formation de microthrombi où sont associés les plaquettes et les facteurs II, V et VII.
    L'activité fibrinolytique réactionnelle entraîne une élévation des Produits de Dégradation du Fibrinogène (PDF) et la formation de Complexes Solubles (Test à l'éthanol positif).
    . Fibrinolyse primitive liée à une libération d'activateurs du plasminogène dans le circulation.
    Il existe une fibrinopénie associée à la libération de PDF et à une diminution du temps de lyse des euglobulines.
    . Traitement thrombolytique par la streptokinase, l'urokinase, ou un activateur tissulaire du plasminogène.

FIBRONECTINE

La fibronectine est une glycoprotéine présente sous forme soluble dans la lymphe, et sous forme insoluble dans le tissu conjonctif, les membranes basales, les surfaces cellulaires.

La forme soluble plasmatique favorise l'élimination de débris cellulaires et de molécules, comme les bactéries, les cellules tumorales, les complexes immuns..., par les cellules du système réticulo-endothélial.

Elle intervient dans l'ancrage et l'organisation des cellules et dans leur croissance. Elle intervient dans les processus de cicatrisation. Elle favorise l'adhésion plaquettaire au collagène dans les processus d'hémostase. Elle est dégradée par la plasmine.

Prélèvement

Plasmas héparinés ou citratés.
Liquide céphalorachidien.
Liquide d'ascite.

Dosage

Méthodes immunologiques (Ouchterlony, Laurell, Mancini, immuno-électrophorèse, néphélémétrie, turbidimétrie).

Valeurs de référence

Les valeurs augmentent avec l'âge.

Adulte : 200-400 mg/l.

Les taux sont plus élevés au cours de la grossesse.

Variations pathologiques

- Dépistage des patientes pré-éclamptiques.
- En cancérologie, des taux élevés sont retrouvés dans les adénocarcinomes mammaires métastasés et dans les cancers de l'ovaire et de l'utérus.
- Des taux diminués sont retrouvés dans tous les cas où il existe une stimulation du système réticulo-endothélial ou lorsqu'il existe un processus de restauration cellulaire (brûlures graves, polytraumatisme, infections aiguës, septicémies, CIVD, dénutrition, atteinte hépatique, interventions chirurgicales, états de choc...).

FIBRONECTINE FŒTALE

La fibronectine fœtale assure la cohésion entre l'utérus, le placenta et ses membranes. Elle est synthétisée par les cellules trophoblastiques. Sa concentration est très importante dans le liquide amniotique et les sécrétions cervicales. Après 24 semaines de grossesse, elle n'est plus détectable dans les sécrétions cervicales car les membranes et la caduque sont scellées. La présence de fibronectine dans les sécrétions cervicales précède et accompagne l'initiation du travail.

Prélèvement

Il est réalisé sous spéculum au niveau de l'orifice externe du col et du cul-de-sac vaginal postérieur en évitant tout rapport sexuel 24 heures avant le prélèvement, en raison de la richesse du liquide séminal en fibronectine.

Dosage

Dosage immunométrique sur phase solide (ELISA en microplaque).

Intérêt

Dépistage de l'accouchement prématuré :

le dosage de la fibronectine est plus sensible que l'étude des facteurs de risque, l'enregistrement des contractions utérines ou l'échographie.

FIÈVRES

On pourra distinguer les fièvres aiguës récentes, le plus souvent révélatrices d'un processus bactérien ou viral, et les fièvres prolongées, évoluant depuis au moins trois semaines.

Fièvres aiguës récentes

L'examen clinique fournit généralement le diagnostic :
- atteinte ORL (otite, sinusite, angine, pharyngite) ou respiratoire,
- infection urinaire, gynécologique,
- atteinte hépato-biliaire (ictère).

Chez l'enfant, on retiendra la notion de contage d'une maladie contagieuse infantile, mais aussi le risque de méningite purulente, d'ostéomyélite aiguë, de rhumatisme articulaire aigu.

Chez le nouveau-né, en dehors des poussées dentaires, on retiendra les gastro-entérites infectieuses, les otites, pneumonies et le risque éventuel de méningites.

Certaines circonstances entraînent des épisodes fébriles :
- infections dues au HIV (chez les sujets à risque),
- paludisme (retour d'une zone d'endémie),
- diphtérie (angine pseudo-membraneuse),
- gangrène gazeuse (post-opératoire).

La découverte d'un souffle cardiaque impose la réalisation d'hémocultures (suspicion d'endocardite).

Dans la recherche étiologique d'une fièvre aiguë, deux points sont essentiels :
- examens complémentaires : hémoculture, hémogramme, ECBU, transaminases, radiographie du thorax, ponction lombaire ;
- traitement antibiotique : contre-indiqué en dehors de toute étiologie infectieuse.

Fièvre prolongée

Les étiologies les plus fréquentes sont :
- Les fièvres infectieuses dans 40 % des cas, soit localisées, soit systémiques.
  - Infections localisées :
    - . ORL, dentaire,
    - . urinaire (abcès, pyélonéphrite, prostatite),
    - . hépatiques (abcès, kyste hydatique, distomatose, angiocholite),
    - . gynécologiques (salpingite, endométrite, infection sur stérilet),
    - . suppuration intra-abdominale, surtout post-opératoire.

- Infections systémiques :
  . tuberculose,
  . endocardites bactériennes subaiguës,
  . infections chroniques (brucellose, typhoïde et infections à Neisseria),
  . infections virales (hépatite virale, MNI, CMV, HIV),
  . parasitoses (paludisme, kala-azar, trypanosomiose, toxoplasmose...).

– Les fièvres néoplasiques dans 20 % des cas.
  - Cancers (rein, intestin) et métastases hépatiques...
  - Hémopathies (lymphomes, Hogdkin...).
– Les fièvres des maladies de système dans 15 % des cas.
  - Lupus, périartérite noueuse, dermatomyosite.
  - Maladie de Horton.
  - Maladie de Wegener...
– Les fièvres diverses (25 % des cas).
  - Inflammations intestinales (Maladie de Crohn, rectocolite).
  - Inflammations hépatiques.
  - Fièvres secondaires à une toxicité médicamenteuse.

Dans le diagnostic étiologique d'une fièvre prolongée, on déterminera le syndrome inflammatoire pour différencier les formes aiguës et chroniques.

– Syndrome inflammatoire aigu.
  - Hyperleucocytose variable associée à une hyperalpha-2-globulinémie. La CRP peut être élevée ainsi que la VS.
– Syndrome inflammatoire chronique.
  - Généralement les éléments sanguins figurés sont diminués. L'électrophorèse montre une hyper-gamma-globulinémie.

Certains examens complémentaires peuvent être nécessaires :

– Imagerie à la recherche d'un abcès, d'un foyer infectieux :
  - radiographie, échographie et scanner.
– Marqueurs tumoraux.
– Biopsies dans les maladies auto-immunes.
– Sérodiagnostic des maladies bactériennes, virales, parasitaires.

FILARIOSES CUTANÉES

Les filarioses cutanées sont des parasitoses dues à des nématodes. Les filaires adultes vivent au niveau cutané, sous-cutané ou cutanéo-muqueux, et les microfilaires circulent dans le sang.

La maladie est transmise par piqûre de moustique qui inocule la larve infestante. La larve devient adulte en 3 à 12 mois.

La longévité peut atteindre 10 ans et plus, le parasite finissant par se calcifier après sa mort.

Les principales manifestations cliniques sont d'ordre allergique et cutané. Les complications les plus fréquentes sont d'ordre oculaires, entraînant des lésions allant jusqu'à la cécité dans l'onchocercose. L'éosinophilie varie de 20 à 60 %.

On pourra décrire :

- *Loa Loa* (loase) : les adultes vivent dans le tissu conjonctif et les microfilaires sanguins ont une périodicité diurne. La parasitose est rencontrée en Afrique équatoriale (de l'Angola au Tchad).
- *Onchocerca volvulus* (onchocercose) : les adultes sont localisés dans des nodules fibreux sous-cutanés et les microfilaires n'ont pas de périodicité. Ils circulent dans le derme, les ganglions lymphatiques et la conjonctive. La parasitose est rencontrée dans les pays tropicaux et équatoriaux d'Afrique et d'Amérique.
- *Dracunculus medinensis* (dracunculose) : la filaire de Médine est retrouvée dans le tissu sous-cutané. Il n'y a pas de microfilaires sanguins. La parasitose est retrouvée de l'Inde à l'Afrique occidentale et en Amérique centrale.

Diagnostic parasitologique

- Prélèvements :
  - sang : recherche de microfilaires sanguines,
  - biopsie cutanée (snipping),
  - urines,
  - prélèvements oculaires.
- Mise en évidence des microfilaires dans le sang.

  Le prélèvement est réalisé entre 10 heures et 15 heures dans le cas de la loase.

  La recherche est effectuée au niveau du sang capillaire, à frais, extemporanément (mobilité des microfilaires), également après coloration (MGG, Giemsa) et par concentration chez les sujets faiblement parasités (leucoconcentration, filtration, centrifugation en gradient de Ficoll).

  La recherche dans le sang veineux peut être réalisée après provocation à la Notézine®. La numération des microfilaires est réalisée et le diagnostic d'espèce sera basé sur des critères morphologiques (taille, présence d'une gaine, noyaux somatiques, extrémité caudale, corps internes).

- Mise en évidence des microfilaires au niveau de la peau.
  La microfilarodermie peut être mise en évidence par scarification et compression du derme ou par biopsie cutanée exsangue. On recherchera les microfilaires à partir du suc lymphatique, ou l'émergence des microfilaires du tissu cutané posé sur quelques gouttes de sérum physiologique.
- Mise en évidence d'une microfilarurie.
  Leur présence est fréquente et majorée par la Notézine®.
- Mise en évidence au niveau oculaire.
  Leur présence est mise en évidence au niveau de la cornée et de la chambre antérieure de l'œil.
- Mise en évidence des filaires adultes :
  - dans les nodules sous-cutanés,
  - lors de leur passage dans les téguments sous-cutanés,
  - lors de leur cheminement sous la conjonctive.

Diagnostic sérologique

Le diagnostic sérologique est utile dans les phases avancées, lorsque la microfilarémie est réduite, pour la surveillance thérapeutique et pour l'exploration d'une éosinophilie.

Il est limité par une spécificité peu satisfaisante, si l'antigène utilisé est Dipetalonema vitae, et le diagnostic d'espèce n'est pas possible.

Il est réalisable avec des antigènes homologues pour l'onchocercose et la dracunculose.

Ses réactions utilisées sont :

– immunofluorescence indirecte :
  - seuil de spécificité : 1/80,
  - les taux persistent longtemps ;
– immunoprécipitation :
  - présence d'arcs spécifiques pour la loase et l'onchocercose,
  - réaction très spécifique ;
– hémagglutination :
  - seuil de spécificité : 1/1000,
  - spécifique pour l'onchocercose ;
– ELISA : dépistage de masse.

Les réactions cutanées ont peu d'intérêt :

– réactions croisées avec d'autres helminthiases,
– risque de réaction anaphylactique.

Le diagnostic sérologique est plus franchement positif chez les sujets dont la microfilarémie est faible.

Il est positif dans 80 % des onchocercoses et des loases.

Après traitement par la Notézine, il existe une élévation transitoire des anticorps et de l'éosinophilie.
La sérologie se négative environ une année après une thérapeutique efficace.

FILARIOSES LYMPHATIQUES

Les filarioses lymphatiques sont des parasitoses dues à des nématodes. Les filaires adultes vivent dans les lymphatiques et les microfilaires (larves) circulent dans le sang et dans la lymphe.
Les 2 espèces fréquemment rencontrées en pays tropicaux sont :
– *Wuchereria bancrofti* (zone tropicale, Pacifique sud, Asie).
– *Brugia malayi* (Asie, Pacifique sud, Malaisie, Thaïlande, Laos).
La maladie est transmise à l'homme par piqûre de moustique qui transmet les larves infestantes. Après migration dans les vaisseaux lymphatiques, la larve devient adulte et peut survivre jusqu'à 15 ans. Les femelles fécondées pondent des œufs, et les microfilaires séjournent dans la circulation sanguine selon une périodicité nocturne. Leur longévité est d'environ 3 mois.
Les principales manifestations cliniques sont d'ordre allergique avec des crises de lymphangites à répétition. Les complications sont tardives avec des éléphantiasis et des abcès lymphatiques.

Signes biologiques d'orientation

- Eosinophilie : dès la phase d'invasion, elle est maximale au 3e mois d'évolution (20 à 60 %).
  L'éosinophilie est inconstante au cours des crises de lymphangite.
  Le pic éosinophilique est élevé après traitement par la Notézine®.
- IgE : augmentation des IgE dans les parasitoses à *Wuchereria bancrofti* (non spécifique).

Diagnostic parasitologique

Le diagnostic parasitologique est réalisable après une longue phase de latence, d'environ une année.

- Prélèvements :
  - sang : capillaire, veineux, recueilli vers 22 heures et pendant plusieurs jours (et vers 12 heures pour les formes diurnes) ;
  - épanchements chyleux (chylurie, hydrocèle, ascite...) ;
  - ganglions : ne pas ponctionner (risque de lymphangite aiguë).
- Recherche de microfilaires dans le sang capillaire.
  La recherche est réalisée à frais, extemporanément, surtout sur les bords de la lamelle (mobilité des microfilaires), également après

coloration (MGG, Giemsa) et par concentration par la technique de la goutte épaisse.

La numération est importante à effectuer pour débuter le traitement à la Notézine®.

- Recherche de microfilaires dans le sang veineux.

  Le prélèvement est réalisé sur tube citrate et peut être effectué le jour après provocation à la Notézine®.

  Après coloration (MGG, hématoxyline ferrique), le diagnostic différentiel entre les espèces pathogènes et non pathogènes sera réalisé.

- L'identification est basée sur les critères morphologiques.
  - Gaine longue et bien colorée au MGG.
  - Petits noyaux somatiques.
  - Extrémité caudale effilée ou avec deux renflements.
  - Corps interne unique ou divisé en 3 masses.

Diagnostic sérologique

Le diagnostic sérologique est utile dans les phases d'état avancées, lorsque la microfilarémie est réduite, pour la surveillance thérapeutique et pour l'exploration d'une éosinophilie.

Il est limité par une spécificité peu satisfaisante ne permettant pas le diagnostic d'espèce.

Les taux d'anticorps sont inversement proportionnels à la microfilarémie (la fixation des anticorps sur les microfilaires entraîne leur lyse).

L'espèce la plus utilisée est *Dipetalonemae vitae*, entretenue chez le hamster.

Les réactions utilisées sont :

– immunofluorescence indirecte.
  - seuil de spécificité : 1/80 ;
  - les taux persistent longtemps ;

– immunoprécipitation.
  - absence d'arcs spécifiques ;

– ELISA.
  - dépistage de masse.

Les réactions cutanées ont peu d'intérêt.

- Réactions croisées entre les Helminthes.
- Risque de réaction anaphylactique.

Le diagnostic sérologique est positif dans 50 % des cas de filarioses lymphatiques.

Il existe des faux-positifs avec d'autres nématodes (ascaridiose, strongyloïdose, trichinose) et avec des filaires non pathogènes.

Après traitement par la Notézine®, il existe une élévation transitoire des anticorps et de l'éosinophilie. La sérologie se négative après un an de thérapeutique efficace.

FLAVOBACTÉRIUM

Le genre *Flavobactérium* regroupe des bacilles Gram négatif. Chez l'homme, une espèce est pathogène : *F. meningosepticum*. Il peut causer, chez le nouveau-né, des septicémies et des méningites gravissimes et mortelles ou laissant des séquelles (hydrocéphalie). Chez l'adulte, les infections sont essentiellement nosocomiales (chirurgie), se manifestant par des états septicémiques.

Les antibiotiques généralement actifs sur les bacilles Gram négatif sont souvent inefficaces. La sensibilité sera testée vis-à-vis de la novobiocine, de la vancomycine, de la clindamycine, de l'oléandomicine, de l'érythromycine, de la rifamycine.

L'association rifampicine-érythromycine est généralement efficace.

FLUORURES

Le fluor est un halogène présent naturellement sous forme de fluorure.

Les fluorures sont très utilisés dans l'industrie.

Absorbé par voie digestive, plus rarement par voie respiratoire, il est complétement absorbé au niveau intestinal. Il se fixe rapidement au niveau osseux et dentaire. Le taux sérique est en équilibre physico-chimique avec la concentration de fluor osseux.

La moitié du fluor absorbé est éliminé par les urines.

Les fluorures sont des inhibiteurs enzymatiques agissant sur des enzymes de la glycolyse, sur la lipase...

Ils forment des complexes stables au niveau osseux et dentaire, transformant l'apatite en fluoro-apatite.

Prélèvement

- Sérum.
- Urines de 24 heures.

Dosage

- Electrode sélective.

Valeurs de référence (μg × 52,6 = nmol)

– Sérum : < 50 μg/l *soit* < 2 500 nmol/l.

– Urines : < 0,5 mg/24 h *soit* < 25 μmol/24 h.

Variations pathologiques

- Chez les sujets traités contre l'ostéoporose, les taux sont 5 à 10 fois plus élevés.
- Chez les sujets exposés, les taux urinaires tolérés sont inférieurs à 5 mg/24 h. Le seuil de toxicité est de 10 mg/24 h.
- L'intoxication chronique est la plus fréquente. On notera des signes hématologiques (anémie) associés à une ostéomalacie, des troubles dentaires (dents crayeuses), des troubles neuro-musculaires et gastro-intestinaux.
- Les fluoroses d'origine hydro-telluriques sont liées à l'absorption prolongée d'eau de boisson contenant plus de 10 mg de fluor par litre (l'eau de Vichy en contient environ 8 mg/l).
- Les fluoroses professionnelles et médicamenteuses sont exceptionnelles en France.

FPA

Le FPA est un petit peptide de 16 acides aminés représentant environ 1 % de la molécule de fibrinogène. Son dosage permet le dépistage d'un état d'hypercoagulabilité. Sa clairance plasmatique est très rapide (demi-vie environ 4 minutes) et sa persistance dans le plasma à un taux élevé témoigne d'une hyperactivation de la coagulation.

Prélèvement

- Plasma recueilli sur solution anticoagulante spéciale citratée (traitement du plasma à la bentonite pour éliminer le fibrinogène).
- Milieux biologiques (urines, LCR, ascite...).

Dosage

- Immuno-enzymatique.
- Radio-immunologique.

Valeurs de référence

- N < 3 ng/ml.

Variations pathologiques

Les taux supérieurs à 3 ng/ml sont retrouvés dans :

– les cancers (élévation dans les tumeurs évolutives) ;
– les CIVD chroniques ;
– les thromboses évolutives ;
– les états préthrombotiques et post-opératoires thrombogènes ;
– les prothèses ;
– les traitements hypocoagulants.

FRANCISELLA TULARENSIS – TULARÉMIE

La tularémie est liée à la pénétration de *F. tularensis* à travers la peau ou une muqueuse saine, entraînant généralement une forme ulcéro-ganglionnaire des membres (forme brachiale dans 70 % des cas).
Les autres atteintes sont plus rares (pharyngée, oculaire).
La tularémie confère une immunité durable et les anticorps sériques persistent plusieurs années.
Les sujets exposés sont les chasseurs, gardes-chasses et les sujets en contact avec les lièvres malades. La viande suffisamment cuite peut être consommée sans risque.

Diagnostic bactériologique

Il est possible au niveau de lésions cutanées récentes et dans les ganglions non suppurés. Les prélèvements pharyngés et conjonctivaux sont facilement accessibles.
L'examen direct est effectué après coloration par le Giemsa, montrant un coccobacille isolé ou en diplocoques. La coloration de Gram est négative.
Les cultures sont réalisées sur le milieu de Francis ou de Mc Coy et Chapin, additionnés de pénicilline.

Diagnostic sérologique

Il est réalisé par agglutination d'une suspension d'antigènes.
Les anticorps apparaissent vers le 10e jour et le titre maximal est obtenu vers le 2e mois. Le seuil significatif est fixé à 1/50.
Il existe des faux positifs chez les sujets atteints de brucellose, ou avec *Yersinia enterocolitica*.

Ponction ganglionnaire

L'examen anatomo-pathologique montre une infiltration lymphocytaire avec des micro-abcès ou des abcès multiples entourés de plasmocytes et de macrophages.

Traitement

F. tularensis est sensible aux cyclines, aux aminosides, au chloramphénicol.
La streptomycine sera associée aux cyclines. Le traitement sera prolongé jusqu'à disparition des réactions ganglionnaires.
La tularémie est une maladie à déclaration obligatoire (N° 23).

FROTTIS CYTO-HORMONAL

Les aménorrhées, les anomalies menstruelles, la stérilité, sont des indications pour réaliser un frottis vaginal coloré par le réactif de Papanicolaou.

On pourra décrire 5 couches cellulaires :
– couche basale profonde (petites cellules indifférenciées),
– couche basale externe (cellules arrondies à gros noyau),
– couche intermédiaire (cellules fusiformes),
– couche superficielle (cellules polyédriques),
– couche superficielle externe.

Variations physiologiques

• Avant la puberté :
  - simples cellules basales et parabasales ;
  - l'index de maturation vaginale est nul.
• Période d'activité génitale :
  - phase folliculaire : augmentation de l'acidophilie et de l'indice de caryopycnose ;
  - phase post-ovulatoire : régression des cellules superficielles avec plicature de leur bord. Des granules apparaissent dans le cytoplasme ;
  - phase pré-menstruelle : diminution de la caryopycnose, augmentation de la basophilie.
• Ménopause :
  - frottis de carence œstrogénique, diminution progressive de l'acidophilie et de la caryopycnose, apparition de nombreux polynucléaires.
• Grossesse :
  - apparition de cellules naviculaires avec un indice d'acidophilie et un indice pycnotique inférieur à 5 %, présence de nombreux polynucléaires.
• Traitements :
  - an présence d'une imprégnation œstrogénique, l'index de mâturation s'élève et inversement il diminue au cours des traitement freinateurs.

Variations pathologiques

• Aménorrhées :
  - frottis atrophique semblable à celui de la ménopause.
  - frottis hypo-œstrogénique semblable à celui de la post-ménopause.
• Cycles anovulatoires :
  - frottis hypo ou hyper-œstrogénique avec absence de signes de lutéinisation.
• Anomalies menstruelles :
  - Tous les aspects sont rencontrés dans les anomalies menstruelles.

Indice pycnotique au cours du cycle hormonal

5e jour	10-20 %	17e jour	60-70 %
6e jour	15-25 %	18e jour	50-60 %
7e jour	15-25 %	19e jour	45-55 %
8e jour	30-40 %	20e jour	35-45 %
9e jour	35-45 %	21e jour	30-40 %
10e jour	40-50 %	22e jour	30-40 %
11e jour	50-60 %	23e jour	25-35 %
12e jour	55-65 %	24e jour	20-30 %
13e jour	60-70 %	25e jour	15-25 %
14e jour	70-80 %	26e jour	20-30 %
15e jour	75-85 %	27e jour	20-30 %
16e jour	65-75 %	28e jour	20-30 %

FROTTIS SANGUIN - GOUTTE ÉPAISSE

Ces examens permettent le diagnostic en urgence et la surveillance thérapeutique d'un accès palustre. Ils permettent le diagnostic direct des filarioses à microfilaires sanguines.

Prélèvement

Il sera réalisé de préférence au moment du pic thermique, en précisant la prise éventuelle d'antimalarique.

- Le frottis simple est confectionné à partir d'une goutte de sang prélevée au vaccinostyle à la pulpe du doigt.
  Il est séché par agitation manuelle.
  À partir d'un prélèvement du sang veineux, on peut réaliser un étalement qui sera coloré au MGG.
- La goutte épaisse permet la concentration des parasites sur une lame. Les hématies sont lysées. Les parasites intra ou extracellulaires sont ensuite colorés.

Interprétation

- Le frottis permet la découverte de *Plasmodium* mais aussi de microfilaires, de trypanosomes et plus exceptionnellement de *Babesia*, champignons, *Leishmania donovani*.
  Dans le paludisme, le résultat comporte :
  - Le diagnostic de genre et d'espèce.
  - Le stade évolutif.

- Le pourcentage d'hématies parasitées.
- La présence de pigment.

Dans les autres parasitoses, il est préférable de réaliser une technique de concentration avant la réalisation des frottis.

• La goutte épaisse a un intérêt dans les faibles infestations non détectées par le frottis.
Cette technique ne permet pas le diagnostic d'espèce dans le paludisme.

FROTTIS CERVICO-VAGINAUX

La réalisation d'un frottis cellulaire au niveau du col utérin permet le dépistage des cancers de l'utérus, par une étude cytologique.

Prélèvement

Il est réalisé au niveau de l'exocol et de l'endocol avec une spatule d'Ayre.
Les lames confectionnées sont fixées immédiatement.

Précautions

Le test est réalisé en dehors de la période des règles, sans toilette intime avant le prélèvement.
On notera la prise d'œstro-progestatifs.
Le prélèvement est plus difficile chez les femmes ménopausées.

Résultat

L'étude cytologique permet le dépistage de cellules anormales et, dans certains cas, peut orienter le clinicien vers certaines infections bactériennes, virales ou mycosiques.

• Classification :
  - I : éléments cellulaires normaux.
  - II : cellules altérées mais bénignes.
  - III : cellules atypiques suspectes.
  - IV : cellules malignes.
  - V : toutes les cellules sont néoplasiques.
• Lésions limites :
  - dysplasies et métaplasies atypiques,
  - lésions de voisinage.

FRUCTOSAMINE

Le dosage de la fructosamine permet d'évaluer rapidement le degré de glycosylation des protéines sériques, permettant le suivi de la maladie diabétique. La quantité de fructosamine présente dans le sérum est proportionnelle au taux de la glycémie et reflète l'équilibre glucidique des 2 à 4 dernières semaines, ce qui correspond à la demi-vie de l'albumine.

Prélèvement

- Sérum (de préférence à jeun).
- Éviter le plasma (– 10 % en moyenne).
- Réaliser le dosage rapidement sur un prélèvement non hémolysé.
- Après 12 heures, conserver l'échantillon congelé.
- Éviter les sérums ictériques et lipémiques.

Dosage

- Séparation par chromatographie d'affinité.
- Méthodes colorimétriques basées sur les propriétés réductrices de la fructosamine à pH alcalin (méthodes à l'INT, au NBT).
  Les conditions de mesure doivent être respectées (pH, température, temps de mesure, concentration en NBT...) et l'étalonnage doit être standardisé (polylysine glyquée, sérum humain glyqué par le glucose).
  La réduction du nitro-bleu de tétrazolium en milieu alcalin conduit à la formation de formazan, mesuré à 530 mm.

Valeurs de référence

Sujet non diabétique : 1,5-2,8 mmol/l.
Diabétique insulino-dépendant : 1,5-6,5 mmol/l.
Diabétique non insulino-dépendant : 1,5-4,0 mmol/l.
Chez le sujet diabétique bien équilibré : < 3,5 mmol/l.

Facteurs de variation

- La méthodologie et les valeurs normales varient selon le laboratoire.
- Les valeurs de référence sont données pour un taux d'albumine normal.
- La grossesse entraîne une diminution de la fructosamine, liée à l'hémodilution.
- Les valeurs sont modifiées dans les dysthyroïdies : augmentées dans l'hypothyroïdie et diminuées dans l'hyperthyroïdie.

Variations pathologiques

- La fructosamine reflète l'équilibre moyen de la glycémie des deux à quatre semaines précédant le dosage.
  Son dosage a un intérêt essentiellement :

- lorsque le dosage de l'HbA1c est ininterprétable (anémie hémolytique, hémoglobinopathie) ;
- dans la surveillance d'une grossesse chez une femme diabétique ;
- lors d'une modification thérapeutique chez le diabétique ;
- lors du dépistage chez le nouveau-né présentant de grandes quantités d'HbF ;
- l'interprétation des résultats doit tenir compte d'une pathologie associée, principalement les insuffisances hépatiques et les néphropathies où les taux de protéines plasmatiques sont perturbés.

FUSARIUM

Le genre *Fusarium* appartient à la classe des champignons filamenteux des deutéromycètes (ordre des hyphomycétales).
En pathologie, les trois espèces *Fusarium oxysporum*, *solani* et *verticillioides* sont le plus souvent impliquées.
Les infections habituelles sont cutanées, oculaires ou unguéales.
Des atteintes invasives pulmonaires et gastro-intestinales sont décrites, essentiellement chez les sujets immunodéprimés, chez les sujets leucémiques. Le facteur de risque majeur est représenté par la neutropénie sévère.

Diagnostic

- Prélèvements : cutanés, hémocultures, liquide broncho-alvéolaire.
- Examen direct ou histologique : filaments dichotomiques septés (ne permettant pas de les distinguer des *Aspergillus*).

Fusarium	*solani* (40 %)	*verticillioides* (25 %)	*oxysporum* (25 %)
Microphialide	longue	longue	courte
Macrophialide	courte	courte	courte
Microconidies	0 septum	0-1 septum	0 septum
Macroconidies	1-5 septa	3-7 septa	3-5 septa
Chlamydospore	rare	absente	fréquente
Pigments	crème à grisâtre	pêche à violacé	pêche à violacé

- L'identification spécifique est obtenue en combinant les caractères morphologiques microscopiques et les caractères culturaux (texture, pigments) observés sur les milieux d'identification et les caractères microscopiques après culture sur lame.

Signes cliniques évocateurs

- Notion d'immuno-dépression (avec neutropénie).
- Fièvre persistante.
- Myalgies.
- Lésions cutanées nécrotiques.
- Atteintes cutanées (75 %), hémoculture positive (50 %), atteinte pulmonaire (40 %).

Antifongigramme

- Amphotéricine B (50 % de souches sensibles).
- Kétoconazole (activité variable).
- Autres antifongiques (peu sensibles).
- La thérapeutique peut associer l'amphotéricine B aux facteurs de stimulation des leucocytes.

FUSOBACTERIUM

Le genre *Fusobacterium* comporte de nombreuses espèces de bacilles à Gram négatif, anaérobies, retrouvées dans la cavité buccale et dans l'intestin.

- *F. necrophorum* est retrouvé dans les otites suppurées, angines nécrosantes, suppurations de l'appareil respiratoire, et parfois dans des septicémies, avec métastases suppurées dans divers organes.
- *F. mortiferum* est retrouvé dans les cystites, appendicites, stomatites, pleurésies, et parfois dans des septicémies.
- *F. nucleatum* est isolé de pleurésies et d'abcès pulmonaires.

Le diagnostic bactériologique est basé sur les caractères morphologiques, culturaux et biochimiques.

Ces anaérobies sont généralement sensibles à la pénicilline, à la clindamycine, aux tétracyclines, à la colistine, au chloramphénicol.

GALACTOSE-1-PHOSPHATE URIDYLTRANSFÉRASE

La galactose-1-phosphate uridyltransférase est une enzyme qui permet la transformation de galactose-1-phosphate en UDP galactose et le dosage est indispensable au diagnostic des Galactosémies.

Prélèvement

Sang recueilli sur héparine.
Le dosage est effectué sur les globules rouges.

Dosage

Il est effectué en présence d'UDP-glucose et de NADH.
La transformation en NAD^+ est assurée par la UDP-glucose déshydrogénase.

Valeurs de référence

Exprimée en u/gramme d'hémoglobine :
– normale : 10-30 u/g d'Hb,
Exprimée en activité :
– normale : 80-120 %.

Variations pathologiques

	Taux (u/g Hb)	Activité (%)
Galactosémie homozygote	< 0,1	0
Galactosémie hétérozygote	10	50 %
Déficits partiels (variants)	5-15	25-75 %

GALACTOSYL-TRANSFÉRASE

Il s'agit d'une enzyme membranaire qui participe à la biosynthèse de la fraction glycannique des glycoprotéines.
Elle est essentiellement localisée dans l'appareil de Golgi, dans les membranes de certaines cellules et dans les liquides biologiques où son activité peut être mesurée.

Prélèvement

Sérum conservé congelé jusqu'au dosage.

Dosage

L'enzyme catalyse le transfert de galactose à partir de l'uridine diphosphogalactose sur des résidus N-acétyl-glucosaminyles de glycoprotéines ou sur la N-acétyl-glucosamine libre.

Valeurs de référence
Les valeurs normales sont très variables en fonction de la nature de l'accepteur.

Variations pathologiques
- Des taux normaux sont retrouvés lors de maladies bénignes.
- Des valeurs sont fréquemment augmentées dans les pathologies hépatiques et dans les tumeurs. Selon certains auteurs, des valeurs élevées sont retrouvées dans les cancers de l'ovaire.
- Chez les femmes enceintes, l'activité double en fin de grossesse.

GAMMA-GLUTAMYL-TRANSPEPTIDASE (γGT)

Enzyme de nature glyco-protéique qui transfère les résidus gamma-glutamyl sur des acides aminés ou des peptides, la γGT existe au niveau des membranes cellulaires de nombreux organes, essentiellement les reins, le pancréas, l'intestin, la rate, les poumons et en quantité moindre au niveau du foie, du cerveau, du cœur et de la prostate.
Sa synthèse est augmentée par l'alcool et son dosage est utilisé dans la détection de l'alcoolisme.

Prélèvement
Sérum (exclure les anticoagulants).

Dosage
Mesure colorimétrique utilisant divers substrats synthétiques (gamma-glutamyl nitroanilide ou son dérivé carboxylé).
La mesure cinétique est lue à 410 mm.

Valeurs de référence

	Valeurs à 30 °C	Valeurs à 37 °C
Homme	8-35	7-40
Femme	5-25	7-28
Grossesse	5-25	7-28
4-14 ans	5-15	5-20
Inférieur à 1 mois	10-120	10-180

Variations physiologiques
Âge : nouveau-nés (5 à 10 fois les taux adultes).
de 4 à 14 ans (– 20 à – 40 % des taux adultes).
> 50 ans (+ 20 à + 100 % par rapport aux sujets jeunes).
Sexe : Femmes (valeurs plus basses de 20 %).

Surcharge pondérale (+ 20 à 100 %).
Prise de médicaments (+ 20 à 300 %).
- anticonvulsivants (+ 200 %).
- anticancéreux (+ 150 %).
- antidépresseurs (+ 100 %).
- contraceptifs oraux (+ 25 %).

Variations pathologiques

- Affections hépato-biliaires :
  - hépatites chroniques et aiguës, virales, médicamenteuses, toxiques, alcoolotoxiques, cirrhose alcoolique,
  - métastases hépatiques, tumeurs primitives hépatiques,
  - Cholestases,
  - stéatoses.
- Autres pathologies :
  - infarctus du myocarde, néphropathie,
  - transplantations (cardiaques, rénales),
  - diabète,
  - hyperthyroïdie,
  - pancréatite, cancer du pancréas,
  - tumeurs du sein,
  - tumeurs mélaniques,
  - atteintes broncho-pulmonaires,
  - hyperlipoprotéinémie de type IV.
- Surveillance de l'alcoolisme :
  - l'augmentation de la γGT au-delà de 2 fois la valeur normale est un signe d'imprégnation alcoolique. Lors du sevrage, les taux diminuent de 50 % en 8 à 10 jours, représentant la demi-vie de l'enzyme.

GARDNERELLA VAGINALIS

Le genre *Gardnerella* est constitué de bacilles ou coccobacilles à Gram négatif ou variable isolés de leucorrhées des vaginites non spécifiques. Il s'agit d'une bactérie responsable chez la femme de leucorrhées abondantes, malodorantes, grisâtres, s'accompagnant parfois d'urétrite, de vaginite, de cervicite et de prurit.
Il existe une diminution de la flore de Doderlein, remplacée par ces bactéries qui tapissent les cellules épithéliales (« Clue cells ») souvent accompagnées de *Bactéroïdes* ou de *Peptostreptococcus*.
Le pH des sécrétions vaginales est supérieur à 4,5.
Chez l'homme, on retrouve de rares cas de balanites ou d'urétrites.
Il a été mis en évidence dans des infections néonatales et urinaires.

Prélèvement

- Écouvillonnage de l'endocol, du cul-de-sac vaginal, de l'urètre.
- Un milieu de transport (Amies, Stuart) est nécessaire si les prélèvements ne sont pas traités immédiatement.

Examen direct

- Présence de cellules indicatrices (cellules épithéliales tapissées de bacilles) associées à de rares polynucléaires.
- Diminution de la flore de Doderlein.

Culture

- Sur gélose Columbia, chocolat enrichi en vitamines, au sang de mouton ou de cheval... à 37 °C, en atmosphère enrichie de 10 % de CO_2, pendant 48 heures.
- Les colonies présentent une β-hémolyse sur gélose au sang humain, mais pas sur gélose au sang de mouton ou de cheval, à la différence des lactobacillus.
- Les colonies sont le plus souvent grisâtres, brillantes et petites. La coloration de Gram montre des coccobacilles à Gram négatif.

Identification

Il s'agit de germes catalase et oxydase négatifs.

Il existe :

- une fermentation du glucose, du maltose, du saccharose ;
- une hydrolyse de l'hippurate, de l'amidon ;
- une β-hémolyse, une α-glucosidase ;
- une sensibilité à la nitrofurantoïne, au triméthoprime, au métronidazole et à la bile à 10 %.

Une identification rapide est possible par immunofluorescence directement sur les frottis vaginaux. Il existe des faux négatifs (absence de caractères antigéniques de certaines souches, ou présence d'IgA dans les sécrétions) et des faux positifs (en raison des parentés antigéniques avec les corynébactéries).

Traitement

Une thérapeutique visant à éliminer simultanément les anaérobies et *Gardnerella* est réalisée avec le métronidazole.

Si un antibiogramme est réalisé, *Gardnerella* pousse sur gélose Columbia au sang de mouton, incubé sous CO_2.

Il est sensible au β-lactamines, aux tétracyclines, à l'érythromycine, à la pristinamycine, à la novobiocine, à la vancomycine.

Le traitement de choix reste le métronidazole (prise unique de 2 grammes ou 1 gramme/jour pendant 7 jours).

GASTRINE

La gastrine est une protéine qui existe sous plusieurs formes. Elle est synthétisée dans l'antre gastrique. Les différentes formes G34, G17 et G14 peuvent être sulfatées et sont sécrétées dans l'intestin grêle. Son rôle principal est de stimuler la sécrétion acide de l'estomac.

La synthèse de la gastrine est stimulée par les acides aminés présents dans l'estomac, la stimulation vagale, le calcium et des médicaments qui augmentent le pH intragastrique.

La synthèse est diminuée par la somatostatine, par les médicaments qui diminuent le pH intragastrique.

Prélèvement

Sang recueilli sur EDTA, immédiatement centrifugé.

Le plasma est conservé congelé.

Dosage

Méthode radio-immunologique par compétition.

L'interprétation doit tenir compte des valeurs de la calcémie et de la créatininémie.

Valeurs de référence

Les taux normaux sont inférieurs à 100 pg/ml.

Il existe une augmentation physiologique avec l'âge au-dessus de 50 ans.

La sécrétion de gastrine peut être étudiée à jeun et après stimulation par la sécrétine.

Variations pathologiques

- Syndrome de Zollinger-Ellison : sécrétion tumorale de gastrine, avec diarrhée sécrétoire. Le test à la sécrétine est explosif.
- Hyperplasie des cellules G gastriques : entraîne une stéatorrhée, avec également une hyperacidité gastrique et une stimulation des taux de gastrine par les repas.

Il existe d'autres pathologies entraînant une élévation de la gastrinémie :

– faible augmentation dans l'ulcère gastrique ou duodénal,
– gastrite atrophique,
– anémie de Biermer,
– vagotomie,
– sténose pylorique,
– résection du grêle,
– insuffisance rénale,
– hypercalcémie.

GAZ DU SANG

La mesure des gaz du sang est une exploration fonctionnelle permettant d'apprécier les paramètres de l'équilibre acédo-basique et de quantifier les paramètres caractérisant l'oxymétrie.

Prélèvement

- Le sang est prélevé par ponction artérielle au niveau fémoral ou radial, à l'aide d'une seringue préalablement héparinée, en verre de préférence.
- La pose d'un cathéter permet des prélèvements répétés (réanimation, tests d'effort).
- Le sang est gardé à l'abri de l'air, transporté dans la glace.
- Il doit être analysé le plus rapidement possible.

Dosage

- Il est réalisé avec des appareils à électrodes spécifiques qui mesurent le pH, la PaO_2, la PCO_2, la saturation en oxygène (SaO_2) et le taux de bicarbonates.

Valeurs de référence

- Les mesures dépendent de la pression atmosphérique et de la température d'analyse.

pH	:	7,37-7,43		
PaO_2	:	> 90 mm Hg	*soit*	> 12 KPa.
PCO_2	:	38-42 mm Hg	*soit*	5-5,6 KPa.
SaO_2	:	95-98 %.		
Bicarbonates	:	22-28 mmol/l.		

- Une correction est réalisée lors des syndromes fébriles.
- La PaO_2 diminue physiologiquement avec l'âge (après 70 ans, PaO_2 > 80 mm Hg).
- Après 20 minutes sous oxygène pur, la PaO_2 s'élève normalement au-dessus de 500 mm Hg.

Variations pathologiques

- Toute variation de pH entraîne une acidose (pH < 7,36) ou une alcalose (pH > 7,45).
- Toute variation de la PCO_2 entraîne une hypocapnie (PCO_2 < 35 mm Hg) ou une hypercapnie (PCO_2 > 45 mm Hg).
- Toute variation de la PO_2 entraîne une hypoxémie (PaO_2 < 80 mm Hg) ou une hyperventilation (PaO_2 = 100 mm Hg).

Les relations entre le pH et la PCO_2 sont représentées sur le Diagramme de Davenport :

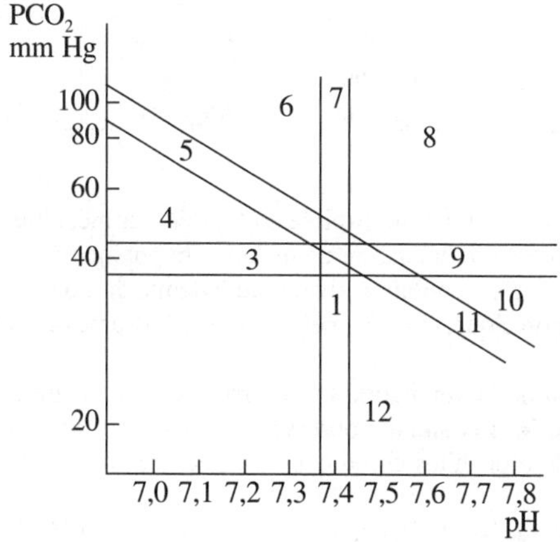

1 – = acidose métabolique ou alcalose respiratoire compensée,
2 – = acidose métabolique partiellement compensée,
3 – = acidose métabolique non compensée,
4 – = acidose mixte,
5 – = acidose respiratoire non compensée,
6 – = acidose respiratoire partiellement compensée,
7 – = alcalose métabolique ou acidose respiratoire compensée,
8 – = alcalose métabolique partiellement compensée,
9 – = alcalose métabolique non compensée,
10 – = alcalose mixte,
11 – = alcalose respiratoire non compensée,
12 – = alcalose respiratoire partiellement compensée.

- Un prélèvement veineux est suspecté devant les résultats suivants :
  pH : 7,32.
  PaO_2 : 40 mm Hg.
  PCO_2 : 45 mm Hg.
  SaO_2 : 70 %.
  La somme PaO_2 + PCO_2 est inférieure à 90 mm Hg.

Gaz du sang en pédiatrie

La PaO_2 est plus basse pendant les premiers mois de la vie.

Âge	PaO_2	PCO_2	pH
24 heures	Normal	Augmenté	Normal
1 mois-2 ans	Augmenté	Normal	Normal
2 ans-8 ans	Augmenté	Augmenté	Augmenté

Hypoxémies

- Diminution de la fraction inspirée en O_2 (air confiné, altitude, hypoxie de décompression, inhalation de mélange hypoxique).
- Diminution de la ventilation alvéolaire (atteinte du tronc cérébral, traumatisme thoracique, épanchement pleural, syndrome de Pickwick, narcose).
- Diminution de la ventilation d'un territoire pulmonaire normalement vascularisé (« effet shunt » observé au cours d'emphysèmes centrolobulaires, de bronchites chroniques obstructives, de dyspnée asthmatiforme).
- Diminution de la diffusion alvéolo-capillaire d'O_2 (« bloc alvéolo-capillaire » observé dans les fibroses interstitielles diffuses).
- Diminution des débits circulatoires, du débit cardiaque (hypoxie par insuffisance respiratoire).
- Diminution du taux d'hémoglobine fonctionnelle (hypoxie hémoglobinique observée lors d'anémie, d'intoxication à l'oxyde de carbone, lors des méthémoglobinémies, d'hémoglobinopathies).
- Diminution de la diffusion de l'oxygène entre le sang et les cellules (hypoxie par œdème).
- Blocage du système enzymatique d'oxydo-réduction (hypoxie par toxiques).

L'hypoxémie peut s'accompagner :

- d'une hypercapnie (somme PaO_2 + $PCO_2 > 130$) traduisant une hypoventilation alvéolaire et une acidose respiratoire compensée par une hausse des bicarbonates ;
- d'une hypo- ou d'une normo-capnie (PaO_2 + $PCO_2 < 130$).
  L'hypoxémie déclenche une hyperventilation réflexe qui permet au CO_2 de s'éliminer, entraînant une hypocapnie et une alcalose respiratoire par hyperventilation alvéolaire.

Étude du volume respiratoire

Âge	Homme	Femme	Enfant
Consommation d'O_2 (l/mn)	0,34	0,28	0,23
Volume d'espace mort (l)	0,15	0,10	0,50
Rapport (VEMS/CV) × 100	80	80	90
Volume résiduel (l)	1,35	1,22	0,40
Rapport (VR/CV) × 100	21	21	23

Syndromes fonctionnels respiratoires

	CPT* = CV + VR (ml)	VR (ml)	VR/CPT (%)	VEMS* (ml)	VEMS/CV (%)
Normal	6 000	1 000-1 500	20	3 500-4 000	70-85
Syndrome restrictif	↘	↘	N	↘	N
Syndrome de distension	↗	↗	↗	↘	↘
Syndrome obstructif	N	N	N	↘	↘
Syndrome mixte	↘	↘	N	↘	↘

* CPT : capacité pulmonaire totale.
* VR : volume résiduel.
* VEMS : volume expiratoire maximal par seconde.

GH (*Growth Hormon* : Hormone de croissance ou STH)

L'hormone de croissance ou somatotrophine est un polypeptide synthétisé et sécrété au niveau anté-hypophysaire.

Elle agit sur la croissance de l'enfant par l'intermédiaire de facteurs de sulfatation (somatomédines).

Sa sécrétion est stimulée par le GRF (*Growth Hormon Releasing Factor*) et elle est inhibée par la somatostatine.

Les effets métaboliques dépendent directement de la GH ou indirectement par les somatomédines (IGF1, IGF2) qui sont des facteurs de croissance du squelette et des cellules somatiques.

- Métabolisme osseux : croissance des cartilages.
- Métabolisme calcique : rétention du phosphore avec hypercalciurie.
- Métabolisme lipidique : action lipolytique avec augmentation des taux d'acides gras.
- Métabolisme glucidique : augmentation de la glycogénolyse et de la glycogénogénèse et diminution de l'utilisation périphérique du glucose.
- Métabolisme protéique : effets anabolisants avec augmentation de synthèse protéique, en particulier du collagène d'où une augmentation de l'élimination urinaire d'hydroxy-proline.

Le suivi de la courbe de croissance chez l'enfant, associé à l'examen radiographique de la maturation du squelette, permettent d'établir le diagnostic de trouble de croissance.

Les examens biologiques permettront d'obtenir un diagnostic étiologique : dosage de la GH et de sa sécrétion nycthémérale, épreuves de stimulation de la sécrétion, dosage de l'IGF1.

Prélèvement

- Sang recueilli sur EDTA, centrifuger immédiatement et conserver le plasma congelé.
- Observer un repos de 20 minutes avant le prélèvement.
- Les pics nocturnes sont plus amples et plus fréquents que les pics diurnes, et d'une plus grande importance lors de la puberté.
- Le dosage est également réalisé sur les urines de 24 heures.

Dosage

- Méthodes immuno-radiométriques.
- Méthodes radio-immunologiques.
- Méthodes immuno-enzymatiques.

Valeurs de référence (à jeun, à 8 heures du matin)

- Enfant : 5-15 µg/l.
- Adulte : 1-5 µg/l.

Stimulation de la sécrétion	Inhibition de la sécrétion
Âge : poussée pubertaire	Glucose (hyperglycémie provoquée)
Sexe : rôle de la testostérone	Cortisol (corticoïdes)
Exercice physique	Bromocriptine
Stress	Acides gras libres élevés
Sommeil	Somatostatine
Jeûne, malnutrition	Chlorpromazine
Hypoglycémie	Obésité
Catécholamines	Alpha-bloquants
Glucagon	Bêta-stimulants
Histamine	Atropine
Vasopressine	Antihistaminiques
Perfusion d'arginine	Antisérotoninergiques
Perfusion d'ornithine	
Test au GH-RH	
Test aux bêta-bloquants (bétaxolol)	
Test aux alpha-adrénergiques qui stimulent le GRF (clonidine, glucagon)	

Exploration d'une insuffisance somatotrope

Le déficit en GH entraîne un nanisme hypophysaire (« harmonieux »).

Il convient de préciser l'intensité du déficit en GH et la localisation de l'atteinte somatotrope par les tests de stimulation et l'étude de la sécrétion nocturne.

- L'injection du facteur de stimulation (GRF) par voie IV à la dose de 2 µg/kg, entraîne une réponse maximale vers la 40e minute. Toute réponse inférieure à 5 µg/l est en faveur d'un déficit somatotrope. Les réponses normales entraînent un accroissement de 10 fois le taux de base.

  Le type de réponse permet de préciser l'origine hypothalamique du déficit avec une réponse proche de la normale, ou une origine hypophysaire avec une réponse très diminuée.
- L'injection de bêta-bloquants qui inhibent la somatostatine, ou l'injection d'alpha-adrénergiques qui stimulent le GRF, entraînent normalement un accroissement de 10 µg/l. Tout accroissement inférieur à 5 mg/l est en faveur d'un défaut de sécrétion.
- Le diagnostic d'une insuffisance staturale peut être posé :

- en cas de nanisme harmonieux : insuffisance hypophysaire, maladie cœliaque, carences nutritionnelles, affections viscérales, nanisme familial ;
- en cas de dysmorphie : syndrome de Turner, hypothyroïdie, achondroplasie, mongolisme, syndrome de Cushing, mucopolysaccharidoses... ;

- Le dosage des somatomédines (IGF1) est surtout nécessaire au suivi des enfants traités par l'hormone de croissance obtenue par génie génétique.

  L'IGF1 est diminué lors des déficits complets en GH ou lors de retards de croissance avec une sécrétion normale de GH.
- On retrouvera des taux diminués de GH après hypophysectomie ou radiothérapie de l'hypophyse.

Exploration d'une acromégalie

L'existence d'une acromégalie est généralement liée à une sécrétion anarchique de GH :

- GH très élevée (10 à 200 µg/l) ;
- disparition du rythme nycthéméral ;
- absence d'élévation de la GH lors de l'endormissement.

En pratique, une charge glucosée entraîne une chute physiologique du taux de GH, sauf chez les acromégales chez lesquels la GH n'est pas freinable.

Le diagnostic peut donc être réalisé au cours d'une épreuve de charge orale en glucose (HGPO : 1 g/kg).

Un taux de GH supérieur à 5 µg/l au temps de 60 minutes du test est en faveur d'une acromégalie.

On retrouvera des taux également élevés en cas d'atteinte hépatique (cirrhose du foie).

Lors du traitement, les réponses élevées après charge glucosée sont en faveur d'une non-guérison des troubles.

Certains examens pourront être réalisés en parallèle :

- dosage de la somatomédine C (augmentée dans l'acromégalie) ;
- dosage de prolactine, TSH, LH, FSH, cortisol ;
- exploration des métabolismes phospho-calciques et glucidiques (hyperphosphorémie, hypercalciurie, dosages du glucose, de l'insuline).

L'exploration radiologique reste nécessaire au diagnostic (selle turcique agrandie, hypertrophie du tubercule occipital, hypertrophie des extrémités des os longs, hyperostose des périostes, cardiomégalie, aplatissement des vertèbres, ostéoporose).

Le scanner cérébral révélera un adénome.

Le traitement par adénomectomie hypophysaire peut être associé à la bromocriptine, aux analogues de la somatostatine, à la cobaltothérapie.

GIARDIA INTESTINALIS

La giardiase ou lambliase est une parasitose cosmopolite répandue, surtout chez l'enfant.

La forme aiguë entraîne une diarrhée aqueuse et malodorante accompagnée de ballonnement, de gaz abondants, de nausées.

Les formes chroniques sont liées à des perturbations de l'absorption et de la digestion avec stéatorrhée, créatorrhée, des douleurs appendiculaires et épigastriques. Les diarrhées existent par poussées avec des selles pâteuses et fétides.

D'autres flagellés intestinaux entraînent des formes diarrhéiques généralement chroniques avec modifications du transit colique et colite (*Pentatrichomonas intestinalis*, *Chilomastix mesnilii*).

Diagnostic parasitologique

- Prélèvement :
  - selles ;
  - tubage duodénal par aspiration ;
  - entérotest.
- Examen direct :
  - selles diarrhéiques : présomption de formes végétatives nécessitant un examen direct attentif et une fixation ;
  - selles non diarrhéiques : présomption de kystes et observation après coloration au lugol.
- Concentration :
  - par flottation (FAUST) ;
  - en milieu diphasique (MIF concentration).
- Culture en milieu diphasique à 37 °C :
  - intérêt pour tous les flagellés (sauf *Giardia*).

Flagellés intestinaux

- *Giardia intestinalis* : 10 % (kystes le plus souvent).
- *Chilomastix mesnilii* : 2 % (trophozoïtes).
- *Pentatrichomonas intestinalis* : 1 % (trophozoïtes).
- *Embadomonas intestinalis* (kystes ou trophozoïtes).
- *Enteromonas hominis* (trophozoïtes ou kystes).

GLUCAGON

Le glucagon est un peptide synthétisé par les cellules α du pancréas et par les cellules intestinales. Il agit sur la glycogénolyse, la néoglycogénèse, la lipolyse et la protéolyse. Sa sécrétion est stimulée par l'hypoglycémie, la consommation de triglycérides et l'augmentation des acides gras libres.

Prélèvement

Le sang est recueilli sur anticoagulant (héparine, EDTA). Il doit être centrifugé rapidement et le plasma est conservé congelé.

Dosage

Méthode radio-immunologique par compétition.

Valeurs de référence

Établies à jeun, chez un sujet dont l'équilibre glycémique est normal : 15-75 pmol/l.

Variations pathologiques

Une élévation des taux est rencontrée dans :

- les glucagonomes : élévation du glucagon associée à une hyperglycémie ;

  La glycémie réagit paradoxalement aux tests de stimulation (hypoglycémie insulinique) ou aux tests de freination (hyperglycémie par voie orale) ;
- le syndrome clinique associe une dermopathie (érythème migratoire à évolution nécrotique et traînante), une stomatite, une altération de l'état général, une anémie inflammatoire, des thrombophlébites, un diabète non insulino-dépendant ;
- les tumeurs associées au glucagonome sont :
  - une tumeur pancréatique (dans la majorité des cas) généralement maligne ;
  - une hyperplasie des cellules α du pancréas ;
  - des tumeurs plurifocales sécrétrices.

GLUCAGON (Test au glucagon)

Le test de stimulation au glucagon entraîne une élévation de l'insulinosécrétion associée à une hypoglycémie réactionnelle. Ce test permet l'exploration de certaines hypoglycémies pour apprécier les réserves du pancréas endocrine.

Il permet également l'exploration de la sécrétion de GH par stimulation par l'insuline.

Réalisation

- Sujet à jeun depuis 12 heures.
- Au repos depuis 30 minutes.
- Injection en IV lente de 1 mg de glucagon.
- Prélèvements à T0, T5, T10, T15, T30 pour l'étude de l'insulino-sécrétion (dosages de la glycémie, de l'insuline, du peptide C).
- Prélèvements toutes les 30 minutes pendant 3 heures pour l'étude de la sécrétion de somatotrophine (dosages de la glycémie, de la GH, de la somatomédine C).

Résultat

- Étude de la courbe insulinique et glycémique dans l'exploration des hypoglycémies.
- Exploration d'une insuffisance somatotrope (amplitude de la réponse en GH inférieure à 5 ng/ml).

Variantes

- Test au glucagon-propranolol.
- Test au glucagon-bétaxolol.
  où les bêta-bloquants sensibilisent la stimulation par le glucagon.
- En cas d'insulinome, il existe une hyperinsulinémie immédiate, avec des taux supérieurs à 150 mUI/l dès la 2ᵉ minute, pouvant nécessiter une perfusion glucosée hypertonique en cas d'hypoglycémie sévère.

GLUCOSE (Glycémie-Glycosurie)

Le glucose constitue le principal aliment énergétique des cellules. Son taux est maintenu relativement stable par les facteurs régulateurs où le couple insuline-glucagon joue le rôle principal.

La principale perturbation du métabolisme est constituée par le diabète dont le dépistage et le suivi sont indispensables pour éviter les complications notamment d'ordre vasculaire. Dans la surveillance, on vérifiera la glycémie à jeun et post-prandiale, le taux d'hémoglobines glycosylées, et on recherchera la glycosurie qui apparaît lorsque le seuil de réabsorption rénal est dépassé (1,80 g/l soit 10 mmol/l).

Le dépistage du diabète nécessite une épreuve d'hyperglycémie provoquée par voie orale.

Prélèvement

- Recueil du sang sur anticoagulant anti-glycolytique (fluorure, monoiodoacétate).
- LCR.
- Liquides de ponction.

- Urines (échantillons, urines de 24 heures).

Dosage
- Méthode de référence : méthode à l'hexokinase à 340 nm.
- Méthodes de routine : méthodes enzymatiques à la glucose-oxydase ou à la glucose-déshydrogénase.
- Méthodes peu utilisées :
  - méthodes furfuraliques (ortho-toluidine) ;
  - polarographie (mesure de la vitesse de consommation de O_2) ;
  - chemiluminescence (mesure du peroxyde d'hydrogène).

Valeurs de référence (g/l × 5,55 = mmol/l)
- Sérum à jeun : 0,70-1,05 g/l *soit* 3,9-5,8 mmol/l.
- La glycémie à jeun est réalisée chez un sujet à jeun depuis douze heures.
- Urines : absence.

Variations physiologiques
- L'alcool et le tabac avant la prise de sang entraînent une élévation de 10 à 40 % de la glycémie.
- Chez le nouveau-né, les taux sont 20 % plus faibles que ceux de la mère.
- Il existe une diminution progressive pendant la grossesse jusqu'à la 18e semaine.
- Les taux sont diminués après un effort prolongé ou un jeûne.
- Les taux sont augmentés lors d'un stress, lors d'une surcharge pondérale et après un repas.

Variations pathologiques
- L'hyperglycémie se définit par une glycémie à jeun supérieure à 1,20 g/l (> 7 mmol/l) et par une glycémie 2 heures après le repas supérieure à 1,80 g/l (> 10 mmol/l).
  – Hyperglycémie par déficit en insuline :
  . diabète sucré primitif ;
  type I : insulino dépendant (sujet jeune, liaison HLA, DR3, DR4),
  type II : non insulino dépendant (après 40 ans, anomalie de l'insulino-sécrétion) ;
  . diabète sucré secondaire par lésions du pancréas, pancréatite aiguë, chronique, hémochromatose pancréatique, pancréatectomie, cancer du pancréas.
  – Hyperglycémie par excès en hormones hyperglycémiantes :
  . acromégalie (augmentation de GH) ;
  . syndrome de Cushing, corticothérapie (hypercortisolisme) ;

. phéochromocytome ;
. glucagonome ;
. stress, état de choc, brûlures sévères, traumatismes, fièvres ;
. thyrotoxicose ;
. insuffisance rénale ;
. coma hyperosmolaire.

- Les hypoglycémies sont définies par un taux de glucose inférieur à 0,50 g/l (< 2,7 mmol/l).
  – Hypoglycémies fonctionnelles :
  . chez l'adulte : effort physique prolongé, état prédiabétique avec sécrétion d'insuline anormale, anorexie mentale, diabète rénal, ulcère gastrique, épilepsie, spasmophilie, déficit en glucagon ;
  . chez l'enfant : carences d'apport liées à une malnutrition ou à des vomissements, défaut d'assimilation, spasmophilie, sensibilité à la L. leucine.
  – Hypoglycémies organiques :
  . chez l'adulte : hyperinsulinisme d'origine pancréatique (adénome ou carcinome langerhansien, pancréatites), hypocorticisme (Addison), hypopituitarisme (tumeur hypophysaire, maladie de Sheehan), myxœdème, insuffisances et tumeurs hépatiques, tumeurs insulino-sécrétantes mésenchymateuses ;
  . chez l'enfant : tumeur pancréatique, insuffisance surrénale aiguë, insuffisance hypophysaire, insuffisance thyroïdienne, kwashiorkor, troubles métaboliques congénitaux : glycogénoses de type I, III, VI, galactosémie congénitale, intolérance héréditaire au fructose.
  – Hypoglycémies provoquées :
  . intoxications : alcool, chloroforme, solvants divers ;
  . iatrogènes : salicylés, diabète mal équilibré.

Test de charge en glucose

L'hyperglycémie provoquée est réalisée généralement par voie orale après absorption de glucose (1 g/kg de poids).

L'interprétation de ce test est souvent identique au simple dosage de la glycémie 2 heures après un repas.

Au début de l'épreuve, le sujet vide sa vessie et absorbe le glucose. Les prélèvements sanguins sont réalisés toutes les 30 minutes. Normalement la flèche hyperglycémique, atteignant 150 % de la glycémie de base, est atteinte vers la 30e minute. Le retour à la glycémie de base s'effectue en moins de 180 mn. Il n'y a pas de sucre dans les urines. L'aire d'hyperglycémie (1 cm = 1 heure = 1 g/l) est comprise entre 0,2 et 0,6.

Chez le diabétique, la tolérance glucidique est diminuée.

La flèche d'hyperglycémie est supérieure à 1,60 g/l, l'aire d'hyperglycémie est élevée. On retrouve du sucre dans les urines dès que le seuil de réabsorption rénal est dépassé (1,80 g/l).
Dans le diabète rénal, la courbe d'hyperglycémie est plate. Il n'y a pas de pic d'hyperglycémie, la flèche est inférieure à 125 %. La glycosurie est positive.
Chez la femme enceinte, le test d'une heure est réalisé après charge de 50 grammes, entre la 24e et 28e semaine de grossesse. La glycémie de charge ne doit pas dépasser 1,40 g/l.

	Glycémie à jeun	2 h après le repas ou 30 mn après HGPO
Normal	< 1,05 g/l	< 1,40 g/l
Diabète sucré	> 1,20 g/l	> 1,80 g/l
Intolérance au glucose	< 1,20 g/l	1,20-1,80 g/l

Suivi du sujet diabétique

- Examens biologiques de base :
  - contrôle de la glycémie (à jeun < 1,40 g/l) ;
  - recherche de la glycosurie (dépend du seuil rénal du glucose) ;
  - recherche de corps cétoniques (pour dépister une décompensation du diabète en cas de glycosurie importante).
- Dépistage des complications :
  - fonction rénale : protéinurie et microalbuminurie.
    . Le dosage de la microalbumine permet le dépistage précoce des néphropathies diabétiques à un stade où le rôle bénéfique du traitement par les inhibiteurs de l'enzyme de conversion de l'angiotensine peut être instauré ;
    . l'élévation de la protéinurie est en faveur d'un syndrome néphrotique ;
    . la mesure de la filtration glomérulaire nécessite une mesure de la clairance à la créatinine ;
    . le dosage de la bêta-2 microglobuline urinaire permet le dépistage des néphropathies ;
  - examens ophtalmiques (dépistage des rétinopathies) ;
  - examens neurologiques (dépistage des neuropathies) ;
  - examens cardio-vasculaires.
- Exploration de l'insulino-sécrétion :
  - dosage de l'insuline ou de l'insuline libre ;

- dosage du peptide C, reflet de la sécrétion portale de l'insuline et non affecté par la présence d'anticorps anti-insulines ;
- peptide C urinaire, reflet de la quantité totale d'insuline sécrétée en 24 heures.

• Étude de l'équilibre métabolique :
- hémoglobine glycosylée (reflet des 120 jours précédents) ;
- fructosamine (reflet des 2 à 4 dernières semaines).

GLUCOSE 6-PHOSPHATE DÉSHYDROGÉNASE (G6PD)

La G6PD est la première enzyme du cycle des pentoses, qui catalyse la transformation du glucose-6 phosphate en 6-phospho-gluconate. Elle permet la formation de NADPH, H^+ (coenzyme de la glutathion-réductase) et la protection des hématies contre la dénaturation oxydative.
Le déficit enzymatique est la plus répandue des enzymopathies héréditaires, essentiellement dans la race noire, les peuples du pourtour méditerranéen et d'Extrême-Orient.
La transmission du déficit est héréditaire, liée au sexe. Le gène codant pour la synthèse du G6PD est situé sur le chromosome X, et les hommes sont atteints, tandis que les femmes sont porteuses. Le déficit affecte les hématies, mais également les leucocytes et les cellules hépatiques.
Il se traduit par des crises d'hémolyses aiguës déclenchées par certains médicaments (quinine, chloroquine, sulfamides, phénacétine, aspirine...), par l'ingestion de fèves ou par des infections bactériennes ou virales.

Prélèvement

Sang recueilli sur héparine.

Dosage

Il est effectué sur un hémolysat par mesure de la vitesse de formation du NADPH à 340 mm.
Le dépistage de masse est réalisable qualitativement et repose sur des techniques de réduction de colorants.

Valeurs de référence (UI/gramme d'hémoglobine)

Les valeurs normales sont établies en dehors de toute transfusion et à distance d'une crise d'hémolyse.

1 mois à 1 an	: 4,5-8,5 UI/g Hb.
> 1 an	: 3,5-5,5 UI/g Hb.

Des activités inférieures à 15 % entraînent des crises hémolytiques constantes en présence d'un facteur déclenchant.

Variations pathologiques

- Hémolyse aiguë du sujet noir : généralement liée à la prise de médicaments oxydants et plus rarement à la suite d'un épisode infectieux.

Médicaments incriminés	
Acétanilide	Pentaquine
Acide acétyl-salicylique	Primaquine
Acide nalidixique	Phénacétine
Acide ascorbique	Phénylhydrazine
Antipyrine	Pyramidon
Bleu de méthylène, bleu de toluidine	Quinacrine
Chloramphénicol	Quinine
Furazolidone	Quinidine
Naphtalène	Sulfanilamide
Nitrofurantoïne	Sulfapyridine
PAS	Sulfacétamide
Pamaquine	Trinitrotoluène
	Vit. K hydrosolubles

- Hémolyse aiguë du sujet blanc :
  - crise d'hémolyse grave avec hémoglobinurie brutale ;
  - le déficit enzymatique est important (5-15 %) et atteint également les autres cellules (leucocytes, hépatocytes...) ;
  - le favisme est une forme particulière du déficit. Les crises d'hémolyse sont déclenchées par ingestion de fèves ou inhalation du pollen des fèves.
- Hémolyse néo-natale :
  - crise d'hémolyse, simulant une incompatibilité fœtomaternelle, liée à un déficit majeur en enzyme ;
  - l'intensité de l'ictère nécessite une exsanguino-transfusion.
- Anémie hémolytique chronique :
  - plus rare, rencontrée dans les pays méditerranéens ;
  - signes d'anémie hémolytique non sphérocytaire ;
  - déficit enzymatique important (5-15 %) ;
  - épisodes aigus possibles, déclenchés par les médicaments oxydants.

GLUCOSE-6-PHOSPHATE ISOMÉRASE

La glucose-6-phosphate isomérase est une enzyme de la voie anaérobie de la glycolyse, indispensable au maintien de l'intégrité membranaire du globule rouge.
Son déficit entraîne une anémie hémolytique chronique.

Prélèvement

Sang hépariné.

Dosage

Méthode enzymatique.
Interpréter le taux en fonction de la numération des réticulocytes.

Déficit enzymatique

- Transmission autosomale récessive.
- Les malades sont le plus souvent doubles hétérozygotes pour des variants peu fonctionnels de l'enzyme.
- Anémie hémolytique intense.
- Généralement très régénérative.
- Anomalies morphologiques des hématies (macrocytose, anisocytose...).
- Durée de vie des hématies marquées au chrome 51 diminuée.
- Siège de la séquestration essentiellement splénique.
- Splénomégalie fréquente.
- Le taux de l'enzyme est souvent effondré à 15-30 % de l'activité normale.

GLUTATHION SYNTHÉTASE / RÉDUCTASE / PEROXYDASE

Le globule rouge, dépourvu de capacités de synthèse, survit grâce aux réserves enzymatiques dont il dispose.
Les déficits enzymatiques peuvent intéresser une des étapes des systèmes d'oxydo-réduction, ne permettant pas la génération de glutathion réduit dont le rôle est indispensable à la protection des groupements SH membranaires. Le déficit en G6PD est la plus répandue des enzymopathies et les autres déficits du système du glutathion sont plus rares.
Elles se révèlent par des épisodes hémolytiques aigus déclenchés par les mêmes circonstances étiologiques que le déficit en G6PD, ou par des formes chroniques non sphérocytaires.

Déficit en glutathion synthétase

- Affection autosomale récessive.
- Anémie hémolytique modérée avec splénomégalie.

- Glutathion érythrocytaire effondré.
- L'incubation des hématies avec l'acétylphénylhydrazine fait apparaître de nombreux corps de Heinz.

Décifit en glutathion réductase

- Déficit constitutionnel généralement modéré (50 %).
- Tableaux hématologiques variés : anémie hémolytique non sphérocytaire, hémolyse aiguë médicamenteuse, pancytopénie ou thrombopénie isolée, mégaloblastose médullaire...

Déficit en glutathion peroxydase

- Affection autosomale récessive.
- Formes cliniques semblables aux formes décrites pour le déficit en G6PD : hémolyse aiguë médicamenteuse, hémolyse chronique non sphérocytaire, forme néo-natale.

GLUTAMATE DÉSHYDROGÉNASE (GDH)

La glutamate déshydrogénase catalyse la désamination oxydative du glutamate en 2-oxoglutarate, de façon réversible. Elle intervient dans la synthèse des acides aminés (formation de groupement alpha-aminé) et dans leur dégradation (désamination d'acides aminés apportés par l'alimentation) conduisant à la formation d'ammoniac.

Elle est située essentiellement dans le foie au niveau mitochondrial (et plus faiblement au niveau des reins, du pancréas, du cerveau, du muscle, de l'intestin).

Sa mesure sérique permet d'apprécier le fonctionnement hépato-biliaire principalement lors d'hépatite fulminante, de rejet de greffe, d'atteintes toxiques et inflammatoires.

Prélèvement

Sérum ou plasma hépariné, de préférence à jeun.

Dosage

Méthodes spectrophotométriques (recommandées) par mesure de la disparition du NADH à 340 mm.

Valeurs de référence (UI/l)

	Homme	Femme
4-14 ans	< 1,5	< 1,5
14-18 ans	< 2,5	< 1,5
18-45 ans	< 6,5	< 6,0
> 45 ans	< 11,5	< 5,0

Variations physiologiques

- À la naissance les taux sont élevés (< jusque l'âge d'1 mois.
- Après 45 ans, les taux sont 2 fois plus élevés que chez l'adulte jeune.
- Chez l'homme, les taux sont plus élevés que chez les femmes.
- La surcharge pondérale, la consommation d'alcool entraînent une élévation des taux (+ 30 à + 60 %).
- Les taux sont plus élevés chez les femmes sous contraceptifs oraux et après la ménopause (+ 30 à 50 %).

Variations pathologiques (augmentation de la GDH)

- Hépatites virales.
- Ictères cholestatiques.
- Intoxications aiguës.
- Hépatites chroniques actives.
- Cirrhoses, hépatites alcooliques.
- Accidents circulatoires et cardiaques.

GLUTEN (anticorps anti-gliadine, anti-endomysium, anti-réticuline)

La maladie cœliaque est un syndrome de malabsorption temporaire ou définitif, caractérisé par une atrophie des villosités de l'intestin grêle, secondaire à une intolérance au gluten.

Le diagnostic de la maladie repose classiquement sur la pratique de 3 biopsies : au moment du syndrome de malabsorption, après un an de régime sans gluten pour apprécier la régénération de la muqueuse, et après 4 ans lors de la réintroduction du gluten pour rechercher l'apparition des troubles.

Certains paramètres sériques spécifiques de l'infection permettent de sélectionner les enfants à biopsier, mais aussi permettent le suivi lors de l'instauration du régime et la surveillance annuelle du régime. Il s'agit des anticorps anti-gliadine, anti-réticuline et anti-endomysium.

Anticorps anti-gliadine

- Les IgA anti-gliadine sont recherchés par un test ELISA ou par immunofluorescence. Le seuil significatif est fixé à 25 U/ml de sérum.

  Les taux sont élevés dans 98 % des maladies cœliaques.

  Les taux supérieurs à 100 U/ml sont corrélés à 100 % à la maladie et évitent la biopsie jéjunale.

  Après 4 à 5 mois de régime, les taux se négativent et redescendent en dessous de 25 U/ml.

Lors de la réintroduction du gluten, les taux redeviennent significatifs 4 mois après dans 94 % des cas.
Les limites du test sont rares :
- faux positif lors d'affection intestinale inflammatoire sévère,
- faux négatif lors de déficit sécrétoire en IgA.

- Les IgG anti-gliadine sont recherchés par un test ELISA ou par immunofluorescence.
  Ces anticorps sont plus sensibles que les IgA anti-gliadine, surtout chez les jeunes enfants, mais la spécificité est moins bonne et ils sont moins sensibles au régime. Leur taux est également élevé lors d'affection intestinale inflammatoire.
  Leur dosage présente un intérêt en cas de déficit en IgA sécrétoire, dans la sélection des patients devant subir une biopsie, (en complément des IgA anti-gliadine) et dans la biopsie, (en complément des IgA anti-gliadine) et dans la surveillance du régime.

Anticorps anti-réticuline

Les anticorps anti-réticuline sont recherchés par immunofluorescence indirecte sur des coupes de rein, de foie, d'estomac de rat.
Les IgA anti-réticuline sont élevés au moment du diagnostic et de façon très spécifique de la maladie cœliaque.
Ils diminuent nettement au cours du régime.
Ces anticorps sont moins dépendants de l'âge que les IgA anti-gliadine qui diminuent avec l'âge.

Anticorps anti-endomysium (IgA anti-cellule endomysiale)

Les anticorps anti-substance conjonctive des muscles lisses sont recherchés par immunofluorescence indirecte sur des coupes d'œsophage de singe. Le Seuil de positivité est de 1/10 en I.F.I.
Les IgA anti-endomysium sont sensibles et spécifiques de la maladie cœliaque, surtout chez les sujets adultes, chez qui les IgA anti-gliadine sont moins élevés.
Ils sont utiles pour le dépistage de formes latentes ou des rechutes.
Lors du régime, les taux se négativent après environ 6 mois.
Lors de la réintroduction du gluten, les taux s'élèvent rapidement dès le premier mois.

GLYCÉRALDÉHYDE-3-PHOSPHATE DÉSHYDROGÉNASE

Enzyme de la voie anaérobie de la glycolyse indispensable au maintien de l'intégralité membranaire du globule rouge, son déficit entraîne une anémie hémolytique.

Prélèvement

Sang hépariné.

Dosage

Méthode enzymatique.

Déficit enzymatique

- Le déficit est rare. Il se manifeste par une anémie hémolytique régénérative.
- Le test d'autohémolyse est augmenté et partiellement corrigé par le glucose et l'ATP.
- Le taux d'enzyme est abaissé à 20 % de l'activité normale.

GLYCINE

La glycine ou glycocolle est un acide aminé non indispensable provenant de la sérine et de la synthèse à partir de l'ammoniac par une glycocolle synthétase.

Il intervient dans les voies de biosynthèse de :

- l'acide glyoxylique (sous l'action d'une glycine oxydase),
- l'acide hippurique (conjugaison hépatique),
- la choline (en présence de méthionine),
- l'acide delta-amino-lévulinique (précurseur des dérivés porphyriques).
- la créatine (en présence d'adénosyl-méthionine),
- l'acide inosinique,
- l'acide adénylique,
- l'acide guanylique.

Prélèvement

- Sérum à jeun, rapidement congelé.
- Urines de 24 heures, recueillies sur conservateur.

Dosage

- Méthodes chromatographiques.

Valeurs de référence (mg × 13,32 = µmol)

	Sérum		Urines	
	mg/l	µmol/l	mg/24 h	µmol/24 h
Enfant < 2 ans	10-20	135-270	30-150	400-2 000
Adultes	15-30	200-400	60-190	800-2 500

Variations pathologiques

- Glycinoses : hyperglycinémies avec acido-cétose, à transmission autosomique récessive, liées à un déficit enzymatique sur la voie du métabolisme du glycocolle.
  On retrouvera une hyperglycinémie, une hyperglycinurie, une acido-cétose avec hyperammoniémie et élimination variable d'autres acides aminés.
- Hyperglycinémies : par déficit enzymatique sur la voie de dégradation de la glycine. Les taux s'élèvent dans le sang, dans les urines et dans le LCR pendant les premières heures de vie entraînant un coma d'évolution mortelle.
  La maladie est à transmission autosomale récessive.
- Iminoglycinurie : par déficit du système de transfert rénal de proline, d'hydroxyproline et de glycine, dont les taux urinaires sont très élevés.
  La maladie est à transmission autosomale récessive.

GONADOTROPHINES = FSH ET LH

L'hormone folliculostimulante (FSH) et l'hormone lutéinisante (LH) sont des hormones polypeptidiques sécrétées par l'anté-hypophyse sous l'influence de la LH-RH hypothalamique et des organes cibles de la reproduction (ovaires, testicules)

Elles sont constituées de 2 chaînes, Alpha et Bêta, reliées par des ponts disulfures et responsables de leur structure quaternaire et de leur activité biologique. La chaine Bêta, spécifique de chaque hormone, supporte l'activité biologique.

La gonadolibérine LH-RH est libérée dans la circulation porte artérielle hypothalamo-hypophysaire, de façon pulsatile à partir de la puberté.

Chez l'homme, la sécrétion de FSH et de LH est essentiellement régulée par la testostérone qui freine la sécrétion de LH et par l'inhibine qui freine la sécrétion de FSH.

Le rôle des gonadotrophines chez l'homme est double :

– la LH agit au niveau testiculaire en stimulant la sécrétion de testostérone, par action au niveau des cellules de Leydig ;
– la FSH intervient sur l'activité des tubes séminifères responsables de la spermatogénèse.

Chez la femme, l'estradiol exerce un rétrocontrôle négatif en phase folliculaire et lutéale et un rétrocontrôle positif en période pré-ovulatoire, ce qui induit le pic de LH environ 12 heures après le pic d'estradiol.

L'inhibine sécrétée par les cellules de la granulosa intervient sur la régulation de la sécrétion de FSH.

En phase lutéale, la progestérone exerce un rétrocontrôle négatif de l'estradiol sur la LH et inversement en phase pré-ovulatoire, en potentialisant le rétrocontrôle positif.

Chez la femme réglée, les gonadotrophines interviennent au niveau ovarien. En phase folliculaire, la FSH favorise la croissance du follicule de De Graaf et la sécrétion de LH est inhibée par des taux bas d'estradiol. Au pic ovulatoire, l'estradiol induit le pic de LH (x 6) et de FSH (x 2) qui apparaît 36 heures avant la rupture folliculaire libérant l'ovocyte. En phase lutéale, les cellules de la granulosa se lutéinisent et sécrètent de la progestérone dont le taux est LH-dépendant.

Prélèvement

- Sérum ou plasma hépariné.
  En raison de la pulsatilité de la sécrétion, il peut être conseillé de faire plusieurs prélèvements.
  Préciser l'âge, la date des dernières règles.
  Le bilan hormonal est généralement interprétable entre J2 et J6.
  Pour l'évaluation du pic ovulatoire, les prélèvements sont réalisés en milieu de cycle.
- Urines de 24 heures.

Dosage

- Méthodes immunologiques utilisant des marqueurs :
  - isotopiques,
  - enzymatiques,
  - chimiques.
- Les techniques sandwich sur phase solide à double anticorps permettent d'éliminer l'interférence des réactions croisées avec les polypeptides porteur de la même chaîne alpha (HCG, TSH).

Valeurs de référence chez l'homme (mUI/ml ou UI/24 h)

	FSH		LH	
	Sérum	Urine	Sérum	Urine
Avant puberté	< 1,5	< 2	< 1,5	< 5
Adultes	1-5	2-10	1-7	10-30
Andropause	> 20	10-40	> 15	10-30

En période d'activité génitale : LH > FSH.
Andropause : FSH > LH.

Valeurs de référence chez la femme (mUI/ml ou UI/24 h)

	FSH		LH	
	Sérum	Urine	Sérum	Urine
Avant puberté	< 5	< 2	< 1,5	< 5
Phase folliculaire	2-10	2-10	0,5-50	2-20
Pic ovulatoire	5-30	5-25	10-50	10-40
Phase lutéale	1-6	2-10	1-10	2-10
Préménopause	> 15	> 20	< 10	2-10
Ménopause	20-120	20-100	15-80	10-50

Variations physiologiques

Avant la puberté, les taux sont faibles. Ils augmentent à la puberté et la FSH augmente plus rapidement que la LH.

Les premiers cycles sont anovulatoires.

Au cours du cycle menstruel, les taux de FSH sont constants en phase folliculaire avec un rapport FSH sur LH supérieur à 1. Ils s'élèvent pendant l'ovulation puis diminuent en quelques jours pour rester stables en fin de cycle. Les taux de LH s'élèvent fortement au pic ovulatoire. Le début du pic précède l'ovulation d'environ 36 heures. Les taux restent constants en phase lutéale avec un rapport LH sur FSH supérieur à 1.

À la ménopause, les taux sont élevés en LH et très élevés en FSH car le rétrocontrôle exercé par les estrogènes disparaît.

Intérêt des dosages urinaires

- Chez l'enfant impubère ou en situation pubertaire.
  Il existe un triplement des taux entre la fille ou le garçon impubères et le stade pubertaire III.

- Recherche d'un pic préovulatoire de la LH (mais décalée par rapport au pic plasmatique).

LHRH (Test au Stimu-LH)

La LHRH est une hormone hypothalamique capable de provoquer la sécrétion de LH et de FSH.

En théorie, le test permet de distinguer les déficits hypothalamiques et les déficits hypophysaires, mais, en pratique, le test reste utile pour déterminer la capacité de l'hypophyse à produire de la FSH et de la LH après stimulation.

Le test est nécessaire pour envisager une thérapeutique des anovulations et des aménorrhées d'origine « haute ».

Le test est réalisé dans les 2 sexes. Chez la femme réglée, il est réalisé en première partie de phase folliculaire.

Un prélèvement sanguin de base est effectué chez un sujet au repos. Une dose de 100 µg de Stimu-LH est injectée au temps t_0 par voie intraveineuse. Des prélèvements ultérieurs sont réalisés au temps t_{20}, t_{40}, et t_{60} pour le dosage de la LH et de la FSH.

- Les taux de base sont compris entre 2 et 8 mUI/l environ.
- Le taux de LH augmente d'environ 3 fois le taux de base avec un maximum vers la 20e minute.
- Le taux de FSH augmente d'environ 1,5 fois le taux de base avec un maximum vers la 40e minute.

Variations pathologiques chez la femme

- Lorsque la réponse hypophysaire est diminuée, une insuffisance organique hypophysaire est évoquée. Dans la plupart des cas, il n'y a pas de réponse au test, mais ce n'est pas toujours la règle.
- Lorsque la réponse hypophysaire est exagérée, un déficit gonadique est évoqué. Dans les dystrophies ovariennes la réponse est généralement explosive. La réponse est également intéressante dans l'exploration des retards pubertaires.
- Insuffisance d'origine ovarienne : taux de base de FSH et LH augmentés, réponse en FSH supérieure à 200 % et réponse en LH supérieure à 500 %.
- Insuffisance d'origine hypophysaire (tumeur, syndrome de Kalhmann-De Morsier, hémochromatose, séquelle méningée...).
- Taux de base de FSH et de LH diminués, réponse en FSH inférieure à 50 % et réponse en LH inférieure à 100 %.
- Dystrophie ovarienne polykystique : taux de base de FSH normaux, taux de base de LH augmentés, réponse en LH supérieure à 500 %.

- Dystrophie de type II (hyperprolactinémie, hyperplasie des surrénales) : taux de base normaux, réponse normale au test avec parfois une réponse en LH subnormale.

Variations pathologiques chez l'homme

- Insuffisance testiculaire : taux de base augmentés avec réponse explosive (atrophie testiculaire, séquelle d'orchite, anorchidie, Syndrome de Klinefelter).
- Insuffisance gonadotrope : taux de base diminués avec réponse inférieure à 100 % (tumeur hypophysaire, Syndrome de Kallmann-De Morsier, hémochromatose, séquelle méningée...).

Étude des pubertés précoces

- La réponse en LH est très élevée dans les étiologies organiques centrales.
- La recherche d'une pseudo-puberté précoce sera envisagée :
  - tumeur gonadique,
  - dysgerminome HCG-sécrétant.

Étude des retards pubertaires

- Hypogonadisme hypergonadotrophique (anorchidie, Turner).
  Les taux de base de FSH et de LH sont très élevés, rendant peu utile la stimulation (réponse d'enfants impubères).
- Insuffisance gonadotrope : l'absence de réponse au test est évocateur d'une insuffisance gonadotrope.
  Pour différentier l'insuffisance gonadotrope d'un retard de croissance, le test LHRH peut être couplé à la prise de Clomid. Dans ce cas, il existe un pic de LH dans le cas d'une insuffisance gonadotrope, et une diminution de réponse en LH dans le retard pubertaire simple.
- Il existe des retards pubertaires secondaires, de diverses origines, isolées ou parfois associées à d'autres pathologies endocriniennes (dysthyroïdie, hypercortisolisme, hyperplasie surrénalienne, déficit en hormone de croissance...) et souvent il existe une insuffisance de réponse au test LHRH, nécessitant des investigations complémentaires.

Stade pubertaire Garçon	FSH		LH	
	Base	LHRH	Base	LHRH
1 (1-12 ans)	< 0,3-3,0	1,5-6,5	< 0,3-2,0	1,0-7,0
2 (11-15 ans)	< 0,3-3,5	1,5-6,5	< 0,3-2,0	1,5-10
3-4 (13-18 ans)	0,5-4,5	1,5-6,5	0,7-2,5	5,0-15
5 (adulte)	1-4,5	1,5-8,0	0,7-5,0	5,0-20

Stade pubertaire Filles	FSH		LH	
	Base	LHRH	Base	LHRH
1 (1-12 ans)	0,3-3,5	1,5-15	0,2-2,0	1,5-5
2 (10-13 ans)	0,8-4,0	3,5-10	0,3-2,5	2,5-9,5
3-4 (11-15 ans)	1,5-5,5	4,5-12	0,5-4,5	5,5-20
5 (12-17 ans)	2,0-6,0	3-13	1,5-4,5	5,5-30

Clomifène (Test au Clomid®)

Le test au citrate de clomifène (Clomid®) permet l'exploration de la fonction gonadotrope lors des anovulations ou au cours des aménorrhées.

Ce stéroïde de synthèse agit sur la régulation hypothalamo-hypophysaire. Il agit comme un anti-oestrogène et permet la levée du rétrocontrôle négatif exercé par l'œstradiol.

Les dosages de FSH, de LH et d'œstradiol permettent d'apprécier la participation centrale et la réponse ovarienne.

Le test est réalisé en début de phase folliculaire pour les femmes réglées. Pendant 5 jours, la patiente reçoit 2 comprimés dosés à 50 mg de Clomid®. Les dosages hormonaux sont réalisés à J1, J5 et J10, ainsi que les dosages d'œstradiol et de progestérone en phase lutéale. Les dosages sont comparés à l'étude de la courbe ménothermique.

Le test est contre-indiqué en cas de grossesse, de kystes ovariens, de troubles hépatiques, d'affections ophtalmiques.

La réponse doit correspondre à un cycle ovulatoire avec élévation de la FSH (50 % dès le 5e jour) et de la LH (100 % dès le 5e jour). La surveillance de l'ovulation par la courbe thermique et l'élévation de la progestérone sont également réalisés.

Une réponse normale confirme l'intégrité de l'axe hypothalamo-hypophyso-gonadique et l'éventuelle thérapeutique par le Clomid® dans les aménorrhées ou les cycles anovulatoires.

La réponse est absente dans les aménorrhées d'origine hypophysaire ou hypothalamique (sans élévation des gonadotrophines). La réponse peut être dissociée avec une élévation des gonadotrophines sans élévation des œstrogènes, caractérisant un cycle anovulatoire.

Chez l'homme, le test explore l'axe gonadotrope. Le Clomid® stimule la sécrétion de LH-RH et indirectement s'oppose au rétrocontrôle négatif exercé par la testostérone.

Les dosages de LH, FSH et testostérone sont réalisés à J0, à J5 et à J8.

Normalement, l'augmentation de LH et de FSH à J5 s'accompagne d'une élévation du taux de testostérone de 50 %.

En cas d'hypogonadisme, les réponses sont nulles.
En cas d'hypogonadisme testiculaire, les réponses sont normales en LH et en FSH, sans élévation de testostérone.

Variations pathologiques chez l'homme

- *Hypogonadismes hypogonadotrophiques*
  - Déficit en LHRH :
    . syndrome de Kallmann-De Morsier,
    . syndrome de Prader-Labhart-Willi-Fanconi,
    . déficit isolé en gonadotrophines,
    . tumeurs supra-sellaires (craniopharyngiome, germinome...),
    . atteintes hypothalamiques (traumatisme, sarcoïdose...),
    . radiothérapie hypothalamo-hypophysaire,
    . affections chroniques diverses,
    . maladie cœliaque,
    . anorexie mentale.
  - Déficit en gonadotrophines :
    . adénome hypophysaire à prolactine (ou somatotrope ou corticotrope),
    . hémochromatose primitive,
    . thalassémie,
    . tumeur testiculaire endocrine,
    . estrogénothérapie.
- *Hypogonadismes congénitaux*
    . anomalies chromosomiques (Syndrome de Klinefelter et syndromes apparentés),
    . anomalies autosomiques,
    . anorchidie,
    . maladie de Steinert (dystrophie myotonique).
- *Hypogonadismes acquis*
    . infections (oreillons, gonococcie...),
    . sarcoïdose,
    . irradiation, chimiothérapie,
    . alcoolisme,
    . malnutrition,
    . insuffisance rénale chronique.

Variations pathologiques chez la femme

Les anomalies ovariennes sont évoquées devant des signes d'insuffisance ovarienne (disparition de la glaire, atrophie des organes génitaux externes) et des signes éventuels de virilisation (acné, pilosité, atrophie des seins, hypertrophie clitoridienne).

- Au cours de l'insuffisance ovarienne primitive, l'estradiol est bas, la FSH est élevée et la réponse au test LHRH est exagérée.
  - Dysgénésie gonadique (syndrome de Turner, mosaïque).
  - Aménorrhée d'origine auto-immune.
  - Aménorrhée iatrogène (ovariectomie, irradiation, chimiothérapie).
- Syndrome des ovaires polykystiques :
  L'aménorrhée succède à une période de spanioménorrhée.
  Il existe des signes d'hyperandrogénie avec acné, séborrhée, et une augmentation du volume des ovaires.
  L'estradiol est élevé, associé à une élévation de delta-4-androsténedione et de LH.
  La FSH reste normale. La réponse au test LHRH est explosive.
  Le test au Clomid® est positif.

Au cours des tumeurs virilisantes de l'ovaire, il existe une élévation de testostérone et de delta-4-androsténedione associée à des signes de virilisation. Le diagnostic est histologique et précisera le type de tumeur.

Les anomalies d'origine hypophysaire avec des taux bas de FSH et de LH ne répondent pas sous Stimu-LH :
- insuffisance anté-hypophysaire (maladie de Sheehan) ;
- atteinte hypothalamo-hypophysaire (aménorrhées après contraception orale, ou psychogènes).

GRAISSE CORPORELLE – OBÉSITÉS

La graisse corporelle est indispensable à certaines fonctions vitales pour la protection d'organes, d'articulations, la régulation métabolique, ou la régulation de la température corporelle. Sa mesure prend tout son intérêt en cas d'excès de graisse, car l'obésité est significativement associée à l'insuffisance cardiaque, l'insuffisance coronaire, l'insuffisance respiratoire, l'hypertension artérielle, les atteintes rhumatologiques, les lithiases biliaires, le diabète, les hyperlipidémies et le risque de cancers.

Mesure de la masse grasse

La masse grasse représente 10 à 15 % du poids chez l'homme et 20 à 25 % du poids chez la femme. Elle peut être évaluée par différentes méthodes de mesure :
- densité corporelle,
- potassium interchangeable,
- eau totale,
- absorptiométrie,
- impédance électrique,

– résonance magnétique nucléaire,
– tomodensitométrie.

Les couches de graisse non conductrices présentent une forte résistance, à l'inverse des zones fortement hydratées et conductrices comme les muscles.

Il faut définir le seuil à partir duquel l'excès de corpulence s'associe à une morbidité et une mortalité excessive. L'indice de masse corporelle (IMC) ou indice de Quetelet, est défini par le rapport entre le poids et le carré de la taille :

$$IMC = \frac{P}{T^2} \ (Kg/m^2)$$

Cet indice de corpulence permet d'estimer l'adiposité du sujet : l'obésité étant définie en termes d'excès de poids par rapport à la taille : IMC supérieur à 27. L'obésité est qualifiée de franche si l'IMC est supérieur à 30 et sévère ou morbide si l'IMC est supérieur à 40.

D'autres éléments doivent être pris en compte, indépendamment de la notion de risque lié au surpoids : répartition du tissu adipeux, ancienneté de l'obésité, âge de la survenue.

Au cours de la journée, il existe des variations du taux de graisse en fonction du régime alimentaire, de l'hydratation ou de l'exercice physique. La mesure se fera à distance des repas et le suivi se fera toujours aux mêmes moments de la journée (entre 10 et 12 heures ou entre 15 et 19 heures), et dans les mêmes conditions, afin d'interpréter au mieux les variations observées. Le suivi devra permettre de juger de l'efficacité du traitement visant à réduire l'excès de poids (suivi de la courbe pondérale, contrôle de la diminution de la masse graisseuse).

Facteurs étiologiques et conséquences des obésités

Les facteurs étiologiques impliqués dans la constitution des obésités humaines sont très nombreux : excès d'apport énergétique, insuffisance des dépenses énergétiques, facteurs métaboliques et neuroendocriniens, facteurs génétiques, déficit d'oxydation des lipides, facteurs psychologiques et environnementaux, (pays, région, niveau social). La prévalence de l'obésité, définie par un IMC supérieur à 27, se situe autour de 20 %.

Les conséquences métaboliques sont représentées par le diabète, l'hyperlipémie, l'hyperuricémie.

Les conséquences endocriniennes sont représentées par diverses associations de l'obésité avec le syndrome des ovaires polykystiques, les dysovulation, l'insuffisance lutéale, l'hyperoestrogénie d'origine adipocytaire, l'hyperandrogénie avec obésité abdominale.

Exploration à visée étiologique

Dans certains cas, les circonstances étiologiques responsables de la constitution de la masse graisseuse excédentaire peuvent être recherchées :
- hypothyroïdie en cas d'hypercholestérolémie et d'asthénie ;
- hyperandrogénie dans les obésités abdominales ;
- hypercorticisme dans les obésités facio-tronculaires associées à des signes de catabolisme ;
- hyperinsulinisme tumoral en cas de malaises à jeun ou après un effort ;
- tumeur hypophysaire en cas de troubles du sommeil et de la vigilance, associés à un hypogonadisme, une polyurie, une polydipsie ou des troubles visuels.

Leptine

La leptine (du grec « leptos » : mince) est une protéine codée par le gène de l'obésité, le gène Ob qui s'exprime spécifiquement dans les cellules graisseuses. La leptine est une hormone circulant dans le sang. Elle se lie à ses récepteurs spécifiques du système nerveux central (hypothalamus) et dans les tissus périphériques.

Elle intervient dans la thermogenèse, dans la régulation de sécrétion d'insuline, dans les fonctions reproductrices et dans la prise alimentaire, en informant l'hypothalamus sur les réserves en graisse. La variation dans la régulation du gène Ob diminue la sécrétion de leptine à l'origine de l'obésité. L'absence qualitative ou quantitative de leptine est responsable d'une obésité massive et précoce. De même, l'absence de liaison de la leptine à son récepteur la rend inefficace et entraîne une obésité. Inversement un taux élevé de leptine, mais associé à un défaut des protéines de transport de la leptine vers le cerveau, ou encore à une leptinorésistance, est également responsable d'une obésité.

GRIPPE (*Orthomyxovirus influenzae*)

La grippe est l'étiologie la plus fréquente des infections broncho-pulmonaires virales. Elle sévit par épidémies hivernales, avec une recrudescence en janvier et février, atteignant essentiellement les enfants, les personnes âgées et les sujets débilités.

La grippe associe un syndrome général avec fièvre, frissons, malaises et asthénie, un syndrome douloureux avec céphalées, courbatures et myalgies, et un syndrome d'atteinte des voies aériennes supérieures avec surtout une atteinte bronchique qui se traduit par une toux. Ces virus ont une affinité particulière pour les muco-protéines présentes au niveau du tractus respiratoire.

Les surinfections bactériennes à *Staphylococcus*, à *Streptococcus* ou à *Haemophilus* sont à craindre chez les sujets âgés, responsables de l'apparition d'une hyperleucocytose qui remplace la leucopénie de la grippe.

Les orthomyxovirus sont des virus enveloppés à nucléocapside tubulaire à symétrie hélicoïdale, contenant un ARN monocaténaire plurisegmenté. La nature antigénique de la nucléocapside permet de distinguer le type A et le type B. Les formes les plus graves sont dues aux virus de type A, responsables d'épidémies. Les virus de type B donnent des formes bénignes, responsables de cas sporadiques ou de petites épidémies.

À la surface du virion, il existe deux types de spicules, l'hémagglutinine et la neuraminidase dont la structure antigénique diffère d'un sous-type à l'autre et qui induisent la formation d'anticorps :

- anticorps inhibant l'hémagglutination, qui neutralisent le pouvoir infectieux du virus. Ils sont spécifiques de sous-types et de variants ;
- anticorps inhibant la neuraminidase, qui protègent contre les manifestations cliniques de la grippe.

Ces 2 antigènes peuvent subir des transformations, soit progressives (glissement antigénique) soit brutales (saut antigénique).

Prélèvement

Sérum précoce prélevé en début d'infection lors de la phase d'ascension thermique et sérum tardif prélevé en phase de convalescence.

Prélèvement de sécrétions et de cellules épithéliales des voies respiratoires supérieures du nez, de la trachée et des bronches. Le virus grippal est dans une phase d'excrétion maximale entre 48 et 72 heures qui suivent le début de la maladie.

Diagnostic sérologique

- Réaction de fixation du complément : les anticorps apparaissent au 5e jour de la maladie et disparaissent en 3 à 6 mois. La réaction permet de différencier les souches A et B. Le seuil significatif est fixé à 1/16.
- Réaction d'inhibition de l'hémagglutination : les anticorps apparaissent 7 à 15 jours après le début de l'infection et persistent plusieurs mois à titre élevé.

Diagnostic virologique

- Isolement du virus en culture cellulaire : rarement utilisé.
- Recherche du virus dans les sécrétions nasales par immunofluorescence à l'aide d'anticorps monoclonaux spécifiques.

Vaccination

La vaccination utilise un mélange de virus tués, injectés par voie sous-cutanée ou intramusculaire en septembre ou en octobre. Le vaccin est composé d'une souche A H3N2 (A/Shangdong/9/93), d'une souche A H1N1 (A/Texas/36/91) et d'une souche B (B/Panama/45/90). Les variations du virus grippal obligent à une adaptation constante des souches vaccinales et à des revaccinations à chaque modification de la composition du vaccin.

GROSSESSE : VARIATIONS BIOLOGIQUES

La grossesse entraîne des modifications biologiques répondant aux besoins du fœtus, et certaines variations métaboliques et hormonales ont un intérêt dans le diagnostic et dans le suivi des grossesses physiologiques ou pathologiques.

Hématologie

	Avant la grossesse	Pendant la grossesse
Vitesse de sédimentation	1re H : < 7 mm	1re H : jusqu'à 60 mm
Globules rouges	4 à 5 millions/mm^3	3,5 à 4,5 millions/mm^3
Hémoglobine	12 à 15 g/100 ml	> 11 g/100 ml
Hématocrite	36 à 45 %	> 33 %
Globules blancs	4 000 à 10 000/mm^3	jusqu'à 15 000/mm^3
Plaquettes	160 à 450 000/mm^3	diminution

L'augmentation de la VS n'est pas liée à un état inflammatoire.

L'augmentation de la masse sanguine (surtout du volume plasmatique) entraîne une hémodilution et une chute des hématies, de l'Hb et l'Ht. Les constantes érythrocytaires sont inchangées sauf s'il existe une carence en fer.

L'augmentation des globules blancs résulte d'un accroissement des polynucléaires neutrophiles.

Coagulation

	Avant la grossesse	Pendant la grossesse
Fibrinogène	2 à 4 g/l	> 4 g/l
Facteurs VII, VIII, IX, X	70 à 120 %	> 120 %
AT III	70 à 120 %	50 à 100 %

L'augmentation des taux de certains facteurs de la coagulation est physiologique.
La diminution du taux de fibrinogène en dessous de 2 g/l est pathologique. On surveillera l'apparition des PDF (risque de CIVD).

Métabolisme glucidique, lipidique, protéique

	Avant la grossesse	Pendant la grossesse
Glycémie à jeun	< 1,00 g/l	< 0,90 g/l
Glyc. 2 h après 50 g glucose	< 1,20 g/l	< 1,40 g/l
Cholestérol total	1,5 à 2,2 g/l	2 à 2,7 g/l
Triglycérides	0,5 à 1,4 g/l	1 à 2,2 g/l
Lipides totaux	5 à 8 g/l	10 à 15 g/l
Protéines totales	60 à 80 g/l	55 à 70 g/l
Albumine	35 à 50 g/l	20 à 30 g/l
Globulines	25 à 30 g/l	35 à 40 g/l

La tolérance glucidique est diminuée surtout au 3e trimestre avec une augmentation de l'insulinémie et une insulinorésistance.
Il existe un stockage des lipides en début de grossesse, mobilisables au cours du 3e trimestre pour assurer un apport glucosé constant au fœtus.
La diminution des protéines est liée à l'hémodilution. Il existe une diminution de l'albumine d'environ 10 g/l, accompagnée d'une augmentation des globulines sauf des gamma-globulines.
Il existe également une augmentation des protéines de transport des hormones (TeBG, TBG, CBG) responsable d'un accroissement des taux hormonaux correspondants.
L'anabolisme protéique est accru pour assurer les synthèses fœtales. Il existe une diminution du catabolisme protéique. Parallèlement, la fonction rénale est modifiée avec un accroissement de la filtration glomérulaire et des clairances.
En fin de grossesse, l'accroissement de l'uricémie est un marqueur de la toxémie gravidique et le seuil limite est de 50 mg/l.

	Avant la grossesse	Pendant la grossesse
Acide urique	40-60 mg/l	< 40 avant 32 sem.
		< 50 après 32 sem.
Créatinine	6-12 mg/l	4-8 mg/l
Urée	0,25-0,40 g/l	0,12-0,25 g/l

Bilan hydro-électrolytique

Les variations électrolytiques sont minimes (légère diminution).
L'hydratation du tissu conjonctif est modifiée en relation avec les variations des stéroïdes.

	Avant la grossesse	Pendant la grossesse
Sodium	135-145 mEq/l	133-143 mEq/l
Potassium	3,8-5,0 mEq/l	3,8-5,0 mEq/l
Chlore	100-110 mEq/l	102-112 mEq/l
Bicarbonates	20-30 mEq/l	15-25 mEq/l
Calcium	90-110 mg/l	80-100 mEq/l
Phosphore	30-40 mg/l	30-40 mEq/l
Osmolarité	285-300 mOsm/l	275-290 mEq/l

Autres variations

	Avant la grossesse	Pendant la grossesse
Phosphatases alcalines	45-110 UI/l	× 2 à 3 fois
Alpha-fœtoprotéine	< 10 ng/ml	× 2 à 50 fois
Fer sérique	60-160 ug %	diminution
Ferritine	15-150 ug/l	diminution
Folates, Vitamine B12		diminution
T_3, T_4		augmentation
T_3 libre, T_4 libre, TSH		inchangées
Cortisol, Cortisol libre		augmentation
HCG		augmentation
Œstrogènes		augmentation
Progestérone		augmentation
Prolactine		augmentation

Volumes sanguins

Semaines de grossesse	< 10^e	25^e	35^e
Volume plasmatique	N	+ 25 %	+ 50 %
Volume globulaire	N	+ 10 %	+ 25 %
Hématocrite	N	– 10 %	– 20 %

GROSSESSE : SURVEILLANCE

Chaque examen mensuel doit comporter un examen clinique, une recherche de l'albuminurie et de la glycosurie.

Lors du premier examen prénatal

- Groupe sanguin (2 déterminations).
- Sérologies (syphilis, rubéole, toxoplasmose).
- Recherche d'agglutinines irrégulières (avec identification et titrage si la recherche est positive).

Lors du quatrième examen prénatal (6e mois de grossesse)

- Dépistage de l'antigène HBs.
- Numération sanguine.
- Recherche d'agglutinines irrégulières chez les femmes à rhésus négatif ou précédemment transfusées.

Lors du sixième examen prénatal (8e mois de grossesse)

- Deuxième détermination du groupe sanguin (si nécessaire).
- Bilan de coagulation (si analgésie péridurale prévue).
- Recherche d'agglutinines irrégulières chez les femmes à rhésus négatif ou précédemment transfusées.

Remarques

- Toxoplasmose : surveillance mensuelle des femmes non protégées.
- Virus HIV : dépistage proposé en début de grossesse.
- ECBU : à faire en cas de fièvre, de dysurie.
- Bactériologie vaginale : signes évocateurs d'une infection ou dépistage du streptocoque B.
- Fièvre prolongée : recherche de listériose.
- Métabolisme glucidique : glycémie après charge glucosée.
- Acide urique : prévention de la toxémie.
- Alpha-fœtoprotéine : dépistage des anomalies du tube neural et de la trisomie 21.
- Caryotype fœtal (en fonction de l'âge de la mère, des anomalies parentales, des signes d'appel échographiques...).

Examens	Mois de grossesse						
	3e	4e	5e	6e	7e	8e	9e
Albuminurie	oui	oui	oui	oui	oui	oui	oui
Glycosurie	oui	oui	oui	oui	oui	oui	oui
Syphilis	oui						
Rubéole	oui						
Toxoplasmose							
– Dépistage	oui						
– Si négative		oui	oui	oui	oui	oui	oui
Groupe Phénotype Rhésus Kell avec deux déterminations	oui			oui			
Agglutinines irrégulières	oui			oui		oui	oui
Antigène HBs				oui			
Numération formule				oui			
Dépistage du Sida systématiquement proposé :	oui						

GROUPES SANGUINS

La détermination d'un groupe sanguin consiste à mettre en évidence, à la surface des globules rouges, la présence ou l'absence des antigènes A et B et la présence ou l'absence de l'antigène Rhésus Standard (D). L'épreuve sérique obligatoire consiste à rechercher la présence ou l'absence des anticorps anti-A et anti-B. La concordance de ces 2 tests doit être impérative.

Prélèvement

- Tube sur anticoagulant (héparine, citrate).
- Sérum (pour l'épreuve sérique, et le dépistage des agglutinines irrégulières éventuelles).

Réalisation

- Épreuve de Beth-Vincent.
  Les hématies du sujet sont mises en présence de sérums tests anti-A, anti-B, anti-A+B. Les antigènes portés par les hématies définissent le groupe sanguin A, B, AB ou O.
- Épreuve de Simonin.
  Le sérum du sujet contient l'anticorps naturel anti-A ou anti-B, correspondant à l'antigène absent des hématies. Lorsque l'hématie porte l'antigène A et l'antigène B, le sérum ne contient aucun anticorps.

- Système Rhésus.
  Les hématies du sujet sont mises en présence d'un sérum-test anti-D. Il n'y a pas d'anticorps naturels anti-D.
  Dans certaines circonstances (grossesse, transfusion), les anticorps anti-D peuvent apparaître et être responsables d'une maladie hémolytique chez le nouveau-né ou d'un accident hémolytique.
  Environ 85 % de la population française est Rhésus positif et possède un antigène D à l'état homozygote (DD) ou à l'état hétérozygote (Dd) et exprime cet antigène sur les hématies.

Groupe sanguin	Antigène érythrocytaire	Anticorps sériques
A	A	Anti-B
B	B	Anti-A
AB	A et B	Absence
O	Absence	Anti-A et Anti-B

Chez la femme enceinte et chez les polytransfusés, on est amené à déterminer le phénotype complet du sujet avec des anti-sérums spécifiques : C, c, E, e ainsi que Kell.
D'autres systèmes peuvent être recherchés. Ils sont d'intérêt variable : Lewis, Duffy, Kidd, Lutheran, P, M...
Il est généralement et systématiquement réalisé la recherche d'anticorps irréguliers dirigés contre ces différents systèmes de groupe sanguin.
Les transfusions légales sont iso-groupes. En urgence, on retiendra que le groupe O est un donneur universel et que le groupe AB est un receveur universel.
L'épreuve de compatibilité directe au lit du malade reste sous la responsabilité du médecin ayant prescrit la transfusion.
Légalement, la carte de groupe sanguin est établie après la réalisation des 2 épreuves par 2 lots de réactifs différents. La carte ne sera définitive que lorsqu'elle portera les résultats de 2 déterminations pratiquées sur 2 prélèvements différents.

Nomenclature des groupes sanguins

- Les systèmes de groupes sanguins s'expriment par une ou deux lettres majuscules.
- Les antigènes affectés à un système de groupe sont identifiés par un numéro.

Caractéristiques de différents groupes ABO

	Anti A	Anti B	Anti A + B	Anti H	Anti A_{HP}	A1	A2	B	% agglutinabilité		Substances salivaires	Fréquence en France (%)
									Anti-A	Anti-B		
A1	+++	–	+++	–	+++	–	–	+++	95		AH	80
A2	+++	–	+++	+++	+++	–	–	+++	90		AH	20
A3	±±	–	±±	+++	+	+ ou –	–	+++	63		AH	0,01
Ax	(+)	–	++	+++	–	+	–	+++	33		AxH	0,03
Aend	±	–	±	+++	–	+ ou –	–	+++	10		H	0,03
Am	–	–	–	+++	–	–	–	+++	0		AH	0,01
Ay	–	–	–	+++	–	–	–	+++	0		(A) H	
Ael	–	–	–	+++	–	+	+ ou –	+++	0		H	
B	–	+++	+++	+	–	+++	++	–		95	BH	99,5
B3	–	±±±	±±±	+++	–	+++	++	–		60	BH	
Bx	–	(+)	(+)	+++	–	+++	++	+/–		20	BxH	
Bm	–	–	–	+++	–	+++	++	–		0	B (H)	
Bel	–	–	–	+++	–	+++	++	+/–		0	H	
A1B	+++	+++	+++	–	+++	–	–	–	92	94	ABH	80
A2B	++	+++	+++	++	++	–	–	–	70	95	ABH	20
Cis A1B	+++	++	+++	++	+++	–	–	–	95	77	A(B) H	
O	–	–	–			+++	+++	+++				

Anti AHP = anti A de Helis Pomatia
± image de double population
(+) agglutination faible

- Les phénotypes s'expriment par les lettres du système de groupe suivies de deux points (:) et des numéros des antigènes identifiés (précédés du signe (–) s'ils sont absents).
  Les antigènes sont séparés par des virgules.
- Les spécificités anticorps d'un système de groupe sont représentés avec le préfixe ANTI-.

RH	D	RH1	KIDD	JK^a	JK1
	C	RH2		JK^b	JK2
	E	RH3	Lutheran	Lu^a	LU1
	c	RH4		Lu^b	LU2
	e	RH5	MNSs	M	MS1
	ce	RH6		N	MS2
	Ce	RH7		S	MS3
	Cw	RH8		s	MS4
	CE	RH22	Lewis	Lea	LE1
	cE	RH27		Leb	LE2
Kell	K	K1		LebH	LE3
	k	K2		LebL	LE4
	Kp^a	K3		Lex	LE5
	Kp^b	K4			
Duffy	Fy^a	FY1			
	Fy^b	FY2			

Fréquences phénotypiques

Système de groupe	Phénotype	Fréquence %
Système ABO	A1 A2 B AB O	36,00 9,00 9,00 3,00 43,00
Système Kell	K+ k– K+ k+ K– k+	0,20 8,80 91,00
Système Duffy	Fy (a+ b–) Fy (a– b+) Fy (a+ b+)	15,00 37,00 48,00
Système Kidd	Jk (a+ b–) Jk (a– b+) Jk (a+ b+)	28,00 22,00 50,00
Système Lutheran	Lu (a+ b–) Lu (a– b+) Lu (a+ b+)	0,08 94,38 5,54
Système MNSs	MMSS MMSs MMss MNSS MNSs MNss NNSS NNSs NNss	7,30 16,25 9,04 4,04 23,65 21,31 0,56 5,29 12,56
Système P	P1 P2	75,00 25,00
Système Lewis	Le (a+ b–) Le (a– b+) Le (a– b–)	20,00 70,00 10,00

Génotypes du système rhésus

Anti-D Rh1	Anti-C Rh2	Anti-E Rh3	Anti-c Rh4	Anti-e Rh5	Phéno-type	Génotypes possibles	Fréquence (%)	Génotype le plus probable
+	+	–	–	+	CCDee	CDe/CDe CDe/cde	19,94 0,80	CDe/CDe
+	+	–	+	+	CcDee	CDe/cde CDe/cDe cDe/Cde	34,39 2,00 0,05	CDe/cde
+	–	+	+	–	ccDEE	cDE/cDE cDE/cdE	2,00 0,30	cDE/cDE
+	–	+	+	+	ccDEe	cDE/cde cDE/cDe cDe/cdE	12,24 0,70 0,06	cDE/cde
+	+	+	+	+	CcDEe	CDe/cDE Cde/cDE CdE/cDe CDE/cde cdE/CDe CDE/cDe	12,87 0,30 0,01 0,20 0,90 0,01	CDe/cDE
+	+	+	–	+	CCDEe	CDe/CDE CDe/CdE Cde/CDE	0,42 0,001 0,001	CDe/CDE
+	+	+	+	–	CcDEE	cDE/CDE cDE/CdE cdE/CDE	0,06 0,001 0,001	cDE/CDE
+	–	–	+	+	ccDee	cDe/cde cDe/cDe	2,32 0,06	cDe/cde
+	+	+	–	–	CCDEE	CDE/CDE CDE/CdE	0,001 0,001	CDE/CDE
–	–	–	+	+	ccdee	cde/cde	15,40	cde/cde
–	+	–	+	+	Ccdee	Cde/cde	0,95	Cde/cde
–	+	–	–	+	CCdee	Cde/Cde	0,001	Cde/Cde
–	–	+	+	–	ccdEE	cdE/cdE	0,005	cdE/cdE
–	–	+	+	+	ccdEe	cdE/cde	0,42	cdE/cde
–	+	+	+	+	CcdEe	Cde/cdE CdE/cde	0,10	Cde/cdE
–	+	+	–	+	CCdEe	cdE/Cde	0,001	CdE/Cde
–	+	+	–	–	CCdEE	CdE/CdE	0,001	CdE/CdE
–	+	+	+	–	CcdEE	CdE/cdE	0,001	CdE/cdE

GUTHRIE (Test de Guthrie)

Le test d'inhibition bactérienne de Guthrie pour la phénylalanine permet le dépistage systématique de la phénylcétonurie chez le nouveau-né.

Prélèvement

Le test est réalisé en maternité vers le 5e jour. Le sang capillaire est prélevé au talon et recueilli sur papier filtre.

Chaque cercle doit être rempli entièrement avec une seule goutte de sang en une seule fois.

Principe

La croissance d'un Bacillus subtilis sélectionné sur une gélose nutritive enrichie, est stoppée par un inhibiteur spécifique de l'acide aminé à doser. En présence de l'acide aminé, l'inhibition est levée et la zone de croissance est proportionnelle à la quantité d'acide aminé contenue sur la pastille de prélèvement.

Le test est utilisable pour d'autres acides aminés que la phénylalanine, en présence d'inhibiteurs spécifiques.

Acide aminé (amino-acidopathie)	Inhibiteur spécifique	Seuil (mg/l)
Phénylalanine (phénylcétonurie)	β-2-thiénylalanine	40
Méthionine (homocystinurie)	L-méthionine DL-sulfoxime	35
Tyrosine (tyrosinose)	D-tyrosine	70
Leucine (leucinose)	Azaleucine	40
Histidine (histidinémie)	Triazole 1, 2, 3, alanine	70

Hyperphénylalaninémie

- Test de Guthrie supérieur à 40 mg/l.
- Contrôle réalisé sur un second prélèvement.
- Une élévation associée de la tyrosine est en faveur d'une hypertyrosinémie transitoire et bénigne chez le nouveau-né et surtout chez le prématuré.
- Un taux élevé sur un prélèvement de contrôle est en faveur de la phénylcétonurie (taux > 150 mg/l).

Dosage fluorimétrique

- Réalisé sur les pastilles de papier et sur le sérum.
- La réaction phénylalanine-ninhydrine est réalisée en présence de L-leucyl-alanine.

- La réaction tyrosine-nitroso-1-naphtol-2 est réalisée en présence d'acide nitrique et d'ions nitreux.
  Les taux sont compris chez les enfants :
  - entre 5 et 15 mg/l pour la phénylalanine ;
  - entre 6 et 14 mg/l pour la tyrosine.

HAEMOPHILUS DUCREYI

Haemophilus ducreyi est responsable du chancre mou, maladie sexuellement transmissible se manifestant par une ulcération génitale pouvant s'accompagner d'une adénopathie inguinale.

Sa fréquence dans les pays en voie de développement, en Europe, en Amérique du Nord, associée au risque d'autres infections (Tréponème, Herpès, *Chlamydia*) dont le traitement est spécifique, fait que le diagnostic étiologique doit être précis.

Prélèvement

- Prélèvement au niveau du chancre :
  - papulo-pustule brodée d'un liséré érythémateux ;
  - ulcération à bords irréguliers ;
  - enduit jaune grisâtre nécrotique et purulent.

  Il est préférable de faire un recueil au niveau de la zone de décollement périphérique, en grattant avec un écouvillon, sans faire saigner.
- Ponction du bubon inguinal : lorsque l'adénopathie est débutante, la ponction ne ramène que quelques gouttes de pus. Lorsque le bubon est fluctuant, la ponction ramène plusieurs ml de pus épais (ce qui évite la fistulisation).

Examen des frottis

- Coloration : bleu de méthylène, Giemsa.
  La coloration de Gram ne permet pas de reconnaître le bacille.
- La recherche des coccobacilles est effectuée sur les frottis. Leur coloration est bipolaire, en forme d'épingles de sûreté. Ils sont intra- ou extra-cellulaires, isolés ou en chaînette, au sein d'une flore de surinfection.

Isolement du germe

- H. ducreyi est un germe fragile et exigeant, cultivant sur des milieux au sang enrichis en vitamines. L'atmosphère enrichie en CO_2 favorise la culture, l'humidité est indispensable au développement.
- Les colonies sont obtenues en 2 à 5 jours et permettront l'identification biochimique, la recherche d'une exigence en hémine.

Sensibilité aux antibiotiques

- H. ducreyi est résistant à l'ampicilline (β lactamase).
- Grande fréquence de résistance aux tétracyclines et aux sulfamides.
- Parfois résistance au chloramphénicol, à la streptomycine, à la kanamycine et à la gentamycine.

- Les antibiotiques généralement efficaces sur le chancre mou sont :
  - les macrolides,
  - l'association triméthoprime-sulfaméthoxazole,
  - la ceftriaxone en injection unique,
  - l'association amoxicilline-acide clavulanique,
  - les quinolones de 2e génération.

HAEMOPHILUS INFLUENZAE

Le genre *Haemophilus* regroupe de nombreuses espèces isolées des muqueuses de l'homme, en particulier du tractus respiratoire supérieur. Ils peuvent devenir pathogènes en provoquant des infections diverses (otites, angines, pharyngites, épiglottites, laryngites, bronchites, pneumonies). Ils sont rencontrés comme agent de surinfection dans les bronchites chroniques. Dans certains cas, les infections peuvent essaimer à distance et entraîner des septicémies, des endocardites et des méningites purulentes chez le jeune enfant ou chez l'adulte.
La méningite purulente à *Haemophilus influenzae* se rencontre chez l'enfant entre 6 mois et 2 ans, mais également chez l'adulte. Il s'agit de la 2e cause de méningite purulente après le méningocoque.
Les autres espèces d'*Haemophilus* sont moins pathogènes (*H. haemolyticus*, *parainfluenzae*, *paraphrophilus*, *segnis*, *aphrophilus*, *parahaemolyticus*, *aegyptius*).
La résistance beaucoup plus grande des adultes aux infections à H. influenzae s'explique par l'acquisition d'une immunité de type humorale. Le sérotype b est le plus souvent rencontré.

Prélèvement

L'isolement du germe est facilité lorsqu'il s'agit d'infections monomicrobiennes : pus d'otites, hémocultures, liquide pleural, LCR.
Dans les prélèvements de gorge, dans les expectorations, le diagnostic est plus difficile car il n'existe pas de milieux sélectifs.

Mise en culture

Le diagnostic repose sur l'isolement sur gélose au sang cuit d'un bacille à Gram négatif, immobile, capsulé.
Les colonies apparaissent en 24 heures à 37 °C, sous atmosphère enrichie en CO_2, ce qui permettra l'identification biochimique et la recherche des exigences en hémine et en NAD.

Typage capsulaire

Une forte proportion de souches isolées de produits pathologiques présente une capsule polyosidique. On distingue 6 variétés antigéniques (a à f) et le type b est le plus fréquent.

Les antigènes capsulaires sont mis en évidence par agglutination, par précipitation, par « gonflement de la capsule », en présence de l'immunsérum spécifique.

Il existe des parentés antigéniques avec les polyosides capsulaires du pneumocoque.

Lorsque la méningite a été précocement traitée par antibiotique, le diagnostic ne pourra être affirmé que par la mise en évidence dans le LCR de l'antigène capsulaire de type b par électrosynérèse ou par agglutination avec des particules de latex sensibilisées.

Sensibilité aux antibiotiques

L'antibiogramme des haemophilus est réalisé sur une gélose chocolat par la méthode des disques, mais la diffusion des antibiotiques n'est pas excellente.

On pourra étudier les CMI (ampicilline, chloramphénicol) en cas de méningite purulente.

La recherche de plasmides de résistance (10 % des souches) est systématique (recherche de la β lactamase).

Sensibilité aux antibiotiques	CMI (en µg/ml)
Ampicilline	0,1-0,5
Chloramphenicol (utilisé en cas de résistance à AMPI)	0,5-2,0
Pénicilline G (traitement des porteurs sains)	0,25-2,0
Céfalotine	0,5-4,0
Streptomycine	1,0-10
Kanamycine	2,0-5,0
Tétracycline	0,5-2,0

Devant l'émergence de souches résistantes aux b lactamines, l'ampicilline est souvent remplacée en première intention par une céphalosporine de 3e génération dans les cas de méningites de l'enfant (ceftriaxone 50 mg/kg/j) ou par l'Augmentin® dans les otites et pneumopathies.

Identification des haemophilus

Bacilles à Gram négatif, immobiles, capsulés.

Oxydase positive (sauf *H. segnis* et *H. aphrophilus*).

Catalase positive (sauf *H. aphrophilus* et *paraphrophilus*) non exigeant en CO_2 (sauf *H. aphrophilus* et *paraphrophilus*).

	Hémolyse	Besoins en XV		Fermentations Gluc.	Sacc.	Lact.	Biotypes Indole	Urée	ODC
H. influenzae	–	+	+	+	–	–			
Biotype I							+	+	+
Biotype II							+	+	–
Biotype III							–	+	–
Biotype IV							–	+	+
Biotype V							+	–	+
Biotype VI							–	–	+
Biotype VII							+	–	–
Biotype VIII							–	–	–
H. parainfluenzae	–	–	+	+	+	–			
Biotype I							–	–	+
Biotype II							–	+	+
Biotype III							–	+	–
Biotype IV							+	+	+
Biotype V							–	–	–
Biotype VI							+	–	+
Biotype VII							+	+	–
H. parahaemolyticus	+	–	+	+	+	–	–	+	V
H. paraphrohae-molyticus	+	–	+	+	+	–	–	+	V
H. segnis	–	–	+	V	V	–	–	–	–
H. paraphrophilus	–	–	+	+	+	+	–	–	–
H. aphrophilus	–	–	–	+	+	+	–	–	–
H. aegyptius	–	+	+	+	–	–	–	+	–
H. haemolyticus	+	+	+	+	–	–	V	+	–

+ : positif. – : négatif. V. variable.

HANTAVIRUS

Les *Hantavirus* appartiennent à la famille des *Bunyaviridae*, virus enveloppé à ARN monocaténaire, possédant un réservoir, une distribution géographique et un pouvoir pathogène propre.

Le réservoir de virus est constitué par des rongeurs de la famille des *Muridae*.

Plus de 20 virus ont été identifiés. Certaines espèces sont responsables de fièvre hémorragique avec syndrome rénal (ou FHSR) :

– virus Hantaan (Chine, Corée, Sibérie),

– virus Dobrova-Belgrace (Balkans),

– virus Séoul (Répartition mondiale, surtout Asie),
– virus Puumala (Europe, Russie).

D'autres espèces sont responsables du syndrome respiratoire à Hantavirus (ou SRH) :

– virus Sin Nombre (États-Unis),
– virus New-york (États-Unis, Canada),
– virus Black Creek Canal (États-Unis),
– virus Bayou (États-Unis)
– virus Andes (Argentine).

La plupart des infections sont observées en milieu rural, par inhalation de particules virales à partir des excrétas des rongeurs contaminés.

Après une période d'incubation d'une semaine à un mois, un syndrome pseudo-grippal apparaît, associé à une toux et des vomissements. Un œdème pulmonaire survient en quelques jours, nécessitant une respiration assistée.

Le bilan biologique révèle une hyperleucocytose associée à une thrombopénie, une élévation des transaminases et de la lactate déhydrogénase.

L'examen anatomo-pathologique met en évidence des anomalies histologiques au niveau pulmonaire (œdème alvéolaire, infiltrat lymphocytaire, épanchement pleural) liées à une augmentation de la perméabilité de l'endothélium vasculaire.

L'examen radiologique pulmonaire révèle des infiltrats alvéolaires et interstitiels diffus associés dans certains cas à un épanchement pleural. Une évolution vers l'insuffisance respiratoire aiguë mortelle est rapportée dans la moitié des cas.

Le diagnostic sérologique par technique ELISA utilise des protéines recombinantes de la nucléocapside de l'espèce virale Sin Nombre. Les IgM spécifiques sont mises en évidence dès le début des signes cliniques.

Le diagnostic par technique de western-blot utilise des protéines de Sin Nombre (nucléocapside et glycoprotéine).

La recherche des antigènes viraux est réalisée dans les coupes de biopsies pulmonaires par immuno-histochimie.

La recherche du génome viral par PCR à l'aide d'une transcriptase reverse est réalisé à partir des prélèvements tissulaires et sanguins.

HAPTOGLOBINE

L'haptoglobine est une alpha-2-glycoprotéine synthétisée par le foie.
Il existe 3 phénotypes principaux, contrôlés par 2 gènes alléliques autosomiques, définis par l'électrophorèse.
L'haptoglobine se combine avec l'hémoglobine libre dont elle exalte l'activité peroxydasique, mise à profit dans la réaction de saturation de Jayle. Les complexes hémoglobine-haptoglobine sont transportés dans le foie où ils sont catabolisés.

Prélèvement

Sérum.
Éviter les sérums hyperlipémiques.
Rejeter les sérums hémolysés.

Dosage

Méthodes immunologiques : diffusion, turbidimétrie, néphélémétrie.

Valeurs de référence

Les taux sont nuls à la naissance et augmentent régulièrement.
Les taux adultes sont observés vers l'âge de 2 ans.

Nouveau né	: < 0,10 g/l.
1 semaine	: 0,05-0,15 g/l.
1 mois	: 0,10-0,35 g/l.
6 mois	: 0,20-0,70 g/l.
1 an	: 0,40-1,50 g/l.
Adulte	: 0,50-2,50 g/l.

Variations pathologiques

- Augmentation de l'haptoglobine :
  - processus inflammatoires aigus,
  - maladies de « système », collagénoses,
  - maladies infectieuses fébriles,
  - affections rhumatismales en poussée,
  - infections à pyogènes,
  - tuberculose évolutive,
  - nécroses tissulaires (brûlures, infarctus),
  - néphropathies aiguës,
  - cancers viscéraux,
  - hémopathies malignes.
- Diminution de l'haptoglobine :
  - défaut de synthèse lors d'hépatites,
  - fuites urinaires lors de syndrome néphrotique,

- ictères hémolytiques,
- hémolyses intra-vasculaires (taux effondrés),
- hémolyses extra-vasculaires (taux diminués),
- thalassémie.

HBDH (Alpha-hydroxy-butyrate déshydrogénase)

L'HBDH est une enzyme qui catalyse la transformation de l'alpha-hydroxybutyrate en alphacétobutyrate. Elle est essentiellement localisée au niveau du myocarde, du rein et dans les globules rouges. Son dosage présente un intérêt au cours de l'infarctus du myocarde, associé aux autres marqueurs de la cytolyse.

Prélèvement

Sérum exempt de toute hémolyse.

Dosage

Mesure de l'activité enzymatique à 340 mm en présence de NADPH, H^+.

Valeurs de référence

Enfants : 90-180 UI/l.
Adultes : 50-140 UI/l.

Variations pathologiques

- Infarctus du myocarde : l'augmentation de l'activité est rapide (vers la 12e heure). Le taux maximal est atteint en 72 heures et l'activité reste élevée pendant une dizaine de jours. La demi-vie est donc plus longue que les autres marqueurs de la cytolyse (CPK, LDH, transaminases).
- Corrélation HBDH et LDH :
  Le cœur contient 2 fois plus de LDH1 que de LDH2 et le rapport LDH1/LDH2 supérieur à 2 est corrélé à un infarctus myocardique et l'HBDH est également élevé.
- Autres pathologies :
  On retrouvera des taux élevés d'HBDH en cas de :
  - anémie hémolytique,
  - anémie mégaloblastique,
  - dystrophie musculaire.

HCG

La gonadotrophine chorionique (HCG) est une hormone protéique produite par le syncytiotrophoblaste placentaire dès la nidation de l'œuf dans la muqueuse utérine.

Elle est détectable dès le 9e jour qui suit l'ovulation et pendant toute la durée de la grossesse.
Son taux de sécrétion augmente rapidement, doublant toutes les 48 heures, maximal entre le 2e et le 3e mois, puis chutant vers le 4e mois de grossesse. Il disparaît de l'organisme de la femme une semaine après l'accouchement.
En pathologie, l'HCG est sécrétée par les tissus tumoraux (chorioépithéliomes).
La structure est identique aux hormones hypophysaires (LH, FSH et TSH), formée de 2 chaînes Alpha et Bêta. Seule la sous-unité Bêta confère à l'HCG son activité biologique.
Seule l'hormone formée de 2 sous-unités est bioactive.
Sa demi-vie est d'environ 48 heures et elle traverse le placenta.

Prélèvement

- Sérum.
- Urines concentrées du matin.

Dosage

- Tests rapides sur membrane par immunofiltration et immuno enzymologie (réponse qualitative).
- Dosage d'HCG totale, de bêta-HCG par méthodes immunologiques utilisant des marqueurs enzymatiques, isotopiques ou chimiques.
  Les résultats sont exprimés en mUI/ml pour l'HCG et en unité de masse pour le dosage des fractions libres (ng/ml). Le dosage reste utile pour poser le diagnostic de grossesse, en suivre l'évolution, pour affirmer une grossesse extra-utérine, pour mettre en évidence une grossesse molaire et pour porter le diagnostic de tumeurs malignes.

Valeurs de référence

• Élimination urinaire d'HCG.

Homme : normalement : absence	Taux > 100 UI/24 h : chorioépithéliome. Taux > 1 000 000 UI/24 h : chorioépithéliome avec métastases
Femme : normalement : absence	Taux élevé : chorioépithéliome primitif ou secondaire à un avortement molaire
Grossesse : taux en UI/24 h 1-2 semaines: 250-1 000 2-4 semaines : 500-10 000 4-6 semaines : 10 000-50 000 6-8 semaines : 20 000-100 000 2-3 mois : 50 000-200 000 2e trimestre : 10 000-50 000 3e trimestre : 1 000-10 000	Diminution des taux au cours de la grossesse : souffrance fœtale. Augmentation des taux > 1 000 000 : môle hydatiforme ou chorioépithéliome si les taux restent élevés.

• Dosage sérique d'HCG (mUI/ml).

	Moyenne	Inférieure	Supérieure
2e semaine	500	100	6 000
3e semaine	4 000	1 500	25 000
4e semaine	28 000	2 400	70 000
5e semaine	57 000	10 000	130 000
6e semaine	94 000	30 000	190 000
7e semaine	87 000	35 000	160 000
8e semaine	76 000	25 000	140 000

• Dosage d'HCG dans le cadre du dépistage anténatal.
Le dosage d'HCG entre la 15e et la 17e semaine de gestation, conjointement à celui de l'œstradiol et de l'AFP, permet d'évaluer le risque de trisomie en fonction de l'âge de la mère et un résultat anormal peut conduire à la demande d'une amniocentèse.

Semaines de gestation	15e	16e	17e	Percentile
< 35 ans	63 000	52 500	45 000	95e
35-36 ans	42 000	34 500	28 500	80e
> 37 ans	35 800	28 900	24 000	70e

Diagnostic d'une grossesse extra-utérine

Un taux d'HCG supérieur à 10 mUI/ml est en faveur d'une sécrétion trophoblastique. Le diagnostic précoce de GEU permet une intervention précoce, généralement conservatrice s'il n'existe qu'une simple distension de la trompe.

En cas d'évolution défavorable de la grossesse, les taux sériques sont inférieurs aux taux normaux pour la semaine d'aménorrhée correspondante.

De très rares grossesses ectopiques enkystées peuvent donner des taux d'HCG augmentés de façon non significative.

Diagnostic d'une grossesse molaire

La fécondation d'un ovule par un spermatozoïde 23X, suivie de l'expulsion du génome maternel et de la duplication du génome paternel, entraîne le développement d'un tissu trophoblastique sans fœtus, à partir du génome 46XX. L'HCG augmente de façon exponentielle atteignant des valeurs de 200 000 mUI/ml et plus.

Après élimination de la môle, la surveillance de l'HCG est réalisée jusqu'à négativation des taux.

L'absence de diminution ou la réascension des taux doit faire craindre une récidive ou un passage au choriocarcinome.

Sécrétion tumorale d'HCG

L'HCG dimérique est retrouvé à des taux inférieurs à 1 ng/ml chez 2 % des hommes et 15 % des femmes, surtout après 45 ans, sans pathologie décelable.

La bêta-HCG libre et l'alpha-HCG libre sont retrouvées à des taux inférieurs à 1,5 ng/ml chez 4 % des hommes et 60 % des femmes, surtout après 45 ans, sans pathologie décelable.

Des taux positifs en oncologie sont retrouvés dans :

– les tumeurs germinales testiculaires ou ovariennes ;

– les tumeurs germinales extra-gonadiques ;

– les tumeurs non germinales.

Chez ces patients, le dosage des sous-unités libres bêta présente un intérêt diagnostique et pronostique dans le suivi thérapeutique.

Chez l'homme le dosage est associé à celui de l'AFP dans le suivi des chorio-carcinomes testiculaires.

La sécrétion ectopique de molécules « HCG like » et des sous-unités bêta est retrouvée dans des tumeurs diverses : foie, estomac, rein, sein, poumon...

HELICOBACTER PYLORI

Hélicobacter pylori est une bactérie présentant un grand intérêt pour les gastro-entérologues. Elle est responsable du développement de diverses pathologies gastriques et duodénales.

La pathogénicité du germe est liée à des facteurs bactériens (facteurs de colonisation, production d'uréases et de toxines), mais aussi à l'infiltration au niveau de la muqueuse de polynucléaires et de cellules mononucléées. L'augmentation de la sécrétion de gastrine est impliquée dans la dégénérescence gastro-duodénale.

Aspect clinique

- Gastrite antrale chronique (gastrite de type B).
- Ulcère duodénal.
- Ulcère gastrique.
- Dyspepsie non ulcéreuse.
- Cancers gastriques.

Prélèvement

Le diagnostic direct nécessite des méthodes invasives, des prélèvements réalisés par endoscopie, au niveau de l'antre gastrique et de la bordure de l'ulcère.

Des biopsies sont réalisées au niveau du fundus, du duodénum et de l'œsophage.

Il est nécessaire d'utiliser des milieux de transport (bouillon, cœur, cervelle, enrichi en sérum de cheval).

Le diagnostic sérologique peut être utilisé dans la surveillance des sujets traités.

Examen microscopique

Il est réalisé sur tissu frais ou sur coupes histologiques et permet de visualiser la bactérie. Les techniques de coloration habituelles (Gram, éosine-hématoxyline, MGG) sont assez sensibles, sauf dans les gastrites sévères où la muqueuse gastrique est complètement atrophiée.

Le marquage par immunofluorescence procure une grande spécificité.

Helicobacter pylori est une bactérie Gram négative, spiralée, en forme de S, possédant 4 à 6 flagelles unipolaires, mesurant 2 à 3 μ de long sur 0,5 μ de large.

Culture sur milieux enrichis

La culture est réalisée sur milieu Columbia ou chocolat, enrichis en éléments nutritifs, rendus sélectifs par l'emploi d'antibiotiques (vancomycine, amphotéricine B, acide nalidixique) sous atmosphère pauvre en oxygène (5 %) et enrichis en CO_2 (10 %).

Après 5 jours d'incubation, apparaissent des colonies translucides, entourées d'une légère hémolyse.

L'identification repose sur des caractères biochimiques avec en particulier son activité uréasique.

Test à l'uréase

Le prélèvement est placé dans un milieu contenant de l'urée et du rouge de phénol comme indicateur.

Après quelques heures, le virage du milieu indique la présence de bactéries ayant une activité uréasique.

La rapidité du virage est dépendante du nombre de bactéries. Un virage supérieur à 12 heures est lié à un faible nombre d'*H. pylori* ou à une autre bactérie.

Hybridation

L'utilisation de sondes à DNA permet d'obtenir une sensibilité et une spécificité excellentes.

Diagnostic sérologique

L'infection entraîne la synthèse d'anticorps dirigés contre des antigènes de surface de la bactérie.

Les méthodes permettant la détection des anticorps sont :

- l'agglutination,
- l'hémagglutination,
- l'immunofluorescence,
- la fixation du complément,
- l'ELISA,
- l'immunoblotting (Western-Blott).

La réponse immune induite par le germe est locale et systémique. Les anticorps circulants sont essentiellement des IgG, et les IgM sont exceptionnellement rencontrés.

L'utilisation d'antigènes purifiés permet d'obtenir des résultats reproductibles avec une meilleure sensibilité et spécificité.

Un résultat sérologique négatif permet d'exclure une infection à *H. pylori*, avec une très forte probabilité. L'examen sérologique permet la détection des gastrites chroniques et des ulcères gastro-duodénaux associés à *H. pylori*, en permettant d'éviter un certain nombre d'endoscopies. Seule l'endoscopie permet de différentier une gastrite et une lésion ulcéreuse.

Traitement

La thérapeutique fait appel à une tri-thérapie pendant 15 jours : amoxicilline + métronidazole ou clarithromycine + oméprazole.

Les rechutes coïncident souvent avec un échec thérapeutique dans l'éradication du germe.

H. pylori est sensible à l'ampicilline, à l'amoxicilline, aux céphalosporines orales, aux tétracyclines, aux aminosides et à l'erythromycine.

Une diminution significative du taux d'anticorps, accompagnée d'une amélioration histologique de la muqueuse gastrique, s'observe 3 à 6 mois après une thérapeutique efficace.

HELLP SYNDROME

Le *HELLP syndrome* est une variante de la prééclampsie. Il est caractérisé par des signes d'hémolyse (*Hemolysis*), d'atteinte hépatique (*Elevated Liver Enzymes*) et une thrombocytopénie (*Low Platelet Count*). Ces signes peuvent apparaître avant la triade classique de la prééclampsie (hypertension, œdèmes, protéinurie) observée au cours de la dernière moitié de la grossesse. Les signes cliniques les plus fréquents sont une sensibilité au niveau de l'hypocondre droit, l'hépatomégalie, les signes hémorragiques et un ictère. Des nausées et des vomissements accompagnent les céphalées. Les complications du HELLP syndrome sont la CIVD, le décollement placentaire, l'insuffisance rénale aiguë, l'hémorragie intrahépatique ou cérébrale.

Le diagnostic biologique doit faire rechercher à l'hémogramme des anomalies globulaires et plaquettaires qui sont associées à des signes d'hémolyse et d'atteinte hépatique :

- bilirubine > 12 mg/L ;
- LDH > 600 U/L ;
- transaminases > 70 U/L ;
- plaquettes < 100 000/mm^3 ;

La sévérité des anomalies hématologiques chez la mère n'est pas comparable à celle du nouveau-né. On retrouve une thrombocytopénie et une leucopénie chez 30 % des nouveau-nés de mères atteintes du HELLP syndrome. La moitié des mortalités périnatales sont dues au décollement placentaire prématuré et à l'asphyxie intra-utérine.

L'autre moitié des décès est due à la grande prématurité et à un retard de croissance sévère.

HÉMOCULTURE

L'hémoculture constitue un élément capital du diagnostic, du pronostic et du traitement des septicémies en permettant d'isoler dans un délai le plus court possible le germe responsable.
La septicémie résulte du passage répété de bactéries dans la circulation sanguine à partir d'un foyer infectieux.

Aspect clinique des septicémies

Le tableau clinique est dominé par une fièvre avec frissons et sueurs pouvant évoluer vers le choc septique dû aux toxines bactériennes.

- Septicémie thrombophlébitique : porte d'entrée cutanée avec constitution d'un thrombus infecté, d'où se détachent des fragments qui ensemencent le sang et également les tissus pulmonaires, rénaux, nerveux et le système réticulo-endothélial, de façon discontinue.
  On retrouvera surtout les staphylocoques et les streptocoques.
- Endocardites et artérites : liées à une fixation de bactéries sur l'endocarde pariétal ou sur les valvules cardiaques, surtout lors de lésions préexistantes, à la formation d'un foyer septicémique qui relargue des bactéries de façon permanente dans la circulation entraînant un état fébrile continu.
  On retrouvera essentiellement des streptocoques.
- Septicémie à point de départ lymphatique : liée à un pathogène qui se multiplie au niveau des ganglions mésentériques et qui gagne le sang par le canal thoracique, mais aussi libère des toxines dans le sang entraînant des chocs endotoxiniques avec une fièvre rythmée ou en plateau.
  On retrouvera essentiellement des germes intracellulaires : *Salmonella* et *Brucella*.

Les septicémies néonatales sont cliniquement différentes. On retrouvera soit une fièvre (50 %), soit une hypothermie, avec des signes respiratoires, cardiovasculaires et une hypotonie musculaire. Rapidement des hémocultures, la recherche d'Ag solubles, la CRP, une NF et une ponction lombaire seront réalisés. Les germes responsables sont essentiellement le streptocoque du groupe B, *Escherichia coli* K1 et *Listeria monocytogenes*, responsables de septicémies et de méningites.

Aspect biologique

- Le prélèvement :
  - moment du prélèvement :
    . réalisé le plus tôt possible dans l'évolution de la maladie ;
    . avant tout traitement antibiotique ;

. en tenant compte de la courbe thermique (en prenant la température toutes les 3 heures) et de préférence après un frisson, lors de l'ascension thermique,
Si la fièvre est continue, le prélèvement se fait toutes les 2 heures.
. Multiplier les prélèvements : 2 à 5 hémocultures en 24 heures ;
- technique :
. la peau est nettoyée à l'alcool iodé et le sang est recueilli par ponction veineuse à la seringue ou directement dans le milieu de culture par un adaptateur en milieu anaérobie et en aérobiose. On notera l'heure du prélèvement et la température du malade. Les prélèvements sont immédiatement placés à 37 °C et sont incubés de 5 à 20 jours en les examinant quotidiennement.

• Les milieux de culture doivent permettre le développement du plus grand nombre de bactéries :
- milieux indiqués pour la culture de bactéries aérobies : bouillons nutritifs citratés, trypticase-soja, trypto-caséine-soja ou columbia modifié... ;
- milieux indiqués pour la culture de bactéries anaérobies : bouillons cœur-cervelle, milieu au thioglycolate, Schaedler... ou gélose molle de Reilly, Wilkins-Chalgren.

On ensemencera 2 milieux par prélèvement à raison de 10 ml de sang :
- les milieux anaérobies seront régénérés 20 mn au bain bouillant ;
- si le malade est sous antibiothérapie :
. pénicilline : ajouter de la pénicillinase au milieu ;
. sulfamides : ajouter de l'acide para-amino-benzoïque ;
. streptomycine : choisir un milieu au théoglycolate.

Les milieux biphasiques, type *Castaneda*, permettent des repiquages quotidiens sans risque de souillure.

Pour une recherche de *Salmonella*, on ensemencera un milieu de Muller-Kauffmann. Pour les *Brucella*, on utilisera un milieu trypticase-soja ou un *Castaneda*, riche en CO_2, avec un repiquage quotidien systématique.

Pour une recherche de *Leptospira* : on utilise un milieu complexe au sérum de lapin, en ensemençant le sang dilué. L'examen se fait au fond noir. Le délai de culture variant de 8 j à 2 mois.

Pour les streptocoques défectifs : utiliser un milieu hypersaccharosé à 15 % avec des subcultures en milieux riches en groupement thiol.

L'utilisation de techniques semi-automatiques accélère la croissance bactérienne par agitation des milieux et fait appel à des procédés de détection physique (mesure d'impédance) ou chimique (détection de

CO_2 libéré par la croissance bactérienne).
Le système de centrifugation-lyse permet la libération des bactéries intracellulaires et la concentration des germes dans le culot, permettant un ensemencement direct sur milieu solide.

- Examen des hémocultures.
  En général, la culture se développe en 1 à 3 jours. Il est de règle de conserver les hémocultures 15 jours à l'étuve et jusqu'à un mois pour les *Brucella* et 3 mois pour leptospires.
  - Aspect macroscopique :
    . trouble ;
    . hémolyse du culot hématique ;
    . coagulation massive (staphylocoque) ;
    . gaz (anaérobies), utilisé sur les automates (Bactec) ;
    . colonies entourées d'une hémolyse sur gélose (streptocoque).
  - Examen microscopique :
    . à frais entre lame et lamelle pour apprécier leur densité, mobilité ;
    . après coloration de Gram ;
    . permet la mise en place d'un traitement de première intention.
- Interprétation :
  - hémocultures monomicrobiennes permettant un isolement, une identification et un antibiogramme directement à partir du milieu d'hémoculture ;
  - une seule hémoculture est positive sur l'ensemble des prélèvements : démontrer que le germe isolé est une souillure ou une pathogène ;
    . pathogène : *Salmonella*, *Brucella*, *Neisseria*, streptocoque A, *Listeria* ;
    . pathogène si le foyer est retrouvé : *E. coli* et infections urinaires, *K. pneumoniae* ou *S. pneumoniae* et infections respiratoires ;
    . souillure si *Staphylococcus epidermidis*, corynébactéries, *Bacillus* ;
  - toutes les hémocultures sont négatives : ceci ne signifie pas que la cause bactérienne de la septicémie soit inexistante :
    . antibiothérapie avant prélèvement ;
    . bactéries défectives ;
    . formes L de bactéries (streptocoques) responsables d'infections (endocardite d'Osler) ;
    . prélèvement tardif (neutralisation par les anticorps sériques) ;
    . ensemencement insuffisant des bouillons ;
    . temps d'observation trop court ;
  - plusieurs germes sont isolés : successivement ou dans une hémoculture :
    . septicémie ou bactériémie chez les leucémiques et les cancéreux ;

• Septicémies et antibiothérapie :
- l'antibiogramme et parfois le détermination de la CMI et de la CMB sont d'une importante pronostique essentielle ;
- l'association d'antibiotiques permettra d'obtenir des effets synergiques, d'élargir le spectre antibactérien, d'éviter la sélection d'un variant résistant ;

Germes	Traitement antibiotique	Seconde intention
Staphylococcus aureus	Oxacilline + aminoside	Céfalotine
S. aureus méticilline-résistant	Vancomycine	Quinolones, cotrimoxazole
S. aureus coagulase négatif	Vancomycine + aminoside + rifampine	
S. aureus coagulase négatif et méticilline résistant	Vancomycine	Cotrimoxazole
Streptocoque du groupe A	Pénicilline G	Céfalotine, macrolides
Streptocoque du groupe B	Ampicilline + aminoside	Céfalotine
Streptococcus pneumoniae	Pénicilline G	Céphalosporines
S. pneumoniae Péni-Résistant	Vancomycine	Chloramphénicol
Entérocoques	Pénicilline G + gentamicine Ampicilline + gentamicine	
Entérocoques Ampi-Résistant	Vancomycine + gentamicine	Imipénème
Listéria	Ampicilline + gentamicine	Cotrimoxazole
Gonocoque	Bêta-lactamine	Spectinomycine
Gonocoque Pénicillinase (+)	Céphalosporines 2 et 3	Spectinomycine
N. meningitidis	Pénicilline G ou Aminopénicilline	Chloramphénicol Céphalosporines
Haemophilus influenzae	Ampicilline + aminosides	Cotrimoxazole
H. influenzae penicillinase (+)	Céphalosporines 2 et 3	Chloramphénicol
B. fragilis	Bêta-lactamine + imidazolé	Clindamycine

- l'efficacité du traitement est jugée par la clinique avec régression du syndrome septicémique et disparition de la fièvre.
Les hémocultures se négativent en 48 heures.
Le dosage des antibiotiques peut être réalisé et la concentration au pic doit être égale à au moins 10 fois la CMB. La concentration résiduelle doit être voisine de la CMB.
Ceci permet d'obtenir des concentrations d'antibiotiques efficaces et non toxiques.

- L'échec thérapeutique entraîne la positivité de l'hémoculture de contrôle sous traitement antibiotique liée :
  . à l'émergence d'une nouvelle infection ;
  . à la sélection d'un mutant résistant ;
  . à l'absence de contrôle du foyer initial ;
  . à une antibiothérapie non adaptée.

HÉMOGLOBINE GLYCOSYLÉE

L'hémoglobine glycosylée (ou glyquée) est un paramètre biologique de la surveillance de l'équilibre glycémique des états diabétiques.
Son taux est un reflet de la glycémie pendant toute la durée de vie des globules rouges. Il dépend de la méthodologie, mais aussi de pathologies modifiant la durée de vie des hématies (hémorragie, anémie hémolytique, traitement d'une hémochromatose ou d'une carence martiale...).

Prélèvement

Sang prélevé sur anticoagulant (héparine, EDTA).

Dosage

- Méthodes basées sur une réactivité chimique du sucre lié à l'hémoglobine :
  - méthode colorimétrique à l'acide thiobarbiturique qui permet un dosage direct des sucres liés ;
  - méthode chromatographique sur phényl-boronate-agarose qui permet le dosage d'HbA_{1c} et des fractions mineures glyquées.
- Méthodes basées sur des procédés physiques :
  - électrophorèse de l'hémoglobine sur gel d'agarose en milieu acide (l'HbF n'est pas séparée de l'HbA_1 par cette technique) ;
  - électrophorèse de l'hémoglobine en gel de polyacrylamide : la focalisation isoélectrique permet la séparation des hémoglobines en fonction de leur pH isoélectrique ;
  - chromatographie sur colonnes de résines échangeuses de cations. Ces techniques sont souvent thermodépendantes et sont sensibles aux interférences liées aux lipides. De plus, l'HbF est coélue avec l'HbA_{1c} ;
  - chromatographie liquide haute performance : cette technique permet la séparation des fractions mineures, ainsi que de l'HbF. L'HbA_{1c} est estimée correctement.

Valeurs de référence (en % par rapport à l'hémoglobine totale)
- Dosage des formes mineures : HbA_{1a} + HbA_{1b} + HbA_{1c} :
  N : 4 à 8 % (moyenne = 6 %).
- Dosage de l'HbA_{1c} seule :
  N : 2 à 6 % (moyenne = 4 %).

Variations pathologiques

- L'hémoglobine glycosylée est d'autant plus élevée que les périodes d'hyperglycémie sont plus fréquentes, témoignant de l'équilibre glycémique des 120 derniers jours.
  Cet examen est important dans la surveillance de diabètes instables, mal équilibrés, insulino-dépendants ou non (la technique idéale doit permettre l'élution de toutes les fractions en ne gardant que l'HbA_{1c} et les normes du laboratoire doivent être mentionnées) :
  - éliminer l'HbA_{1c} labile ;
  - éliminer les fractions mineures autres que A_{1c} ;
  - l'HbF ne doit pas interférer ;
  - ne pas dépendre de la température...

  Toutes ces précisions sont nécessaires dans l'interprétation des taux d'HbA_{1c}).
- Un diabétique bien équilibré doit avoir une valeur inférieure à la limite supérieure des valeurs de référence.
  Chez le diabétique insulino-dépendant, un chiffre inférieur à la normale doit faire rechercher des hypoglycémies nocturnes prolongées et passées inaperçues.
- Toute hémorragie ou hémolyse, entraînant un renouvellement accéléré des hématies, diminue fortement le taux d'HbA_{1c}, qui ne fournit plus le reflet de l'équilibre glycémique.
- En cas d'insuffisance rénale, l'HbA_{1c} est souvent surestimée.

HÉMOGLOBINE PLASMATIQUE

La présence d'hémoglobine plasmatique est liée à une hémolyse intravasculaire. Elle est fixée par l'haptoglobine jusqu'au taux de 1,5 g d'Hb par litre de plasma.
Au-delà de cette concentration, une hémoglobinurie apparaît.
Signes d'une hémolyse intravasculaire :
- plasma teinté en rose (ou sérum « laqué ») ;
- chute des taux d'haptoglobine et d'hémopexine ;
- apparition d'une méthémoglobinémie ;
- hémoglobinurie parfois accompagnée d'une hémosidérinurie.

Prélèvement

- Sang recueilli sur EDTA en évitant toute hémolyse.

Dosage

- Méthode à la benzidine : méthode colorimétrique basée sur les propriétés peroxydasiques de l'Hb.

Valeurs de référence

- Taux inférieurs à 50 mg/l de plasma.

Variations pathologiques

- Hémolyses immunologiques :
  - accident hémolytique post-transfusionnel ;
  - maladies auto-immunes avec test de Coombs direct positif ;
  - infections virales aiguës ;
  - pneumonie à Mycoplasma pneumoniae ;
  - maladie des agglutinines froides ;
  - hémoglobinurie paroxystique à frigore ;
  - médicaments (Pénicilline, PAS, Sulfamides, Phénacétine, Rifampicine).
- Hémolyses d'origine infectieuse :
  - septicémie à Clostridium perfringens ;
  - fièvre à Plasmodium falciparum.
- Hémolyses toxiques :
  - intoxications professionnelles, accidentelles ou criminelles ;
  - venins de serpent, champignons.
- Anomalies globulaires :
  - déficit en G6PD et prise de certains médicaments ;
  - maladie de Marchiafava-Michaeli ou hémoglobinurie nocturne paroxystique.
- Causes mécaniques ou physiques :
  - circulations extracorporelles ;
  - valves cardiaques ;
  - hémoglobinurie de marche ;
  - toxémie gravidique ;
  - cancers métastasés ;
  - syndrome urémique et hémolytique de l'enfant ;
  - injections de solutés hypotoniques ;
  - brûlures étendues.

HÉMOGLOBINOPATHIES

Les hémoglobinopathies sont classées en 2 groupes :

– les thalassémies : dues à un trouble quantitatif de synthèse des chaînes α et β de globines ;

– les variants : dus à une production normale d'une chaîne de globine anormale. L'anomalie qualitative la plus fréquente est la drépanocytose.

Leur diagnostic biologique nécessite l'électrophorèse de l'hémoglobine qui permet le plus souvent de poser le diagnostic.

Les techniques de biologie moléculaire sont utilisées pour le diagnostic anténatal ou pour des anomalies plus difficiles à identifier.

Signes d'appel d'une hémoglobinopathie

- Anomalies hématologiques :
  - microcytose isolée : pseudopolyglobulie des thalassémies ;
  - anémie ou polyglobulie ;
  - corps de Heinz, corps d'Howell-Joly sur le frottis.
- Cyanose :
  - diminution de l'affinité des hématies pour l'oxygène (hémoglobinopathie M).
- Dépistage systématique :
  - chez un sujet originaire d'une zone à risque : Afrique du Nord, Afrique noire, Sud-Est asiatique ;
  - famille d'un sujet atteint d'une hémoglobinopathie.

Structure de l'hémoglobine

L'hémoglobine (Hb) est une molécule complexe, d'un poids moléculaire d'environ 65 000 daltons. La globine, qui est la portion protéique de l'hémoglobine, est constituée de deux paires de chaînes désignées par les lettres grecques α, β, γ, δ.

Le site responsable de la fixation de l'O_2 se trouve sur la partie « hème » de la molécule. Ces groupements qui font intervenir des résidus histidine, sont les mêmes pour toutes les hémoglobines.

Synthèse des différentes chaînes globiniques :

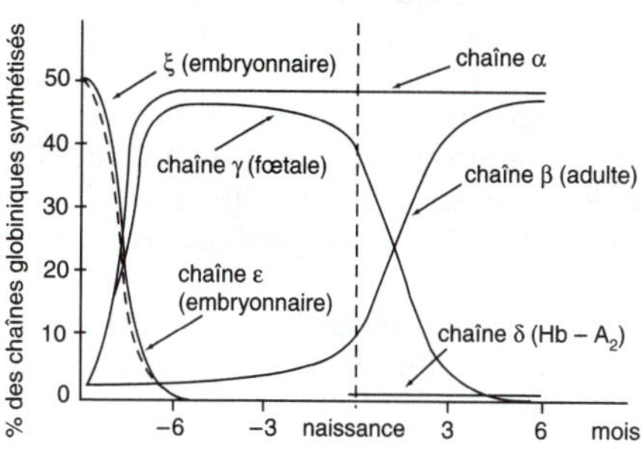

Synthèse des différentes chaînes globiniques

- Chez l'embryon :
  Les érythrocytes de grande taille restent nucléés ; cette érythropoïèse est insensible à l'érythropoïétine.
  Les hémoglobines embryonnaires comportent des chaînes ξ (α-like) et ε : l'hémoglobine Gower 1 ($\xi_2\, \varepsilon_2$) est la première hémoglobine synthétisée, puis le démarrage de la production des chaînes α conduit à l'hémoglobine Gower 2 ($\alpha_2\, \varepsilon_2$). La synthèse des chaînes ξ décroît rapidement avec cependant, jusqu'au terme de la gestation, persistance d'une très faible production de chaînes ξ, ce qui donnera avec les chaînes γ l'hémoglobine Portland ($\xi_2\, \gamma_2$) présente en très petites quantités dans le sang du cordon.
- Chez le fœtus, les globules rouges d'origine hépato-splénique sont anucléés et macrocytaires. L'érythropoïèse fœtale est sensible à l'érythropoïétine produite dans la seconde moitié de la vie intra-utérine par le fœtus.
  À partir du 3e mois de la gestation, l'Hb fœtale ($\alpha_2\, \gamma_2$) est pratiquement la seule hémoglobine synthétisée. L'affinité élevée de l'Hb F pour O_2, son indépendance vis-à-vis du 2,3-DPG facilitent l'hématose transplacentaire. La production des chaînes γ décroît en fin de grossesse, alors que la synthèse des chaînes β de l'hémoglobine A (adulte) qui a commencé dès la 8e semaine mais a progressé d'abord très lentement, devient prépondérante.
  Chez le fœtus, la synthèse de l'Hb F et de l'Hb A se produit dans les mêmes proportions, quel que soit le siège de l'érythropoïèse, hépato-splénique ou médullaire.

• Les hémoglobines du sang du cordon.
  On distingue principalement trois types d'hémoglobine : Hb F, Hb A et Hb A_2.
  L'Hb F est majoritaire, entre 55 et 85 % ; l'Hb A est comprise entre 15 et 40 % ; l'Hb A_2 est inférieure à 2 %. L'Hb Bart's (γ_4) est généralement inférieure à 0,5 %.
  L'Hb F est constituée de 2 chaînes α et de 2 chaînes γ. Les chaînes α de l'Hb F sont les mêmes que celles de l'Hb A et de l'Hb A_2. La chaîne γ est composée de 146 acides aminés. Elle diffère de la chaîne β par le fait que 39 acides aminés lui sont spécifiques et par la présence d'une isoleucine.
  L'Hb F est oxydée en méthémoglobine beaucoup plus facilement que l'Hb A, et possède une affinité pour l'oxygène beaucoup plus importante que l'Hb adulte.
  L'Hb F diminue considérablement dès les deux premiers mois après la naissance, ce qui coïncide avec l'apparition progressive de l'Hb A. au

4e mois après la naissance, le taux d'Hb F n'est plus que de 10-15 %, taux qui va diminuer progressivement pour devenir nul en 3 ans environ.

- Le profil hémoglobinique adulte normal est composé d'une fraction majeure d'HbA (α_2 β_2) : 97 % et d'une fraction mineure d'HbA$_2$ (α_2 δ_2) : 3 %.

Mise en évidence d'une hémoglobinopathie

- Prélèvement.

Le sang est recueilli sur héparine, EDTA ou milieu ACD (acide citrique-dextrose). Les prélèvements seront réalisés à distance de toute transfusion sanguine (environ 3 mois). En pratique, les examens de laboratoire seront réalisés sur le sang frais.

Réaliser une numération sanguine et des frottis sanguins.

Préparer un hémolysat pour l'étude de l'hémoglobine.

- Centrifuger 10 mn à 1 200 trs et décanter le plasma.
- Laver les hématies 2 fois en sérum physiologique.
- Hémolyser par l'eau distillée.
- Ajuster la concentration de l'hémolysat à 5 %.

Électrophorèse de l'hémoglobine sur acétate de cellulose (à pH 8,6)

Elle permet le dépistage des mutants les plus fréquents HbS, HbC, HbE, HbD, et d'évoquer un syndrome thalassémique.

Néanmoins, un tracé normal n'élimine pas une hémoglobine anormale. Cette technique, utilisée seule, ne permet pas d'affirmer la nature exacte d'une hémoglobine anormale.

Électrophorèse de l'hémoglobine en gel d'agar (à pH 6,2)

Elle permet une bonne séparation de l'HbA et de l'HbF, ce qui est utile en période néonatale.

Elle permet de mieux quantifier les HbC et HbE.

Elle permet de mieux séparer les HbD et HbG qui migrent au même niveau que l'HbS sur acétate de cellulose, alors qu'elles se situent au niveau de l'HbA sur gel d'agar.

Néanmoins, les mutants de même mobilité que l'HbA ne peuvent être différentiés.

La séparation HbF et HbA est meilleure si l'électrophorèse est réalisée à 30 °C (chauffer le tampon avant utilisation).

Électrophorèse de l'hémoglobine sur acétate de cellulose (à pH 6,8)

Elle permet une bonne séparation de l'HbH et de l'Hb Bart (γ_4).

Dépistage rapide d'HbS (test de solubilité)

Précipitation de l'HbS en milieu réducteur (dithionate).

Sous forme déoxygénée, l'HbS précipite et forme un culot rouge.

D'autres Hb précipitent également :

- HbC Harlem,
- HbH,
- Hb Bart.

En cas de faible proportion d'HbS, il est conseillé d'augmenter le volume de l'hémolysat au dépend de l'eau.

Dosage de l'HbA_2

- Par élution.
- Par chromatographie échangeuse d'ions.
- Par dosage densitométrique.

Test de stabilité de l'HbA

- Par le test de précipitation à l'isopropanol à 17 %.
  Normalement l'HbA précipite après 50 minutes à 37 °C.
  L'instabilité de l'Hb anormale se manifeste par une précipitation plus précoce : la solution se trouble rapidement et le précipité flocule avant la 20e minute.
  L'HbS, l'HbF, l'HbC commencent à précipiter vers la 30e minute.

Dosage de l'HbF

- Évaluation par densitométrie de la bande d'électrophorèse lorsque la séparation HbA et HbF est suffisante et si le taux d'HbF dépasse 4 %.
  La technique densitométrique donne des valeurs justes si le taux d'HbF est supérieur à 20 %.
- Chromatographie échangeuse d'ions.
- Technique d'alcalino-résistance.
  Les autres Hb sont dénaturées par la soude puis sont précipitées par acidification.
  L'HbF est dosée sur le surnageant.

Recherche d'inclusions d'Hb dans les hématies

- Précipitation en présence de bleu de crésyl.
- L'HbH précipite sous forme de petite ponctuation donnant à la cellule un aspect en balle de golf.
- Les réticulocytes apparaissent avec des masses plus denses et réticulées.
- Les Hb instables donnent des aspects variables selon le degré d'instabilité.

Test de falciformation

- L'HbS a une solubilité diminuée en présence d'un réducteur.
  À l'état déoxygénée, l'hématie change de forme et devient incurvée (test au métasulfite).
- Les hétérozygotes AS et les homozygotes SS ont un test positif de falciformation.
- D'autres Hb peuvent donner un test positif (HbC Harlem).
- Un taux élevé d'HbF inhibe la falciformation.
- Ce test n'est pas réalisable après une transfusion récente, si l'échantillon n'est pas frais.

Test de Kleihauer

- Le test est basé sur la plus grande résistance de l'Hb fœtale à l'élution, lorsque les globules rouges sont à pH acide.
- Les frottis sont fixés dans l'éthanol (ils sont plongés 5 minutes), puis dans une solution hématoxyline-chlorure ferrique (20 secondes) puis sont contre-colorés avec une solution d'éosine.
- Les hématies ne contenant plus d'HbA sont incolores et seul le contour est visible.
  Les hématies contenant l'HbF sont roses.
- L'étalement fixé peut être conservé à + 4 °C pendant quelques jours avant d'être coloré.

Isofocalisation

La séparation des Hb selon leur point isoélectrique se traduit par un meilleur pouvoir discriminant.

Elle permet d'individualiser les HbS, HbD, HbC, HbE et certaines Hb instables, HbM ou variants d'affinité.

L'isoélectrofocalisation est la technique de référence pour dépister les états homozygotes ou hétérozygotes du nouveau-né.

Courbe de dissociation de l'hémoglobine

L'étude de la fonction oxyphorique des hématies permet de distinguer chez un sujet cyanosique, une anomalie de l'affinité due à une Hb anormale ou une anomalie dans le métabolisme du 2-3 DPG.

Diagnostic prénatal

Il est effectué par des techniques adaptées à partir de biopsies trophoblastiques, de liquide amniotique ou de sang fœtal à partir de la 18e semaine.

Il est indiqué chez les sujets drépanocytaires, au fœtus à risque d'α thalassémie majeure, au fœtus β thalassémique.

L'étude de la biosynthèse des chaînes de globine et l'utilisation des méthodes d'amplification génique, permettent la détermination des α thalassémies mineures, des délétions ou des additions de matériel génétique.

Valeurs de référence

	Hb A	Hb A_2	Hb F
Naissance	> 20	< 1,5	< 80
1 semaine	> 30	< 1,5	< 70
1 mois	> 45	< 1,5	< 55
2 mois	> 60	< 1,5	< 40
> 6 mois	> 96	< 3,5	< 2

Principales hémoglobinopathies

- *Hémoglobinose S* : drépanocytose (α_2^A β_2^6 GLU - VAL)
  - La plus fréquente, touchant l'Afrique noire, le bassin méditerranéen, l'Amérique centrale, le Sud de l'Inde, le Proche-Orient, les Antilles, la Réunion, Madagascar.
  - Devant une crise douloureuse abdominale ou thoracique, aiguë, évoluant par crises, chez un sujet de race noire, le diagnostic de drépanocytose doit être évoqué.
  - Anémie grave, permanente, due à l'hémolyse, évoluant vers l'insuffisance rénale, cardiaque et compliquée d'accidents thrombotiques.
  - Sujet homozygote (SS) : 10 % des porteurs du gène.
    . A = O ;
    . S = 75-95 % ;
    . A_2 = Normale ou peu augmentée (1-3 %) ;
    . F = 1-20 %.
  - Sujet hétérozygote (AS) : 90 % des porteurs du gène.
    . A = 55-60 % ;
    . S = 35-45 % ;
    . A_2 = Normale ;
    . F = Normale.
  - Si le taux d'HbS est inférieur à 35 %, il faut évoquer :
    . une association HbS + α thalassémie ;
    . une carence en fer ;
    . une transfusion possible ;

- *Hémoglobinose C* ($\alpha_2{}^A \beta_2{}^6$ GLU → LYS)
  Rencontrée dans l'Afrique de l'Ouest et chez les Noirs américains.
  La forme homozygote, relativement rare, entraîne une splénomégalie, des phénomènes arthalgiques, une anémie modérée (HbC > 95 %, HbF : 1 à 4 %).
  Les hétérozygotes A/C ont des manifestations cliniques et hématologiques discrètes. Ils ont 30 à 45 % d'HbC.
- *Hémoglobinose D* ($\alpha_2 \beta_2{}^{121}$ GLU → Gln)
  Dans la forme homozygote, il existe une légère anémie hémolytique microcytaire (HbD > 95 %, HbF : traces).
  Chez les hétérozygotes, les signes cliniques et hématologiques sont inexistants. Ils ont 35 à 45 % d'HbD.
- *Hémoglobinose E* ($\alpha_2 \beta_2{}^{26}$ GLU → LYS)
  - Rencontrée en Extrême-Orient (Cambodge, Laos, Thaïlande).
  - Chez l'hétérozygote, les signes cliniques et hématologiques sont absents. Ils ont environ 40 % d'HbE.
  - Chez l'homozygote, il existe une discrète anémie microcytaire hypochrome, des cellules cibles en grand nombre, une résistance globulaire diminuée, le taux d'HbE est de 95 %, associé à 5 % d'HbF.
- *Hémoglobinose M* (Méthémoglobine)
  - Rencontrée uniquement à l'état hétérozygote et environ 25 % de l'Hb est méthémoglobinisée.
  - L'hémolyse est rare, sauf dans certaines variétés (hémoglobinose M chicago), dans les doubles hétérozygoties (M boston/HbC).
- *Hémoglobines instables*
  - Hb Zurich : poussées hémolytiques aiguës déclenchées par l'ingestion de sulfamides. Le taux est d'environ 25 % chez le sujet hétérozygote.
  - Hb Ube I : anémie hémolytique sévère. Le taux est d'environ 10 % du taux d'hémoglobine.
  - Hb Köln : anémie hémolytique modérée. Le taux est d'environ 5 %. Elle migre au niveau de l'HbS.
- *Hémoglobinoses mixtes*
  - Hémoglobinose S/C : variété africaine ou l'un des parents est S/A et l'autre C/A.
    L'anémie est modérée avec présence de 80 % de cellules cibles, un test de falciformation positif.
    L'électrophororèse montre une absence d'HbA, une HbF normale ou légèrement augmentée. Le taux d'HbS varie de 20 à 40 %.
    Le taux d'HbC varie de 50 à 70 %.

- *Hémoglobinose S/D*
  L'anémie est sévère avec présence de cellules cibles et un test de falciformation positif.
  L'électrophorèse montre une bande unique correspondant à l'ensemble HbS et HbD, associée à 5 à 10 % d'HbF. l'électrophorèse à pH 6,2 ou sur gel d'agar est nécessaire.
- *Hémoglobinose S/O Arabia* (α_2 β_2^{121} GLU - LYS)
  Retrouvée chez les sujets de race noire.
  L'anémie est sévère avec un test de falciformation positif.
  L'électrophorèse montre une bande d'HbS avec une bande d'HbO (ressemblant à la bande C).

ANOMALIES QUANTITATIVES OU THALASSÉMIES

Les thalassémies regroupent les hémoglobinopathies où une mutation entraîne l'absence ou la diminution de production d'une ou de plusieurs chaînes de l'hémoglobine.

L'insuffisance de synthèse porte sur la chaîne bêta le plus souvent, parfois sur la chaîne alpha.

β thalassémie (la plus fréquente des thalassémies)

L'insuffisance de synthèse de la chaîne bêta s'accompagne d'une augmentation de la synthèse des chaînes gamma et delta. Les chaînes alpha restent en excès formant des tétramères alpha 4 qui précipitent et sont responsables de la destruction des érythoblastes dans la moelle et des globules rouges dans le sang.

- Forme homozygote (thalassémie majeure) : les principaux signes sont une altération osseuse, une splénomégalie, une anémie hémolytique sévère avec microcytose.
  Les cellules cibles sont abondantes. La TGMH est diminuée.
  Le taux d'HbF est très élevé (maladie de Cooley).
- Forme hétérozygote (trait β thalassémique) : anémie microcytaire discrète avec une TGMH légèrement diminuée, associée à une polyglobulie.
  Élévation importante de l'HbA_2.

α thalassémie

- Anémie hémolytique avec diminution de la CGMH.
  Le taux d'HbA_2 est normal ou bas.
  Il n'existe pas d'HbF.

- Il existe de nombreuses inclusions corpusculaires.
- L'électrophorèse met en évidence l'Hb Bart's (γ4) chez l'enfant ou l'HbH (tétramère β) chez l'adulte. Il s'agit d'Hb très instables.

Les alpha thalassémies sont fréquentes chez les jaunes, mais existent chez les noirs et en Europe. Les formes homozygotes seraient létales in utéro. Les hétérozygotes ont un excès de chaîne bêta et forment une hémoglobine anormale qui est un tétramère bêta 4 : l'hémoglobine H. À la naissance on toruve surtout des tétramères gamma 4 (hémoglobine Hb Bart's).

	Adulte	**Naissance**
α thalassémie silencieuse asymptomatique (1 gène α atteint)	Normale	Hb Bart γ4 = 2 %
α thalassémie mineure microcytose (2 gènes α atteints)	Hb A_2 : N ou ↘	Hb Bart γ4 = 5 %
α thalassémie majeure anémie hémolytique microcytaire et hypochrome (hémoglobinose H) 3 gènes atteints	Hb A : > 70 % Hb H : 10-30 % Hb Bart : traces	Hb Bart γ4 = 10-30 %
Anasarque fœto-placentaire (mort néonatale) 4 gènes atteints		Hb A = 0 Hb F = 0 Hb Bart > 90 % Hb H =10 %

	Hb A_2 normale	Hb A_2 élevé	Hb A_2 nul ou diminué
Hb F normale		β° thalassémie hétérozygote Hb instable	α thalassémie mineuse ou silencieuse
Hb F élevée	< 15 % Hb F : β^+ thalassémie hétérozygote	< 15 % Hb F β^+ thalassémie hétérozygote	β^+ thalassémie homozygote avec carence en fer
	20 à 80 % d'Hb F β^+ thalassémie intermédiaire homozygote	20 à 80 % d'Hb F β^+ thalassémie homozygote	> 95 % d'Hb F β° thalassémie hétérozygote
	> 80 % d'Hb F β^+ thalassémie homozygote	β° thalassémie homozygote avec absence d'Hb A	100 % d'Hb F S β° thalassémie homozygote
	15-35 % persistance héréditaire d'Hb F		

- L'hémoglobine Lepore résulte d'un crossing over entre le gène bêta et le gène delta. Elle réalise un tableau de thalassémie avec présente d'hémoglobine Lepore.

Hb lepore	
Homozygote	**Hétérozygote**
Hb A = 0 Hb F = 80 % Hb lepore = 20 %	Hb A = 65 % Hb F = 25 % Hb A_2 < 3 % Hb lepore = 10 %

- La persistance héréditaire de l'hémoglobine fœtale est due à une synthèse nulle de chaîne bêta. Les sujets ont un taux très élevé d'HbF atteignant 100 % chez les homozygotes. Il n'y a pas, habituellement, de troubles cliniques.

Persistance héréditaire d'Hb F
Africaine : 15-35 % Hb F
Grecque : 8-16 % Hb F
Suisse : 1-3 % Hb F

• Il existe fréquemment des associations de thalassémie et d'hémoglobinopathie par double hétérozygotie. La thalasso-drépanocytose est la plus fréquente.

Thalasso-drepanocytose	
β° S	**β⁺ S**
A = 0 A_2 > 4 % S = 50-85 % F = 2-30 %	A = 10-30 % A_2 > 4 % S = 50-80 % F = 1-20 %

• Certaines maladies peuvent expliquer une élévation de l'HbF :
 - anémies :
  . anémie de Biermer, microsphérocytose congénitale, elliptocytose, infections chroniques, spoliation sanguine, porphyrie érythropoïétique, hémoglobinurie nocturne paroxystique, anémies hémolytiques congénitales, anémies acquises, anémie de Fanconi ;
 - myélofibrose, irradiation entraînant une fibrose médullaire ;
 - néoplasies :
  . tumeurs métastasiques ;
  . leucémie myélomonocytaire (reviviscende des globules rouges fœtaux) ;
  . histiocytoses ;
  . myélome.
 - hémoglobinopathies :
  . thalassémies : dans la β thalassémie, l'élévation du taux d'Hb F résulte de la diminution de synthèse des chaînes β et d'une certaine augmentation de synthèse de chaîne α ;
 - chez les sujets de race noire, homozygotes pour une tare génétique, la persistances de l'Hb F, par délétion des gènes β et δ, entraîne des taux d'Hb F à 100 % de l'hémoglobine circulante ;
 - dans la trisomie 13, il existe un retard de remplacement de l'HbF par l'HbA.
• Certaines maladies peuvent expliquer l'augmentation de l'HbA_2 :
 - β thalassémies ;
 - anémie mégaloblastique ;
 - paludisme ;
 - érythroleucémies ;
 - hyperthyroïdie.

- Certaines maladies s'accompagnent d'une diminution de l'HbA_2 :
  - érythroleucémies ;
  - mutation de l'Hb portant sur une chaîne α ou δ ;
  - alpha-thalassémie ;
  - anémies sidéroblastiques ;
  - carence en fer, pouvant masquer une β thalassémie mineure ;
  - hypothyroïdie.

HÉMOGLOBINURIE

Au cours d'une hémolyse, l'hémoglobine des hématies est libérée dans la circulation. Elle est fixée par l'haptoglobine jusqu'au taux de 1,5 g d'Hb par litre de plasma.
Au-delà de cette concentration, l'hémoglobinurie apparaît.
L'hémoglobine qui passe dans les urines est réabsorbée au niveau tubulaire où elle est dégradée en hémosidérine.
Par desquamation des cellules tubulaires, l'hémosidérine est éliminée dans les urines entraînant une hémosidérinurie.

Prélèvement

Échantillon d'urines.
Vérifier l'absence d'hématurie.

Recherches urinaires

- Hémoglobine : méthode à la benzidine : réaction colorée basée sur les propriétés peroxydasiques de l'Hb.
- Hémosidérine : coloration de Perls : recherche au microscope de granulations rouilles qui sédimentent par centrifugation.

Variations pathologiques

- Hémoglobinurie : hémolyse intravasculaire avec élévation importante de l'Hb plasmatique.
- Hémosidérinurie : témoin d'une hémolyse intravasculaire s'accompagnant d'une hémoglobinurie, observée au cours des hémolyses chroniques :
  - hémoglobinurie nocturne paroxystique ;
  - anémies hémolytiques d'origine immunologique ou de cause mécanique.

Précautions

L'examen doit différentier l'hémoglobinurie de :
- L'hématurie.
- La myoglobinurie.

- La porphyrinurie.
- La coloration rouge des urines d'origine alimentaire ou médicamenteuse.

HÉMOPEXINE

L'hémopexine est une β1-glycoprotéine qui présente une forte affinité pour l'hème. Elle permet le transport de l'hème libre ainsi que de l'hème faiblement lié à la globine. Le complexe hème-hémopexine est transporté au niveau hépatique où il est catabolisé, ce qui permet la récupération du fer.
Sa synthèse hépatique est stimulée par les taux d'hème circulant.

Prélèvement

Sérum non hémolysé.

Dosage

Méthodes immunologiques par diffusion radiale, néphélémétrie.

Valeurs de référence

Adulte : 0,50-1,15 g/l.

Variations pathologiques

- Diminution des taux :
  - hémolyses intravasculaires,
  - porphyries,
  - néphropathies.
- Augmentation des taux :
  - hémochromatoses,
  - maladies infectieuses, rhumatismales, inflammatoires,
  - cancers.

HÉMOSTASE DU NOUVEAU-NÉ

À la naissance, un enfant peut avoir des troubles de la coagulation :
– syndrome hémorragique en rapport avec l'immaturité hépatique et avec l'avitaminose K des premiers jours ;
– thrombopénies néonatales ;
– déficits congénitaux ;
– syndromes de défibrination.

Étude de l'hémostase

- Signe du lacet : négatif (sauf chez les prématurés).
- Temps de saignement : 3 à 5 minutes (Duke).

- Plaquettes : 150 000 à 350 000/mm^3.
- Agrégation plaquettaire : diminuée en présence d'ADP, de collagène et de thrombine, de façon variable.

Facteurs de la coagulation

- Fibrinogène :
  1,5-2,5 g/l à la naissance.
  2,5-4,0 g/l à 1 mois.
- Facteurs vitamine K dépendants (II, VII, X, IX) :
  - taux variant de 25 à 45 % à la naissance ;
  - fin de la 1re semaine : 40-60 %.
- Facteurs V, VIII et XIII :
  - taux voisins de ceux de l'adulte dès la naissance.
- Facteurs contacts (XII, XI) :
  - taux diminués, variant de 25 à 50 %.

Test de coagulation

- Temps de Quick : TP voisin de 35 % à la naissance.
- TCA : légèrement allongé de 15 secondes environ par rapport au témoin.
- Fibrinoformation : les temps de thrombine et de reptilase sont allongés (fibrinogène diminué).

Fibrinolyse

- Plasminogène : environ 50 % à la naissance, pour atteindre les taux adultes en fin de 1re semaine.
- PDF : transitoirement élevés chez certains nouveau-nés.
- Complexes solubles : le test à l'éthanol est positif dans 30 % des cas.

HÉPARINÉMIE

Un traitement anticoagulant doit entraîner une hypocoagulabilité efficace, en évitant les risques de surdosage.

L'héparine, par association avec l'AT III sous forme d'un complexe, possède une activité inhibitrice vis-à-vis de certaines protéases de la coagulation, en particulier la thrombine, et induit une hypocoagulabilité plasmatique.

Prélèvement

Sang citraté (1 vol. pour 9 vol. de sang).

Dosage

- Mesure de l'ensemble des facteurs inhibés par l'héparine par un test qui apprécie globalement l'hypocoagulabilité induite :
  - temps de céphaline activée,

- temps de Howell.

- Évaluation de l'héparinémie par le temps de thrombine qui mesure l'activité inhibitrice de l'héparine vis-à-vis de la protéase nécessaire à la fibrinoformation (activité anti-IIa).
- Évolution de l'activité des héparines de bas poids moléculaire par le dosage de l'activité anti Xa plasmatique, car les HBPM inhibent faiblement la thrombine.

  Le complexe héparine-ATIII inhibe l'anti Xa proportionnellement à l'activité à doser.

Valeurs de référence

L'héparine circulante est fonction du mode d'administration, de la dose injectée, de la vitesse de métabolisation, et il est nécessaire de définir précisément l'heure du prélèvement.

Il est parfois difficile de définir précisément la zone d'efficacité thérapeutique. Le minimum protecteur efficace sera obtenu avec les résultats suivants :

TCA : 1,5 à 2 fois le temps du témoin.

Héparinémie : 0,2 à 0,3 U/ml.

Mode d'administration		Heure du prélèvement	TCA	Héparinémie (U/ml)
Perfusion		Indifférente	2 à 4 × témoin	0,3-0,6
Voie IV		1 à 2 heures avant l'injection	1,5 à 2 × témoin	0,15-0,30
Voie SC	3 inj./j	1 à 2 h avant inj.	1,5 à 2 × témoin	0,15-0,30
		à la 4e heure	2 à 2,5 × témoin	0,30-0,40
	2 inj./j	1 à 2 h avant inj.	1,5 à 2 × témoin	0,15-0,30
		à la 6e heure	2 à 4 × témoin	0,30-0,60

En cas de discordance entre l'héparinémie et le TCA, il faudra suspecter un syndrome inflammatoire, un déficit du complexe prothrombinique ou une antithrombine pathologique (immunoglobuline monoclonale, PDF).

Le dosage de l'activité anti-Xa a surtout un intérêt lors d'insuffisance rénale qui allonge la demi-vie des HBPM, et chez les sujets traités par des doses élevées lorsque le risque thrombotique est important.

En traitement préventif, la zone thérapeutique est de 0,2 à 0,4 U/ml.

En traitement curatif, la zone thérapeutique est de 0,5 à 1,0 U/ml.

Indications

- Traitement curatif des thromboses :
  - thromboses veineuses profondes, embolie pulmonaire, CIVD. Infarctus du myocarde en phase aiguë.
- Traitement préventif des thromboses veineuses.
- Circulation extra-corporelle.

Complications

- Ostéoporose.
- Thrombopénie nécessitant une surveillance plaquettaire.
- Hémorragie liée à un surdosage ou lorsque le traitement est associé à un autre facteur d'hypocoagulabilité.

HÉPATITE A

Le virus de l'hépatite A (HAV) est un entérovirus de la famille des picornaviridae. Il entraîne une affection humaine dont la fréquence est liée aux conditions socio-économiques. La transmission est principalement indirecte par les eaux et les aliments souillés, mais également interhumaine. L'élimination du virus est essentiellement intestinale. Les épidémies sont localisées et atteignent surtout les sujets jeunes.
La virémie est fugace expliquant le caractère exceptionnel de la transmission mère-enfant ou de l'infection post-transfusionnelle.
La prévalence des porteurs d'anticorps est variable selon l'âge et le sexe.

Âge	% hommes positifs en IgG	% femmes positives en IgG
20 ans	15 %	10 %
30 ans	35 %	25 %
40 ans	80 %	70 %
50 ans	85 %	80 %
60 ans	90 %	90 %

Dans les pays en voie de développement, 100 % des enfants rencontrent le virus A avant l'âge de 10 ans.
L'exposition au virus prend des formes variées. Les manifestations cliniques sont généralement asymptomatiques, inapparentes.
Dans 10 % des cas, un ictère d'intensité variable apparaît environ 1 mois après la contamination.

L'intérêt du diagnostic est étiologique, mais aussi pronostique car les hépatites A n'évoluent jamais vers la chronicité et il n'existe pas de porteurs sains.

Recherche du virus

- Les selles sont infectieuses à partir du 7e jour après l'infection et durant environ 1 mois. Les plus fortes concentrations de virus correspondent au début d'ascension des transaminases. L'intérêt du dépistage du virus se limite aux collectivités pour isoler un sujet potentiellement dangereux en cas d'épidémie.
  En phase aiguë, au moment du pic des transaminases, le sujet n'est plus contagieux.
  La recherche des particules virales peut être réalisée par immuno-microscopie électronique ou par la recherche d'antigènes par technique ELISA ou RIPA. La recherche du génome viral peut être réalisée par technique d'amplification (PCR-ARN).
- Le virus peut être mis en évidence dans le cytoplasme des hépatocytes dès le début de l'infection et jusqu'à la fin de l'élimination des virus dans les selles.

Recherche des anticorps sériques

Le diagnostic d'une hépatite A est généralement réalisé par la mise en évidence des anticorps sériques par des techniques radio-immunologiques ou ELISA.
Les IgM sont détectés dans le sérum dès les premiers signes cliniques et persistent environ 1 à 3 mois. Ils sont la preuve d'une infection aiguë et d'une contamination récente.
Les IgG apparaissent après la phase aiguë et persistent toute la vie. Leur recherche présente un intérêt épidémiologique.

Prévention

La prophylaxie, par injection d'immunoglobulines spécifiques, réalise une immunisation passive temporaire (6 semaines).
La vaccination, possible depuis 1992, est bien tolérée. Elle protège le voyageur et permet la diminution du risque d'épidémies.

HÉPATITE B

L'hépatite B est due à un virus enveloppé à DNA circulaire. Elle est transmise par le sang et ses dérivés, la salive, le sperme, les sécrétions vaginales et par la mère infectée à son nouveau-né.
Les sujets porteurs et les malades sont potentiellement contagieux. La transmission placentaire reste exceptionnelle.

Le virus complet infectant (particule de DANE) est constitué :
- d'une enveloppe externe portant l'antigène de surface (AgHBs) ;
- d'une nucléocapside portant les antigènes HBc et HBe, et renfermant l'ADN circulaire, une ADN polymérase et une protéine kinase.

D'autres particules observées dans le sérum des sujets infectés correspondent à des fragments d'enveloppe synthétisés en excès. Ils sont porteurs de l'AgHBs.

Le diagnostic sérologique utilise des techniques radio-immunologiques ou immuno-enzymatiques à la recherche d'AgHBs, d'AgHBe et des anticorps anti-HBs, anti-HBc et anti-HBe.

Antigène HBs

Antigène de surface, témoin de l'infection virale, libéré dans le sérum par l'hépatocyte infecté. Sa présence peut précéder de 2 à 4 semaines les signes cliniques. Il persiste généralement 2 à 3 mois. Sa persistance au-delà de 6 mois est en faveur d'une hépatite chronique faisant craindre l'apparition d'une cirrhose et d'une tumeur hépatique.

Au cours de certaines pathologies, l'AgHBS est présent :
- 30 % des vascularites (péri-artérite noueuse), conséquence de dépôts d'immuno-complexes circulants AgHBs-antiHBs ;
- 10 % des cirrhoses hépatiques cryptogéniques ;
- tumeurs hépatiques.

Anticorps anti-HBs

Il apparaît 2 à 6 mois après le début de l'hépatite, après la disparition de l'AgHBs. L'anti-HBs signe la guérison et persiste généralement toute la vie. Il apparaît à titre protecteur après la vaccination spécifique.

Anticorps anti-HBc

L'anticorps anti-HBc, dirigé contre la nucléocapside, est détecté au moment de l'élévation des transaminases. Il persiste plusieurs mois à plusieurs années dans le sérum.

L'anti-HBc peut être :
- soit associé à l'AgHBs, et l'IgM anti-HBc permet de distinguer les formes récentes à IgM positif des formes anciennes à IgM négatif ;
- soit associé à l'anti-HBs et traduisant d'une immunité acquise ;
- soit isolé et les sujets sont potentiellement contagieux jusqu'à l'apparition de l'anti-HBs.

Antigène HBe

L'AgHBe est un antigène soluble associé à la capside virale témoignant d'une réplication active et d'une contagiosité importante. Son apparition dans le sérum suit celle de l'AgHBs. Il disparaît au pic des transaminases, en environ 3 semaines lors des hépatites aiguës. Sa persistance au-delà de 3 mois signe le passage à la chronicité.

Chez ces patients, on évalue l'importance de la réplication virale par la recherche de la DNA-polymérase et du DNA viral. L'apparition de pathologies à complexes immuns (AgHBe-anti-HBe) peuvent être responsables de dépôts glomérulaires.

Anticorps anti-HBe

L'apparition de l'anti-HBe sérique est un facteur d'évolution favorable, témoignant de l'arrêt de la réplication virale, et dans le sérum le DNA viral disparaît.

Autres marqueurs

Le couple Ag pré-S_2 et Ac anti-pré-S_2 est détecté par technique ELISA.

L'Ag pré-S_2 est détecté dès la phase aiguë.

L'Ac anti-pré-S_2 apparaît dès la disparition de l'Ag pré-S_2 et signe la guérison.

	Ag HBs	Ac HBc-M	Ac HBc-G	Ac HBs	Ag HBe	Ac HBe
HB aiguë précoce	+	–	–	–	+	–
HB aiguë contagieuse	+	+	+	–	+	–
Début convalescence	+	+/–	+	–	–	+
Convalescent : fenêtre	–	+/–	+	–	–	+
Fin de convalescence	–	–	+	+	–	+
Immunité acquise	–	–	+	+/–	–	+/–
Sujet vacciné	–	–	–	+	–	–
HB chronique active	+	+/–	+	–	+/–	–/+
Porteur chronique	+	+/–	+	–	+	–
Sujet porteur sain	+	–	+	–	–	+/–

- Le début de l'hépatite B est marqué par la présence de l'AgHBs, de l'AgHBe, de l'ADN-polymérase dans le sérum. Les taux de transaminases sont normaux. Le sujet est contagieux. Apparaissent ensuite les IgM anti-HBc, prouvant le caractère aigu de l'infection. Les taux de transaminases augmentent.

  En début de convalescence, les AgHBe disparaissent alors que la recherche d'Ac anti-HBe devient positive. Le sujet reste AgHBs positif et anti-HBc positif, mais n'est plus contagieux. Les transaminases et la bilirubine sont à des taux élevés. Lorsque les Ac anti-HBc de nature IgM disparaissent, les transaminases diminuent. Puis c'est la période dite de « fenêtre » ou l'AgHBs et l'anti-HBs sont négatifs et où les transaminases ont fortement diminués.

En fin de convalescence, l'anti-HBs apparaît et protège l'organisme contre toute nouvelle infection.

Dans les formes anciennes, on ne retrouve souvent que l'anti-HBs et l'anti-HBc et parfois l'un des anticorps isolément.

- Dans la vaccination, seul l'anti-HBs apparaît.
- La chronicité de l'hépatite B est définie par la persistance de l'AgHBs.

  Le caractère contagieux devra être recherché et la positivité de l'AgHBe entraîne le risque de contamination de la famille, du personnel médical, des partenaires sexuels, du nouveau-né...

  Chez les porteurs chroniques d'AgHBs, la recherche de l'hépatite D (anticorps anti-Delta) sera réalisée. Sa positivité est liée à une infection par le virus D, soit récente et datant de moins de 3 mois en présence d'IgM, soit plus ancienne en présence d'IgG.

  Une hépatite B aiguë accompagnée de la positivité des anticorps anti-Delta de nature IgG et IgM, est en faveur d'une co-infection HBV et HDV.

  Une hépatite B chronique accompagnée de la positivité des Ac anti-Delta IgG et IgM est en faveur d'une surinfection de l'hépatite B par HDV.

Recherche de l'ADN viral

La recherche de l'ADN viral est réalisée dans le sérum ou dans une biopsie hépatique par hybridation moléculaire, (dot-blot, spot-test et southern-blot) ou par amplification (PCR).

La recherche d'ADN viral est indiquée chez les sujets séronégatifs atteints de cancer du foie et d'hépatite chronique, permettant d'affirmer le rôle d'HBV dans ces pathologies, et dans la surveillance de ces patients traités par la vidarabine ou l'interféron.

Prévention

Elle est basée sur la prescription d'immunoglobulines spécifiques anti-HBs et sur la vaccination des sujets anti-HBc négatifs (taux protecteurs 10 m U/ml, et 50 m U/ml pour les sujets à risque).

La vaccination est indiquée pour le personnel hospitalier et des laboratoires, les hémodialysés, les personnes à risque, toxicomanes et homosexuels, l'entourage de porteurs, les nouveau-nés de mères AgHBs positives, et les voyageurs en pays d'endémie.

HÉPATITE C

Le virus de l'hépatite C est un virus à ARN appartenant à la famille des flaviviridae. Le génome comporte une région structurale qui code pour la capside et l'enveloppe et une zone non structurale qui code pour les protéines non structurales.

Il est responsable d'affections aiguës souvent inapparentes, asymptomatiques, et d'affections chroniques graves.

Dans la forme aiguë, l'incubation est en moyenne de 2 mois et le pic d'anticorps peut être contemporain du pic des transaminases.

Les formes chroniques sont fréquentes (50 % des HCV) et sont définies par une élévation prolongée des transaminases (supérieure à 6 mois). La ponction biopsie permet de distinguer les hépatites chroniques persistantes et les hépatites chroniques actives. L'évolution vers la cirrhose (20 %) et les hépato-carcinomes est fréquente.

Diagnostic virologique

La culture cellulaire, la mise en évidence du virus par microscope électronique ou par immunofluorescence sont impossibles à réaliser.

La mise en évidence, dans les produits biologiques, des acides nucléiques viraux nécessitent une amplification (PCR).

L'ARN viral est mis en évidence, environ 1 semaine après l'infection. Il persiste environ 3 à 4 mois dans les formes aiguës et plusieurs années dans les formes chroniques.

Au cours de l'hépatite C, les anticorps apparaissent 3 à 12 semaines après l'apparition de l'ARN viral. La PCR est donc utile pendant la phase de primo-infection.

Cette technique confirme que certaines infections restent séro-négatives, surtout dans un contexte d'immunodépression (SIDA, transplantation).

La méthode peut aussi être utilisée pour confirmer des tests sérologiques douteux, pour suivre des patients atteints d'hépatite C chronique et traités par l'interféron.

Diagnostic sérologique

Le diagnostic sérologique est réalisé en France depuis 1990, lors des dons de sang et d'organe.

- Les tests de dépistage sont des tests ELISA qui ont évolués dans le sens d'une meilleure sensibilité et d'une meilleure spécificité.

  Le dépistage est possible à partir du premier mois après un épisode aigu.

  Les marqueurs de la cytolyse (transaminases), de la cholestase (bilirubine conjuguée), de l'insuffisance hépatocellulaire (facteur de la coagulation) et de la réponse immunitaire (numération et gammaglobulinémie) seront recherchés.

- Les tests de confirmation sont obligatoires en cas de dépistage positif. Plusieurs tests sont proposés :
  - immuno-blots : tests ELISA sur membrane de nitrocellulose (RIBA, INNO-LIA-HCV, MATRIX).
  - tests ELISA sur bille (test de neutralisation, test de « double bille »).

Examens complémentaires

- Parmi les sujets à risque pour l'infection à HCV (transfusés, hémophiles, hémodialysés, toxicomanes, personnel de santé, sujets de zone endémique : bassin méditerranéen), et parmi les sujets atteints de MST, le bilan sérologique est complété par la recherche de l'AgHBs (10 % des sujets AgHBs + sont HCV +), et par une sérologie HIV (30 % des sujets HIV + sont HCV +).
- La thérapeutique par l'interféron alpha pendant 12 mois maximum nécessite une surveillance biologique et clinique. La disparition du RNA détecté par PCR est un bon test prédictif de rémission. Dans 30 % des cas, il existe une rechute à l'arrêt du traitement avec remontée des transaminases.

HÉPATITE D

Le virus de l'hépatite delta ou HDV est un virus à RNA monocaténaire, qui s'entoure de l'enveloppe du virus de l'hépatite B ou Antigène S, pour être infectieux. Il s'agit d'un virus défectif et sa réplication n'est possible qu'en présence du HBV. Le mode de transmission est donc identique à celui de l'hépatite B, transmission parentérale et sexuelle essentiellement. Les zones d'endémie ne sont néanmoins pas superposables à celles du HBV. Les régions concernées sont le bassin méditerranéen (Italie), l'Afrique et l'Amérique du Sud.

Environ 15 % des sujets AgHBs+ sont HDV +.

Environ 50 % des toxicomanes sont HDV +.

Co-infection et sur-infection

- La co-infection HBV et HDV se manifeste comme une hépatite B. L'incubation est de 2 mois environ, suivie d'une phase ictérique avec asthénie et signes associés. Lors de l'apparition de l'AgHBs et des Ac anti-HBc, apparaissent des Ag delta hépatocellulaires et sériques. La virémie est d'intensité et de durée variable et elle est souvent méconnue. Les anticorps apparaissent 15 à 30 jours après le début de l'hépatite, de classe IgM progressivement remplacés par les IgG. L'évolution fulminante est particulièrement remarquée dans la population toxicomane. L'évolution chronique est identique à l'infection HBV isolée. La disparition de l'AgHBs entraîne l'arrêt de la réplication du HDV et donc signe la guérison.

- La sur-infection de l'hépatite B par l'agent Delta est remarquable. En effet, le virus Delta trouve de grandes quantités d'AgHBs pour son assemblage. Il en résulte une inhibition de l'AgHBs et des autres marqueurs de l'hépatite B, qui peuvent disparaître. Cliniquement, l'importance des hépatites fulminantes et le passage à la chronicité sont quasiconstants. On retrouvera à côté des Ac anti-HBc de nature IgG, l'AgHBs, traduisant le portage chronique du HBV, et des IgM anti-HDV qui persistent de façon prolongée. L'Ag Delta est présent dans l'hépatocyte, mais n'est pas détectable dans le sérum. La recherche de l'ARN du HDV et la détection de l'Ag HDV dans le noyau des hépatocytes est corrélée à la persistance des IgM anti-HDV.

  La vaccination contre l'hépatite B assure la protection vis-à-vis des co-infections. L'interféron alpha montre une efficacité sur la réplication du HDV.

Marqueurs sériques des hépatites D

	Co-infection	Sur-infection	Taux résiduels
Ag HBs	+	+	–
Ag HBe	+	+/–	–
Ac HBc IgM	+	–	–
Ac HBc IgG	+	+	+
Ac HBe	–	–/+	–/+
Ac HBs	–	–	–/+
Ac HDV IgM	+	+	–
Ac HDV IgG	+	+	+

Sujets à risque d'hépatite D

- Lors d'une infection par le HBV.
- Chez les sujets à risque (toxicomane, homosexuel, sujet de zone d'endémie).
- Lors de rechute d'hépatite aiguë, d'hépatite fulminante, d'hépatites chroniques.

HÉPATITE E

L'hépatite E est une maladie virale à transmission oro-fécale, comme l'hépatite virale A, à forte prévalence dans les pays en voie de développement. Le risque en France provient essentiellement de sujets en provenance des pays d'endémie (Afrique, Asie, Amérique latine) où le virus est responsable d'une forte mortalité chez la femme enceinte, surtout au 3e trimestre, avec une forme clinique fulminante. Si la mère guérit, l'enfant n'est pas infecté.

Il n'y a pas de transmission placentaire.

Il n'y a jamais de formes chroniques, ni d'évolutions vers la cirrhose ou des tumeurs.

Diagnostic biologique

Basé sur la mise en évidence d'anticorps anti-HEV par technique ELISA (recombinants) permettant la détection.

L'incubation dure environ 15 jours.

Les signes d'atteintes hépatiques avec ictère, diarrhée, nausée et vomissements en face de tests négatifs en HA, HB, HC, feront rechercher les anti-HEV.

Les IgM apparaissent au début de l'infection pour disparaître à la fin de l'ictère. Les IgG sont retrouvés jusqu'à un an après l'infection.

HÉPATITE G

Le virus de l'hépatite G (VHG) est un virus enveloppé à ARN.

Il ne semble pas être un agent étiologique d'hépatite virale ou d'aplasie médullaire. Il est néanmoins transmissible par l'injection de produits sanguins, ce qui peut inciter son dépistage systématique des donneurs de sang (5 % en France) d'autant que le portage chronique est fréquent et contribue à cette prévalence élevée. La toxicomanie par voie veineuse, la transmission sexuelle, la transmission de la mère à l'enfant et les infections nosocomiales sont des modes de diffusion de l'infection.

Une forte prévalence de l'infection est décrite chez les sujets dialysés, chez les toxicomanes, les homosexuels et les sujets porteurs du virus de l'hépatite C.

Il n'existe pas de test sérologique témoignant d'une infection active qui soit validé en terme de spécificité et de sensibilité.

Le dépistage du virus est réalisable par PCR. Cette technique a permis la détermination de la prévalence de l'ARN du virus dans les différentes populations et groupes à risque.

Chez les porteurs chroniques et asymptomatiques, des anticorps anti-E2, dirigés contre l'enveloppe virale peuvent être détectés en dehors de toute réplication virale. La présence de cet anticorps ne reflète qu'une infection guérie.

HERPES SIMPLEX VIRUS (HSV)

Les virus HSV1 et HSV2 appartiennent à la famille des herpès viridae et sont responsables d'infections humaines. Schématiquement, le HSV1 est l'agent de lésions oropharyngées, oculaires et méningo-encéphaliques, alors que le HSV2 est responsable de l'herpès génital et néo-natal. Ces infections peuvent être redoutables chez le nouveau-né et chez l'immunodéprimé.

La primo-infection localisée dure 3 semaines, puis le virus se retire dans les ganglions voisins où il subsiste toute la vie. L'évolution récidivante est une caractéristique majeure du virus, déclenchée par le soleil, la fatigue, une infection, la menstruation, un choc émotionnel, la grossesse...

La mise en évidence du virus dans le produit pathologique reste l'examen essentiel du diagnostic.

Prélèvement

Le prélèvement est réalisé au niveau des lésions, site de multiplication intense du virus :

- liquide provenant de vésicules de la bouche, des organes génitaux externes, de vésicules épidermiques. Le liquide vésiculaire pourra être aspiré à la seringue ;
- grattage des ulcérations sèches avec un écouvillon humecté dans le milieu de transport. Le prélèvement doit ramener le plus de cellules possibles de la base et des bords de la lésion.

Dans les infections généralisées, le virus est recherché dans tous les liquides biologiques (LCR, sang, urine, liquide lacrymal, salive, sécrétions génitales...).

Diagnostic direct

La recherche du virus peut être réalisée par :

- son identification en microscopie électronique : elle permet l'identification des herpès, mais n'est pas spécifique d'espèce ;
- la détection de l'effet cytopathogène du virus par le cytodiagnostic de TZANCK. Le produit de raclage est étalé sur lame et coloré au Giemsa ou à l'hématoxyline. La sensibilité est bonne lorsqu'il existe des lésions où des cellules géantes multinucléées et des inclusions intranucléaires sont mises en évidence ;

- L'isolement par culture de cellules sensibles (type MRC5) ;
  Le prélèvement doit être conservé congelé à – 80 °C si l'ensemencement est différé. L'herpès simplex virus se développe rapidement en donnant un effet cytopathogène en 24 à 48 heures (cellules géantes à plusieurs noyaux). La caractérisation des types 1 et 2 nécessite des anticorps monoclonaux spécifiques de chaque espèce (immunofluorescence, immunoenzymologie).
- mise en évidence de l'antigène viral par des anticorps monoclonaux :
  - par immunofluorescence directe : limitée aux lésions vésiculaires. Elle est indiquée dans le dépistage d'un herpès génital chez la femme enceinte ;
  - par technique immunoenzymatiques : la recherche peut s'effectuer à partir des différents stades d'évolution de l'infection (vésicule, érosion, croûte) et peut s'appliquer à la recherche d'antigène herpès dans le LCR au cours d'encéphalite herpétique.

Diagnostic sérologique

La recherche des anticorps anti-HSV peut avoir un intérêt pour préciser le caractère primaire d'une infection, particulièrement chez la femme enceinte pour le risque d'infection néonatale.

Lors de l'encéphalite herpétique, le titrage en parallèle des anticorps sériques et céphalorachidiens, permet de poser le diagnostic lorsque la synthèse intrathécale est prouvée, avec un rapport sérum/LCR < 20 (Normale = 100).

L'identification du type d'HSV a un intérêt épidémiologique.

La recherche des IgM anti-herpès présente peu d'intérêt.

Les anticorps apparaissent vers le 7e jour, atteignent leur taux maximal vers le 15e jour. Le diagnostic repose sur une élévation du titre d'anticorps, entre 2 prélèvements effectués à 10 jours d'intervalle. Les techniques ELISA et IFI restent les plus utilisées.

Herpès génital et grossesse

L'herpès néonatal est redoutable sur le plan vital et neurologique, justifiant une césarienne prophylactique.

La contamination néonatale est la plus fréquente et l'herpès est acquis lors de la délivrance.

La contamination postnatale est liée aux contacts maternels ou d'un proche souffrant d'herpès labial récurrent.

L'herpès acquis in utéro est plus rare. Il existe une virémie maternelle, au cours des primo-infections herpétiques buccales ou génitales, susceptible de transmettre le virus au fœtus par voie transplacentaire ou ascendante transmembranaire. Au cours des primo-infections maternelles, des cas de retard de croissance intra-utérins et des avortements spontanés sont rapportés.

Diagnostic biologique

- Toute érosion évocatrice d'herpès, au niveau de la vulve, du vagin ou du col, bénéficiera d'un prélèvement avec isolement et identification du virus.
- Isolement du virus en culture cellulaire.
- Technique d'hybridation.
- Sérologie hérpétique pour mettre en évidence une réactivation ou une primo-infection.

Surveillance

- Chimiothérapie antiherpétique (Aciclovir) qui traverse le placenta et diffuse dans les tissus fœtaux chez la femme enceinte dans le cas d'une primo-infection herpétique buccale ou génitale.
- Césarienne chez la femme enceinte présentant dans le mois précédant le terme une primo-infection ou une récurrence.
- Dépistage systématique de l'excrétion virale herpétique en début de travail, par immunofluorescence directe ou par coloration de frottis au Giemsa ou à l'hématoxyline.

HERPÈS-VIRUS HUMAIN 6 (HHV6)

Le sixième herpès virus humain (HHV6) est un virus lymphotrope découvert en 1986 dans les cultures de lymphocytes sanguins effectuées pour la recherche de rétrovirus.
Il s'agit d'un virus ubiquitaire et chez l'adulte la prévalence est de 60 %.
La transmission est essentiellement salivaire.
Généralement symptomatique, la primo-infection peut se traduire par une éruption appelée exanthème subit ou sixième maladie ou roséole infantile.

Prélèvement

- Salive.
- Lymphocytes sanguins.
- Coupes tissulaires.

Diagnostic direct

- Isolement du virus :
  Il est réalisé à partir des lymphocytes sanguins cultivés en présence d'interleukine 2.
  On peut isoler HHV6 à partir des cellules mononucléées du sang à la phase aiguë de la maladie.

L'effet cytopathogène se caractérise par une augmentation du volume et de la réfringence des cellules avec parfois un aspect multinucléé et fréquemment des inclusions nucléaires ou cytoplasmiques.

La mise en évidence du virus peut être réalisée par immunofluorescence spécifique ou par hybridation moléculaire.

L'isolement est plus souvent réalisable chez les sujets immunodéprimés.

- Mise en évidence des Ag viraux :

  Elle est réalisée par immuno-fluorescence ou par immunohistochimie sur des coupes tissulaires à l'aide d'anticorps monoclonaux.

  Au cours des épisodes fébriles de l'enfant, le virus peut être détecté par PCR chez 60 % des enfants.

Diagnostic sérologique

Le diagnostic indirect de l'infection à HHV6 repose sur le sérodiagnostic réalisé par immunofluorescence sur des cellules infectées. Pour affirmer une séro-conversion, il est nécessaire d'étudier 2 sérums prélevés à 15 jours d'intervalle.

La présence d'IgM ne permet pas de distinguer la primo-infection et une réactivation.

Du point de vue épidémiologique, l'étude sérologique permet l'étude de prévalence, essentiellement dans les groupes à risque :

- au cours du SIDA, HHV6 infecte les lymphocytes CD4 comme le virus HIV ;
- au cours des greffes d'organe, une augmentation du titre d'anticorps anti-HHV6 est observé, en relation avec l'immunosuppression.

Le HHV6 est également mis en cause dans :

- des hépatites,
- des pneumopathies,
- des rejets de greffe,
- dans certains lymphomes.

Un rôle de cofacteur est évoqué dans :

- l'infection à VIH,
- la sarcoïdose,
- le syndrome de Sjögren.

HERPÈS–VIRUS HUMAIN 8

Le huitième herpès virus humain (HHV8) est impliqué dans la maladie de Kaposi et certaines pathologies lymphomateuses (maladie de Castleman, lymphomes primitifs des séreuses).

Sa transmission est préférentiellement sexuelle.

Le génome d'HHV 8 est d'environ 140 kb. Le virus est classé dans le genre Rhadinovirus.

Les lignées cellulaires infectées par l'HHV 8 donnent un effet cytopathogène de type Herpès-virus après 3 jours de culture.

Chez les sujets atteints de la maladie de Kaposi, les anticorps anti-HHV 8 sont retrouvés dans 70 % des cas chez les sujets séropositifs pour le VIH. La prévalence est de 100 % chez les sujets atteints de la maladie de Kaposi mais séronégatifs pour le HIV. Dans d'autres populations étudiées (donneurs de sang, hémophiles, drogués) la prévalence varie de 1 à 5 %.

Dans la population d'homosexuels séropositifs pour le HIV et indemnes de la maladie de Kaposi, la prévalence est de 30 %.

Le diagnostic est réalisé par PCR par recherche de séquences du génome viral.

HERPES VIRUS VARICELLAE (VZV)

L'*Herpes virus varicellae* est responsable de 2 types d'infections :

- la varicelle : infection épidémique bénigne chez l'enfant, parfois gravissime chez l'adulte et les sujets immuno-déprimés ;
- le zona : infection sporadique atteignant surtout l'adulte, elle représente la récidive provoquée par une réactivation du virus.

Diagnostic direct

- Le diagnostic virologique est envisagé au stade de l'éruption vésiculeuse généralisée par inoculation précoce du liquide vésiculaire à des cultures de cellules fibroblastiques ou amniotiques humaines.
- L'identification est réalisée par séro-neutralisation en cultures cellulaires ou par réaction de fixation du complément sur le surnageant de cellules infectées.

Diagnostic sérologique

- Le diagnostic de la varicelle est possible à partir du 7e jour qui suit le début de l'éruption.
  Les anticorps appartiennent aux classes IgM et IgG.
  Ils disparaissent au bout de 3 ans après l'éruption.
- Le diagnostic de zona est possible dès les premiers signes cliniques.
  Les anticorps sont de nature IgG.
  Les taux sont plus élevés que dans la varicelle.

HEXOKINASE

Le globule rouge est dépourvu de capacité de synthèse et survit grâce aux réserves enzymatiques dont il dispose.
La glycolyse anaérobie assure le renouvellement des pyridines, nucléotides indispensables au fonctionnement des systèmes d'oxydo-réduction.
Le déficit enzymatique en hexokinase, présente dans la voie anaérobie de la glycolyse, se manifeste par une anémie hémolytique d'évolution chronique et non sphérocytaire.

Prélèvement

Plasma hépariné.

Dosage

Méthode enzymatique.
Interpréter le dosage en fonction du taux de réticulocytes.

Déficit en hexokinase

- Transmission autosomale récessive.
- Les sujets atteints sont hétérozygotes (taux voisins de 50 %).
- L'anémie hémolytique est extra vasculaire et chronique.
- Les hématies présentent des anomalies morphologiques (anisocytose).
- Il existe souvent une hyperréticulocytose, rendant les résultats du dosage le plus souvent à des taux subnormaux.
- La révélation du déficit peut être précoce (ictère néonatal) ou plus tardive avec souvent une splénomégalie associée.

HIPPURATE

L'hippurate urinaire permet la surveillance des sujets exposés au toluène. Il provient de conjugaison hépatique de la glycine, qui est synthétisée par le foie, et du benzoate, qui provient de la transformation du toluène.

Prélèvement

Urines de 24 heures.

Dosage

Chromatographie liquide haute performance (lecture à 228 nm). Le dosage est effectué après hydrolyse enzymatique suivie d'une extraction par le dichlorométhane.

Valeurs de référence

Chez les sujets exposés, les valeurs urinaires sont exprimées en fonction de la créatinine.
N < 0,7 g/g de créatinine.

L'élimination urinaire de l'hippurate peut être augmentée :
– par une alimentation en végétaux riches en hippurate ;
– par des médicaments contenants du benzoate.
L'inhalation de 50 ppm de toluène en 8 heures entraîne l'élimination urinaire d'environ 0,7 g d'hippurate.
L'élimination est perturbée en cas d'insuffisance hépato-cellulaire.

HISTAMINE PLASMATIQUE

L'histamine est une amine biogène formée à partir de l'histidine.
C'est un médiateur chimique impliqué au niveau de la vasodilatation capillaire, de la contraction musculaire, de la sécrétion gastrique, de la médiation cérébrale, par l'intermédiaire des récepteurs H1, H2 et H3.
L'histamine est stockée au niveau périphérique, dans les granules mastocytaires et basophiles. Elle est libérée par dégranulation de ces cellules lorsqu'elles sont mises en présence des allergènes auxquels le sujet est sensibilisé.

Prélèvement

Plasma congelé, non hémolysé, recueilli le matin à jeun.
Le sang est recueilli sur EDTA, refroidi dans la glace, centrifugé immédiatement à 4 °C et conservé congelé.

Dosage

- Méthodes radio-immunologiques.
- Méthodes immuno-enzymatiques ou fluorimétriques.

Valeurs de référence (ng × 9 = µmol)

- N < 1 ng/l *soit* < 10 µmol/l.

Variations pathologiques

- Des taux supérieurs à 10 ng/l sont observés lors des chocs anaphylactiques, des crises d'urticaires.

HISTAMINE TOTALE

L'histamine, stockée au niveau des polynucléaires basophiles, permet lors de son dosage, d'apprécier le nombre de basophiles circulants.

Prélèvement

Sang hépariné recueilli le matin à jeun.

Dosage

Il est réalisé sur le sang total après hémolyse globulaire par des méthodes radio-immunologiques, immunoenzymatiques ou fluorimétriques.

Valeurs de référence (µg × 9 = nmol)

Chez le sujet sain, en dehors de tout traitement corticoïde et de phénomène d'allergie de type immédiat, les valeurs normales sont comprises entre 40 µg/l et 80 µg/l (*soit* 350-700 nmol/l).

Variations pathologiques

Une diminution de l'histamine totale et des polynucléaires basophiles est observée dans les cancers et les tumeurs métastasées et en cas de récidive après leur traitement.

Une augmentation de l'histamine totale et des polynucléaires basophiles est observée au cours des leucémies myéloïdes chroniques et après ablation d'une tumeur non métastasée.

HISTIDINE (Charge en histidine-FIGLU)

L'histidine est un acide aminé indispensable qui intervient dans la formation d'acide N-formimino-glutamique (FIGLU), composé intermédiaire dans la synthèse d'acide tétra-hydro-folique dont le rôle dans la formation des bases puriques et pyrimidiques est capital.

Prélèvement

- Sérum à jeun, congelé rapidement.
- Urines de 24 heures recueillies sur conservateur.

Dosage

- Méthodes chromatographiques.

Valeurs de référence (mg × 6,44 = µmol)

	Sérum		Urines	
	mg/l	µmol/l	mg/24 h	µmol/24 h
Enfant < 2 ans	12-20	75-130	80-150	515-970
Adulte	7-15	45-100	80-180	515-1 160

Variations pathologiques

- Histidinémie : le déficit en histidinase entraîne un retard intellectuel avec des troubles du langage. L'histidinémie est supérieure à 100 mg/l et l'histidinurie peut atteindre 2 g/24 h.

  Les dérivés imidazolés urinaires sont augmentés.

- Histidinurie : il existe un déficit de la réabsorption tubulaire de l'histidine avec une malabsorption intestinale de l'histidine.
  Les dérivés imidazolés urinaires restent normaux.
- Déficit en formimino-transférase : il existe une augmentation d'acide tétra-hydro-folique sérique et une augmentation de FIGLU urinaire.

Épreuve de charge de l'histidine

Le taux d'élimination du FIGLU est déterminé sur les urines de 24 heures avant et après charge orale en L-histidine de 3 doses en 3 fois séparées par un intervalle de 4 heures (Adulte : 5 grammes, Enfant : 0,3 g/kg).

Normalement, l'élimination urinaire d'histine reste inférieure à 150 mg/24 h et le taux d'élimination urinaire (après charge) en FIGLU est supérieur à 10 mg/24 h chez un sujet présentant une carence en acide folique.

HISTOPLASMOSES

- Histoplasmose américaine à *Histoplasma capsulatum.*
  Infection pulmonaire par inhalation de spores du champignon, responsable de formes bénignes (lésions miliaires, nodulaires ou infiltrats avec adénopathie hilaire) et de formes disséminées avec hépato-splénomégalie et lésions cutanées.
- Histoplasmose africaine à *Histoplasma duboisii.*
  Infection d'évolution lente, cutanée ou cutanéo-muqueuse (papules, nodules, abcès, ulcérations), bénigne, mais parfois mortelle après dissémination viscérale.

Prélèvement

H. capsulatum : crachat, LBA, sang, biopsies (foie, rate, poumon).
H. duboisii : pus d'abcès cutanés, biopsies d'organes profonds.

Examen direct

- Formes ovalaires visibles dans les macrophages après coloration en MGG (*H. capsulatum*).
- Formes ovalaires visibles sans coloration dans le pus d'abcès (*H. duboisii*).

Culture

- Ensemencement de milieux de Sabouraud à 30 °C.
- Les colonies apparaissent en 10 à 30 jours en formant un mycélium cotonneux.
- Les filaments portent des spores et des chlamydospores à paroi épaisse.
- La présence de macrospores tuberculées est caractéristique.

Anatomo-pathologie

- *H. capsulatum* est présent dans les cellules du foie, de la rate et des poumons (envahissement tissulaire).
- *H. duboisii* est présent dans les plasmodes géants formant les lésions granulomateuses et est libéré lorsque le nodule s'abcède.

Diagnostic sérologique

- Réactions de précipitation (Ouchterlony).
  La réaction permet de détecter les arcs de précipitation :
  - arc M : persiste après la guérison,
  - arc H : signe une infection active.
- Immunoélectrophorèse.
  La réaction permet de détecter jusqu'à 6 arcs de précipitation.
- Immunofluorescence indirecte.
  Les titres significatifs sont supérieurs à 1/40.

Le diagnostic sérologique n'est valable qu'avec les formes américaines à *H. capsulatum*.

Les réactions sérologiques sont négatives dans les formes cutanées africaines.

HIV (Virus de l'immunodéficience humaine) – SIDA

L'HIV appartient à la famille des rétrovirus. C'est un virus à ARN qui possède l'équipement enzymatique nécessaire pour assurer la transcription de l'ARN en ADN, support de l'information génétique, grâce à une transcriptase reverse.

Il existe 2 types de virus (HIV1 et HIV2). Le génome comprend des gènes de structure (gag, pol, env) et des gènes de régulation (tat, rev, nef, vif).

La voie classique d'infection concerne les lymphocytes helpers (CD4), les macrophages, les cellules de Langerhans.

Le virus est transmis par les rapports sexuels et les produits sanguins contaminés. Il est présent chez le sujet contaminé dans tous les liquides biologiques et il est retrouvé dans les ganglions lymphatiques, le système nerveux, la moelle osseuse.

Par transmission transplacentaire, environ 30 % des enfants sont atteints, sur l'ensemble des enfants nés de mères séropositives.

Diagnostic sérologique

Le diagnostic de l'infection virale est réalisé par la recherche des anticorps anti-HIV, obligatoirement par 2 techniques ou 2 réactifs différents. Le dépistage est obligatoire pour les dons du sang depuis août 1985.

Les techniques autorisées doivent permettre la détection du HIV1 et du HIV2. En cas de positivité, une confirmation doit être réalisée par la technique du Western-Blot.

L'apparition d'anticorps spécifiques correspond à une séroconversion qui s'effectue en moyenne entre 6 à 12 semaines après la contamination, mais peut aller jusqu'à 3 mois ou plus. Les taux d'anticorps restent élevés pendant plusieurs années jusqu'à l'apparition des premiers symptômes de la maladie et la réapparition de l'antigénémie p 24/25.

Les anticorps précoces sont dirigés contre la protéine de core (p 24/25) et les glycoprotéines d'enveloppe (gp 41, gp 110).

- Le dépistage est réalisé par des techniques ELISA, mais aussi par agglutination de particules de gélatine ou de latex sensibilisées.

  Les antigènes utilisés sont des protéines virales (trousses de 1re génération) ou des protéines membranaires ou de capsides obtenues par génie génétique (trousses de 2e génération) ou des peptides de synthèse.

  Les réactifs utilisés permettent la mise en évidence du HIV1, du HIV2 et les réactifs mixtes détectent les anticorps anti-HIV1 et anti-HIV2.

  Si l'un des tests de dépistage ou les 2 tests sont positifs, il est impératif de réaliser un nouveau prélèvement et d'effectuer un test de confirmation.

- Le Western-Blot permet de vérifier la présence d'anticorps spécifiques dirigés contre les protéines constitutives du virus et codées par les gènes de structure.

  Le test est positif si le sujet est porteur des 2 types d'anticorps :
  - anticorps dirigés contre les protéines d'enveloppe (gp41, gp110) ;
  - anticorps dirigés contre les protéines de core (p24, p40, p55).

  Chez le sujet qui évolue vers le SIDA, la réactivité anti-p24 décroît.

  Lorsque la réactivité est isolée (antigag ou anti-pol isolée), il est nécessaire :
  - de rechercher une infection à HIV2 ;
  - de recontrôler un mois plus tard, pour éliminer une séroconversion débutante : l'apparition d'anticorps anti-p25 ou d'anticorps dirigés contre les protéines d'enveloppe gp160, gp120 signera la séroconversion ;
  - d'affirmer la stabilité d'un profil dans le temps (ex : persistance d'anti-p25) pour conclure à une réaction croisée non spécifique.

L'absence de réactivité par Western-Blot permet d'affirmer la séronégativité.

- La radio-immuno-précipitation (RIPA) est moins utilisée. Elle est sensible aux gp110, p25, et permet de différentier les infections simples ou mixtes.
- La polymérase chain réaction (PCR) est une technique d'amplification génique suivie d'une hybridation, qui permet d'identifier, dans les cellules mononucléées, les séquences du génome viral par l'utilisation d'amorces nucléotidiques spécifiques de VIH1 et VIH2.

Surveillance du sujet séropositif

- *Le système p24-anti-p24*

  Lors de la primo-infection, l'antigénémie p24 est positive et disparaît, en moyenne, en 2 mois, lors de la séroconversion.

  Il peut exister une période ou coexistent p24 et anti-p24.

  L'antigénémie p24 est à nouveau positive en cas de progression de la maladie, associée à la disparition des anticorps.

  En pratique, la présence de l'antigénémie p24 est le témoin de la réplication virale. Dans le LCR, la présence de l'Ag est fortement corrélée à l'existence d'une encéphalopathie HIV.

  Néanmoins, le parallélisme entre la diminution des anticorps et l'apparition de l'antigénémie n'est pas strict, et la moitié des sujets séro-négatifs ont une antigénémie positive.
- *Le bêta-2-microglobuline* (N : 1-2,5 mg/l)

  C'est un polypeptide associé au système HLA de la classe I sur la membrane lymphocytaire. Son taux sérique est le reflet de l'activation lymphocytaire, dosé par techniques ELISA ou RIA. Lors de la primo-infection, il existe un pic de B2M qui diminue ensuite.

  Un taux supérieur à 3 mg/l est de mauvais pronostic, suggérant l'évolution vers le SIDA. Son augmentation n'est pas spécifique et elle est rencontrée dans les syndromes lymphoprolifératifs, les maladies inflammatoires chroniques, les infections virales aiguës, l'insuffisance rénale...
- *La néoptérine* (N 2,9-8,4 nmol/l)

  La néoptérine est un marqueur de l'activation lymphocytaire par l'intermédiaire de l'interféron gamma.

  Son augmentation n'est pas spécifique du HIV et elle est retrouvée dans de nombreuses infections virales, bactériennes, parasitaires, tumorales et dans les hémopathies malignes.

- *Le lysozyme*

  Le lysozyme est une enzyme lysosomiale dont l'augmentation est observée dans les états inflammatoires correspondant à une transformation monocyte-macrophage, mais non spécifique du HIV. Il existe une élévation dans toute granulocytose (tuberculose, Crohn, sarcoïdose) et dans les augmentation du turn-over des granulocytes (leucémie, anémie mégaloblastique, neutropénie, infections aiguës).
- *La numération lymphocytaire*

  La cible du virus est le lymphocyte CD4+ qui est inhibé ou détruit par le virus. La diminution des lymphocytes T4 crée un état propice au développement d'infections opportunistes et de processus malins.

  Les marqueurs à forte valeur pronostique sont :

  - Le pourcentage de lymphocytes T4 < 25 %.
  - Le nombre de lymphocytes T4 < 200/mm^3.

  L'augmentation des lymphocytes T8 est précoce dans la maladie. Elle est responsable de l'inversion du rapport CD4/CD8 dans les mois suivants l'infection.

  Les numérations CD4/CD8 doivent être réalisées à la même heure, en raison du rythme nycthéméral.
- *Le dosage des immunoglobulines*

  L'augmentation des immunoglobulines est habituelle au cours de l'infection HIV, reflétant l'hyperactivation B lymphocytaire.

  C'est l'un des premiers signes qui témoigne de l'infection VIH chez les enfants.

  Toutes les classes d'immunoglobulines peuvent être augmentées, mais seules les IgA sont corrélées à une évolution défavorable.

  L'augmentation des immunoglobulines est également corrélée à l'hyperproduction d'interleukine 6.
- *L'atteinte auto-immune*

  La plus importante manifestation de l'atteinte auto-immune est la thrombopénie, d'origine périphérique, parfois sévère. Les anticorps antiplaquettaires ne sont pas toujours mis en évidence.

  Il existe également des anticorps anti-CD4 ou anti-CD8 et des anticorps anti-idiotypes, dirigés contre les anticorps anti-enveloppes, et réagissant avec la molécule CD4. Ils sont essentiellement rencontrés lors de la lymphopénie marquée au cours de l'évolution de la maladie.

Bilan et suivi biologique d'un sujet séropositif asymptomatique

	Bilan initial	Tous les 6 mois	Tous les 3 mois si CD4 < 350
Bilan minimal			
– NFS, plaquettes, VS	+	+	+
– Antigènes p24	+	+	+
– Lymphocytes CD4-CD8	+	+	+
– β2-microglobuline	+	+	
– Sérologie VIH (Western Blot)	+		
Bilan complémentaire souhaitable			
– Anticorps anti-p24	+	+	+
– Transaminases, gamma GT	+	+	
– Sérologie syphilis	+		
– Sérologie hépatite B	+	selon le résultat du bilan initial	
– Sérologie hépatite C	+		
– Sérologie toxoplasmose	+		
– IDR à 10 U	+		
– Radiographie du thorax	+		

HLA

Les gènes du complexe majeur d'histocomptabilité ou système HLA, sont situés sur le bras court du chromosome 6. Ils codent pour 3 types de protéines :

- Les antigènes de classe I : codés par les gènes des locus A, B et C. Ces antigènes sont portés par les membranes de toutes les cellules nucléées.
- Les antigènes de classe II : codés par les gènes des locus DR, DQ, DP, DZ et DO. Ces antigènes sont portés par les lymphocytes B, les lymphocytes T activés et les cellules présentant l'antigène.
- Les antigènes de classe III : les gènes de la région classe III codent pour les composants du complément (C2, C4).

La phénotypage HLA nécessite des panels cellulaires et des anticorps spécifiques. Les typages I et II sont réalisés sur les membranes lymphocytaires et le type III est analysé dans le sérum.

Prélèvement

Le sang est recueilli sur héparine.

Typage

- Le typage des antigènes HLA de classe I (A, B, C) et des antigènes HLA DR utilise la technique de microcytotoxicité de Térasahi : les lymphocytes du sang circulant sont incubés avec des sérums-tests spécifiques et du complément. La présence de l'antigène sur les cellules entraîne la lyse de la cellule.

- Le typage des antigènes HLA de classe II utilise la technique de culture mixte de lymphocytes : les lymphocytes du sang circulant sont mis en présence de lymphocytes de type HLA connu. La prolifération est mesurée par l'incorporation de thymidine tritiée.
- Le typage des antigène de classe III nécessite une électrophorèse sérique et une recherche des fractions du complément par immunofixation.

La recherche de l'antigène B27 peut être réalisée en cytométrie de flux grâce à l'utilisation d'un anticorps monoclonal anti-HLA B27. Le phénotypage positif sera contrôlé par microlymphocytotoxicité en raison des réactions croisées entre l'antigène HLA B27 et les antigènes HLA B7, BW47, BW40, B13.

Résultat

- La détermination du groupe HLA est réalisée avant toutes greffes d'organes pour apprécier la compatibilité tissulaire.
- La relation entre certains groupe HLA et une maladie peut contribuer au diagnostic de ces affections et vise le plus souvent à démontrer l'existence d'une association entre une maladie et un allèle donné d'un antigène HLA.

On détermine le risque relatif qui quantifie la fréquence d'une maladie chez les sujets portant l'allèle par rapport à ceux qui ne le possèdent pas. L'association la plus fréquente est celle de la spondylarthrite ankylosante avec l'antigène HLA B27. L'efficacité diagnostique de l'examen approche les 90 %.

Principales pathologies associées à HLA

Pathologie	HLA	RR*
Anémie pernicieuse	B7	
Arthrite réactionnelle	B27	38
Arthrite rhumatoïde	DR401, Dw4	6-10
Arthrite rhumatoïde juvénile séropositive	DR404, Dw14 DR401-DR404	5-14 36
Cirrhose biliaire primitive	DR3	8
Déficit en 21-OH, classique précoce	B47	16
Déficit en 21-OH, forme tardive	B14	40

Pathologie	HLA	RR*
Dermatite herpétiforme	B8 DR3	4,3 15
Dermatomyosite	DR3	4
Diabète insulinodépendant	B8, B18, DR3 B15, DR4 DR3, DQ201/DR4 DQ302 DQB, Asp57 DR15, DQ6	2,1-2,5-3,2 3-3,6
Glaucome (à angle ouvert)	B35	
Glomérulonéphrite extra-membranaire	DR3	12
Hémochromatose idiopathique	A3	8
Hépatite chronique active	B8, DR3	3,5-4
Hypercholestérolémie type IIa	B35	
Hyperplasie congénitale des surrénales	B5	
Lupus érythémateux disséminé	DR3, C4QO	6
Maladie d'Addison	B8 DR3	6 6
Maladie de Basedow	B8, DR3	3,5-4
Maladie de Behcet	B51 (5)	3,5-4
Maladie de Berger	B35, DR4	4
Maladie cœliaque	DR3 DR7 DQ2 (bêta 201 & 501) B8	11 5 60 8,3
Maladie de Takayashu	B54	
Maladie de Vogt-Koyanagi-Harada	B54	
Myasthénie	B8, DR3	4,5-3
Narcolepsie	DR2 (15)	
Neutropénie congénitale	B12	
Névrite optique	DR2	2
Néphropathie aux sels d'or	DR3	5
Pemphigus vulgaris	DR6, DQ503 DR402 A10	> 20 > 20

Pathologie	HLA	RR*
Psoriasis	B13 B17, cw6	4,8 5-13
Rétinoblastome	B35	
Rétinopathie type birdshot	A29	100
Sclérose en plaque	B7, DR2	1,5-5
Spondylarthrite ankylosante	B27	90
Syndrome de Goodpasture	DR2	16
Syndrome de Guillain-Barré, chronique	DR3	5
Syndrome maniaco-dépressif	B16	
Synd. néphrotique de l'enfant corticorésistant	DR3	3
Synd. néphrotique de l'enfant corticosensible	DR7	7
Syndrome de Reiter	B27	37
Syndrome de Sjögren	B8 DR3	3 10
Thyroïdite d'Hashimoto	DR3	3
Thyroïdite de de Quervain	B35	14
Uvéite antérieure	B27	10

RR : risque relatif.

Recherche de l'antigène HLA B27

La recherche de l'antigène HLA B27 est utile en cas de doute sur le diagnostic d'un syndrome rhumatismal.

- *Spondylarthrite ankylosante*
  - HLA B27 présent chez 90 % des patients de race blanche atteints de cette pathologie. (l'antigène HLA B27 est retrouvé dans 5 à 10 % de la population générale) ;
  - la positivité de l'antigène HLA B27 confirme le diagnostic qui est essentiellement radiologique ;
  - la recherche présente également un intérêt pour prédire les risques de transmission. Un sujet HLA B27 positif a une chance sur 5 à une chance sur 10 d'avoir un enfant qui développera la maladie.
- *Syndrome de Fiessinger-Leroy-Reiter*
  - HLA B27 présent chez 80 à 90 % des patients de race blanche atteints de cette pathologie ;

- La positivité de l'antigène HLA B27 confirme le diagnostic d'une uro-arthrite isolée.

• *Arthrites réactionnelles*
  - HLA B27 présent chez 50 à 90 % des patients atteints d'arthrites réactionnelles qui peuvent survenir au cours de diverses infections intestinales.

• *Arthrite périphérique isolée*
  - surtout des membres inférieurs (grosses articulations) ;
  - arthrites accompagnées de talalgies.

HOMOCYSTÉINE

L'homocystéine est un marqueur biologique de l'évaluation du risque cardio-circulatoire. Il est considéré comme un co-promoteur d'athérosclérose, de thromboses et d'anémies. Sa toxicité vasculaire et hématologique est liée à un déficit de sa transformation enzymatique en méthionine ou en cystéine.

Le déficit de transformation enzymatique est suspecté devant l'insuffisance d'apports en vitamines B6, B12 et B9 ou folates. L'origine nutritionnelle est principalement retrouvée chez les sujets âgés, par déficit d'apport vitaminique ou par un syndrome de malabsorption. Il peut également être relié à une anomalie génétique dans la chaîne métabolique.

Prélèvement

Sang recueilli à jeun. Congélation immédiatement du sérum.

Dosage

Dosage par HPLC (Biorad)
Dosage EIA (Abbott)

Valeurs de référence

Sujets normaux..5 à 15 mmol/L

Variations pathologiques

Déficit vitaminique ....15 à 30 mmol/L
Hyperhomocystéinémie hétérozygote ....30 à 100 mmol/L
Hyperhomocystéinémie homozygote ....sup. à 100 mmol/L

Le déficit en cystathionine synthétase entraîne une élévation sérique de méthionine et d'homocystéine. Cliniquement, il existe un retard mental, des troubles neurologiques, vasculaires et oculaires.

HPL (Hormone lactogène placentaire)

L'hormone lactogène placentaire (HPL) est également appelée hormone chorionique somato-mammo-trophique (HCS). Il s'agit d'un polypeptide qui s'élève dans le sérum de femmes enceintes et son augmentation est en relation avec la masse placentaire.
Son dosage permet de déceler une insuffisance fœtale.

Prélèvement

- Sérum prélevé à partir de la 11e semaine d'aménorrhée.
- Noter la date des dernières règles.

Dosage

Il est réalisé par méthode radio-immunologique par compétition, par technique de diffusion radiale, par méthode immuno-enzymologique.

Valeurs de référence

La sécrétion d'HPL est décelable à partir de la 5e semaine d'aménorrhée. Elle augmente progressivement jusqu'à la 36e semaine, reste en plateau, puis chute au terme normal de la grossesse. Elle disparaît rapidement après l'accouchement. Sa demi-vie est d'environ 25 minutes.

Semaines d'aménorrhée	Moyenne (mg/l)	Limites (mg/l)
11	0,7	0,30-1,20
13	1,1	0,60-1,70
15	1,5	0,80-2,30
17	2,1	1,40-2,80
19	2,6	1,80-3,40
21	3,1	2,20-3,90
23	3,5	2,50-4,50
25	4,0	2,90-5,00
27	4,4	3,30-5,50
29	5,0	3,70-6,40
31	5,5	4,30-6,80
33	6,1	4,70-7,60
35	6,6	5,30-8,00
37	7,0	5,60-8,40
39	7,0	5,00-9,00

Variations pathologiques

La diminution des taux d'HPL est observée :

- En cas de môle hydatiforme, alors que l'HCG est élevée.
- En cas de menace d'avortement.
- En cas de souffrance fœtale.
- En cas d'hypotrophie fœto-placentaire.

HTLV (*Human T cell Lymphotropic Virus*)

Le HTLV1 est un rétrovirus oncogène qui sévit à l'état endémique en Europe du Sud, en Afrique, au Japon, aux Caraïbes. Il se transmet par des contacts sexuels et sanguins. Le dépistage du virus est réalisé obligatoirement dans les centres de transfusion sanguine.

Le virus est le plus souvent inoffensif et les sujets contaminés restent des porteurs sains.

Il est associé à certaines pathologies :

- neuropathies (paraparésie spastique tropicale) ;
- hémopathies (lymphome, leucémie à T lymphocytes) ;
- alvéolite (atteinte à lymphocyte T8 avec infiltration macrophagique).

Les sujets à risque sont des sujets originaires de zones d'endémie, des sujets drépanocytaires et hémodialysés, des toxicomanes séropositifs pour HIV.

Les anticorps dirigés contre HTLV2 réagissent de façon croisée avec les antigènes HTLV1. Cet autre rétrovirus est associé aux leucémies à tricholeucocytes.

On décrit également des infections à HTLV5 associées aux lymphomes cutanés à cellules T et au mycosis fungoïde.

Dans le génome viral de HTLV1, on décrit des gènes de structure :

- gag : code pour la protéine de core p53 (précurseur de p15, p19, p24) ;
- pol : code pour la transcriptase réverse p95 ;
- env : code pour les glycoprotéines d'enveloppe gp 62 (précurseur de gp46, gp21).

Mise en évidence de l'antigène viral

Les techniques appliquées aux autres virus peuvent être utilisées pour la recherche du HTLV :

- RIA (compétition),
- ELISA (compétition),
- culture cellulaire,
- immuno fluorescence,

– RIPA (radio-immuno précipitation),
– southern-blot,
– amplification (PCR).

Recherche sérologique

Comme pour le virus de l'immunodéficience humaine, les porteurs d'anticorps anti-HTLV sont également porteurs du virus.

- Les techniques de dépistage sont :
  - agglutination,
  - immunofluorescence,
  - ELISA.

  Elles utilisent des antigènes viraux ou des protéines recombinantes d'enveloppe.
- Toute réaction de dépistage positive nécessite un test de confirmation par Western-blot. La présence d'au moins 2 protéines est nécessaire pour affirmer la positivité (p19, p 24, p36, gp46). Le test est plus sensible aux protéines de core.
- En cas de réaction douteuse par Western-blot, la radio immuno-précipitation (RIPA) sera utilisée. Cette technique est plus sensible aux protéines d'enveloppe.
- La PCR peut aider à confirmer l'infection et à distinguer les virus HTLV1 et HTLV2.

HYDROXY-BUTYRATE

Les corps cétoniques, β-hydroxybutyrate, acétoacétate et acétone, forment un groupe important de substrats énergétiques synthétisés exclusivement dans le foie par oxydation des acides gras.
Le β-hydroxy-butyrate est le principal corps cétonique circulant dans le sang, et dans les conditions normales le rapport β-hydroxybutyrate sur acétoacétate est proche de 1, avec une quasi-absence d'acétone.

Prélèvement

- Sérum.
- Plasma (héparine, EDTA).

Dosage

Méthode enzymatique basée sur l'oxydation du β-hydroxybutyrate en acétoacétate en présence de 3 hydroxybutyrate deshydrogénase. La production de NADH, H^+ est lue à 340 mm.

Valeurs de référence

À jeun : 0,03-0,3 mmol/l.

Variations pathologiques (voir corps cétoniques)

- Diabète insulino-dépendant : l'insuffisance pancréatique provoque une mobilisation importante des graisses et la concentration de β-hydroxybutyrate peut être un marqueur de l'équilibre diabétique.
- Acido-cétose alcoolique.
- Hypoglycémies.
- Cétose gravidique.
- Obésité.

HYDROXY-CHOLÉCALCIFÉROL (Vitamine D)

La vitamine D regroupe la vitamine D naturelle synthétisée dans la peau sous l'action des rayons UV (vitamine D_3 ou cholécalciférol) et la vitamine D d'origine végétale contenue dans l'alimentation (vitamine D_2 ou ergocalciférol).

Au niveau hépatique, la vitamine D est hydroxylée en position 25 pour former le 25-hydroxy-cholécalciférol (calcidiol) et le 25-hydroxy-ergocalciférol. Ce métabolite 25-hydroxylé est transporté au niveau plasmatique par une alpha-2-globuline.

Au niveau rénal, une seconde hydroxylation en position 1, conduit à la formation de la forme active de la vitamine D, le 1-alpha, 25-dihydroxy-cholécalciférol (calcitriol). L'hydroxylation en position 24 conduit à la formation du 24-25-dihydroxy-D_3, qui est moins actif.

La 1-25 hydroxylase est également active au niveau placentaire et chez les sujets atteints de sarcoïdose, au niveau des macrophages. Le principal facteur de stimulation est la PTH (rétrocontrôle).

L'hypophosphorémie stimule la 1-25 hydroxylase.

L'hypocalcémie stimule la sécrétion de PTH.

D'autres facteurs sont impliqués dans la synthèse du calcitriol (calcitonine, hormones sexuelles, insuline, somatomédines).

Sa carence est responsable d'un retard de minéralisation du tissu osseux (rachitisme chez l'enfant, ostéomalacie chez l'adulte).

Une carence relative entraîne une hypocalcémie compensée par un hyperparathyroïdisme secondaire ce qui favorise la 1-25 hydroxylation et la formation de calcitriol. Il est donc plus utile de doser le 25-hydroxy-cholécalciférol pour obtenir un reflet de l'état vitaminique.

Au niveau rénal, l'existence d'un trouble de l'hydroxylation entraîne une déficience en calcitriol, alors que les taux de calcidiol sont normaux. Il en est de même dans d'autres pathologies où le dosage du calcitriol est plus utile que celui du calcidiol (sarcoïdose, atteinte des parathyroïdes, ostéomalacie vitamino-résistante), et lors de traitements par les anticonvulsivants.

Prélèvement

- Sérum ou plasma hépariné.
- De préférence à jeun, en dehors de certaines thérapeutiques.
- Conservé à l'abri de la lumière.

Dosage

- Le dosage nécessite une extraction et une purification préalable.
- Méthodes radio-immunologiques (radio-compétition).
- Chromatographie liquide haute performance avec mesure dans l'UV (265 mm) ou par spectrométrie de masse, avec possibilité de doser les formes D_2 et D_3.

Valeurs de référence (µg × 2,5 = nmol)

- Les valeurs varient essentiellement en fonction des saisons et de l'ensoleillement.
- Dosage du 25-hydroxycholécalciférol :

Enfant, adulte jeune	: 20-50 µg/l	*soit*	50-125 nmol/l.
Adulte âgé	: 10-25 µg/l	*soit*	25-62 nmol/l.
Carence réelle	: < 5 µg/l	*soit*	< 12 nmol/l.
Intoxication	: > 100 µg/l	*soit*	> 250 nmol/l.

- Dosage du 1,25-dihydroxycholécalciférol :
  La concentration du calcitriol est 1000 fois plus faible que celle du calcidiol, et les taux sont identiques que l'alimentation soit ou non enrichie en vitamine D, contrairement aux taux de calcidiol.
  Adulte : 20-50 ng/l.

Variations pathologiques

- Diminution du 25-hydroxycholécalciférol :
  - ostéomalacie par carence nutritionnelle ou digestive, rachitisme,
  - ostéoporose sénile,
  - maladie de Paget,
  - cancer de la prostate,
  - néphrose,
  - hyperparathyroïdie.

  Les véritables carences d'apport s'observent dans la grossesse, lors de la croissance et chez les personnes âgées.
  Les troubles de la 25-hydroxylase peuvent s'observer également lors d'insuffisance hépatique, de cirrhose ou de traitements anticonvulsivants.

- Diminution du 1,25-dihydroxycholécalciférol :
  - insuffisance rénale,
  - hypoparathyroïdie.
- Augmentation du 1,25-dihydroxycholécalciférol :
  - physiologiquement au cours de la grossesse, en fonction des besoins en calcium,
  - sarcoïdose,
  - intoxication vitaminique (alimentaire ou thérapeutique),
  - lithiase hypercalcémique.

En thérapeutique, la vitamine D naturelle ne devient active qu'après métabolisation hépatique et rénale et est indiquée dans le rachitisme carentiel de l'enfant et les carences d'apport (lors de la grossesse, de la croissance et chez le sujet âgé).

Les composés directement actifs doivent être associés à une calcithérapie dans le traitement des ostéoporoses séniles ou cortisoniques, les hypoparathyroïdies, les défauts d'alpha-hydroxylation, les atteintes endocriniennes et osseuses, la prévention de l'ostéomalacie et lors des traitements par les anti-convulsivants.

17-HYDROXY-CORTICOSTÉROIDES URINAIRES

Le dosage des 17-hydroxy-stéroïdes urinaires est souvent associé à celui des 17-cétostéroïdes dans l'exploration de l'axe hypothalamo-hypophyso-corticosurrénalien.

Les principaux dérivés 17-hydroxylés urinaires sont le cortisol, la cortisone, le 11-désoxycortisol et les métabolites hydrogénés sous forme de glucuronides.

Prélèvement

Urines de 24 heures.

Dosage

Une fraction des urines est hydrolysée par la β-glucuronidase.

Après extraction par le dichloro-éthane, on réalise la réaction de Porter et Silber à la phénylhydrazine et les résultats sont exprimés par rapport à un étalonnage par la cortisone.

Valeurs de référence (mg × 2,76 = µmol)

Les valeurs de référence varient en fonction de l'âge et du sexe.

	Homme		Femme	
	mg/24 h	µmol/24 h	mg/24 h	µmol/24 h
0-2 ans	0,1-0,8	0,3-2,2	0,1-0,8	0,3-2,2
2-4 ans	0,5-2,0	1,4-5,5	0,5-2,0	1,4-5,5
4-10 ans	1,0-3,5	2,8-9,7	1,0-3,5	2,8-9,7
Adulte	3,0-8,0	8,3-22,0	2,0-6,0	5,5-16,5

Variations pathologiques

- Augmentation des 17.OH (et des 17-cétostéroïdes) :
  - maladie de Cushing ;
  - déficit en 11-hydroxylase. Il existe une augmentation de 11-désoxycortisol et de ses dérivés ;
  - tumeur sécrétant de la corticotrophine ;
  - adénome ou carcinome surrénalien ;
  - obésité ;
  - hyperthyroïdie ;
  - pancréatite.
- Diminution des 17-OH (et des 17-cétostéroïdes) :
  - insuffisance surrénalienne primaire (maladie d'Addison) ;
  - insuffisance surrénalienne secondaire.
- Diminution des 17-OH (avec 17-cétostéroïdes augmentés) :
  - hyperplasie surrénalienne par déficit en 21-hydroxylase avec augmentation de 17-hydroxy-progestérone et de delta-4 androstènedione.

    La diminution des 17.OH urinaires est liée à une diminution du cortisol et du 11-désoxycortisol.

HYDROXY-PROGESTÉRONE

La 17-hydroxy-progestérone est un stéroïde intermédiaire dans la biosynthèse des glucocorticoïdes, des androgènes et des œstrogènes.

Elle est synthétisée à partir de la progestérone et elle est métabolisée en delta-4-androsténedione et 11-désoxycortisol.

Sa forme d'élimination urinaire est le prégnanetriol.

Prélèvement

- Sérum recueilli à jeun et au repos.
- Sérum recueilli 60 minutes après injection de Synacthène Immédiat®.
- Noter l'âge, et le jour du cycle menstruel chez la femme.

Dosage

- Méthode radio-immunologique.
- Méthode immuno-enzymatique.

Valeurs de référence (µg/l × 3 = nmol/l)

- Chez l'homme :

- 0 à 2 mois	: 0,6-1,8 µg/l	*soit*	1,8-5,4	nmol/l,
- 2 à 6 mois	: 0,5-2,2 µg/l	*soit*	1,5-6,6	nmol/l,
- 6 mois à 1 an	: 0,3-1,7 µg/l	*soit*	0,9-5,1	nmol/l,
- 1 an à 10 ans	: 0,1-0,7 µg/l	*soit*	0,3-2,1	nmol/l,
- adulte	: 0,7-1,3 µg/l	*soit*	2,1-3,9	nmol/l.

- Chez la femme :

- 0 à 2 mois	: 0,3-1,3 µg/l	*soit*	0,9-3,9	nmol/l,
- 2 à 6 mois	: 0,3-1,5 µg/l	*soit*	0,9-4,5	nmol/l,
- 6 mois à 1 an	: 0,1-1,0 µg/l	*soit*	0,3-3,0	nmol/l,
- 1 an à 10 ans	: 0,1-0,4 µg/l	*soit*	0,3-1,2	nmol/l,
- phase folliculaire	: 0,1-0,7 µg/l	*soit*	0,3-2,1	nmol/l,
- pic ovulatoire	: 1,0-3,0 µg/l	*soit*	3,0-9,0	nmol/l,
- phase lutéale	: 1,0-3,3 µg/l	*soit*	3,0-10,0	nmol/l,
- adulte ménopausée	: 0,1-0,7 µg/l	*soit*	0,3-2,1	nmol/l,
- 5e semaine de grossesse	: 3,1-13 µg/l	*soit*	9,3-39,0	nmol/l,
- 9e semaine de grossesse	: 4,5-16 µg/l	*soit*	13,5-48,0	nmol/l,
- 14e semaine de grossesse	: 5-18 µg/l	*soit*	15,0-54,0	nmol/l.

Variations physiologiques

- Chez la femme : la sécrétion ovarienne est nulle en phase folliculaire et augmente rapidement juste avant l'ovulation.
  Les taux diminuent pour remonter et se maintenir en plateau en phase lutéale.
- Pendant la grossesse : la concentration augmente parallèlement à celle de la progestérone. Seul le corps jaune possède une 17 alpha-hydroxylase alors que le placenta en est dépourvu.

Variations pathologiques

- Dépistage des blocs enzymatiques surrénaliens.
  La découverte d'un taux élevé est en faveur d'un bloc surrénalien en 21-hydroxylase (ou en 11-hydroxylase).
  Des taux très élevés sont retrouvés chez les nouveau-nés atteints d'une hyperplasie congénitale des surrénales.
  Des taux subnormaux sont rencontrés chez des patients atteints de cette pathologie. La réponse au test au Synacthène® est alors explosive, supérieure à 10 µg/l (> 30 nmol/l).

- Le traitement substitutif par les glucocorticoïdes ramène le taux de 17-hydroxyprogestérone dans des valeurs proches de la normale chez les sujets présentant un bloc surrénalien.
- Des taux diminués de 17-hydroxyprogestérone ne s'élevant pas sous stimulation par le Synacthèse immédiat® est en faveur d'un bloc enzymatique situé en amont de la 17-hydroxyprogestérone.

HYDROXYPROLINE URINAIRE

L'hydroxyproline est un acide aminé essentiellement présent dans le collagène, particulièrement abondant dans la trame organique de l'os. Sa synthèse est réalisée à partir de la proline par hydroxylation en présence d'acide ascorbique.

L'hydroxyproline d'origine alimentaire est totalement éliminée dans les urines.

Prélèvement

Les urines de 24 heures sont recueillies sur HCl.

Un régime pauvre en collagène sera respecté quelques jours avant le prélèvement, sans viandes, charcuteries, poissons, volailles, bouillies, potages, sauces, crèmes glacées, laits gélifiés et produits gélatineux.

Dosage

L'hydroxyproline urinaire est liée à 97 % à des peptides.

Le dosage urinaire nécessite une première étape d'hydrolyse.

Elle est suivie d'une oxydation douce à la chloramine T et le produit formé est dosé par colorimétrie à 560 mm.

Valeurs de référence (mg × 7,6 = µmol)

Les valeurs normales urinaires dépendant de la surface corporelle (taille, poids, âge).

Âge	mg/24 h/m^2	mg/24 h	µmol/24 h
< 1 an	55-220	10-70	75-530
2-10 ans	25-80	15-110	115-835
10-20 ans	15-50	50-210	380-1 600
20-60 ans	6-22	10-45	75-340
> 60 ans	5-17	8-30	60-230

Les taux urinaires d'hydroxyproline libre varient de 0,5 à 2,5 mg/24 heures, soit 3,5 à 20 µmol/24 h.

Variations physiologiques

Une augmentation d'élimination est observée en fonction du régime alimentaire, de la croissance et d'une grossesse.

Variations pathologiques

- Une augmentation d'élimination est observée au cours de :
  - la maladie de Paget (forte résorption osseuse) ;
  - la tuberculose ;
  - les ostéomes ;
  - l'ostéomalacie et le rachitisme ;
  - l'hyperthyroïdie ;
  - l'acromégalie ;
  - l'hyperparathyroïdie ;
  - la mucopolysaccharidose héréditaire ;
  - les collagénoses (psoriasis, sclérodermie, dermatomyosite, arthrite rhumatoïde, les brûlures) ;
  - le déficit en hydroxyproline oxydase, maladie rare, d'origine génétique, entraînant une hyperhydroxyprolinémie.
- Une diminution d'excrétion urinaire est notée au cours de :
  - l'hypoparathyroïdie ;
  - l'hypothyroïdie ;
  - l'insuffisance hypophysaire avec retard de croissance ;
  - l'insuffisance rénale grave ;
  - les états de malnutrition.

Effets thérapeutiques

- Dans le sens d'un accroissement de l'élimination :
  - hormones thyroïdiennes,
  - parathormone,
  - hormone de croissance,
  - vitamine D.
- Dans le sens d'une diminution d'excrétion :
  - œstrogènes,
  - calcitonine,
  - vitamine C.

HYPERGLYCÉMIE PROVOQUÉE PAR VOIE ORALE

Le test d'hyperglycémie provoquée par voie orale consiste à mesurer les variations de la glycémie après une charge en glucose. Selon la réponse insulinique, la réponse glycémique sera limitée dans l'intensité et dans la durée et permet d'apprécier la tolérance de l'organisme aux hydrates de carbone.

Prélèvement

Le test est réalisé après 3 jours d'alimentation normale, sans activité physique intensive, sans thérapeutiques hyperglycémiantes (corticoïdes, œstrogènes, diurétiques thiazidiques, phénytoïne, β-bloquants, clonidine, inhibiteurs calciques), sans thérapeutiques hypoglycémiantes (IMAO, aspirine, quinine, disopyramide).

Le test est réalisé après 12 heures de jeûne, le matin, en respectant un repos strict pendant l'épreuve.

La dose de glucose ingérée est de 1 gramme par kg de poids avec un maximum de 75 g (1,75 g/kg chez l'enfant).

Chez la femme enceinte, la dose absorbée est de 100 grammes.

Le sang est prélevé à jeun et toutes les 30 minutes pendant 2 à 3 heures.

Résultats

- *Courbe normale*

  La valeur de base est comprise entre 0,7 et 1,1 g/l (*soit* 3,8 à 6,1 mmol/l).

  Les valeurs intermédiaires, de T30 à T90, ne doivent pas dépasser 1,4 g/l (*soit* 7,77 mmol/l).

  La glycémie doit revenir aux taux de la valeur de base à la 120e minute.

- *Courbe de type diabétique*

  La valeur de base est comprise entre 1,1 et 1,4 g/l (*soit* 6,1 à 7,77 mmol/l) et, au-delà, l'épreuve n'a pas son utilité pour affirmer le diabète.

  Les glycémies intermédiaires sont pathologiques, supérieures à 2 g/l, et à la 120e minute soit la glycémie est supérieure à 2 g/l (*soit* 11,1 mmol/l).

- *Courbe d'intolérance au glucose*

  La courbe se situe entre la courbe normale et la courbe de type diabétique.

  La glycémie à jeun est comprise entre 1,10 et 1,40 g/l (*soit* 6,1 à 7,77 mmol/l).

  La glycémie aux temps intermédiaires peut se situer dans la zone diabétique, supérieure à 2 g/l (*soit* 11,1 mmol/l).

  La glycémie au temps 120 est comprise entre 1,4 et 2 g/l (*soit* 7,77 à 11,1 mmol/l).

  Cette intolérance au glucose évoluera dans 70 % des cas vers le diabète.

• *Diabète « gestationnel »*

Chez la femme enceinte, on pourra suspecter un diabète « gestationnel » pour des taux de glycémie supérieurs à :

Temps	g/l	mmol/l
T0	1,05	5,8
T60	1,40	7,8

• *Hypoglycémie fonctionnelle*

Les réponses secondaires hypoglycémiques peuvent témoigner d'un hyperinsulinisme déclenché par une surcharge glucosée.

Après une élévation de la glycémie à la 30e minute, il existe une hypoglycémie vers la 2e heure proche de 0,50 g/l, pouvant s'accentuer ultérieurement et descendre autour de 0,40 g/l (2,2 mmol/l).

• *Autres explorations*

L'hyperglycémie provoquée par voie orale peut être utile pour l'exploration de la réponse insulinique en cas de diabète, pour l'exploration de la réponse en peptide C en cas de traitement insulinique, également pour l'exploration d'une hypersécrétion de somatotrophine (test de freinage de la sécrétion de GH).

HYPOXANTHINE

L'hypoxanthine ou hydroxy-6 purine est une base purique qui provient du catabolisme des acides nucléiques.

Son dosage est réalisé pour le diagnostic de la maladie de Lesch-Nyhan due à un déficit enzymatique entraînant un syndrome d'encéphalopathie avec une lithiase urique.

Prélèvement

Urines de 24 heures.

Dosage

Méthode spectrophométrique avec lecture à 280 nm et à 293 nm l'hypoxanthine, en présence de xanthine oxydase, se transforme en acide urique.

L'acide urique est préalablement éliminé des urines par la soude.

Valeurs de référence (mg × 0,0074 = mmol)

N < 25 mg/24 h *soit* < 0,20 mmol/24 h.

Variations pathologiques

- Normalement l'hypoxanthine est phosphorylée en acide inosinique et en acide guanylique sous l'influence de l'hypoxanthine-guanine-phosphoribosyltransférase.
  Lors du déficit enzymatique, il existe une forte élimination urinaire d'hypoxanthine, de xanthine et d'acide urique.
  Dans la maladie de Lesch-Nyhan, le déficit héréditaire récessif atteint les hommes. La lithiase urique évolue vers une néphropathie avec une insuffisance rénale grave.
- Les hypo-uricémiants, inhibiteurs de la xanthine-oxydase, entraînent une augmentation de l'élimination urinaire de la xanthine et de l'hypoxanthine.

HYPOXANTHINE GUANINE PHOSPHORIBOSYLTRANSFÉRASE ÉRYTHROCYTAIRE

L'HGPRT est une enzyme largement répandue dans les tissus, assurant la transformation des bases puriques, hypoxanthine et guanine, en leurs nucléotides correspondants, IMP et GMP, en présence de 5-phosphoribosyl-1-pyrophosphate (PRPP).

Prélèvement

Sang recueilli sur héparine et conservé à + 4 °C.
Le dosage est effectué en présence d'un témoin recueilli dans les mêmes conditions.

Dosage

Réalisé en présence de substrats (hypoxanthine ou guanine) avec révélation de l'activité enzymatique après électrophorèse haute tension ou chromatographie du substrat-base radiomarqué.

Valeurs de référence

Exprimées par rapport au taux d'hémoglobine :
Activité : 100-150 µmol/mg Hb/heure.

Variations pathologiques

- Syndrome de Lesch-Nyhan : déficit enzymatique avec hyperuricémie, troubles neurologiques, retard mental. Le déficit est porté sur par le chromosome X et n'atteint que les garçons.
- Déficit partiel :
  - gouttes familiales (non curables par l'allopurinol) ;

- goutte juvénile accompagnée d'une lithiase urique, généralement sans troubles neurologiques ;

Diagnostic anténatal du syndrome de Lesch-Nyhan

Dosage de l'activité enzymatique sur villosités choriales, vers la 11e semaine d'aménorrhée.

IMIPRAMINE

L'imipramine (Tofranil) est un antidépresseur tricyclique, médicament actif sur la majorité des syndromes dépressifs. Après absorption, le pic plasmatique se situe 1 à 2 heures après une administration orale. La liaison protéique est d'environ 90 %. La demi-vie varie de 12 à 24 heures. L'état d'équilibre est atteint en 2 à 5 jours de traitement continu. Le métabolisme hépatique entraîne la formation de métabolites actifs (2-hydroxy-imipramine, désipramine, 2-hydroxy-désipramine) et d'un glucuronide inactif retrouvé dans les urines.

Prélèvement

Sérum prélevé immédiatement avant une nouvelle dose.

Dosage

Chromatographie liquide haute performance.
Polarisation de fluorescence.

Valeurs de référence (µg × 3,57 = nmol)

Zone thérapeutique : 150-250 µg/l *soit* 535-895 nmol/l.
Certains facteurs modifient les concentrations plasmatiques :
- augmentation de la clairance (barbituriques, tabac) ;
- diminution de la clairance (chloramphénicol, halopéridol, phénothiazines).

Les effets secondaires indésirables ou toxiques sont essentiellement cardio-vasculaires, antimuscariniques et neurologiques.

IMMUNOÉLECTROPHORÈSE DES PROTÉINES SÉRIQUES

L'immunoélectrophorèse du sérum permet la séparation des principaux constituants protéiques afin d'évaluer une augmentation, une diminution ou une absence de telle ou telle protéine.
Cette technique peut s'appliquer à d'autres milieux biologiques (urines, LCR). Elle est généralement réalisée après une électrophorèse des protéines et un dosage pondéral des immunoglobulines.

Prélèvement

Sérum, urines, LCR, liquides de ponction.

Réalisation

- Immunoélectrophorèse : le liquide biologique est soumis, dans un premier temps, à une électrophorèse, et, dans un second temps, les protéines séparées sont analysées à l'aide d'immun sérums polyvalents ou monovalents spécifiques d'une protéine. Les arcs de précipitations sont visualisés après coloration. Le sérum testé est comparé à un sérum témoin.

Pour la recherche d'immunoglobulines monoclonales, il sera nécessaire de tester le sérum et les urines afin de mettre en évidence une éventuelle protéinurie de Bence Jones.

- Immuno-fixation : elle permet, par l'emploi d'immuns sérums monospécifiques, la mise en évidence d'immunoglobulines monoclonales en typant la chaîne lourde et la chaîne légère.

  Les immuns sérums utilisés sont spécifiques : anti γ pour les Ig G, anti α pour les Ig A, anti μ pour les Ig M, anti K et anti λ pour les chaînes légères des immunoglobulines.

- Les principales protéines isolées par immunoélectrophorèse sont (par ordre décroissant de mobilité électrophorétique).

  La préalbumine, l'albumine, l'orosomucoïde, l'alpha-1-antitrypsine, l'haptoglobine, la céruléoplasmine, l'alpha-2-macroglobuline, les β-lipoprotéines, l'hemopexine, la transferrine, les immunoglobulines.

Variations pathologiques

L'existence d'une immunoglobuline monoclonale est affirmée devant une forte augmentation d'un type d'immunoglobuline, la déformation de son arc de précipitation, accompagné généralement d'une diminution des autres types d'immunoglobulines et de l'existence d'une chaîne légère λ ou κ, mise en évidence avec un immun sérum monospécifique.

- Le diagnostic de myélome est fondé sur la présence dans le sérum d'une immunoglobuline monoclonale IgG, IgA et exceptionnellement IgD ou IgE. Les IgG normales sont habituellement diminuées.

  Le diagnostic peut également être fondé sur la présence de chaînes légères découvertes chez un sujet présentant une plasmocytose médullaire, des douleurs osseuses, une insuffisance rénale, une anémie. Dans les urines, l'existence de la protéine de Bence Jones est très fréquente.

- Le diagnostic de la maladie de Waldenström est fondé sur la présence d'une immunoglobuline monoclonale de nature IgM. La protéine de Bence Jones est plus rarement rencontrée dans les urines. Cette macroglobulinémie entraîne en syndrome d'hyperviscosité avec hyperprotidémie.

- Le diagnostic des maladies des chaînes lourdes est plus rare :
  - maladie des chaînes α : la plus fréquente des maladies des chaînes lourdes, elle s'accompagne d'un syndrome de malabsorption avec

diarrhée chronique et stéatorrhée. Les chaînes α sériques sont incomplètes ;
- maladie des chaîne γ : cliniquement proche de la maladie de Waldenström. La protéine monoclonale est décelée avec des sérums anti-fragment Fc γ ;
- maladie des chaînes μ : cliniquement proche d'une leucémie lymphoïde chronique, les chaînes μ sériques sont incomplètes.

• D'autres pathologies peuvent s'accompagner de l'existence d'immunoglobulines monoclonales à taux variables (immunoglobulines dites bénignes) :
  - cirrhose hépatique,
  - syndromes inflammatoires chroniques,
  - maladies auto-immunes,
  - cryoglobulines.
• Certaines immunoglobulines monoclonales peuvent être douées de propriétés :
  - précipitation : cryoglobulines,
  - activité anti I : agglutinines froides,
  - activité anti facteur hémophilique,
  - hyperviscosité sanguine : IgM monoclonale.

IMMUNOGLOBULINES A

Les IgA sont des protéines importantes de la réponse immunitaire humorale, produites par la lignée lymphocytaire B, en coopération ou non, selon l'antigène, avec les lymphocytes T. Les formes dimériques, reliées par une pièce sécrétoire, correspondent aux IgA sécrétoires abondantes dans les sécrétions muqueuses.

Prélèvement

Sérum (éviter les sérums hémolysés et hyperlipémiques).

Dosage

• Diffusion radiale.
• Néphélémétrie.
• Turbidimétrie.

Valeurs de référence (g/l)

La demi-vie des IgA est de 6 jours.
Les IgA ne traversent pas le placenta.
Les taux sont très variables en fonction de l'âge.
La grossesse et les contraceptifs oraux entraînent une diminution des taux d'environ 20 %.

Naissance	0-0,10	3 ans	0,35-1,60
1 mois	0,03-0,15	5 ans	0,45-2,25
3 mois	0,12-0,55	7 ans	0,55-2,60
6 mois	0,15-0,75	9 ans	0,65-3,20
9 mois	0,18-0,85	11 ans	0,75-3,50
1 an	0,20-1,00	13 ans	0,80-4,00
2 ans	0,30-1,35	Adulte	0,90-4,50

Variations pathologiques

- Augmentations polyclonales des IgA :
  - processus infectieux : pulmonaire, digestif, urinaire,
  - tuberculose, parasitoses, viroses, Crohn,
  - hépatites, hépatomes,
  - cirrhoses avec élévation du rapport IgA sur transferrine,
  - dans le liquide lacrymal, l'élévation des IgA associée à une élévation de l'albumine et des IgG peut-être en faveur d'une conjonctivite virale ou bactérienne.
- Augmentation monoclonale des IgA :
  - myélome multiple à IgA (type Kappa dans 80 % des cas),
  - maladie des chaînes lourdes alpha,
  - gammapathie monoclonale bénigne,
  - affections néoplasiques sécrétrices d'IgA.
- Diminution des taux d'IgA :
  - par diminution de synthèse :
    . tumeurs digestives,
    . leucémies,
    . déficits congénitaux en IgA, pouvant être associé à un déficit en IgA sécrétoire :
      - agammaglobulinémie de type suisse (lymphopénique),
      - agammaglobulinémie liée au sexe (maladie de Bruton),
      - agammaglobulinémie sporadique,
      - hypogammaglobulinémie idiopathique acquise,
      - dysgammaglobulinémie congénitale de type III,
      - ataxie-télangiectasie ;
  - par inhibition de synthèse :
    . immunosuppresseurs,
    . corticothérapie ;
  - par pertes protéiques :
    . syndrome néphrotique,
    . entéropathies ;

- par augmentation du catabolisme :
  . hypoprotéinémie hypercatabolique idiopathique ;
  . syndrome de Wiskott-Aldrich.

Intérêt de la détermination du rapport IgA/Transferrine

Dans la cirrhose hépatique, l'électrophorèse montre un bloc bêta-gamma, lié à une hyperglobulinémie avec augmentation de la production d'IgA. D'autre part, l'insuffisance hépatique entraîne une diminution de la synthèse de la transferrine. Le rapport IgA/Transferrine est un témoin de l'évolution de la cirrhose.

- Rapport normal : < 1,4,
- Cirrhose débutante : 1,5-3,
- Cirrhose constituée : > 3,
- Survie inférieure à 1 an si > 12.

IgA SÉCRÉTOIRES

Le principal système immunitaire qui s'oppose à l'invasion antigénique est sécrétoire et local, rencontré dans l'intestin grêle, le côlon, le tractus respiratoire, le tractus génital, les glandes salivaires et lacrymales.

Toutes les classes d'immunoglobulines sont présentes dans les sécrétions et la classe prépondérante est constituée par les IgA sécrétoires.

Elles sont assemblées au cours de leur passage transmembranaire : les IgA dimériques circulatoires se fixent à un récepteur membranaire des immunoglobulines par l'intermédiaire de la pièce J. Le complexe est internalisé, puis les IgA sécrétoires sont libérées sur la face interne de la muqueuse et ils sont retenus dans le mucus qui tapisse l'épithélium.

Prélèvement

- Salive, urine, LBA, larmes, sucs digestifs, sperme, glaire.

Dosage

- Les méthodes utilisées sont le Western-Blot et les techniques ELISA.

Résultats

- Il s'agit de milieux complexes et le recueil reste délicat.
  Les résultats sont assez variables en fonction du mode de recueil, essentiellement au niveau salivaire ou lacrymal.
- Les taux sont très variables en fonction de l'âge.
  Les taux augmentent durant la première année de la vie et restent ensuite stables.
- Il existe des variations circadiennes.

- Le déficit en IgA sécrétoire peut être partiellement compensé par les IgM locales, mais leur taux est très faible et ces sujets présentent fréquemment des infections intestinales avec des syndromes de malabsorption et des infections respiratoires.
  Les troubles sont plus évidents dans l'ataxie-télangiectasie qui révèle en plus un déficit en T-lymphocytes.

IMMUNOGLOBULINES D

Les IgD sont des protéines de la réponse immunitaire humorale, produites par les lymphocytes B. Elles existent principalement à la surface membranaire des lymphocytes, à côté des IgM. Les IgD membranaires jouent le rôle de récepteurs pour les antigènes.

Prélèvement
Sérum (éviter les sérums hémolysés, hyperlipémiques).

Dosage
Immunodiffusion radiale.
Néphélémétrie.

Valeurs de référence
Les taux sériques sont très faibles : 0,03-0,35 g/l.

Variations pathologiques
Augmentation monoclonale : myélome à IgD (rare).

IMMUNOGLOBULINES E

Les IgE sont des protéines importantes de la réponse allergique (activité réaginique) qui intéresse les réactions d'hypersensibilité immédiate où les cellules cibles sont les mastocytes tissulaires et les polynucléaires basophiles sanguins.
Les IgE peuvent persister pendant de longues périodes sur les mastocytes tissulaires, mais dans le sérum leur demi-vie est courte (2 jours). Les IgE ne traversent pas le placenta. Au contact d'un antigène, ces cellules se dégranulent et libèrent les médiateurs impliqués dans la réaction allergique.
Le dosage des IgE contribue au diagnostic d'une allergie. Le taux est significativement élevé et de façon permanente chez 80 % des sujets atteints d'une hypersensibilité de type I.

Prélèvement
Sérum.

Dosage

Méthode radioimmunologique (RIST, PRIST).
Méthode immunoenzymatique de type sandwich.
Méthode fluoro-immuno-enzymologique (FAST).

Valeurs de référence

L'allergie atopique est hautement probable pour des taux d'IgE supérieurs aux valeurs suivantes (les résultats sont exprimés en UI/ml : 1 UI = 2,4 ng) :

Naissance	1 UI/ml	2-4 ans	45 UI/ml
1-6 mois	15 UI/ml	4-6 ans	60 UI/ml
6 mois-1 an	20 UI/ml	6-8 ans	100 UI/ml
1-2 ans	30 UI/ml	Adultes	150 UI/ml

Variations pathologiques

- Allergie de type I de la classification de Gell et Coombs :
  - asthme d'origine extrinsèque,
  - rhinites allergiques,
  - rhume des foins,
  - eczéma atopique,
  - urticaire,
  - œdème de Quincke,
  - choc anaphylactique.
- Affections avec élévation des IgE :
  - parasitoses (echinoccocose, bilharziose, ascaridiose, schistosomose),
  - viroses,
  - affections bactériennes,
  - aspergillose pulmonaire,
  - atteintes immuno-pathologiques (pemphygoïde bulleuse, périartérite noueuse, syndrome de Wiskott-Aldrich, pyodermite récurrente, syndrome de Buckley),
  - myélome à IgE,
  - maladie de Hodgkin,
  - syndromes néphrotiques,
  - sarcoïdose.
- Diminution des IgE :
  - hypogammaglobulinémie congénitale, acquise ou liée au sexe,
  - ataxie-télangiectasie,
  - déficits en IgE.

IMMUNOGLOBULINES E SPÉCIFIQUES

Le diagnostic de l'allergie atopique nécessite des tests cutanés et des tests de provocation, complétés par des tests sériques d'identification in vitro des IgE spécifiques de l'antigène sensibilisant.
Le dosage des IgE spécifiques est possible pour la plupart des allergènes responsables de manifestations cliniques. Il permet également de déterminer la dose d'allergène à utiliser lors de la désensibilisation.

Prélèvement

Sérum prélevé de préférence à jeun.

Réalisation

- Recherche d'IgE monospécifiques (RAST). La recherche nécessite une technique radio-immunologique ou immuno-enzymologique et l'emploi d'une gamme d'étalonnage permettant de définir 5 classes de positivité. Les résultats sont exprimés en unités par ml et en classe.

PRU/ml	Classe	Interprétation
< 0,35	0	IgE spécifiques indétectables
0,35-0,70	1	Taux faibles
0,70-3,50	2	Taux modérés
3,50-17,50	3	Taux forts
17,50-52,50	4	Taux très forts
> 52,50	5	Taux maximaux

De nombreux allergènes peuvent être recherchés :

- médicaments (C)
- acariens (D)
- animaux (E)
- aliments (F)
- pollens de graminées (G)
- poussières de maison (H)

insectes (I)
allergènes professionnels (K)
moisissures (M)
antigènes parasitaires (P)
pollens d'arbres (T)
pollens d'herbacées (W)

Ces tests permettent de doser les IgE spécifiques d'un allergène donné mais n'explorent pas les anticorps fixée sur les basophiles et les mastocytes.
La concordance avec les tests cutanés est excellente avec les pneumallergènes, de l'ordre de 80 %. Ces tests sont intéressants lorsque les tests cutanés sont irréalisables (dermatose, antigènes dangereux, polysensibilisation, allergies aux venins, réactivité cutanée faible de l'enfant, allergènes insolubles ...).

- IgE spécifiques d'un groupe d'allergènes.

  Un mélange d'allergènes est fixé sur un support inerte et permet la recherche d'une allergie respiratoire, digestive ou cutanée :
  - phadiotop (pneumallergènes) ;
  - stallerscreen (30 pneumallergènes) ;
  - alatop (12 pneumallergènes) ;
  - rast F × 5 (6 trophallergènes responsables d'allergies alimentaires de l'enfant) ;
  - autres allergènes possibles (F × 2, F × 7, F × 8, F × 9, F × 10, FP1, FP2, FP3, FP5) permettant la recherche d'allergies alimentaires diverses ;
  - mélange graminées, herbacées, phanères, plumes, pollens, moisissures ;
- Les résultats sont exprimés qualitativement par rapport à une valeur seuil de référence (cas du Phadiatop).

  Le Phadiatop possède une spécificité proche de 100 % permettant d'éliminer une cause allergique (test négatif) ou d'orienter le patient pour une enquête allergologique (test positif).
- Les résultats sont exprimés quantitativement pour les autres groupes d'allergènes et exprimés en PRU/ml et en classe. La positivité du test nécessite la recherche du ou des allergènes incriminés, par un dosage d'IgE monospécifique.
- IgE spécifiques multiples.

  Les allergènes connus sont fixés sur un support permettant la détermination simultanée d'IgE spécifiques vis-à-vis d'un grand nombre d'allergènes, en donnant pour chacun un résultat quantitatif.
- MATRIX (14 pneumallergènes).
- MAST-CLA (36 pneumallergènes, 36 trophallergènes, mixte).

  Les résultats sont exprimés en classe en fonction du témoin négatif et positif.

  La concordance entre MAST-CLA et RAST est bonne, mais comme pour toutes les techniques, il existe des faux positifs liés aux communautés antigéniques (réactions croisées).

Liste des allergènes

Acariens

d2 *Dermatophagoides farinae*	Rd201 *Blomia tropicalis*
d3 *Dermatophagoides microceras*	d73 *Glycyphagus domesticus*
d1 *Dermatophagoides pteronyssinus*	
d74 *Euroglyphus maynei*	d71 *Lepidoglyphus destructor*
d70 *Acarus siro*	d72 *Tyrophagus putrescentiae*

Animaux

Re204	Bovin (albumine sérique)	e70	Oie (plumes)
e86	Canard (plumes)	e91	Perdrix (plumes)
e201	Canard (plumes)	e213	Perroquet (plumes)
Re216	Cerf (épithélium)	e7	Pigeon (excréments)
Re220	Chat (albumine sérique)	Re215	Pigeon (plumes)
e1	Chat (poils et squames)	Re214	Pinson (plumes)
e3	Cheval (poils et squames)	Re222	Porc (albumine sérique)
Re205	Cheval (protéines sériques)	e83	Porc (épithélium)
e80	Chèvre (épithélium)	Re212	Porc (protéines urinaires)
Re221	Chien (albumine sérique)	e85	Poule (plumes)
e2	Chien (épithélium)	Re218	Poulet (fientes)
e5	Chien (poils et squames)	Re219	Poulet (protéines sériques)
Re208	Chinchilla (épithélium)	e87	Rat
e6	Cobaye (épithélium)	e73	Rat (épithélium)
e89	Dinde (plumes)	e73	Rat (protéines sériques)
Re217	Furet (épithélium)	e74	Rat (protéines urinoires)
Re209	Gerbille (épithélium)	Re210	Renard (épithélium)
e84	Hamster (épithélium)	Re202	Renne (épithélium)
e77	Inséparable (excréments)		Serin (plumes)
e78	Inséparable (plumes)	e88	Souris
e79	Inséparable (protéines sériques)	e71	Souris (épithélium)
e82	Lapin (épithélium)	e76	Souris (protéines sériques)
Re206	Lapin (protéines sériques)	e72	Souris (protéines urinaires)
Re211	Lapin (protéines urinaires)	e4	Vache (poils et squames)
e81	Mouton (épithélium)	Re203	Vison (épithélium)

Pollens d'arbres

t2	Aulne	t4	Noisetier
t3	Bouleau	t10	Noyer
Rt215	Bouleau	t9	Olivier
Rt216	Bouleau (profiline)	t8	Orme
Rt212	Cèdre	t22	Pacanier
t17	Cèdre du Japon	t72	Palmier
Rt209	Charme	Ri219	Palo Verde
Rt206	Châtaignier	t14	Peuplier
t7	Chêne	Rt213	Pin
t23	Cyprès	t73	Pin australien
Rt214	Dattier	t16	Pin blanc
t1	Erable	t11	Platane
t18	Eucalyptus	Rt217	Poivrier
t15	Frêne	t20	Prosopis
t6	Genévrier	Rt201	Sapin
t5	Hêtre	Rt207	Sapin de Douglas
Rt211	Liquidambar	t12	Saule
Rt203	Marronnier	Rt205	Sureau
t21	Melaleuca	t208	Tilleul
t19	Mimosa	t210	Troène
t70	Mûrier		

Pollens de graminés

g9	Agrostide	g13	Houlque laineuse
g71	Alpiste	g70 I	Ivraie sauvage
g14	Avoine	g5	Ivraie vivace
g101	Blé	g202	Maïs
g15	Blé	g201	Orge
g11	Brome	g8	Pâturin des prés
g2	Chiendent digité	g6	Phléole des prés
g3	Dactyle pelotonné	Rg205	Phléole
g4	Fétuque des prés	Rg206	Phléole
g1	Flouve adorante	Rg207	Phléole
g15	Froment	g7	Roseau à balai
Rg204	Fromental	g12	Seigle
g17	Herbe de Bahia	g10	Sorgho
Rg203	Herbe des prés salés	g16	Vulpin des prés

Pollens d'herbacées

w5	Absinthe	w7	Grande marguerite
w14	Amaranthe	w16	Ivo
w1	Ambroisie	Rw207	Lupin
w2	Ambroisie à épi grêle	w20	Ortie
w3	Ambroisie trilobée	w21	Pariétaire
w17	Ansérine à balais	w19	Pariétaire officinale
w6	Armoise commune	w13	Petite bardane
w15	Arroche	w18	Petite oseille
Rw210	Betterave sucrière	w8	Pissenlit
Rw206	Camomille	w9	Plantain lancéolé
w10	Chénopode blanc	w12	Solidage / verge d'or
Rw203	Colza	w11	Soude
w4	Fausse ambroise	Rw204	Tournesol

Moisissures

m6	*Alternaria alternata* (*A. tenuis*)	Rm09	*Penicillium frequentans*
m3	*Aspergillus fumigatus*	m1	*Penicillium notatum*
m207	*Aspergillus niger*	m13	*Phoma betae*
m12	*Aureobasidium pullulans*	m70	*Pityrosporum orbiculare*
m7	*Botrytis cinerea*	m11	*Rhizopus nigricans*
m5	*Candida albicans* (levure)	m10	*Stemphylium botryosum*
m202	*Cephalosporium acremonium*	m15	*Trichodermo viride*
Rm208	*Chaetomium globosum*	Rm210	*Trichophyton agrophytum* var. *goetzii*
m2	*Cladosporium herbarum* (*Hormodendrum*)	Rm211	*Trichophyton menta-grophytum* var. *interdigitale*
m16	*Curvularia lunata*	Rm203	*Trichosporon pullulans*
m 14	*Epicoccum purpurasceus*	Rm205	*Trychophyton rubrum*
m9	*Fusarium moniliforme*	Rm204	*Ulocladium chartarum*
m8	*Helminthosporium halodes*	Rm201	*Ustilago nuda / tritici*
m4	*Mucor racemosus*		

Poussière de maison

h1	Poussières Greer	h4	Poussières Pharmacia
h2	Poussières Hollister-Stier	h70	Poussières Pasteur
h3	Poussières Bencard		

Aliments (origine végétale)

f237	Abricot	f216	Chou
f47	Ail	Rf217	Chou de Bruxelles
f20	Amande	Rf291	Chou-fleur
f210	Ananas	f208	Citron
Rf277	Aneth	Rf306	Citron vert
Rf271	Anis	Rf268	Clou de girofle
f13	Arachide	f244	Concombre
Rf318	Arbre à pain (fruit)	Rf317	Coriandre
Rf261	Asperge	Rf265	Cumin
Rf262	Aubergine	Rf281	Curry (Santa Maria)
f96	Avocat	Rf330	Cynorrhodon
f7	Avoine	Rf289	Datte
f92	Banane	f214	Épinard
Rf269	Basilic	Rf272	Estragon
Rf319	Betterave	Rf276	Fenouil
Rf227	Betterave sucrière (graine)	Rf305	Fenugrec
f4	Blé	Rf278	Feuille de laurier
f260	Brocoli	Rf328	Figue
f93	Cacao	f44	Fraise
Rf221	Café	Rf294	Fruit de la passion
Rf341	Canneberge	Rf270	Gingembre
Rf220	Cannelle	f79	Gluten
Rf295	Carambole	Rf297	Gomme arabique
Rf267	Cordamome	Rf246	Gomme de Guar (Agar)
f31	Carotte	Rf298	Gomme tragacanthe
Rf296	Caroube	Rf292	Goyave
f85	Céleri	Rf226	Graine de citrouille
f242	Cerise	Rf316	Graine de colza
Rf212	Champignon	Rf219	Graine de fenouil
f299	Châtaigne	Rf333	Graine de lin (linette)

Rf335	Graine de lupin	f48	Oignon
Rf224	Graine de pavot	f6	Orge
Rf322	Groseille rouge	Rf283	Origan
f15	Haricot blanc	f209	Pamplemousse
Rf287	Haricot rouge	Rf293	Papaye
Rf315	Haricot vert	Rf329	Pastèque
Rf324	Houblon	f54	Patate douce
Rf336	Jujube	f95	Pêche
Rf301	Kaki	f86	Persil
f84	Kiwi	Rf253	Pignon de pin
f215	Laitue	Rf279	Piment
f235	Lentille	f203	Pistache
f45	Levure de bière	194	Poire
Rf275	Livéche	f12	Pois
Rf266	Macis (Muscade)	Rf309	Pois chiche
f8	Maïs (grains)	Rf339	Poivre de la jamaïque
f90	Malt	f280	Poivre noir
Rf302	Mandarine	Rf263	Poivre vert
f91	Mangue	f218	Poivron (Papriko doux)
Rf274	Marjolaine	f35	Pomme de terre
f87	Melon	149	Pomme
Rf332	Menthe	f225	Potiron/Citrouille
Rf247	Miel	f51	Pousse de bambou
f55	Millet commun	f255	Prune
f56	Millet italien	f259	Raisin
157	Millet japonais	f9	Riz
189	Moutarde	Rf331	Safran
Rf211	Mûre	f11	Sarrasin
Rf288	Myrtille	f5	Seigle
f17	Noisette	f10	Sésame (graines)
f256	Noix	f14	Soja (graine)
f202	Noix de Cajou	Rf222	Thé
f36	Noix de coco	Rf273	Thym
Rf282	Noix de Muscade	f25	Tomate
f201	Noix de Pécan	Rf234	Vanille
f18	Noix du Brésil	Rf310	Vesce bleue

Insectes

i6	Cafard	i71	Moustique
Ri202	Charançon du blé	i76	Scarabé
Ri203	Ephestia	Ri204	Taon
i70	Fourmi rouge	i8	Ver à soie (Larve de Bombyx)
i201	Mouche du cheval	i73	Ver de vase (Larve de Chironome)
i72	Mouche du Soudan		

Aliments (origine animale)

f76	α-lactalbumine	Rf300	Lait de chèvre
Rf313	Anchois	Rf286	Lait de jument
Rf264	Anguille	f2	Lait de vache
f1	Blanc d'œuf	f231	Lait de vache bouilli
Rf258	Calamar	Rf228	Lait en poudre : Alfaré®-Nestlé®
f58	Calamar du Pacifique	Rf304	Langousse
f254	Carrelet	Rf311	Limande
f78	Caséine	Rf206	Maquereau
f60	Chinchard/Corangue	f50	Maquereau du Pacifique
Rf323	Conalbumine	Rf307	Merluche
Rf338	Coquille Saint Jacques	f37	Moule
f23	Crabe	f245	Oeuf entier
f24	Crevette	f232	Ovalbumine
Rf320	Écrevisse	f233	Ovomucoïde
Rf314	Escargot	f207	Palourde
Rf312	Espadon	Rf326	Petit lait de brebis
Rf303	Flétan	Rf236	Petit lait de vache
f82	Fromage (fermenté)	f3	Poisson (Cabillaud/Morue)
f81	Fromage (pâte cuite)	f59	Poulpe
f205	Hareng	Rf340	Rouge carmin/extrait cochenille
f80	Homard	f61	Sardine
f290	Huître	Rf308	Sardine
f75	Jaune d'œuf	f41	Saumon
Rf334	Lactoferrine bovine	Rf337	Sole
Rf325	Lait de brebis	f27	Viande de bœuf

f77	ß-lactoglobuline	f284	Viande de dinde
f40	Thon	f213	Viande de lapin
f204	Truite arc en ciel	f88	Viande de mouton
Rf285	Viande d'élan	f26	Viande de porc
f27	Viande de bœuf	f83	Viande de poulet
Rf321	Viande de cheval		

Parasites

p4	Anisakis	p2	Echinococcus
p1	Ascaris	p3	Schistosoma mansoni

Venins

i1	Abeille	i75	Frelon européen
i100	Blatte	i4	Guêpe poliste
Ri205	Bourdon	i3	Guêpe vespula
i6	Cafard (Blatte)	i71	Moustique
i70	Fourmi de feu	i72	Moustique
i2	Frelon à tête blanche	i14	Taon
i5	Frelon à tête jaune	i73	Ver de vase

Allergènes professionnels

Allergènes professionnels

Rk205	Alkalase	k81	Ficus
k87	Alpha-amylase	k80	Formaldéhyde
Rk209	Anhydride hexahydrophtalique	k70	Grain de café vert
Rk210	Anhydride maléique	k71	Graine de ricin
Rk211	Anhydride méthyltétrahydrophtalique	k83	Graines de colon
k79	Anhydride phtalique	k84	Graines de tournesol
k86	Anhydride trimélitique	k77	Isocyanate HDI
Rk202	Broméline	k76	Isocyanate MDI
k85	Chloramine T	k75	Isocyanate TDI
k73	Déchets de soie	k72	Ispaghule

k82	Latex	Rk213	Pepsine
Rk208	Lysozyme	Rk203	Phospholipase
Rk204	Maxatase	Rk212	Poussière de bois d'Abachi
k78	Oxyde d'éthylène	Rk206	Savinase
Rk201	Papaïne	k74	Soie naturelle

Allergènes divers

Ro202	Artemisia salina	o70	Liquide séminal
o1	Coton (fibres brutes)	Ro203	Tétramine
Ro207	Daphnies	Ro211	Ver de farine
Ro201	Feuille de tabac		

Allergènes tropicaux

Aliments

Cannelle	Jacquier
Curry	Mangue
Fève	Papaye

Acariens

Chortoglyphus arcuatus

Pollens

Paspale (paspulum notatum)

Insectes

Blatte orientale	Blatte américaine

Aliments (d'origine végétale)

Bagasse	Sciures de bois tropicaux

Allergènes mélangés sur même support

Pneumallergènes

Pollens de graminées	
gx1	Dactyle pelotonné, Fétuque des prés, Ivraie sauvage, Phléole des prés, Paturin des prés
gx2	Chiendent digité, Ivraie sauvage, Phléole des prés, Paturin des prés, Sorgho, Herbe de Bahia
gx3	Flouve odorante, Ivraie vivace, Phléole des prés, Seigle, Houlque laineuse
gx4	Flouve odorante, Ivraie sauvage, Roseau à balai, Seigle, Houlque laineuse
Rgx6	Chiendent digité, Ivraie vivace, Sorgho, Brome, Houlque laineuse, Herbe de Bahia
Pollens d'herbacées	
wx1	Ambroisie, Armoise commune, Plantain, Chénopode blanc, Soude
wx2	Ambroisie à épi grêle, Armoise commune, Plantain, Chénopode blanc, Arroche
wx3	Armoise commune, Plantain, Chénopode blanc, Solidage, Ortie
wx5	Ambroisie, Armoise commune, Grande marguerite, Pissenlit, Solidage
wx6	Plantain, Chénopode blanc, Soude, Petite oseille
wx7	Grande marguerite, Pissenlit, Plantain, Chénopode blanc, Solidage
Rw209	Ambrosie, Ambrosie à épi grêle, Ambrosie trilobée
Pollens d'arbres	
tx1	Érable, bouleau, Chêne, Orme, Noyer
tx2	Érable, Chêne, Orme, Peuplier, Pacanier
tx3	Genévrier, Chêne, Peuplier, Proposis juliflora
tx4	Chêne, Orme, Platane, Saule, Peuplier
tx5	Aulne, Noisetier, Orme, Saule, Peuplier
tx6	Érable, Bouleau, Hêtre, Chêne, Noyer
tx7	Olivier, Saule, Pin, Eucalyptus, Mimosa, Melaleuca leucadendron
tx8	Érable, Bouleau, Noisetier, Chêne, Platane
tx9	Aulne, Bouleau, Noisetier, Chêne, Saule
Rtx10	Aulne, Bouleau, Noisetier, Frêne

Moisissures	
mx1	*Penicillium notatum, Cladosporium herbarum, Aspergillus fumigatus, Alternaria alternata*
mx2	*Penicillium notatum, Cladosporium herbarum, Aspergillus fumigatus, Candida albicans*
	Alternaria alternata, Helminthosporium halodes
Poussières de maison	
hx2	Poussière de maison (Lob. Hollister-Stier), Dermatophagoïdes pteronyssinus et farinae
	Blatte germanique, Dermatophagoïdes
Animaux	
ex1	Chat, Cheval, Vache, Chien
ex2	Chat, Chien, Cobaye, Rat, Souris
ex70	Cobaye, Lapin, Hamster, Rat, Souris
ex71	Oie, Poulet, Canard, Dinde
ex72	Inséparable, Canari, Perruche, Perroquet, Pinson
ex73	Oie, Poulet, Canard, Perroquet

Trophallergènes

Aliments	
fx1	Arachide, Noisette, Noix du Brésil, Amande, Noix de coco
fx2	Morue, Crevette, Moule, Thon, Saumon
fx3	Blé, Avoine, Maïs, Sésame, Sarrazin
fx7	Tomate, Levure de bière, Ail, Oignon, Céleri
fx8	Noisette, Noix du Brésil, Orange, Pomme, Cacao
fx9	Amande, Kiwi, Melon, Banane, Raisin
fx10	Porc, Bœuf, Jaune d'œuf, Poulet, Dinde
fx13	Pois, Haricot blanc, Carotte, Pomme de terre
fx14	Tomate, Épinard, Chou, Paprika
fx15	Orange, Pomme, Banane, Pêche
fx16	Fraise, Poire, Citron, Ananas
fx18	Pois, Arachide, Soja
fx20	Blé, Seigle, Orge, Riz
fx70	Estragon, Marjolaine, Thym, Livèche
fx71	Cumin, Muscade (Macis), Cardamome, Clou de girofle
fx72	Basilic, Graines de fenouil, Gingembre, Anis
fx73	Porc, Bœuf, Poulet
fx74	Morue, Hareng, Maquereau, Carrelet

Rfx11	Maïs, Pois, Haricot blanc, Carotte, Brocoli
Rfx12	Seigle, Riz, Pomme de terre, Champignon, Potiron
Rfx17	Pomme, Banane, Poire, pêche
Rfx19	Carotte, Pomme de terre, Épinard, Concombre
Rfx21	Kiwi, Melon, Banane, Pêche, Ananas
Rfx22	Noix de Pécan, Noix de Cajou, Pistache, Noix
fx5E	Trophatop 1 : Blanc d'œuf, Lait de vache, Morue, Arachide, Soja
fx24	Trophatop 2 : Noisette, Crevette, Kiwi, Banane
fx23	Trophatop 3 : Porc, Bœuf, Poulet, Dinde
fx25	Trophatop 4 : Graines de Sésame, Levure de bière, Ail, Céleri

Allergènes professionnels et divers

pax1	Cheval, Vache, Oie, poulet
pax2	*Acarus siro*, *Lepidoglyphus destructor*, *Gasterophilus intestinalis*, *Sitophilus granarius*
pax3	Aspergillus fumigatus, Alternaria alternata, Seigle, Blé
pax4	Blé, Soja, Alpha-amylase, Sitophilus granarius
pax5	Isocyanates (TDI, MDI, HDI), Anhydride Phtalique
pax6	Oxyde d'éthylène, Anhydride Phtalique, Formaldéhyde, Chloramine T
Rrx1	Phléole, Armoise commune, Plantain, Pariétaire, Bouleau
Rrx2	Dermatophagoïdes farinae, Chat, Chien (épithélium), Chien (poils et squames), Alternaria
Rrx3	Chiendent, Ivraie, Herbe de Bahia, Ambroisie, Plantain, Chénopode
Rrx4	Chiendent, Ivraie, Brome, Ambroisie, Armoise, Plantain
Rrx5	Dermatophogoïdes pteronyssimus, Chat, *Aspergillus fumigatus*, Blatte germanique

Plusieurs allergènes (séparés)

Pneumallergènes

MATRIX®	*D. Farinae*, *D. pteronyssimus*, *Alternaria alternata*, *Aspergillus fumigatus*, *penicillium motatum*,
	Épiderme de chat, Épiderme de chien, Chiendent digité, Phléole des près, Bouleau, Olivier,
	Armoise commune, Pariétaire officinale, Plantain, Ambroisie élevée, Ambroisie trilobée

MAST-CLA	Pollens d'arbre : Aulne, Hêtre, Bouleau, Olivier, Chêne, Platane, Frêne
	Pollens de graminées : Phléole, Paturin, Dactyle, Chiendent, Blé, Avoine, Seigle
	Pollens d'herbacées : Plantain, Chénopode, Pariétaire, Ambroise, Fausse ambroise, Armoise
	Animaux : Chat, Chien, Cheval
	Moisissures : *Aspergillus*, *Alternaria*, *Cladosporium*, *Candida*
	Insectes : Blattes
	Acariens : *D. Ptenyssinus*, *D. Farinae*

Trophallergènes

MAST-CLA	Noix : Amande, Noisette
	Fruits exotiques : Avocat, Banane, Mélange d'agrume
	Solanacées : Tomate, Pomme de terre
	Légumineuses : Petit pois, Arachide, Soja,
	Ombellifère : Céleri
	Viandes : Bœuf, poulet, porc
	Produits marins : Palourde, Crevette, Crabe, Morue, Thon
	Condiments : Ail, Oignon, Levure
	Farines : Graine de sésame, Riz, Maïs, Blé
	Produits laitiers : Lait de vache, Caséine
	Œufs : Jaune d'œuf, Blanc d'œuf

Mixtes

MAST-CLA	Aliments : Céleri, Soja, Arachide, Pois, Avocat, Porc, Blé, Crevette, Morue, Lait, Blanc d'œuf
	Pollens d'arbres : Bouleau, Olivier, Chêne, Platane
	Pollens de graminées : Dactyle, Blé, Phléole
	Pollens d'herbacées : Plantain, Ambroisie, Pariétaire, Armoise
	Animaux : Chat, Chien
	Moisissures et insectes : *Aspergillus*, *Cladosporium*, *Alternaria*, Blattes
	Acariens : *D. Pteronyssimus*, *D. Farinae*

Précipitines

Poumon de fermier
Foin
Micropolyspora faeni
Poumon d'éleveur
Extrait fécal de perruche, Extrait fécal de pigeon, Sérum de canari, Sérum de perruche, Sérum de pigeon, Sérum de volaille
Aspergillose
Aspergilloses 3 précipitines :
* *Aspergillus fumigatus* somatique
* *Aspergillus fumigatus* métabolique
* *Aspergillus nidulans*
Aspergilloses 6 précipillines :
* *Aspergillus fumigatus*
* *Aspergillus nidulans*
* *Aspergillus niger*
* *Aspergillus repens*
* *Aspergillus terreus*
* *Aspergillus versicolor*
Divers
Alternaria alternata
Aureobasidium pullulans
Candida albicans
Candidine
Cladosporium cladosporoides
Dermatophagoïdes farinae
Dermatophogoïdes pteronyssimus
Penicillium brevi-compactum
Penicillium notatum
Penicillium viridicatum
Sérum de perroquet
Sérum de poulet
Thermoactinomyces vulgaris

ALLERGIE ALIMENTAIRE

L'allergie alimentaire concerne 20 % de la population et atteint environ 10 % des enfants. La majorité des manifestations allergiques de l'enfant sont liées aux aliments. Les différents symptômes sont l'eczéma, l'asthme, les rhinites.

L'allergie alimentaire met en cause des mécanismes immunologiques IgE-dépendants et doivent se différencier des réactions cliniques à l'ingestion d'un aliment, qui déclenchent des réactions indépendantes des mécanismes immunologiques. C'est le cas en particulier des intolérances aux amines biogènes (excès de consommation d'histamine, de tyramine, d'aliments histamino-libérateurs), défaut de perméabilité de la muqueuse intestinale ou anomalie du métabolisme (cas du déficit en G6PD).

Manifestations cliniques

- Nourrisson : diarrhées, eczéma, asthme et rhinites.
- Atteintes gastro-intestinales :
  - coliques du nourrisson au sein, aphtose buccale,
  - reflux gastro-œsophagien, syndrome du côlon irritable,
  - maladie cœliaque, malabsorption, diarrhées...
- Atteintes dermatologiques :
  - dermatite atopique,
  - urticaire, eczéma,
  - angioedème.
- Atteintes respiratoires :
  - otites séreuses,
  - bronchites récidivantes,
  - rhinorrhées,
  - asthme,
  - syndrome de Heiner.
- Autres manifestations :
  - migraines,
  - atteintes articulaires,
  - signes neuro-asthémiques avec hypotonie,
  - pâleur,
  - syndrome néphrotique (néphrose lipoïdique),
  - conjonctivites.

Particularités de certains trophallergènes

Lait de vache : 3 allergènes	Caséine, ß lactoglobine, α lactalbumine
Œuf de poule : • blanc d'œuf • Jaune d'œuf	Ovalbumine, ovotransferrine, ovomucoide Réaction croisée avec chair de poulet, plumes
Poissons	Protéine M (morue), protéine sarcoplasmique
Crustacés	Crevette (antigènes I, II)
Viandes	Sérum albumine, gammaglobulines sériques
Céréales	Albumines, globulines
Légumineuses	Glycoprotéine acide (pois, arachide, haricot)
Ombellifères	Allergies croisées
Fruits	Allergies croisées (bouleau)

Techniques utilisées pour le dépistage

Trophatop 1 = Fx5	Blanc d'œuf, lait de vache, poisson, blé, arachide, soja
Trophatop 2 = Fx24	Noisette, crevette, kiwi, banane
Trophatop 3 = Fx23	Porc, bœuf, poulet, dinde
Trophatop 4 = Fx25	Sésame, levure de bière, ail, céleri
Trophallergènes	MATRIX, MAST-CLA, RAST Fx
IgE spécifiques	RAST, CAP-RAST, ELISA
IgE totales	Sans intérêt pour un allergène alimentaire Sauf pour un dépistage de terrain atopique
Chez l'enfant de plus de 4 ans :	Recherche d'une sensibilisation à la pomme, au céleri, impliqués dans les allergies aux pollens des composées et bétulacées.
Chez l'enfant de moins de 4 ans	demander un RAST Fx5 : positif dans 80 % des allergies alimentaires.
Prick-tests (test cutanés)	Extraits alimentaires glycérinés (peu standardisés) Leur valeur prédictive positive est faible et leur valeur prédictive négative est forte.

D'autres tests existent, mais ne sont pas utilisés couramment :

- régimes d'éviction et de réintroduction : la suppression de l'aliment doit être au minimum de 4 semaines. La disparition des signes cliniques est progressive.
  La réintroduction entraîne la réapparition des signes cliniques initiaux ;
- test de provocation orale et test labial : effectués en milieu hospitalier sous stricte surveillance médicale ;
- Dosages d'histamine plasmatique, de tryptase et d'ECP ;
- test au mannitol-lactulose : pour mesurer la perméabilité intestinale, parfois couplé à un test de provocation orale avec l'aliment incriminé.

RÉACTIONS CROISÉES EN ALLERGIE.

Les réactions croisées en allergie sont la conséquence de la présence dans des agents allergisants différents, d'un ou de plusieurs allergènes croisants. On retrouve dans le sérum des sujets sensibilisés à de tels allergènes, des IgE qui réagissent avec plusieurs allergènes et le sérum présente une réactivité croisée.

Leur connaissance permet une bonne interprétation des résultats des recherches d'IgE spécifiques et l'établissement de corrélation avec les tests cutanés.

Pollens de graminées
• Les allergènes des graminées sont retrouvés dans un grand nombre d'espèces de cette famille. Plusieurs allergènes croisants sont identifiés et la recherche d'une allergie vis à vis du dactyle ou de la fléole suffit à démontrer la sensibilisation à l'ensemble de festuceae (avoine, dactyle, ivraie, fléole...) ou des hordeae (blé, seigle...).
Pollens d'herbacées
• Réactions croisées dans la famille des composés entre les genres Ambrosia et Helianthus (tournesol) et le genre Artemisia (armoise). • Les allergies aux pollens d'ambroisie et d'armoise sont souvent associées.
Pollens d'arbres
• Réactions croisées entre Cupressaceae (Cyprès, Thuya, Juniperus) Taxodiaceae (Cèdre du Japon) et Podocarpaceae. • Réactions croisées entre l'olivier (Olea), le frêne (Fraxinus), le troène (Ligustrum), le lilas (Syringa) et le forsythia. • Réactions croisées entre les Bétulacées (aulne, bouleau, charme), les Fagacées (châtaignier, hêtre) et les Corylacées (noisetier).

Acariens - Poussières

- Les 2 espèces d'acariens D1 et D2 sont le plus souvent en cause dans l'allergie aux poussières de maison (IgE anti-D1 > IgE anti-D2)
- Les acariens de stockage présentent une réactivité croisée avec les dermatophagoïdes.
- Réaction croisée entre acariens et crustacés (crabe, langouste) et mollusques (escargot, moule, palourde).

Animaux

- L'association d'allergies aux squames d'animaux (ex. : chat, chien) est fréquente. Une réaction croisée entre certains animaux (chat, cheval, souris, rat et bovins) pourrait reposer sur une sensibilisation à l'albumine (allergène pour certains sujets sensibilisés au chien).

Insectes

- Réactions croisées entre les différents hyménoptères de la famille des vespidés (frelon, guêpes).
- Réactions croisées avec des protéines de résistance aux maladies présentes chez le tabac et la tomate.
- Réactions croisées avec des protéines testiculaires de mammifères.
- Réaction croisée : insectes (blatte, papillon, moucheron) et acariens
- Réaction croisée : insectes (drosophile, mouche) et crevette.

Moisissures

- Réactions croisées importantes entre les différentes moisissures (protéines, polysaccharides, C-substances).
- Réactions croisées entre moisissures et levures

Aliments

- Lait et fromages : réaction croisée entre les différentes caséines.
- Crustacés : réaction croisée entre les différents crustacés (crabe, crevette) dont l'allergène principal est la tropomyosine.
- Lait (alpha-lactalbumine) et blanc d'œuf (lysozyme) : réaction croisée
- Lait de vache (sérum-albumine) et poulet : réaction croisée.
- Allergènes aviaires (plumes, sérum, fientes) et jaune d'œuf.
- Poissons (morue) : réaction croisée entre de nombreuses espèces dont l'allergène majeur est la parvalbumine.
- Poissons et surimi : réaction croisée.
- Viandes animales : réaction croisée entre les différentes espèces dont l'allergène principal est l'albumine.
- Réaction croisée entre viande de porc et squames de chat
- Réactions croisées entre les farines céréalières : triticeae (blé, orge, seigle), aveneae (avoine), riz, maïs, soja.

Réactions croisées entre les légumes et les fruits
• Crucifères : colza, choux, moutarde, navet, radis, raifort. • Légumineuses : arachide, fèves, haricot, lentilles, lupin, pois, soja. • Liliacées : ail, asperge, ciboulette, oignon. • Ombellifores : aneth, anis, carotte, carvi, céleri, cerfeuil, coriandre, cumin, fenouil, persil. • Rosacées : abricot, amande, cerise, pêche, poire, pomme, prune. • Rutacées : citron, clémentine, orange, mandarine, pamplemousse. • Solanées : aubergine, paprika, pomme de terre, tomate.
Réactions croisées entre pollens et aliments
• Pollens d'herbacées (ambroisie, plantain), fruits (melon, banane, pastèque) et venins d'hyménoptères. • Pollens de graminées et légumineuses, ombellifères et solanées. • Pollens de graminées et allergènes des céréales. • Pollens d'arbres de la famille des fagales (bouleau, aulne, charme, céleri, noisette, noisetier, pomme) et les allergènes d'origine végétale (pollens d'arbre, de graminées, d'herbacées, de légumes, de fruits) et les allergènes du pollen d'armoise avec le bouleau et le céleri. • Réaction croisée pomme et bouleau.
Réactions croisées entre les graminées, les herbacées et les arbres
• Allergènes croisants entre les familles de pollens (profilines) • Réaction croisée entre pollens de graminées (ivraie, chiendent) et oléacées. • Réaction croisée entre *Cryptomeria japonica*, Ambrosia elatior et la tomate. • Allergènes de graminées et pollens de plantain
Réaction au latex, considéré comme un mélange polyallergénique
• Réaction croisée entre allergènes producteurs de latex : euphorbiacée (*Hevea brasiliensis*) et moracée (*Ficus benjamina*). • Réaction croisée entre la poussière de sève de ficus et la figue. • Réaction croisée entre le latex d'Hevea et les fruits (kiwi, melon, banane, avocat, chataigne).

IMMUNOGLOBULINES FÉCALES

Au niveau intestinal, les immunoglobulines sont produites par le tissu lymphoïde associé au tractus digestif (amygdales, plaque de Peyer, appendice, lamina propria) essentiellement par des plasmocytes produisant des IgA dimériques qui s'associent à la pièce sécrétoire pour former les IgA sécrétoires qui représentent une barrière importante contre les agressions bactériennes, virales, alimentaires. Les autres classes représentent globalement 10 % des immunoglobulines totales, et sont d'origine locale liée à une stimulation antigénique, ou sont d'origine plasmatique par exsudation.

Au cours des entéropathies inflammatoires, il existe une augmentation des débits fécaux des immunoglobulines, qui est fonction de l'importance des lésions ; ainsi leur dosage informe sur les capacités de réponse immunitaire de l'intestin. La détermination des clairances intestinales en immunoglobulines et en alpha-1-antitrypsine évaluent la perméabilité de la muqueuse intestinale.

Dosage des immunoglobulines fécales

Les dosages sont réalisés sur une dilution des selles de 3 jours après une extraction des protéines par des techniques de diffusion en gel, ou par néphélémétrie, turbidimétrie ou techniques ELISA.

Entéropathies inflammatoires

Les affections chroniques telles que la maladie de Crohn, la rectocolite hémorragique ou les colites inflammatoires, en association avec un syndrome diarrhéique, entraînent une augmentation du débit des IgAs, IgA et IgG. Les IgG sont essentiellement produites par exsudation à partir du sérum dont l'importance peut être appréciée également par la mesure de la clairance à l'alpha-1-antitrypsine ou par l'utilisation de marqueurs isotopiques.

Normalement, l'élimination quotidienne des protéines est faible dans les selles :

- IgAs < 150 mg/l,
- IgA < 50 mg/l,
- IgG < 25 mg/l.

Au cours des entéropathies exsudatives, les taux sont augmentés :

- IgAs > 200 mg/l,
- IgA > 100 mg/l,
- IgG > 50 mg/l.

IMMUNOGLOBULINES G

Les immunoglobulines G sont des protéines importantes de la réponse immunitaire humorale, produites par la lignée lymphocytaire B, en coopération ou non, selon l'antigène, avec les lymphocytes T. Les IgG fixent le complément, se lient aux récepteurs de nombreuses cellules, permettant les phénomènes d'opsonisation et cytotoxicité. On décrit 4 sous-classes d'IgG (IgG1, IgG2, IgG3, IgG4) possédant des chaînes lourdes différentes et des propriétés biologiques propres.

Prélèvement

- Sérum (éviter l'hémolyse et les sérums hyperlipémiques).
- LCR.
- Liquides de ponction.

Dosage

- Immunodiffusion radiale.
- Néphélémétrie.
- Turbidimétrie.

Valeurs de référence (g/l)

Naissance	6,0-16,0	3 ans	6,0-13,5
1 mois	4,8-10,5	5 ans	6,8-15,5
3 mois	2,8-6,3	7 ans	7,0-16,3
6 mois	2,5-5,7	9 ans	7,4-17,0
9 mois	3,0-8,8	11 ans	8,0-18,0
1 an	4,0-10,0	13 ans	8,0-18,0
2 ans	5,0-11,5	Adulte	8,0-18,0

	IgG1	IgG2	IgG3	IgG4
Demi-vie (jours)	21	21	7	21
Traversée du placenta	++	+	++	++
Fixation du complément	++	+	+++	–
Concentration relative	65 %	25 %	7 %	3 %

Principales variations pathologiques

- Augmentations polyclonales des IgG :
  - infections bactériennes (réponse primaire et secondaire),
  - infections parasitaires (paludisme, leishmanioses viscérales),
  - cirrhose éthylique (parallèlement à l'évolution),
  - hépatite virale aiguë (en réponse à la virémie),
  - infarctus du myocarde (vers la 2e semaine),
  - collagénoses (LED, PR).
- Augmentations monoclonales des IgG :
  - myélome multiple à IgG associé dans 70 % des cas à une chaîne Kappa,
  - maladie des chaînes lourdes gamma,
  - gammapathie monoclonale bénigne (évolution maligne dans 10 % des cas),
  - affections néoplasiques productrices d'IgG.

- Diminution des IgG :
  - diminution de synthèse (déficits immunitaires primitifs),
  - inhibition de la synthèse (Immunosuppresseurs, corticoïdes),
  - pertes protéiques (syndrome néphrotique, entéropathies, brûlures),
  - dysglobulinémie (Kahler à IgA et Waldeström : chute des IgG),
  - hypercatabolisme (Dystrophie myotonique ou maladie de Steinert),
  - hypercatabolisme masqué par une hypersynthèse (Wiskott-Aldrich).
- Cinétique de la réponse immune (IgG et IgM) importante dans les infections (exemple de la toxoplasmose congénitale avec étude de la charge immunitaire).

Études des sous-classes

L'étude des sous-classes d'IgG peut être intéressante dans certaines pathologies :

- Dans les déficits immunitaires, la proportion des sous-classes est importante à connaître, car leurs propriétés ni sont pas identiques. Les déficits sont souvent associés par paires : IgG1-IgG3 et IgG2-IgG4.
- Dans les pathologies immunologiques (pemphigus, glomérulonéphrites) où le taux d'IgG fixant le complément est en rapport avec l'intensité de la pathologie (dépôt de complexes immuns) :
  - fixation élevée du complément : IgG1 et IgG3,
  - lyse des hématies (IgG1),
  - thyroïdite (anti-microsome de classe IgG2) ;
- Rôle dans l'hypersensibilité immédiate (IgG4).
  On observe une augmentation des IgG4 lors des désensibilisations spécifiques, avec existence d'une activité bloquante lorsque la stimulation antigénique est prolongée ou avec une hyper-stimulation.
  Cette augmentation d'IgG4 est en relation avec une amélioration clinique, en empêchant la fixation de l'allergène sur les cellules-cibles et en diminuant la dégranulation.

IMMUNOGLOBULINES M

Les IgM sont des protéines importantes de la réponse immunitaire humorale. Elles sont produites par la lignée lymphocytaire B et apparaissent quelques jours après l'introduction d'un antigène et leur ascension est rapide. Il s'agit d'anticorps de la réponse primaire et ils sont souvent recherchés en sérologie pour le diagnostic d'une infection aiguë. Certains antigènes thymo-dépendants ne provoque que la synthèse d'IgM (antigènes polysaccharidiques).
La structure de l'IgM est pentamérique et la pièce J stabilise l'édifice.

Les IgM possèdent des propriétés agglutinantes, activent le complément par la voie classique, mais ne traversent pas le placenta.

Cette dernière notion est importante dans le diagnostic des infections fœtales. Le fœtus est capable de synthétiser des IgM en réponse à une stimulation antigénique, permettant le diagnostic d'infection in utéro.

Prélèvement

Sérum (éviter l'hémolyse et les sérums hyperlipémiques).

Dosage

- Immuno diffusion radiale.
- Néphélémétrie.
- Turbidimétrie.

Valeurs de référence (g/l)

La demi-vie des IgM est de 5 jours.

À la naissance, les taux sont très faibles. Ils augmentent rapidement et vers 4 ans les taux adultes sont atteints.

Naissance	0,10-0,30	1 an	0,55-1,75
1 mois	0,25-0,75	2 ans	0,60-2,00
2 mois	0,30-1,00	4 ans	0,70-2,30
3 mois	0,35-1,25	Adulte	0,75-2,60
6 mois	0,45-1,50		
9 mois	0,50-1,65		

Principales variations pathologiques

- Augmentations polyclonales des IgM :
  - processus infectieux : toutes les infections bactériennes, avec synthèses classiques d'IgM puis d'IgG, sauf les infections à pneumocoque et les salmonelloses ou le phénomène de Switch est absent (synthèse seule d'IgM),
  - infections virales (rubéole),
  - infections parasitaires (trypanosomiase, paludisme, toxoplasmose),
  - atteintes hépatiques (cirrhose alcoolique, cirrhose biliaire, hépatite chronique active avec ses nombreux auto-anticorps),
  - atteinte intestinale (colite ulcéreuse surinfectée).
- Augmentation monoclonale des IgM :
  - maladie de Waldenström (10 % des gammapathies monoclonales) avec des IgA et des IgG normales dans 50 % des cas.
    La chaîne légère est de type Kappa dans 80 % des cas.

Ces IgM ont parfois une activité anticorps :
. contre les Ag érythrocytaires : COOMBS positif,
. contre l'Ag cardiolipidique : VDRL positif,
. contre des IgG : latex positif ;
- gammapathie monoclonale bénigne (évolution maligne dans 10 % des cas),
- affections néoplasiques productrices d'IgM ;
- gammapathies non sécrétantes et infections s'accompagnant d'un trouble de différentiation B-lymphocytaire comme la LLC, le lymphome de Burkitt, les lympho-sarcomes ;

- Examens complémentaires :
  - rechercher une protéinurie de Bence-Jones, positive dans 75 % des cas ;
  - rechercher des cryoglobulines, positives dans 20 % des cas.
- Diminution des taux d'IgM :
  - affections malignes : la diminution est un marqueur important dans l'évolution de la maladie,
  - maladie des chaînes légères avec diminution des 3 classes d'Ig, nécessitant l'analyse urinaire,
  - pertes protéiques (brûlures, entéropathies),
  - inhibition de la synthèse par les immunosuppresseurs, les corticoïdes,
  - augmentation du catabolisme : hypoprotéinémie hypercatabolique,
  - déficits primitifs par absence de cellules sécrétrices :
    . agammaglobulinémie de Bruton,
    . syndrome de Wiskott-Aldrich.

IMMUNOGLOBULINES DE MEMBRANE

Certains lymphocytes portent à leur surface membranaire des immunoglobulines. Il s'agit essentiellement des lymphocytes B. Des diminutions des taux de lymphocytes porteurs d'Ig de membrane sont retrouvées au cours de carences immunitaires et inversement une élévation des taux est retrouvée dans certaines leucémies.

Prélèvement

Sang recueilli sur héparine.

Principe

Les lymphocytes sont isolés du sang circulant par centrifugation sur gradient de Ficoll-Triosil.
Ils sont incubés en présence de sérums anti-immunoglobulines spécifiques de chaînes lourdes ou légères, marqués à la fluorescéine.
Les lymphocytes porteurs d'Ig de membrane apparaissent fluorescents.

Valeurs de référence

IgG de membrane : chaînes γ : 2-6 % des lymphocytes.
IgA de membrane : chaînes α : 1-3 % des lymphocytes.
IgM de membrane : chaînes μ : 8-18 % des lymphocytes.

Variations pathologiques

- Carences immunitaires portant sur les lymphocytes B (ex : agammaglobulinémie) : diminution des taux.
- Carences immunitaires jouant sur les lymphocytes T : taux normaux et parfois augmentés.
- Leucémies lymphoïdes chroniques : augmentation des lymphocytes porteurs d'Ig de membrane.

IMMUNOGLOBULINES MONOCLONALES

L'exploration d'une dysglobulinémie monoclonale fait appel à des techniques touchant à la fois les domaines de l'immunologie, de la biochimie et de l'hématologie. Il est nécessaire de réaliser des études électrophorétique et immunoélectrophorétique du sérum et des urines de 24 heures.

Une gammapathie monoclonale est caractérisée par l'augmentation d'un seul type d'immunoglobuline appartenant à une classe et à une sous classe déterminée. Elle est dûe à la prolifération d'un seul clone de lymphocytes B hyperstimulés, producteurs d'une population monoclonale d'immunoglobulines définie par son homogénéité. Elle se traduit à l'électrophorèse par l'apparition d'un pic étroit et homogène dont la localisation et l'importance sont très variables.

Dans certains cas une activité auto-anticorps est mise en évidence :
- IgM anti-antigènes érythrocytaires I, i ;
- IgM anti-IgG ;
- IgA anti-lipoprotéine ;
- IgG anti-fibrine ;
- IgG anti-facteur VIII ;
- IgM anti-myéline ;
- IgG anti-streptolysine O ;
- IgM anti-héparine.

On pourra distinguer plusieurs types de production d'immunoglobulines monoclonales :
- Ig monoclonale complète (95 % des cas) : la biosynthèse concerne les IgG, les IgM, les IgA, et plus rarement les IgE, les IgD, et se traduit par un pic monoclonal net à l'électrophorèse en relation avec une forme maligne ou bénigne ;

– Ig monoclonale incomplète :
  - production de chaînes légères libres monoclonales (5 % des cas) de type Kappa ou Lambda, caractérisant le myélome à chaînes légères. Le pic monoclonal est très discret à l'électrophorèse des protéines sériques. Une hypogammaglobulinémie portant sur les 3 classes d'Ig accompagne généralement cette pathologie ;
  - production de chaînes lourdes monoclonales (rare) de type Alpha, Gamma ou Mu, caractérisant le myélome à chaînes lourdes. Le pic monoclonal est inconstant.

Prélèvement

- Sérum frais (non congelé).
- Urines concentrées du matin ou urines de 24 heures.

Mise en évidence d'une Ig monoclonale

- Analyse du sérum :
  - électrophorèse des protéines et dosage des protéines :
    . taux de protéines > 80 g/l : évocateur du myélome, de la maladie de Waldenström,
    . taux de protéines < 60 g/l : évocateur d'une Ig incomplète,
    . dosage des immunoglobulines : évoque la classe d'Ig,
    . l'électrophorèse permet de mieux quantifier l'Ig monoclonale par intégration du pic monoclonal,
    . le dosage des immunoglobulines physiologiques permet d'apprécier une éventuelle diminution des autres classes d'Ig et le risque infectieux éventuel,
    . le dosage des chaînes légères K et λ libres et liées permet de détecter la présence de chaînes légères libres si le rapport K/λ est perturbé et aide au typage de l'Ig monoclonale ;
  - immunoélectrophorèse ou immunofixation
    . ces techniques permettent de déterminer le type immunochimique de l'Ig monoclonale,
    . l'immunoélectrophorèse se traduit par des arcs dont l'interprétation est morphologique,
    . l'immunofixation permet d'observer les bandes homogènes spécifiques de l'Ig monoclonale.
- Analyse des urines :
  - électrophorèse des urines concentrées :
    . la protéinurie de Bence Jones est constituée de dimères de chaînes légères libres d'Ig d'un seul type (Kappa ou Lambda). La recherche est effectuée par électrophorèse ;

- immunoélectrophorèse ou immunofixation :
  . l'immunofixation réalisée en parallèle avec l'analyse sérique précisera le type Kappa ou Lambda.

Examens complémentaires

- Vitesse de sédimentation :
  - reflète le déséquilibre protéique, elle est souvent élevée dans les formes malignes (> 100 mm à la 1re heure),
  - normale dans le myélome à chaînes légères, le myélome non sécrétant, en présence de cryoglobulines.
- Recherche d'une cryoglobuline :
  - cryoglobulines monoclonales (type I),
  - cryoglobulines mixtes : Ig monoclonales – Ig sériques (type II),
  - environ 10 % des Ig monoclonales associées à un myélome ou à un syndrome lymphoprolifératif sont des cryoglobulines.
- Hypercalcémie : fréquente et associée à une hypercalciurie.
- Protéinurie : recherche d'une atteinte glomérulaire ou tubulaire.

Pathologies associées aux Ig monoclonales

- Myélome (maladie de Kahler).
- Maladie de Waldenström.
- Maladie des chaînes lourdes.
- Maladies hématologiques :
  - LLC (pic monoclonal dans 10 % des cas),
  - lymphomes malins.
- Cancers épithéliaux (prostate, rein, sein, estomac, intestin).
- Atteintes hépato-biliaires :
  - cirrhose,
  - hépatites (chroniques, virales),
  - hépatome.
- Atteintes dermatologiques :
  - mucinose papuleuse (IgG lambda),
  - pyoderma gangrenosum (IgA),
  - xanthome plan normocholestérolémique.
- Processus infectieux :
  - virus : CMV, HIV,
  - bactéries et parasites (transitoire).
- Maladies auto-immunes :
  - LED, PR.

	Sérum				Urines
	Protidémie	Electrophorèse	Immunoélectrophorèse	Dosages d'immunoglobulines	Bence Jones urinaire
Myélome à IgG, IgA, IgE, IgD	Fréquemment ↗	Hypoalbuminémie Zone anormale étroite et intense	Arc d'IgG, IgA, IgE ou IgD fortement incurvé	Ig normales ↘	Fréquente +++
Myélome variété « à chaînes légères »	N à ↘	Zone anormale discrète ou abstente	Arc de chaînes légères monoclonales ± intense voire absent	Ig normales ↘	Présence +++
Waldenström	Fréquemment ↗	Hypoalbuminmie Zone anormale étroit et intense	Arc d'IgM fortement incurvé	Ig normales ↘	Fréquente +++
Maladie des chaînes lourdes	N	Zone anormale étroite ou bande diffuse peu visible	Ligne de précipitation souvent hétérogène, peu incurvée et peu visible	Ig normales ↘	Présence de chaînes lourdes B.J. fréquente dans la maladie des chaînes lourdes
Gammapathie secondaire à un syndrome lymphoprolifératif	N	Zone anomale étroite, peu intense	Arc d'immunoglobuline monoclonale, discret	Pas de dimunition des Ig normales	Absente
Gammapathie secondaires à infections chroniques diverses. Cancers épithéliaux, maladies auto-immunes, cirrhose	N	Zone anormale étroite et peu intense	Arc d'immunoglobuline monoclonale, discret	Pas de diminution des Ig normales	Absente
Gammapathie monoclonale idiopathique	N	Zone anormale étroite, peu intense	Arc d'immunoglobuline monoclonale, discret	Pas de diminution des Ig normales en général	Absente ou très faible

INDUCTEURS ENZYMATIQUES

Les inducteurs enzymatiques sont des médicaments qui augmentent l'activité des enzymes micromiales hépatiques (cytochromes, UDP glucuronyl-transférase) et qui entraînent une modification des métabolismes normaux ainsi qu'une modification de l'activité des médicaments associés.

Barbituriques	– Diminuent l'activité des anticoagulants oraux – Déclenchent des porphyries – Déclenchent des ostéomalacies par action sur le métabolisme de la vitamine D – Augmentent l'élimination d'acides biliaires – Augmentent le métabolisme des contraceptifs oraux et diminuent l'activité contraceptive
Barbituriques et benzodiazépines	– Augmentent l'activité de nombreuses enzymes dont la γGT
Valproate de sodium	– Diminue fortement l'élimination des barbituriques
Isoniazide et rifampicine	– Se potentialisent et augmentent leur activité hépatotoxique
Rifampicine	– Diminue l'activité des antidiabétiques oraux, des anticoagulants oraux, des contraceptifs oraux, des corticoïdes
Clofibrate	– Augmente l'activité glucuronyl-transférase – Augmente la conjugaison de la bilirubine chez le nouveau-né
Phénytoïne	– Augmentation du métabolisme de la digitoxine, des œstroprogestatifs, des anti-vitamines K, de la vitamine D, de la doxycycline, de la quinidine – Augmente la transformation de la primidone en phénobarbital

INHIBINE

L'inhibine est une hormone d'origine gonadique intervenant dans la régulation locale de la reproduction, qui est sous la dépendance de l'hypophyse par l'intermédiaire de la FSH et de la LH.

En l'absence de ces hormones, il existe un arrêt de la production des spermatozoïdes et des ovocytes, un tarissement de la sécrétion des hormones testiculaires et ovariennes entraînant une diminution des caractères sexuels.

L'inhibine est une hormone qui freine la sécrétion hypophysaire de FSH, qui participe à l'atrésie des follicules recrutés par la FSH et qui participe à la sélection du follicule dominant.

Elle permet également l'accroissement de la production d'androgènes par les cellules de la thèque interne de l'ovaire et par les cellules de Leydig du testicule.

Au niveau de l'ovaire, l'inhibine retarde la maturation de l'ovocyte et, au niveau des cellules qui la produisent, elle réduit la production d'œstrogènes.

Dosage de l'inhibine

- *Chez l'homme*

  L'inhibine est sécrétée par les cellules de Sertoli sous contrôle de la FSH. Une diminution des taux est observée avec l'âge. Son dosage est intéressant au cours des azoospermies ou des oligospermies à FSH limite.

- *Chez la femme*

  L'inhibine est produite par les cellules de la granulosa, par le corps jaune, le placenta et la déciduale.

  Les taux sont relativement constants en phase folliculaire, puis s'élèvent parallèlement aux taux d'estradiol, avec un pic contemporain de celui de la LH ; un minimum est observé 2 jours après le pic de LH, puis un second pic en phase lutéale est contemporain de celui de la progestérone.

  Lors de la ménopause, les taux sont très faibles.

  La valeur de l'inhibine est un reflet du nombre et de la taille des follicules. En cycle induit, l'inhibine représente un marqueur de croissance folliculaire complémentaire de l'estradiol.

  Dans la grossesse, les taux augmentent dès la 4e semaine d'aménorrhée, pour atteindre un maximum vers la 10e semaine, puis diminuent et restent stables entre la 14e et la 30e semaine.

Dans la môle hydatiforme, les taux sont élevés, et après résection du tissu, les taux chutent rapidement, en 10 jours, alors que l'HCG s'annule tardivement. Dans les tumeurs de la granulosa, les taux ont une valeur prédictive. Ils sont proportionnels à la taille de la tumeur et indétectables après exérèse. Ils s'élèvent lors de récidives alors que les taux d'estradiol sont souvent stables. Dans le syndrome de Turner, l'inhibine est indosable.

Structure

- L'inhibine est une glycoprotéine de 32 Kd, composée de 2 sous-unités (alpha et bêta) reliées par des ponts disulfures.
- L'association de 2 sous-unités bêta conduit à la formation d'un dimère qui stimule la sécrétion de FSH et est appelé Activine.

Valeurs de référence (u/ml)

- Homme : 0,7 – 2,8 u/ml.
- Femme :

- phase folliculaire	1re semaine	0,35-1,05 (moyenne : 0,7),
	2e semaine	0,65-1,85 (moyenne : 1,2),
- pic préovulatoire		1,25-2,45 (moyenne : 1,7),
- phase lutéale		1,55-2,95 (moyenne : 2,2),
- post-ménopause		0-0,30 (moyenne : 0,05).

Intérêt en pathologie tumorale

- Détection précoce du cancer de l'ovaire : le cancer de l'ovaire est à l'origine de symptômes non spécifiques vagues, expliquant que la tumeur n'est reconnue qu'à un stade tardif.

  Environ 10 % des cancers ovariens sont des tumeurs des cellules de la granulosa, productrices de grandes quantités d'œstradiol et donc entraînant des perturbations hormonales permettant de reconnaître les tumeurs à un stade généralement précoce. Mais la majorité des tumeurs ne sont pas productrices d'œstradiol en grande quantité et l'intérêt du dosage de l'inhibine comme marqueur de détection des tumeurs a été mis en évidence.
- Détection précoce du choriocarcinome : le choriocarcinome est une affection grave du placenta qui se développe généralement à partir d'une môle hydatiforme. Le taux d'inhibine est un indicateur plus sensible de la persistance trophoblastique que les autres hormones placentaires.
- Détection du cancer du testicule : le dosage de l'inhibine peut être utilisé en complément des marqueurs tumoraux classiques.

INHIBINE B

L'inhibine est une glycoprotéine constituée des sous-unités α et ß unies par un pont disulfure. La sous-unité ß existe sous 2 formes ßA et ßB, combinées à la sous-unité α pour former l'inhibine A et l'inhibine B.

Les taux d'inhibine B augmentent rapidement dans la phase folliculaire précoce, puis diminue graduellement. Deux jours après le pic de LH du milieu de cycle, elle présente un pic de courte durée puis diminue pour atteindre des taux très faibles au milieu de la phase lutéale.

Ce profil particulier de l'inhibine B suggère qu'elle soit en rapport avec la maturation folliculaire et les taux retrouvés au 3e jour du cycle seraient le reflet de la réserve ovarienne. Le dosage est associé à celui de la FSH et de l'estradiol pour apprécier la réserve ovarienne.

Prélèvement

Sérum prélevé entre J2 et J4 du cycle.

Dosage

Méthode immuno-enzymatique

Valeur de référence

Une valeur seuil de 45 pg/ml est déterminée.

Au dessus de cette valeur au 3e jour du cycle, la survenue d'une grossesse par technique d'assistance médicale à la procréation est plus probable que chez celles ayant des taux d'inhibine B inférieurs à 45 pg/ml.

INHIBITEURS ANTI-ACTIVATEURS DU PLASMINOGÈNE (PA inhibiteurs)

Les inhibiteurs anti-activateurs du plasminogène (ou PA Inhibiteurs) sont rencontrés dans des pathologies thrombo-emboliques, ou comportant des risques thrombotiques, dans les syndromes inflammatoires, mais aussi dans la grossesse.

On distingue :

- le PA inhibiteur 1 d'origine endothéliale, hépatique, plaquettaire, impliqué dans le développement de la thrombose ;
- le PA inhibiteur 2 d'origine placentaire, retrouvé au cours de la grossesse.

Ils ont pour cible le t-PA et l'urokinase.

L'augmentation de leur taux entraîne une diminution de l'activité fibrinolytique du plasma.

Prélèvement

- Sang sur tube citraté (1 vol. pour 9 vol. de sang).
- Bilan de base réalisé sans stase veineuse.
- Bilan de stimulation (stase veineuse, analogue de la vasopressine).

Dosage

- Méthodes enzymatiques : évaluation des quantités résiduelles de t-PA en quantité connues, en présence du plasma.
  Les résultats sont exprimés en unités de t-PA neutralisé.
- Méthodes immunologiques : grâce aux anticorps anti PA-inhibiteur.

Valeurs de référence

- Activité PA-inhibiteur : 2 à 15 u/ml de plasma.
  - L'activité augmente avec l'âge.
  - Après stimulation, l'activité fibrinolytique augmente ainsi que la concentration de t-PA Ag (sauf chez les sujets mauvais répondeurs).
- Dosage immunologique : 5 à 20 mg/ml de plasma.

Variations diverses

- Grossesse : augmentation de l'activité PA-inhibitrice durant la grossesse. Cette activité se normalise lors de la délivrance. Les taux sont plus élevés dans les grossesses pathologiques.
- Maladies inflammatoires : élévation des protéines de l'inflammation dont le PA-inhibiteur 1.
- Maladies thrombo-emboliques, thromboses veineuses à répétition, état thrombotique :
  - période post-opératoire,
  - dyslipémie, obésité, diabète,
  - athérosclérose, infarctus du myocarde,
  - cancers,
  - CIVD par septicémie (endotoxinémie).
- Des taux élevés de PA-inhibiteurs ont été décrits dans :
  - le LED,
  - la maladie de Behçet,
  - les cirrhoses.

INSULINE

L'insuline est une hormone polypeptidique sécrétée par les cellules β des îlots de Langerhans. Il s'agit d'une hormone hypoglycémiante dont le taux de sécrétion est régulé par la glycémie, le glucagon, l'hormone de croissance.

La capacité sécrétrice est étudiée par les dosages de base et par des épreuves de stimulation glucosée. L'insulinosécrétion est surtout étudiée dans l'évaluation de l'équilibre glycémique. Elle est diminuée dans le diabète sucré. Elle est augmentée dans les insulinomes.

Prélèvement

Plasma recueilli sur EDTA, centrifugé et congelé rapidement.

Méthodes de dosage

Radio-immunologie.

Immuno-enzymatique (ELISA de type sandwich).

Valeurs usuelles (mUI/l × 7,17 = pmol/l)

Taux de l'insuline plasmatique à jeun et au cours d'une hyperglycémie provoquée par voie orale.

Temps de l'épreuve	Moyenne (en mUI/l)	Limites (en mUI/l)	Limites (en pmol/l)
À jeun	10	3-20	21-145
T_{15}	35	5-70	36-500
T_{30}	60	8-140	57-1 000
T_{60}	65	10-150	72-1 080
T_{90}	50	9-130	65-940
T_{120}	35	6-80	43-580
T_{150}	25	5-40	35-290
T_{180}	15	4-30	29-215

Variations physiologiques

- Les taux les plus bas sont retrouvés dans la 2e partie du sommeil nocturne.
- La prise d'aliments entraîne immédiatement une élévation de l'insulinémie (l'hyperinsulinémie post-prandiale peut être très importante et atteinte 10 fois la valeur basale).
- La variation glycémie-insulinémie est synchrone et généralement proportionnelle. La demi-vie de l'insuline est brève (10 minutes) et permet cet ajustement.
- Le dosage apprécie également la pro-insuline qui représente 20 % des chiffres trouvés.
- L'existence d'anticorps anti-insuline chez le diabétique traité entraîne des interférences dans le dosage.

Variations pathologiques

- Dans le diabète insulino-dépendant (type I), le taux de base de l'insuline est diminué et n'augmente pas au cours du test d'hyperglycémie provoquée par voie orale.
- Dans le diabète non insulino-dépendant (type II), le taux de base de l'insuline reste normal.
- Dans l'insulinome, l'insulinémie reste normale ou peu élevée et contraste avec une glycémie basse. L'injection de glucagon entraîne une hyperinsulinémie supérieure à 150 mUI/l dans les minutes suivant l'injection. L'injection de tolbutamide entraîne les mêmes effets.
- **Exploration des hypoglycémies** : le dosage de l'insuline permet le diagnostic d'un hyperinsulinisme ou d'un insulinome associés à une hypoglycémie. Les dosages sont réalisés au cours d'une épreuve de jeûne en milieu hospitalier. Le dosage du C-peptide est réalisé en parallèle pour éliminer un hyperinsulinisme par injection.

Un hyperinsulinisme à jeun supérieur à 50 mUI/1 accompagné d'une glycémie normale ou d'une hyperglycémie peuvent se rencontrer dans : les insulinorésistances majeures du diabète lipoatrophique ou les insulinorésistances de type A ou dans les hyperproinsulinémies familiales.

Un hyperinsulinisme à jeun ou après stimulation associé à des glycémies normales ou élevées, est un signe d'insulinorésistance rencontré dans le diabète de type 2 et l'obésité.

Dans le syndrome des ovaires polykystiques (SOPK) qui touche une femme en âge de procréer sur 20, et qui se caractérise par l'existence d'une virilisation et d'une anovulation chronique, il existe un hyperinsulinisme. L'obésité associée dans 50 % des cas accentue l'insulinorésistance observée et l'hyperinsulinémie compensatrice. Le risque de développer un diabète de type 2 et des maladies cardio-vasculaires est important. La glycémie et l'insulinémie sont prédictifs de la réponse hyperinsulinique lors du test de tolérance oral au glucose.

INSULINE-LIKE GROWTH FACTOR (IGF)

Les IGF, comme d'autres facteurs de croissance, agissent sur la croissance et le développement. Ils possèdent également des fonctions biologiques chez l'embryon, le fœtus et chez l'adulte. L'IGF-1 est en partie sous contrôle de la GH (*Growth Hormon*) et possède une activité thérapeutique potentielle dans les nanismes dus à une insensibilité à la GH (syndrome de Laron). Elle pourrait également être utilisée dans d'autres pathologies comme le diabète ou l'on observe un syndrome de résistance à la GH.

Les IGF présents dans le sang et les autres liquides de l'organisme sont fixés à des protéines IGF-BP (*Binding Protein*) dont la principale retrouvée dans le sang circulant est l'IGF-BP3.

Les IGF et leurs récepteurs sont nécessaires à la croissance normale de l'embryon et du fœtus. L'IGF 2R et la protéine IGF-BP3 ont une activité antitumorale. L'IGF-BP3 est une molécule cible pour la p53, inhibitrice de la croissance cellulaire.

Syndromes d'insensibilité à la GH

– Insensibilité primaire à la GH ou syndrome de Laron
– Anomalies du récepteur à la GH
– Anomalies post-récepteurs
– Anomalies primaires de synthèse d'IGF
– Insensibilités secondaires ou acquises, parfois transitoires :
– Anticorps anti-GH ou anti-récepteur de la GH
– Insensibilité à la GH par atteinte hépatique ou nutritionnelle
– Diabètes

Intérêts des dosages d'IGF-1 et d'IGF-BP3

– Déficit en hormone de croissance (GH) : enfant et adulte
– Acromégalie
– Nanisme
– Syndrome de Turner
– Insuffisance rénale chronique
– Exploration des états de malnutrition protéique
– Exploration d'un retard de croissance intra-utérin
– Exploration du diabète de type I

Prélèvement

Sérum

Dosage

Méthode radio immunologique (IRMA)
(GH, IGF-1, IGF-BP3)
Méthode immuno-enzymatique (EIA)
(IGF-BPI).

Valeurs de référence de l'IGF-BP3

- De 1 à 4 ans : 1,0 - 2,5 mg/l
- De 5 à 7 ans : 1,1 - 3,4 mg/l
- De 8 à 9 ans : 1,2 - 2,3 mg/l
- De 10 à 11 ans : 1,2 - 2,6 mg/l

- Stade pubertaire 2 : 1,8 - 3,2 mg/l
- Stade pubertaire 3 : 2,5 - 4,0 mg/l
- Stade pubertaire 4 : 2,4 - 3,5 mg/l
- Stade pubertaire 5 : 2,7 - 3,5 mg/l
- Adulte de plus de 18 ans : 1,8 - 3,5 mg/l

INTERTRIGO

L'intertrigo est une inflammation de la peau au niveau des plis, favorisée par l'obésité et la transpiration, liée à une atteinte mycosique.

- Dermatophytes :
  - *Trichophyton* (*rubrum*, mentagrophytes),
  - *Epidermophyton floccosum.*
- Levures (*Candida albicans* ou autre levure).

  Le prélèvement (squames, pus) mettra en évidence des filaments mycéliens et éventuellement des spores et sera mis en culture sur un milieu de Sabouraud (ATD, actidione) pour l'identification et la réalisation de l'antifongigramme.

  L'identification est généralement rendue délicate par l'existence de surinfections bactériennes.

IODE

L'iode est un halogène (masse molaire : 253,8) utilisé en médecine (hormones thyroïdiennes, amiodarone, produits de contraste iodés). L'iode peut se révéler dangereux par toutes les voies d'exposition.

L'ingestion se traduit par des signes de causticité pour le tube digestif et une atteinte rénale organique peut apparaître après quelques jours d'évolution. Les vapeurs d'iode sont très irritantes pour les muqueuses. Les projections cutanées entraînent des brûlures longues à cicatriser. L'*iodisme* reste surtout en rapport avec des traitements médicaux prolongés : hypersalivation, rhinorrhée, irritation ORL, parotidite, céphalée, insomnie, perte de poids, nervosité et quelquefois des éruptions cutanées sont observés.

Prélèvement

- Sérum.
- Urines de 24 heures.
- Air.

Dosage

- Méthode chromatographique (HPLC).
- Électrode spécifique.
- Méthodes chimiques (volumétrie, absorptiométrie, potentiométrie).

Valeurs usuelles (µg × 7,87 = nmol)

- Sérum : 40 - 100 µg/l *soit* 315 - 790 nmol/I.
- Urines : 100 - 300 µg/24 h *soit* 790 - 2360 nmol/24 h.
- Air : Les valeurs limites d'exposition sont réglementées par le ministère du travail qui définit la concentration admise dans l'air des locaux fixée à 0,1 ppm soit 1 mg/m^3 (maladie de caractère professionnel à déclaration obligatoire).

Variations pathologiques

- Hyperthyroïdie et augmentation de l'iode de façon non spécifique (augmentation des protéines porteuses, injection de produits iodés, injection de produits de contraste).
- Hypothyroïdie et diminution de l'iode de façon non spécifique (diminution des protéines porteuses).
- Surcharge iodée : fixation thyroïdienne faible ou nulle de l'iode radioactif (distribution de comprimés d'iodure de potassium autour des centrales nucléaires : ingestion dès le début de l'alerte : maximum d'efficacité de prévention de l'irradiation interne entre 6 h. avant et 2 h. après l'inhalation d'iode radioactif (Iode 131 ; période 8,1jours ; émission γ) Certains médicaments inhibent l'incorporation d'iode dans la thyroïde : perchlorate de sodium ou de potassium, antithyroïdiens de synthèse (néo-mercazole, propylthiouracile)

  Chez l'homme, la fixation thyroïdienne peut entraîner des cancers de la thyroïde, surtout chez l'enfant et l'ingestion d'iodure non radioactif entre en compétition avec l'iode radioactif pour empêcher la fixation thyroïdienne.

  Les mesures préventives de l'irradiation externe par émission de gaz rares (xénon 133, période 5,3 jours, émission ß et γ) ou de métaux (césium 137, strontium 90), sont la mise à l'abri ou confinement.

IONOGRAMME

Le dosage des principaux électrolytes sanguins et urinaires fait partie du dépistage et de la surveillance de l'équilibre acidobasique, des états d'hydratation, de certaines pathologies, essentiellement rénales et hépatiques.

Le rein est soumis à un contrôle hormonal pour assurer l'homéostasie du métabolisme hydrosodé. Cet équilibre peut être perturbé en cas de trouble rénal (le rein est en partie responsable des désordres hydroélectrolytiques) ou en cas de pathologies extra-rénales (déperditions digestives, cutanées, respiratoires, surcharges excessives).
L'ionogramme représente la composition ionique d'un secteur hydrique, et la somme des anions et des cations est une constante.
Les troubles de l'hydratation nécessitent l'exploration des ions les plus importants quantitativement : Na^+, K^+, Cl^- parfois associé aux dosages plasmatiques des bicarbonates et des protéines.
Le sodium est le principal cation extra-cellulaire. Il permet le maintien de la pression osmotique et de l'équilibre acido-basique. Il représente un facteur important de l'hydratation tissulaire (l'eau suit le sodium). Les processus qui régulent l'osmolarité extra-cellulaire déterminent les variations de la natrémie et des anions qui lui sont associés : chlore et bicarbonates.
Le potassium est le principal cation intra-cellulaire. Il assure le maintien de l'osmolarité des cellules et intervient dans la transmission de l'influx nerveux.

Prélèvement

- Sang recueilli sur héparine.
- Rapidement centrifugé.
- Le dosage doit être réalisé dans les 2 heures.
- Tout prélèvement hémolysé est rejeté.
- Le dosage est aussi réalisé sur les urines de 24 heures.

Dosage du Na^+, du K^+

- Électrodes sélectives, en potentiométrie indirecte ou directe.
- Photométrie de flamme par émission (avec ou sans étalon interne).
- Méthodes chimiques (chromogéniques).
  En cas d'anomalies du pourcentage d'eau plasmatique (hyperprotidémie, hyperlipidémie), la potentiométrie indirecte et la photométrie de flamme sous-estiment la natrémie.

Dosage du Cl^-

- Électrode sélective.
- Complexation (thiocyanate mercurique).
- Colorimétrie.
- Méthodes chimiques enzymatiques.

Valeurs de références (mmol/l ou mEq/l)

Âge	Na^+	K^+	Cl^-
Nouveau-né	130-145	3,6-5,6	96-110
Nourrisson	133-145	3,7-5,2	96-110
Enfant	136-145	3,5-4,9	100-110
Adulte	136-145	3,5-4,9	100-110

Variations pathologiques

- *Hypernatrémie* (> 150 mEq/l)
  - Déshydratation avec hyperosmolarité plasmatique :
    . pertes en eau extra-rénales (insuffisance d'apport, ou pertes cutanées, pulmonaires, etc.),
    . polyurie osmotique (comas hyperosmolaires, hyperglycémie, perfusion de substrat osmotique),
    . diabète insipide.
- *Hyponatrémie* (< 130 mEq/l)
  - Hypoosmolarité plasmatique :
    . pertes extra-rénales (diarrhées, vomissements),
    . diurétiques,
    . insuffisances surrénaliennes,
    . rétentions d'eau par insuffisance cardiaque, cirrhose ascitique, syndrome néphrotique, insuffisance rénale, sécrétion inappropriée d'ADH.
- *Hyperkaliémie* (> 5 mEq/l)
  - Hémolyse pathologique d'origine immunologique, mécanique.
  - Anomalie de répartition vers le liquide intracellulaire : hémolyse, acidose, nécrose tissulaire.
  - Excès d'apport ou défaut d'élimination rénale (rétention) : insuffisance rénale, acidose tubulaire de l'hypocorticisme, inhibiteurs de l'enzyme de conversion.
- *Hypokaliémie* (< 3,5 mEq/l)
  - Anomalie de distribution vers le compartiment intracellulaire : alcalose, perfusion glucosée.
  - Déficit en potassium par apport insuffisant ou par pertes urinaires (hyperaldostéronisme, cushing, diurétiques) ou par pertes digestives (diarrhées, vomissements, laxatifs).
- *Hyperchlorémie* (> 110 MEq/l)
  - Associée aux hypernatrémies lors des déshydratations.
  - Acides métaboliques avec fuite de bicarbonates d'origine rénale (tubulopathies).

- *Hypochlorémie* (< 90 mEq/l)
  - Associée aux hyponatrémies lors des hyperhydratations intracellulaires.
  - Alcaloses métaboliques hypokaliémiques.
  - Acidoses respiratoires compensées.

Trou anionique

Le trou anionique représente les anions non dosés dans la détermination du ionogramme (sulfates, phosphates, acides organiques).

Il est déterminé par la différence (exprimée en mEq/l) : $(Na^+ + K^+) - (Cl^- + HCO_3^- + \text{Protéines}) = 0 \text{ à } -4$ mEq/l.

Le trou anionique est augmenté dans les acidoses métaboliques :
- insuffisance rénale chronique,
- acido-acétose diabétique,
- acidose lactique,
- intoxications aiguës (salicylate, éthylène-glycol).

Le trou anionique est diminué lorsque :
- les anions indosés (sulfates, phosphates) sont diminués, avec augmentation compensatrice du chlore et des bicarbonates (cirrhoses, syndrome néphrotique) ;
- les cations indosés sont augmentés (hypercalcémie, intoxication au lithium, etc.) ;
- le dosage entraîne une surestimation des anions ou une sous-estimation des cations.

ISOÉLECTROFOCALISATION DES APOLIPOPROTÉINES

Dans certains hyperlipoprotéinémies, il existe des anomalies qualitatives et quantitatives des apolipoprotéines.

L'isoélectrofocalisation permet l'étude qualitative des apolipoprotéines C et E.

Prélèvement

Sérum.

L'analyse n'est pas influencée par l'alimentation ni par une thérapeutique éventuelle.

Réalisation

L'étude est réalisée sur les VLDL et nécessite une ultracentrifugation dans les milieux de densité différente.

Résultat

- Apo C : formée de 3 polypeptides (Apo C_1, Apo C_2, Apo C_3). La recherche d'un déficit en Apo C_2 est réalisée devant une hyperchylomicronémie (type I). L'absence d'Apo C_2, qui est l'activateur de la lipoprotéine lipase, a les même conséquences que le déficit enzymatique et entraîne une hypertriglycéridémie.
- Apo E : formée de 3 isomorphes (Apo E_2, Apo E_3, Apo E_4) qui s'associent pour former des phénotypes de fréquences variables. Le plus fréquent est E_2 E_3.
  Le phénotype E_2 E_2 est retrouvé dans les hyperlipoprotéinémies mixtes (type III).

ISOLEUCINE

L'isoleusine est un acide aminé indispensable dont le métabolisme est lié à celui de la leucine et de la valine.
Le catabolisme de l'isoleucine conduit à la formation de propionyl-cœnzyme A et d'acétyl-cœnzyme A.

Prélèvement

- Sérum à jeun, conservé congelé.
- Urines de 24 heures recueillies sur conservateur.

Dosage

- Méthodes chromatographiques.

Valeurs de référence (mg × 7,62 = µmol)

	Sérum		Urines	
	mg/l	µmol/l	mg/24 h	µmol/24 h
Enfant < 2 ans	5-12	38-90	3-13	23-100
Adultes	3-11	23-85	8-28	60-215

Variations pathologiques

- Leucinose ou maladie des urines à odeur de sirop d'érable, liée à un déficit en décarboxylase, détectée à la naissance par des vomissements, une difficulté de succion, des troubles neurologiques et respiratoires. Il existe une élévation sanguine de leucine, de valine et d'isoleucine avec des acides cétoniques urinaires responsables de l'odeur (la réaction à la dinitrophénylhydrazine est positive).

ISONIAZIDE (INH)

L'isoniazine est un antituberculeux majeur, totalement absorbé par voie orale, avec une diffusion très large dans l'organisme, surtout au niveau des zones inflammatoires. Son élimination est essentiellement urinaire. Le spectre d'action de limite à *Mycobacterium* et il est bactéricide aux doses normales thérapeutiques. Environ 5 % des souches de *Mycobacterium* sont résistantes à l'INH. La voie principale d'inactivation est l'acétylation hépatique qui est variable selon les sujets, et qui aboutit à la formation d'acide iso-nicotinique toxique.
La variation de la vitesse d'acétylation est d'origine génétique (transmission autosomique récessive).

Prélèvement

- Sang prélevé sur EDTA. Le plasma est conservé congelé.
- Le prélèvement est réalisé 3 heures après la prise du médicament (noter la dose d'INH administrée).

Dosage

- Chromatographie liquide haute performance.

Zone thérapeutique (mg × 7,3 = µmol)

- 1 - 2,5 mg/l *soit* 7,3 - 18,2 µmol/l.
  La posologie optimale (dose quotidienne théorique d'INH pour obtenir la zone thérapeutique) est donnée par la formule :

$$\frac{\text{Dose d'INH absorbée} \times 2{,}1}{\text{Isoniazidémie dosée} + 0{,}6}$$

Variations physiologiques

	Acétyleurs lents	Acétyleurs rapides
Demi-vie de l'INH	3 heures	80 minutes
Race blanche	60 %	40 %
Race jaune	10 %	90 %
Race noire	40 %	60 %

Variations pathologiques

- Association à la rifampicine : complications hépatiques.
- Association à la phénytoïne : intoxication.
- Association au PAS : tous les sujets deviennent acétyleurs lents.
- Effets secondaires du traitement : atteintes hépatiques et neuro-psychiques, manifestations hématologiques (leucopénie) et rhumatologiques, ainsi qu'un lupus induit apparaissent plus volontiers chez les acétyleurs lents.

ISOPOROSES

Les isoporoses sont des parasitoses intestinales dues à des protozoaires du genre *Isospora.*

La reproduction sexuée aboutit à la formation d'un œuf entouré d'une membrane épaisse : l'oocyste, qui devient infestant lorsqu'il est éliminé dans le milieu extérieur.

- *Isospora belli* : est rencontré dans les pays tropicaux et méditerranéens. Il se développe dans les cellules épithéliales de l'intestin grêle, entraînant des douleurs abdominales, une diarrhée fébrile, des glaires sanguinolentes. Ces symptômes régressent en un à deux mois d'évolution. Les cas graves sont rapportés chez les sujets sous thérapeutique immuno-suppressive et chez les sujets atteints de SIDA.
- *Sarcocystis hominis* : également cosmopolite, le cycle parasitaire fait intervenir le bœuf comme intermédiaire, qui héberge les formes asexuées dans ses muscles. Il est à l'origine de troubles du transit.
- *Sarcocystis suihominis* : le cycle parasitaire est identique à celui de *Sarcocystis hominis*, mais fait intervenir le porc. Il est à l'origine d'une diarrhée profuse et de vomissements pendant 24 heures.

Diagnostic biologique

La recherche dans les selles nécessite une technique de concentration (Ritchie).

Une coproculture peut être réalisée pour *Isospora belli*, en diluant des selles dans un solution de bichromate de potassium à 5 % et en observant la sporulation en 4 jours.

- *Isospora belli* : forme d'élimination : oocyste non segmenté, transparent, incolore, ovale avec un rétrécissement à une extrémité (en obus ou en suppositoire) mesurant en moyenne 30 µ × 12 µ.
  La coque est mince, incolore, lisse, à double contour, réfringente.
  La forme non fécondée présente un ovocyste rempli de granulations grisâtres.
  La forme fécondée renferme une ou deux cellules, d'aspect homogène et finement granuleux.
- *Isospora hominis* et *suihominis* : les sporocystes libres ou accolés par paire sont ovalaires (14 µ × 10 µ), avec 4 sporozoïtes allongés à l'intérieur de la formation kystique.

K^+ (Kaliémie-Kaliurèse-Potassium)

Le potassium est le principal cation intra-cellulaire. Il assure le maintien de l'osmolarité de la cellule et intervient dans la transmission de l'influx nerveux.

Le dosage du potassium plasmatique et urinaire est nécessaire pour caractériser un déficit ou une rétention en potassium.

Les hyperkaliémies résultent d'un trouble de répartition ou d'un déséquilibre du bilan ionique, à l'origine de troubles neuro-musculaires et le risque majeur est cardiaque.

Les hypokaliémies résultent souvent d'une déplétion potassique et elle est favorisée par l'alcalose et l'anabolisme.

Prélèvement

- Sang prélevé sur héparine, rapidement centrifugé.
- Tout plasma hémolysé est rejeté.
- Urines de 24 heures.

Dosages

- Photométrie de flamme (émission, absorption atomique).
- Électrodes spécifiques (potentiométrie directe ou indirecte).

Valeurs de référence (mEq/l = mmol/l)

- Sérum : 3,8-4,9 mEq/l.
- Urines : 40-100 mEq/24 h.

Variations pathologiques

- *Hypokaliémies* ($K^+ < 3,5$ mEq/l)
  - Kaliurèse inférieure à 20 mEq/24 h = pertes extra-rénales :
    . diarrhée (avec acidose métabolique par perte en bicarbonates),
    . apports insuffisants (anorexie, alcoolisme),
    . alcalose métabolique (laxatifs, arrêt de diurétiques, tumeur villeuse du sigmoïde ou rectale).
  - Redistribution ou transfert vers le milieu intra-cellulaire :
    . alcaloses aiguës métaboliques et respiratoires,
    . phéochromocytome (élévation d'adrénaline et stress),
    . hyperinsulinémie,
    . paralysies familiales périodiques de Westphal,
    . paralysie périodique de l'hyperthyroïdie,
    . intoxication (baryum, chloroquine).
  - Kaliurèse supérieure à 20 mEq/24 h :
    . acidose métabolique (acidose tubulaire rénale, inhibiteurs de l'anhydrase carbonique, acidocétose diabétique),

. acidose possible :
- médicaments (aminosides, amphotéricine B, cisplatine),
- néphropathies interstitielles (toxiques, infections, leucémies, hypercalcémie, Fanconi),
- reprise de diurèse après levée d'obstacle ;
. alcalose métabolique avec chlorurie < 10 mEq/24 h :
- vomissements, aspirations gastriques,
- arrêt de diurétiques,
- diarrhée avec perte de chlore ;
. alcalose métabolisme avec chlorurie > 20 mEq/24 h ;
- traitement prolongé par les diurétiques,
- hypercorticisme associé à une HTA :
→ hyperaldostéronisme primaire (syndrome de Conn, hyperplasie surrénalienne),
→ hyperaldostéronisme secondaire, avec rénine élevée (HTA maligne, HTA réno-vasculaire, tumeur à rénine, cirrhose, syndrome néphrotique),
→ hypercortisolémie (syndrome de Cushing),
→ sécrétion ectopique d'ACTH,
→ intoxication à la réglisse, au pastis (glycyrrhizine).

• *Hyperkaliémies* ($K^+ > 5,2$ mEq/l)
- Kaliurèse < 20 mEq/24 h :
. insuffisance rénale (créatinine élevée),
. diurétiques d'épargne potassique (amiloride, spironolactone, triamtérène),
. insuffisance cortico-surrénale aiguë, maladie d'Addison, utilisation d'inhibiteurs de l'enzyme de conversion de l'angiotensine,
. syndrome d'hypo-réninisme – hypo-aldostéronisme,
. atteintes tubulaires (acidose tubulaire, diabète, amylose, obstruction des voies excrétrices).
- Kaliurèse > 20 mEq/24 h :
. apports excessifs de potassium en perfusion,
. pseudo-hyperkaliémie (anémie hémolytique, thrombocytose, leucocytose),
. libération du potassium intra-cellulaire :
- acidoses métaboliques (diabétiques),
- atteintes cellulaires (hypercatabolisme, chimiothérapie, hémolyses, infections, brûlures, traumatismes),

- hypo-insulinisme,
- intoxication digitalique,
- perfusions d'arginine,
- atteinte musculaire, cardiaque (fibrillation vertriculaire et troubles de la conduction cardiaque).

KAPPA-LAMBDA

Les gammapathies monoclonales sont caractérisées par la présence dans le sérum d'une immunoglobuline sécrétée par un seul clone de cellules B. Cette immunoglobuline peut posséder une chaîne lourde et des chaînes légères monoclonales d'immunoglobulines peuvent être présentes, soit seules, soit associées aux immunoglobulines.
La mise en évidence d'une gammapathie nécessite :
– une électrophorèse : présence d'une bande anormale sauf si l'immunoglobuline monoclonale migre en β ou en α_2 ;
– une immunoélectrophorèse ou une immunofixation qui précise le type de chaîne lourde et légère.

La détermination des chaînes légères Kappa et Lambda, libres ou liées à des immunoglobulines, est réalisée à l'aide d'anticorps spécifiques. Ce dosage pouvant être complété par l'étude du rapport Kappa/Lambda et par la quantification des chaînes lourdes.

Normalement, les chaînes Kappa et Lambda varient en fonction de la classe et de la sous-classe d'immunoglobuline (voir tableau page suivante).

Normalement, la somme des valeurs obtenues pour le dosage des chaînes lourdes (G + A + M) est égal à la somme des valeurs obtenues pour le dosage des chaînes légères ($K = \lambda$).

En pathologie, toute différence significative est en faveur d'un excès de chaîne lourde ou de chaîne légère libre ou d'un clone sécrétant une IgD ou une IgE.

Le rapport K/λ est normalement compris entre 1,3 et 2,6. Le rapport normal est de 1,9.

Il est possible de déterminer la nature de la chaîne légère incriminée, à partir du rapport K/λ.

Un rapport supérieur à 2,6 indique un excès de chaînes K.

Un rapport inférieur à 1,3 indique un excès de chaînes λ.

Classe	IgG				IgA		IgM
Sous-classe	IgG1	IgG2	IgG3	IgG4	IgA1	IgA2	-
Concentration (g/l)	8	4	1	0,5	3,0	0,5	1
Rapport K/λ	2,4	1,1	1,4	8,0	1,4	1,6	3,2
% kappa	70	52	58	89	58	61	76
% lambda	30	48	42	11	42	39	24

Prélèvement

Sérum (1 ml)
Urines de 24 heures (10 ml)

Valeurs de référence

Sérum : chaînes légères Kappa : 2 à 4 g/l
chaînes légères Lambda : 1,1 à 2,4 g/l
rapport Kappa/Lambda : 1,3 à 2,6
Urines : chaînes légères Kappa : inf. à 10 mg/l
chaînes légères Lambda : inf. à 10 mg/l
rapport Kappa/Lambda : 1 à 5

LACTOBACILLUS

Le genre *Lactobacillus* fait partie des « bactéries lactiques », dont le métabolisme énergétique est exclusivement fermentaire. Leur croissance s'accompagne d'une forte acidification (ferment lactique). Les *Lactobacillus* sont retrouvés de façon constante au niveau vaginal et buccal ainsi que dans le tube digestif.

Ils ont été isolés, en pathologie, au cours d'endocardites.

L'hémoculture nécessite un milieu MRS incubé en atmosphère de CO_2 (5 %) et d'N_2 (20 %).

Les besoins vitaminiques sont utilisables pour le dosage de certaines vitamines :

– *L. leichmannii* : vitamine B_{12} ;
– *L. casei* : acide folique, acide panthoténique, riboflavine.

LACTOFERRINE

La lactoferrine est une glycoprotéine possédant 2 sites de fixation différents pour les ions ferriques. Elle existe dans les sécrétions (lait, salive, suc pancréatique, mucus bronchique) et dans les granules secondaires des polynucléaires neutrophiles.

Prélèvement

- Suc pancréatique.
- Liquide duodénal.
- Sang recueilli sur EDTA.

Dosage

- Méthode radio-immunologique.
- Méthode immuno-enzymatique.

Valeurs de référence

- Plasma : 50 à 350 µg/l.

Variations pathologiques

- Pancréatique chronique calcifiante (dosage dans le suc pancréatique).
- Neutropénie d'origine centrale (lactoferrine effondrée).
- Syndromes myéloprolifératifs (lactoferrine augmentée).
- Hémodialyse (augmentation liée à l'activation des polynucléaires neutrophiles).

LACTOFLAVINE – RIBOFLAVINE – VITAMINE B_2

La vitamine B_2 est formée de l'union d'une flavine et de ribitol. Elle est hydrosoluble et présente dans de nombreux aliments, en particulier dans le lait.

Elle intervient dans les réactions d'oxydo-réduction sous formes de dinucléotides (FMN : flavine mononucléotide, FAD : flavine – adénine – dinucléotide), indispensables au fonctionnement du cycle de Krebs, à l'oxydation mitochondriale des acides gras, au catabolisme de certains acides aminés, dans le métabolisme des acides α cétoniques et dans l'activité de la glutathion-réductase érythrocytaire.

Les carences sont exceptionnelles car les apports (1,5 mg/j) sont suffisants pour couvrir les besoins.

L'élimination est urinaire sous forme libre et proportionnelle aux apports.

Prélèvement

Sérum et plasma hépariné.

Dosage

- On mesure l'activité de la glutathion-réductase érythrocytaire avant et après adjonction de FAD.
- On évalue les taux de vitamine B_2 par méthode microbiologique.

Valeurs de référence

Vitamine B_2 érythrocytaire : supérieure à 150 µg/l.

Variations pathologiques

- Carences d'apport (éthylisme).
- Carence d'absorption (atrésie biliaire).
- Hypothyroïdie (diminution de l'activité flavokinase).
- Déficit en acyl-coenzyme-A déshydrogénase FAD-dépendante

LAMININE

La laminine est une glycoprotéine présente dans les membranes basales. Elle est extraite du placenta et du rein sous forme d'un fragment P_1, permettant la fabrication d'un anticorps spécifique.

Prélèvement

Sérum.

Dosage

Méthode radio-immunologique par compétition.

Valeurs de référence

Environ 1 unité par ml.

Variation pathologique

- Il existe une augmentation des taux lors des altérations de membranes basales :
  - hépatites chroniques, virales, alcooliques,
  - cirrhoses biliaires primitives,
  - tumeurs,
  - microangiopathies du diabétique.

LARVA MIGRANS CUTANÉES (Larbish)

Les larva migrans sont des affections fréquentes dues à des helminthes d'animaux en impasse parasitaire chez l'homme. Les larva migrans cutanées (larbish) sont dues aux larves d'ankylostomes de chiens et de chats :

– *Ancylostoma caninum*,

– *Ancylostoma brasiliensis*.

Ces infections prédominent en zones tropicales, en saison des pluies. Elles sont localisées au niveau de pieds et des jambes et se manifestent par un prurit, un érythème et une éruption papulo-vésiculeuse suivie d'un sillon cutané prurigineux. L'évolution se fait par la mort de la larve en 1 à 2 mois, sans retentissement sur l'organisme.

Un traitement général peut être entrepris (Mintézol®) pouvant être associé localement à un corticoïde et à un antibiotique en cas de surinfection.

Diagnostic différentiel

- Larva currens : chez un sujet atteint d'anguillulose.
- Gnasthostomose sous-cutanée : chez les sujets consommant du poisson cru infesté par des larves de *Gnasthostoma*.
- Capillariose cutanée : chez les sujets consommant des végétaux souillés par des larves de *Capillaria cutanea*.
- Dirofilariose : chez les sujets inoculés par des moustiques porteurs de larves de chiens et de chats, avec formation d'un nodule sous-cutané et d'œdèmes.
- Dermite des nageurs en rivière : dûe à la pénétration de shistosomes animaux, *Trichobilharzia ocellata*.

LARVA MIGRANS VISCÉRALES

Les larva migrans sont des affections fréquentes dues à des helminthes d'animaux en impasse parasitaire chez l'homme.
Les larva migrans viscérales sont dûes aux larves d'animaux divers responsables de la toxocarose, de l'anisakiase et de l'angiostrongylose.

La toxocarose est dûe à un ascaris du chien (*Toxocara canis*) ou du chat (*Toxocara cati*). La parasitose est cosmopolite.
L'homme s'infeste par ingestion d'aliments souillés par des œufs qui s'embryonnent dans le milieu extérieur. Les enfants sont fréquemment atteints (jeux dans les bacs à sable).
À côté d'une hyperéosinophilie sanguine élevée, le diagnostic est envisagé devant des taux d'IgE spécifiques élevés et un sérodiagnostic positif par des techniques d'immunofluorescence, d'immunoélectrophorèse ou ELISA. Il existe des réactions sérologiques croisées avec la distomatose en particulier, dont le tableau clinique est assez proche.
Devant un tableau méningé, on retrouvera des éosinophiles dans le LCR.
Devant un tableau oculaire, on retrouve des éosinophiles et des IgE spécifiques au niveau lacrymal.

L'anisakiase est une parasitose digestive dûe à une larve contaminant les poissons (*Anisakis*). L'homme s'infeste par ingestion de poissons crus ou mal cuits (hareng, morue, anchois…) entraînant des manifestations digestives. L'anisakiase est retrouvée au Japon, en mer du Nord et aux USA.
Dans les formes chroniques, l'éosinophilie et l'examen sérologique sont positifs et le traitement chirurgical nécessite l'extraction du granulome contenant la larve.

L'angiostrongylose est dûe à *Angiostrongylus cantonensis*. L'homme s'infeste par ingestion de mollusques, de crabes, de crevettes, crus ou mal cuits, souillés par les déjections de rongeurs. Il apparaît un syndrome méningé associé à des troubles de la sensibilité. Le diagnostic nécessite l'étude du LCR qui montre une éosinophilie associée à une hyperprotéinorachie et une augmentation des IgG. le sérodiagnostic est positif. Il existe également une éosinophilie sanguine.

LATEX-HISTAMINE ET LATEX-SÉROTONINE

Ces réactions sont réalisées sur un sérum pour rechercher les facteurs anti-histaminiques ou anti-sérotoninergiques, normalement présents, mais absents chez des sujets atteints d'une hypersensibilité réaginique ou nettement diminués avec des titres inférieurs au 1/80 en agglutination.

Prélèvement

Sérum.

Dosage

Agglutination des particules de polystyrènes chargées d'histamine ou de sérotonine.

Valeurs de référence

Titre supérieur à 1/160 (résultat négatif).

Variation pathologique

- Titre inférieur à 1/80 en cas de réaction allergique de type eczéma, urticaire… (résultat positif).
- Le patient ne doit pas avoir reçu de corticoïdes ou de gammaglobulines dans les 3 semaines précédant le test.

LAVAGE BRONCHO-ALVÉOLAIRE (LBA)

Le lavage broncho-alvéolaire s'effectue au cours d'une fibroscopie bronchique et a pour but de recueillir les cellules, les protéines, les germes et autres substances se trouvant dans les alvéoles pulmonaires. Cette technique entraîne une chute du VEMS et du débit expiratoire de pointe et reste contre-indiquée lorsque le VEMS est diminué et chez l'insuffisant cardiaque.

Prélèvement

Environ 200 ml de sérum physiologique stérile et tiède sont injectés par fractions dans un segment pulmonaire et le liquide est recueilli par l'intermédiaire d'un piège à sécrétions, sur des tubes stériles.

Résultats normaux

- Aspect : clair (brunâtre chez le fumeur).
- Biochimie : réalisée sur le surnageant de centrifugation. Le dosage des protéines (albumine, immunoglobulines) et des marqueurs tumoraux (ACE) peuvent être réalisés.
- Cytologie : réalisée sur le culot de centrifugation après avoir réalisé la numération cellulaire.

- Nombre de cellules : jusque 500 000 par mm^3,
- Formule cellulaire :
  . polynucléaires neutrophiles : 0-3 %,
  . polynucléaires éosinophiles : 0-2 %,
  . monocytes macrophages : 80-90 %,
  . lymphocytes : 5-15 %.

Variations pathologiques

- Aspects :
  - hémorragique : pneumonies,
  - lactescent : protéinose alvéolaire.
- Biochimie :
  - protéines totale > 100 mg/l,
  - albumine > 50 mg/l,
  - Immunoglobulines G > 20 mg/l,
  - ACE > 5 ng/ml.
- Cytologie : l'augmentation d'un type cellulaire ou l'existence de cellules tumorales permet le diagnostic ou la surveillance de certaines pathologies :
  - lymphocytes (> 10 %, parfois 30 %) sont élevés dans les granulomatose alvéolaires :
    . sarcoïdose (CD4),
    . pneumopathie d'hypersensibilité (CD8) : maladie des éleveurs d'oiseau, poumon du fermier…,
    . lymphome,
    . tuberculose,
    . fibrose interstitielle diffuse débutante ;
  - polynucléaires (> 5 %) sont élevés dans les cas de :
    . fibrose interstitielle diffuse évoluée ou secondaire,
    . histiocytose,
    . infections ;
  - polynucléaires éosinophiles (> 5 %),
    . asthme,
    . angéite ;
  - macrophages ou histiocytes anormaux reconnus en immunofluorescence par les anticorps anti CD1 :
    . histiocytose ;
  - cellules tumorales :
    . carcinomes bronchio-alvéolaires ;
  - particules minérales :
    . corps ferrugineux (amiante),

. corps biréfringents intramacrophagiques (silice).
- Étude microbiologique :
  - pneumocystis carinii,
  - CMV, cellules à inclusions évocatrices d'une infection virale,
  - mycobactéries,
  - filaments mycéliens.

LCAT (Lécithine cholestérol acyltransférase)

La majorité des éléments constitutifs des HDL sont synthétisés au niveau hépatique, aboutissant à une molécule native, discoïdale. La forme sphérique de l'HDL circulante est obtenue par transformation du noyau de ces HDL en cholestérol estérifié, grâce à la LCAT dont le substrat principal est représenté par le cholestérol libre de la surface des HDL.

Prélèvement

Sérum conservé au froid.
L'activité enzymatique doit être mesurée rapidement.

Dosage

- Mesure de la vitesse d'estérification du cholestérol radio-marqué.

Valeurs de référence

- Exprimée en cholestérol esterifié : N : 50-100 µmol/l.

Variation pathologique

- Diminution dans les insuffisances hépatiques (hépatites, cirrhoses).
- Déficit en LCAT : maladie autosomique récessive, entraînant une forte diminution de l'estérification du cholestérol.
  Il existe une accumulation tissulaire (rein, foie, rate, hématies) et plasmatique du cholestérol, essentiellement sous forme libre.
  Il existe une hyperphospholipidémie, essentiellement des lécithines.
  Une hypertriglycéridémie est fréquemment rencontrée. Le lipidogramme montre une double bande en β, une absence de pré-β et d'α lipoprotéines.

LDH (Lactico-déshydrogénase)

Enzyme hétérogène douée d'une activité importante dans le métabolisme des carbohydrates, localisée essentiellement au niveau cellulaire de divers organes : reins, cœur, muscles, pancréas, rate, foie, poumons, placenta…
Elle catalyse la transformation réversible lactate-pyruvate.

Il existe 5 isoenzymes tétramériques, formés de l'assemblage de sous-unités H (Heart) et M (Muscle), isolés par électrophorèse :

H4		LDH1	20-30 %	cœur, reins globules rouges, cerveau
H3	M1	LDH2	25-35 %	cœur, reins globules rouges, cerveau
H2	M2	LDH3	20-30 %	plaquettes, tissus lymphoïdes, néoplasiques
H1	M3	LDH4	5-13 %	foie, muscles, tissus néoplasiques
	M4	LDH5	2-11 %	foie, muscles, tissus néoplasiques, peau

Prélèvement

Sérum.

Le prélèvement sur anticoagulant et l'hémolyse du prélèvement entraînent une augmentation des taux de 20 à 100 %.

Dosage

- L'activité enzymatique est dosée par spectrophotométrie en suivant la disparition de NADH, H^+ à 340 nm ou son apparition, selon le sens de la réaction lactate-pyruvate.
- Les iso-enzymes sont séparés par électrophorèse sur acétate de cellulose en tampon alcalin. Les sous-unités H sont plus abondantes dans les tissus qui consomment du lactate (cœur, cerveau). Les sous-unités M sont plus abondantes dans les tissus qui produisent du lactate (muscles, foie).

Valeurs de référence (en UI/l)

	Méthode SFBC à 30 °C	Méthode DGKC à 37 °C
Adultes	160-320	190-430
4-16 ans	180-420	220-500
1-3 ans	240-640	350-880
1 mois	300-780	420-950

Variations diverses

- Grossesse : augmentation importante dans la seconde partie de la grossesse (+ 25 à + 100 %).
- Médicaments :
  - antiépileptiques (+ 25 %),
  - D. pénicillamine (+ 200 %).

Variations pathologiques

- Infarctus du myocarde : maximum d'activité 72 heures après l'infarctus, atteignant 5 fois les taux de base, avec un retour aux valeurs normales en 7 à 14 jours.
  L'augmentation des LDH1 (50 % de la LDH) reste élevée même après le retour de la LDH totale aux valeurs normales.
- Embolie pulmonaire : affection douloureuse thoracique avec des taux de CPK normaux et une LDH élevée.
  L'augmentation porte sur les LDH2 et les LDH3.
- Infarctus rénal : augmentation des fractions LDH1 et LDH2.
- Anémies (mégaloblastiques, hémolytiques), prothèses valvulaires et érythroblastoses fœtales : augmentation essentiellement des fractions LDH1 et LDH2.
- Au cours des maladies musculaires, on retrouvera une élévation des fractions LDH1 et 2 dans les dystrophies (Duchenne-Erb), et une élévation de la fraction LDH5 dans les nécroses, les traumatismes, les myopathies inflammatoires.
- Au cours des hépatites, il existe une forte élévation de la fraction LDH5 dans les cirrhoses, hépatomes et métastases hépatiques, les cholestases et les hépatites aiguës.
- Au cours des lymphomes, des leucémies aiguës, l'augmentation porte sur la fraction LDH3 essentiellement.
- On retrouvera une LDH augmentée dans d'autres pathologies :
  - états de choc,
  - brûlures,
  - actes chirurgicaux,
  - comas hypokakliémiques,
  - rejets de greffe,
  - collagénoses.
- Au cours des tumeurs, toutes les fractions peuvent être augmentées :
  - LDH1 : cellules germinales (ovaire, testicule),
  - LDH4 et 5 : prostate, sein, colon, poumon, estomac, utérus,
  - LDH2, 3 et 4 : neuroblastomes, phéochromocytomes, cancers bronchiques.

LÉGIONELLOSES

Les légionelloses sont des infections respiratoires aiguës, causées par des bactéries du genre *Legionella*. Leur réservoir est essentiellement hydrique et les sources de contamination humaine sont les circuits de distribution d'eau chaude, les systèmes de refroidissement, de climatisation, les aérosols, les eaux thermales. La forme clinique habituelles est une pneumonie sévère (maladie des légionnaires). L'affection peut évoluer sur un mode pseudo-grippal (fièvre de Pontiac).

Les facteurs favorisants retrouvés sont le tabagisme, l'alcoolisme, l'immuno-dépression, certaines maladies chroniques, le sexe (masculin) et l'âge (pic vers 50 ans).

Le diagnostic de légionellose est posé devant une pneumonie associée à l'isolement de la bactérie ou à un sérodiagnostic positif.

Le genre *Legionella* regroupe 29 espèces parmi lesquelles :
- *L. pneumophila* qui comporte 14 sérogroupes et qui représente 75 % des légionelloses diagnostiquées en France,
- *L. jordanis* : 10 % des cas,
- *L. bozemanii* : 3 % des cas.

Diagnostic direct

Le diagnostic bactériologique dépend de la qualité des prélèvements réalisés :
- aspiration endobronchique, trachéale,
- lavage broncho-alvéolaire,
- liquide pleural,
- biopsie pulmonaire,
- hémoculture (en présence de facteurs de croissance).

Les échantillons sont examinés par des méthodes de coloration classique (bacilles à Gram négatif, prenant la coloration argentique) souvent en aspect de fuseau.

L'examen en immunofluorescence directe permet un diagnostic rapide et la sensibilité est proche de 50 %.

Il existe des réactions croisées avec d'autres bactéries : *Bacteroides fragilis, Pseudomonas*.

L'examen des prélèvements par une sonde nucléique spécifique permet la détection directement dans les prélèvements.

La recherche d'antigènes solubles dans les urines peut être réalisée au début de l'infection, par méthode ELISA, RIA ou par un test d'agglutination rapide au latex.

La culture nécessite un milieu spécial (CYE, BCYE) incubé 4 jours à 37 °C sous CO_2.

L'antibiogramme classique n'est pas adaptable aux Legionella (la sensibilité *in vivo* est supérieure à la sensibilité *in vitro*).

Diagnostic sérologique

- L'immunofluorescence indirecte, mise au point lors de l'épidémie de Philadelphie, reste la méthode de référence.
  Le diagnostic doit mettre en évidence :
  - une séroconversion,
    . titre s'élevant de 16 à 128 minimum pour *L. pneumophila* 1,
    . titre s'élevant de 16 à 256 minimum pour les autres espèces ;
  - un titre supérieur à 256 sur un seul sérum.

  La spécificité est supérieure à 90 %. Des réactions croisées ont été observées avec les chlamydiae, les mycoplasmes, les rickettsies et les leptospires.

  La cinétique des anticorps est très variable selon les sujets. En général, les anticorps apparaissent la première semaine de l'infection, avec un pic atteint au bout d'un mois, et une disparition des anticorps en 3 à 6 mois.
- Les autres techniques sérologiques utilisables sont :
  - microagglutination (plus sensible en début d'infection),
  - ELISA.

Sensibilité aux antibiotiques

En thérapeutique, sont utilisés les antibiotiques qui pénètrent dans la cellule : érythromycine ou spiramycine, pouvant être associées à la rifampicine ou à une fluoroquinolone.

Un traitement précoce entraîne la guérison.

Chez le sujet immunodéprimé, la mortalité est importante (supérieure à 30 % des cas).

LEISHMANIOSES CUTANÉES

Les leishmanioses cutanées sont des parasitoses, transmise à l'homme par piqûre d'un phlébotome (diptère hématophage). Les leishmanioses sont liées à des espèces pathogènes différentes selon la répartition géographique :

– *Leishmania tropica* : responsable de 2 formes :
  - forme sèche, endémique en Afrique et en Asie. L'incubation de la maladie est longue et elle évolue vers une lésion croûteuse ou une ulcération,
  - forme humide, épidémique, rurale en Asie centrale et en Afrique tropicale. L'incubation de la maladie est courte et elle évolue rapidement vers une ulcération et un écoulement purulent jaunâtre.

– *Leishmania braziliensis* en Amérique centrale et du sud,
– *Leishmania mexicana* en Amérique centrale,
– *Leishmania venezuela* : forme pseudo-lépromateuse.

Diagnostic parasitologique

- Prélèvement :
  - au niveau des lésions : raclage du bord interne de la lésion avec un vaccinostyle en recueillant les sérosités profondes,
  - biopsie cutanée,
  - aspiration de la lésion à la seringue, après avoir injecté du sérum physiologique.
- Mise en évidence du parasite :
  - frottis par apposition,
  - coloration au MGG.
- Identification.
  - le parasite existe sous une forme amastigote endocellulaire, de 2 à 6 µ de diamètre avec un gros noyau,
  - la forme promastigote est allongée, mesurant 20 µ avec un flagelle et un gros noyau central.
- Cultures.

  Si l'examen direct est négatif, la culture est réalisée sur milieu NNN à 25 °C. La recherche des formes promastigotes sera réalisée dans l'eau de condensation (au bout d'une à 2 semaines).

Diagnostic immunologique (IFI et immuno-électrophorèse)

Les atteintes cutanées ne donnent pas de réponses immunitaires importantes et le diagnostic immunologique est inutile.

IDR à la leishmanine

La réaction est positive dans les 3/4 des cas des formes cutanées.

Traitement

Glucantime, antibiothérapie, cryothérapie.

LEISHMANIOSES VISCÉRALES

Les leishmanioses, maladies à transmission vectorielle, présentant des formes cliniques très variables selon les espèces en cause.
Les leishmanioses viscérales (ou kala-azar) sont des parasitoses du système réticulo-endothélical, liées à la piqûre d'un phlébotome infecté. Il s'agit d'une maladie opportuniste, qui survient au cours de déficit de l'immunité à médiation cellulaire, en particulier au cours de l'infection par le virus VIH.

On pourra distinguer les infections à *Leishmania donovani* :
- de l'Ancien Monde : Inde, Chine, Est-Afrique, Bassin méditerranéen (Espagne, France et Italie surtout),
- du Nouveau Monde : Amérique du Sud (surtout chez les enfants).

La maladie évoque une hémopathie maligne, associant une fièvre, une polyadénopathie, une hépatomégalie, une splénomégalie, un amaigrissement.

Les formes cliniques au cours des co-infections VIH-leishmaniose sont parfois incomplètes ou atypiques. La maladie correspond à une infestation récente ou à la réactivation d'une infestation ancienne. Les signes cliniques surviennent tardivement, lorsque les lymphocytes T4 sont effondrés.

Signes biologiques évocateurs

- Hémogramme : anémie sévère normochrome normocytaire associée à une leucopénie avec neutropénie et monocytose.
  La thrombopénie est d'apparition souvent plus tardive.
  La vitesse de sédimentation est accélérée.
- Médullogramme : la moelle est riche sans cellules anormales.
  La lignée érythroblastique est bien représentée (25 %).
  Les lignées granuleuses et mégacaryocytaires sont diminuées.
  Dans les grandes cellules mononucléées, il est possible d'observer des formes amastigotes.
- L'électrophorèse des protéines sériques révèle une hypergammaglobulinémie polyclonale, avec élévation des IgG et inversion du rapport albumine sur globulines.

Prélèvements

- Au moment du diagnostic, le prélèvement de moelle osseuse est le plus souvent utilisé.
- La ponction splénique est rarement utilisée, en raison du risque hémorragique.
- La ponction ganglionnaire est également rare, en raison de la rareté des adénopathies.
- Le prélèvement sanguin est utilisé dans un but diagnostique, après leucoconcentration.

Examen direct

L'examen direct est réalisé après coloration au May-Grunwald-Giemsa d'un frottis médullaire ou de concentré leucocytaire.

Les leishmanies sont des parasites intra-cellulaires retrouvés dans le cytoplasme des phagocytes monocléés.

Ces formes amastigotes sont retrouvées dans les cellules :
- hépatiques dans 35 % des cas,
- médullaires dans 75 % des cas,
- spléniques dans 95 % des cas.

Il est possible de rencontrer des formes extra-cellulaires après éclatement des cellules-hôtes.

Ces formes amastigotes font 2 à 5 microns de diamètre. Le cytoplasme bleuté renferme le noyau et le kinétoplaste, colorés en rouge violet. Le noyau occupe 30 % du cytoplasme.

Mise en culture

La mise en culture des prélèvements sur milieux NNN, Tobie ou milieux semi-synthétiques enrichis en sérum de veau fœtal, est réalisée à 25 °C et permet d'isoler le parasite en une à deux semaines : formes promastigotes mobiles à la surface du liquide. Ces formes sont flagellées et extra-cellulaires.

Inoculation à l'animal

L'inoculation des prélèvements à l'animal n'est pas réalisée car trop longue à se positiver.

PCR

Une technique de biologie moléculaire est réalisable à partir de prélèvements sanguins ou médulaires. La technique est rapide, sensible et spécifique.

Diagnostic immunologique

Le diagnostic sérologique confirme la suspicion hématologique et clinique dans 95 % des cas de formes viscérales, sauf au cours des co-infections VIH. Dans ce cas, malgré l'utilisation d'une technique sensible comme le Western-Blot, la sérologique reste négative dans 30 % des cas.

Il peut exister des fausses réaction positives chez les sujets atteints de trypanosomiase et dans le paludisme évolutif.

La recherche des anticorps dans le suivi thérapeutique est fonction de la réponse en anticorps des malades.

- Immunofluoresence indirecte : très spécifique (seuil de positivité : 1/100).
- Réaction de fixation du complément : 70 % de positivité dans les 3 semaines qui suivent le début des signes cliniques.
- Immunoélectrophorèse : très spécifique (arcs de précipitation 4 et 24 : spécifiques des *Leishmania*).
- ELISA : rapide et utile pour les grandes séries.

Les réactions cutanées (IDR à la leishmanine) sont peu utiles dans les formes viscérales et sont trop tardives par rapport à la sérologie.
Après traitement (Glucantime®) l'hémogramme se normalise en 15 jours, sauf en cas de splénomégalie résiduelle et les anomalies protéiques disparaissent après 2 cures de traitement spécifique.

LÈPRE (ou Maladie de Hansen)

La lèpre est liée à la contamination par *Mycobacterium leprae*. Il s'agit d'une maladie polymorphe, associant des signes cutanés et neurologiques, mais la plupart des sujets contaminés ne développent pas de maladie.
La lèpre est endémique dans les pays en voie de développement.
Les sujets atteints sont originaires d'Afrique, d'Asie du Sud-Est. Il existe des foyers au Portugal, en Italie du Sud, au Maroc, en Egypte et dans les DOM-TOM.

Signes cutanés : lésion hypochromique associées à une hyposudation et une hypoesthésie dans les formes tuberculoïdes.
Dans les formes lépromateuses, les lésions cutanées sont multiples et disséminées et le diagnostic est assuré par la bacilloscopie.
En l'absence de lésion cutanée, on réalisera un électromyogramme pour confirmer une neuropathie et une biopsie de nerf sensitif pour révéler un infiltrat inflammatoire et bactérien périnerveux.

La biopsie cutanée doit permettre de retrouver un infiltrat constitué de bacilles acido-alcoolo-résistants (BAAR) et d'histiocytes.
La biopsie doit atteindre la zone dermo-hypodermique et les glandes sudorales et les frottis sont fixés au formol tamponné.

Bacilloscopie : recueil au niveau des lésions cutanées de la sérosité dermique à l'aide d'un vaccinostyle pour réaliser des frottis. Les lames sont colorées selon la technique de Ziehl-Neelsen pour la recherche de BAAR.

La culture n'est pas réalisée *in vitro*. L'inoculation d'un léprome riche en bacilles à la souris permet la recherche de la sensibilité de la bactérie aux antibiotiques utilisés.
La rifampicine reste l'antibiotique le plus efficace, associé à la Dapsone®.

LEPTOSPIROSES

Les leptospiroses sont des infections cosmopolites dues à des bactéries du genre *Leptospira* (128 sérotypes) dont certaines sont pathogènes pour l'homme. Les animaux (rongeurs) contaminés éliminent les leptospires par leurs urines. La transmission à l'homme peut se faire par voie directe ou indirecte et pénétrer dans l'organisme par voie cutanée, digestive ou par les muqueuses. Le pic de fréquence se situe en période d'été en France et à la saison des pluies en pays chauds.

L. ictéro-hemorragiae	leptospirose ictéro-hémorragique
L. grippo-typhosa	leptospirose grippo-typhosique
L. canicola	leptospirose voisine de L. ictéro-hemorragiae
L. batavae	fièvre ictéro-hémorragique
L. sejroe	méningite anictérique
L. hebdomadis	fièvre de 7 jours
L. pomona	maladie des porchers
L. hyos	maladie des porchers

L'infection humaine la plus typique est la leptospirose ictéro-hémorragique qui débute brutalement par une phase pré-ictérique de 5 jours marquée par de la fièvre, des myalgies, une réaction méningée, des signes rénaux et se termine par un syndrome cutané. Lorsque l'ictère apparaît, il existe des signes d'hépato-néphrite avec des urines albumineuses contenant des sels et des pigments biliaires et une augmentation de l'urée sanguine. Le foie est hyperthophié, ainsi que la rate et les ganglions mésentériques. En fonction du stade clinique, le diagnostic est basé sur la recherche de leptospires ou sur les réactions sérologiques.

Recherche de leptospires en période septicémique

L'hémoculture est réalisée pendant les premiers jours de la maladie, par ensemencement sur milieu de Reiter et Ramme ou milieu de Stuart. Les leptospires se développent à 1 à 2 semaines et parfois 1 à 2 mois.

L'examen du LCR est parfois réalisé. Les leptospires sont recherchés après ultra-centrifugation et coloration des frottis au Fontana-Tribondeau.

L'inoculation au cobaye peut être tentée à partir du sang ou du LCR dans la première semaine de l'infection.

Recherche des leptospires en période d'apyrexie

Entre la 2e et la 4e semaine, les leptospires sont éliminés dans les urines. L'examen doit être réalisé au microscope à fond noir, dès le recueil des

urines (les leptospires ne résistent pas aux urines acides), où par immunofluorescence directe sur le culot de centrifugation.
L'inoculation immédiate des urines au cobaye peut être tentée.

Sérodiagnostic

Le séro-diagnostic est réalisable à partir du 10e jour de l'infection. La présence d'anticorps persiste alors plusieurs années. La leptospirose confère une immunité durable et protectrice.

- Réactions de dépistage (réactions de groupe) :
  - réaction de fixation du complément (réactions croisées fréquentes),
  - hémagglutination,
  - agglutination sur lame, réaction au latex en tube,
  - ELISA (avec l'antigène *L. biflexa patoc*).
- Réactions spécifiques (réactions de type) :
  - réaction d'agglutination-lyse de Martin et Petit (RAL),
    Cette réaction spécifique permet d'identifier le sérotype en cause.
  - micro-agglutination Test (MAT), variante de la précédente.

Il existe des causes d'erreurs au séro-diagnostic :

- prélèvement trop précoce : en cas de doute renouveler l'examen. Tout sérum douteux ou positif sera adressé au Centre national de référence des leptospires,
- immunocompétence variable de l'organisme,
- influence de l'antibiothérapie sur le cinétique des anticorps,
- sérotype rare ou infections mixtes (co-agglutinines).

Il n'existe pas d'antibiothérapie spécifique. Les tétracyclines actives *in vitro* donnent de bons résultats, ainsi que la pénicilline. L'antibiothérapie doit être précoce et précéder la phase d'hépato-néphrite.

LEUCINE

La leucine est un acide aminé cétogène indispensable à l'homme, dont le métabolisme est commun à celui de la valine et de l'isoleucine.

Prélèvement

Sérum conservé congelé.
Urines de 24 heures recueillies sur conservateur.

Dosage

Méthode chromatographique.

Valeurs de référence (mg × 7,62 = µmol/l)

	Sérum		Urines	
	mg/l	µmol/l	mg/24 h	µmol/24 h
Enfant < 2 ans	10-20	75-150	3-20	20-150
Adultes	10-20	75-150	5-20	35-150

Variations pathologiques

- Leucinose ou maladie des urines à odeur de sirop d'érable, liée à un déficit en carboxylase, détectée à la naissance par des vomissements, une difficulté de succion, des troubles neurologiques et respiratoires. Il existe une élévation sanguine de leucine, de valine, d'isoleucine avec des acides cétoniques urinaires responsables de l'odeur (la réaction à la dinitrophényl hydrazine est positive).
- Il existe des formes de leucinose d'apparition plus tardive, intermittentes ou subaiguë. Une forme thiamine-sensible nécessite un apport de vitamine B1.
- L'acidurie hydroxy-butyrique ou maladie des urines à odeur de houblon entraîne des signes neurologiques graves. Il existe une forte élévation urinaire de leucine, d'isoleucine, de phénylalanine, de méthionine, ainsi que d'acide α-hydroxy-butyrique responsable de l'odeur.

LEUCINE AMINO-PEPTIDASE (LAP)

La leucine amino-peptidase est une enzyme cytosolique dont l'activité s'exerce sur l'acide aminé N-terminal des peptides. Elle est retrouvée au niveau hépatique, dans les canaux biliaires, la muqueuse intestinale, le pancréas, les reins et dans les lymphocytes.
L'activité sérique est essentiellement d'origine hépatique et les variations sont parallèles à celles de la phosphatase alcaline.

Prélèvement

Sérum prélevé à jeun.
Rejeter tout prélèvement hémolysé.

Dosage

L'enzyme hydrolyse un substrat (leucine-paranitranilide) et libère la paranitraniline mesurée à 405 mm.

Valeurs de référence

Sérum : 8-22 UI/l.

Variations pathologiques

- Liées à une cholestase intra ou extra-hépatique :
  - hépatite,
  - hépatome et métastases hépatiques,
  - cancer du pancréas
  - calculs biliaires…
- Liées à une atteinte leucocytaire :
  - lymphomes, leucémies lymphoïdes,
  - atteintes virales : rougeole, rubéole, MNI…

Autres facteurs de variation

- Grossesse (augmentation d'activité placentaire),
- Médicaments (chlorpromazine).

Liquide amniotique

- La LAP est dosée dans le liquide amniotique (voir Enzymes digestives amniotiques).

LEUCONOSTOC

Les leuconostoc ont un faible pouvoir pathogène. Il s'agit ici de pathogènes opportunistes, isolés chez les sujets immunodéprimés ou à la suite d'une thérapeutique par un glycopeptide comme la vancomycine.

Ce sont des bactéries coccoïdes, coccobacillaires, à Gram positif, formant de courtes chaînettes, en paires ou en amas, ressemblant aux streptocoques.

- Les prélèvements sont fonction des sites d'infection. Au cours des septicémies, les leuconostoc sont isolés dans les flacons d'hémoculture. Les écouvillons seront ensemencées rapidement. Les milieux de transport sont nécessaires (Portagerm, TGV…) pour éviter le contact de l'oxygène.
- Après 24 h d'incubation en milieu gélosé enrichi (trypticase-soja, Columbia-sang de mouton), les colonies sont grisâtres, convexes, rondes, petites < 1 mm. Il existe parfois une hémolyse α, rendant la confusion avec les streptocoques encore plus grande.

  Les cultures sur milieux sélectifs s'adressent aux prélèvements polymicrobiens (Thayer-Martin, MRS, Columbia CNA). Ils sont supplémentés en vancomycine et amphotéricine B.
- L'identification biochimique est basée sur différents tests :
  - résistance à la vancomycine,

- catalase et oxydase négatifs,
- nitrate réductase négatif,
- les enzymes protéolytiques sont absentes,
- les sucres sont fermentés,
- l'activité pyrrolidonyl aminopeptidase est positive,
- l'activité leucine aminopeptidase est positive,
- l'activité esculinase est positive avec noircissement de la gélose.

• Traitement :
  - la majorité des souches est sensible aux aminosides, aux tétracyclines (minocycline), à la clindamycine, à l'imipénem, à l'érythromycine et au chloramphénicol.

LIDOCAÏNE

La lidocaïne (Xylocaïne, Xylocard) est un anesthésique local doué de propriétés anti-arythmiques et utilisé par voie parentérale. Chez certains sujets, il peut entraîner des complications neurologiques, musculaires, cardio-vasculaires, dépendant de la dose.
Après injection, le pic de concentration plasmatique est atteint dès la fin de la perfusion. La liaison protéique est d'environ 70 %. Le métabolisme hépatique entraîne la formation de métabolites actifs. L'élimination est urinaire et moins de 10 % du médicament est retrouvé inchangé.
Toute diminution de son élimination, liée à une insuffisance hépatique ou rénale, à l'emploi de propranolol, de cimétidine, de phénobarbital ou lors d'une insuffisance cardiaque, nécessitent une surveillance thérapeutique.

Prélèvement

• Sérum.
• Prélevé :
  - 2 heures après le début d'un traitement (dose de charge),
  - 6 à 12 heures après le début du traitement,
  - toutes les 24 heures en surveillance.
• Éviter les tubes et bouchons en plastique.

Dosage

• Polarisation de fluorescence.
• HPLC.

Valeurs de référence (mg × 4,27 = µmol)

Zone thérapeutique : 1,5 - 5 mg/l *soit* 6 - 21 µmol/l.
Zone toxique : > 6 mg/l *soit* > 25 µmol/l.

LIPASE

La lipase est une enzyme digestive, sécrétée par le pancréas, qui hydrolyse les esters de glycérol et libère des acides gras de haut poids moléculaire. Sa libération en grande quantité dans le sérum est spécifique d'une atteinte pancréatique.

Prélèvement

- Sérum recueilli à jeun.
- Urines de 24 heures.

Dosage

- Méthodes turbidimétriques en présence de sels biliaires et de colipase, par mesure de l'effet clarifiant de l'enzyme sur l'émulsion ; également méthodes spectrométriques, colorimétriques, titrimétriques, immunoenzymologiques et par immunoagglutination.

Valeurs de référence

- Sérum : < 190 U/l ou < 60 U/l (selon le réactif).
- Urines : < 1 U/24 heures.

Variations pathologiques

- Les sérums hyperlipémiques (triglycérides élevés), ictériques ou hémolysés, donnent des variations du taux de lipase.
- Une augmentation de la lipasémie est observée dans :
  - les pancréatites aiguës : augmentation parallèle à celle de l'amylase, mais restant plus durable,
  - les pancréatites chroniques,
  - les carcinomes pancréatiques,
  - les lithiases pancréatiques,
  - les complications des pancréatites aiguës : (pseudokystes, pleurésies, troubles hépato-biliaires, infarctus mésentérique, péritonites).
- Au cours de la pancréatite aiguë, la cinétique est la suivante :
  - augmentation significative de la lipase : 30 heures,
  - maximum d'activité lipasique : 48 heures (environ 20 fois la valeur supérieure de référence),
  - retour aux valeurs de référence : 5 à 6 jours.

  Par rapport à l'amylase, la lipase augmente plus précocement, s'élève de façon relativement plus intense et pendant plus longtemps.
- Au cours de pathologies extra-pancréatiques, la lipase peut être augmentée :
  - insuffisances rénales aiguës et chroniques,

- pathologies abdominales obstructives, traumatiques ou inflammatoires.

Lors du test à la sécrétine ou à la pancréozymine, les dosages de l'amylase et de la lipase permettent le dépistage d'un reflux sanguin des enzymes, lors d'un obstacle à l'écoulement.

- Contrairement à l'amylase, la lipase n'est pas augmentée au cours de cancers ovariens, bronchiques, de traumatismes crâniens et dans le cas des oreillons.
- Au niveau urinaire, la totalité de la lipase est réabsorbée au niveau tubulaire. Son augmentation n'est retrouvée que chez les sujets insuffisants rénaux.

LIPIDES TOTAUX

Les composés lipidiques sanguins proviennent de l'absorption intestinale des graisses et de la synthèse hépatique.
Ils sont insolubles dans l'eau, mais dans le plasma ils se trouvent sous forme de complexes lipidiques et protéiques constituant les lipoprotéines.

Prélèvement

Sérum prélevé à la 12e heure de jeûne.

Dosage

Méthode colorimétrique (réaction à la sulfophosphovanilline).

Valeurs de référence

Taux sérique : 5 - 7 g/l.

Variations pathologiques

- Hyperlipémies :
  - avec hypertriglycéridémie et sérum opalescent ou lactescent :
    . déficit en lipoprotéine lipase,
    . hyperproduction hépatique de triglycérides au cours du diabète ou de l'alcoolisme ;
  - avec hypercholestérolémie et sérum d'aspect clair :
    . hyperlipoprotéinémie de type II,
    . hypothyroïdie ;
  - avec hypertriglycéridémie et hypercholestérolémie :
    . hyperlipoprotéinémie de type III avec un sérum lactescent.
  - avec hyperphospholipidémie et hypercholestérolémie :
    . déficit en LCAT,
    . ictère par obstruction,
    . hépatite cholestatique.

- hyperlipémie globale :
  . syndrome néphrotique avec hypo-albuminémie, albuminurie et lipurie.
- Hypolipémies :
  - secondaires à une malabsorption intestinale des lipides,
  - a-β lipoprotéinémie,
  - déficit en α-lipoprotéines (maladie de Tangier),
  - embolie graisseuse.

LIQUIDE D'ASCITE

L'ascite ou hydropéritoine est une accumulation de liquide dans la cavité péritonéale. L'épanchement peut être d'origine cirrhotique, infectieuse, tumorale, cardiaque ou rénale.

Prélèvement

La ponction d'ascite est réalisée à la seringue à travers l'abdomen sans anesthésie locale. Il n'existe pas de contre-indications à la ponction, en particulier en cas de traitement anticoagulant. Les surinfections secondaires à la ponction sont exceptionnelles.

Examen macroscopique

Le liquide d'ascite est généralement d'aspect citrin : jaune, clair et limpide. Il peut être coloré légèrement en vert par la bile.

L'aspect trouble évoque une ascite septique ou tuberculeuse.

L'aspect chyleux ou hémorragique évoque une ascite tumorale.

Examen cytologique

- L'ascite éthylique est généralement pauvre en cellules avec moins de 200 cellules endothéliales par mm^3.

  La prédominance de polynucléaires neutrophiles dans un transudat doit faire évoquer une ascite cirrhotique surinfectée, même si l'examen bactériologique est négatif.
- La prédominance lymphocytaire d'un exsudat oriente vers une tuberculose ou une ascite tumorale (> 1 000/mm^3).
- L'existence de cellules mésothéliales fait évoquer un épanchement cardiaque ou rénal.
- L'existence d'hématies en grand nombre dans un liquide chyleux ou hémorragique oriente vers une ascite tumorale ou pancréatique.
- La coloration de Papanicolaou permet le diagnostic des ascites tumorales. Le diagnostic est plus difficile en présence d'une ascite inflammatoire.

Étude biochimique

- Protéines totales : on distinguera les transsudats, dont la concentration protéique est inférieure à 20 g/l, et les exsudats, dont la concentration protéique est supérieure à 20 g/l, atteignant 30 g/l et plus dans les ascites septiques et 40 g/l et plus dans les ascites tumorales et pancréatiques.
- Lipides : l'ascite chyleuse est généralement rencontrée dans les cancers digestifs. Le taux de lipides est supérieur à 3 g/l, essentiellement constitué de triglycérides (chylomicrons, VLDL).
- Amylase : taux élevé dans l'ascite pancréatique.
- Orosomucoïde : taux élevé dans les ascites tumorales et septiques (> 0,60 g/l). Le taux reste inférieur à 0,30 g/l dans les ascites cirrhotiques et les liquides d'épanchement cardiaque ou néphrotique.
- Marqueurs tumoraux :
  - fibronectine : taux supérieur à 75 mg/l dans les ascites malignes :
  - CA 125 : augmenté dans les ascites d'origine ovarienne,
  - CA 15.3 : augmenté dans les ascites liées au cancer du sein,
  - CA 19.9 : augmenté lors d'une atteinte gastro-intestinale,
  - AFP : augmenté dans les ascites liées à un hépato-carcinome.

Examen bactériologique

Il est indispensable sur les liquides d'exsudats, lorsque le nombre de leucocytes dépasse $500/mm^3$.

Les milieux classiques seront ensemencés sous atmosphère à 10 % de CO_2 et en anaérobiose. La recherche de mycobactéries doit être systématique en présence d'une réaction lymphocytaire.

LIQUIDE CÉPHALO-RACHIDIEN

La ponction lombaire est réalisée pour aider au diagnostic des affections méningées et de certaines affections encéphaliques.

Prélèvement

Le prélèvement est réalisé avec la plus grande asepsie, après repérage de l'espace L_4-L_5 et désinfection locale.

Le sujet reste assis ou en décubitus latéral et une aiguille à ponction lombaire est introduite jusque dans le cul-de-sac dural et environ 1 ml de LCR est recueilli, permettant les explorations bactériologiques, cytologiques et biochimiques.

Le prélèvement est contre-indiqué en cas de signes en rapport avec un blocage de la circulation du LCR (hypertension intracrânienne, compression médullaire).

Examen macroscopique

Le LCR est normalement clair, eau de roche.

En cas de piqûre vasculaire, le LCR peut être hémorragique et le rapport entre les leucocytes et les hématies est de l'ordre de 1 à 1 000 et le surnageant est clair.

Un aspect xanthochronique peut évoquer une méningite ancienne.

L'aspect trouble oriente vers les atteintes bactériennes.

En présence de pigment (mélanine), l'aspect est noirâtre.

Examen cytologique

La numération cellulaire est réalisée et la formule leucocytaire est établie après ultracentrifugation. Normalement, il existe moins de 3 cellules par mm^3, essentiellement des lymphocytes.

La numération cellulaire et le typage cellulaire sont des éléments d'orientation dans le diagnostic des atteintes neuroméningées.

Examens biochimiques

L'étude des protéines totales, de l'albumine et des immunoglobulines sont les éléments les plus importants à explorer. Le bilan est classiquement complété par les dosages de chlore, de glucose, éventuellement de lactate.

L'électrophorèse des protéines du LCR permet d'apprécier la qualité de la barrière hémato-encéphalique et l'état immunitaire du LCR, en permettant une séparation des protéines sur acétate de cellulose ou sur gel.

L'électrophorèse des protéines du LCR permet la séparation de 6 fractions :

- pré-albumine (3-8 %), d'origine ventriculaire ;
  Sa diminution est un signe de blocage de la circulation du LCR ou d'une transsudation des protéines sériques.
- albumine (50-70 %) : son augmentation est liée à une modification de la barrière hémato-encéphalique, à une transsudation ;
- α_1 globulines (1-3 %) : leur augmentation est rencontrée dans les accidents vasculaires cérébraux …
- α_2 globulines (2-5 %) : leur augmentation est rencontrée dans les processus infectieux ou tumoraux ;
- β globulines (10-15 %) ;
- γ globulines (5-10 %), essentiellement des immunoglobulines G (taux inférieur à 50 mg/l). Toute augmentation peut être liée à une sécrétion d'IgG ou à une transsudation.

Différents profils sont décrits en fonction des résultats de l'électrophorères :

– le profil transsudatif est défini par le passage de protéines sériques dans le LCR.
  - Transsudat non inflammatoire (IgG normales) :
    . compressions mécaniques,
    . accident vasculaire cérébral,
    . tumeur médullaire ou cérébrale,
    . neuropathie périphérique.
  - Transsudat inflammatoire (IgG élevées) :
    . réactions immunitaires générales ou locales dans les infections bactériennes, tuberculeuses ou dans les méningites aiguës,
    . sclérose en plaque ;
– le profil dégénératif associe une augmentation de préalbumine et de β globulines à des taux diminués d'albumine et d'IgG :
  - atrophies cérébrales ou cérébelleuses,
  - encéphalopathies ;
– le profil inflammatoire associe une élévation des IgG par synthèse locale liée à la présence de cellules lymphoïdes :
  - méningo-encéphalites bactériennes, parasitaires, mycosiques,
  - neuro-syphilis,
  - sclérose en plaque,
  - leuco-encéphalite sclérosante subaiguë.

Les paramètres chimiques dosables dans le LCR sont les suivants :

Bicarbonates	20-26	mmol/l	20-26	mEq/l
Calcium	1,10-1,40	mmol/l	44-56	mg/l
Chlore	120-130	mmol/l	120-130	mEq/l
Cholestérol	0,1-0,3	mmol/l	0,04-0,12	g/l
Créatinine	0,05-0,18	mmol/l	5-20	mg/l
Densité	1,203-1,208		1,203-1,208	
Fructose	0,12-0,22	mmol/l	20-40	mg/l
Gaz carbonique	6,65-6,75	KPa	6,65-6,75	mmHg
Glucose	2,50-4,20	mmol/l	0,45-0,75	g/l
Lactate	1,30-1,90	mmol/l	0,12-0,17	g/l
Lipides	10-40	mg/l	10-40	mg/l
Magnésium	0,6-1,3	mmol/l	14-31	mg/l
Osmolarite	285-305	mOsm/l	285-305	mOsm/l
Oxygène	3,00-5,00	KPa	23-37	mmHg
pH	7,30-7,34		7,30-7,34	

Phosphates	1,0-1,3	mmol/l	31-40	mg/l
Potassium	2,5-3,5	mmol/l	2,5-3,5	mEq/l
Protéines	0,2-0,55	g/l	moyenne 0,35	g/l
Pyruvate	0,07-0,12	mmol/l	0,07-0,12	mEq/l
Sodium	137-147	mmol/l	137-147	mEq/l
Urate	0,08-0,20	mmol/l	5-33	mg/l
Urée	2,5-7,0	mmol/l	0,15-0,42	g/l

D'autres métabolites ou enzymes peuvent présenter un intérêt en pathologie :

- isoenzymes de la LDH : l'électrophorèse met en évidence 5 bandes dans les atteintes bactériennes et 3 bandes dans les méningites virales ;
- glucuronidase : son élévation est en rapport avec une lésion de la myéline avec augmentation des lipides (sphigomyéline, lécithine) ;
- cholinestérase : son élévation est en rapport avec un processus de démyélinisation de la substance blanche ou de tumeur cérébrale ;
- la CPK est élevée au cours de tumeurs cérébrales, d'épilepsie, d'hydrocéphalie (élévation de la fraction BB) ;
- l'HVA (dopamine) est diminué au cours de la maladie de Parkinson et de démences séniles ;
- le MHPG (noradrénaline) est diminué au cours de troubles psychotiques ;
- le 5 HIAA (sérotonine) est diminué dans la maladie de Parkinson ;
  Dans les processus tumoraux, certains paramètres sont modifiés :
  - bêta-2-microglobuline : indice d'infiltrats leucémiques ;
  - antigène carcino-embryonnaire : indice de métastases cancéreuses ;
- synthèse d'Ig M locale : indice de lymphosarcome non hodgkinien.

EXAMEN BACTÉRIOLOGIQUE DU LCR

La mise en culture est systématique dans les ponctions lombaires. Elle est réalisée sur milieu enrichi permettant la mise en évidence des germes pathogènes comme *Haemophilus*, *Streptococcus pneumoniae*, Streptocoques du groupe B, *Neiseria méningitidis*. Elle est complétée par la recherche éventuelle de mycobactéries et par les cultures virales.

Les techniques classiques d'identification par culture sont parfois lentes et peuvent être mises en défaut par une antibiothérapie instaurée avant le prélèvement.

Au cours de l'infection bactérienne, la libération des antigènes de nature polyosidique peut être révélée par une technique immunologique (agglutination de particules de latex sensibilisées).
Les tests rapides sont généralement des tests au latex permettant la recherche d'antigènes solubles libérés par la bactérie dans les milieux biologiques (LCR, sérum, urines).
Les 3 bactéries les plus fréquemment isolées du LCR sont :
– *Neisseria meningitidis*,
– *Haemophilus influenzae*,
– *Streptococcus pneumoniae*.
La majorité des méningites sont observées chez les enfants avant l'âge de 5 ans.

Prématurés, nouveaux-nés	*E. coli*, streptocoque du groupe B entérobactéries autres que *E. coli*, *S. pneumoniae*
Enfant 1-5 ans	*H. influenzae*, *N. meningitidis*, *S. pneumoniae*
5 à 50 ans	*N. meningitidis*, *Staphylococcus*, *S. pneumoniae*, *H. influenzae*
> 50 ans	*S. pneumoniae*, *Staphylococcus*, *N. meningitidis*, bactéries Gram négatif

Neisseria meningitidis

Bactérie aérobie à Gram négatif, se présentant sous la forme d'un diplocoque, en grain de café, oxydase et catalase positives. L'isolement nécessite des milieux enrichis (gélose gonocoque-ménigocoque avec un supplément G) avec ou sans inhibiteur VCF. L'incubation à 37 °C est réalisée en atmosphère humide enrichie de CO_2.
Le germe existe à l'état endémique dans le monde entier. Il existe 8 principaux sérogroupes, en fonction de la présence des polyosides capsulaires : A, B, C, E29, W135, X, Y, Z.
Les sérogroupes A et C sont responsables d'épidémies meurtrières. Le sérogroupe B évolue essentiellement sur le mode endémique.
Le réservoir de germes est strictement humain : rhinopharynx des porteurs asymptomatiques.
La transmission est directe par les gouttelettes de Pflügge. La bactérie est très fragile dans le milieu extérieur.

Haemophilus influenzae

Bactérie à Gram négatif, se présentant sous forme de bacille, oxydase et catalase positives. L'isolement nécessite un enrichissement des milieux en facteurs de croissance (Hémine : X et NAD : V). Il existe 6 sérotypes : a, b, c, d, e, f.
Le sérotype b est responsable de la quasi-totalité des méningites à *H. influenzae.*
Il est responsable de méningites du nourrisson et de l'enfant (de 3 mois à 3 ans), également d'otites purulentes, de pneumopathies aiguës, d'épiglottites, d'arthrites.

Streptococcus pneumoniae ou pneumocoque

Cocci à Gram positif, responsable de pneumonies, d'otites, de méningites. Il existe plus de 80 sérotypes en fonction de la présence des antigènes polysaccharidiques capsulaires.

Streptocoques du groupe B

Cocci à Gram positif, responsable d'infections néo-natales transmises par la mère. La forme précoce est retrouvée chez l'enfant de moins d'une semaine, entraîne une détresse respiratoire, une septicémie. La forme tardive, retrouvée après le 10e jour, entraîne une localisation surtout méningée.

Entérobactéries

Parmi les bacilles à Gram négatif, E. coli représente environ 40 % des étiologies des méningites bactériennes du nouveau-né dont une grande majorité est reliée au sérotype K1.

EXAMEN PARASITOLOGIQUE DU LCR

L'examen parasitologique du LCR est rarement réalisé. La recherche est exceptionnellement positive pour les protozoaires et les helminthes. Elle est inversement indispensable dans certaines parasitoses, comme la trypanosomiase africaine, ou dans certaines mycoses, comme la candidose et la cryptococcose.

Prélèvement

Le LCR est recueilli par ponction lombaire.

Les parasites sont recherchés dans le culot de centrifugation.

Examen cytologique d'orientation

- Eosinophilie :
  - cysticercose (*Taenia solium*),
  - cénurose (*Multiceps multiceps*),
  - toxocarose,
  - angiostrongylose,
  - douves erratiques,
  - schistosomoses.
- Lymphocytose :
  - trypanosomiase,
  - toxoplasmose,
  - cysticercose en phase tardive,
  - cryptococcose.
- Neutrophilie :
  - *Naegleria fowleri*,
  - *Entamoeba histolytica*.

Parasites retrouvés dans le LCR

- Amibes libres
  - *Naegleria fowleri*.
  - *Hartmannela*.
  - *Acanthamoeba*.

  Responsables de méningo-encéphalites primaires, d'évolution rapide, le LCR est trouble (5 000 leucocytes, 90 % de neutrophiles) avec hyperalbuminorachie (1,5 g/l) et hypoglycorachie. Le parasite est récolté à partir des parois du tube, examiné à 37 °C, en contraste de phase et après coloration au MGG ou à l'hématoxyline ferrique.
- *Entamoeba histolytica*

  Responsable d'abcès amibien cérébral, secondaire à une dysenterie amibienne.

  Le LCR donne une petite réaction leucocytaire à neutophiles, le diagnostic est basé sur les réactions sérologiques (IFI, electosynérèse, immuno-diffusion, agglutination).
- Trypanosomiases africaines

  T. gambiense et *T. rhodesienne* sont des parasites obligatoires du système réticulo-endothélial (sang, moelle, lymphe, LCR) responsable de la maladie du sommeil par l'intermédiaire des glossines (mouche tsé-tsé).

Le LCR est opalescent avec une faible réaction cellulaire (500 cellules) avec présence de 50 % de lymphocytes au début, puis apparition de plasmocytes, de monocytes, de cellules de Mott.

Le parasite est mis en évidence après coloration et après triple centrifugation ou par culture sur milieu NNN.

L'augmentation de l'albumine (1 g/l) et des IgM sont évocateurs de la maladie.

- Toxoplasmose
  - Forme acquise : type méningo-encéphalite à LCR clair avec une réaction lymphocytaire (1 000 cellules par mm^3).
  - Formes congénitales : encéphalomyélite avec LCR xanthochromique par lésions vasculaires de nécrose subies par le tissu nerveux.

  La réaction est essentiellement lymphocytaire avec une augmentation de l'albumine jusque 5 g/l, et parfois plus.
  - Le diagnostic sérologique est indispensable.
- *Plasmodium falciparum*
  - Essentiellement dans les formes de paludisme pernicieux, succédant ou non à une forme classique ou à un paludisme viscéral évolutif, chez des sujets exposés, sous chimiothérapie ou aux défenses diminuées.
  - Le parasite est mis en évidence dans le sang, également dans la moelle dans la phase de schizogonie, dans les organes profonds. Le LCR est pratiquement normal avec une légère élévation de l'albumine.
- Cysticercose

  Le *Taenia solium* à l'état larvaire est responsable de la cysticercose, liée à l'ingestion d'œufs embryonnés. Le tableau clinique peut évoquer une tumeur intracranienne évolutive. La réaction méningée au cours de la phase aiguë cérébrale persiste environ 2 mois avec 500 éléments par mm^3 (lymphocytes, monocytes, et 5 à 20 % de polynucléaires éosinophiles qui ont une grande valeur diagnostique).

  L'évolution est caractérisée par une réaction monocytaire puis lymphocytaire.

  L'examen immunologique (sérum, LCR) est indispensable.

  La radiographie est utile lorsque les cysticerques sont calcifiés.
- Cénurose

  Le *Taenia multiceps* à l'état larvaire est responsable de la cénurose. Le tableau clinique peut évoquer une tumeur intracrânienne évolutive.

L'examen du LCR révèle une réaction lymphocytaire avec élévation de l'albumine.
L'examen sanguin montre une éosinophilie et les réactions sérologiques orientent le diagnostic.

- Hydatidose
  Echinococcus granulosus à l'état larvaire est responsable du développement de l'hydatidose. Le caractère précoce tumoral, expliquant des signes de compression, nécessite une recherche de localisations cérébrales, rachidiennes, oculaires de l'hydatide.
  Aucune ponction ne sera réalisée.
  Le traitement reste chirurgical.
  Le diagnostic repose sur les réactions sérologiques (immunoprécipitation, IFI, ELISA, IHA).
- *Fasciola hepatica*
  Atteinte des canaux biliaires hépatiques avec une réaction inflammatoire et une éosinophilie.
- *Paragonimus westermani*
  Douve pulmonaire entraînant des lésions de type tumoral. Le LCR montre une réaction cellulaire (100 cellules) avec présence d'éosinophiles et une légère albuminorachie.
- Larva migrans viscérales
  La toxocarose est liée à la migration de larves dans le système nerveux central, sans maturation. Le diagnostic est posé par l'étude du LCR et de la moelle qui montrent une hyperéosinophilie, par le diagnostic sérologique et la radiologie qui montre les larves calcifiées.
- Larva migrans cutanées
  Angiostrongylus est responsable d'un syndrome méningé fébrile, à début brutal et céphalées intenses en rapport avec la migration des larves dans le LCR, le cerveau et les méninges. La réaction éosinophilique est intense.
- Trichinose
  La dissémination des larves L1 dans tous les tissus peut occasionnellement entraîner une réaction méningée. La composition du LCR reste normale.
  Il n'y a pas d'enkystement au niveau du cerveau.
- Filarioses
  Les troubles neurologiques sont en rapport avec le passage des microfilaires dans le LCR entraînant des troubles neurologiques. Le diagnostic est basé sur la mise en évidence de microfilaires sanguins, sur les réactions sérologiques et sur un examen histologique (œdème aigu diffus, granulome nécrosé).

- Mycoses
  - *Cryptococcus neoformans* : champignon levuriforme capsulé responsable d'une méningite afébrile, favorisée par la diminution des défenses immunitaires, les traitements corticoïdes. La réaction du LCR est essentiellement lymphocytaire avec élévation de l'albumine, diminution du glucose nécessitant un examen direct à l'encre de chine pour mettre en évidence la capsule. La culture sur milieu de Sabouraud et l'inoculation à la souris peuvent compléter le bilan.
  - *Candida albicans* : généralement pathogène sur terrain affaibli entraînant des mycoses des organes profonds, des septicémies et des méningites.
  - Mycoses profondes : rarement retrouvées en France.
- Borrelioses

  Fièvres récurrentes à poux ou à tiques, pouvant entraîner un syndrome méningé avec un LCR d'aspect clair. La réaction lymphocytaire s'accompagne d'une élévation de l'albumine.
- Leptospirose

  Responsable d'un ictère infectieux à rechutes, d'un syndrome méningé au décours de la maladie, nécessitant un examen sanguin, d'urine et du LCR et les réactions sérologiques.

Classification des atteintes méningo-encéphalitiques selon l'aspect du LCR

Liquide clair
- Tuberculose
- Virales : herpès, oreillons, poliomyélite, varicelle, rougeole, rubéole, Epstein-Barrvirus
- Bactériennes : leptospirose, tularémie, brucellose, fièvres typhoïdes
- Mycoses

Liquide hémorragique
- Traumatisme
- Infections
- Toxiques
- Maladies sanguines hémorragiques
- Anomalies vasculaires (anévrysme, angiome)

Liquide purulent
- Méningites bactériennes

Classification des atteintes méningo-encéphaliques selon la cytologie

Cytologie inférieure à 3 cellules/mm³
- Neurosyphilis (sérologie syphilitique)
- Panencéphalite subaiguë (sérologie de la rougeole)
- Sclérose latérale amyotrophique
- Maladie d'Alzheimer

Cytologie inférieure à 30 cellules/mm³
- Herpès-simplex virus (sérologie herpès)
- Varicelle-zona (sérologie spécifique)
- Syndrome de Bannwarth (sérologie de Lyme)
- Sclérose en plaques
- Neurosyphilis
- Méningites parasitaires (présence de polynucléaires éosinophiles)
- Guillain-Barré
- Encéphalite à HIV (sérologie)

Cytologie inférieure à 500 cellules par mm³
- Méningites virales aiguës (lymphocytes)
- Méningites mycosiques (lymphocytes)
- Méningites tuberculeuse (protéines 0,5 à 2 g/l avec diminution du chlore < 110 mEq/l, du glucose < 0,5 g/l et augmentation du lactate > 4 mmol/l). La formule d'abord panachée, devient lymphocytaire.
- Méningite ourlienne (oreillons)
- Méningite de la rougeole
- Poliovirus (protéines de 0,5 à 3 g/l, la formule est d'abord à polynucléaire, puis lymphocytaire)

Cytologie supérieure à 500 cellules/mm³ (LCR trouble)
- Méningites purulentes à polynucléaires altérés (protéines > 1 g/l, lactate > 2 mmol/l, chlore < 110 et glucose < 0,50 g/l)

LIQUIDE PLEURAL

Le diagnostic étiologique d'un épanchement pleural nécessite des examens chimiques, cytologiques et bactériologiques du liquide pleural.

Prélèvement

La ponction pleurale sera réalisée pour tout épanchement pleural. Après anesthésie locale, la ponction est réalisée sur la ligne axillaire moyenne, parfois aidée par le repérage échographique. La ponction doit permettre une étude biochimique et cytologique. L'étude bactériologique comprend la recherche de germes aérobies, anaérobies, et de BK.

Aspect

Normalement clair, eau de roche, l'aspect peut être :

- citrin, séro-fibrineux dans les pleurésies à liquide clair observées dans la tuberculose, les cancers, les cardiopathies, les infections virales ;
- hémorragique ou rosé dans les tumeurs de la plèvre, la tuberculose, les cardiopathies, les embolies pulmonaires ;
- purulent avec polynucléaires neutrophiles altérés dans les pleurésies à pyogènes, dans la tuberculose ;
- chyleux ou chyliforme dans les liquides riches en lipides.

Examen cytologique

- L'examen cytologique a une valeur d'orientation :
  Il existe normalement environ 5 000 cellules par mm^3 avec une prédominance de cellules mononucléées (monocytes, lymphocytes).
- La prédominance lymphocytaire (80 % des cellules) avec peu de cellules mésothéliales évoque une pleurésie tuberculeuse.
- L'existence de polynucléaires éosinophiles n'a pas d'orientation étiologique évidente, mais peut orienter vers la pleurésie bénigne idiopathique, un traumatisme, une embolie pulmonaire.
- La pleurésie hémorragique oriente vers une pathologie maligne ou un traumatisme, une embolie pulmonaire. Dans les pleurésies malignes, la formule cellulaire est panachée, et l'existence de cellules atypiques est positive dans 50 % des cas.
- La présence de 50 % de polynucléaires altérés oriente vers une pleurésie purulente, même en l'absence de germes.

Examen bactériologique

Il est systématique de rechercher les germes aérobies, anaérobies et le BK par examen direct et par culture sur milieux adaptés. Néanmoins, la négativité des cultures ne doit pas faire exclure une étiologie infectieuse, en particulier dans les tuberculoses où la biopsie peut être utile pour le diagnostic.

La recherche de BK est souvent positive dans le cas de pyopneumothorax tuberculeux, contrairement aux pleurésies sérofibrineuses tuberculeuses où la recherche est positive dans moins de 20 % des cas.

L'examen bactériologique donne des résultats inconstants. Il peut être complété par la recherche des antigènes bactériens solubles par des tests d'agglutination de particules de latex sensibilisés.

Étude biochimique

- L'étude des protéines et des LDH permet la distinction entre les transsudats (épanchements d'origine mécanique) et les exsudats (d'origine inflammatoire, tumorale…)

	Transsudat	Exsudat
Protéines LDH	< 30 g/l < 240 UI/l	> 30 g/l > 240 UI/l

- Dans les pleurésies à pyogènes et les pleurésies tuberculeuses, il existe une diminution du pH (pH < 7,2), du glucose (< 0,40 g/l) associée à une élévation des protéines (> 30 g/l) et de la LDH (> 1 000 UI/l).
- Dans la polyarthrite rhumatoïde, le glucose est souvent indosable.
- Dans les pleuro-pancréatites, mais également dans les métastases pleurales de cancers digestifs ou les mésothéliomes, l'augmentation de l'amylase est significative, avec des taux supérieurs à 5 fois les valeurs sanguines.
- Dans les mésothéliomes, l'acide hyaluronique présente un intérêt lorsque les taux sont très élevés, supérieurs à 5 mg/l (N < 1 mg/l).
- Des taux élevés d'antigène carcino-embryonnaire (> 15 mg) peuvent évoquer une tumeur secondaire de la plèvre.

LIQUIDE SALIVAIRE : SALIVE

Les examens en stomatologie comprennent les techniques d'imagerie (radiographie panoramique, échotomographie, scanner, RMN) permettant le dépistage d'affections dentaires et maxillaires, de tuméfactions, de traumatismes, ou de dysfonctionnement de l'appareil manducateur.

La sialographie permet d'obtenir des clichés caractéristiques dans les parotidites bactériennes chroniques, les lithiases, le syndrome de Gougerot-Sjögren et en cas de cystadénolymphome permet d'estimer la valeur fonctionnelle de la glande.

La biopsie des glandes salivaires reste utile pour le diagnostic de la maladie de Gougerot-Sjögren, montrant précocement la lésion lympho-épithéliale. Un infiltrat lymphocytaire des glandes accessoires peut évoquer un lymphome et des follicules gigantocellulaires peuvent évoquer une sarcoïdose.

L'analyse du liquide salivaire a un intérêt dans le diagnostic d'affections bucco-dentaires.

Prélèvement

Le liquide salivaire est prélevé au niveau des glandes parotides ou sous maxillaires ou au niveau du plancher buccal, après rinçage de la bouche à l'eau distillée stérile.

Débit salivaire

Le débit salivaire est compris entre 0,15 et 0,60 ml/mm.

Toute diminution peut évoquer des infections, des intoxications, un syndrome sec, un syndrome de Mikulicz, une radiothérapie ou une sympathicotomie.

Toute augmentation est en faveur d'une atteinte nerveuse centrale, d'une stomatite, d'un abcès amygdalien ou d'une vagotomie.

Étude biochimique

pH : 6,3-7,0 (> 7,0 = infections).

Viscosité : 1,1-1,3.

Calcium : 80-110 mg/l (enfant : 100-140 mg/l).

Protéines : 1-7 g/l.

IgA sécrétoires : 50-200 mg/l.

Lysozyme : > 50 mg/l.

Étude cytologique

- Lésions tumorales : mises en évidence par une solution métachromatique et par biopsie.
- Mise en évidence de leucocytes, d'hématies, de cellules épithéliales bucco-pharyngées, de cellules bronchiques, de macrophages broncho-alvéolaires et de cellules à bordure ciliée.

Étude bactériologique

L'examen nécessite une étude bactériologique complétée par la recherche d'une mycose et d'une parasitose.

- Bactéries rencontrées :
  - streptocoques (sanguins, mutans, milleri, salivarius),
  - *Veillonella*,
  - actinomyces,
  - *Lactobacillus* (rôle dans les caries),
  - *Propionibacterium*,
  - *Bacteroïdes* (*oralis*, *ochraceus*, *melanogenicus*),
  - *Fusobacterium*,
  - *Campylocacter*.
- Mycoses :
  - *Candida albicans* est fréquemment rencontré.
- Parasitoses :
  - *Trichomonas tenax*,
  - *Entamoeba gingivalis*.

Étude des protéines salivaires

- *Variations physiologiques* :
  - liées à l'âge : à la naissance, la perméabilité de la muqueuse buccale est associée aux concentrations plus élevées en IgM, IgG et albumine.

  L'immaturité du système sécrétoire est associée à une faible concentration d'IgA dont les taux adultes seront atteints vers l'âge de 10 ans ;
  - liées à la grossesse : les taux d'IgA salivaire sont plus élevés en fin de grossesse ;
  - liées au flux salivaire : la stimulation de la sécrétion par l'acide citrique ou la mastication de gomme, entraîne une dilution des protéines. Certains médicaments modifient également le flux salivaire.
- *Variations pathologiques*
  - Diminution de concentration :
    . lors de déficits immunitaires, un déficit en IgA peut être compensé par une augmentation salivaire d'IgM ou d'IgD.
    . diminution d'IgA salivaire dans le tabagisme et l'alcoolisme.
    . diminution d'IgA en cas d'infection amygdalienne ou respiratoire.
  - Augmentation de concentration :
    - augmentation des IgG, IgA, IgM au cours des parodontopathies, de l'arthrite rhumatoïde, du lupus, du psoriasis, de la maladie de Crohn, des candidoses.
    - augmentation des IgM dans la maladie de Waldenström et le syndrome de Sjögren.
    - augmentation des IgE en cas d'asthme.
    - augmentation des protéines d'origine sériques en cas d'inflammations buccales (parodontopathies, candidoses, herpès, ulcérations).

Protéines	Prélèvement parotidien	Prélèvement mixte
IgA	25 - 75 mg/l	40 - 180 mg/l
IgA1	10 - 100 mg/l	
IgA2	5 - 50 mg/l	
IgG	1,2 - 4,4 mg/l	10 - 40 mg/l
IgM	0,1 - 0,8 mg/l	1,0 - 6,5 mg/l
IgD		0,1 - 0,95 mg/l
IgE		0,1 - 1,2 UI/ml

Protéines	Prélèvement parotidien	Prélèvement mixte
α_1-glycoprotéine		0,5 - 5,5 mg/l
α_2-macroglobuline		3,0 - 13,5 mg/l
Haptoglobine		0,7 - 10,5 mg/l
α_1-protéase inh		1,5 - 10,0 mg/l
C3		2,0 - 14,0 mg/l
Albumine		30 - 130 mg/l
Transferrine		1,5 - 14,5 mg/l
Lactoferrine	5 - 20 mg/l	10 - 20 mg/l
β_2 microglobuline	0,1 - 1,2 mg/l	0,5 - 1 ,7 mg/l

LIQUIDE SÉMINAL

L'exploration du testicule endocrine et exocrine tient une place importante dans l'étude des stérilités du couple où l'homme est impliqué exclusivement dans 30 % des cas.

L'analyse du liquide séminal va guider la stratégie d'explorations dans les domaines hormonaux, sérologiques, biochimiques, génétiques, immunitaires, afin de préciser la part de l'homme dans l'hypofertilité.

Le spermatozoïde

Le développement *in utero* de l'appareil génital mâle s'opère à partir des canaux de Wolff, du sinus urogénital, de la progonade, normalement présents chez tous les embryons, et leur différenciation s'opère par induction. Le testicule commence par se différencier, puis les voies spermatiques par une seconde induction et enfin les organes génitaux externes. La transformation de la progonade est sous dépendance génétique. Le tissu testiculaire sécrète la testostérone, synthétisée par les cellules du Leydig sous l'influence du l'HCG, puis de la LH, et permet la transformation des canaux de Wolff en gonophores. L'apparition d'une activité 5 alpha réductase qui permet la synthèse de DHT, permet la transformation du sinus. Toutes les anomalies de l'induction peuvent s'exprimer de façon uni ou bilatérale entraînant des dysgénésies sexuelles.

La biopsie testiculaire permet de préciser certains types de déficits. L'examen microscopique permet l'étude des tubes séminifères, des cellules de Leydig et de Sertoli, de la paroi tubaire. Elle permet de préciser le stade de la lignée séminale (lignée complète ou incomplète). La disparition peut concerner les spermatozoïdes, les spermatides, les spermatocytes ou les spermatogonies. Cette technique reste utilisée pour rechercher l'origine d'une atrophie testiculaire ou d'un hypogonadisme, en complément des études biochimiques du sperme, ainsi que génétiques ou hormonales.

Le spermatozoïde est formé d'une tête, d'une pièce intermédiaire et d'un flagelle. L'acrosome recouvre la tête de spermatozoïde. Cette structure est située entre la membrane plasmique et le noyau et permet, grâce à des enzymes protéolytiques, la pénétration du spermatozoïde à travers les membranes ovocytaires. La réaction acrosomale a lieu au niveau des cellules du cumulus péri-ovocytaire ce qui permet la libération d'hyaluronidase qui digère la substance mucoïde et permet au spermatozoïde d'atteindre la zone pellucide. Sous l'acrosome se trouve le noyau du spermatozoïde qui contient une chromatine condensée. La pièce intermédiaire contient des mitochondries, source énergétique des mouvements flagellaires. Le flagelle est formé d'un axonème constitué par deux tubules, entouré par des faisceaux de fibres denses et d'une gaine.

La fertilité repose donc sur la production de spermatozoïdes mobiles, en nombre suffisant, de morphologie normale et fécondants.

La cellule de Sertoli permet la maturation spermatogénétique des spermatogonies jusqu'au stade spermatozoïde, sous dépendance de la sécrétion par des cellules de Leydig, de la testostérone. La mobilité du spermatozoïde s'obtient dans l'épididyme. Son pouvoir fécondant ne s'obtient que par capacitation, dans le mucus vaginal, ou *in vitro* dans un milieu de survie de type Menezo B2.

Il existe un contrôle hypophysaire par les gonadotrophines : la FSH qui active les cellules de Sertoli, rétrocontrôlée négativement par l'inhibine, et la LH qui active les cellules de Leydig, rétrocontrôlée négativement par la testostérone et par l'estradiol, produit de l'aromatisation de la testostérone.

Le spermogramme

L'étude du liquide séminal nécessite la rigueur analytique d'un laboratoire de spermiologie, les résultats du spermogramme étant à la base des éventuelles explorations complémentaires.

- *Le recueil*

  Le recueil se fera de préférence au laboratoire, après une abstinence sexuelle de 3 jours. Le recueil est réalisé après miction, dans un réceptacle stérile préalablement réchauffé à 37 °C. Tout recueil extérieur doit être maintenu à une température de 25-30 °C (en entourant le flacon de coton) et déposé dans les 30 minutes au laboratoire. Le recueil par masturbation reste de règle et les préservatifs et le coït interrompu sont à proscrire.

La première fraction de l'éjaculation est riche en sécrétions prostatiques et en spermatozoïdes. La deuxième partie de l'éjaculation est riche en sécrétions vésiculaires et moins riche en spermatozoïdes.
Après liquéfaction physiologique spontanée, on note le volume de l'éjaculation, le pH, la viscosité et son aspect normalement blanc laiteux.

- *Le volume* (N = 2 à 6 ml)
Toute hypervolémie permet de suspecter une hypersécrétion prostato-vésiculaire mais doit être interprétée en fonction de la durée d'abstinence.
Le liquide séminal est produit à raison de 0,3 ml/j (15 millions/ml de spermatozoïdes). Une hypospermie doit faire rechercher une malformation des voies excrétrices et pratiquer un dosage de testostérone. La recherche d'une éjaculation rétrograde ou d'un défaut d'éjaculation est nécessaire pour un volume inférieur à 0,5 ml, par recueil des urines alcalinisées (après éjaculation).
- *La viscosité*
La viscosité est normale au moment de l'éjaculation. Après 30 minutes, le sperme se liquéfie spontanément sauf dans le problème d'hyperviscosité, facteur possible d'hypofécondité, signe d'une éventuelle infection ou d'une insuffisance prostatique. La viscosité normale se définie par un écoulement goutte à goutte. L'hyperviscosité entraîne une asthénospermie apparente et modifie les prises d'essais pour les numérations et les examens biochimiques, d'où des variations importantes intra et inter-laboratoires.
- *Le pH* (N = 7,2 à 7,8)
Le pH est mesuré par des bandelettes. Cette mesure permet de vérifier le bon équilibre entre la sécrétion prostatique acide et la sécrétion alcaline des vésicules séminales.
Les prostatites font augmenter le pH de la première fraction de 6,4 à 7,7.
Dans les infections, le pH mesuré est généralement supérieur à 7,8 et cette alcalinisation entraîne une perte d'activité des antibiotiques basiques, liée à une diminution du gradient de pH entre le secteur prostatique et plasmatique, ce qui réduit l'activité de l'érythromycine, du triméthoprime, de l'oléandomycine.
- *L'examen rapide entre lame et lamelle*
Cet examen permet d'apprécier le nombre de spermatozoïdes et leur mobilité, d'observer d'éventuels trichomonas, des agglutinats de spermatozoïdes, la densité cellulaire. Il a surtout comme avantage de ne pas déformer le mouvement des flagelles et donc d'appré-

cier correctement la mobilité. L'appréciation du nombre permettra de définir la dilution du liquide pour la numération des spermatozoïdes.

L'aspect clair du liquide séminal est lié à une azoospermie ou à une oligospermie.

L'aspect jaunâtre fera rechercher les leucocytes. On précisera leur nombre et leur éventuelle altération (leucospermie ou pyospermie).

L'aspect hémorragique signifie une hémospermie.

- *La numération des spermatozoïdes* (N = 20 à 200 millions/ml)

  Le comptage se fait avec la cellule de Thoma après dilution de l'échantillon.

  À la différence des hématies qui sédimentent, les spermatozoïdes flottent dans le plasma séminal rendant la numération difficile.

  Pour obtenir une couche monocellulaire, il faut utiliser des cellules à faible profondeur, du type cellule de Markler ou de Horwell, dont la profondeur est de 0,01 mm (10 microns) et de volume 1 um^3.

  La fluidification du sperme, l'hyperviscosité, le volume défini par la cellule de comptage sont autant d'éléments d'imprécision de numérations.

  La numération doit être réalisée après homogénéisation correcte de l'échantillon gardé à 37 °C, sur des cellules de comptage préalablement réchauffées à 37 °C, en utilisant une solution formolée. À ce stade, on pourra identifier des azoospermies (absence de spermatozoïdes dans l'échantillon analysé), des oligospermies sévères (numération inférieure à 5 millions/ml) et des oligospermies modérées (numération comprise entre 5 et 20 millions).

- *La numération des leucocytes*

  La coloration peroxydasique de Endtz permet la numération des polynucléaires neutrophiles impliqués dans les inflammations ou les infections du sperme :

  - réactif 1 : chlorhydrate de benzidine : 250 mg qsp, 100 ml d'alcool ;
  - réactif 2 : phloxine : 100 mg qsp, 100 ml d'eau distillée.

  La solution mère est obtenue par mélange volume à volume des deux réactifs. La solution de coloration et obtenue en ajoutant deux gouttes de peroxyde d'hydrogène à 20 % par ml de solution mère. Le liquide séminal est dilué au demi dans la solution de coloration et la numération est réalisée en cellule de Thoma, au bout d'une heure. Les leucocytes sont colorés en brun et le résultat est exprimé par ml.

Une leucospermie supérieure à 1 million/ml est corrélée à une infection du sperme : une spermoculture et une numération des germes seront réalisées.

- *L'étude de la nécrospermie*

  La coloration à l'éosine-négrosine permet l'estimation des spermatozoïdes morts :
  - éosine : solution à 1 % en sérum physiologique ;
  - négrosine : solution à 10 % en sérum physiologique.

  Une goutte de sperme est mélangée sur une lame avec deux gouttes d'éosine, puis avec trois gouttes de négrosine. On réalise un frottis séché à l'air. On observe les spermatozoïdes colorés en rose qui on laissé passer l'éosine et qui ont une perméabilité membranaire modifiée ; il s'agit des spermatozoïdes morts. Les spermatozoïdes vivants ont une tête incolore.

  La nécrospermie doit être interprétée en fonction de l'abstinence sexuelle et de la tératospermie associée. Les formes immatures ou les spermatozoïdes morts, non fonctionnels, représentent moins de 20 % des spermatozoïdes pour une abstinence de 3 jours.

- *La mobilité des spermatozoïdes*

  L'étude de la mobilité des spermatozoïdes doit être réalisée après homogénéisation de l'échantillon pour apprécier le pourcentage des formes mobiles et la qualité de cette mobilité.

  La mobilité normale se définie par un trajet régulier à travers le champ microscopique, à une vitesse constante.

  La mobilité diminuée se définie par un trajet irrégulier des spermatozoïdes qui traversent lentement le champ microscopique ou qui ondulent sur place.

  Inversement, les spermatozoïdes fléchants traversent directement le champ selon un trajet rectiligne.

  La mobilité analysée après la liquéfaction, puis au bout de 3 et 6 heures, et en ne tenant compte que des formes les plus mobiles, est la suivante :
  - après fluidification : supérieure à 60 % ;
  - à la 3e heure : supérieure à 50 % ;
  - à la 6e heure : supérieure à 40 %.

  On définit l'asthénospermie par une diminution des formes mobiles dans le temps.

  L'asthénospermie primaire complète ou akinétospermie nécessite de rechercher une agénésie vésiculaire, une dyskinésie ciliaire.

  Les étiologies immunologiques et infectieuses sont au premier plan des examens complémentaires des asthénospermies.

L'évaluation des paramètres dynamiques de la mobilité nécessite un examen précis de l'onde flagellaire par microvidéoscopie.

Le spermocytogramme

Après liquéfaction et homogénéisation, une goutte de sperme est étalée sur lame et fixée dans un mélange alcool-éther. La coloration du frottis est réalisée au MGG ou au Papanicolaou. La lecture doit comprendre l'observation de 100 cellules, leur classification se fait en fonction de l'anomalie rencontrée ou des anomalies multiples. On décrira les anomalies de la tête, de la pièce intermédiaire et du flagelle :

- les formes allongées et irrégulières sont corrélées à une souffrance testiculaire d'origine vasculaire (varicocèle) ; forme allongée : augmentation de la longueur de la tête, « en battant de cloche » : forme irrégulière : contour irrégulier, avec ou sans acrosome ;
- les formes microcéphales : spermatozoïdes sans acrosomes et non fécondants.

On décrira d'autres anomalies céphaliques :

- amincie : diminution de la largeur de la tête ;
- macrocéphale : tête volumineuse au contour régulier ;
- dupliquée : plusieurs têtes reliées au niveau de la pièce intermédiaire.

Les tératospermies polymorphes sont les plus fréquentes (exposition à la chaleur, aux toxiques…).

Les restes cytoplasmiques peuvent exister autour de la pièce intermédiaire.

Les anomalies flagellaires sont corrélées à la mobilité des spermatozoïdes :

- angulation : tête et flagelle forment un angle ;
- enroulement : en rapport avec un éventuel problème infectieux ;
- flagelle court, flagelle absent, flagelles doubles, triples…

On décrira également le taux de cellules rondes ou cellules germinales immatures d'autant plus précisément que la numération des spermatozoïdes est faible. Un taux de cellules rondes supérieur à 10 % fait suspecter un problème infectieux.

La tératospermie est définie par un pourcentage de formes anormales supérieur à 50 % ou par un pourcentage élevé (supérieur à 20 %) d'une seule anomalie. On définit les tératospermies polymorphes à 70 % dans les problèmes infectieux, toxiques ou vasculaires. On définit les tératospermies sévères supérieures à 90 % dans les atteintes de spermatogénèse où les anomalies chromosomiques sont retrouvées dans 5 % des cas.

La spermoculture

Les infections bactériennes provoquent des lésions de tractus génital (orchite, épididymite, prostatite, urétrites) provoquant une occlusion partielle ou totale. On retrouvera des cocci à Gram+, des bacilles à Gram–, également du BK ou du gonocoque.

Les états inflammatoires liés à des infections localisées (prostate, vésicule) généralement à bacilles à Gram–, sont cliniquement asymptomatiques, parfois révélés par une infection urinaire.

Les urétrites non bactériennes sont exceptionnellement en cause dans les problèmes de stérilité masculine. Il s'agit essentiellement d'infections à *Candida*, *Herpes* ou *Trichomonas*.

Certains paramètres justifient la réalisation d'une spermoculture : pH élevé, hyperviscosité, asthénospermie, auto-immunité, leucospermie, flagelle enroulé…

Le sperme est ensemencé après dilution dans une solution de Ringer pour réduire son pouvoir bactéricide. La numération des germes permet de définir le seuil de pathogénicité à 1 000 germes/ml. Les milieux utilisés pour la culture des principales bactéries sont les suivants : gélose au sang cuit polyvitex, sous CO_2, milieu de Sabouraud-chloramphénicol, gélose au sang en anaérobiose, milieu pour identification des mycoplasmes. L'incubation est menée à 37 °C jusqu'à 48 heures.

Les infections à mycoplasmes sont rencontrées dans 20 % des cas et peuvent se compliquer de prostatite. Les bactéries les plus fréquentes sont Staphylococcus, Streptococcus, E. coli et peuvent accompagner une cystite.

La recherche de Chlamydia trachomatis nécessite un prélèvement urétral et une mise en évidence par IF ou EIA ou par technique d'hybridation ou de PCR.

L'examen sérologique doit compléter cette recherche, pour la mise en évidence d'anticorps de nature IgG et IgA à titres significatifs d'une infection active. La fréquence des infections à Chlamydia est maximale entre 20 et 35 ans, et les formes asymptomatiques sont les plus fréquentes. L'examen sérologique est un examen de première intention dans le diagnostic étiologique des stérilités du couple.

Les infertilités d'origine chromosomique

Les anomalies chromosomiques représentent un peu plus de 5 % des infertilités masculines et sont dominées par les anomalies du chromosome sexuel.

Le carytotype doit être systématiquement prescrit devant une azoospermie ou une oligospermie sévère inférieure à 10 millions par ml, d'origine sécrétoire.

- *Les anomalies des chromosomes sexuels*

  L'anomalie de nombre est rencontrée dans 4 % environ des problèmes chromosomiques. La formule la plus fréquente est 47, XXY et la recherche du corpuscule de Barr est positive (3 % des cas). D'autres formes du syndrome de Klinefelter sont décrites XXYY, XXXY, mosaïques variées. Plus rarement, on décrit les formes XYY, XX, XY/XO, Inv Y, del Y.

  Les formes en mosaïque sont compatibles avec un certain degré de production de la lignée germinale.

  Les formes avec un chromose Y supplémentaire peuvent avoir une spermatogénèse normale, à l'inverse des formes sans Y responsables d'azoospermies.

- *Les anomalies autosomiques*

  Les anomalies les plus fréquentes sont des translocations Robertsonniennes dans 0,7 % des cas. Les translocations réciproques sont retrouvées dans 0,4 % des cas tandis que les inversions sont retrouvées dans 0,1 % des cas et seules les inversions péricentriques sont responsables d'une hypofertilité.

L'analyse cytogénétique de la méïose et la biologie moléculaire jouent un rôle fondamental dans l'explication des mécanismes responsables des problèmes de différenciation des cellules germinales porteuses de remaniements chromosomiques dont certains sont connus (association autosomes-X, asynapsis, lésion somatique).

Le caryotype sera demandé devant un impubérisme, une infertilité, des anomalies du spermogramme, des fausses couches à répétition.

Il sera également prescrit chez les collatéraux et les descendants d'un sujet porteur d'un remaniement équilibré, ainsi que chez les ascendants d'un patient porteur d'une translocation déséquilibrée.

Les dysgénésies sexuelles masculines

Dysplasies testiculaires ou dysgénésies gonadiques :
- pure : involution en bandelettes gonadiques bilatérales, phénotype féminin, caryotype XY,
- mixte : une bandelette et un testicule, ambiguïté sexuelle, caryotype parfois XY, mais il s'agit très souvent d'une mosaïque XO/XY ou plus rarement d'un Turner,
- agénésie leydigienne : intéresse les cellules interstitielles, ambiguïté sexuelle, caryotype parfois 49, XXXXY.

Pseudo-hermaphrodisme masculin : – dysgénésique : caryotype XO/XY, – phénotype mâle : caryotype XY, – avec testicules normaux : pouvant résulter d'un défaut de gonadotrophine ou de sécrétion d'hormones biologiquement inactives, d'absence de sécrétion de testostérone ou d'hormone anti-müllerienne.
Dysenzymopathies du métabolisme des androgènes : – déficit en 20 alpha oxydase, en 22 hydroxylase, en 20, 22 hydrolase, hyperplasie lipoïdique des surrénales et pseudo-hermaphrodisme : syndrome de Prader et Gartner ; – déficit en 3 bêta hydroxy-deshydrogénase, défaut de synthèse d'aldostérone et de cortisol et pseudo-hermaphrodisme moins marqué car la voie du delta-5 est respectée ; – déficit en 17 alpha hydroxylase, défaut de synthèse de glucocorticoïdes et d'androgènes, la voie des minéralocorticoïdes est respectée, pseudo-hermaphrodisme avec excès de DOC et de corticostérone ; – déficit en 17,20 desmolase respectant la 17 OH progestérone et les glucocorticoïdes, ainsi que les minéralocorticoïdes, pseudo-hermaphrodisme avec déficit des androgènes ; – déficit en 17 bêta déshydrogénase bloquant la synthèse d'estradiol, de testostérone, d'androsténediol et respectant les gluco et minéralocorticoïdes.
Insensibilité aux androgènes : – totale dans le syndrome de Morris ou testicule féminisant phénotype féminin, caryotype XY ; – partielle dans le syndrome de Reifenstein, virilisation incomplète et gynécomastie possible.
Déficit en 5 alpha réductase : – phénotype féminin à la naissance et masculinisation à la puberté.

Le dépistage des anticorps antispermatozoïdes

L'infertilité par auto-immunisation doit être explorée lors de la présence dans le liquide séminal d'auto-agglutinats. Il s'agit d'agglutinats d'une dizaine de spermatozoïdes, généralement unis au niveau de la tête, plus rarement au niveau flagellaire. Le nombre et la taille de ces agglutinats augmentent avec le temps entre l'émission et la 3e et la 6e heure de lecture.

Les agrégats de quelques spermatozoïdes autour de cellules rondes ou de débris cellulaires ne sont pas d'origine auto-immune.

Les spermatozoïdes sont normalement séquestrés et isolés de la circulation sanguine. À l'occasion d'un traumatisme, d'une hémorragie, d'une obstruction, d'une infection, la rupture de l'isolement entraîne l'activation des cellules immunocompétentes et la synthèse d'anticorps cytotoxiques et agglutinants.

Les anticorps les plus nocifs pour la fécondation sont ceux qui se fixent sur le segment céphalique, en occultant les sites de reconnaissance de la zone pellucide de l'ovocyte. L'intensité de la production d'anticorps est en bonne corrélation avec l'état inflammatoire de l'épididyme ou des glandes annexes.

Les tests utilisés détectent des auto-anticorps dirigés contre les antigènes de surface des spermatozoïdes, dans le liquide séminal, le sérum et la glaire.

- *La spermagglutination en plaque*

  Elle est réalisée sur des dilutions du liquide analysé en présence de spermatozoïdes migrés et ajustés à 10 M/ml.

  Après incubation à 37 °C, on notera la présence et l'intensité de la réaction.
- *L'agglutination mixte anti-globuline*

  Le MAR-test est réalisé à partir d'hématies, de billes ou de latex, recouvertes d'antiglobuline. La réaction directe est utilisée sur des dilutions du liquide séminal, de glaire cervicale ou de sérum à l'aide de spermatozoïdes préalablement incubés dans le milieu à tester.
- *La spermatoxicité*

  Elle est réalisée à partir de dilutions du milieu à tester en présence d'une suspension de spermatozoïdes migrés et ajustés à 50 M/ml, puis de l'action du complément hémolytique. Si les anticorps présentent des récepteurs pour la fraction C1q du Complément, l'activation du système entraîne une lésion membranaire, l'immobilisation et la mort du spermatozoïde qui prend la coloration à l'éosine-négrosine. La numération des spermatozoïdes tués spécifiquement par l'anticorps est réalisée.
- *Les immunobilles de polyacrylamide*

  Des microbilles de 5 à 10 microns sont couvertes d'anticorps de lapin anti-immunoglobines humaines (IgG, IgA, IgM) et permettent directement la recherche des anticorps dans les milieux biologiques.

  La recherche directe nécessite de laver un culot de spermatozoïdes 2 fois dans un milieu enrichi en albumine. On ajuste à 10 M/ml de spermatozoïdes et une goutte d'immunobilles. Après 10 minutes d'incubation, on recherche les spermatozoïdes couverts de billes. Plus de 10 % des spermatozoïdes doivent entraîner des billes pour définir une positivité. On précisera le titre d'anticorps, ainsi que le seuil de positivité, le ou les isotypes positifs et la topographie de fixation.

La technique indirecte est réalisée sur le liquide séminal, la glaire cervicale ou le sérum. Un dilution du milieu biologique est incubée au préalable 1 heure avec une suspension de spermatozoïdes normaux, puis est techniquée comme la technique directe. La recherche d'anticorps antispermatozoïdes de façon systématique se révèle positive dans environ 1,5 % des cas.

La plupart des spermes positifs par la technique des immunobilles présentent une positivité en IgG et en IgA, avec une fixation supérieure à 50 % des spermatozoïdes. Lorsque le Mar-test est faible, l'isotype le plus souvent positif est de nature IgG avec une fixation inférieure à 50 % des spermatozoïdes. La positivité des IgA est en faveur d'une synthèse locale d'anticorps. La recherche d'anticorps sériques et séminaux n'est pas toujours concordante et il est possible d'avoir une réaction négative au niveau du plasma séminal alors que le Mar-test est trouvé positif. De même, les isotypes séminaux et sériques trouvés positifs peuvent être différents.

Dosage des marqueurs séminaux

La biochimie séminale a surtout un intérêt dans les azoospermies et dans les oligospermies, renseignant sur les désordres endocriniens ou métaboliques, l'inflammation des glandes, l'existence d'une occlusion.

L'essentiel de l'éjaculation est constitué de sécrétions des glandes annexes : les vésicules séminales (65 %), la prostate (30 %) et l'épididyme (5 %). Ces sécrétions sont principalement prostatiques (phophatase acide élevée) dans la première fraction puis épididymaire avec l'essentiel des spermatozoïdes, et enfin les sécrétions vésiculaires (fructose élevé) en fin d'éjaculat.

Niveau du tractus	Marqueur séminal	Normales	Unités	Pathologiques
Vésicules séminales	Fructose	100-500	mg/ %	< 100
Prostate	Phosphatases acides	500-3 500	U/ml	< 500
	Citrate	2-8	mg/ml	< 2
	Zinc	2-5	µmol/l	< 2
Epididyme	L carnitine	0,21-0,60	µmol/l	< 0,21

- *Le dosage des phosphatases acides*

  Le dosage est réalisé par technique enzymatique d'une dilution correcte du plasma séminal gardé congelé jusqu'à la réalisation du dosage. Une première dilution de l'échantillon au 1/1000 permet une expression des résultats en U/ml. Une seconde dilution est fonction de la technologie et du taux séminal (environ 1/20) et intervient dans le calclul du résultat.
- *Le dosage du citrate*

  Il est réalisé à partir de 100 µl de plasma séminal gardé congelé jusqu'au dosage. Une défécation par 3,9 ml d'acide perchlorique 0,33 N est réalisée. Après centrifugation, 2 ml de surnageant sont additionnés de 1 ml de carbonate de potassium (0,75 mol/l). Après mélange et centrifugation, 100 µl de surnageant sont utilisés pour le dosage. Un étalon et un blanc sont traités dans les mêmes conditions. Dans un premier temps réactionnel, on ajoute la solution enzymatique (solution MDH, LDH, NADH : 50 µl) et on lie l'absorbance à 340 nm après 5 min ; puis 10 µl d'une solution citrate lyase sont ajoutés et une seconde lecture est réalisée après 5 min à 340 nm.
- *Le dosage du fructose*

  Il est réalisé à partir de 50 µl de plasma séminal gardé congelé jusqu'au dosage. Une défécation par 0,5 ml d'acide perchlorique 0,33 N est réalisée. Après centrifugation, 50 µl de surnageant sont additionnés de 2 ml d'acide thiobarbiturique (144 mg qsp 100 ml ED) et de 1 ml d'HCL pur. La coloration apparaît après 6 minutes à 90 °C au bain-marie. La lecture est réalisée à 413 nm. Un blanc réaction et un étalon de fructose à 300 mg % sont traités dans les mêmes conditions.
- *Le dosage de la carnitine libre*

  Il est réalisé à partir du 100 µl de plasma séminal gardé congelé jusqu'au dosage. Le prélèvement est vortexé avec 500 µl d'éthanol. Après extraction par agitation pendant 5 minutes et centrifugation, le surnageant est prélevé et la partie surpérieure est évaporée. Le résidu sec est repris par 250 Ml de tampons Tris. La réaction s'effectue ensuite en microplaques. Une gamme d'étalonnage est réalisée à partir d'une solution de carnitine à 1 µmol (1,97 mg/10 ml ED). Le blanc, les étalons et le résidu sont ensuite traités dans les mêmes conditions en distribuant par puits : 20 µl de tampon Tris, 20 µl de DTNB, 20 µl d'acétyl Co A, puis 20 µl d'extrait d'étalons ou d'eau et 20 µl de carnitine acétyl transférase. La lecture est réalisée après 15 minutes à 405 nm.

Dosage hormonaux plasmatiques

La gamétogénèse est sous contrôle des gonadotrophines FSH et LH sécrétées par l'hypophyse et sous contrôle de la LHRH hypothalamique. La FSH active les cellules de Sertoli qui permettent la maturation des spermatozoïdes sous dépendance de la sécrétion de testostérone produite par les cellules de Leydig. L'inhibine rétrocontrôle négativement et freine la sécrétion de FSH. La LH active la cellule de Sertoli. Les androgènes et les œstrogènes qui proviennent de l'aromatisation de la testostérone, rétrocontrôlent la sécrétion de LH.

- *La FSH* (N = 1-12 mU/ml)
  L'élévation de la FSH traduit un déficit en inhibine et une insuffisance des cellules de Sertoli. L'élévation de la FSH est proportionnelle à la diminution du nombre de spermatozoïdes et la FSH augmente à partir du moment ou le stade spermatide n'est plus représenté :
  - augmentation de la FSH : insuffisance testiculaire primitive, dysgénésie des tubes séminifères, agénésie testiculaire, dysfonctionnement des cellules de Sertoli, orchidectomie, sujets âgés ;
  - diminution de la FSH : hypogonadisme hypogonadotrope.

  Dans les azoospermies à FSH élevée, l'élévation de la FSH permet d'évoquer une origine sécrétoire et rend inutile la biopsie testiculaire ou une éventuelle thérapeutique par HMG. En cas de testicule unique, ou lors des sécrétions de FSH biologiquement inactive, l'augmentation reste modérée. Pour les FSH limites, entre 5 et 10 mU/ml, un test de stimulation est réalisé. Une réponse exagérée au Stimu-LH, supérieure à 20 mU/ml à T40, a la même valeur diagnostique et pronostique qu'un taux de base élevé. L'absence de réponse accompagnée d'une testostérone basse est en faveur d'un hypogonadisme hypogonadotrope, sensible à la thérapeutique par FSH.
- *La LH* (N = 1-7 mUl/ml)
  Le dosage de la LH est peu utile. Les variations sont semblables à celles de la FSH, par entraînement hypophysaire. Le test de stimulation donne une réponse plus intense et plus précoce, maximale à T20 avec un pic à 35 mU/ml. Son dosage reste néanmoins utile dans l'interprétation du taux de testostérone.
- *La testostérone* (N = 3-9,5 ng/ml)
  La spermatogénèse ne s'effectue qu'en présence de concentrations élevées en testostérone intratesticulaire, mal reflétées par les taux sériques. De même, l'efficacité d'une androgénothérapie est mal

appréciée par la testostéronémie. L'exploration peut être couplée aux dosages de la testostérone biodisponible, de la testostérone libre et de la TeBG.

Le taux de testostérone diminue lorsque :

- la LH est augmentée par un déficit leydigien ou une LH biologiquement inactive ;
- la LH est diminuée par une anomalie de pulsatilité ou un déficit en LH (eunuque fertile).

Le taux de testostérone augmente lorsque la LH est augmentée par une insensibilité aux androgènes.

Le testicule sécrète de nombreux stéroïdes :

- 90 % de la testostérone : N = 3,4-9 ng/ml ;
- 20 % du DHT : N = 0,2-1 ng/ml ;
- 50 % de la Delta – 4 androstènedione : N = 0,5-2 ng/ml ;
- 30 % du DHT : N = 1-4 µg/ml ;
- 20 % de l'estradiol : N = 5-50 pg/ml.

• *La prolactine* (N = 1-15 ng/ml)

L'hyperprolactinémie est rencontrée dans 5 % des cas d'hypofertilité. Il faut insister sur la qualité du prélèvement sanguin réalisé après un repos de 15 minutes avec cathéter en place et en position de repos allongée. Les valeurs importantes sont reliées à des anomalies de la spermatogénèse avec une diminution parallèle de la testostérone. Des anomalies pulsatiles de la sécrétion de LH et de FSH par action centrale ou des effets périphériques par l'intermédiaire des récepteurs de la cellule de Leydig peuvent être en cause.

La biopsie testiculaire peut également mettre en évidence une altération des tubes séminifères. Les valeurs limites (15 à 25 ng/ml) ne relèvent généralement pas d'un adénome hypophysaire et une étiologie iatrogène, une dysthyroïdie ou une insuffisance rénale, un trouble métabolique associé doivent être recherchés.

Les formes dimériques de prolactine biologiquement peu actives sont parfois incriminées et posent le problème d'un éventuel traitement par la bromocriptine qui ne fait qu'abaisser la forme active en entraînant une hypoprolactinémie biologique, néfaste sur la spermatogénèse.

La thérapeutique chirurgicale ou par la bromocriptine n'améliore la qualité du spermogramme que dans les cas d'adénome à prolactine nettement élevée.

- *L'inhibine* (N = 0,7-2,8 U/ml)

  L'inhibine est sécrétée par la cellule de Sertoli à partir du stade spermatide et sécrétée par les tubes séminifères. Elle est transportée dans la tête de l'épididyme puis passe dans la circulation sanguine.

  Son dosage parait intéressant dans le diagnostic des azoo ou oligospermies à FSH limite, ainsi que dans la surveillance de traitement par la FSH.

  La corrélation avec la FSH dans l'hypogonadisme est liée au fait que l'inhibine rétrocontrole négativement la FSH et freine normalement sa sécrétion.

  Elle possède une action hypothalamique par inhibition de LHRH et également une action inhibitrice sur l'aromatisation des stéroïdes.

  Aucune discordance majeure n'est retrouvée entre l'inhibine et la FSH sauf dans le cas particulier de la vasectomie.

Les différentes formes de la stérilité masculine

Devant une aspermie, une hypospermie :
- hypogonadisme, hypogonadotrope,
- anérection psychogène,
- adénome hypophysaire,
- angiopathies diabétiques,
- paralysie post-traumatique,
- interventions du petit bassin,
- maladie du col vésical,
- impuissance (Catapressan, neuroleptique).

Devant une azoospermie sécrétoire (FSH élevée) :
- génétique (Klinefelter ou autres),
- syndrome des cellules de Sertoli testiculaire,
- anorchidie (testostérone non stimulable) transitoire,
- cryptorchidie (testostérone stimulable),
- LH biologiquement inactive,
- traumatisme,
- orchite avec atrophie,
- infection avec azoospermie,
- chimiothérapie,
- radiothérapie.

Devant une azoospermie excrétoire (FSH normale) :
- fructose effondré : agénésie déférentielle, fibrose, occlusion des canaux,
- L carnitine diminuée avec marqueurs vésiculaires et prostatiques normaux : occlusion épididymaire ou déférentielle,
- L carnitine diminuée avec marqueurs vésiculaires et prostatique diminués : hypogonadisme primaire,
- forme temporaire : stress important, épisode fébrile,
- forme acquise : vasectomie, infections, hernie inguinale.

Devant une oligospermie prédominante :
- origines infectieuses,
- anomalies chromosomiques,
- stress important,
- fièvre isolée.

Devant une asthénospermie prédominante :
- mobilité nulle : agénésie vésiculaire, infectons sévères, anomalies flagellaires,
- mobilité diminuée : infection, auto-immunité,
- hyperviscosité : insuffisance prostatique.

Devant une tératospermie prédominante :
- nécrospermie sévère : infection, caryotype, anticorps cytotoxiques,
- tératospermie à 70 % : infection, varicocèle, toxiques,
- térastopermie à 90 % : atteinte de la spermatogenèse, caryotype.

Étiologies diverses à rechercher :
- étiologies endocriniennes (citées par ailleurs),
- hémoglobinopathie, thalassémie (électrophorèse de l'hémoglobine)
- hémochromatose (augmentation de la ferritine, diminution de LH et FSH),
- Cushing (adénome corticotrope avec diminution de la testotérone),
- alcoolisme (diminution de testostérone, augmentation de l'estradiol et TEBG),
- anorexie mentale,
- maladies cœliaques,
- toxiques, médicaments et drogues diverses,
- insuffisance rénale chronique (PRL augmentée, testostérone diminuée),
- diabète…

Étude cinétique du mouvement (Hamilton, Cell-track)

L'analyse de l'onde flagellaire nécessaire au déplacement du spermatozoïde permet de comprendre l'importance du mouvement dans la procréation. L'ondulation du flagelle entraîne un débattement latéral de la tête du spermatozoïde et l'ampleur du mouvement est essentiel pour écarter les cellules du cumulus oophorus qui entoure la membrane pellucide de l'ovocyte, siège de la fusion des deux gamètes. Il existe une hyperactivation de cette ondulation au niveau de la glaire, permettant la capacitation.

Les autres paramètres (trajet linéaire, curviligne) sont également étudiés par microvidéoscopie dans des conditions analytiques rigoureuses à partir de cellules de comptage calibrées et maintenues à 37 °C. Un vidéomicroscope à contraste de phase transmet les images cinétiques à un vidéoprocesseur couplé à un ordinateur. Après traitement informatique, l'analyse de la mobilité permet d'obtenir le pourcentage de spermatozoïdes mobiles, la valeur moyenne des paramètres cinétiques et leur histogramme (tableau II) :

- VSL : vitesse linéaire (N = 10 U/s) représente la distance linéaire entre deux points, parcourue en un temps donné, indépendamment de la forme du trajet du spermatozoïde ;
- VCL : vitesse curviligne (N = 45 U/s) représente la longueur du chemin curviligne, entre deux points, en un temps donné ;
- LIN : la linéarité (moyenne : 50) représente le rapport entre VCL et VSL ; si le trajet est linéaire, la linéarité est proche de 100 et inversement si le trajet est circulaire, la linéarité est proche de 0 ;
- ALT : le débattement latéral de la tête (N = 2 U) représente la position de la tête par rapport au trajet curviligne moyen.

L'étude cinétique peut être réalisée sur sperme frais ou optimisé. L'évaluation de la mobilité à 4 heures doit se dérouler dans les conditions de survie en milieu Menezo B2, sous 5 % de CO_2 et à 37 °C, réalisant artificiellement la capacitation. Dans ces conditions, l'état d'hyperactivation se traduit par une VSL supérieure à 25 U/s, une ALT supérieure à 2,5 U dans au moins 50 % de la population étudiée.

L'évaluation de la mobilité à 24 heures permet l'étude de la survie et donc de contrôler l'efficacité de l'optimisation par le gradient de Percoll d'un sperme limite oligoasthénospermique, ou d'un sperme destiné à la fécondation *in vitro*.

Une déficience de la vitesse linéaire ou du débattement de tête rend peu probable un espoir de fécondation naturelle ou par technique de PMA classique. Cet examen est utile lors d'une hypofécondité prolongée, inexpliquée ou en cas d'échecs répétés de technique de

PMA. Elle permet de confirmer l'amélioration apportée par un traitement des gamètes masculins par la FSH.

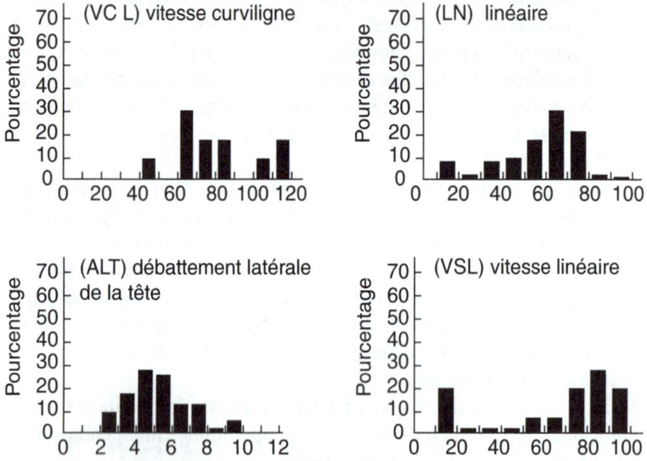

Étude de la transformation acrosomale

La reconnaissance de l'ovocyte fait intervenir la membrane plasmique de la tête du spermatozoïde et l'acrosome. La pénétration des enveloppes périovocytaires nécessite des enzymes acrosomales libérées lors de la capacitation.

On peut reproduire *in vitro* la capacitation puis la transformation de l'acrosome. L'exploration est possible par microscopie électronique, mais plus facilement par des anticorps monoclonaux spécifiques du contenu de l'acrosome, ou par des lectines comme Pisum Sativum en technique FITC.

Enfin, il existe véritablement un test fonctionnel, grâce à l'utilisation des ionophores, car cette réaction dépend du calcium.

Les différentes transformations du spermatozoïde, à savoir la capacitation, la réaction acrosomale, la présence de la plaque équatoriale, qui sont nécessaires avant la fusion, pourront être analysées.

Normalement, au moins 15 % des spermatozoïdes capacités feront leur réaction acrosomale à un moment précis et dans cette population environ 15 % n'ont pas de plaque équatoriale. Le taux de spermatozoïdes dits « fécondants » à un moment précis de leur évolution dans un éjaculat est donc proche théoriquement de 15 %. Ce test garde tout son intérêt dans l'exploration des échecs de technique de PMA pour apprécier la fécondance.

La réaction nécessite un tampon Dubelco ajusté à pH 7,2, un ionophore (A23187) qui est un sel mixte Ca et Mg à 2mM dans le DMSO et une lectine (Pisum Sativum) à 1mg/ml dans le tampon Dubelco. Les étapes de réactions, lavages, fixation, coloration et observation durent en moyenne 6 heures. La phase réactionnelle est réalisée en boites NUNC. On dépose dans trois cupules, 200 µl de culot spermatique optimisé repris par le HAM'S. Dans la cupule 2, on ajoute 200 µl de liquide folliculaire. On laisse incuber 4 heures, puis on ajoute dans la cupule 3,400 µl d'ionophore dilué dans le HAM'S, qu'on laisse incuber 30 minutes.

Le contenu des trois cupules est transféré dans trois tubes coniques contenant 3 ml de tampon Dubelco rechauffé. Après centrifugation et lavage en tampon Dubelco, une migration en tampon Dubelco est réalisée pendant 30 minutes et environ 200 µl du culot est étalé sur lames séchées à l'air. Les frottis sont fixés 30 secondes dans le méthanol, puis sont colorés par 200 µl de solution de lectine pendant 15 minutes. Les lames sont rincées à l'eau distillée, séchées et montées sous huile pour immunofluorescence.

Étude de la fonction fusiogène

Après pénétration de la zone pellucide par le spermatozoïde, celui-ci doit fusionner avec l'ovocyte. Cette fusion intéresse une zone bien précise dite la cape post-acrosomique dont les structures sont observables en microscopie électronique.

Le test de pénétration de l'ovocyte de Hamster dépellucidé, c'est-à-dire privé de la zone pellucide par solubilisation enzymatique, permet d'évaluer la fonction fusiogène du spermatozoïde.

Le syndrome consistant en une absence de cape post-acrosomique, reconnue en microscopie électronique, mesure l'importance de cette région.

Étude de la fonction nucléaire

Après fusion avec l'ovocyte, le spermatozoïde subit une dernière transformation, la décondensation nucléaire qui dépend de la composition en protéine nucléaire.

In vitro, la persistance d'une coloration du noyau des spermatozoïdes, par le bleu d'aniline, témoigne d'une immaturité nucléaire et d'une insuffisance de la condensation en microscopie électronique.

Par technique électrophorétique, une anomalie de la composition des protéines nucléaires peut être mise en évidence.

La réaction est réalisée devant une tératospermie comportant essentiellement des anomalies céphaliques par la réalisation d'un frottis à partir d'un culot de lavage de spermatozoïdes, coloré 5 minutes dans le bleu d'aniline, suivi d'un rinçage en tampon acétique.
La présence de plus de 15 % de têtes entièrement bleues est corrélée à une anomalie de maturation nucléaire.

Interaction glaire-sperme

Il est indispensable d'évaluer les capacités fonctionnelles du sperme dans la glaire cervicale de la conjointe au moment ovulatoire par le test post-coïcal (TPC) de Huhner. Devant un TPC négatif ou mauvais, il faudra préciser la part de l'homme et de la femme par des tests croisés *in vitro*, utilisant des spermatozoïdes témoins et une glaire témoin d'origine humaine ou bovine (dont la concordance est proche de 95 %).

- *Le test post-coïtal*

  Il consiste à rechercher les spermatozoïdes dans la glaire endocervicale, prélevée par aspiglaire et examinée entre lame et lamelle.

  Le TPC est programmé en fonction de la phase œstrogénique, généralement au 13e ou 14e jour, en précisant la durée du cycle le plus court et le plus long, le jour de décalage thermique et le traitement éventuel. Le test doit être effectué entre 4 et 6 heures après un rapport sexuel, permettant un examen vers 11 heures du matin au laboratoire. Une abstinence de 3 jours précédant le test permettra d'optimiser la qualité du sperme. Le rapport ne doit pas être suivi de toilette intime.

  Le prélèvement est effectué après pose du spéculum. On notera l'aspect du col (sain, inflammatoire, hémorragique, ectopie…), l'ouverture du col (+ à +++), l'aspect de la glaire orificielle, l'aspect et l'abondance de la glaire endocervicale. On notera la filance, exprimée en cm, et la cristallisation, étudiée par étalement d'un frottis séché à l'air. La cristallisation parfaite, en feuille de fougère, signe une excellente imprégnation œstrogénique.

  La lecture microscopique (× 400) d'une vingtaine de champs doit évaluer la moyenne de spermatozoïdes par champ, ainsi que leur mobilité. On appréciera également les éventuelles cellules inflammatoires. Normalement, au moins 5 spermatozoïdes traversent le champ microscopique.

  Lorsque le TPC est nul, le laboratoire pourra réaliser un test de pénétration de spermatozoïdes témoins pour apprécier la réceptivité ou l'hostilité de la glaire vis-à-vis des spermatozoïdes. Un TPC nul ou médiocre nécessite la réalisation d'un spermogramme. Un TPC faible ou nul avec une glaire dévaforable nécessite une préparation hormonale, éventuellement une antibiothérapie associée, et un TPC de contrôle ultérieur.

- *Les tests de pénétration croisés* in vitro

Le rendez-vous au laboratoire est fixé comme pour un test de Huhner, mais aucun rapport sexuel ne doit avoir lieu dans les trois jours précédant les examens, les recueils de glaire et du liquide séminal étant effectués au laboratoire.

On réalise quatre préparations en tubes capillaires contenant la glaire, montée en évitant toute bulle d'air et cinq gouttes de sperme sont déposées au fond du tube à hémolyse :

- 1er tube : glaire conjointe – sperme conjoint ;
- 2e tube : glaire conjointe – sperme témoin ;
- 3e tube : glaire témoin – sperme conjoint ;
- 4e tube : glaire témoin – sperme témoin.

La lecture microscopique du capillaire (× 100) permet d'apprécier la pénétration des spermatozoïdes dans la glaire et leur mobilité (tableau III). Une glaire hostile se caractérise par un agglutinat de spermatozoïdes à l'extrémité du capillaire.

La présence d'anticorps anti-spermatozoïdes entraîne une oscillation sur place des spermatozoïdes (*shaking*).

Tests de pénétration croisés *in vitro* (interaction glaire-sperme)

Responsabilité dans l'infertilité	Pénétration des spermatozoïdes dans la glaire			
	Tube 1	Tube 2	Tube 3	Tube 4
Conjointe	–	–	++/+++	+++
Conjoint	–	++/+++	–	+++
Mixte, partagée	+	+	+	+++
Bonne compatibilité	++/+++	++/+++	++/+++	+++

– : absence de pénétration. + à +++ : intensité de pénétration.

Traitement du sperme

- *Stimulation* in vivo *de la spermatogenèse*

  Les deux problèmes majeurs rencontrés sont l'oligospermie et l'asthénospermie. De nombreux médicaments sont utilisés pour traiter ces problèmes, sans grand résultat sur la qualité de la spermatogénèse (anti-œstrogènes, vitamines, androgènes...)

  Dans certains troubles hormonaux (LH et FSH faibles, hypogonadisme), la thérapeutique par HMG ou agoniste de la LHRH a prouvé sont efficacité. Il semble actuellement que la FSH soit le traitement le plus approprié de la stérilité masculine.

  Dans les rares cas d'hyperprolactinémie, la bromocriptine ou le lisuride sont utilisés.

- *Optimisation* in vitro *du liquide séminal*

  Les différences techniques de PMA (insémination, FIV et ses variantes) nécessitent le traitement du sperme afin de l'optimiser, c'est-à-dire de réaliser une sélection des spermatozoïdes les plus mobiles, en supprimant le plasma séminal, les leucocytes, les bactéries et divers débris cellulaires. Les techniques de concentration et de sélection éviteront le plus possible les traumatismes membranaires et les réactions de peroxydation néfastes à l'intégralité de la cellule spermatique, d'autant plus que ce traitement s'adresse à des spermes anormaux.

  Les inséminations sont réalisées avec le sperme du conjoint (IAC) ou avec le sperme d'un donneur (IAD), en intra-cervical ou en intra-utérin.

  Les IAC réalisées avec du sperme congelé sont liées à des pathologies masculines nécessitant une conservation (hémosarcome, cancer du testicule, vasectomie ou traitements immunosuppresseurs).

  Les IAC réalisées avec du sperme frais permettent d'obtenir des fécondations dans les problèmes d'oligo-asthénospermie, d'éjaculation rétrograde, d'impuissance, d'anéjaculation coïtale, et dans des indications féminines d'anomalies génitales d'amputation du col, de glaire de mauvaise qualité, ou d'auto-immunité.

  Les IAD sont indiquées dans les azoospermies, akinétospermies, dans certaines indications génétiques ou immunologiques. Ces IAD nécessitent de nombreux donneurs sélectionnés par le CECOS.

  L'optimisation du liquide séminal est réalisée en gradient de Percoll et la préparation est montée en sonde pour insémination ou en seringue.

  L'insémination intracervicale est couramment utilisée. L'insémination intra-utérine est conseillée lorsque la glaire est insuffisante, malgré une préparation hormonale, lors de problèmes immunitaires, et ceci avec la plus grande asepsie.

L'insémination intra-utérine qui associe une stimulation à l'HMG, suivie d'un déclenchement de l'ovulation par l'HCG, permet d'obtenir des taux de grossesse d'environ 20 % par cycle. En pratique, le recrutement folliculaire est surveillé échographiquement et par dosages d'estradiol. L'injection d'HCG est réalisée vers 22 heures. L'insémination est réalisée 36 heures après l'HCG et on maintient l'administration de progestérone en phase lutéale.

Les inséminations représentent la première étape dans la stratégie thérapeutique du couple stérile et sont généralement limitées à six tentatives.

Fécondation *in vitro* conventionnelle

La fécondation *in vitro* et transfert d'embryons (FIVETE) est indiquée dans les pathologies tubaires (33 % des ponctions), l'endométriose, la stérilité masculine et les stérilités inexpliquées.

Le recueil ovocytaire est réalisé 36 heures après le déclenchement de l'ovulation par la gonadotrophine chorionique HCG. Les ovocytes sont repérés à la loupe dans le liquide folliculaire et sont incubés à 37 °C en présence d'environ 100 000 spermatozoïdes des mobiles et capacités, par migration en milieu de Menezo B2. En moyenne, 50 % des ovocytes recueillis sont fécondés. La méïose ovocytaire, suivie de la décondensation du noyau spermatique, permettent de voir les 2 globules polaires dans l'espace périvitellin et la présence de 2 pronucléï mâle et femelle dans le cytoplasme ovocytaire.

Le transfert *in utero* est réalisé au 2e jour, au stade quatre cellules ou blastomères, ou plus rarement au 3e jour au stade huit cellules. Le nombre d'embryons transférés est en moyenne de 2,5 par patiente.

Le taux de grossesses est de 20 % par ponction et de 25 % par transfert (mais il varie selon le nombre d'embryons transférés), et le taux de naissance est de 15 % par ponction d'ovocytes.

Nombre d'embryons transférés	Taux de grossesse
1	9 %
2	22 %
3	30 %

Congélation d'embryons

La FIV conventionnelle est réalisée avec une stimulation ovarienne. Un dizaine d'ovocytes sont recueillis et 50 % sont fécondés.

Après le transfert des embryons, les embryons surnuméraires sont congelés et conservés dans l'azote liquide. Seuls les embryons de 2 à 3 jours de qualité I ou II peuvent subir le cycle de congélation en présence de cryoprotecteurs (sucrose, propanediol) selon une cinétique de refroidissement programmée.

Ultérieurement, après un réchauffement rapide, les embryons qui ont résisté (environ 75 % des embryons congelés), pourront être réimplantés *in utero*.

Le taux de grossesses cliniques est d'environ 15 % après transfert de 2 embryons.

La cryoconservation des embryons permet d'accroître l'efficacité de la FIV et permet d'obtenir 8 % de grossesses supplémentaires. Le transfert d'embryons congelés peut être réalisé lors du cycle suivant en cas d'hyperstimulation ovarienne sévère et au cours des protocoles de FIV avec don d'ovocytes.

Micro-injection d'un spermatozoïde (ICSI)

L'ICSI est indiquée en cas d'échecs répétés de FIV, en cas d'altérations spermatiques (oligo-asthéno- et tératospermies sévères), en particulier si le nombre de spermatozoïdes est inférieur à 5 millions/mL, si la mobilité est inférieure à 10 %, si la tératospermie est supérieure à 90 %.

L'ICSI peut être réalisée chez les sujets azoospermiques, avec le sperme épididymaire obtenu par biopsie testiculaire. Des tentatives ont été réalisées avec les cellules rondes haploïdes, en cas de trouble de la maturation des spermatozoïdes.

Les résultats de l'ICSI sont voisins de ceux de la FIV (50 % des ovocytes sont fécondés, taux de grossesse par cycle voisin de 25 %).

Les anomalies génétiques sont plus fréquentes et une consultation de conseil génétique est nécessaire. Il s'agit surtout d'anomalies gonosomiques observées chez les hommes stériles : aneuploïdie ou translocation des chromosomes sexuels, microdélétion du chromosome Y.

LIQUIDE SYNOVIAL

L'étude des affections articulaires bénéficie de 3 moyens d'exploration :

- l'arthroscopie qui permet d'explorer la cavité articulaire ;
- la biopsie de la synoviale, utile pour le diagnostic d'arthrites de cause indéterminée. Elle permet l'identification histologique de

certaines dystrophies synoviales (synovite villonodulaire), d'arthrites infectieuses (tuberculose) ;
- la ponction du liquide synovial qui permet de distinguer :
  - des liquides dits « mécaniques » (arthrose, traumatisme, ostéonécrose, arthropathie nerveuse, ostéochondromatose),
  - des liquides dits « inflammatoires » (rhumatisme articulaire aigu ou chronique, arthrite micro-cristalline, arthrites septiques et tuberculeuses),
  - des liquides dits « hémorragiques » (traumatisme, hémophilie).

Prélèvement

La ponction articulaire nécessite une asepsie chirurgicale.

Le liquide est recueilli en tube stérile sur héparine ou sur billes de verre, pour éviter toute coagulation.

Il n'y a pas de contre-indications à ce prélèvement, même si le sujet est sous anticoagulant.

Examen macroscopique

- Le liquide normal est clair, visqueux, filant, limpide, sans aucune floculation de teinte jaune clair.
- En pathologie traumatique, le caractère sanglant du liquide prouve que la lésion ligamentaire est sérieuse.

  La présence de gouttes lipidiques à la surface du liquide est un indicateur de lésions graves.
- L'aspect puriforme oriente vers une arthrite infectieuse ou une arthrite micro-cristalline.

  Dans les atteintes infectieuses et inflammatoires, le liquide synovial n'est jamais clair, transparent et très visqueux.
- Lorsque la viscosité est diminuée et en présence de filaments de fibrine, le diagnostic est orienté vers l'arthrite inflammatoire.

Examen cytologique

Les éléments figurés sont un élément essentiel au diagnostic.

La numération des leucocytes et l'étude cytologique après coloration au MGG seront complétées par la recherche de micro-cristaux et de ragocytes.

- Numération et cellularité normale

  La cytologie du liquide synovial est généralement pauvre : moins de 200 éléments par mm^3 dont 65 % d'histiocytes, 25 % de lymphocytes, 10 % de granulocytes et quelques cellules synoviales isolées.

Les histiocytes ont souvent un cytoplasme spumeux, contenant quelques granulations azurophiles et un noyau central au nucléole bien visible.

- La cellularité est augmentée dans les arthropathies :
  - environ 2 000/mm^3 : arthropathies traumatiques ou villonodulaires,
  - environ 10 000/mm^3 : polyarthrite rhumatoïde, syndrome de Reiter,
  - > 50 000/mm^3 : arthrites septiques.

  Lorsque le nombre de polynucléaires dépasse 20 % des éléments, le liquide est considéré comme pathologique.

  Dans les arthropathies infectieuses et micro-cristallines, les polynucléaires sont souvent altérés.

  Dans les arthrites inflammatoires du syndrome de Fiessinger-Leroy-Reiter et du rhumatisme psoriasique, les polynucléaires ne sont en général pas altérés.

  Dans les rhumatismes inflammatoires chroniques (polyarthrite rhumatoïde, spondylarthrite) la formule est mixte, avec 50 % de polynucléaires.
- Les recherches de ragocytes sont quantifiées par rapport aux leucocytes. Ce sont des leucocytes qui contiennent des inclusions intraleucocytaires, arrondies, de taille variable, réfringentes, d'aspect vert ou gris. Ils sont dépourvus de spécificité et représentent un critère d'inflammation synoviale.

Recherche de micro-cristaux

- Les micro-cristaux peuvent exister à l'intérieur des cellules ou libres dans le liquide articulaire. Leur mise en évidence est facilitée en lumière polarisée ou en contraste de phase.
- L'arthrite micro-cristalline de la goutte est caractérisée par la présence d'un grand nombre de cristaux d'urate de sodium, en aiguilles, à extrémités effilées, embrochant les polynucléaires. Ils sont fortement bi-réfringents en lumière polarisée.
- Les cristaux de la chondrocalcinose articulaire sont nombreux dans les formes aiguës peudo-goutteuses, et moins abondants dans les formes chroniques. Les cristaux peuvent être libres dans le milieu, mais sont le plus souvent intraleucocytaires. Ils sont assez courts, rectangulaires, aux extrémités carrées, bi-réfringents, mais moins brillants que les cristaux d'urate. Ces cristaux sont visibles par les colorations au rouge d'alizarine et au May-Grunwald-Giemsa.

- Les cristaux d'hydroxy-apatite sont de petite taille et sont mis en évidence par une solution à 2 % de rouge d'alizarine, en lumière polarisée, témoignant de la présence de calcium, d'hydroxy-apatite ou de pyro-phosphate.
- Les inclusions lipidiques se traduisent par un aspect bi-réfringent en croix de Malte, visible en lumière polarisée dans les polynucléaires ou les macrophages.
- Les cristaux de cholestérol sont rares. Ils sont peu réfringents et d'allure rhomboïde. Ils sont extra-cellulaires.

  Les cristaux uratiques sont hydrosolubles et sont dissouts après coloration par le MGG. Ils peuvent être dissouts par l'uricase. Les cristaux phospho-calciques ne sont pas dissous après coloration par le MGG. Ils peuvent être dissous dans l'EDTA.

Examen bactériologique

L'examen bactériologique est réalisé systématiquement.

L'examen peut révéler des germes à la coloration de Gram et parfois des filaments mycéliens.

La culture est réalisée sur milieu enrichi et sur milieu de culture pour les mycobactéries :

- milieu enrichi : gélose chocolat polyvitaminée incubée en atmosphère enrichie en CO_2 et en anaérobiose ;
- milieu de Löwenstein-Jensen.

L'identification du germe et l'antibiogramme sont réalisés de façon classique.

Il peut être envisagé les recherches d'antigènes bactériens ou la recherche d'une réponse immune locale, lorsque la culture est impossible ou difficilement réalisable.

Examens complémentaires

L'exploration des protéines de l'inflammation, des enzymes comme les protéases et les collagénases et du système du complément représente les examens complémentaires les plus intéressants.

- Les enzymes lysosomiaux participent à l'attaque des particules phagocytées et l'activité de la phosphatase acide est la mieux connue. Une élévation de son taux est rencontrée dans les liquides d'arthrites évoluées.
- L'activité de la LDH est augmentée dans les arthrites et dans les liquides d'arthrose, marquant une lyse cellulaire importante.
- Les collagénases interviennent dans la destruction de la matrice du collagène, secondairement à une arthrite.

- Les leucotriènes (LTB4) sont augmentés dans la polyarthrite rhumatoïde et la spondylarthrite ankylosante.
- Les protéines de l'inflammation sont synthétisées sur place ou diffusent. Normalement, le taux de protéines totales est compris entre 15 et 30 g/l. Au delà, s'associent une réaction inflammatoire avec une élévation de la CRP, de l'α_2 macroglobuline et de l'orosomucoïde, en proportion avec le caractère inflammatoire de l'arthrite.
- Le système du complément.
  Normalement, le taux du complément hémolytique synovial varie de 15 à 35 UH50/ml.
  Des taux effondrés sont retrouvés dans l'arthrite du lupus, dans l'arthrite rhumatoïde, associés à une élévation des fractions C_3c et C_3d.
  Des taux élevés sont rencontrés dans les spondylarthrites séronégatives et les arthrites septiques.
- Les immunoglobulines.
  Les taux élevés sont rencontrés dans les arthrites rhumatoïdes (en particulier la polyarthrite rhumatoïde).
  Ces immunoglobulines forment des complexes immuns qui vont activer le complément et possèdent un rôle important dans la chronicité du phénomène inflammatoire, ayant pour conséquence la destruction des articulations.
- L'acide lactique.
  L'inflammation modifie le métabolisme vers l'anaérobiose et entraîne une élévation importante de l'acide lactique.
  Normalement, le taux d'acide lactique synovial varie de 1,5 à 2,5 mmol/l.
  Des taux supérieurs à 10 mmol/l sont observés dans les arthrites septiques et sont accompagnés d'une chute du glucose en dessous de 0,5 g/l.
- L'acide hyaluronique.
  La viscosité dépend du taux d'acide hyaluraonique : toute diminution est un signe d'arthrite septique ou de liquide inflammatoire, goutte ou arthrite.

LISTÉRIOSE

La listériose est une maladie commune à l'homme et aux animaux, due à *Listeria monocytogenes*. Son tropisme particulier pour certains tissus ou certains états physiologiques, permet de décrire des atteintes neuro-méningées, septicémiques et génitales. La maladie humaine évolue sous forme sporadique avec une plus grande fréquence de mars à septembre.

La contamination indirecte est la plus fréquente par l'intermédiaire du milieu extérieur, des productions animales et des sécrétions animales.
On pourra distinguer :
- la listériose néonatale (60 % des cas) : surtout des formes septicémiques avec ou sans atteinte méningée ;
- la listériose de l'enfant et de l'adulte (25 % des cas) : surtout des formes neuro-méningées. Les formes septicémiques s'observent chez des sujets porteurs d'atteintes viscérales (cancers, hémopathies, cirrhose) et s'accompagnent du plus fort taux de mortalité ;
- la listériose de la femme enceinte (15 % des cas) : peut entraîner un épisode fébrile suivi d'un avortement ou d'un accouchement prématuré.

L'étude antigénique permet de distinguer 16 sérotypes. Seuls les sérotypes 1/2 et 4b sont isolés dans les cas de listériose en France. Il existe des antigènes communs avec les *Staphylococcus aureus*, *Streptococcus faecalis* et *Bacillus*.

Diagnostic direct

La mise en évidence du germe peut être réalisée à partir de prélèvements variés :
- sang dans les formes septicémiques,
- LCR dans les formes méningées,
- liquide de pustule dans les formes cutanées,
- chez le nouveau né : sang, LCR, méconium, liquide gastrique, pus de conjonctivite, exsudat de lésion cutanée,
- chez la mère : placenta, lochies,
- chez la femme enceinte fébrile : hémoculture systématique,
- l'isolement dans les selles démontre le portage, mais n'est pas un critère d'infection.

Dans les prélèvements monomicrobiens (sang, LCR, pus), la culture sur gélose au sang permet d'obtenir des colonies en 24 heures.

Dans les prélèvements polymicrobiens, l'isolement est obtenu sur un milieu rendu sélectif par l'acide nalidixique. Un enrichissement est systématiquement réalisé en parallèle en laissant le germe se multiplier à + 4 °C pendant 2 semaines.

Les souches isolées seront confiées au Centre national de référence pour la lysotypie et le typage moléculaire des *Listeria*.

Dans le LCR, la réaction cellulaire reste modérée, inférieure à 500 globules blancs par mm^3 avec 50 % de lymphocytes. Au-delà de 1 000 éléments par mm^3, on observe plus classiquement une polynucléose. L'étude des caractères biochimiques et immunologiques du germe permet le diagnostic différentiel avec les autres bacilles à Gram positif (*Lactobacillus*, *Bacillus*, Corynebactéries, *Erysipelothrix*, *Brevibacterium*).

Diagnostic sérologique

L. monocytogenes est une bactérie intracellulaire et la résistance acquise est principalement dépendante de mécanismes cellulaires de l'immunité. La réponse humorale est variable selon les sujets et l'existence fréquente de taux faibles, inférieurs à 1/80, peut être sans rapport avec une listeriose.

L. monocytogenes montre une communauté antigénique avec les staphylocoques, entérocoques et Bacillus.

De nombreuses réactions sont proposées, de sensibilités et de spécificités variables : agglutination, hémagglutination, fixation du complément et le test d'allergie cutanée.

Seule la séro-agglutination est utilisée au laboratoire, et utilise les suspensions de Listeria du commerce : type 1 : H, type 1 : 0, type 4b : H, type 4b : 0.

La séro-agglutination est effectuée de préférence sur 2 échantillons de sérum prélevés à 3 semaines d'intervalle. Un taux mimum de 1/160 ou une séroconversion permettent d'affirmer une listériose.

Au cours de l'infection, les anticorps O somatiques sont les premiers à apparaître. Ils sont suivis 15 jours plus tard, par les anticorps H flagellaires.

La présence simultanée d'anticorps O et H est significative d'une infection évolutive en période d'état.

La seule présence d'anticorps H est le témoin d'une infection ancienne.

La détection d'anticorps sériques anti-listériolysine O par la technique du « dot-blot » est positive dans plus de 60 % des listerioses avec un taux significatif fixé au 1/200.

La technique d'amplification par PCR est également possible.

L'antibiothérapie classique fait appel aux pénicillines A, associées à la gentamicine, et dure de 2 à 6 semaines en fonction du type d'infection et du terrain. La mortalité reste voisine de 30 %, en dehors des cas périnataux.

Les céphalosporines de 2e et 3e génération ainsi que les fluoroquinolones sont généralement inefficaces.

LITHIUM

Le dosage du lithium est réalisé pour la surveillance du traitement par les sels de lithium (gluconate, carbonate) en psychiatrie, dans les psychoses maniaco-dépressives et le traitement des hyperthymiques et des schizophrénies dysthymiques, et parfois en médecine générale dans le syndrome de Schwartz-Bartter, certaines granulopénies et cancers.

Prélèvement

Le dosage peut être effectué dans le sérum, les urines et dans les hématies. Le prélèvement sanguin est réalisé le matin avant la première prise de lithum. Les dosages urinaires sont réalisés sur les urines de 24 heures.

La clairance peut être calculée à partir de la lithémie moyenne de la journée obtenue sur 4 prélèvements sanguins et du dosage réalisé sur les urines de 24 heures.

Le dosage érythrocytaire nécessite une défécation à l'acide trichloracérique.

Méthodes de dosage

- Photométrie d'émission de flamme.
- Spectrophotométrie d'absorption atomique.
- Électrodes spécifiques.

Valeurs de référence (mmol ou mEq × 7 = mg/l)

La concentration de lithium doit être supérieure à 0,50 mmol/l pour une surveillance de psychose maniaco-dépressive et inférieure à 1,20 mmol/l pour éviter une toxicité lors des pics thérapeutiques.

La clairance du lithium varie de 15 à 40 ml/mn. Étant donné que plus de 80 % du lithium ingéré est éliminé dans les urines, un taux de récupération inférieur à 60 % de la dose ingérée est en faveur d'un traitement mal suivi.

Zone thérapeutique

Sérum :

– Pour Téralithe 250® : 0,5-0,8 mmol/l *soit* 3,5-5,6 mg/l.

– Pour Téralithe LP 400® : 0,8-1,2 mmol/l *soit* 5,6-8,4 mg/l.

Lithium érythrocytaire : 0,2-0,4 mmol/l *soit* 1,4-2,8 mg/l.

Clairance du lithium : 20-25 ml/mn.

Variations thérapeutiques

Certaines associations médicamenteuses modifient la lithémie.

Une diminution est retrouvée avec la théophylline.

Une augmentation des taux est possible avec les antiinflammatoires et surtout avec les diurétiques thiazidiques, la carbamazépine, les inhibiteurs de l'enzyme de conversion et les neuroleptiques (halopéridol, chlorpromazine, fluphénazine, thioridazine).

Intérêt de la lithémie

Le dosage du lithium érythrocytaire présente un intérêt dans la prévention des effets toxiques. Les signes d'intoxication (nausée, vomissement, tremblement...) apparaissent pour des taux supérieurs à 0,60 mmol/l.

L'intoxication aiguë nécessite une diurèse osmotique ou une épuration extrarénale en cas de coma. Les taux peuvant varier de 1 à 5 mmol/l en fonction de la gravité.

Lorsque le traitement est équilibré, le lithium érythrocytaire varie de 0,2 à 0,4 mmol/l et en pratique ne doit pas excéder 50 % des taux sériques. Le calcul du rapport moyen est de 0,40. Un rapport diminué permet d'augmenter la posologie et inversement.

Les contre-indications du traitement sont les atteintes rénales et cardiaques qui diminuent l'élimination du lithium et donc entraînent une toxicité, les sujets traités par les diurétiques ou en régime hyposodé, ce qui entraîne un accroissement de réabsorption tubulaire du lithium, et les femmes enceintes à cause des effets tératogènes.

Lp(a) – LIPOPROTÉINE (a)

La Lp(a) a une composition lipidique analogue à celle des LDL et s'en distingue par sa composition glucidique et la présence de l'épitope (a). Celle-ci confère à la lipoprotéine une mobilité électrophorétique pré-β en gel d'agarose et une densité de 1,050 à 1,120. La présence de la lipoprotéine à taux élevé est corrélée à un pouvoir athérogène particulier.

Prélèvement

Sérum recueilli à la 12e heure de jeûne.

Méthodes de dosage

- Électrophorèse : lipidogramme effectué sur gel de polyacrylamide en gradient discontinu de pH et de concentration.
  La limite inférieure de détection est de 0,25 g/l.
  L'intégration de la bande Lp(a) permet d'estimer son taux.
- Dosage immunologique (radio-immunologie, ELISA, méthodes par précipitation en milieu liquide).

Valeurs de référence

Normale : < 0,30 g/l.

Variations pathologiques

- Il existe une transmission sur le mode autosomique dominant de ce facteur présent dans les plaques d'athérome.

La liaison d'un taux élevé et d'un processus athéromateux est retrouvé dans les maladies cardio-vasculaires athéromateuses, indépendamment des autres facteurs de risque.

- Les concentrations de Lp(a) sont fréquemment augmentées chez l'insuffisant rénal chronique, hémodialysé, chez le diabétique présentant une microalbuminurie, chez l'hypothyroïdien et en cas de réaction inflammatoire.
- Les concentrations sont inférieures à 10 mg/l dans les insuffisances hépatiques et dans la cirrhose du foie.

Lp AI – LIPOPROTÉINES Lp AI

La caractérisation immunologique des lipoprotéines, grâce à des anticorps spécifiques de chaque apoprotéine, permet de les définir comme un mélange de particules simples ou complexes. Les particules simples sont composées de lipides associés à une seule apolipoprotéine. Les particules complexes sont composées de lipides et de plusieurs apolipoprotéines.

Dans les HDL, on distingue :

– les particules Lp A_1 : Lp A_2 (composées d'Apo A_1 et d'Apo A_2) ;

– les particules Lp A_1 (ou l'Apo A_2 est absente).

Seules les particules Lp A_1, synthétisées par le foie et l'intestin, sont responsables de l'efflux du cholestérol, en assurant le transport des tissus périphériques vers le foie : il s'agit d'une particule anti-athérogène.

Prélèvement

Sérum recueilli à la 12e heure de jeûne.

Méthode de dosage

- Chromatographie d'affinité.
- Électro immuno-diffusion.
- Immunoprécipitation en milieu liquide.
- Immunoenzymologie (type Sandwich).

Valeurs de référence

Adultes : 0,40-0,70 g/l

La surcharge pondérale et la prise d'œstroprogestatif entraînent une diminution de 10 % de la Lp A_1.

La ménopause provoque une élévation de 15 % des taux.

Variations pathologiques

L'intérêt du dosage a été mis en évidence chez des sujets normolipémiques présentant une athérosclérose et caractérisés par une diminution de la concentration en Lp A_1.

La Lp A_1 est diminuée dans l'athérosclérose et dans les atteintes des artères coronaires.

La Lp A_1 est un marqueur discriminant pour différentier les sujets en fonction du risque familial cardio-vasculaire.

Les médicaments normo-lipémiants ont des actions diverses :

- les fibrates augmentent les Lp A_1 : Lp A_2 et diminuent les Lp A_1 ;
- les résines et les inhibiteurs de l'HMG COA réductase augmentent les 2 types de particules.

Lp B – LIPOPROTÉINES Lp B

La caractérisation immunologique des lipoprotéines permet de définir des particules simples composées de lipides associés à une seule apolipoprotéine (ex : Lp B qui contient l'apo B) ou des particules complexes composées de lipides associés à plusieurs apolipoprotéines (ex : Lp B : C_{III} qui contient l'apo B et l'apo C_{III}).

Les particules qui contiennent l'apo B seule sont augmentées dans les hypercholestérolémies familiales. Elles sont sensibles aux traitements par les inhibiteurs de l'HMG COA réductase.

Les particules qui contiennent l'apo B et l'apo C_{III} sont augmentées chez les insuffisants rénaux et chez le diabétique non insulino-dépendant. Elles sont plus sensibles aux traitements par les fibrates.

Les particules qui contiennent l'apo B et l'apo E sont augmentées dans les dyslipoprotémies de type III.

Elles sont augmentées chez le sujet coronarien et sont très athérogènes. Elles sont plus sensibles aux traitements par les fibrates.

Valeurs de référence

Lp C_{III} : B : 0,06-0,26 g d'Apo B/L.

Lp E : B : 0,16-0,48 g d'Apo B/L.

LYMPHOCYTES T et B
Étude des populations lymphocytaires

Les précurseurs lymphocytaires, communs aux lignées lymphocytaires T et B, se différencient dans le thymus et dans la moelle osseuse.

Au niveau sanguin, l'étude des populations lymphocytaires comprend :

- une étude quantitative des populations ;

– la recherche d'une population anormale ;
– une étude fonctionnelle des populations.

Lymphocytes T

• *Étude phénotypique des populations*

Elle est réalisée par technique d'immunofluorescence directe (anticorps couplé au fluorochrome). L'emploi d'anticorps monoclonaux en double marquage (FITC et phyco-érythrine) permet, au cours de la même manipulation, l'identification de 2 populations par cytométrie de flux. Ceci permet l'étude de la coexpression de 2 récepteurs membranaires (comme CD4 ou CD8). La technique est réalisée sur les lymphocytes isolés du sang ou sur le sang total prélevé sur EDTA.

La technique d'immunofluorescence indirecte est également utilisée. La fixation de l'anticorps monoclonal à son récepteur est révélée dans un deuxième temps par une antiglobuline marquée FITC. La technique est utilisée sur les lymphocytes isolés du sang.

Le comptage des cellules positives est réalisé à l'aide d'un microscope à fluorescence ou par cytométrie.

Les anticorps monoclonaux reconnaissant différents marqueurs sont utilisés :

- anti CD_2,
- anti CD_3,
- anti CD_4,
- anti CD_8,
- anti CD_7.

L'étude des populations T_4 (helpers, CD_4, Leu 3) et T_8 (suppresseurs, cytotoxiques, CD_8, Leu 2) est généralement réalisée au cours des déficits immunitaires ou des dérèglements immunitaires.

CD_2 : 70-90 % *soit* 1500-3500/mm^3

CD_3 : 50-80 % *soit* 1000-3000/mm^3

CD_4 : 30-55 % *soit* 700-2000/mm^3

CD_8 : 15-30 % *soit* 300-1200/mm^3

Rapport CD_4/CD_8 : 1-2,3.

• *Recherche d'une population anormale*

Le phénotypage lymphocytaire peut révéler :

- une lymphopénie T globale (déficit de l'immunité cellulaire),
- une lymphopénie ne touchant qu'une population lymphocytaire. Au cours du SIDA, la diminution de la population CD_4 est un paramètre important du suivi du sujet séropositif. La valeur absolue des CD_4 est en faveur d'une évolution de l'affection lorsque la

numération est inférieure à 400/mm^3. Il existe une diminution importante du rapport CD_4/CD_8.

La diminution de ce rapport est également observée au cours d'autres infections virales (CMV, Herpès...) :

- une hyperlymphocytose touchant une population donnée,
- l'existence de lymphocytes à phénotype anormal :
  . coexpression CD_4 et CD_8 : en faveur de la circulation sanguine de lymphocytes immatures,
  . présence de lymphocytes $CD_2 + CD_3$ – à un taux supérieur à 20 % ayant une activité Natural Killer...

En pathologie, on pourra également rencontrer :

- une élévation importante du rapport CD_4/CD_8, liée à la diminution des lymphocytes T_8, observée dans la polyarthrite rhumatoïde et dans le lupus érythémateux,
- la diminution des populations T_8 peut accompagner les états allergiques,
- la diminution des populations T_4 activateurs des suppresseurs, est observée dans les formes évolutives de la sclérose en plaque,
- l'augmentation de la population T_4 helper est surveillée dans les suites de greffes rénales. Une augmentation du rapport T_4/T_8 est en faveur d'un éventuel rejet de greffe.

• *Étude fonctionnelle*
  - hypersensibilité retardée : testée par une intradermo-réaction,
  - test de transformation lymphoblastique en présence de mitogènes ou d'antigènes.

Lymphocytes B

• *Étude phénotypique*

Elle est réalisée par les techniques d'immunofluorescence. Au cours de leur différentiation, les lymphocytes B acquièrent des marqueurs spécifiques (CD_{20}, CD_{21}) et les molécules HLA de classe II.

Les lymphocytes pré-B présentent des chaînes lourdes intracytoplasmiques. Les lymphocytes B matures expriment des immunoglobulines de membranes.

Le nombre de lymphocytes B varie avec l'âge :

- Nouveau-né : 100-500/mm^3.
- Adulte : 30-200/mm^3.

• *Variations pathologiques*
  - Absence de lymphocytes B : agammaglobulinémie liée à l'X.
  - Étude des variations des populations B lymplocytaires au cours des déficits de l'immunité humorale.

- Élévation des lymphocytes B par les stimulations de la production de B lymphocytes comme par exemple dans les infections à EBV.

• *Étude fonctionnelle*
  - Dosage des immunoglobulines sériques :
    . interpréter les résultats selon l'âge,
    . mise en évidence d'un déficit immunitaire,
    . recherche d'une hypergammaglobulinémie polyclonale ou monoclonale.
  - Étude de la fonction anticorps après vaccination ou après infection (taux après vaccination, taux résiduels)

LYSE DES EUGLOBULINES

Le temps de lyse des euglobulines ou test de Von Kaulla permet un dépistage d'une fibrinolyse. Ce test est indiqué pour déceler des fibrinolyses médicales (cirrhose, prostate, pancréas...), obstrétricales ou chirurgicales, ou réactionnelles à une CIVD.

Prélèvement

Tube citraté (1 vol. pour 9 vol. sang).

Le test doit être réalisé dans l'heure qui suit le prélèvement car l'activité fibrinolytique du plasma baisse rapidement, même à 4 °C.

Dosage

Les euglobulines plasmatiques sont précipitées par l'eau distillée acidifiée par l'acide acétique à 1 %.

Le précipité contient les activateurs de la lyse.

Le surnageant contient les inhibiteurs de la lyse.

Les euglobulines recueillies dans le précipité sont dissoutes dans une tampon et sont coagulées par la thrombine.

On observe toutes les 5 minutes dès l'apparition du caillot, et on note le temps de lyse du caillot :

Temps de lyse	Interprétation
> 2 heures	Lyse normale
30 mn-2 heures	Lyse subaiguë, généralement non accompagnée d'accidents hémorragiques
15 mn-30 mn	Lyse franche
< 15 mn	Lyse aiguë. L'intensité de la lyse est d'autant plus grande que le temps de lyse est court

LYSOZYME

Le lysozyme est une enzyme bactériolytique présente dans la salive, les larmes, le sérum, les urines, le colostrum, le mucus nasal... Elle est produite par les cellules de la lignée granuleuse et monocytaire. Le lysozyme sérique ne provient que de la destruction de ces cellules qui contiennent l'enzyme stockée dans les granules lysosomaux.

Prélèvement

- Sérum.
- Urines de 24 heures.
- Larmes.
- Salives.
- Colostrum.

Dosage

- Mesure turbidimétrique de l'activité lytique du lysozyme sur une suspension bactérienne (Micrococcus lysodeikticus).
- Immunon diffusion radiale avec un antisérum spécifique.
- Électrophorèse des larmes.

Valeurs de référence

- Sérum : 5-15 mg/l.
- Urines : 0-2 mg/24 h.
- Larmes : 1-2 g/l.
- Salives : 5-15 mg/l.
- Colostrum : 50-100 mg/l.

Variations pathologiques

- Les concentrations sériques et urinaires les plus élevées sont retrouvées dans les formes leucémiques : l'augmentation est proportionnelle au taux de renouvellement granulocytaire dans les syndromes myéloprolifératifs (leucémie myéloïde chronique) et les leucémies myélomonocytaires chroniques.
  - Dans les leucémies aiguës myéloblastiques, les taux sont élevés dans les formes M_4 (L.A. myélo-monocytaire) et M_5 (L.A. monoblastique).
    Dans ces formes, il existe une neutropénie avec une moelle et un sang riche en précurseurs. La destruction précoce des précurseurs explique l'augmentation du lysozyme.
  - Inversement dans les neutropénies à moelle pauvre et dans les leucémies lymphoblastiques, le lysozyme est effondré.

- On retrouve une augmentation du lysozyme dans les affections granulomateuses (tuberculose, sarcoïdose, maladie de Crohn, maladie de Hodgkin). Les taux sériques permettent d'apprécier l'activité sarcoïde et la réponse aux corticoïdes.
- Le lysozyme est normalement réabsorbé au niveau du tubule contourné proximal. Toute élévation de son taux urinaire est un marqueur d'une atteinte tubulaire (néphropathie diabétique).
- Le lysozyme est normalement présent dans les larmes où il participe au pouvoir antibactérien à côté de la lactotransferrine. Son dosage est réalisé lors d'infections bactériennes à répétition ou chez les porteurs de lentille.
- Le lysozyme est présent dans la salive où il participe aux défenses locales, à côté des Immunoglobulines A sécrétoires.
- Dans le colostrum, il joue un rôle anti infectieux pour le nouveau-né, vis-à-vis des infections.

MAGNÉSIUM

Le magnésium est un cation bivalent doué d'un important pouvoir réducteur. Il est un cofacteur de nombreuses enzymes intracellulaires localisées au niveau des mitochondries. Il intervient également au niveau de l'excitabilité neuro-musculaire comme anti-tétanisant, au niveau de l'agrégation plaquettaire, dans la réduction de l'athérosclérose et comme antagoniste de certains effets du calcium.

Sa localisation est essentiellement osseuse (65 % du pool magnésien). La forme intracellulaire (34 %) peut être appréciée par le dosage érythrocytaire du magnésium. Environ 1 % reste extra-cellulaire.

Dans le sérum, le magnésium est sous forme diffusible (55 % ionisé, 13 % complexé) ou non diffusible (32 % lié aux protéines).

Les principales sources alimentaires sont les laitages et les végétaux. Les besoins sont d'environ 350 mg par jour (15 mmol). L'absorption intestinale s'effectue au niveau du jéjunum et de l'iléon. Elle est favorisée par l'apport protéique et l'acidité gastrique. Elle est diminuée par l'apport lipidique et un régime riche en calcium.

Prélèvement

- Sang recueilli sur héparine, permettant le dosage du magnésium érythrocytaire et plasmatique.
- Sang recueilli sans anticoagulant pour le dosage du magnésium sérique.
- Urines de 24 heures pour le dosage du magnésium urinaire.

Dosage

- Spectrophotométrie d'absorption atomique (lecture à 285,2 nm).
- Colorimétrie, fluorimétrie, complexométrie.
- Le magnésium érythrocytaire est déterminé après défécation.

Valeurs de référence (mg × 0,041 = mmol)

- Sérique : nouveau-né : 15-20 mg/l *soit* 0,60-0,80 mmol/l.
  adulte : 18-22 mg/l *soit* 0,75-0,90 mmol/l.
- Érythrocytaire : nouveau-né : 40-50 mg/l *soit* 1,60-2,00 mmol/l.
  adulte : 40-60 mg/l *soit* 1,60-2,45 mmol/l.
- Urines de 24 heures : 75-180 mg/24 h *soit* 3,0-7,5 mmol/24 h.

Variations pathologiques

- *Hypermagnésémies* : (> 24 mg/l *soit* > 1 mmol/l)
  - Les hypermagnésémies entraînent une dépression du système nerveux central, de l'excitabilité neuro-musculaire, et des troubles digestifs.

- Elles sont rencontrées :
  . associées à un taux de magnésium urinaire < 2 mmol/24 h.
  La diminution d'excrétion est due à une :
  - diminution de filtration (insuffisance rénale, hypovolémie),
  - augmentation de réabsorption (hypothyroïdie, hypocalcémie, hyperparathyroïdie, hypoaldostéronisme) ;
  . associées à un taux de magnésium urinaire > 10 mmol/24 h.
  L'apport excessif est dû à :
  - une ingestion médicamenteuse : $MgSO_4$, antiacides, lavements,
  - une intoxication par les nitrites, la phénacétine, l'aniline,
  - une intoxication industrielle.

• *Hypomagnésémies* (< 15 mg/l *soit* < 0,6 mmol/l)
  - Les hypomagnésémies sont souvent associées à une hypocalcémie et entraînent des tétanies, une spasmophilie, des crises convulsives, une tachycardie.
  - Elles sont rencontrées :
    . associées à un taux de magnésium urinaire < 2 mmol/24 h.
    - apports insuffisants (malnutrition, malabsorption),
    - élimination accrue (diarrhée, allaitement, brûlures étendues, alcoolisme aigu et chronique, stress) ;
    . associées à un taux de magnésium urinaire > 10 mmol/24 h :
    - pertes rénales importantes,
    - diminution de la réabsorption par les médicaments (cisplatine, aminosides, digitaliques, diurétiques).
    - hyperaldostéronisme, hyperthyroïdie, hypoparathyroïdie.
    - hypervolémie, augmentation de l'ADH, diabète ;
    . chez le nouveau-né, la carence est liée à une hypocalcémie, chez les enfants nourris au lait de vache, riche en phosphate, qui inhibe l'absorption intestinale des cations.

MALADIES À PRIONS

Les infections à prions sont des encéphalopathies subaiguës spongiformes à incubation longue, maladies dégénératives du système nerveux central.
Chez l'animal, il s'agit de l'encéphalopathie spongiforme bovine (ESB) ou « maladie de la vache folle », de la tremblante du mouton ou « scrapie », de l'encéphalopathie transmissible du vison.
L'ESB est une maladie infectieuse, résultant de l'addition à l'alimentation normale des bovins, de farines de moutons atteints de la tremblante.

Chez l'homme, on distingue plusieurs encéphalopathies subaiguës spongiformes transmissibles (ESST) : maladie de Creutzfeld-Jakob (MCJ), syndrome de Gerstmann-Straussler-Scheinker (SGSS), de l'insomnie fatale familiale (IFF), du Kuru et de la maladie d'Alpers.

Définition des suspicions

Depuis le 19 septembre 1996, la MCJ et les autres ESST humaines sont inscrites sur la liste des maladies à déclaration obligatoire, permettant le recensement et la classification des suspicions d'ESST et la recherche des cas de variants de MCJ, liés à l'ESB.

Les patients sont suspectés sur la présence d'au moins un signe clinique neurologique associé à une démence sans autre cause neurologique.

Les cas de MCJ sporadiques sont classés selon les critères de Masters :

- MCJ possible : association d'une démence et d'au moins 3 signes neurologiques ;
- MCJ probable : association d'une démence, d'au moins 2 signes neurologiques et d'un électroencéphalogramme caractéristique (activité paroxystique périodique permanente et diffuse) ;
- MCJ certaine : examen neuro-pathologique du cerveau caractéristique ou mise en évidence dans le cerveau d'une accumulation de protéine PrP anormale.

Les cas sont dits sporadiques lorsqu'aucune transmission ou aucun caractère familial n'est retrouvé. Ils sont dits génétiques si le patient est porteur d'une mutation du gène PRNP. Ils sont dits iatrogènes lorsqu'ils sont liés à un traitement par l'hormone de croissance (GH) d'origine hypophysaire ou à une greffe de dure-mère.

Le nouveau variant (N-MCJ) pour lequel la transmission par la viande de bœuf contaminée par l'ESB est suspectée, présente une prédominance de signes psychiatriques et des modifications histologiques propres avec présence de plaques « florides » (dépôt de PrP entourés de spongiose).

La transmission des prions peut également se faire par l'intermédiaire de produits biologiques, par voie orale ou par contact au sein d'une même espèce, mais aussi sans barrière d'espèce.

Ponction de LCR

L'examen du LCR révèle une hyperprotéinorachie modérée (0,5 à 1 g/l) observée dans 50 % des cas.

L'électrophorèse double dimension révèle la présence de 2 protéines différentes de la PrP.

Plusieurs protéines, marqueurs de la destruction neuronale, sont recherchées :

- l'énolase neurone spécifique (NSE) dosée par technique ELISA ;

– la protéine 14-3-3 détectée par immunotransfert (30 kDa) qui est le marqueur le plus sensible et le plus spécifique ;
– la protéine tau associée aux microtubulles du cytosquelette, et la protéine S-100 d'origine astrocytaire, ont une moins bonne spécificité.

Ces marqueurs sont retrouvés à taux élevés dans d'autres pathologies : encéphalites herpétiques, encéphalopathies paranéoplasiques, hémorragies méningées, ischémies cérébrales.

La NSE et la protéine S-100 sont retrouvés à taux anormaux dans la maladie d'Alzheimer et dans la sclérose en plaque.

Diagnostic prénatal

Les formes familiales de MCJ, de SGSS et d'IFF sont des maladies génétiques à transmission autosomique dominante. Ces formes représentent 15 % des cas.

Il existe une accumulation de PrP mutée dans le système nerveux central.

Le diagnostic prénatal est réalisable à partir d'ADN de trophoblaste.

L'analyse familiale est réalisée à partir d'un prélèvement de sang sur EDTA.

L'analyse de PRNP est faite sur l'ADN des leucocytes.

Il existe une relation entre la maladie et la mutation de gènes :
– MCJ : mutations des codons 200 et 178,
– SGSS : mutations des cocons 102 et 117.

La liste des mutations, délétions ou insertions du gène de la PrP s'accroît continuellement.

Analyse histologique

La MCJ révèle sur une biopsie corticale, une raréfaction des neurones, une prolifération astrogliale, une spongiose de la substance grise, parfois une atteinte du cervelet avec présence de plaques amyloïdes.

Il n'existe pas de signe inflammatoire ni de démyélinisation.

On retrouve une accumulation de protéine PrP-sc dans le système nerveux, proportionnelle au titre infectieux, observée avant l'apparition des signes cliniques.

Le scanner et la RMN montrent une atrophie corticale bilatérale.

Examen immunochimique

La réalisation d'un immuno-transfert (western blot) à partir d'un extrait cortical est utile pour la mise en évidence de la protéine PrP-sc, responsable des encéphalopathies.

L'examen peut également être réalisé à partir d'amygdales.

La technique est réalisée sans traitement ou après action de la protéinase K qui détruit la protéine cellulaire normale PrP-c.

Tests de dépistage de l'ESB

La commission européenne a sélectionné des tests qui détectent la protéine anormale du prion (PrP-res) : CEA, enfer Technology Limited et Prionics AG. Le test du CEA permet de détecter tous les animaux contaminés (100 % de spécificité, 100 % de sensibilité) et élimine le risque d'abattage d'animaux sains.

Méthodes d'inactivation des prions

La sécurité est atteinte par un autoclavage 10 mn à 134°C, 15 mn à 131°C, par un traitement à la soude N ou à l'eau de javel, pendant au moins une heure.

MALADIE DES GRIFFES DU CHAT

La maladie des griffes du chat ou lymphoréticulose bénigne d'inoculation est une maladie infectieuse qui se traduit par des adénopathies régionales évoluant parfois vers la suppuration, accompagnée de signes généraux discrets.

La contamination se fait généralement par griffure ou morsure de chat ou par piqûre d'un végétal contaminé. L'évolution spontanée se fait vers la guérison.

Sur le plan anatomopathologique, les lésions des nœuds lymphatiques peuvent avoir plusieurs aspects :

- réaction inflammatoire réticulaire,
- foyers nécrotiques avec afflux de granulocytes avec, en périphérie des foyers, des cellules épithéloïdes,
- micro-abcès,
- granulome.

Diagnostic

Le diagnostic doit être évoqué devant l'existence d'une adénopathie régionale, l'existence d'une lésion cutanée susceptible d'être contaminée par un chat, l'existence de lésions caractéristiques lors d'un examen histologique des nœuds lymphatiques.

Le diagnostic est établi par :

- la mise en évidence de bacilles dans les nœuds lymphatiques ou dans la lésion cutanée ;
- la réalisation de biopsies cutanées ou de ponctions ganglionnaires ;
- un examen sérologique.

Mise en culture

La maladie des griffes du chat peut être due à *Rochalimaea henselae* (*Bartonella henselae*) ou à *Apifia felis*.

La culture est réalisée sur milieu BCYE et sur gélose au sang.

Afipia felis est un bacille donnant une coloration de Gram négative, de 0,2 à 0,5 μ de diamètre et de 1 à 2 μ de long.

Rochalimaea henselae peut être mis en évidence dans les tissus infectés par la coloration de Whartin-Starry ou par microscopie électronique. La culture est possible à partir des tissus ou à partir du sang en cas de septicémie.

Examen sérologique

Le diagnostic de la lymphoréticulose bénigne d'inoculation est réalisé par immunofluorescence indirecte vis à vis de *Apifia felis* et *Bartonella henselae*.

MANGANÈSE

Le manganèse est un oligo-élément indispensable à l'organisme humain. Il joue le rôle de cofacteur enzymatique pour des hydrolases et des transférases. Il intervient dans le fonctionnement cérébral, dans la coagulation, dans le métabolisme glucidique, thyroïdien et dans la croissance.

Il est utilisé dans l'industrie et les intoxications sont liées à l'inhalation de poussières et de vapeurs de dioxyde de manganèse entraînant une pneumonie manganique et le Parkinson manganique.

Prélèvement

- Sérum.
- Urines de 24 heures.

Dosage

- Spectrométrie d'absorption atomique (lecture à 279,5 nm).

Valeurs de référence (μg × 18 = nmol)

- Sérum : 0,5-2,5 μg/l *soit* 9-45 nmol/l.
- Urines : 0,8-3,3 μg/24 h *soit* 14-60 nmol/24 h.

Variations pathologiques

- *États carentiels* (rares)

  Ils entraînent un ralentissement de la croissance, une atrophie testiculaire, un retard mental :

  - diminution des apports (besoin quotidien = 3 mg).

    Les aliments riches en manganèse sont les céréales, les noix ;

- diminution d'absorption par un excès de calcium ou de phosphates alimentaires ;
- excès d'élimination fécale (diarrhées fréquentes).

• *Augmentation du manganèse*
- Intoxications professionnelles.
- Infarctus du myocarde.

MARQUEURS TUMORAUX

ACE	Antigène carcino-embryonnaire. Valeurs de référence : < 5 ng/ml. Indications : – marqueur des cancers colo-rectaux, – marqueur complémentaire de divers cancers : - côlon et rectum : à coupler avec Ca 19.9, - sein : à coupler avec Ca 15.3, - ovaire : à coupler avec Ca 125. Intérêt : suivis pré et post-opératoires. Interférences : faible élévation dans le tabagisme, la cirrhose, l'insuffisance rénale chronique.
Acide hyaluronique	Marqueur des tumeurs mésothéliales (poumon). Indication : recherche dans le liquide pleural.
AFP	Alpha foeto-protéine. Valeurs de référence : < 10 ng/ml. Indications : – marqueur des hépatocarcinomes et des cancers testiculaires, – hépatocarcinome : test positif selon le stade, – cancers testiculaires : à coupler au dosage des chaînes bêta HCG libres. Intérêt : suivi post-chirurgical, suivi évolutif de la cirrhose.
βHCG	Chaînes libres bêta de l'hormone chorionique gonadotrope. Valeurs de référence : < 0,1 ng/ml. Indications : – cancer du testicule, – choriocarcinome, – mole hydatiforme. Intérêt : suivis post-chirurgicaux, suivis thérapeutiques.

β2-M	Bêta-2 microglobuline. Valeurs de référence : < 2,5 ng/ml. Indications – syndromes lymphoprolifératifs, – tumeurs rénales, – cancers du foie. Interférences : – syndromes inflammatoires.
Ca 15.3	Valeurs de référence : < 30 U/ml. Indications : cancer du sein. Intérêt : dans le pronostic, le suivi post-opératoire, le suivi thérapeutique, couplé avec l'ACE. Interférences : – cirrhoses, – hépatites, – adénocarcinomes métastatiques.
Ca 19.9	Valeurs de référence : < 37 U/ml. Indications : – cancer du pancréas, – cancer des voies biliaires, – cancer colo-rectal, couplé avec l'ACE, – cancer de l'estomac, couplé avec le Ca 72.4. Intérêt : suivis cliniques et thérapeutiques. Interférences : – adénocarcinomes métastatiques, – pancréatites aiguës, – cholécystites, – certaines pathologies pulmonaires.
Ca 50	Valeurs de référence : < 23 U/ml. Indications : cancers gastro-intestinaux. Intérêt : cancer du pancréas, couplé au Ca 19.9. Interférences : syndromes inflammatoires.
Ca 72.4	Valeurs de référence : < 6 U/ml. Indications : – tumeurs mucineuses de l'ovaire, couplé au Ca 125, – cancers gastriques, couplé à l'ACE et au Ca 19.9. Intérêt : suivis post-opératoires et thérapeutiques.

Ca 125	Valeurs de référence : < 35 U/ml. Indications : adénocarcinomes ovariens, surtout séreux. Intérêt : suivis post-opératoires et thérapeutiques. Interférences : – atteintes hépatiques, cirrhose, pancréatique, – inflammation des séreuses (plèvre, péritoine), – endométriose.
Ca 549	Valeurs de référence : < 10 U/ml. Indications : cancer du sein. Intérêt : les résultats sont identiques à ceux du Ca 15.3, ce qui limite son intérêt.
CT	Calcitonine. Valeurs de référence : < 10 pg/ml. Indications : cancer médullaire de la thyroïde. Intérêt : diagnostique (90 % de spécificité), suivis cliniques et thérapeutique. Interférences : – phéochromocytomes, – tumeurs carcinoïdes, – néoplasie à petites cellules, couplé avec le NSE.
Cathepsine D	Valeurs de référence : seuils définis à 45 pmol/mg et à 70 pmol/mg. Indications : cancer du sein. Intérêt : surveillance et pronostic. Interférences : hépatomes, cirrhoses.
Cyfra 21.1	Valeurs de référence : < 1,8 ng/ml. Indications : cancers du poumon (en dehors des tumeurs à petites cellules). Intérêt : surveillance, couplé à l'ACE.
MCA	Mucin-like carcinoma associated antigen. Valeurs de référence : < 11 U/ml. Indications : cancers du sein. Intérêt : surveillance thérapeutique, dépistage des récidives. Interférences : taux élevés au cours du 3e trimestre de grossesse et dans les dysplasies mammaires. Taux élevés lors d'atteintes hépatiques et dans les tumeurs de l'ovaire, de la prostate et du col utérin.
MSA	Mammary serum antigen. Valeurs de référence : < 300 U/ml. Indications : cancer du sein. Intérêt : pronostique. Interférences : tumeurs bénignes du sein.

NSE	Enolase neurospécifique. Valeurs de référence : < 12,5 ng/ml. Indications : – cancer bronchique à petites cellules, – neuroblastome. Intérêt : suivi thérapeutique diagnostique (sensibilité selon le stade). Interférences : autres tissus neuro-endocriniens : – cancers médullaires de la thyroïde, – phéochromocytome, – rétinoblastome.
Ostéocalcine	GLA-protéine osseuse. Valeurs de référence : < 9 ng/ml (femme) et < 12 ng/ml (homme). Indications : tumeurs osseuses. Intérêt : recherche de métastases osseuses.
P-Glycoprotéine	– Marqueur tumoral membranaire responsable du phénomène de résistance multidrogue. – Indications : augmentation de la P-glycoprotéine au cours des cancers broncho-pulmonaires, du sein, de l'ovaire, au cours des lymphomes, des leucémies aiguës, des myélomes.
PAP	Phosphatase acide prostatique. Valeurs de référence : < 3 ng/ml. Indications : cancer prostatique. Intérêt : – plus spécifique que le PSA dans les tumeurs prostatiques bénignes où son taux est faible, – suivi clinique et post-chirurgical. Interférences : – toucher rectal, – prostatites aiguës.
PSA	Antigène prostatique spécifique. Valeurs de référence : < 2,5 ng/ml. Indications : cancer de la prostate, intérêt dans le diagnostic (sensibilité variant de 25 à 95 % selon le stade) et dans le suivi clinique et thérapeutique.

SCC	Squamous cell carcinoma antigen (TA4). Valeurs de référence : < 2 ng/ml. Indications : cancer de l'utérus. Intérêt : diagnostique, pronostique (corrélé avec le stade tumoral). Interférence : élévation des taux au cours des cancers du poumon, du larynx, du pharynx.
TATI	Tumour associated trypsin inhibitor. Valeurs de référence : – Sérum : < 21 ng/ml. – Urines : < 50 µg/g créatinine. Indications : cancer de l'ovaire. Interférences : grossesse, pancréatite, atteinte biliaire.
TG	Thyroglobuline. Valeurs de référence : < 25 ng/ml. Indications : cancers différenciés de la thyroïde. Intérêt : dans le suivi thérapeutique. Interférences : élévation dans 40 % des cas au cours des goîtres simples, des nodules toxiques et dans la maladie de Basedow.
TPA	Tissu polypeptid antigen. Valeurs de référence : < 100 U/l. Indications : adénocarcinomes. Intérêt : pronostiques (taux élevés au cours des cancers métastasés).
Villine	Valeurs de référence : < 20 ng/ml. Indications : tumeurs du tractus gastro-intestinal. Intérêt : suivi post-opératoire des cancers colo-rectaux dans la détection des récidives, couplé à l'ACE. Interférences : pathologies digestives bénignes.
VIP	Vasoactive intestinal peptid. Valeurs de référence : < 65 ng/l. Indications : tumeurs pancréatiques. Intérêt : syndrome de Verner-Morrisson. Interférences : élévation au cours des tumeurs neurogéniques, bronchiques et médullaires thyroïdiens.

Classification histologique des tumeurs malignes

- Sarcome : tumeur maligne du tissu conjonctif :
  - tissu commun = fibrosarcome,
  - tissu embryonnaire = tératome,
  - tissu adipeux = liposarcome,
  - tissu vasculaire = hémiangiosarcome, lymphangiosarcome,

- tissu musculaire lisse = léiomyosarcome,
- tissu musculaire strié = rhabdomyosarcome,
- tissu cartilagineux = chondrosarcome,
- tissu osseux = ostéosarcome,
- tissu hémolymphoïde : hémosarcome, leucémies.

• Carcinome : tumeur maligne épithéliale :
- revêtement malpighien = épithéliome,
- revêtement cylindrique = adénocarcinome,
- parenchyme glandulaire = adénocarcinome.

• Tumeurs neuroectoblastiques :
- méninges = méningiome,
- nerfs périphériques = neurinome,
- ganglions = sympathoblastome,
- tumeur mélanogénétique = mélanocarcinome.

Tumeurs neuro-endocriniennes

Tumeur	Origine embryologique	Sécrétions fréquentes
Intestin : – Vipome – Carcinoïdes – Somatostatinome	Endoderme	Sérotonine Histamine Substance P
Estomac : – Glucagonome – Gastrinome – Carcinoïde	Endoderme ou mésoderme	Glucagon Gastrine Histamine
Pancréas : – Carcinoïdes – Vipome – Somatostatinome – Insulinome – Glucagonome – Gastrinome	Endoderme ou mésoderme	VIP Somatostatine Insuline Glucagon Gastrine
Thyroïde : – Carcinome	Crête neurale	Calcitonine
Médullo-surrénale : – Phéochromocytome – Neuroblastome – Ganglioneurome	Crête neurale	Catécholamines
Poumon : – Tumeurs à petites cellules – Carcinoïdes	Endoderme	Bombésine Sérotonine
Peau : – Mélanomes – Mastocytomes	Crête neurale	Métabolites de la tyrosine Histamine

MARQUEURS LYMPHOCYTAIRES

L'utilisation de marqueurs cellulaires (anticorps monoclonaux), spécifiques d'antigènes de membrane, permet la réalisation du phénotypage cellulaire. L'étude des populations lymphocytaires trouve son application dans la surveillance des sujets HIV séropositifs, dans la caractérisation des déficits immunitaires congénitaux, dans le diagnostic des leucémies et le pronostic de la réponse à la chimiothérapie.

D'autre part, grâce aux techniques de Blot et à la PCR, il est possible de différencier les cellules normales et malignes et même de caractériser les clones cellulaires malins.

Prélèvement

- Sang recueilli sur EDTwou héparine.
- Conservé à température ambiante.
- Analysé dans la journée.
- Absence d'hémolyse ou de caillots sanguins.
- Une numération-formule sanguine est réalisée en parallèle.
- Pour les surveillances, le prélèvement sera réalisé à la même heure (variations nycthémérales).

Dosage

- Il est réalisé après lyse des globules rouges.
- La numération des populations lymphocytaires est réalisée par cytométrie de flux. Le marquage des cellules avec des anticorps fluorescents s'effectue sur le sang total et les cellules sont injectées dans le cytomètre. Différents anticorps permettent l'identification des lymphocytes T, B et des sous-populations :

Ex : classe de différentiation CD3 ou CD2 : lymphocytes T.
CD 19 : lymphocytes B.
CD 4 : lymphocytes T4 (T4 helpers).
CD8 : lymphocytes T8 (T8 suppresseurs cytotoxiques).

Valeurs de référence

Lymphocytes T totaux	T_3	CD3	65-80 %	1 000-2 000/mm^3
Lymphocytes T helpers	T_4	CD4	35-55 %	500-1 000/mm^3
Lymphocytes T suppresseurs cytotoxiques	T_8	CD8	20-35 %	200-800/mm^3
T_4 inducteurs des lymphocytes T suppresseurs	2H4	–	35 % des T_4	180-400/mm^3
T_4 inducteurs des lymphocytes T helpers	4B4	–	45 % des T_4	250-500/mm^3
T8 cytotoxiques leu 2+, leu 7+	leu 2	–	2-10 %	50-200/mm^3
Cellules Natural Killer leu 2–, leu 7+	NK	CD16	4-8 %	50-150/mm^3
Lymphocytes B totaux	HLADR	CD19	5-15 %	120-400/mm^3
Monocytes totaux	leu M_3	–		

Intérêt des sous-populations lymphocytaires

- *Surveillance du sujet HIV séropositif*
  Le CD_4 est un marqueur d'évolutivité. Un taux inférieur à 300/mm^3 est un élément pronostic défavorable dans le développement du SIDA. Un taux inférieur à 200/mm^3 entraîne un traitement préventif de la pneumocystose et de la toxoplasmose.
- *Caractérisation des déficits immunitaires congénitaux*
  Les déficits immunitaires peuvent toucher les :
  - lymphocytes T (DICS, Di George, Wiscott-Aldrich...) ;
  - lymphocytes B (Bruton, Déficit en IgA...) ;
  - cellules phagocytaires.

Leucémie lymphoblastiques aiguës de lignée B (CD19+)	(80 % des LAL). Importance des marqueurs CD10 et Cμ (la durée de rémission est plus courte chez les enfants Cμ+).
Leucémies lymphoblastiques aiguës de lignée T (CD3 variable)	(20 % des LAL). Importance des marqueurs CD5 et CD7 dans le diagnostic. L'expression du CD3 est de mauvais pronostic surtout si des anomalies du caryotype sont associées.
Leucémies lymphoïdes chroniques	Transformation maligne clonale B lymphocytaire, exprimant en général le CD5 (et CD19, CD20, CD23)
Leucémies à prolymphocytes	– Type B : expression DR, CD10, CD20, CD21, CD22. – Type T : expression CD4 ou CD8.
Leucémies à tricholeucocytes	– Type B (99 % des cas) : expression CD19, CD20, CD21 et CD22. – L'expression CD11c est souvent retrouvée (caractère de la lignée myéloïde-monocytaire). – L'expression CD25 + (récepteur à l'IL-2) est également retrouvé.
Macroglobulinémie de Waldenström	– Type B : expression CD19, CD20, CD22 et IgM.
Myélome multiple	– Cellules B différenciées synthétisant des Ig. L'expression CD10 est souvent négative. L'expression CD56 est retrouvée dans 80 % des cas. Les formes CD10+ et CD56– sont de plus mauvais pronostic.
Lymphome folliculaire	– Diagnostic différentiel avec la LLC : les lymphomes folliculaires sont souvent CD5– et CD10+, CD22+ FMC7+.
Lymphomes malins diffus à grandes cellules	– Type B (80 % des cas) : CD19+, CD20+, CD22+, DR.L'absence d'expression CD11a ou DR, une forte expression Ki-67 qui traduit un index de prolifération élevé, sont corrélés à un mauvais pronostic. – Type T (20 % des cas) : généralement CD2+, CD4+ et plus rarement CD5+, CD7+, CD8+, CD9+. Le pronostic est moins bon que celui des formes B.

Lymphome de Burkitt	– Formes africaines CD21+ (récepteur EBV et C3d). – Formes non endémiques (CD21–). – Constance des translocations entre le chromosome 8 et les chromosomes 2, 14 ou 22. – L'expression CD10+ est corrélée à une plus longue médiane de survie.
Leucémies myéloïdes aiguës	– Les LMA indifférenciées (MO) sont souvent CD34+ et ce marqueur est un indice de mauvais pronostic. – Chez l'adulte, les blastes expriment un antigène T(CD2), un antigène B(CD19), avec présence éventuelle de CD5 et CD10. Ces patients réagissent mieux avec une thérapeutique anti LMA.
Leucémies myéloïdes chroniques	– Associée à la t(9,22) : chromosome Philadelphia. – L'étude des marqueurs de surface lors de la crise blastique est importante du point de vue thérapeutique où les marqueurs lymphoïdes (CD10, CD19, CD20, DR) positifs permettent le traitement à la vincristine et à la prednisone.

MASTOCYTES

Les mastocytoses constituent un groupe d'infections caractérisées par l'accumulation de mastocytes, qui sont des cellules normalement non circulantes. Ils sont principalement localisés dans le tissu conjonctif, autour des vaisseaux et des nerfs. Le tissu cutané est le plus riche en mastocytes. Tous les autres organes en contiennent, sauf le muscle et le système nerveux central.

Le mastocyte

Cellule mononucléée mobile de 10 à 30 µm, globuleuse ou polygonale, arrondie, parfois cuboïde ou fusiforme, avec un noyau central (aspect d'œuf sur le plat). Le nucléole est mal individualisé. Le cytoplasme est riche en granulations de 0,3 à 1,5 µm chargées de médiateurs de l'inflammation tels que l'histamine et le PAF. Ces granules sont délivrés sous l'influence de C3a ou C5a, ou par l'agrégation d'IgE liées à leur récepteur. La stimulation de ces cellules induit la production de prostaglandines et de leucotriènes.

L'identification des mastocytes est basée sur la mise en évidence de la métachromasie des granulations qui sont colorées en violet par le

Giemsa, en rouge par le PAS et en rouge orangé par le bleu alcian à pH acide. L'identification est rendue impossible après dégranulation. Les mastocytes du tissu conjonctif représentent la population majeure des mastocytes.
Les mastocytes associés aux muqueuses sont présents dans l'intestin et les poumons et leur prolifération est dépendante d'IL3 et d'IL4 et stimulée au cours des parasitoses.

Exploration fonctionnelle

- Tests cutanés à lecture immédiate (tests de référence).
- Test de dégranulation des basophiles (manque de fiabilité).
- Mesure de l'activation des polynucléaires basophiles par cytométrie de flux.
- Mesure des cytokines, des prostaglandines, de l'histamine et des métabolites urinaires de l'histamine (acide méthyl-4-imidazole acétique).
- Étude du métabolisme de la PGD2, reflété par le dosage urinaire du PGEM.
- La recherche immunohistochimique peut aider à identifier un mastocyte : activités naphtol ASD chloracétate estérase, aminocaproate estérase, tryptase, chymase, élastase, lysozyme, phosphatases acides.

Fonctions du mastocyte

Les mastocytes produisent de nombreux médiateurs impliqués dans les pathologies immuno-allergiques dépendant des immunoglobulines E. Ce sont les premières cellules impliquées dans l'hypersensibilité immédiate, surtout par leur fonction sécrétoire, en libérant leur contenu granulaire par exocytose.
Les mastocytes interviennent dans les processus inflammatoires, dans certaines parasitoses intestinales, dans les allergies alimentaires, dans la réponse à la prolifération tumorale et dans les processus de cicatrisation et de fibrose.
Certains médiateurs sont préformés et libérés lors de la dégranulation : histamine, protéoglycanes (acide hyaluronique, héparine), enzymes (tryptase) et facteurs chimiotactiques pour les éosinophiles (ECFA) ou les neutrophiles (NCF).
D'autres médiateurs ne sont synthétisés qu'après activation des mastocytes : métabolites de l'acide arachidonique et des cytokines qui interviennent dans les réactions inflammatoires. La dégranulation d'origine immunologique est médiée par les IgE, par les fractions activées du complément et les lymphokines. D'autres mécanismes de dégranulation font intervenir différents facteurs médicamenteux (AINS, anticholinergi-

ques, myorelaxants, hydralazine, opiacés, codéine, lidocaïne, procaïne, polymyxine B, amphotéricine B, quinine, interféron, dextran, mannitol, produits iodés...), aliments histaminolibérateurs (chocolat, fraises, ananas, fruits exotiques, poissons, crustacés, tomates, alcool, œufs...), venins, chocs émotionnels, traumatismes, stress, exercices physiques, chocs thermiques...

Implications pathologiques

Les manifestations paroxystiques sont liées à la libération de médiateurs mastocytaires (flush, poussées congestives, prurit).

Les douleurs digestives, épigastriques ou de la fosse iliaque droite, sont fréquentes.

L'atteinte cutanée est retrouvée dans 90 % des cas :

- urticaire pigmentaire (avec le signe de Darier : apparition d'un érythème et d'un œdème immédiatement après frottement) ;
- telangiectasia eruptica macularis perstans ;
- mastocytoses papulonodulaires : xanthélasmoide, multinodulaire globuleuse et mastocytose tumorale ;
- mastocytoses en plaques, diffuses ou bulleuses.

L'atteinte cutanée est diagnostiquée sur une biopsie réalisée après anesthésie locale à la xylocaïne non adrénalinée et délicatement pour ne pas dégranuler les mastocytes. Elle révèle un infiltrat dermique à prédominance de mastocytes d'aspect cytologique variable.

Les manifestations osseuses se manifestent lors des complications par des fractures des os longs et des tassements vertébraux. Les anomalies radiologiques sont diffuses.

La biopsie ostéomédullaire est pratiquée en cas de suspicion de mastocytose systémique : fixation à l'alcool, inclusion en résine plastique, coloration au bleu de toluidine ou au Giemsa, absence de décalcification. Le diagnostic est affirmé devant un infiltrat mastocytaire de la moelle.

Les manifestations hématologiques sont variées : splénomégalie et hépatomégalie des mastocytoses systémiques, atteinte ganglionnaire des formes agressives ou associées à une hémopathie, atteinte médullaire des formes systémiques.

Les anomalies de l'hémogramme sont fréquentes : anémie normochrome, normocytaire dans les mastocytoses agressives (saignement, hypersplénisme, malabsorption).

D'autres anomalies sont parfois rencontrées : hyperleucocytose, éosinophilie, basophilie, thrombopénie ou thrombocytose.

Des hémopathies sont associées à des mastocytoses systémiques : syndrome myéloprolifératif, syndrome myélodysplasique, leucémie aiguë non lymphoblastique, dysglobulinémies.
Les leucémies à mastocytes sont exceptionnelles et caractérisées par l'existence de mastocytes circulants à un taux supérieur à 10 %.

MCA OU *MUCIN-LIKE CARCINOMA ASSOCIATED ANTIGEN*

Le MCA est une glycoprotéine de haut poids moléculaire, retrouvé dans le sérum de patients atteints de cancer du sein.
Les métastases à distance du cancer du sein donnent des taux très élevés, permettant la recherche de récidives.
Les taux de MCA normaux, associés à une scintigraphie osseuse normale, permettent d'exclure la présence de métastases à distance.

Prélèvement

Sérum.

Dosage

Dosage immuno-enzymatique de type sandwich.

Valeurs de référence

N : < 11 U/ml (dans 95 % des cas).

Variations pathologiques

- Utilisation du dosage lors du cancer du sein :
  - surveillance de l'efficacité thérapeutique : les variations des taux sont parallèles à la progression ou à la régression de la maladie ;
  - détection des récidives de façon précoce, environ 1 an avant la confirmation clinique des métastases osseuses ;
  - exclusion des métastases à distance.
- Une augmentation de MCA peut être observée :
  - au 3e trimestre de grossesse et chez les femmes en lactation ;
  - dans des dysplasies mammaires ;
  - lors d'atteintes hépatiques (cirrhoses, hépatites) ;
  - dans certains cancers de la prostate, de l'ovaire et du col utérin.

MÉDICAMENTS (MÉTHODES DE DOSAGE)

Le dosage des médicaments est nécessaire dans certaines circonstances dans le cadre d'un suivi thérapeutique.
Le but du suivi thérapeutique est d'administrer un médicament de manière rationnelle en adaptant la posologie à l'aide de la concentration sanguine dans certaines situations telles que l'appréciation de l'efficacité ou de la toxicité par rapport à la dose administrée, lorsque l'index thérapeutique est faible ce qui rend l'utilisation du médicament plus délicate et un risque d'effet toxique en cas de surdosage, alors que les variations individuelles peuvent modifier l'activité.
Les dosages sont également utilisés pour s'assurer de l'observance thérapeutique ou lorsque l'effet thérapeutique n'est pas évaluable cliniquement.
Dans d'autres cas, il s'agit de facteurs physio-pathologiques ou pharmacologiques qui sont susceptibles d'entraîner des variations (effet de l'âge, de la nutrition, du métabolisme hépatique et rénal, du métabolisme protéique, d'anomalies génétiques ou d'interactions médicamenteuses).
Le but du dosage est d'ajuster la posologie en augmentant ou en diminuant la dose thérapeutique ou l'intervalle entre les prises. Les médicaments les plus souvent dosés sont la digoxine, la théophylline, le lithium, la carbamazépine, l'acide valproïque, le phénobarbital, la phénytoïne, l'amikacine, la vancomycine et le méthotrexate.

Prélèvement

Le prélèvement doit respecter certaines règles :
- moment du prélèvement : dès que l'état d'équilibre est atteint, le prélèvement est réalisé au moment du pic plasmatique lorsque la concentration est maximale, pour mettre en évidence une toxicité. Plus généralement, il est réalisé au moment du creux pour mesurer la concentration résiduelle, permettant alors d'apprécier l'efficacité thérapeutique ;
- renseignements permettant l'interprétation : âge, sexe, poids, début de traitement, heure de la dernière prise, heure du prélèvement, traitements associés, valeurs normales selon la technique.

Méthodes de dosage

- Colorimétrie (peu spécifique).
- Méthodes physiques de référence (CPG, HPLC, électrophorèse capillaire).
- Méthodes immunologiques (EMIT, FPIA, CEDIA, ELISA, FIA, luminescence, précipitation, spectrophotométrie).

- Méthodes radioimmunologiques.
- Méthodes enzymatiques.

* **Méthode ELISA** (*Enzyme Linked Immuno Sorbant Assay*)

Le conjugué marqué par une enzyme se fixe sur les sites anticorps libres du médicament présent dans le sérum (ex : digoxine, digitoxine).

– peroxydase, galactosidase : lecture colorimétrique.

– phosphatase alcaline : lecture en fluorescence.

* **Méthode EMIT** (*Enzyme Multiplied Immunoassay Technic*)

Permet le dosage des médicaments de bas poids moléculaire par compétition entre les substances sériques et les substances marquées avec une enzyme vis à vis d'anticorps spécifiques.

L'activité enzymatique est d'autant plus forte qu'il y a de substances libres dans le milieu réactionnel.

* **Méthode CEDIA** (*Cloned Enzyme Immunodonnor Assay*)

Il existe une compétition entre la substance sérique et les substances marquées avec un fragment donneur d'une enzyme vis à vis d'anticorps spécifiques. Si l'anticorps bloque le site antigénique, le fragment donneur de l'enzyme ne se lie pas avec le fragment accepteur de l'enzyme. L'activité est d'autant plus forte qu'il y a de substances libres dans le milieu réactionnel.

* **Méthodes par précipitation**

Réalisées en milieu liquide à l'aide d'anticorps spécifiques par néphélémétrie ou par turbidimétrie.

* **Méthode FPIA** (*Fluorescence Polarisation Immuno Assay*)

Nécessite un marqueur fluorescent fixé sur des molécules de tailles diverses qui modifient la lumière polarisée.

* **Méthodes par compétition en phase hétérogène**

Méthodes où il y a une séparation des formes libres et liées aux anticorps dans le milieu réactionnel suivie d'une lecture par luminescence, par réflectométrie, en spectrophotométrie ou en fluorescence.

* **Méthodes avec marqueurs radioactifs**

Dosage des digitaliques et de la cyclosporine.

* **Méthodes enzymatiques**

Dosage du paracétamol (aryl acylamidase), de la théophylline (théophylline oxydase) ou des salicylés (salicylate monooxygénase).

Interférences

Les méthodes de dosage sont généralement fiables. Le problème des réactions croisées et des interférences liées à un manque de spécificité des anticorps peut être évoqué :

- réactions croisées avec certaines substances médicamenteuses ou endogènes : bases xanthiques et théophylline, digitoxine et digoxine) ;
- interférences de substances diverses : réducteurs et conjugués marqués avec la peroxydase, fluorochrome et lecture en fluorescence, anticorps sériques hétérophiles et anticorps monoclonaux de souris ;
- prélèvements de mauvaise qualité : sérum hémolysé, ictérique, lactescent pour les techniques par précipitation en milieu liquide.

MÉLANURIE

La mélanine est un pigment responsable du noircissement des urines. Il est présent normalement dans la peau, les cheveux, certaines membranes oculaires et certaines régions cervicales.

Elle est synthétisée par les mélanoblastes et dans la couche basale épidermique. Un défaut de mélanogénèse caractérise l'albinisme.

À l'inverse, la mélanogénèse est augmentée dans la maladie d'Addison et dans les tumeurs mélaniques.

La déviation du métabolisme de la tyrosine peut être réalisée à la suite de médicaments comme l'alpha-méthyl-dopa (Aldomet) entraînant une mélanurie non pathologique.

Les mélanogènes sont des pigments indoliques incolores qui brunissent au contact de l'air.

Prélèvement

Urines fraîches conservées à l'abri de la lumière.

Mise en évidence

Réaction de Thormalen.

En présence de nitroprussiate de sodium et de soude, l'urine se colore en rouge et vire au bleu après acidification, lorsqu'il existe une tumeur mélanique.

MERCURE

La toxicité du mercure est différente selon la forme chimique du mercure (métal, sel métallique ou sel organique). Les effets toxiques sont liés à la formation de mercure ionisé qui se fixe sur les constituants cellulaires. Les organes les plus sensibles sont la peau, les reins, le cerveau et l'œil. L'intoxication aiguë par ingestion de sels métalliques est responsable de signes digestifs sévères avec diarrhée importante et d'une néphropathie aiguë oligoanurique. L'inhalation d'une dose importante de mercure entraîne une fibrose pulmonaire évolutive parfois mortelle en quelques semaines.

L'intoxication chronique (hydrargyrisme) est liée aux expositions professionnelles par absorption digestive ou par inhalation des vapeurs inodores du métal. Le tremblement cérébelleux typique est observé. Une dermatose irritative ou un syndrome néphrotique par formation d'immuns complexes sont parfois observés. Les tubulopathies observées sont dose-dépendantes. Les éruptions cutanées sont polymorphes (urticaire, eczéma, érythrodermie, purpura...).

L'acrodynie associe une atteinte des mains et des pieds, des troubles du comportement, une hypertension artérielle, une tachycardie sinusale et une photophobie.

La population est potentiellement exposée par la consommation d'aliments contaminés ou l'inhalation de vapeur de mercure provenant du bris des instruments de mesure.

Le mercure traverse la barrière placentaire. Il est fœtotoxique et tératogène.

Un ***test de présomption*** pour déterminer les niveaux relatifs de mercure peut être réalisé dans l'atmosphère et au sol à l'aide d'un analyseur d'ozone. L'ozone possède une raie d'interférence commune avec le mercure dans le spectre ultraviolet, permettant la recherche d'une contamination. Les niveaux de concentration de mercure sont exprimés en partie par billion d'ozone équivalent.

Les ***dosages du mercure*** peuvent être réalisés dans l'air (concentration en $\mu g/m^3$), dans les poussières du sol (concentration en µg/g) ou dans les liquides (en µg/l). La concentration maximale admissible dans l'eau d'alimentation est de 1 µg/l.

Prélèvement

- Urines de 24 heures (ne pas recueillir sur merseptyl)
- Sang prélevé sur EDTA ou sur Héparine.
- Selles
- Salive
- Cheveux

Techniques de dosage

- Méthodes analytiques (spécifiques mais peu sensibles) : dosage réalisé sur le liquide de déminéralisation par néphélémétrie, réductimétrie, iodimétrie.
- Méthode de Truhaut-Boudène (sensible mais peu spécifique) : dosage réalisé après extraction par colorimétrie (dithizone).
- Absorption atomique (rapide et spécifique) : mesure de l'absorption de la raie de résonance d'une lampe à vapeur de mercure.

Valeurs pathologiques (µg × 5 = nmol)

- Mercure urinaire : dosé sur les urines de 24 heures et exprimé par rapport à la créatinine. Taux normal inférieur à 10 µg/g de créatinine.
- Chez le sujet contaminé, le traitement chélateur par le DMSA (acide dimercaptosuccinique) entraîne une augmentation de l'élimination urinaire de mercure durant le 1er mois et la guérison en quelques mois.
- Mercure sanguin : taux normal inférieur à 10 µg/l. Les manifestations toxiques apparaissent pour des concentrations sanguines supérieures à 50 µg/l.
- Mercure dans les cheveux : taux inférieur à 10 µg/g.

MÉTHÉMOGLOBINE

La méthémoglobine provient de l'oxydation du fer ferreux de l'hémoglobine en fer ferrique incapable de transporter l'oxygène.
Il existe physiologiquement un faible pourcentage de méthémoglobine qui est réduit dès sa formation au niveau érythrocytaire par les méthémoglobine-réductase I et II.
En pathologie, ce dosage est réalisé lors d'intoxications caractérisées par une cyanose aiguë, et chez les sujets sensibles aux agents méthémoglobinisants et atteints d'un déficit enzymatique congénital en méthémoglobine réductase I (ou diaphorase, NADH dépendante).

Prélèvement

- Sang total hépariné.

Dosages

- La méthode spectrophotométrique permet le calcul de la méthémoglobine. Elle est réalisée en parallèle avec un sang normal.
  Lecture à 576 nm : densité optique de l'oxyhémoglobine.
  Lecture à 615 nm : densité optique de la méthémoglobine.

Lecture à 650 nm : densité optique de référence.

$$\text{taux} = \frac{\text{DO 615 nm} - \text{DO 650 nm}}{\text{DO 576 nm} - \text{DO 650 nm}} \times 100$$

Valeurs de référence

Méthémoglobine : inférieure à 2,5 % de l'hémoglobine totale.

Variations pathologiques

Les signes cliniques sont proportionnels au taux de méthémoglobine :
- 5 à 10 % : légère cyanose,
- 10 à 30 % : cyanose sévère,
- 30 à 50 % : signes fonctionnels d'anoxie,
- 50 à 70 % : atteinte du SNC et lésions neurologiques,
- Supérieur à 70 % : coma mortel.

On retrouve des taux supérieurs aux valeurs normales dans :
- les intoxications :
  - professionnelles : polyphénols, aniline, nitrobenzène, hydrazines ;
  - alimentaires : agents oxydants (chlorates, nitrites, nitrates) ;
  - médicamenteuses : acétanilide, antipyrine, phénacétine, quinine, sulfamides ;
- les déficits enzymatiques :
  - déficit congénital autosomique récessif en méthémoglobine réductase I (avec des taux de 30 à 50 % en méthémoglobine) ;
  - chez le nouveau-né, il existe une activité réductase I 2 fois plus faible que chez l'adulte (expliquant la toxicité des nitrates, réduits en nitrites par la flore intestinale) ;
- l'hémoglobinose M :
  - hémoglobinopathie transmise sur le mode dominant pouvant atteindre toutes les races.

    Les taux de méthémoglobine varient de 20 à 40 %.

Le traitement des intoxications fait appel à des composés oxydables : bleu de méthylène, acide ascorbique.

Le bleu de méthylène agit par l'intermédiaire de la méthémoglobine réductase II, NADPH dépendante.

MÉTHIONINE

La méthionine est un acide aminé soufré indispensable à l'homme, dont le catabolisme aboutit à la formation de cystéine et d'homocystéine. Il intervient dans les processus de méthylation, dans la synthèse de produits endogènes ou dans la détoxification.

Prélèvement

Sérum à jeun, conservé congelé.

Urines de 24 heures recueillies sur conservateur.

Dosage

Méthode chromatographique.

Valeurs de référence (mg × 6,70 = µmol)

	Sérum		Urines	
	mg/l	µmol/l	mg/24 h	µmol/24 h
Enfant < 2 ans	1-3	6-20	3-8	20-50
Adultes	2-5	12-33	3-10	20-67

Variations pathologiques

- Homocystinurie : déficit en cystathionine synthétase, entraînant une forte élimination urinaire d'homocystine, et une diminution urinaire et sanguine de cystéine. Dans le sérum, il existe une augmentation de la méthionine et de l'homocystéine.
- Tyrosinose : déficit en parahydroxy-phénylpyruvate, entraînant une augmentation sérique de la tyrosine avec élévation de méthionine dans les formes aiguës.

  Les acides phénoliques sont recherchés par chromatographie des urines.

  La charge en L. tyrosine donne une réponse élevée et prolongée.

  Les signes hématologiques et rénaux prédominent.

  Chez le nouveau-né, les urines ont une odeur de chou bouilli et les signes cliniques majeurs sont une diarrhée avec vomissement.

MÉTHOTREXATE

Le méthotrexate est un anticancéreux utilisé dans le traitement des leucémies lymphoïdes aiguës, des lymphomes non hodgkiniens, des choriocarcinomes, du cancer du sein, lors de transplantation de moelle. Il agit par inhibition de la dihydrofolate-réductase (anti-folique). La carence en tétrahydrofolate induit une inhibition de synthèse de l'ADN. Cette action est potentialisée par celle des métabolites des méthotrexate : les polyglutamates.

Le méthotrexate est lié à 50 % aux protéines plasmatiques.

L'élimination est essentiellement urinaire.

L'administration du produit est adaptée aux données cliniques et hématologiques et accompagnée d'une diurèse alcaline et d'une action antitoxique apportée par l'acide folinique.

Prélèvement

Sérum.

Dosage

- Chromatographie (CPG, HPLC).
- Polarisation de fluorescence, tests EMIT.

Valeurs de référence (mg × 2,20 = µmol)

- Concentration cytotoxique minimale : 0,01 µmol/l.
- Seuil de toxicité thérapeutique après perfusion :
  - à 24 heures : 5 µmol/l,
  - à 48 heures : 0,5 µmol/l,
  - à 72 heures : 0,05 µmol/l.

Variations diverses

- Toxicité : troubles hématopoïétiques et gastro-intestinaux associés à des manifestations rénales, cutanées et neurologiques.
- Résistance cellulaire au méthotrexate.
- Associations contre-indiquées (AINS, aminosides, triméthoprime-sulfaméthoxazole, probénécide, salicylés).
- Pathologies associées modifiant les taux sériques de méthotrexate :
  - atteintes hépatiques et rénales,
  - acidurie,
  - obstruction gastro-intestinale,
  - ascite,
  - pleurésie.

α MÉTHYL-DOPA

L'α méthyl-dopa est un antihypertenseur d'action centrale dont le métabolisme est essentiellement cérébral sous l'action d'une dopa-décarboxylase et d'une dopamine-β-hydroxylase qui donnent le métabolite hypotenseur : l'α méthyl-noradrénaline.

Celui-ci active les récepteurs α adrénergiques cérébraux et inhibe le tonus sympathique.

L'α méthyl-dopa agit également en diminuant l'activité rénine plasmatique, et les taux d'adrénaline, de noradrénaline, de sérotonine et de dopamine.

Le coefficient de liaison protéique est de 50 %. Le pic plasmatique est obtenu en 75 minutes. La demi-vie est de 2 heures.

Prélèvement

- Sang recueilli 2 heures après la dernière prise, sur héparine et rapidement centrifugé et conservé congelé.
- Urines de 24 heures recueillies sur HCl.

Dosage

- Chromatographie liquide haute performance.

Valeurs de référence (mg × 4,73 = µmol)

Zone thérapeutique : 2-3 mg/l *soit* 9,45-14,20 µmol/l.
Élimination urinaire : < 4 mg/24 h *soit* < 19 µmol/24 h.

Variations diverses

- Toxicité :
  - rétention hydrosodée,
  - augmentation des transaminases,
  - atteinte hépatique,
  - lupus induit,
  - anémie hémolytique.
- Interférences sur les dosages :
  - acide urique (phosphotungstate),
  - créatinine (Jaffé en milieu alcalin),
  - transaminases (méthodes colorimétriques).

MÉTOPIRONE (Test à la métopirone)

Le test à la métopirone explore la réponse hypothalamo-hypophysaire et cortico-surrénalienne.
L'ingestion de métopirone entraîne un blocage de la synthèse du cortisol en inhibant le 11-β-hydroxylase, ce qui stimule la sécrétion d'ACTH, et une élévation du désoxycortisol, précurseur situé en amont du bloc.
La chute de la cortisolémie est associée à une élévation des métabolites du désoxycortisol, les 17-hydroxycorticostéroïdes urinaires.

Prélèvement

- Étude des variations urinaires en 17-OH-corticostéroïdes sur les urines de 24 heures :
  1er jour : valeurs de base (recueil des urines de 24 h).
  2e jour : prise de 2 comprimés de métopirone toutes les 4 heures (6 prises).
  3e jour : recueil des urines de 24 heures.

- Étude des variations plasmatiques en cortisol, désoxycortisol et d'ACTH :
  À 8 heures du matin : bilan de base du 1er jour.
  Prise de 2 comprimés de métopirone toutes les 4 heures (6 prises).
  Le 2e jour, à 8 heures du matin : prélèvement sanguin.
  Le test est effectué sous contrôle de la tension.

Résultats

- Normalement, les taux urinaires de 17-OH-corticostéroïdes augmentent à 3 fois les taux de base.
  Il existe une chute de la cortisolémie et une forte élévation de désoxycortisol.
- L'absence de réponse permet d'envisager une anomalie de l'axe hypothalamo-hypophysaire ou surrénalien. Une élévation de l'ACTH est en faveur d'une atteinte surrénalienne, tandis que l'absence d'élévation de l'ACTH est en faveur d'une atteinte « haute ».
- Une réponse explosive au test est en faveur d'une maladie de Cushing.

MICROALBUMINURIE

La microalbuminurie désigne le taux d'albumine urinaire compris entre le taux physiologique d'élimination d'albumine (qui est inférieur à 20 mg/24 h) et l'albuminurie qui caractérise la néphropathie diabétique patente (définie par une élimination d'albumine supérieure à 300 mg/24 h).

Des 3 localisations de la microangiopathie diabétique (rein, œil, nerf), la néphropathie représente une complication redoutable.

Les facteurs qui aggravent la détérioration de la fonction rénale sont la durée du diabète, l'influence de l'équilibre glycémique et de l'hypertension artérielle.

La microalbuminurie a une valeur prédictive de la survenue dans les 10 ans de lésions microangiopathiques et, au-delà du seuil critique pathologique, tous les sujets deviennent insuffisants rénaux.

La prévention des complications du diabète passe donc par un contrôle optimisé de l'équilibre glycémique, par un contrôle de la tension artérielle et par une alimentation protéique équilibrée.

Prélèvement

Il existe une grande variabilité d'élimination urinaire, de l'ordre de 30 à 40 %, nécessitant une standardisation des recueils.

- Dépistage : échantillon des urines du matin.
- Confirmation : dosage sur les urines de 24 heures.

Méthodes de dosage

- Agglutination de particules de latex sensibilisées (seuil de détection : 20 mg/l).
- Bandelettes réactives spécifiques semi-quantitatives.
- Radio-immunologie (sensibilité : 0,5 mg/l).
- Immuno-enzymologie sandwich (sensibilité : 3 mg/l).
- Immuno-diffusion radiale (sensibilité : 5 mg/l).
- Néphélémétrie, turbidimétrie (sensibilité : 2 mg/l).

Valeurs de référence

- Sur un échantillon : normalement, la concentration reste inférieure à 20 mg/l (ou µg/ml).
  Un résultat compris entre 20 et 50 mg/l doit être confirmé sur un recueil d'urines des 24 heures.
- Sur les urines de 24 heures : la concentration est normalement inférieure à 15 µg/mn, *soit* 20 mg/24 heures.

Variations pathologiques

- La microalbuminurie est définie par des taux pathologiques compris entre :
  - 20 et 300 mg/24 heures.
- Le seuil critique de complications rénales est fixé à :
  - 50 mg/24 heures.
- Il est nécessaire d'observer certaines précautions pour l'interprétation du dosage :
  - réaliser le dosage sur des urines fraîchement recueillies et centrifugées (rejeter les urines s'il existe une infection urinaire) ;
  - dépister une éventuelle protéinurie avant le dosage (en cas de positivité, le dosage de la microalbumine urinaire n'est pas réalisé) ;
  - vérifier sur les urines de 24 heures tout échantillon avec dépistage positif ;
  - surveiller tous les 6 mois l'évolution chez le sujet à risque ;
  - tenir compte des autres possibilités de microalbuminurie positive :
    . infections urinaires,
    . uropathies, greffes rénales,
    . états inflammatoires aigus,
    . hypertension artérielle,
    . exercice musculaire.
- Au cours du diabète insulino-dépendant.
  Il existe une corrélation entre le stade de la néphropathie et le taux de la microalbumine. Aux stades I (précoce) ou II (silencieux), les taux urinaires sont inférieurs à 15 µg/mn. Au stade III ou stade de

néphropathie débutante, l'excrétion d'albumine augmente, même au repos et les taux moyens varient de 15 à 200 μg/mn. Au stade IV de la néphropathie patente, apparaît une protéinurie clinique décelable à la bandelette.

- Au cours du diabète non insulino-dépendant.
  L'atteinte rénale est moins fréquente. L'élévation de la microalbumine est associée à une atteinte cardio-vasculaire : infarctus du myocarde ou insuffisance cardiaque chez des sujets présentant un excès de poids, une hypertension artérielle et une hyperlipémie.
- Au cours de l'hypertension artérielle.
  Il existe une augmentation de la microalbumine chez des sujets présentant une hypertension artérielle, signe d'une atteinte vasculaire, régressant sous traitement.
- Au cours du lupus érythémateux disséminé.
  Il existe une microalbuminurie élevée, liée à l'atteinte de la membrane basale glomérulaire avec dépôt de complexes immuns circulants.

MICROSPORIDIOSES

Les microporidies sont des protozoaires dont les spores sont très répandues dans la nature. Ces parasites sont responsables de diarrhées, essentiellement chez les sujets immunodéprimés. Chez les sujets infestés par le VIH, la prévalence varie de 10 à 30 %.
Plusieurs genres sont responsables d'atteintes diverses chez l'homme : *Enterocytozoon – Encephalitozoon – Trachipleistoophora – Nosema – Vittaforma*

Prélèvement

- Selles : la spore est la forme parasitaire qui sera mise en évidence. Les selles infestées sont diarrhéiques, aqueuses, de volume variable, et aggravées par l'alimentation. Elles peuvent s'accompagner de nausées, de vomissement et d'une perte de poids. Les selles ne sont ni glaireuses ni sanglantes. On retrouve un syndrome de malabsorption des graisses et des sucres.
- Urines.
- Biopsies intestinales.
- Liquides d'aspiration jéjunale et duodénale.

Détection des microsporidies dans les selles

La spore est ovale et de petite taille :
– *Encephalitozoon intestinalis* : 2,2 μm × 1,0 μm,
– *Enterocytozoon bieneusi* : 1,5 μm × 0,5 μm.

La spore possède une double enveloppe et un sporoplasme. La microscopie électronique permet de mettre en évidence un filament polaire attaché à un disque d'ancrage situé à la partie antérieure de la spore, qui s'enroule en spires et qui sert de système d'extrusion.
Les méthodes immuno et histochimiques mises au point pour la détection des microsporidies dans les selles sont :
- la coloration de Weber qui utilise un colorant dérivé du trichrome de Wheatley qui colore les parasites en rose ;
- la coloration au calcofluor qui fait apparaître une fluorescence au niveau de la paroi des microsporidies (rapide, sensible, mais faux positifs liés à la coloration identique des petites levures) ;
- l'immunofluorescence révèle des spores sous forme ovoïde avec une fluorescence bleutée. L'utilisation d'antisérums spécifiques permet un diagnostic d'espèce.

Détection des microsporidies dans les urines

Dans un culot de centrifugation des urines, l'espèce *Encephalitozoon intestinalis* peut être mise en évidence par les techniques précédentes ou par le Giemsa.

Biopsies intestinales

Enterocytozoon bieneusi parasite la partie apicale des entérocytes et entraîne une atrophie des villosités, une destruction de la muqueuse, sans atteinte des cryptes. Encephalitozoon intestinalis est également retrouvé au fond des cryptes et dans les macrophages de la *lamina propria*.

MNI - MONONUCLÉOSE INFECTIEUSE

Le virus d'Epstein-Barr est responsable de la mononucléose infectieuse. Cette affection bénigne, contagieuse, se caractérise après une incubation de 4 semaines environ par :
- une fièvre avec asthénie sévère ;
- une polyadénopathie cervicale ;
- une angine accompagnée d'un exsudat dans 50 % des cas avec une fausse membrane ;
- une splénomégalie modérée dans 30 % des cas.

Le virus est également impliqué dans les infections néoplasiques et sa réplication *in vivo* est étroitement lié au système immunitaire. Il est associé au lymphome de Burkitt, au carcinome du rhinopharynx, à la maladie de Hodgkin, à la leucoplasie chevelue chez le sujet HIV-positif et aux déficits immunitaires acquis ou primitifs.
Les complications de la MNI sont de 2 types :

– complications des formes aiguës, récurrentes et chroniques :
  - hépatites (cytolyse, cholestase) ;
  - rupture de rate ;
  - cytopénies pouvant atteindre les 3 lignées sanguines (surtout Aanémie hémolytique auto-immune, purpura) ;
  - atteintes neurologiques (ataxie, Guillain-Barré, méningo-encéphalite) ;
  - arthrite, néphrite, myocardite ;
– complications des formes chroniques actives :
  - pancytopénie ;
  - lymphome et prolifération B ou T lymphocytaire ;
  - lymphadénopathie, hépato-splénomégalie ;
– la réactivation est possible durant la grossesse avec un risque d'avortement.

Rôle du laboratoire dans la MNI

• Signes biologiques associés à la MNI :
  - hyperleucocytose modérée à 15 000/mm^3, avec cellules mononucléées typiques (grand mononucléaire au cytoplasme bleuté de 15-20 u au rapport n/c faible) persistant 1 à 2 mois (liée à la prolifération des T-lymphocytes) ;
  - les ganglions sont inflammatoires avec hyperplasie des follicules lymphoïdes ;
  - stimulation B-lymphocytaire à l'origine des manifestations d'auto-immunité avec AHAI à Coombs direct positif, PTI, agglutinines froides ;
  - perturbation des enzymes hépatiques modérées (transaminases et phosphatases alcalines).
• Examens sérologiques.
La primo-infection étant souvent asymptomatique ou d'aspect polymorphe et les anticorps hétérophiles pathognomoniques absents dans 30 % des cas, seule la sérologie virale confirme le diagnostic.
  - mise en évidence des anticorps hétérophiles de classe IgM : les anticorps sont positifs dès la 1re semaine et pendant environ 2 à 3 mois.
    . MNI-test : réaction d'agglutination sur lame (10 % de faux positifs) ;
    . Paul-Bunnell et Davidsohn : agglutination en tube (seuil : 1/80) environ 20 % de PBD négatifs avec MNI-test positifs (sujets de groupe A) ;
    . ELISA : la plus sensible.
  - mise en évidence des Ac spécifiques (diagnostic de certitude) :
    . anti-EA (Ag précoces) apparaissent dès la phase aiguë et disparaissent en quelques mois (titre seuil IgG-EA = 80, positifs dans 70 % des MNI).

L'augmentation des IgA-EA est corrélée aux rechutes du carcinome du rhinopharynx ;

. anti-VCA (Ag de capside virale) apparaissent rapidement dès la phase aiguë. Les IgM sont présents jusqu'au 3e mois (seuil = 10) sont donc témoins d'une primo-infection.
Les IgG persistent toute la vie (seuil = 640) et n'ont pas de signification diagnostique.
Les IgA-VCA décelés à titre faible dans 50 % des MNI permettent un diagnostic précoce des carcinomes du nasopharynx (titre > 40) ;

. anti-EBNA (Ag nucléaire viral) apparaissent tardivement, vers le 2e mois, et restent positifs toute la vie (seuil = 320).

Marqueurs spécifiques en pratique courante

MNI	IgM-VCA	IgG-VCA	IgG-EBNA
Phase aiguë	+	–/+	–
Convalescence	+/–	+	+
Ancienne	–	+	+

Interprétation de la sérologie spécifique du virus EB (titre en IFI)

	IgG-VCA	IgM-VCA	IgG-EBNA	IgG-EA
Négatif	< 5	< 10	< 5	< 5
Primo-infection	80-1 280	> 10	5-10	5-160
Infection ancienne	40-640	< 10	20-320	5-20
Lymphome de Burkitt	320-2 560	< 10	80-1 280	10-1 280
C. du nasopharynx	640-5 120	< 10	160-2 560	80-1 280

Examens complémentaires

- La recherche du virus au niveau salivaire peut être réalisée par une technique de sonde ou après amplification génique par PCR, qui permet la mise en évidence de l'ADN viral.

La présence du génome viral dans les cellules tumorales du lymphome de Burkitt est retrouvée dans 95 % des biopsies (génome libre ou intégré à l'ADN cellulaire).

- Dans le carcinome du rhinopharynx, les cellules tumorales présentent le génome viral. Les malades ont des taux élevés d'IgA anti-VCA dont le titre a un caractère prédictif.
- Les recherches continuent dans le domaine :
  - des protéines nucléaires ($EBNA_S$) ;
  - des protéines de membrane (LMP) ;
  - des glycoprotéines de membrane (GP340) pour la réalisation d'un vaccin.

MONOCYTES

Les monocytes sont des cellules mononucléées du système phagocytaire, circulant dans le sang. Ils forment avec les macrophages, un système de populations cellulaires hétérogènes dispersées dans les tissus et les liquides extracellulaires. Ils participent au système de défense contre les germes et les parasites, et interviennent dans la réaction immunologique dans la présentation de l'antigène.

Le monocyte et le macrophage.

Le monocyte est une cellule de 12 à 18 µm au cytoplasme bleuté, présentant de nombreuses granulations azurophiles. Le noyau central est polymorphe et la chromatine est fine. On différentie les formes jeunes et âgées des monocytes par leur activité estérasique variable.

En contraste de phase, le monocyte possède des pseudopodes cytoplasmiques. En microscopie électronique, on observe un ou deux nucléoles, un cytoplasme contenant de nombreuses mitochondries et de nombreux ribosomes. Les vacuoles et les granulations sont en nombre variable.

Ces granulations possèdent des enzymes lysosomiales : phosphatase acide, aryl sulfatase, ß-glucuronidase, ß-galactosidase, lipase, estérase, peroxydase, hyaluronidase, ribonucléase, lysozyme.

Le stade final de maturation est le macrophage tissulaire. Il ne se divise plus, sauf au cours de stimulation locale. Sa durée de vie est longue. Il meurt dans les tissus ou après migration dans les ganglions de drainage.

Le ***macrophage*** est une cellule de grande taille, 20 à 80 µm, possédant de nombreuses granulations et vacuoles cytoplasmiques. Les pseudopodes forment une membrane ondulante caractérisant son activité de surface et sa mobilité. Le microfilaments et les microtubules peuvent réaliser des communications avec les cellules voisines. Selon sa localisation, on distinguera :

– les cellules de Kupffer qui sont des phagocytes situés le long des sinusoïdes du foie ;
– les histiocytes du tissu conjonctif ;
– les macrophages alvéolaires ;
– les macrophages des séreuses (plèvre, péritoine) ;
– les macrophages du mésangium qui bordent l'endothélium du glomérule rénal ;
– les cellules du système nerveux (cellules microgliales) qui sont des phagocytes résidents du cerveau, où ils migrent au cours de la période périnatale ;
– les cellules synoviales A qui bordent le synovium ;
– les macrophages des organes lymphoïdes.

Valeurs physiologiques

Les valeurs normales du taux de monocytes circulants sont inférieures à $0{,}8 \times 10^9$/L (800/mm^3). L'excès de monocytes est défini par un chiffre de monocytes supérieur à 1×10^9/L.

Monocytoses

- Au cours des infections bactériennes : brucellose, salmonellose, syphilis, lèpre, endocardite subaiguë, tuberculose. Après une infection aiguë, abcès ou phlegmon, la monocytose généralement transitoire, peut persister un certain temps.
- Au cours des parasitoses : paludisme, leishmaniose, trypanosomiase, typhus, fièvre des rocheuses.
- Monocytoses des maladies inflammatoires : polyarthrite rhumatoïde, lupus érythémateux disséminé, rectocolite hémorragique, maladie de Crohn, sarcoïdose.
- Monocytoses réactionnelles des intoxications (tétrachloréthane),
- Monocytoses des traitements prolongés aux corticoïdes à forte dose,
- Monocytoses au décours d'un épisode infectieux aigu, en sortie d'aplasie ou d'agranulocytose, après splénectomie, après anémie hémolytique.
- Monocytoses des tumeurs malignes au cours des proliférations lymphoplasmocytaires (lymphomes, myélomes, maladie de Hodgkin).
- Monocytoses des tumeurs solides (ovaire, estomac, sein, mélanome)
- Monocytoses leucémiques (leucémies myélomonocytaires chroniques, syndromes myéloprolifératifs, myélodysplasies, leucémies aiguës). Les monocytoses observées sont parfois des urgences en cas de proli-

fération rapide et de la monocytose excessive responsable d'un risque de thrombose ou d'accident respiratoire aigu.

Le syndrome d'activation macrophagique

Lié à une activation non spécifique du système des phagocytes mononucléés et caractérisé par une infiltration tissulaire de macrophages normaux activés.

Dans les formes primitives, on retrouve la lymphohistiocytose hémophagocytaire familiale. Une infection virale (EBV, CMV, Parvovirus B19, VZV, HSV) est souvent associée.

Les formes secondaires sont réactionnelles à une infection, à une pathologie auto-immune, à une pathologie maligne ou à un médicament.

Dans le cadre des hémopathies malignes, on retrouvera essentiellement un lymphome malin non-hodgkinien et le phénotype T est prédominant.

Cliniquement, on retrouve une fièvre associée à une altération de l'état général et à une atteinte tumorale : splénomégalie, hépatomégalie, adénopathies périphérique.

Les anomalies de l'hémogramme révèlent une cytopénie variable : thrombopénie, neutropénie, anémie normochrome normocytaire arégénérative, parfois associés à des signes d'activation macrophagiques : élévation de la ferritine, des triglycérides, de la LDH. Le myélogramme permet le diagnostic en montrant la prolifération de macrophages matures normaux et qui englobent dans leur cytoplasme des fragments nucléaires, des hématies, des érythroblastes ou des plaquettes.

La biopsie ostéo-médullaire permet également la mise en évidence d'un infiltrat lymphohistiocytaire.

MORAXELLA

Les *Moraxella* sont des diplocoques ou des diplobacilles, généralement coccobacillaires, à Gram négatif, au métabolisme oxydatif, sensibles à la benzylpénicilline, à la colistine, à la polymyxine, et isolés sur milieux enrichis au sang en 24 à 48 heures à 37 °C.

Le genre *Moraxella* comporte 6 espèces :

- *M. lucanata* a été retrouvé dans des conjonctivites subaiguës ou chroniques, dans des endocardites et des méningites ;
- *M. bovis* est responsable d'épizooties, essentiellement chez les bovins (conjonctivites, kératoconjonctivites) ;
- *M. nonliquefaciens* a été isolé au niveau de la muqueuse respiratoire et il peut être responsable de kérato-conjonctivites et de méningites ;

– *M. phénylpyruvica*, *M. osloensis*, *M. atlantae* sont des saprophytes pouvant être retrouvés au niveau des muqueuses génito-urinaires ou respiratoires.

Le diagnostic des infections oculaires à *M. lacunata* ou à *M. bovis* pourra être complété par la réalisation d'un antibiogramme.

Les *Moraxella* sont sensibles aux pénicillines, aux aminosides, aux tétracyclines, au chloramphénicol, à la rifampicine, aux polymyxines.

En général, un traitement antiseptique local reste suffisant.

Le diagnostic différentiel pourra se poser entre *Moraxella* et *Neisseria meningitidis* lors de la recherche d'un portage nasopharyngé ou lors du diagnostic d'une méningite.

MSA (*MAMMARY SERUM ANTIGEN*)

Le MSA est un marqueur tumoral intéressant dans les cancers du sein. L'anticorps monoclonal produit contre les cellules de cancer mammaire primitif réagit avec plus de 90 % des cellules mammaires mais a une réactivité limitée avec les tissus normaux.

Prélèvement

Sérum.

Dosage

Méthode radioimmunologique.

Valeurs de référence

Taux inférieurs à 300 U/ml.

Variations pathologiques

- Cancers du sein (stade I et II) : élévation de 70 %.
- Cancers du sein (stade III et IV) : taux très élevés supérieurs à 300 U/ml.
- Tumeurs bénignes du sein : les taux sont supérieurs aux valeurs normales dans environ 15 % des cas.

MUCOPOLYSACCHARIDOSES ET MUCOLIPIDOSES

Les mucopolysaccharidoses sont des anomalies de la dégradation des mucopolysaccharides, secondaires à des déficits enzymatiques.

Prélèvement

- Sérum.
- Leucocytes (lysat leucocytaire).

- Cellules amniotiques.
- Cellules trophoblastiques.

Anomalies autosomiques récessives rencontrées

- Mucopolysaccharidose de type I (maladie de Hurler) :
  - entraîne un retard psychomoteur, une cyphose lombaire, un hypertélorisme, une hépatosplénomégalie, une défaillance cardiaque, des hernies, des atteintes oculaires et squelettiques ;
  - déficit en α-L-iduronidase avec accumulation de dermatane et d'héparane sulfate.
- Mucopolysaccharidose de type II (maladie de Hunter) :
  - clinique semblable à la MPS I ;
  - déficit en L-iduronate sulfatase avec accumulation de dermatane et d'héparane sulfate.
- Mucopolysaccharidose de type III (maladie de Sanfilippo) :
  - clinique semblable à la MPS I (mais plus tardive) ;
  - déficit en héparan-N-sulfatase (type III_A) ;
  - déficit en N-acétyl-α-D-glucosaminidase (type III_B) ;
  - déficit en alphaglucosaminidase (type III_C).
- Mucopolysaccharidoses de type IV (maladie de Morquio) :
  - cntraîne un nanisme avec hypoplasie des vertèbres cervicales, atteintes oculaires, respiratoires et surdité ;
  - déficit en chondroïtine sulfate-N-acétylhexosamine-sulfatase avec accumulation de kératane sulfate et de chondroïtine-sulfate.
- Mucopolysaccharidoses de type V (maladie de Ulrich et Scheie) :
  - déficit en α-L-iduronidase.
- Mucopolysaccharidoses de type VI :
  - nanisme polydystrophique ;
  - déficit en N-acétyl-galactosamine-4-sulfate sulfatase, avec accumulation de dermatane sulfate.
- Mucolipidoses de type I (sialidose) :
  - entraîne un retard psychomoteur, des myoclonies, une surdité ;
  - déficit en α-neuraminidase.
- Mucolipidoses de type II et III :
  - tableau évocateur de la maladie de Hurler avec un retard statural marqué ;
  - déficit en hydrolases acides avec accumulation de sphingolipides et de mucopolysaccharides.
- Mucolipidoses de type IV :
  - entraîne une opacité cornéenne précoce, un retard mental et une microcéphalie ;

- diagnostic évoqué devant la présence d'inclusions typiques dans les cellules.

- Mucolipidoses avec déficit combiné en neuraminidase et en β-galactosidase :
  - signes de la maladie de Morquio et de la sialidose.
- Maladie de Maroteaux-Lamy :
  - entraîne un retard de croissance, des troubles articulaires, visuels, psychomoteurs, un faciès hurlérien, une hépatomégalie ;
  - déficit en arylsulfatase B avec accumulation de dermatane sulfate.
- Mannosidose :
  - responsable d'affections respiratoires chroniques, d'une dysmorphie faciale, des dys-ostoses multiples et d'un retard mental ;
  - déficit en α-mannosidase avec accumulation d'oligosaccharides à mannose.
- Fucosidose :
  - responsable d'un retard statural, d'une hypotonie, d'une dysmorphie faciale, d'un retard mental profond ;
  - déficit en α-fucosidase avec accumulation de glycolipides, de MPS acides à fucose et de fucopeptides.
- Aspartylglucosaminurie :
  - liée à un déficit en aspartylglucosamine-amide-hydrolase avec accumulation d'aspartyl-2-déoxy-2-acétamidoglucosylamine.
- Maladie de Wolman :
  - liée à un déficit en lipase acide avec accumulation de stérides et de triglycérides.
- Céroïde lipofuscinoses :
  - Entraînent une accumulation de glycolipides.
- Syndrome de l'histiocyte bleu :
  - entraîne une accumulation de sphingomyéline, de phospholipides, de glycosphingolipides ;
  - anomalie médullaire constante : histiocytes bleus.

Cellules sanguines et médullaires

Les mucopolysaccharidoses et les mucolipidoses sont responsables d'anomalies de la cytologie sanguine et médullaire.

- *Sang*
  - Mucopolysaccharidoses de type I, II, III, V :
    . vacuoles observées dans certains lymphocytes, centrées par un point sombre (Cellules de Gasser).

- Mucopolysaccharidoses de type VI :
  . granulations d'Alder dans les leucocytes et plus rarement dans les lymphocytes.
- Mucopolysaccharidoses de type IV :
  . anomalies sanguines rares, sauf quelques inclusions dans les polynucléaires neutrophiles.
- Mucopolysaccharidoses de type I, II et mannosidose :
  . lymphocytes vacuolés.
- Mucopolysaccharidoses de type III et fucosidose :
  . anomalies sanguines non observées.

• *Moelle*
- Mucopolysaccharidoses de type I, II, III, V :
  . cellules réticulaires contenant de grosses granulations métachromatiques au bleu de toluidine.
- Mucopolysaccharidoses de type III :
  . cellules plasmocytaires contenant des vacuoles centrées par un point sombre ou un croissant ou une virgule (Plasmocytes de Buhot).
- Mucopolysaccharidoses de type IV :
  . cellules réticulaires contenant de fines granulations.
- Mucopolysaccharidoses de type VI :
  . Cellules réticulaires contenant des granulations métachromatiques au bleu de toluidine, associées à des granulations d'Alder.
- Mucolipidoses :
  . cellules réticulaires ou histiocytaires présentant des vacuoles de tailles variables.

Anomalies lymphocytaires

• *Lymphocyte vacuolisé*

L'anomalie est visible dans les grands lymphocytes qui renferment des vacuoles de 1 à 2 µ de diamètre.

Le nombre de vacuoles est variable (5 à 50). Elles sont éparses dans le cytoplasme ou tassées les unes aux autres. Le nombre de lymphocytes atteints varie de 10 à 50 %.

Les vacuoles sont vides au microscope.

La coloration au PAS est positive dans les glycogénoses II.

• *Lymphocyte de Gasser*

L'anomalie est visible dans les lymphocytes qui renferment des vacuoles cytoplasmiques de tailles et de nombres variables, contenant en leur centre une inclusion sombre. Le nombre de lymphocytes atteints est faible (1 à 10 %). Ils s'observent au cours des mucopolysaccharidoses (sauf le type IV).

- *Granulations lymphocytaires*
  Des granulations peuvent exister au niveau d'un ou des deux pôles du cytoplasme des lymphocytes ou au sein d'une volumineuse vacuole. Les granulations ont une petite taille (0,5 à 1 µ), sont de couleur violacée et sont au nombre de 5 à 10 en général.
  Cet aspect est retrouvé au cours des MPS de type III.

Anomalie d'Adler

Il s'agit d'une surcharge anormale en MPS dans les granulations primaires des cellules de la lignée granulocytaire, touchant les polynucléaires neutrophiles et éosinophiles.
Les granulations azurophiles des polynucléaires neutrophiles sont marquées, grossières, denses, masquant les granulations neutrophiles.
Les granulations des polynucléaires éosinophiles sont violacées ou grisâtres, donnant un aspect polychrome caractéristique à la cellule.
Cette anomalie se rencontre dans les mucopolysaccharidoses.

Anomalies des cellules médullaires

- *Histiocytes surchargés en MPS*
  - Cellules volumineuses de 30 à 80 µ, irrégulières, au cytoplasme contenant des granulations violacées de tailles variables, recouvrant parfois le noyau.
- *Plasmocytes de Buhot*
  - Cellules plasmocytaires de taille augmentée (30 à 40 µ), au cytoplasme contenant des granulations violacées de formes variées (en anneau, en virgule, arrondie...).
    Certaines cellules sans inclusions présentent des vacuoles.
    Cet aspect est retrouvé au cours de la MPS de type III.
    Il existe également des histiocytes surchargés en MPS et parfois des ostéoblastes présentant des granulations violacées.
- *Histiocytes vacuolisés*
  - Cellules de grande taille, 30 à 80 µ, au cytoplasme occupé par les vacuoles cernées d'un liseré bleu pâle.
    Les vacuoles ont une taille variable de 2 à 3 µ.
    Ils donnent un aspect spumeux caractéristique à la cellule.
    On les rencontre dans les oligosaccharidoses, les mucolipidoses, la glycogénose de type II et surtout dans la sphingolipidose de Niemann-Pick.
    Les vacuoles sont très volumineuses dans les mannosidoses.
- *Histiocytes de la maladie de Gaucher*
  - Cellules de 20 à 80 µ, au cytoplasme grisâtre, strié de nombreuses inclusions filamenteuses et enchevêtrées.
    Le noyau est déformé par les inclusions.

- *Histiocytes bleus*
  - Cellules de 30 à 80 μ, au cytoplasme rempli de granulations bleues pouvant masquer le noyau.

    Ces inclusions mesurent de 1 à 5 μ, peuvent être plus fines, plus dispersées et parfois plus grisâtres. Parfois des vacuoles sont visibles. Ces images sont rencontrées au cours des syndromes de l'histiocyte bleu et dans la maladie de Niemann-Pick.

MUCOVISCIDOSE

La mucoviscidose est la maladie génétique la plus fréquente observée dans la race blanche. L'incidence de l'affection dans la population française se situe autour de 1/2 500 naissances. La transmission est autosomique récessive.

La maladie se manifeste par une insuffisance des glandes exocrines (fibrose kystique du pancréas, lésions broncho-pulmonaires).

L'iléus méconial atteint 15 % des nouveau-nés avec mucoviscidose. Il peut être diagnostiqué par échographie vers le 17e semaine.

Dès la naissance, les nouveau-nés présentent dans 90 % des cas une diarrhée graisseuse. Il existe également d'autres manifestations :

- atteinte des voies biliaires,
- atteinte hépatique,
- atteinte digestive (ulcère peptique, pancréatite, reflux gastro-œsophagien...),
- tableau de maladie cœliaque,
- pseudo-syndrome de Bartter.

Les manifestations pulmonaires s'expriment très tôt par une toux quinteuse accompagnée d'une abondante sécrétion de mucus épais, parfois purulent.

Test à la sueur

Il s'agit de mesurer le taux des chlorures dans la sueur après stimulation à l'aide d'un ampèremètre à ionisation muni de 2 électrodes. Une compresse imprégnée de pilocarpine est posée du côté de l'anode.

Un papier filtre préalablement pesé est placé sur la peau à l'endroit de l'ionisation à la pilocarpine. La sueur est recueillie pendant 30 minutes. La sueur est ensuite pesée. Il est nécessaire de recueillir au moins 150 mg de sueur. Le dosage du chlore est ensuite réalisé par méthode colorimétrique (nitrate mercurique en milieu acide).

Normalement, la concentration de chlore est inférieure à 40 mmol/l.

En cas de mucoviscidose, la concentration varie de 80 à 180 mmol/l.

En cas de discordance avec la clinique, ou en cas de positivité, il est conseillé de renouveler le test.
Le test est positif dans 98 % des cas de mucoviscidose, dès la naissance et durant toute la vie.

Dosage de la Trypsine immuno-réactive

En période néo-natale, le diagnostic est possible par la mise en évidence d'une élévation des taux sériques de trypsine. Le dosage est possible sur sang total, après élution, lorsque le prélèvement est réalisé au talon, au cours du dépistage de l'hypothyroïdie et de la phényl cétonurie, vers le 5e jour de vie.
Jusqu'à l'âge de 2 mois, dès que la clinique fait envisager l'hypothèse d'une mucoviscidose, le dosage de trypsine sanguine peut être réalisé.

Délétion Δ F 508

Le gène responsable de l'affection est localisé sur le bras long du chromosome 7. Il existe environ 150 mutations du gène conduisant à la mucoviscidose. L'absence d'un acide aminé (phénylalanine) dans la protéine codée par ce gène est liée à une délétion du codon en position 508, et la mutation ΔF508 est retrouvée dans 70 à 80 % des gènes mutés. La mutation peut être détectée par une technique d'hybridation à partir d'une faible quantité d'ADN et après amplification.

Diagnostic anté-natal

Il est essentiellement conseillé chez les couples ayant déjà un enfant atteint.
Il est réalisé à partir d'un prélèvement de trophoblaste vers la 10e semaine d'aménorrhée, sous contrôle échographique, par voie transabdominale. Il permet la réalisation d'une technique d'hybridation qui peut également être appliquée aux amniocentèses.
L'analyse biochimique du liquide amniotique est réalisée vers la 18e semaine. La sensibilité et la spécificité ne sont pas excellentes et le diagnostic n'est pas entièrement fiable.

Surveillance de la mucoviscidose

- Évaluation de la fonction pancréatique :
  - coefficient d'absorption des graisses ;
  - dosage de la chymotrypsine fécale ;
  - dosage de la trypsine fécale (sensible à la flore intestinale) ;
  - tubage duodénal avec stimulation de la sécrétion par la sécrétine ;
  - mesure de l'acide paraaminobenzoïque urinaire après charge orale d'acide N-benzoyl-L-tyrosyl-paraaminobenzoïque ;
  - échographie pancréatique ;

- tomodensitométrie pancréatique.

- Évaluation de la fonction hépato-biliaire :
  - échographie hépatique ;
  - scintigraphie ;
  - ponction-biopsie pour affirmer une cirrhose ;
  - enzymes hépatiques ;
  - acide biliaires ;
  - étude de la tolérance au glucose.
- Examen cytobactériologique des crachats :
  - identification des germes et antibiogramme.

Aspect bactériologique de la mucoviscidose

Au cours de l'évolution de la maladie, il existe des complications digestives et bronchopulmonaires à répétition.

Les bronches sont colonisées par Staphylococcus aureus et Haemophilus influenzae puis par Pseudomonas aeruginosa.

Les infections récidivantes à P. aeruginosa entraînent une destruction du parenchyme pulmonaire.

L'examen cytobactériologique des crachats permet de quantifier et d'identifier les germes en cause et d'étudier leur sensibilité *in vitro* vis-à-vis des antibiotiques.

- *Signes d'orientation*

  Les symptômes associés à l'infection bronchique à P. aeruginosa sont habituellement une perte de poids, une modification de l'auscultation pulmonaire, une expectoration verte et visqueuse.

  Les réinfections ultérieures entraînent une altération de l'état général, nécessitant des antibiothérapies itératives. Les bactéries sont de plus en plus résistantes et l'évolution peut être responsable d'un décès en raison d'une impasse thérapeutique.

- *Examen bactériologique des crachats*
  - Recueil de l'expectoration au cours d'une séance de kinésithérapie à jeun, le matin, après rinçage de la bouche à l'eau physiologique ;
  - examen direct : détermination du nombre de leucocytes et de cellules épithéliales ;
  - culture en atmosphère enrichie de CO_2 sur différents milieux après fluidification du crachat ;
  - identification des germes et antibiogramme sont réalisés.

    Le titre des bactéries sera exprimé en puissance de 10 par ml.

    Le titre peut atteinte 10^8/ml au cours des infections purulentes.

    Il ne dépasse pas 10^5/ml au cours des infections chroniques.

    Il reste autour de 10^3/ml après antibiothérapie.

- *Thérapeutique*
  - *Staphylococcus aureus* :
    . la plupart des souches sont sensibles à la vancomycine, à la pristinamycine et à la rifampicine.
  - *Haemophilus influenzae* :
    . la plupart des souches sont sensibles à de nombreux antibiotiques par voie orale :
    . souches non productrices de β lactamases : amoxicilline,
    . souches productrices de β lactamase : amoxicilline + ac. clavulanique ; triméthoprime + sulfaméthoxazole ; céfaclor.
  - *Pseudomonas aeruginosa* :
    . les antibiotiques actifs sont :
      - pénicillines : carbénicilline, ticarcilline, azlocilline, pipéracilline,
      - céphalosporines : cefsulodine, ceftazidime,
      - imipénème,
      - aminosides,
      - quinolones de 2e génération ;

    . les thérapeutiques font apparaître des souches résistantes nécessitant de respecter des règles thérapeutiques concernant :
      - le choix de l'antibiotique (pénicillines de préférence),
      - les associations thérapeutiques (β lactamine-aminoside),
      - la durée du traitement (2 à 3 semaines).

MYCÉTOMES

Les mycétomes sont des tumeurs inflammatoires fistulisées à évolution lente présentant des grains parasitaires, siégeant aux membres inférieurs le plus souvent.
Les grains sont formés d'enchevêtrements de filaments de champignons ou d'actinomycètes aérobies.

- Champignons :
  - *Céphalosporium falciforme* et *recifei*,
  - *Fusarium*,
  - *Leptosphaeria senegalensis*,
  - *Madurella grisea* et *mycetomi*,
  - *Neotestudina rosatii*.
- Actinomycètes :
  - *Actinoma dura* :
    . *Nocardia madurae*,
    . *Nocardia pelletieri*.
  - *Nocardia asteroïdes*,

- *Nocardia brasiliensis*,
- *Nocardia caviae*,
- *Streptomyces somaliensis*.

Aspect macroscopique du grain

Couleur :

– noire :
  - champignons (*M. grisea, mycetonie, L. senegalensis*) ;

– blanche :
  - champignons (*Cephalosporium, Fusarium, N. rosatii*),
  - actinomycètes (*A. madurae*) ;

– jaune :
  - actinomycètes (*S. somaliensis*) ;

– rouge :
  - actinomycètes (*A. pelletieri*) ;

– beige :
  - *Nocardia* (invisible à l'œil, environ 100 µ).

Culture

- Ensemencer un milieu de Sabouraud glucosé aux antibiotiques et sans antibiotique, à 30 °C et à 37 °C.
- Ensemencer un milieu de Lœwenstein-Jensen à partir des pus des mycétomes à Nocardia.

La culture est positive en 3 à 8 jours pour les mycétomes fungiques et en 10 à 30 jours pour les actinomycoses.

Examen anatomo-pathologique

L'examen du grain sur coupes histologiques colorées à l'hématoxyline-éosine permet de mettre en évidence une fibrose qui délimite des nodules centrés par un grain entouré de polynucléaires, d'histiocytes et de lymphocytes. La présence de plasmodes multinuclées est fréquente.

Champignons	Caractères culturaux	Coupe histologique
Madurella mycetomi	– Duvet fin, ocre à brun – Filaments de 1 à 5 µ – Vésicules et sclérotes	– Grain supérieur à 1 mm – Non hématéiphile – Soit filamenteux en rosace – Soit grain vésiculeux
Madurella grisea	– Mycelium gris et pigmentation rouge de la gélose – Filaments de 1 à 3 µ – Moniliformes de 3 à 5 µ	– Semblable à M. mycetomi sans ciment brun au centre du grain, mais en périphérie
Pyrenochaeta romeroi	– Mycelium gris – Pycnides noires – Spores bacilliformes	– Semblable à M. grisea
Leptosphaeria senegalensis	– Mycelium gris – Périthèces noires – Asques en forme de massue	– Semblable aux grains vésiculeux de M. mycetomi, avec une périphérie noire – Vésicules et filaments à paroi brune, enrobés dans un ciment
Monosporium apiospermum	– Colonies duveteuses blanches – Filaments et conidies ovales terminales – Périthèces et asques	– Petit grain (0,5 mm), non hematéiphile – Pas de ciment – Filaments accolés dans le grain et vésicules périphériques
Cephalosporium	– Colonies duveteuses blanches – Phialides allongées	– Semblable à M. apiospermum
Neotestudina rosatii	– Colonies duveteuses brunes – Périthèces – Asques arrondis	– Grain de petite taille avec des filaments non colorés et un ciment périphérique non coloré

Actinomycètes	Caractères culturaux	Coupe histologique
Nocardia madurae	– Colonies cérébriformes, lisse, rosées – Filaments non acido-résistants	– Grain de grande taille (3 mm) – Filaments concentrés sur le bord hématéiphile
Nocardia pelletieri	– Colonies rougeâtres – Filaments non acido-résistants	– Grain de petite taille (0,5 mm) nombreux, souvent éclatés en plusieurs grains et très hématéiphiles
Streptomyces somaliensis	– Colonies jaunâtres à noires recouvertes d'un duvet blanc – Filaments non acido-résistants	– Grains moyens (1 à 2 mm) non hématéiphiles – Filaments inclus dans le ciment
Nocardia asteroïdes	– Colonies molles, jaunâtres avec un duvet blanc – Filaments peu acido-résistants se fragmentant facilement	– Grains irréguliers à ponctuations hématéiphiles
Nocardia brasiliensis	– Colonies résistantes ocres avec parfois un duvet blanc – Filaments peu acido-résistants se fragmentant facilement	– Grains de petite taille (50-150 µ), forme lobée, parfois en massue avec des ponctuations hématéiphiles

MYCOPLASMA PNEUMONIAE

Mycoplasma pneumoniae est responsable d'infections respiratoires diverses qui évoluent sur le mode endémique dans le monde entier, occasionnant des épidémies en automne et en hiver.

Les infections surviennent chez les enfants et les adultes jeunes.

Les formes graves surviennent essentiellement chez le sujet âgé ou immunodéprimé.

Mycoplasma pneumoniae pourra être recherché devant :

- des manifestations respiratoires profondes : pneumonie atypique primitive, généralement bénigne, mais il existe des formes plus sévères (pleuropneumopathie aiguë, bronchopneumopathies chroniques) ;
- infections ORL diverses : rhinites, pharyngites, sinusites, otites ;

– manifestations extra-respiratoires diverses : anémies hémolytiques, myalgies, arthralgies, myocardites, endocardites, méningites, méningo-encéphalites, érythème... ;

Prélèvement

La recherche de *Mycoplasma pneumoniae* s'effectue à partir de :
– lavage broncho-alvéolaire,
– expectorations,
– liquide pleural,
– écouvillonnage rhino-pharyngé,
– liquide céphalo-rachidien,
– liquide articulaire.

Diagnostic direct

- La culture est lente et difficile, d'autant plus que les prélèvements sont trop contaminés.
  Elle est réalisée sur milieu SP4, Hayflick modifié ou Shepard.
  Sur ces milieux complexes, *M. pneumoniae* se développe en 1 à 3 semaines, fermentant le glucose en milieu liquide.
- Les tests rapides de détection des antigènes utilisent des anticorps monoclonaux spécifiques de *M. pneumoniae*.
- L'hybridation moléculaire (en milieu liquide ou par dotblot) ou la PCR (amplification enzymatique du DNA) sont également utilisables.

Diagnostic sérologique

Le diagnostic biologique des infections à *M. pneumoniae* s'effectue principalement par la sérologie avec des techniques de réaction de fixation du complément, d'immunofluorescence indirecte ou ELISA.
Une technique rapide d'agglutination de particules de latex et des techniques d'immunocapture sont également utilisables.

- La réaction de fixation du complément :
  - utilise un antigène de nature glycolipidique ;
  - les anticorps apparaissent vers le 7e jour et persistent plusieurs mois ;
  - une ascension des taux d'anticorps permet d'affirmer le diagnostic ;
  - il existe des réactions croisées avec des résidus glycoprotéiques divers (streptocoques, tissus humains, tissus végétaux) ;
  - des taux élevés ont été décrits lors de pancréatite aiguë ;
  - le seuil de positivité est fixé à 1/32. Les taux maximum sont atteints vers la 3e semaine.
- L'immunofluorescence indirecte :
  - utilise une culture de *M. pneumoniae* transférée sur lame ;

- étant donné la taille des mycoplasmes (0,2 à 0,8 µ), la positivité correspond à un amas fluorescent, pouvant être confondu avec des fluorescences parasites ;
- la technique est sensible et permet de distinguer les IgG et les IgM.

• Les techniques ELISA :
  - utilisent un antigène membranaire ;
  - sont très sensibles et détectent des infections anciennes, rendant l'interprétation des positivités parfois difficile ;
  - les techniques d'immunocapture sont plus sensibles et plus spécifiques que l'ELISA classique. Elles évitent le traitement du sérum et suppriment l'interférence du facteur rhumatoïde.

• L'agglutination de particules de latex :
  - utilise un antigène membranaire et les protéines d'adhésion (adhésines spécifiques de *M. pneumoniae*) ;
  - le seuil de positivité est fixé à 1/10.

• La recherche d'agglutinines froides (IgM de spécificité anti-I) :
  - est positive dans 50 % de pneumonies à *M. pneumoniae* et peut être un élément de présomption non spécifique.

MYCOPLASMES UROGÉNITAUX

Les mycoplasmes urogénitaux responsables d'infections humaines sont *Ureaplasma urealyticum* et *Mycoplasma hominis*.

Ils sont rencontrés à l'état commensal dans le tractus génital et sont responsables d'états pathologiques liés à une transmission sexuelle. Ils représentent environ 25 % de la pathologie infectieuse génitale.

Une exacerbation de la colonisation des muqueuses est possible dans des situations où il existe une modification hormonale (œstrogènes), un remaniement histologique, une altération des défenses locales.

Ureaplasma urealyticum est responsable d'uréthrites non gonococciques, de prostatites, d'épididymites, d'hypofertilité, d'infections néo-natales, d'arthrites, de lithiases phospho-ammoniacomagnésiennes.

Mycoplasma hominis est responsable de vaginites non spécifiques (en association avec *Gardnerella* ou un anaérobie), de cervicites, de salpingites (lors de surinfection avec *Chlamydia*, herpès, papillomavirus...), d'infections néo-natales, d'arthrites, de pyélonéphrites et d'infections cutanées.

Le diagnostic sérologique ne sera utilisé que pour effectuer un diagnostic différentiel entre une infection profonde (salpingite, endométrite, prostatite, pyélonéphrite, septicémie) et une infection basse à taux pathologique (10^4 UCC/ml) accompagnée d'une sérologie négative.

Prélèvement

- Prélèvement urétral (25 à 35 % des urétrites masculines).
- Spermoculture (rôle dans l'hypofertilité masculine).
- Prélèvement vaginal (associé à *Gardnerella* et anaérobies).
- Prélèvement endocervical (15 à 20 % des salpingites).
- Urines alcalines (*Ureaplasma urealyticum* est responsable de lithiases).
- Syndrome prostatique (urines recueillies après massage prostatique).
- Placenta (lors d'infection néo-natale, de prématurité).
- LCR, hémoculture, ponction de pus profond, d'arthrite...

Diagnostic direct

Le diagnostic bactériologique doit mettre en évidence les germes, nécessite leur numération et doit rechercher la résistance aux cyclines et aux quinolones de 2e génération.

- *Identification du mycoplasme*

  Le prélèvement doit être riche en cellules. Il est déchargé dans un milieu de transport qui permet spécifiquement sa croissance (milieu A_3).

  Le milieu liquide U_9 est ensemencé à partir du milieu A_3. Après 48 heures à 37 °C, le milieu vire du jaune au rouge lorsque l'urée est utilisée par les *Ureaplasma*. Un catalyseur de l'arginène deshydrogénase permet d'obtenir un virage des souches de *Mycoplasma hominis*.

  Le milieu solide A_7 est ensemencé à partir du milieu U_9 sans étaler. Il est incubé 72 heures sous CO_2.

  Les colonies obtenues sont de petites tailles :

  - en oursin, de 10 à 100 µ, urée positive = *Ureaplasma* ;
  - en œuf sur le plat, de 100 à 300 µ, arginine positive = *Mycoplasma*.

- *Numération des mycoplasmes*

  La numération est basée sur le principe de cinétique enzymatique et de son inhibition calibrée.

  Le titrage est basé sur la variation de pH que la croissance apporte au milieu. Le virage de l'indicateur coloré permet la lecture visuelle des cupules positives.

  La numération est exprimée en unité de changement de couleur (UCC/ml) ou en unité formant colonie (UFC/ml).

  Dans les infections uro-génitales, le seuil de pathogénicité est fixé à 10^3 UCC/ml.

  Les recherches dans le sperme, en FIV, dans les prélèvements peropératoires de salpingites, les hémocultures, les infections néo-natales, n'obéissent pas aux notions de taux supra-pathologiques.

- *Sensibilité aux antibiotiques*
  - Cyclines (doxycycline, minocycline, lymécycline).
    Environ 15 % de résistance (gène de résistance tet) pour les souches d'*U. urealyticum*. Le pourcentage de résistance pour les souches de *M. hominis* est plus faible ;
  - Macrolides (érythromycine, josamycine).
    L'érythromycine est inactive sur *M. hominis*. Les macrolides sont indiqués chez la femme enceinte, pendant l'allaitement et lorsque la souche est résistante aux tétracyclines ;
  - Quinolones de 2e génération (péfloxacine, norfloxacine, ciprofloxacine, ofloxacine).
    Leur activité est bonne, mais doit être testée.

Diagnostic sérologique

Il existe plusieurs techniques permettant la réalisation de la sérologie (l'inhibition du métabolisme, l'ELISA, l'immunofluorescence).

Cet examen doit être prescrit dans des indications précises, pour permettre le diagnostic d'infections profondes.

- *Technique d'inhibition du métabolisme*
  Elle permet d'étudier l'effet du sérum sur l'activité métabolique des mycoplasmes.
  L'étude peut se faire avec la souche isolée chez le patient pour avoir la réponse la plus sensible possible.
  L'utilisation d'un pool de mycoplasmes a un intérêt moindre dans cette technique.
  L'examen sérologique présente certaines limites dans le sens où certaines souches sont peu immunogènes, la chronicité de l'infection ne permet pas d'avoir une sensibilité élevée (absence d'IgM en général) et l'antibiothérapie augmente l'inhibition du métabolisme.
- *Techniques ELISA*
  Elles sont intéressantes pour leur grande sensibilité aux IgG.
- *Techniques d'IFI*
  Elles utilisent comme antigène la souche du malade ou un pool de culture de mycoplasme. Elles sont très sensibles et très spécifiques.

MYÉLOGRAMME

Le myélogramme permet l'étude de la morphologie et de l'équilibre des différentes cellules de la moelle osseuse.

Cette étude permet le diagnostic des cytopénies, des leucémies et des métastases osseuses.

Prélèvement

Le prélèvement est réalisé par ponction sternale ou au niveau de la crête iliaque à l'aide d'un trocard de Mallarmé ou à l'aiguille et aspiration du suc médullaire à la seringue.

Le prélèvement est rapidement étalé sur plusieurs lames, séchées à l'air.

Résultats du laboratoire

Les frottis sont colorés au May-Grünwald-Giemsa.

On apprécie en pourcentage les différentes cellules médullaires, en précisant la richesse du frottis et la présence des mégacaryocytes.

Lignée granulocytaire (50-75 %)	myéloblastes : promyélocytes : myélocytes : métamyélocytes : polynucléaires :	0,5-4 % 1-8 % 5-20 % 10-25 % 10-30 %
Lignée érythrocytaire (8-30 %)	proérythroblastes : erythroblastes basophiles : erythroblastes polychromatophiles : erythroblastes acidophiles :	1-4 % 1-8 % 2-10 % 5-20 %
Éléments non myéloïdes (3-15 %)	lymphocytes : plasmocytes : monocytes :	5-15 % 0-2 % 0-2 %
Apprécier la présence de mégacaryocytes : ++ à +++		

- L'appréciation de la richesse cellulaire est toujours nécessaire et la dilution par du sang lors du prélèvement peut donner l'illusion d'une moelle pauvre.
  La numération cellulaire s'effectuera sur au moins 200 cellules.
- L'examen peut être complété par des colorations spéciales, par des réactions cytochimiques spécifiques :
  - myéloperoxydase : lignée neutrophile et éosinophile,
  - estérase : lignée monocytaire,
  - coloration de Perls : sidéroblastes,
  - phosphatases acides : tricholeucocytes.
- Le prélèvement peut être incorporé dans un gel favorable à la survie cellulaire, en présence de facteurs de croissance, pour l'étude des précurseurs médullaires, en particulier les lignées granulaires neutrophiles et monocytaires, et la lignée érythroblastique. Cette culture cellulaire constitue un élément important de l'étude des myélodysplasies, des leucémies et des polyglobulies.

- Le bilan peut être complété par le marquage cellulaire avec des anticorps monoclonaux. Ces anticorps permettent l'étude de la différentiation cellulaire et de définir des classes de différentiation normales et des classes de différentiation anormales (cellules malignes).

Variations pathologiques

- *Richesse de la moelle*
  - pauvre : aplasie ;
  - riche : leucémie ou moelle régénérative.
- *Augmentation des hémoblastes (> 2 %) et des myéloblastes (> 4 %)*
  - leucémie aiguë (blastose > 50 %) ;
  - leucémie aiguë au début d'évolution ou en rémission incomplète (blastose = 10-30 %) ;
  - anémie réfractaire à myélofibrose partielle ;
  - acutisation d'une leucémie myéloïde chronique ;
  - aplasie en voie de régénération.
- *Augmentation des promyélocytes (> 10 %)*
  - leucémie aiguë à promyélocytes (corps d'Auer) ;
  - transformation aiguë d'une leucémie myéloïde chronique ;
  - aplasie en voie de régénération.
- *Augmentation de la lignée granulocytaire (> 80 %)*
  - leucémie myéloïde chronique (myélocytes > 30 %) ;
  - infection bactérienne (stades de maturation respectés).
- *Diminution de la lignée granulocytaire (< 50 %)*
  - agranulocytoses sanguines avec diminution de la lignée médullaire ou arrêt de maturation, entraînant une fausse lymphocytose, plasmocytose, érythroblastose ;
  - aplasie médullaire avec moelle pauvre.
- *Augmentation de la lignée érythroblastique*
  - anémie régénérative ;
  - anémie sidéroblastique ;
  - anémie mégaloblastique ;
  - dysérythropoïèse constitutionnelle ;
  - anémies ferriprives.
- *Diminution de la lignée érythroblastique*
  - érythroblastopénie (< 5 %) au cours des anémies hémolytiques aiguës ou des anémies chroniques (anémie de Fanconi).
- *Augmentation des lymphocytes médullaires (> 15 %)*
  - enfant (taux variant jusque 35 %) ;
  - sujet âgé (taux plus élevés que chez l'adulte jeune) ;
  - relative (au cours des aplasies et agranulocytoses) ;

- pathologiques :
  . leucémie lymphoïde chronique,
  . waldenström,
  . myélosclérose lymphoïde,
  . réactions lymphoïdes diverses.
- *Augmentation des plasmocytes (> 5 %)*
  - myélomes : plasmocytes en amas, cytoplasme flammé, cellules de Mott, corps de Russel ;
  - leucémie à plasmocytes, associée à une plasmocytose sanguine ;
  - waldenström ;
  - métastases : plasmocytose simulant un myélome ;
  - cirrhoses.
- *Anomalies de la lignée mégacaryocytaire*
  - prolifération mégacaryocytaire ;
  - éléments anormaux ;
  - absence de mégacaryocytes.

MYIASES

Myiases internes

Les myiases internes sont des affections dues à des larves d'insectes diptères. L'hypodermose est la seule myiase d'importance médicale en régions tempérées et la contamination humaine, accidentelle, et généralement abortive, est rare.

Les hypodermes (*H. bovis*, *H. lineatum*, *H. diana*) sont responsables des myiases rampantes, sous-cutanées, furonculoïdes, à l'origine de signes allergiques avec prurit, urticaire, myalgie, arthralgie, de signes digestifs, pleuraux, péricardiques, neurologiques, oculaires.

Le diagnostic biologique est basé sur un syndrome inflammatoire avec hyperleucocytose, hyperéosinophie, augmentation de la VS.

L'extraction des larves est possible au stade I ou II.

Le sérodiagnostic prend tout son intérêt en cas d'hypodermose abortive et avant l'émission de larves. Il est réalisé par méthode de double diffusion en gélose (Ouchterhony, IEP) et par hémagglutination passive ou technique ELISA.

Myiases furonculeuses

Les myiases furonculoïdes s'introduisent dans un follicule pileux et sont à l'origine d'une tuméfaction qui va s'ulcérer et laisser échapper le parasite.

- *Dermatobia hominis* (Amérique du Sud).
- *Cordylobia anthropophaga* (Afrique noire).

Myiases rampantes sous-cutanées

Dues à *Gasterophilus*, communes en Europe et en Amérique du Nord, normalement hôtes du tube digestif du cheval.

Myiases nasales

- *Œstrusovis* atteint les bergers (pourtour méditerranéen).
- *Rhinœstrus* (développement larvaire dans les fosses nasales).

Myiases intestinales

- Ingestion d'aliments avariés.

Myiases génito-urinaires

- Cystite.

Myiases oculaires (internes antérieures ou postérieures)

- *Hypoderma.*

MYOGLOBINE

La myoglobine est une hémoprotéine présente dans le muscle strié et en particulier au niveau du myocarde. Elle est retrouvée dans la circulation sanguine après lyse des cellules musculaires (infarctus du myocarde, rhabdomyolyse). Elle est libérée massivement, de façon précoce, dès la 3e heure d'une nécrose myocardique, et se retrouve transitoirement dans la circulation.

Les marqueurs conventionnels de l'infarctus du myocarde, en particulier la fraction MB de la CPK, donnent des résultats fiables, mais leur augmentation est plus tardive, environ 5 heures après la nécrose, et ne permettent pas un diagnostic précoce.

La myoglobine est filtrée au niveau glomérulaire, réabsorbée au niveau tubulaire. Elle est également dosée au niveau urinaire.

Prélèvement

- Sérum (éviter toute hémolyse).
- Urines.

Dosage

- Méthode radio-immunologique, immuno-enzymologique.
- Agglutination de particules de latex sensibilisées.
- Immunonéphélémétrie, turbidimétrie.

Valeurs de référence

- Sérum : < 85 µg/l.
- Urines : absence.

Variations pathologiques

- Les valeurs sériques supérieures à 100 µg/l sont significatives d'une lyse myocardique. La myoglobinurie est détectée pour des taux sériques supérieurs à 200 µg/l.
  La myoglobine est libérée dans les polytraumatismes, les maladies infectieuses, les dystrophies musculaires, les myopathies congénitales, les ischémies musculaires et l'infarctus myocardique.
  Elle est également retrouvée après un effort intense et prolongé et dans certaines intoxications.
- Dans l'infarctus aigu du myocarde, le dosage permet d'identifier précocement la nécrose myocardique pour instituer un traitement thrombolytique.
- Ce dosage a également un intérêt pour authentifier l'action du traitement thrombolytique.
- Il présente également un intérêt dans la surveillance de l'ischémie myocardique péri-opératoire.

MYOSINE

Le dosage de la myosine sérique au cours de l'infarctus aigu du myocarde permet d'apprécier la lyse myocardique, la masse nécrosée, mais aussi d'apprécier l'évolution de la cicatrisation ou à l'inverse le risque de récidive. Ce dosage permet le diagnostic rétrospectif d'un micro-infarctus ou d'un infarctus péri-opératoire.
Étant donné la lenteur d'apparition de la myosine sérique, supérieure à 2 jours, ce dosage n'est pas utilisé dans le diagnostic précoce de l'infarctus.

Prélèvement

Sérum.

Dosage

Immunoradiométrie (IRMA) : spécifique des chaînes lourdes de myosine ventriculaire.

Valeurs de référence

- Adulte : 30-130 µU/l.
- Sportifs de haut niveau : 50-180 µU/l.

Variations pathologiques

- Détectables au 2e jour après l'infarctus (taux > 500 µU/l).
- Taux maximaux vers le 6e jour (taux voisin de 2 000 µU/l).
- Retour à des taux normaux vers le 12e jour (< 500 µU/l).

NA^+ (Natrémie-Natriurèse-Sodium)

Le sodium est le principal cation extra-cellulaire. Il permet le maintien de la pression osmotique et de l'équilibre acido-basique.
Il représente un facteur important de l'hydratation tissulaire (l'eau suit le sodium). Les processus qui régulent l'osmolarité extra-cellulaire, déterminent les variations de la natrémie et des anions qui lui sont associés : chlore (Cl^-) et bicarbonates (HCO_3^-).

Prélèvement

- Sang prélevé sur héparine, rapidement centrifugé.
- Tout prélèvement hémolysé est rejeté.
- Urines de 24 heures.

Dosages

- Photométrie de flamme (spectrophotométrie, absorption atomique).
- Électrodes spécifiques (potentiométrie directe, indirecte).

Valeurs de référence (mEq/l = mmol/l)

Plasma : 137-143 mEq/l.
Urines : 100-300 mEq/24 h.

Variations pathologiques

– *Hyponatrémie* (Na < 135 mEq/l)
 - Avec une osmolarité plasmatique normale ou augmentée :
  . hyperprotidémie, gammapathies monoclonales,
  . hyperlipidémie,
  . hyperglycémie,
  . présence d'éthanol, de mannitol, de produits de contraste iodés.
 - Avec natriurèse effondrée (Na < 10 mEq/24 h) :
  . déshydratation extra-cellulaire :
   - perte extra-rénale de Na (vomissements, diarrhées, rhabdomyolyse, traumatismes, brûlures étendues),
   - perte rénale de Na (arrêt de diurétique).
  . hyperhydratation extra-cellulaire :
   - rétention de Na et d'eau (œdème) dans les cirrhoses ascitiques, l'insuffisance cardiaque, les syndromes néphrotiques.
 - Avec natriurèse > 30 mEq/24 h :
  . pertes rénales de Na supérieures aux pertes d'eau :
   - diurétiques (surdosage),
   - diurèse osmotique (glucose, urée, mannitol),
   - alcalose métabolique,

- insuffisance surrénale,
- tubulopathie (levée d'obstacle urinaire) ;

. pertes d'eau augmentées :

- insuffisance rénale grave,
- apport hydrique excessif,
- sécrétion inappropriée d'ADH (Syndrome de Schwartz-Bartter). Ce syndrome a des causes multiples : infections pulmonaires, méningo-encéphalites, traumatisme crânien, abus de médicaments (AINS, barbituriques, carbamazépine, cyclophosphamide, opiacés...), également retrouvée à la suite d'opération (stress, douleur) et dans les hypothyroïdies et les insuffisances hypothalamo-hypophysaires.

• *Hypernatrémies* (Na > 145 mEq/l)

L'hypernatrémie entraîne une hyperosmolarité dont la correction ne doit pas être trop rapide (risque d'œdème cérébral). Elle est souvent liée à une diminution de la quantité d'eau de l'organisme entraînant la sensation de soif.

- Déficit hydrique :
  . pertes extra-rénales (Na urinaire < 20 mEq/24 h) = diarrhées, vomissement, sudation, pertes respiratoires,
  . pertes rénales (Na urinaire > 20 mEq/24 h) = diurèse osmotique, diabète insipide néphrogénique ou hypothalamique, coma hyperosmolaire du diabétique.
  . Manque d'apport d'hydrique (coma).
- Transfert d'eau vers le milieu intracellulaire (rhabdomyolyse).
- Excès de sodium :
  . rétention de sodium et d'eau (hyperaldostéronisme I, Cushing),
  . apport excessif de sodium.

NAEGLERIA

Naegleria fowleri est responsable de la méningo-encéphalite amibienne primitive. Il s'agit d'une atteinte neurologique due à une amibe tellurique, mobile grâce à ses pseudopodes, retrouvée dans les eaux de piscine, les étangs et les lacs artificiels.

Après contamination, les amibes gagnent le cerveau par voie nasale, en traversant l'ethmoïde, entraînent une nécrose et une hémorragie mortelle en quelques jours.

Prélèvement

• Liquide céphalo-rachidien
• Biopsie cérébrale

Diagnostic

Le LCR est purulent, trouble.

L'albuminorachie est élevée

La glycorachie est abaissée ou normale.

La cytologie est perturbée avec de nombreuses hématies et leucocytes (surtout des polynucléaires neutrophiles).

Les amibes sont visibles dans le LCR en contraste de phase (trophozoïtes de 25 μ, avec 2 flagelles)

NEISSERIA

Le genre *Neisseria* comporte 12 espèces dont 2 sont considérées comme habituellement pathogènes : *N. gonorrhoeae* et *N. meningitidis*. Les autres espèces, ainsi que *Branhamella catarrhalis*, sont plus rarement rencontrés en pathologie. Il s'agit de cocci à Gram négatif, groupés par paires ou par tétrades, oxydase et catalase positives. Le diagnostic bactériologique nécessite des prélèvements de qualité et l'emploi de milieux de culture enrichis. Dans les méningococcies, le sérogroupage sera réalisé.

Neisseria gonorrhoeae est toujours pathogène. Il est retrouvé dans les sécrétions urétrales chez l'homme, au niveau anorectal chez l'homosexuel, dans les sécrétions urétrales et endocervicales chez la femme et parfois au niveau anorectal ou pharyngé. Chez le nouveau-né, en cas de suspicion d'ophtalmie néo-natale, un prélèvement conjonctival peut être réalisé.

Neisseria meningitidis est l'agent de la méningite cérébrospinale (maladie à DO n° 13). Elle peut être isolée du nasopharynx et de la gorge de porteurs sains, et peut être responsable de septicémies et de méningites, mortelles dans 10 % des cas. Le diagnostic nécessite la réalisation des examens du LCR et d'hémocultures.

Les autres *Neisseria* sont parfois rencontrées au cours de méningites, septicémies, endocardites, pneumonies. *Branhamella catarrhalis*, saprophyte de l'oropharynx, est retrouvé dans les affections pulmonaires, surtout si le sujet est immunodéprimé ou s'il existe une pathologie chronique respiratoire.

L'augmentation des souches de *Neisseria* résistantes aux β-lactamines nécessite un diagnostic bactériologique et la réalisation d'un antibiogramme.

Traitement des prélèvements

L'examen direct du prélèvement et son ensemencement devront être réalisés rapidement en raison de la fragilité des germes.

Dans certains cas, il sera nécessaire d'utiliser des écouvillons de transport (gonotest, TGV...).

Examen microscopique

- Il est réalisé à partir des prélèvements génitaux ou sur le culot de centrifugation du LCR.
- La coloration de Gram réalisée sur les frottis montre des diplocoques à Gram négatif, en grain de café, intracellulaires le plus souvent pour N. gonorrhoeae, intra ou extra-cellulaires pour *N. meningitidis*.
- Dans les prélèvements nasopharyngés, l'interprétation est délicate en raison de la présence de *Neisseria saprophytes*.
- Par coloration à l'acridine orange, les méningocoques peuvent être observés plus facilement en fluorescence.

Recherche d'antigène

- La recherche d'antigène de N. gonorrhoeae est possible dans les prélèvements génitaux par dosage immunoenzymatique (gonozyme) ou par technique des sondes nucléiques.
- Au niveau du LCR, la recherche d'antigènes solubles est réalisée à l'aide de particules de latex sensibilisées. Cette recherche peut être effectuée également dans les urines et dans le sérum.

Culture

- La culture est réalisée sur milieu enrichi, à 37 °C, sous atmosphère à 10 % de CO_2, en milieu humide, 24 à 48 heures :
  - gélose au sang cuit additionnée de vitamines ;
  - gélose aux extraits globulaires, additionnée de supplément G.
- Pour les prélèvements plurimicrobiens, l'addition d'antibiotiques (VCN ou VCAT) permettra la croissance sélective du germe.
- Le méningocoque est moins exigeant que le gonocoque, cultivant sur milieu non enrichi et en l'absence de CO_2.

Identification

- Les colonies de gonocoques apparaissent grisâtres, opaques, convexes, à bord net, de 0,5 à 1 mm de diamètre, avec quelques colonies plus plates d'environ 1 mm de diamètre.
- Les diplocoques sont d'aspects variables, de tailles variables (coques plus ou moins colorés).

- Les colonies de méningocoques sont rondes, à bords entiers, lisses, transparentes, muqueuses. Les tailles et les colorations sont également variables (petits coques colorés, gros coques peu colorés).

	Croissance				Acidification					Réduction	
	Pigment jaune	Milieu enrichi VCAT	Gélose chocolat ou gélose sang 22 °C	Gélose nutritive	Glucose	Maltose	Fructose	Saccharose	Lactose	Nitrates	Nitrites
Neisseria											
N. gonorrhoeae	–	+	–	–	+	–	–	–	–	–	–
N. meningitidis	–	+	–	–	+	+	–	–	–	–	–
N. lactamica	+	+	V	+	+	+	–	–	+	–	+
N. sicca	V	–	V	+	+	+	+	+	–	–	+
N. subflava subflava	+	–	V	V	+	+	–	–	–	–	+
flava	+	–	V	V	+	+	+	–	–	–	+
perflava	+	–	V	V	+	+	+	+	–	–	+
N. flavescens	+	–	+	+	–	–	–	–	–	–	+
N. mucosa	V	–	+	+	+	+	+	+	–	+	+
N. cinerea	V	V	V	+	–	–	–	–	–	–	+
N. denitrificans	V	–	–	–	+	–	+	+	–	–	+
N. elongata	V	–	+	+	–	–	–	–	–	–	+
N. canis	+	–	–	–	–	–	–	–	–	+	–
N. polysacchareae	+	+	–	+	+	+	–	V	–	–	+
Branhamella											
B. catarrhalis	–	–	+	+	–	–	–	–	–	+	+

+ : positif. – : négatif. V : variable.

- Les galeries d'identification sont identiques pour les 2 germes. Ils acidifient le glucose, mais, contrairement à *N. meningitidis*, *N. gonorrhoeae* n'acidifie pas le maltose.

Les conditions de croissance, l'acidification des sucres et les tests de réduction permettent de différencier les différentes espèces de *Neisseria* et de faire le diagnostic différentiel avec *B. catarrhalis*.

La recherche de β-galactosidase peut s'effectuer à partir du milieu d'isolement par la technique de l'ONPG à 37 °C.

La recherche de l'activité γGT est réalisée en présence d'un substrat chromogène à 37 °C.

La recherche d'une DNAse nécessite 48 heures sur un milieu à l'ADN.

Identification antigénique

Dans les infections méningococciques, la détermination du sérogroupe est un élément de la mise en place de la prophylaxie.

Parmi les 12 sérogroupes décrits et recherchés par des immunospécificités des polyosides capsulaires, seuls les groupes A, B et C sont retrouvés dans 90 % des infections.

Le sérogroupage est réalisé à partir d'une culture de 24 heures sur Mueller-Hinton, par agglutination des germes en présence des immunsérums A, B et C :

Groupe	A	B	C
Fréquence	3 %	66 %	27 %

Les souches isolées d'hémoculture et du LCR sont toutes sérogroupables. Inversement, les souches isolées du rhinopharynx, d'infections respiratoires, génitales, conjonctivales, peuvent être groupables (groupe Z, Y, X, 29E), polyagglutinables ou non agglutinables.

Les souches de *Neisseria* doivent être adressée à un Centre national de référence (Institut Pasteur) où le sérogroupage, le sérotypage et le sous-typage seront réalisés.

Étude de la résistance aux antibiotiques

Les *Neisseria* nécessitent une technique standardisée pour la réalisation de l'antibiogramme, en raison de leur croissance lente (inoculum important, bactéries en phase de croissance).

Les antibiotiques à tester sont la pénicilline G, l'amoxicilline, le céfotaxime, le chloramphénicol, les tétracyclines, la spiramycine, la spectinomycine, l'érythromycine, la rifampicine.

La recherche de β-lactamase doit être systématique.

Chez la femme enceinte, on utilisera l'ampicilline ou l'érythromycine.

Dans les formes méningées, la voie parentérale sera utilisée avec l'ampicilline, la pénicilline ou le thiamphénicol.

Traitement de la gonococcie

- Dose unique :
  - pénicilline G IM : 4 MU (+ 1 g de Probénécide),
  - ampicilline orale : 3 g (+ 1 g de Probénécide),
  - rosoxacine orale : 300 mg,
  - spectinomycine IM : 4 g.
- Traitement gonococcie-chlamydia :
  - doxycycline ou minocycline : 200 mg/j/3 semaines.

Traitement de la méningococcie

- Méningite :
  - pénicilline G : 400 000 U/j,
  - ampicilline : 200 mg/kg/j.

  Le chloramphénicol et certaines céphalosporines sont également utilisables.
- Chimioprophylaxie :
  - spiramycine (Rovamycine®) : 5 jours.
- Vaccination contre la méningite cérébro-spinale :
  - pour les sujets en contact avec les sérogroupes A et C ;
  - les anticorps protecteurs apparaissent en une semaine et peuvent être détectés par RIA, test au latex, IHA.

Traitement d'une infection à *Branhamella*

- Co-amoxiclav, tétracycline, chloramphénicol, érythromycine, gentamicine... sont utilisés dans le traitement des atteintes pulmonaires.

NELSON

Le test de Nelson ou test d'immobilisation des tréponèmes est spécifique à 100 % des tréponématoses pathogènes. Il s'agit d'un test de référence qui met en évidence des anticorps immobilisants.

Prélèvement

- Sérum prélevé stérilement.
- En dehors de toute antibiothérapie (immobilisation non spécifique des tréponèmes).
- Les sérums contaminés rendent la lecture du test impossible en raison de la présence de germes.

Réalisation

- Ce test est difficile à réaliser et nécessite la manipulation de souches pathogènes. Il est réservé à des laboratoires spécialisés et à des sérologies dont l'interprétation est difficile.
- Le sérum est mis en présence de tréponèmes vivants et de complément pendant 18 heures à 35 °C sous une atmosphorère N_2-CO_2.

  En l'absence d'anticorps sériques, les tréponèmes restent vivants et mobiles. En présence d'anticorps spécifiques, ils sont immobilisés. Les résultats sont exprimés par rapport à un tube témoin, et en pourcentage d'immobilisation des tréponèmes.

Résultats

- Réaction qualitative :
  - réaction négative : 0-20 %,
  - réaction douteuse : 20-50 %,
  - réaction positive : 50-100 %.
- Réaction quantitative.
  C'est l'inverse de la dilution du sérum à examiner qui donne 50 % d'immobilisation des tréponèmes.

Interprétation

- Le test se positive en fin de phase primaire de la syphilis (environ 2 mois après la contamination). La présence d'IgM spécifique confirmera le début de l'infection.
- La négativation du test est rare, d'autant plus que le traitement est tardif.
- La persistance d'un test positif est en faveur d'une infection évolutive.
- Le test reste utile dans les syphilis décapitées par une antibiothérapie antérieure, permettant d'envisager le traitement spécifique.

NÉOPTÉRINE

La néoptérine est un dérivé de la guanosine triphosphate, normalement retrouvée dans le sang et dans les urines sous formes oxydées ou di- ou tétra-hydrogénées.
Son augmentation est un marqueur de l'activation des macrophages en relation avec la libération d'interféron γ par les lymphocytes T.

Prélèvement

- Sérum conservé congelé et à l'abri de la lumière.
- Urines de 24 heures ou urines concentrées du matin.

Dosage

- Méthode radio-immunologique par compétition.
- Chromatographie liquide haute performance avec détection en fluorescence.
- Les résultats sont exprimés nmol/l, et dans les urines les résultats sont rapportés à la créatinine exprimée en mmol.

Valeurs de référence

- Sérum : inférieur à 25 nmol/l.
- Urines : inférieur à 300 nmol/mmol de créatinine chez l'adulte.
  L'élimination urinaire est très élevée dans l'enfance et ne décroît qu'après l'âge de 3 ans :

- 0 à 1 an : 400-2 800 nmol/mmol de créatinine,
- 2 à 6 ans : 300-2 000 nmol/mmol de créatinine,
- 7 à 12 ans : 200-1 000 nmol/mmol de créatinine,
- 13 à 18 ans : 130-350 nmol/mmol de créatinine.

Variations pathologiques

- Infections liées à une activation du système immunitaire : bactériennes, parasitaires et surtout virales (grippe, CMV, EBV, hépatites, HIV...).
- Marqueur en cancérologie : tumeurs gastriques, hématologiques et surtout gynécologiques (cancer de l'ovaire).
- Dans la surveillance des transplantations d'organes ou de moelle osseuse : les rejets aigus sont précédés d'une élévation de néoptérine. Lors des greffes de moelle, l'aplasie s'accompagne d'une chute de néoptérine, qui revient à un taux normal lors de la prise de la greffe.
- Dans la surveillance des sujets atteints de SIDA : l'élévation de néoptérine est parallèle à celle de la β_2 microglobuline.

  L'élévation de néoptérine peut précéder la chute des lymphocytes CD4 ou l'apparition de l'antigénémie P24.

  Ce paramètre est intéressant dans la surveillance du SIDA, avant l'apparition des signes cliniques.

  Les taux sont nettement élevés chez les sujets atteints de SIDA confirmé, ainsi que chez les sujets atteints de lymphadénopathies généralisées.

NEOSPOROSE

La néosporose est une parasitose responsable d'atteintes neurologiques chez les jeunes animaux (chat, chien, bovins, ovins, chevaux et chèvres) ainsi que d'avortements et d'infections congénitales graves et répétées. Les anticorps acquis par la mère lors d'une infection antérieure, ne protègent pas le fœtus d'une infection congénitale.

La parasitose est due à un protozoaire, *Neospora caninum*, espèce classée comme *Toxoplasma*, dans le phylum *Apicomplexa*, famille des coccidies. La contamination se réalise par voie transplacentaire. L'infestation peut également se faire par ingestion de tissus renfermant des kystes ou des tachyzoïtes.

Les tachyzoïtes représentent la forme d'invasion du parasite. Ils sont intracellulaires, mesurent de 3 à 7 µm de long et de 2 à 5 µm de large, et ne sont différentiables morphologiquement avec le toxoplasme qu'en microscopie électronique.

Les kystes ne sont retrouvés que dans le système nerveux central (cerveau, mœlle épinière, nerfs), mesurent de 20 à 100 µm de diamètre. Ils renferment des bradyzoïtes morphologiquement semblables aux tachyzoïtes.

Circonstances du diagnostic

Les manifestations cliniques peuvent être chez le chien une infection congénitale se manifestant par une paralysie ascendante, ainsi que d'autres dysfonctions dans la déglutition, la respiration, une atrophie musculaire et cardiaque. Dans le bétail, l'infection peut être suspectée en cas d'avortements à répétition, ou lors de la naissance d'un animal de petite taille avec une atteinte neuromusculaire.

Les variations biologiques parfois observées sont une légère lymphomonocytose et une augmentation des enzymes musculaires et hépatiques en cas d'atteinte de ces organes.

Diagnostic sérologique

- Immunofluorescence indirecte ; seuil de positivité à 1/200 (réaction croisée avec *Toxoplasma gondii* et *Babesia gibsoni* au 1/50)
- ELISA.

Culture cellulaire

La culture est réalisée sur différents supports cellulaires, à partir de produits de biopsie ou de nécropsies. La forme tachyzoïte infectieuse pour l'animal, est obtenue en culture.

Étude histologique

L'étude immuno-histochimique est réalisée sur des coupes de tissus. Le diagnostic nécessite l'utilisation d'un conjugué monoclonal spécifique de *N. caninum.*

La coloration par l'hématoxyline éosine ne permet pas la distinction avec le toxoplasme ou d'autres coccidies.

NICKEL

Le nickel est un oligo-élément important au niveau des métabolismes hormonaux et enzymatiques. Son dosage est généralement réalisé pour la surveillance du personnel exposé dans les industries métallurgiques.

La localisation du nickel est essentiellement cutanée, rénale, osseuse, pulmonaire, également au niveau du pancréas, des surrénales, du cerveau et des organes génitaux.

Prélèvement

- Sérum recueilli dans des conditions d'ultra-propreté.
- Urines de 24 heures.

Dosage
- Spectrophotométrie d'absorption atomique (lecture à 232 nm).

Valeurs de référence (µg × 17 = nmol)
- Sérum : inférieur à 5 µg/l *soit* < 85 nmol/l.
- Urines : inférieur à 10 µg/24 h *soit* < 170 nmol/24 h.

Variations pathologiques
- Intoxications industrielles :
  - troubles respiratoires : dyspnée, asthme, œdème pulmonaire,
  - troubles neurologiques,
  - troubles cutanés.
- Atteintes cellulaires :
  - le nickel participe au maintien de l'intégrité membranaire, dans la formation de la mélanine et dans le maintien de la structure des acides nucléiques ;
  - une élévation des taux est décrite dans :
    . les cancers de l'estomac, de l'utérus,
    . certaines leucémies,
    . affections dermatologiques,
    . infarctus du myocarde.

NICOTINAMIDE (Vitamine PP)

La vitamine PP est une vitamine B (vitamine B_3) dont la carence est un facteur de la pellagre.
C'est une vitamine hydrosoluble d'origine alimentaire, présente dans tous les aliments, exceptés les lipides.
Une partie peut être synthétisée par les bactéries intestinales, à partir du tryptophane.
La nicotinamide est intégrée dans des co-enzymes au niveau hépatique, musculaire, surrénalien et érythrocytaire.
L'élimination est essentiellement urinaire sous forme métabolisée.
Les besoins sont augmentés lors de la croissance, la grossesse et pendant la lactation.

Prélèvement
- Sang total hépariné, conservé à l'abri de la lumière à + 4 °C.

Dosage
- Le dosage nécessite une défécation par l'acétate de cadmium.
  Il est effectué par chromatographie liquide haute performance (lecture à 254 nm).

Valeurs de référence (mg × 8,17 = µmol)
- Sang total : 4-8 mg/l *soit* 33-65 µmol/l.
- Érythrocytes : 10-15 mg/l *soit* 82-122 µmol/l.

Variations pathologiques
- Carence (pellagre) liée à une insuffisance d'apport protéique.
- Blocage de la synthèse à partir du tryptophane, lié à une thérapeutique par des hydrazides (isoniazide) qui bloque le phosphate de pyridoxal et la synthèse de nicotinamide.

NITRITES URINAIRES

La recherche des nitrites urinaires permet la recherche de germes pathogènes urinaires réduisant les nitrates en nitrites (entérobactéries).

L'examen est réalisé sur les urines fraîchement recueillies.

Généralement, l'absence de leucocytes et de nitrites permet d'éliminer une infection urinaire.

La présence de leucocytes, de nitrites, nécessite un examen cytobactériologique urinaire.

NOCARDIOSES

Le genre *Nocardia* regroupe des bactéries filamenteuses et ramifiées, appartenant à l'ordre des Actinomycétales. Elles sont responsables d'infections systémiques graves, pulmonaires, cérébrales, rénales et d'infections cutanées et sous-cutanées.

Les infections résultent généralement de l'inhalation de bactéries ou de la contamination d'une plaie. La prolifération entraîne une infection granulomateuse et suppurative, localisée ou disséminée, appelée nocardiose. Il s'agit de pathogènes opportunistes. Les pathologies atteignent essentiellement les sujets immunodéprimés, les patients soumis à une immunosuppression, à une corticothérapie ou à une chimiothérapie (greffe rénale et cardiaque, néoplasie, lymphome, sarcoïdose, collagénose, protéinose alvéolaire). La pneumopathie à *Nocardia* peut survenir chez des sujets sans facteur de prédisposition évident.

Ces bactéries sont largement distribuées dans la nature et sont considérées comme des bactéries hydro-telluriques.

Espèces pathogènes du genre *Nocardia*

Le genre *Nocardia* comprend 12 espèces, responsables de :
- nocardiose systémique : *N. asteroïdes*, *N. farcinica*, *N. nova*, *N. pseudobrasiliensis* ;

- mycétome actinomycosique : *N. brasiliensis*, *N. asteroïdes*, *N. otitidiscaviarum* ;
- abcès cutanés et sous-cutanés ;
  - *N. transvalensis* est rarement retrouvée dans les mycétomes ou les nocardioses systémiques.
  - *N. pseudobrasiliensis* est parfois retrouvée dans les nocardioses pulmonaires et cérébrales.

Chez les animaux, *N. asteroïdes* est la plus fréquemment rencontrée au cours des infections, suivie de *N. brasiliensis* et *N. otitidiscaviarum*. La principale nocardiose animale est la mammite bovine.

Les manifestations cliniques chez l'homme sont :

- la nocardiose pulmonaire : pneumonie subaiguë ou chronique souvent nécrosante. Les signes biologiques sont non spécifiques : hyperleucocytose à polynucléaires neutrophiles associée à une anémie modérée ;
- la nocardiose du système nerveux central : souvent secondaire à un foyer pulmonaire. En cas d'atteinte méningée, le liquide céphalorachidien révèle une augmentation des polynucléaires neutrophiles (> 500/mm^3), une hypoglycorachie (< 0,4 g/l), et une hyperprotéinorachie (> 1 g/l) ;
- les nocardioses cutanées et sous-cutanées surviennent généralement après une inoculation traumatique. L'infection se limite à la formation d'un abcès et parfois une pyodermite. La dissémination à partir du foyer cutané par voie lymphatique, peut entraîner une nocardiose lymphocutanée ;

  Dans les pays tropicaux et subtropicaux, la dissémination aux membres inférieurs ou dans d'autres parties du corps entraîne la formation d'un nodule sous-cutané qui peut devenir purulent et nécrotique avec constitution d'un mycétome. L'exsudat des fistules contient des grains de taille, de forme et de couleur caractéristiques ;
- les nocardioses disséminées, généralement secondaires à une forme pulmonaire, sont souvent retrouvées chez les transplantés rénaux, mais aussi cardiaques, hépatiques, chez les cancéreux et les immunodéprimés.

Prélèvements

Hémocultures, LCR, liquide broncho-alvéolaire, liquide pleural, tissu osseux, ganglions lymphatiques, crachats, ponction transtrachéale, biopsies, pus d'abcès.

Examen direct

L'examen à frais permet de voir des filaments fins de 1 µm de diamètre, ramifiés, parfois fragmentés, libres ou agrégés.

La coloration de Gram est positive. L'acido-alcoolorésistance est partielle à la coloration de Ziehl-Neelsen. Les bactéries ne sont pas colorées par les techniques utilisées en mycologie (Gomori-Grocott, PAS).

L'acido-alcoolorésistance peut orienter vers les espèces *Asteroïdes*, *Brasiliensis* ou *Otitidiscaviarum.*

Culture

La culture est plus aisée sur milieux sans antibiotique (gélose au sang, Castaneda) et sur milieux de Sabouraud et Loewenstein-Jensen. Les traitements de fluidification et de décontamination des échantillons destinés à la recherche des mycobactéries éliminent les *Nocardia.*

La culture à 37 °C en aérobiose est positive en 2 à 5 jours, mais peut exiger des délais jusqu'à 3 semaines.

Les colonies sont crénelées, opaques, convexes, plissées ou cérébriformes, pigmentées et d'aspect poudreux. Il existe un mycélium aérien qui se fragmente avec parfois des formations de conidies.

Identification phénotypique

L'identification repose sur l'aspect et la coloration en culture, le type respiratoire aérobie strict, la résistance au lysozyme, l'existence d'une catalase, d'une uréase, d'une nitrate réductase et d'une ß-galactosidase. Le système Api Zym Biomérieux a pour intérêt l'identification des espèces du genre *Nocardia.*

L'identification de genre est facilitée par l'analyse des acides mycoliques après extraction et réalisation d'une chromatographie en couche mince. L'étude des profils obtenus en HPLC – UV permet l'identification d'espèce. L'antibiogramme présente également un intérêt diagnostique.

Identification moléculaire

L'identification précise par combinaison de techniques PCR-RFLP pour Le diagnostic de genre et d'espèce assurent une identification rapide des nocardioses permettant la mise en place d'un traitement adapté précoce.

Diagnostic immunologique

Il n'existe pas de méthodes sérologiques spécifiques, en raison de réactions croisées avec d'autres bactéries (Actinomycètes, *Mycobacterium*, *Corynebacterium*) Une technique ELISA utilise une protéine de 55 kD spécifique de *Nocardia.*

Histopathologie

L'examen de coupes histologiques d'une biopsie permet un diagnostic d'espèce selon la morphologie des grains et la technique de coloration utilisée.

Thérapeutique

La détermination de la sensibilité aux antibiotiques des *Nocardia* est difficile en raison de la lenteur de la croissance.

L'association triméthoprime-sulfaméthoxazole est le traitement de choix de la nocardiose. Les associations suivantes sont également utilisées : amoxicilline-acide clavulanique, imipénème-amikacine ou amoxicilline, acide clavulanique-amikacine.

L'administration d'un aminoside (gentamicine) à la doxycycline ou la minocycline est également recommandée.

La durée du traitement varie de 3 à 12 mois selon la gravité.

Une prophylaxie peut être envisagée chez les sujets immunodéprimés ou transplantés, par une association triméthoprime-sulfaméthoxazole ou amoxicilline-acide clavulanique. La recherche d'un mécanisme d'altération locale ou générale de l'immunité à médiation cellulaire doit être envisagée devant un tableau de nocardiose.

	N astéroïdes	**N brasiliensis**	**N otitidiscaviarum**
Acido-alcoolo résistance	+	+	+
Hydrolyse de : Caséine Xanthine Tyrosine	 – – –	 + – +	 – + –
Activité : Uréase β-D-Galactosidase (ONPG) Nitrate réductase	 + + +	 + + +	 + + +
Liquéfaction de : Gélatine	 –	 +	 –
Dégradation de : Éthylène glycol	 –	 –	 –
Résistance : Mitomycine C Lysozyme	 R R	 R R	 R R

+ : positif. – : négatif. V : variable. R : résistant. S : sensible.

NORTRIPTYLINE

La nortriptyline (Psychostyl, Altilev) est un antidépresseur tricyclique, médicament actif sur la majorité des syndromes dépressifs. Après absorption, le pic plasmatique se situe 2 à 6 heures après une administration orale. La liaison protéique est d'environ 95 %. La demi-vie varie de 18 à 96 heures. L'état d'équilibre est atteint en 1 à 3 semaines de traitement continu. Le métabolisme hépatique entraîne la formation d'un métabolite actif (10-hydroxy-nortriptyline) et d'un glucuronide inactif retrouvé dans les urines.

Prélèvement

Sérum prélevé immédiatement avant une nouvelle prise.

Dosage

Chromatographie liquide haute performance.

Polarisation de fluorescence.

Valeurs de référence (µg × 3,80 = nmol)

Zone thérapeutique : 50-150 µg/l *soit* 190-570 nmol/l.

Certains facteurs modifient les concentrations plasmatiques :
- augmentation de la clairance (barbituriques, tabac) ;
- diminution de la clairance (chloramphénicol, halopéridol, phénothiazines).

Les effets secondaires indésirables ou toxiques sont essentiellement cardio-vasculaires, antimuscariniques et neurologiques.

5' NUCLÉOTIDASE

La 5' nucléotidase ou ribonucléotide phospho-hydrolase est une enzyme qui hydrolyse spécifiquement les nucléotides 5' monophosphates. Elle est présente dans de nombreux tissus (foie, intestin, rein, thyroïde, tissu nerveux, placenta, liquide séminal).

C'est un marqueur sensible et spécifique des affections hépatobiliaires, utile dans les explorations où les autres activités enzymatiques sont physiologiquement augmentées (croissance, grossesse, sujets âgés).

Son dosage est utile au diagnostic de cholestase ou à la recherche de métastases hépatiques et sa valeur diagnostique est plus grande que celles de la PAL, de la γGT, de la GDH.

Prélèvement

Sérum (non hémolysé).

Dosage
Méthodes de dosage enzymatique.
La technique qui utilise comme substrat le 5' IMP, permet la mesure de l'apparition du NADH, H+ à 340 nm à 30 °C, en présence d'un inhibiteur des PAL (substrat de diversion).

Valeurs de référence
Enfants : 0,5-3,5 UI/l.
Adultes : 1,5-5,5 UI/l.

Variations pathologiques
- 5'nucléotidase normale associée à une augmentation des PAL :
  - atteintes osseuses (isoenzymes osseuses),
  - croissance chez l'enfant,
  - sujet âgé et sénescence,
  - atteintes intestinales (isoenzymes intestinales),
  - grossesse (isoenzymes placentaires).
- 5'nucléotidase et PAL élevées : atteintes hépato-biliaires. L'augmentation est retrouvée dans les cholestases hépatiques :
  - cholestases lithiasiques,
  - hépatite cholestatique,
  - cirrhose biliaire primitive,
  - cancer du pancréas et tumeurs hépatiques.

  L'augmentation de l'activité peut précéder celle de la bilirubine.

NUMÉRATION ET FORMULE SANGUINE

L'hémogramme est un examen essentiel qui apporte des renseignements sur les organes hématopoïétiques, sur les lignées sanguines, sur les processus de défense, sur l'hémostase et qui révèle des modifications évocatrices d'un grand nombre d'états pathologiques.

Prélèvement
Sang recueilli sur EDTA.

Réalisation
Les techniques manuelles, après dilution, nécessitent un comptage au microscope des éléments sur une cellule micrométrique (cellules de Malassez ou de Thoma).
Les techniques actuelles de numération sont réalisées par des compteurs électroniques de particules. Ces appareils sont capables de mesurer des variations de résistivité ou de diffraction provoquées par le passage des éléments devant un micro-orifice.

Une analyse tridimensionnelle en fonction de la taille des cellules et de l'activité peroxydase peut être réalisée par l'association de la diffraction laser et de la cytochimie de flux. Le traitement informatique des dosages assure la précision des numérations et une fiabilité dans la détection des éléments anormaux.

La formule sanguine peut également être réalisée plus simplement par un étalement manuel et le frottis est coloré au MGG.

Hémogramme normal de la naissance à 2 mois

	Naissance	1 semaine	1 mois	2 mois
Hématies (M/ml)	4,3-5,7	4,2-5,4	3,4-4,6	3,0-3,8
Hb (g/ %)	16,5-21,5	15,5-20,5	12,0-16,5	10,0-12,5
Ht (%)	54-68	47-65	37-49	29-37
VGM (μ^3)	110-128	109-121	98-112	87-113
TGMH (pg)	36-40	35-39	33-37	31-35
CGMH (%)	30-34	30-34	30-34	30-34
Réticulocytes (%)	1,8-4,6	0,5-1,5	0,3-1,2	0,5-1,5
Leucocytes/mm^3	9 000-30 000	8 000-21 000	7 000-19 000	7 000-17 000
Neutrophiles/mm^3 – soit en %	5 000-17 000 51-71	2 000-7 500 35-45	2 000-7 000 30-38	2 000-7 000 30-38
Éosinophiles/mm^3 – soit en %	100-600 1-4	100-600 1-4	100-600 1-4	100-600 1-4
Basophiles/mm^3 – soit en %	0-150 0-1	0-150 0-1	0-150 0-1	0-150 0-1
Monocytes/mm^3 – soit en %	200-1 800 2-8	200-1 500 2-10	200-1 300 2-12	200-1 000 2-10
Lymphocytes/mm^3 – soit en %	2 500-8 500 26-36	2 500-8 500 40-54	4 000-11 000 48-64	4 000-11 000 48-64

Hémogramme normal de 3 mois à 3 ans

	3 mois	6 mois	I an	3 ans
Hématies (M/ml)	3,4-4,0	3,8-4,6	3,7-4,8	4,0-5,0
Hb (g/%)	10,4-12,2	10,5-12,5	11,0-13,0	11,0-13,0
Ht (%)	30-36	33-36	33-39	33-39
VGM (u^3)	80-88	76-86	70-86	74-86
TGMH (pg)	28-32	26-30	24-30	24-30
CGMH (%)	32-36	30-36	28-33	28-33
Réticulocytes (%)	0,5-1,0	0,3-0,8	0,3-0,8	0,3-0,8
Leucocytes/mm^3	7 000-17 000	6 000-16 000	6 000-15 000	5 500-14 000
Neutrophiles/mm^3	2 000-6 000	2 500-6 000	2 500-6 500	2 000-6 000
– soit en %	33-41	35-45	35-45	36-48
Éosinophiles/mm^3	100-600	100-600	100-600	100-600
– soit en %	1-4	1-4	1-4	1-4
Basophiles/mm^3	0-150	0-150	0-100	0-150
– soit en %	0-1	0-1	0-1	0-1
Monocytes/mm^3	200-1 000	200-1 000	200-1 000	200-800
– soit en %	2-8	2-8	2-8	2-8
Lymphocytes/mm^3	4 000-10 000	3 500-9 000	3 000-8 500	2 500-7 500
– soit en %	46-62	45-58	44-56	43-54

Système international en hématologie

	Anciennes unités	X facteur	Nouvelles unités
Globules rouges	Millions par mm^3	1 000 000	T/l (téra)
Hémoglobine	g/100 ml	0,621	mmol/l
Hématocrite	%	0,01	l/l
VGM	µ3		F/l (femto)
TCMH	pg	0,062	f/mol
CCMH	%	0,062	mmol/l
Globules blancs	Mille par mm^3	1 000 000	G/l (giga)
Plaquettes	Mille par mm^3	1 000 000	G/l (giga)

Hémogramme normal de 3 ans à l'âge adulte

	3 à 6 ans	7 à 10 ans	Femmes	Hommes
Hématies (M/ml)	4,0-5,2	4,0-5,4	4,0-5,3	4,2-5,7
Hb (g/%)	12,0-14,0	12,0-14,5	12,5-15,5	14,0-17,0
Ht (%)	36-44	37-45	37-46	40-52
VGM (u^3)	74-88	77-91	80-95	80-95
TGMH (pg)	24-30	24-27	28-32	28-32
CGMH (%)	28-33	28-33	30-35	30-35
Réticulocytes (%)	0,2-0,8	0,2-0,8	0,3-0,8	0,3-0,8
Leucocytes/mm^3	5 000-13 000	4 500-11 000	4 000-10 000	4 000-10 000
Neutrophiles/mm^3	2 000-6 000	2 000-6 000	2 000-7 500	2 000-7 500
– soit en %	38-52	43-57	40-75	40-75
Éosinophiles/mm^3	100-500	100-400	100-400	100-400
– soit en %	1-4	1-4	1-4	1-4
Basophiles/mm^3	0-100	0-100	0-100	0-150
– soit en %	0-1	0-1	0-1	0-1
Monocytes/mm^3	200-800	200-800	200-800	200-800
– soit en %	2-8	2-8	2-8	2-8
Lymphocytes/mm^3	2 000-6 000	2 000-5 000	1 500-4 000	1 500-4 000
– soit en %	38-52	36-50	20-45	20-45

Constantes érythrocytaires

Hématocrite (%)	Volume occupé par les globules sanguins pour 100 ml de sang total
VGM (μ^3 ou Fl) ($\mu^3 \times 1$ = Fl)	Volume globulaire moyen des hématies : $= \dfrac{\textbf{Hématocrite} \times \textbf{10}}{\textbf{nombre d'hématies par mm}^3}$
CCMH (% ou mmol/l ou g/100 ml) (g/100 ml x 0,621 = mmol/l) (g/100 ml x 1 = %)	Concentration corpusculaire moyenne en hémoglobine : $= \dfrac{\textbf{Hémoglobine (g/100 ml)} \times \textbf{100}}{\textbf{Hématocrite (\%)}}$
TCMH (pg ou Fmol) (pg x 0,0621 = Fmol)	Teneur corpusculaire moyenne en hémoglobine : $= \dfrac{\textbf{Hémoglobine (g/100 ml)} \times \textbf{10}}{\textbf{nombre d'hématies (millions/mm}^3\textbf{)}}$

Lignée érythrocytaire

- Les anémies sont définies par la diminution du taux d'hémoglobine. Le calcul des constantes érythrocytaires et la numération des réticulocytes sont essentiels pour préciser le mécanisme.
  - Les anémies centrales sont non régénératives et le taux de réticulocytes est abaissé. Elles sont rencontrées dans les insuffisances médullaires, les cancers, les leucémies.
    Lorsque les constantes sont anormales, le diagnostic est orienté vers une dysérythropoïèse.
  - Les anémies périphériques sont régénératives et le taux de réticulocytes est normal ou augmenté. Le diagnostic s'orientera vers une hémolyse ou vers des hémorragies, en fonction des constantes érythrocytaires :
    . hémolyses d'origine intra-globulaire (déficits enzymatiques, anomalies de membrane, hémoglobinopathies, thalassémies) ;
    . hémolyses d'origine extra-globulaire (mécanique, immunologique, toxique, parasitaire) ;
    . hémorragies (aiguës, occultes) ;
    . hypersplénisme.
  - Les anémies normochromes macrocytaires sont rencontrées dans les anémies mégaloblastiques et dans certaines parasitoses.
  - Les anémies hypochromes microcytaires sont :
    . hyposidérémiques (carences martiales, anémies inflammatoires) ;
    . hypersidérémiques (anémies sidéroblastiques, saturnisme...).
- L'augmentation du nombre de globules rouges caractérise une polyglobulie.
  - Celle-ci peut être liée à une diminution du volume plasmatique. Il s'agit d'une fausse polyglobulie rencontrée dans les états de déshydratation.
  - À l'opposé, elle peut être liée à une augmentation de la masse globulaire sanguine :
    . polyglobulie primitive : maladie de Vaquez ;
    . polyglobulies secondaires :
      - réactionnelles (méthémoglobine, glomérulonéphrite),
      - hypoxémiques (polyglobulies familiales, insuffisance cardiaque, bronchopneumopathies),
      - tumorales (rein, foie, cervelet...).

  La conséquence de la polyglobulie est l'hyperviscosité sanguine qui est proportionnelle à l'hématocrite.

  L'association d'une polyglobulie, d'une augmentation des polynucléaires et des plaquettes, est en faveur d'une maladie de Vaquez.

Anomalies morphologiques du globule rouge

- *Taille variable : anisocytose*
  - Anisocytose physiologique (< 5 %).
  - En pathologie : microcytose à macrocytose.
- *Forme variable : poïkylocytose*
  - Schizontes : hématies de petite taille, cassée (> 5 %)
    Recherchée en urgence chez le nouveau-né présentant un syndrome urémique.
    Présente chez les porteurs de valve cardiaque, au cours des CIVD.
  - Acanthocytes : hématies hérissées de spicules (1 ou 2), de nombreuses spicules caractérisent l'acanthocytose héréditaire.
  - Echinocytes : globules rouges en oursin, nombreuses spicules régulières (artéfact de préparation).
  - Hématies en larme : retrouvées au cours de la splénomégalie myéloïde chronique.
  - Elliptocytes ou ovalocytes : globules rouges allongés aux extrémités arrondies, retrouvés au cours d'anémies hémolytiques.
    De nombreux elliptocytes caractérisent l'elliptocytose héréditaire.
  - Drépanocytes : globules rouges étroits aux extrémités pointues, en faucille, en banane, retrouvés au cours du test de falciformation dans la drépanocytose.
  - Sphérocytes : globules rouges marqués par la disparition du centre clair normal avec un diamètre légèrement diminué.
    Ils sont retrouvés au cours d'anémies hémolytiques et dans la sphérocytose héréditaire (maladie de Minkowski-Chauffard).
  - Stomatocytes : hématies présentant des invaginations centrales, retrouvées dans les intoxications alcooliques.
- *Couleur anormale*
  - Annulocytes : augmentation du centre clair des hématies, retrouvée dans les anémies ferriprives.
  - Cellules cibles : caractérisées par une zone claire circulaire, retrouvées au cours du syndrome thalassémique, dans les hémoglobinopathies, les anémies ferriprives, les cirrhoses.
  - Anisochromie : les colorations sont variables et on retrouve des hématies normales, des hématies foncées, des annulocytes. L'anisochromie est retrouvée au cours des syndromes thalassémiques, des hémoglobinopathies et des anémies ferriprives.
  - Hypochromie : hématies peu colorées retrouvées au cours des anémies hypochromes.
  - Polychromatophilie : hématies de teinte grisâtre retrouvées dans les anémies régénératives.

- Hématies à ponctuations basophiles : retrouvées au cours du saturnisme, dans les anémies toxiques, les anémies hémolytiques et au cours des thalassémies.

- *Inclusions anormales*
  - Corps d'Howell-Joly : granulation généralement unique de 1 μ de diamètre, rouge violacée, retrouvée après splénectomie et dans les anémies mégaloblastiques.
  - Anneaux de Cabot : inclusions en forme d'une ligne en anneau, en huit, en raquette, colorées en rouge, parfois libérées de l'hématie (corps de pessaire), retrouvés dans les dysérythropoïèses.
  - Corps de Heinz : visible après coloration au violet de méthyle (grains d'hémoglobine dénaturée) retrouvés au cours du déficit en G6PD et dans certaines intoxications médicamenteuses.
  - Corps de Pappenheimer : inclusions rondes basophiles groupées (par 2 à 5) à un pôle : grains de fer dans les mitochondries (coloration de Perls).

Interprétation du VGM

- La diminution du VGM évoque une anémie microcytaire :
  - anémie hypochrome hyposidérémique (carence martiale, anémie inflammatoire) ;
  - anémie hypochrome hypersidérémique (anémie sidéroblastique, saturnisme, intoxication oxycarbonée) ;
  - anémies hémolytiques constitutionnelles (thalassémies, sphérocytose héréditaire, déficit enzymatique en pyruvate kinase).
- L'augmentation du VGM évoque :
  - une macrocytose (anémie régénérative, anémies hémolytiques acquises, insuffisance pancréatique, exocrine, cirrhose alcoolique, hypothyroïdie...) ;
  - une mégaloblastose (malnutrition ; malabsorption : de l'anémie de Biermer, des gastrectomisés, des maladies intestinales, des parasitoses ; ou évoquer une origine médicamenteuse : antifoliques, anticancéreux, anticonvulsivants).

Interprétation de la TCMH

- La diminution de la TCMH évoque :
  - une microcytose avec CCMH normale ou diminuée au cours des anémies hypochromes.
- L'augmentation de la TCMH évoque :
  - une macrocytose avec une CCMH normale.

Interprétation de la CCMH

• Une diminution de la CCMH évoque :
  - une anémie hypochrome liée à une perturbation du métabolisme du fer :
    . hyposidérémique (fer diminué) ;
    . hypersidérémique (fer normal ou augmenté).
• Une augmentation de la CCMH évoque :
  - une erreur de mesure de l'Ht ou de l'Hb ;
  - un surdosage de l'Hb lié à une modification de la viscosité sanguine ou du taux de protéines (immunoglobuline monoclonale).

Leucocytes

Les leucocytes sont constitués de plusieurs types de cellules blanches circulantes :

– le polynucléaire neutrophile :
  - rôle primordial dans l'inflammation (phagocytose de corps étrangers, lutte antibactérienne et infectieuse). Il est attiré au niveau du foyer infectieux ou par les complexes antigène-anticorps et libère des protéines et des enzymes qui altèrent les membranes basales des vaisseaux.

– le polynucléaire éosinophile :
  - rôle dans la phagocytose de complexes antigène-anticorps. Il est sensible à un chimiotactisme positif de l'histamine. Il est impliqué en parasitologie (helminthiases), dans les processus allergiques IgE-dépendants et dans de rares hémopathies.

– le polynucléaire basophile :
  - il est riche en histamine et en héparine ;
  - il est impliqué en pathologie dans les tableaux de leucémies myéloïdes chroniques et dans certaines leucémies aiguës.

– le lymphocyte :
  - il participe à la réaction immunitaire : humorale et cellulaire. Il existe des populations de lymphocytes T thymodépendants intervenant dans l'immunité cellulaire, et de lymphocytes B thymo-indépendants intervenant dans l'immunité humorale.

    Les lymphocytes B synthétisent principalement les anticorps.

    Les lymphocytes T sont essentiellement concernés dans les processus d'hypersensibilité retardée, d'immunité de greffe.

    Leur augmentation est fréquemment retrouvée dans les viroses et dans les leucémies lymphoïdes chroniques. Leur diminution signe un déficit de l'immunité cellulaire.

– le monocyte :
  - il intervient dans la phagocytose.
  Au niveau tissulaire, il évolue en macrophage.
  Il est riche en lysozyme à action anti-bactérienne et intervient dans certaines phases de la réaction immunologique. Son augmentation peut signer une infection (tuberculose) ou une prolifération maligne monocytaire ou myélomonocytaire.

Pancytopénie

La pancytopénie est définie par la diminution des lignées sanguines myéloïdes, globules rouges, granulocytes et plaquettes.
Elle est généralement liée à une insuffisance médullaire rendant nécessaire la réalisation d'un médullogramme et d'une biopsie médullaire. Plus rarement, les pancytopénies sont d'origine périphérique.

- pancytopénies d'origine centrale :
  - aplasie médullaire ;
  - envahissement médullaire au cours d'hémopathies malignes, d'envahissement métastatique, de myélofibrose ;
  - toxicité des métaux lourds, des traitements myélosuppresseurs ;
  - tuberculose ;
  - alcoolisme ;
  - nécrose médullaire.
- pancytopénies d'origine périphérique :
  - lupus érythématheux disséminé ;
  - hypersplénism ;
  - hémoglobinurie nocturne paroxystique.

Agranulocytose

Elle est définie par la disparition isolée des polynucléaires du sang circulant (moins de 200 éléments/mm^3).
Dans la majorité des cas, il s'agit d'un accident brutal lié à la prise de médicaments.
La cytopénie médicamenteuse immuno-allergique est liée à la présence d'anticorps anti-médicament qui détruisent les polynucléaires circulants et les cellules immatures médullaires.
Plus rarement, il s'agit d'une cytotoxicité directe du médicament sur les cellules granuleuses.
Parmi les médicaments incriminés, on retrouve des antibiotiques, anti-inflammatoires, anti-histaminiques, anti-convulsivants, analgésiques, anti-thyroïdiens, phénothiazines, diurétiques…
À l'arrêt du traitement, l'évolution spontanée vers la normalisation des leucocytes se fait en une à deux semaines.

Le myélogramme confirme le diagnostic en montrant l'absence de polynucléaires dans une moelle normalement riche et de composition par ailleurs normale.

Anomalies quantitatives des polynucléaires neutrophiles

- Augmentation (polynucléose) :
  - infections bactériennes,
  - syndromes inflammatoires divers,
  - certaines parasitoses,
  - ischémie, nécrose tissulaire,
  - cancers,
  - maladie de Hodgkin,
  - syndromes myéloprolifératifs,
  - au cours des hémorragies et des hémolyses,
  - certaines maladies métaboliques (crise de goutte, acidose diabétique, insuffisance rénale),
  - certaines intoxications,
  - tabagisme.
- Diminution (neutropénie) :
  - certaines infections virales,
  - typhoïde, paratyphoïde,
  - parasitoses : paludisme, kala-azar,
  - hyperthyroïdie,
  - maladie de Waldenström, maladie de Kahler,
  - syndrome de Felty,
  - aplasie médullaire,
  - anémies (déficits en fer, en acide folique, en vitamine B_{12}),
  - envahissement médullaire (leucose, myéloblastose),
  - troubles de répartition,
  - agranulocytose toxique (antithyroïdiens, sulfamides, L. Dopa, phénothiazine, phénylbutazone, triméthoprime, amidopyrine), immunoallergique, immunologique, constitutionnelle.

Anomalies quantitatives des polynucléaires éosinophiles

- Augmentation (éosinophilie) :
  - maladies allergiques (asthme, eczéma, intolérances diverses...),
  - parasitoses (taeniasis, distomatose, anguillulose, bilharziose...),
  - hémopathie (maladie de Hodgkin, lymphome non hodgkinien),
  - vascularites à complexes immuns (périartérite noueuse, granulomatose de Churg et Strauss, syndrome de Shulman).

Anomalies quantitatives des lymphocytes

- Augmentation (lymphocytose) :
  - leucémie lymphoïde chronique,
  - infections aiguës (syndrome monucléosique, viroses, coqueluche, maladie de Carl Smith),
  - réactions allergiques médicamenteuses,
  - maladies auto-immunes,
  - endocrinopathies,
  - maladie de Waldenström.
- Diminution (lymphopénie) :
  - SIDA (effondrement des CD_4),
  - affections néoplasiques,
  - maladie de Hodgkin,
  - sarcoïdose,
  - acidose diabétique,
  - alymphocytose congénitale,
  - poliomyélite,
  - hyperfonctionnement surrénalien.

Anomalies quantitatives des monocytes

- Augmentation (monocytose) :
  - infections (tuberculose, grippe) ;
  - au cours des réparations des neutropénies médicamenteuses et des chimiothérapies ;
  - prolifération monocytaire ou myélomonocytaire ;
  - leucémies aiguës myélomonocytaires.

Anomalies qualitatives

- Myélémie :
  - présence dans le sang de cellules précurseurs des polynucléaires, parfois associée à des précurseurs des globules rouges (érythromyélémie) ;
  - myélémie modérée (métamyélocytes surtout) : régénération médullaire après une anémie, une infection, une intoxication ;
  - myélémie sévère (éléments médullaires) : syndrome myéloprolifératif (leucémie myéloïde, myélosclérose).
- Blastose périphérique :
  - l'existence d'une blastose, associée à une hyperleucocytose, caractérise les leucémies aiguës myéloblastiques ou lymphoblastiques.
- Lymphocytes anormaux :
  - lymphocytes à cytoplasme frangé, chevelu (leucémie à tricholeucocytes) ;
  - lymphocytes T à noyaux cérébriformes (maladie de Sézary).

Anomalies morphologiques des leucocytes

- *Anomalie d'Adler*

  Anomalie portant sur les granulations des polynucléaires qui apparaissent plus grosses, plus colorées, azurophiles et parfois rencontrée dans les lymphocytes et les monocytes.

  L'anomalie est facilement reconnue dans les éosinophiles.

  Elle est le témoin d'une mucopolysaccharidose.

- *Anomalie de Pelger-Huet*

  Dystrophie portant sur le noyau des leucocytes, surtout des granulocytes, avec une masse chromatinienne très condensée, avec un noyau peu segmenté (1 ou 2 lobes).

  Il s'agit d'une anomalie héréditaire, à transmission selon un caractère dominant. Chez l'homozygote, 90 % des granulocytes ont un noyau rond.

  Il existe des formes acquises ou pseudo-Pelger, rencontrées dans les leucémies aiguës, les leucémies myéloïdes, les leucémies lymphoïdes chroniques, la maladie de Fanconi, la maladie de Vaquez et dans les agranulocytoses.

- *Anomalie de Chediak-Higashi*

  Anomalie portant sur les granulations des leucocytes qui sont de très grande taille dans les polynucléaires, les monocytes et les lymphocytes.

  L'anomalie est héréditaire, récessive, et les malades sont homozygotes. Il existe une diminution du chimiotactisme et les malades présentent des infections répétées.

- *Anomalie de May-Hegglin*

  Anomalie portant sur les polynucléaires qui présentent des corps de Döhle, associée à une thrombocytopénie avec des plaquettes de grande taille.

  L'anomalie est héréditaire, transmise selon le mode dominant.

  Les corps de Döhle sont des zones dépourvues de granulations, basophiles, retrouvées dans le cytoplasme de leucocytes.

  Ils sont retrouvés transitoirement au cours de certaines infections (scarlatine, oreillons) et chez les brûlés.

Corps d'Auer

Les corps d'Auer sont des inclusions en forme de bâtonnet, d'aspect cristallin, azurophiles, retrouvées dans le cytoplasme des myéloblastes et des promyélocytes du sang et de la moelle osseuse dans les leucémies aiguës.

La présence de corps d'Auer est essentiellement retrouvée au cours des leucémies aiguës, évocatrice d'une forme myéloblastique ou promyélocytaire.

Ils peuvent parfois se retrouver à l'état libre sur le frottis sanguin lorsque leur présence est très abondante dans les cellules.

MODIFICATIONS HÉMATOLOGIQUES AU COURS DES PARASITOSES

Selon l'intensité et l'évolution des parasitoses, les modifications hématologiques permettent une orientation diagnostique et d'apprécier l'efficacité thérapeutique.

Anémies parasitaires

• Anémies carentielles :	
- hypochrome ferriprive :	ankylostomose, bilharziose urinaire, trichocéphalose.
- hypochrome macrocyaire :	bothriocéphalose
• Anémies normochromes :	kala-azar, trypanosomoses, amibiase, leptospirose ictéro-hémorragique.
• Anémies hémolytiques :	paludisme, bartonellose.
• Anémies auto-immunes :	paludisme, leishmaniose, trypanosomose, bilharziose.

Neutrophilies

- Amibiase intestinale (surinfections hépatiques, pulmonaires).
- Bartonellose (phase septicémique).
- Borreliose (accès fébriles).
- Leptospirose ictéro-hémorragique.
- Paludisme (accès palustre aiguë).
- Rickettsiose évolutive.

Leucopénies

- Neutropénie : leishmaniose viscérale.
- Pancytopénie : bilharziose, kala-azar.

Éosinophilies

L'hyperéosinophilie est liée à une parasitose par les helminthes, certains acariens et myiases.

L'évolution suit la courbe classique de Lavier avec une progression lente de l'éosinophilie, un maximum en phase d'état et une décroissance.

L'éosinophilie est qualifiée de faible (< 10 %), modérée (10-20 %), forte (20-40 %) et intense (> 40 %).

- Parasitoses autochtones :
  - distomatose : éosinophilie précoce, tenace, élevée (80 %),
  - ascaridiose : éosinophilie précoce, disparaissant en 1 mois,
  - larva migrans viscérale : éosinophilie constante, intense,
  - ankylostomose : éosinophilie précoce, élevée (70 %),
  - anguillulose (rare) : éosinophilie maximale au 40e jour,
  - hydatidose : éosinophilie faible (< 10 %),
  - echinococcose alvéolaire : éosinophilie inconstante,
  - myiases cutanées : éosinophilie élevée (40-50 %),
  - trichinose (exceptionnelle) : éosinophilie tenace.
- Parasitoses exotiques :
  - filarioses (20 à 60 %),
  - bilharzioses (30 à 70 %),
  - anguilluloses (30 à 70 %),
  - anguillulose,
  - ankylostomose,
  - distomatoses.

Thrombopénies

- Kala-azar.
- Ankylostomose.
- Bothriocéphalose.

Syndrome mono-nucléosique

Toxoplasmose.

OCT (ORNITHINE CARBAMYL TRANSFÉRASE)

L'OCT est une enzyme mitochondriale hépatique qui permet l'élimination de l'ammoniac. Elle catalyse le transfert d'un résidu carbamyl sur l'ornithine avec formation de citrulline. Son dosage sérique est un paramètre de l'exploration d'une cytolyse hépatique. Au niveau du cycle de l'urée, le déficit congénital en OCT est le déficit enzymatique le plus fréquent.

Prélèvement

- Sérum.

Dosage

- La formation de citrulline à partir d'ornithine est quantifiée par colorimétrie en présence de diacétylmonoxime et de thiosemi carbazide et après hydrolyse de l'urée.

Valeurs de référence

- Normales inférieures à 15 UI/l.

Variations pathologiques

- Augmentation de l'OCT :
  - hépatite (élévation prolongée proportionnelle à la souffrance hépatique permettant la surveillance) ;
  - hépatomes ;
  - cirrhose ;
  - lithiase biliaire.
- Diminution ou déficit en OCT :
  - diagnostic néo-natal : hyperammoniémie néo-natale rapidement mortelle. Le gène de structure est porté sur le chromosome X et seuls les garçons sont atteints ;

    Chez les filles hétérozygotes, les symptômes sont variables, en fonction du degré d'expression du gène déficient.
  - diagnostic prénatal : prélèvement de villosités choriales ou trophoblastiques ;
  - recherche de mères hétérozygotes par une étude du génome par technique de sonde moléculaire.

Lors des déficits en OCT, on retrouve des concentrations élevées d'acide orotique dans le sang et dans les urines, et la citrulline et l'arginine sont diminuées au niveau sanguin.

On retrouve une forte élévation d'ammoniac et de glutamine au niveau sanguin et urinaire.

ŒSTRADIOL – 17 BÊTA-ŒSTRADIOL

C'est une hormone stéroïdienne produite principalement par le follicule ovarien de De Graff et le placenta. Elle circule dans le sang pour 98 % sous forme liée à la TeBG ou SBP et pour une faible part à l'albumine. L'activité estrogénique s'effectue par l'intermédiaire de récepteurs d'estradiol qui déclenchent une réponse spécifique au niveau des organes cibles. Ces sites comprennent les follicules ovariens, l'utérus, les seins, le vagin, l'urètre, l'hypothalamus et l'hypophyse.

Normalement, la sécrétion suit une courbe biphasique, avec un pic situé juste avant l'ovulation, et nécessaire pour exercer le rétrocontrôle positif sur l'hypophyse, permettant le relargage des gonadotrophines FSH et LH, dont l'action est nécessaire pour la maturation folliculaire et pour l'ovulation.

Après l'ovulation, le taux chute jusqu'à ce que les cellules lutéales deviennent actives, entraînant un second pic d'estradiol mais avec une amplitude plus faible.

Les œstrogènes possèdent d'autres actions métaboliques :

- au niveau des caractères sexuels secondaires, ils entraînent un dépôt lipidique de type gynoïde et le développement mammaire ;
- ils augmentent l'activité ostéoblastique et accélèrent la soudure des épiphyses osseuses ;
- ils accroissent la rétention du calcium, du phosphore, du sodium et de l'eau au niveau rénal ;
- ils accroissent la biosynthèse des protéines : TBG, CBG, céruléoplasmine, prothrombine.

Prélèvement

- Sérum (en précisant la date des dernières règles ou le nombre de semaines d'aménorrhée).

Dosage

- Méthodes par compétition, radioimmunologiques immuno-enzymologiques.
- Dans les monitoring d'ovulation, le résultat est généralement souhaité rapidement. La reprise du sérum de la veille est indiquée pour obtenir une meilleure appréciation des variations et permettre d'adapter la dose d'inducteur à la stimulation obtenue.

Valeurs de référence (ng × 0,0037 = nmol)

Les valeurs du 17-β-œstradiol varient selon le sexe, l'âge, la période du cycle menstruel ou l'âge de la grossesse.

Homme :
– avant la puberté : 5-35 ng/l *soit* 0,02-0,13 nmol/l ;
– adulte : 10-50 ng/l soit 0,04-0,18 nmol/l.
Femme :
– avant la puberté : 5-35 ng/l *soit* 0,02-0,13 nmol/l ;
– adulte :
- phase folliculaire 1re semaine (moyenne : 30 ng/l) ;
20-90 ng/l *soit* 0,08-0,33 nmol/l ;
- phase folliculaire 2e semaine (moyenne : 120 ng/l) ;
55-260 ng/l *soit* 0,20-0,96 nmol/l ;
- pic préovulatoire (moyenne : 200 ng/l) ;
100-420 ng/l *soit* 0,37-1,55 nmol/l.
- phase lutéale (moyenne : 80 ng/l) ;
60-230 ng/l *soit* 0,22-0,85 nmol/l ;
- post-ménopause : 10-50 ng/l *soit* 0,04-0,18 nmol/l.

Grossesse (taux en fonction du nombre de semaines d'aménorrhée)

Semaines d'aménorrhée	ng/l	nmol/l
4	120-620	0,44-2,29
5	160-940	0,59-3,47
6	230-1 300	0,85-4,81
7	290-1 800	1,07-6,66
8	380-2 300	1,41-8,51
9	480-2 900	1,77-10,73
10	600-3 500	2,22-12,95
11	720-4 100	2,66-15,17
12	900-5 000	3,33-18,50
13	1 230-5 700	4,55-21,10
14	1 250-6 700	4,62-24,80
15	1 450-8 000	5,36-29,60
16	1 750-9 000	6,47-33,30
17	2 050-10 500	7,58-38,85
18	2 300-11 500	8,50-42,55
19	2 500-12 500	9,25-46,25
20	2 800-13 500	10,40-50,00
21	3 100-14 500	11,50-53,60

Semaines d'aménorrhée	ng/l	nmol/l
22	3 300-16 000	12,20-59,20
23	3 500-17 000	13,00-62,90
24	3 700-18 000	13,70-66,60
25	3 850-19 000	14,20-70,30
26	4 050-20 000	15,00-74,00
27	4 300-20 000	15,90-74,00
28	4 500-21 000	16,60-77,70
29	4 700-22 000	17,40-81,40
30	4 950-23 000	18,30-85,10
31	5 250-23 000	19,40-85,10
32	5 600-24 000	20,70-88,80
33	6 000-25 000	22,20-92,50
34	6 350-26 000	23,50-96,20
35	6 600-27 000	24,40-100,00
36	7 300-28 000	27,00-103,60
37	7 750-29 000	28,70-107,30
38	8 500-30 000	31,50-111,00
39	9 000-30 000	33,30-111,00
40	9 500-31 000	35,10-114,70

Taux d'œstradiol en fonction du stade pubertaire (homme)

Stade	ng/l	nmol/l
1	13-22	0,05-0,08
2	13-22	0,05-0,08
3	19-28	0,07-0,10
4	25-35	0,09-0,13
5	30-40	0,11-0,15
Adulte	35-45	0,13-0,17

Facteurs entraînant une diminution des taux d'œstradiol

- Insuffisance ovarienne.
- Syndrome de Stein-Leventhal (hirsutisme, ovaires polykystiques).
- Cycles courts (diminution de la phase lutéale).
- Tumeurs hypophysaires.
- Anorexie mentale.
- Aménorrhée primaire ou secondaire.

Facteurs entraînant une élévation des taux d'œstradiol

- Grossesse.
- Tumeurs ovariennes sécrétantes.
- Traitements contraceptifs.
- Traitements substitutifs.
- Inducteurs de l'ovulation.
- Puberté précoce.

Les dosages de LH et de FSH ou un test LHRH sont parfois utiles pour localiser l'origine d'un hypofonctionnement ovarien.

- FSH élevée :
  - aménorrhée primaire : dysgénésie gonadique ;
  - aménorrhée secondaire ou acquise : ménopause, ménopause précoce, radiothérapie, castration.
- FSH normale :
  - atteinte organique : crânio-pharyngiome, syndrome de De Morsier ;
  - atteinte fonctionnelle : arrêt de traitement œstroprogestatif, aménorrhée psychogène, anorexie mentale.

  Ces aménorrhées répondent bien à l'injection de Stimu-LH ou au test au clomiphène contrairement aux aménorrhées d'origine hypophysaire.

ŒSTRIOL

L'œstriol est le catabolite de l'œstrone et de l'œstradiol après hydroxylation. Il représente environ 50 % des œstrogènes totaux urinaires. Chez la femme enceinte, son élévation provient, en plus, de sa synthèse par l'unité fœto-placentaire et son dosage est un excellent reflet de la vitalité fœtale, particulièrement dans les grossesses à risque. L'œstriol provient de la transformation du SDHA par la 16 α hydroxylase du foie fœtal.

L'œstriol possède une activité œstrogénique 100 fois plus faible que celle de l'œstradiol. En se fixant sur les récepteurs de l'œstradiol, il agit comme un véritable anti-œstrogénique.

En administration prolongée et à forte dose, il possède une activité œstrogénique.

Prélèvement

- Sérum (à partir du 6e mois de grossesse).
- Urines de 24 heures (à partir de la 5e semaine d'aménorrhée).

Dosage

- Le résultat du dosage doit s'accompagner d'un dosage urinaire de la créatinine.
- L'œstriol peut être dosé par technique chromatographique en phase gazeuse avec détection en ionisation de flamme ou par extraction sur résine échangeuse d'ions et dosage en fluorimétrie ou par méthode radio-immunologiques ou immuno-enzymologiques.

Valeurs de référence (µg × 3,37 = nmol)

- Homme : 3-12 µg/24 h *soit* 10-40 nmol/24 h.
- Femme :
  - avant la puberté : 1-6 µg/24 h *soit* 3-20 nmol/24 h,
  - phase folliculaire : 6-18 µg/24 h *soit* 20-60 nmol/24 h,
  - phase ovulatoire : 25-60 µg/24 h *soit* 85-200 nmol/24 h,
  - phase lutéale : 18-36 µg/24 h *soit* 60-120 nmol/24 h,
  - post-ménopause : 3-12 µg/24 h *soit* 10-40 nmol/24 h.

Grossesse (Valeurs urinaires)

Semaines d'aménorrhée	µg/24 h	nmol/24 h
6	35-160	120-540
7	45-200	150-675
8	55-240	185-800
9	80-280	270-950
10	100-350	340-1 180
11	120-450	400-1 515
12	150-550	500-1 850
13	225-800	750-2 700
14	300-1 000	1 000-3 370
15	450-1 500	1 500-5 000
16	700-2 000	2 350-6 740
17	1 000-3 500	3 370-11 800
18	1 500-5 000	5 000-16 850
19	1 900-5 500	6 400-18 500
20	2 200-6 000	7 400-25 000
22	2 600-7 000	8 700-23 600
24	3 000-8 500	10 000-28 600
26	3 400-10 000	11 500-33 700
28	4 000-11 500	13 500-38 700
30	4 600-13 000	15 500-43 800

Semaines d'aménorrhée	µg/24 h	nmol/24 h
32	5 600-14 500	18 900-48 800
34	6 200-16 000	20 900-54 000
36	7 000-19 000	23 600-64 000
38	8 000-22 000	27 000-74 000

Grossesse (Valeurs sériques)

Semaines d'aménorrhée	µg/l	nmol/l
26	10-120	35-400
28	20-140	70-470
30	25-160	85-540
32	30-180	100-600
34	40-200	135-675
36	45-220	150-750
38	50-280	165-950

Les valeurs sériques sont déterminées par une technique radioimmunologique par compétition.

Variations pathologiques

- Il existe une bonne corrélation entre le taux d'œstriol dans la grossesse et la vitalité fœtale, également avec le poids à la naissance et le poids du placenta.
- Son dosage est utilisé lors de souffrances fœtales, de menaces d'avortement ou de surveillance de grossesse prolongée.

  Une décroissance des taux peut entraîner une indication d'accouchement provoqué.

ŒSTROGÈNES URINAIRES – PHÉNOLSTÉROÏDES

Les œstrogènes urinaires sont synthétisés par la cortico-surrénale, le testicule, l'ovaire et l'unité fœto-placentaire. Leur action essentielle est de permettre le développement des caractères sexuels secondaires chez la femme. Leur dosage urinaire est utilisé dans l'exploration du cycle chez la femme. Leur augmentation en phase folliculaire permet la stimulation de sécrétion de LH responsable de l'ovulation.

Leur dosage est également utile dans la surveillance de la grossesse.

Prélèvement

Urines de 24 heures recueillies sur Merseptyl.

Dosage

Réaction de Kober qui nécessite une hydrolyse enzymatique rapide à la β-glucuronidase, une extraction sur résine ou éther et une réaction colorée lue par colorimétrie, spectrofluorimétrie ou par réalisation d'une chromatographie en phase gazeuse.

Au cours de la grossesse, les taux sont élevés et la technique colorimétrique est suffisante.

Valeurs de référence (µg × 3,67 = nmol)

- Homme : 5-20 µg/24 h *soit* 18-75 nmol/24 h.
- Femme :
  - avant la puberté : 2-10 µg/24 h *soit* 7-35 nmol/24 h,
  - phase folliculaire : 10-30 µg/24 h *soit* 35-110 nmol/24 h,
  - pic préovulatoire : 40-100 µg/24 h *soit* 150-370 nmol/24 h,
  - phase lutéale : 30-60 µg/24 h *soit* 110-220 nmol/24 h,
  - post-ménopause : 5-20 µg/24 h *soit* 18-70 nmol/24 h.

Étude des œstrogènes fractionnés au cours du cycle

Phase	Œstrone (E1) (× 3,70)	Œstradiol (E2) (× 3,67)	Œstriol (E3) (× 3,47)
Folliculaire	4-10 µg/24 h	2-5 µg/24 h	5-15 µg/24 h
	15-37 nmol/24 h	7-18 nmol/24 h	17-52 nmol/24 h
Ovulatoire	15-30 µg/24 h	7-17 µg/24 h	20-50 µg/24 h
	55-110 nmol/24 h	25-60 nmol/24 h	70-175 nmol/24 h
Lutéale	10-20 µg/24 h	5-10 µg/24 h	15-30 µg/24 h
	37-75 nmol/24 h	18-37 nmol/24 h	52-104 nmol/24 h

Valeur des œstrogènes au cours de la grossesse

Semaines d'aménorrhées	µg/24 h	nmol/24 h
5	50-120	180-440
6	70-180	260-660
7	90-240	330-880
8	110-340	400-1 250
9	140-440	500-1 600
10	180-580	660-2 100
11	220-850	800-3 100
12	300-1 200	1 100-4 400

Semaines d'aménorrhées	µg/24 h	nmol/24 h
13	400-1 400	1 470-5 100
14	500-1 800	1 835-6 600
15	600-2 500	2 200-9 200
16	700-3 000	2 570-11 000
17	1 000-3 500	3 670-13 000
18	1 500-4 000	5 500-14 700
19	1 600-5 000	5 900-18 000
20	2 500-6 000	9 200-22 000
21	2 800-6 000	10 300-22 000
22	2 800-8 000	10 300-29 000
24	4 000-10 000	14 700-36 700
26	4 500-13 000	16 500-47 700
28	5 000-15 000	18 350-55 000
30	6 000-18 000	22 000-66 000
32	7 500-22 000	27 000-80 000
34	9 000-27 000	33 000-100 000
36	11 000-35 000	40 000-128 000
38	13 000-37 000	48 000-135 000

Variations pathologiques

- Diminution des œstrogènes urinaires :
  - insuffisance œstrogénique des stérilités ;
  - aménorrhées primaires :
    . d'origine hypophysaire (FSH basse),
    . d'origine ovarienne (FSH élevée) ;
  - aménorrhées secondaires :
    . insuffisance hypophysaire, anorexie mentale (FSH basse),
    . hyperandrogénie, ovaires polykystiques (LH augmentée).
- Augmentation des œstrogènes urinaires chez la femme :
  - cycles anovulatoires avec règles ;
  - tumeurs ovariennes sécrétantes ;
  - tumeurs cortico-surrénaliennes.
- Augmentation des œstrogènes urinaires chez l'homme :
  - tumeurs féminisantes de la surrénale ;
  - tumeurs germinales (séminomes, carcinomes).
- Augmentation des œstrogènes urinaires chez l'enfant :
  - puberté précoce.

ŒSTRONE

L'œstrone possède des propriétés œstrogéniques plus faibles que celles de l'œstradiol, et ses variations physiologiques au cours du cycle menstruel suivent celles de l'œstradiol.
Elle est sécrétée par l'ovaire et provient de la conversion de l'œstradiol et de la delta-4-androsténedione.

Prélèvement

- Sérum.
- Urines de 24 heures recueillies sur Merseptyl.

Dosage

- Méthode radio-immunologique par compétition après extraction.

Valeurs de référence (ng/l × 3,7 = nmol/l)

- Homme : < 40 ng/l *soit* < 0,15 nmol/l.
- Femme :

- avant la puberté	: < 40	ng/l	*soit*	< 0,15	nmol/l,
- phase folliculaire	: 20-120	ng/l	*soit*	0,075-0,45	nmol/l,
- phase lutéale	: 60-200	ng/l	*soit*	0,22-0,75	nmol/l,
- ménopause	: < 40	ng/l	*soit*	< 0,15	nmol/l.

En période post-ménopausique, la production ovarienne s'arrête et l'œstrone provient uniquement de la conversion de la delta 4 androstènedione. L'œstrone devient l'œstrogène prédominant après la ménopause (rapport E1/E2 > 1).
Dans les tissus cibles, la transformation du sulfate d'œstrone en œstrone, puis en œstradiol, font du sulfate d'œstrone une forme de réserve d'œstrogènes.

ONYCHOMYCOSES (ONYXIS-PÉRIONYXIS)

Les mycoses unguéales sont dues à des dermatophytes, des levures ou des champignons contaminants.
Dermatophytes : *Trichophyton rubrum* (95 %), *Trichophyton mentagrophytes* (5 %).
Levures : *Candida albicans*, plus rarement *Candida tropicalis*.
Moisissures : *Scopulariopsis brevicaulis*.

Prélèvement

Temps essentiel, le prélèvement conditionne la valeur des résultats
Onyxis : coupe-ongles, ciseaux courbes, grattoirs.

Périonyxis : recueillir le pus avec un écouvillon, gratter la zone de contact entre l'ongle et le bourrelet.
L'absence de thérapeutique pendant les semaines précédant le prélèvement est nécessaire.

Examen direct

- Ongles :
  - examinés dans une goutte de colorant (lugol, bleu) ;
  - éclaircis dans la potasse ou le chloral de lactophénol.
- Pus :
  - examiné après coloration (Gram, bleu).
- L'existence de filaments isolés est en faveur d'un dermatophyte.
- L'existence de pseudofilaments et de spores est en faveur d'une candidose.
- L'existence de filaments et de spores en montgolfière est en faveur de scopulariopsis brevicaulis.

Culture

- Le milieu de Sabouraud avec antibiotique est ensemencé avec les prélèvements (ongles, pus, sérosités).
  L'addition d'actidione peut rendre le milieu sélectif.
  La culture est réalisée à 37 °C et à 30 °C.
- Les milieux sont conservés jusqu'à 15 jours.

OPIACÉS

Les opiacés forment une famille d'alcaloïdes naturels ou semi-synthétiques utilisés dans de nombreuses spécialités pharmaceutiques et à des fins toxicomanogènes.
L'opium, obtenu à partir du pavot, est utilisé :
– comme anti-tussif (codéine, codéthyline, pholcodine) ;
– comme analgésique (morphine) ;
– comme anti-diarrhéique (élixir parégorique).
Les produits de synthèse sont utilisés :
– comme analgésique (péthidine, etc.).
Les effets toxicomanogènes de l'opium, de la morphine, de l'héroïne et de dérivés de synthèse artisanale sont :
– des effets positifs recherchés (flash, bien-être) ;
– des effets indésirables (accoutumance, tolérance, dépendance, risques de surdosage).
Au niveau hépatique, la codéine, la codéthyline et la morphine subissent une glucuro-conjugaison et les métabolites sont éliminés dans les selles

et dans les urines. L'héroïne est transformée en 6-mono-acétylmorphine puis en morphine, avant d'être conjuguée.
La pholcodine est transformée en métabolites déméthylés et glucuroconjugués.
La recherche d'un métabolite urinaire est réalisée 24 à 48 h après administration d'un opiacé.

Prélèvement

Urines de 24 heures ou échantillon recueilli au laboratoire.
Conservation à + 4 °C.

Dosage

- Test de dépistage qualitatif : EMIT.
- Test d'identification : chromatographie en phase gazeuse couplée à la spectrométrie de masse.

Résultat

Opiacés	Métabolites identifiés
Codéine	Codéine, morphine, normorphine, codéthyline
Codéthyline	Codéthyline, morphine, codéine
Pholcodine	Pholcodine
Héroïne	6-mono-acétylmorphine, morphine
Morphine	Morphine, normorphine, codéine

OREILLONS

Le virus des oreillons est un paramyxovirus qui affecte plus fréquemment l'enfant et l'adolescent. Il s'agit d'une maladie contagieuse, bénigne, inapparente dans 30 % des cas. La forme typique est une parotidite qui apparaît 15 à 20 jours après le contage, pouvant se compliquer d'atteintes diverses : testiculaire, pancréatique, thyroïdienne, surrénalienne, prostatique ou méningée.
La méningite ourlienne est fréquente. Le liquide reste clair et la réaction est de type lymphocytaire.
Le malade est contagieux de 2 jours avant la parotidite à 7 jours après.
La virurie persiste plus d'une semaine.
La maladie est rare avant 1 an, en raison du passage des anticorps maternels.

Prélèvement

Sérum pour la réaction sérologique (sérum précoce, sérum tardif).

Dosage

- Réaction du fixation du complément (peu sensible).
- Inhibition de l'hémagglutination (peu sensible).
- ELISA : la plus sensible et permet le dosage des IgM et des IgG.

Résultats

- Le diagnostic biologique reste nécessaire lors d'atteintes extra-parotidiennes.
- Les anticorps apparaissent au moment des manifestations cliniques (15 jours après le contage) et la mise en évidence d'une élévation des anticorps sur deux prélèvements sériques, permet d'affirmer l'affection.
- La réalisation d'un hémogramme et le dosage de l'amylase sont parfois utiles (neutropénie, hyper-amylasémie).

ORNITHINE (TEST À L'ORNITHINE)

L'ornithine est un acide aminé qui entraîne une élévation physiologique de la GH. Le test à l'ornithine peut être utilisé pour affirmer un déficit en hormone de croissance.

Prélèvement

- Patient à jeun, au repos pendant une heure.
- Perfusion de chlorhydrate d'ornithine en 30 minutes.
- Prélèvement à T – 60 mn, T 0, T + 30 mn, T + 45 mn et T + 60 mn.

Valeurs de référence

- Déterminées en l'absence de toute prise médicamenteuse, une semaine avant l'épreuve.
- Taux supérieur à 10 µg/l au cours du test.

Variations pathologiques

- Déficit en GH : taux inférieur à 5 µg/l au cours du test.
- Déficit partiel en GH : le taux est compris entre 5 et 10 µg/l au cours du test.

OROSOMUCOÏDE

L'orosomucoïde ou alpha-1-glycoprotéine acide, est une glycoprotéine perchlorosoluble, dont la biosynthèse hépatique est accrue lors des processus inflammatoires. Ses variations ne sont observées qu'en phase aiguë de la pathologie.

Prélèvement

Sérum.
Éviter les sérums hyperlipémiques ou hémolysés.

Dosage

Méthodes par précipitation : immunodiffusion radiale, néphélémétrie, turbidimétrie.

Valeurs de référence

Les taux adultes sont observés vers l'âge d'un an.
Chez l'homme, les taux sont un peu plus élevés (10 %) que chez la femme.
Chez la femme, les taux sont plus faibles lors de la grossesse et sous traitement œstroprogestatif (– 15 %).

Nouveau-né	:	0,05-0,45 g/l.
3e jour	:	0,05-0,50 g/l.
7e jour	:	0,05-0,50 g/l.
1 mois	:	0,10-0,85 g/l.
6 mois	:	0,20-1,00 g/l.
1 an	:	0,35-1,25 g/l.
Homme	:	0,40-1,40 g/l.
Femme	:	0,35-1,25 g/l.

Variations pathologiques

- Augmentations de l'orosomucoïde :
  - processus inflammatoires aigus et chroniques des maladies infectieuses, rhumatismales, malignes, nécrosantes ;
  - maladies de « système », collagénoses ;
  - mlaladies infectieuses fébriles ;
  - affections rhumatismales en poussée ;
  - tuberculose évolutive ;
  - cancers viscéraux (broncho-pulmonaire) ;
  - hémopathies malignes (Hodgkin).
- Diminutions de l'orosomucoïde :
  - hépatites par défaut de synthèse (cirrhoses en phase terminale, hépatite fulminante, tumeurs hépatiques) ;
  - syndrome néphrotique par fuites urinaires ;
  - traitements médicaux œstrogéniques ;
  - tumeurs ovariennes hyperfolliculiniques.

OSMOLARITÉ

L'osmolarité représente le nombre de particules osmotiquement actives par kg d'eau.
Sa valeur tient compte essentiellement du capital sodé, et le sodium, tout comme le glucose et l'urée, qui sont des substances osmotiquement actives, est capable d'attirer et de garder l'eau.

Prélèvement

- Sang recueilli sur héparine, rapidement centrifugé.
- Urines de 24 heures.

Dosage

- Par un osmomètre (mesure du delta cryoscopique).
- Par calcul pour le plasma (en mmol/l) selon les formules :
  $[(Na^+ + K^+) \times 2] + 10$.
  $(2 \times Na^+)$ + Glycémie + Urée + 10.
- Par calcul pour les urines (en mmol/l) selon la formule :
  $[(Na^+ + K^+) \times 2]$ + Urée.

Valeurs de référence

Composition osmotique du plasma (mmol/l)		Composition ionique (mEq/l)		
Na^+ :	142	Cations :	Na+ :	142
K^+ :	4		K+ :	4
Ca^{2+} :	2		Ca2+ :	4
Mg^{2+} :	1		Mg2+ :	2
Cl^- :	103		Total :	152
HCO_3- :	27			
HPO_4- :	1			
SO_4 :	0,5	Anions :	Cl– :	103
Protéines :	2		HCO3– :	27
Acides organiques :	6		HPO4– :	1
Glucose :	5		SO4 :	1
Urée :	5		Acides organiques :	6
Non dosés :	10		Protéines :	16
Total	310 mOsm		Total	152

Variations pathologiques

- Augmentation de l'osmolarité :
  - surcharge en glucose (diabète),
  - surcharge en alcool,
  - surcharge en produits de contraste,
  - surcharge en mannitol,
  - Hypernatrémies (apport excessif, déficit hydrique).
- Diminution de l'osmolarité :
  - diminution du capital sodé par pertes urinaires ou digestives,

- rétention hydrique avec sécrétion inappropriée d'ADH (cancers, méningite, traumatismes, médicaments comme les barbituriques, AINS, carbamazépine, sulfamides, opiacés...).

Chez les enfants, le pouvoir de concentration rénale du sodium est différent. Un nourrisson présente une clairance du sodium (ou du chlore) voisine de 20 % de celle de l'adulte.

La diurèse et l'osmolarité urinaire varient largement en fonction des apports hydriques et du pouvoir de concentration rénale.

		Diurèse (ml/24 h)	Osmolalité (mOsm/kg)
Nouveau-né	1re semaine	15-60	50-600
	2e semaine	100-300	
Nourrisson	1er mois	250-450	50-600
	2-12 mois	350-500	
Enfant	2-4 ans	550-750	50-1 000
	4-12 ans	700-1 500	
Adulte et enfant > 12 ans		1 000-1 600	100-1 400

OSTÉOCALCINE

L'ostéocalcine (ou *Bone-GLA-Protein* ou *Gla-Protein* osseuse) est la principale protéine non collagénique osseuse, liée au calcium, synthétisée par les ostéoblastes, sous dépendance de la vitamine K. Sa synthèse est stimulée par la vitamine D_3 et elle est inhibée par les antivitamines K.

Prélèvement

Il est effectué à jeun, le matin, sur tube hépariné ou sur tube sec.

- Il existe un pic nocturne vers 4 heures du matin.
- L'hémolyse et l'hyperlipémie abaissent les taux.
- Le sérum est gardé à 4 °C ou conservé congelé de préférence, si le dosage n'est pas réalisé dans la journée.

Dosage

- Méthodes radioimmunologiques par compétition.

Valeurs de référence (exprimées en ng/ml ou µg/l)

Âge	Femme	Homme
< 1 an	15-40	15-45
1-6 ans	12-23	15-33
7-15 ans	10-17	15-25
16-19 ans	4-12	6-18
Adultes	3-9	4-12
Après 60 ans	2-9	2-5

Principaux facteurs de variations

- Âge : taux 2 à 4 fois plus élevés dans l'enfance.
- Sexe : taux de 30 % plus élevés chez l'homme.
- Grossesse : diminution, surtout au 2e trimestre (– 50 %).
- Ménopause : forte augmentation (+ 50 %).
- Allaitement : augmentation de 50 %.
- Obésité : augmentation variable de 20 à 50 %.
- Taille : diminution chez les enfants de petite taille.
- Médicaments :
  - augmentation avec les stéroïdes anabolisants ;
  - diminution avec les œstrogènes et les glucocorticoïdes.
- Alcoolisme : diminution jusqu'à 50 %.

Variations pathologiques

- Les taux d'ostéocalcine sont un reflet du turn-over osseux.
- On observe une augmentation de l'ostéocalcine dans :
  - hyperparathyroïdie,
  - hyperthyroïdie,
  - maladie de Paget,
  - hémodialyse,
  - fracture osseuse,
  - métastases osseuses,
  - ostéomalacie,
  - ostéoporose,
  - ostéoarthropathie,
  - ostéodystrophies rénales.
- On observe une diminution de l'ostéocalcine dans :
  - hypo-parathyroïdie,
  - hypo-thyroïdie,
  - atteintes hépatiques,

- ostéoporose cortisonique (corticothérapie au long cours),
- ostéoporose à niveau de remodelage bas ou normal,
- myélomes,
- métastases osseuses.

Intérêt du dosage

- Diagnostic de formes asymptomatiques d'hyperparathyroïdie primaire (avec PTH et AMP cyclique : normaux).
- Diagnostic et surveillance de l'ostéodystrophie rénale, associé au dosage de la PTH.
- Surveillance d'une corticothérapie prolongée.
- Classification des ostéoporoses en fonction du type histologique.

OXYDE DE CARBONE CARBOXY-HÉMOGLOBINE

La carboxy-hémoglobine est composée d'oxyde de carbone liée à l'hémoglobine, qui, dans ces conditions, ne peut plus fixer l'oxygène.

L'oxyde de carbone est un gaz incolore, inodore, insipide et très toxique qui résulte de la combustion incomplète de dérivés carbonés. Il possède une affinité plus forte que l'oxygène pour l'hémoglobine, entraînant une anoxie tissulaire.

L'intoxication est favorisée si le sujet est anémié et si le rythme respiratoire est augmenté. Le traitement nécessite généralement une oxygénothérapie. La mort intervient lorsque les 2/3 de l'hémoglobine sont transformés en carboxy-hémoglobine.

Prélèvement

Sang total hépariné ou prélèvement sur fluorure de sodium.

Le prélèvement doit être réalisé dans les 3 heures qui suivent la découverte de l'intoxication.

Dosage

- Chromatographie en phase gazeuse.
- Colorimétrie.
- Spectrophotométrie.

La concentration en oxyde de carbone est obtenue en fonction de la teneur en carboxy-hémoglobine selon la formule :

CO : oxyde de carbone (mmol/l).

HbCO : carboxy-hémoglobine (%).

Hb : hémoglobine (g/100 ml).

$$CO = HbCO\ (\%) \times Hb\ (g/100\ ml) \times 0{,}006$$

Valeurs de référence (mmol/l × 2,22 = ml/100 ml)
- Exprimées en mmol d'oxyde de carbone : < 0,35 mmol/l.
- Exprimées en ml d'oxyde de carbone pour 100 ml de sang : < 0,8 ml/100 ml.
- Exprimées en % d'HbCO par rapport à l'hémoglobine : < 4 %.

Valeurs obtenues chez les fumeurs de tabac inhalé :
- CO = 0,45 à 0,90 mmol/l.
- CO = 1 à 2 ml de CO/100 ml.
- 5 % à 10 %.

En cas d'intoxication chronique :
- CO > 0,45 mmol/l.
- CO > 1 ml de CO/100 ml.
- HbCO > 10 %.

En cas d'intoxication aiguë :
- CO > 1,35 mmol/l.
- CO > 3 ml de CO/100 ml.
- HbCO > 15 %.

OXYUROSE

L'oxyurose est une parasitose intestinale due à un nématode cosmopolite : *Enterobius vermicularis*.
La contamination est liée à l'ingestion d'œufs embryonnés.
Les vers adultes vivent dans la région iléo-caecale.
Après fécondation, les femelles migrent vers le rectum et les œufs sont déposés à proximité de l'orifice anal, responsables du prurit anal vespéral.
Les œufs pondus sont embryonnés, permettant l'auto-infestation et l'intensité du parasitisme. Une femelle pond 10 000 œufs par jour.
La maladie peut s'accompagner de troubles intestinaux, avec douleurs abdominales, diarrhée à selle pâteuse. Les troubles nerveux et méningés sont rares. On décrit aussi des troubles génitaux se manifestant par une vulvite chez la fillette.

Diagnostic biologique d'approche
Les perturbations sont minimes. L'éosinophilie est légère, maximale au bout d'un mois, ne dépassant pas 20 %.

Diagnostic parasitologique

- Mise en évidence des œufs d'oxyure.
  - Par le test de Graham à la cellophane adhésive (ou Scotch-test).
  - Par la recherche des œufs dans les selles après concentration (Faust, Bailanger, MIF).
- Mise en évidence des adultes dans les selles et dans les leucorrhées.
- Les œufs sont ovalaires, dyssymétriques, 60 µ × 30 µ, à coque transparente, lisse, épaisse.
- Les adultes sont des vers blanchâtres mesurant 4 mm de long (mâle) et 10 mm de long (femelle).

  Il existe un renflement œsophagien antérieur, deux crêtes longitudinales latérales.

  L'extrémité postérieure est effilée chez la femelle, rectiligne et pointue, avec un orifice vulvaire.

PALUDISME

Le paludisme est une parasitose due au développement dans les hépatocytes puis dans les hématies, de sporozoaires du genre *Plasmodium*, transmis à l'homme par piqûre d'un moustique, l'anophèle femelle.

Quatre espèces parasitent l'homme : *P. falciparum*, *P. vivax*, *P. malariae* et *P. ovalae*.

Les manifestations cliniques sont dominées par des périodes de fièvre avec une tendance aux rechutes, associées à un syndrome spléno-anémique. Les complications sont d'ordre hépatique, rénal ou neuro-psychique.

Le diagnostic est évoqué chez un sujet ayant séjourné en pays d'endémie palustre.

Diagnostic parasitologique

La recherche et la mise en évidence des hématozoaires permettent le diagnostic de certitude. On notera la parasitémie et l'aspect des hématies. Le diagnostic d'espèce sera essentiellement effectué lors d'un pic thermique.

Lors de l'éclatement des corps en rosace, il existe un accès palustre qui survient selon un rythme tierce, sauf pour *P. malariae* (rythme quarte). Après plusieurs accès palustres, apparaissent la splénomégalie, l'anémie et un ictère. En pays d'endémie, les réinfestations fréquentes aboutissent à un paludisme viscéral évolutif.

Le diagnostic biologique nécessite la réalisation d'une goutte épaisse effectuée au lit du malade. Un recueil sur EDTA permettra la réalisation d'une numération et d'un frottis.

- Taille des hématies :
  - diminuée : *P. malariae*,
  - augmentée : *P. vivax*,
  - normale : *P. falciparum*.
- Stade parasitaire :
  - trophozoïtes : 1 ou 2 « bagues à chaton » pour *P. falciparum*, avec présence de granulations de Schuffner pour *P. vivax*,
  - schizontes : rares dans le sang périphérique pour *P. falciparum*, retrouvés pour *P. malariae* avec un aspect en bande équatoriale,
  - corps en rosace : on pourra distinguer :
    . chez *P. falciparum* : 16 mérozoïtes,
    . chez *P. malariae* : 6 à 8 mérozoïtes.
  - gamétocytes : exceptionnels dans le sang périphérique.

Diagnostic sérologique

De nombreuses techniques sont utilisables pour le diagnostic sérologique. La technique d'immunofluorescence indirecte reste la plus utilisée, avec, comme antigène, *P. falciparum* obtenu à partir de cultures. Les formes intra-érythrocytaires sont les plus antigéniques (schizontes). La technique d'IFI permet le diagnostic du genre *Plasmodium*.
Environ 20 jours après l'invasion palustre, les anticorps apparaissent et leur taux est maximal vers la huitième semaine. Ils décroissent ensuite lentement pour disparaître en un an, en l'absence de réinfestation.

- Titre significatif : 1/80 (paludisme évolutif).
- Période aiguë : 1/640 environ et plus.
- Titres < 1/80 : paludisme ancien (non significatif).

Les titres d'anticorps très élevés sont observés chez des sujets ayant présenté de nombreuses réinfestations.
En thérapeutique, la diminution des taux d'anticorps s'observe à partir du 3ᵉ mois et la décroissance 6 mois après l'infestation est considérée comme un test de guérison.
Par technique ELISA, utile pour effectuer des grandes séries dans les études épidémiologiques, la spécificité est identique à l'IFI, mais la sensibilité est moins bonne pour les infections récentes.
Les indications du diagnostic sérologique sont limitées à la recherche d'une rechute palustre à faible parasitémie, au diagnostic d'un état fébrile accompagné d'une splénomégalie, à la sélection des donneurs de sang et aux enquêtes épidémiologiques.

PAPILLOMAVIRUS (HPV)

Les papillomavirus sont des virus à ADN appartenant à la famille des *Papovaviridae*. Ces virus sont spécifiques d'hôte et de tissu. Ils infectent les cellules épithéliales des muqueuses et de la peau. La réplication de DNA et la maturation virale ne s'effectuent que dans les noyaux des cellules différenciées et kératinisées de la couche cellulaire. Ces virus sont impliqués dans les maladies sexuellement transmissibles et dans certains cancers humains.
Certains facteurs peuvent favoriser le développement des infections virales tels que le manque d'hygiène, l'humidité locale et les micro-traumatismes. Les déficits immunitaires cellulaires sont fortement impliqués dans le processus tumoral.
Les différents types d'HPV impliqués dans l'épidermodysplasie verruciforme sont les types 3, 5, 8, 9, 10, 12, 14, 15, 17, 19, 20, 21, 22, 23, 24, 25, 36.

Les différents types d'HPV impliqués dans la transformation des néoplasies intra-épithéliales du col de l'utérus sont les types 6, 11, 16, 18, 31, 33, 35, avec des potentiels évolutifs variables. On distingue les virus à faible risque oncogène (6, 11) et les virus à haut risque oncogène (16, 18, 33 et 35, qui seraient impliqués dans 90 % des cancers du col utérin). La prévention et le dépistage des cancers du col de l'utérus repose sur la recherche de lésions, établie par colposcopie et par les frottis vaginaux, colorés au Papanicolaou.

Ceux-ci permettent d'observer des modifications caractéristiques de la présence virale (koïlocytes) et l'évolution vers la forme tumorale (cellules néoplasiques). La biopsie de col peut être réalisée à la suite d'un frottis anormal ou en présence d'une zone suspecte visible au cours de la colposcopie au lugol.

Mise en évidence des papillomavirus

- Techniques d'approche diagnostique :
  - frottis colorés par la technique de Papanicolaou : les koïlocytes sont considérés comme pathognomoniques des infections génitales à papillomavirus en dehors des frottis inflammatoires et de la ménopause,
  - immunohistochimie à l'aide d'anticorps permettant la recherche d'antigène viral spécifique du groupe papillomavirus. La technique est positive dans 50 % des dysplasies cervicales.
- Techniques spécifiques de mise en évidence du génome viral :
  - dot-blot : caractérisation rapide des types connus de papillomavirus par hybridation des sondes ADN sur un lysat cellulaire,
  - southern-blot : permet d'affirmer l'intégration du génome viral au génome cellulaire, permet la distinction des différents types d'HPV par leur profil de restriction et la détermination des infections multiples.
  - PCR : l'amplification de la séquence spécifique d'un papillomavirus permet la détection d'un génome viral dans 10^6 cellules, ce qui nécessite de définir un seuil de pathogénicité.

La mise en évidence de papillomavirus nécessite un recueil de cellules infectées, par cytobrosse ou par biopsie. Certaines lésions peuvent être mieux visualisées par application d'acide acétique à 5 % et le blanchissement cellulaire permet d'évoquer une zone infectée par un papillomavirus. Il n'existe des milieux de transport spécifiques et ceux-ci sont généralement conservés à + 4 °C.

La conservation congelée des prélèvements est conseillée jusqu'à l'extraction de l'ADN viral.

PARACÉTAMOL

Le paracétamol (acétaminophène) est un analgésique et un antipyrétique utilisé largement (nombreuses spécialités pharmaceutiques). Ce médicament peut entraîner, à dose toxique, des signes d'altération hépatique avec modification des transaminases, de la bilirubine, du TP, voire un nécrose centro-lobulaire, parfois mortelle. Le surdosage est une urgence médicale. L'antidote administré rapidement permet une détoxication : la N-acétyl-cystéine sert de métabolite précurseur du glutathion pour augmenter la conjugaison par les cellules hépatiques.
L'ingestion de paracétamol entraîne une forte absorption au niveau gastro-intestinal (90 %). Le pic plasmatique est atteint en moins d'une heure et le médicament est entièrement métabolisé au niveau hépatique. Les métabolites sont inactifs et sont éliminés dans les urines.
Une infime partie du paracétamol est transformée en un produit toxique (benzoquinone-imine) qui doit être détoxifié par le glutathion et éliminé sous forme d'acide mercapturique dans les urines.

Prélèvement

- Plasma hépariné recueilli 2 heures après la dernière prise.

Dosage

- Méthodes immunochimiques (photométrique, fluorescente).
- Chromatographie liquide haute performance.

Valeurs de référence (mg/l × 6,66 = µmol/l)

- Zone thérapeutique : 10-15 mg/l *soit* 66-100 µmol/l.
- Zone toxique en fonction de l'heure de la prise :
  - à la 4e heure : > 200 mg/l *soit* 1 330 µmol/l,
  - à la 8e heure : > 100 mg/ *soit* 660 µmol/l,
  - à la 10e heure : > 60 mg/l *soit* 400 µmol/l,
  - à la 15e heure : > 30 mg/l *soit* 200 µmol/l.

PARACOCCIDIOÏDOSE

Il s'agit d'une mycose profonde sud-américaine, due à *Paracoccidioïdes brasiliensis*, responsable de la blastomycose sud-américaine ou brésilienne. Les lésions granulomateuses les plus fréquentes sont buccales et nasales, sont ulcérées et peuvent s'étendre à la face. L'extension par voie lymphatique est responsable de la généralisation de la maladie aux organes profonds et au système nerveux.

Prélèvement

Expectorations, croûtes cutanées, pus cutanéo-muqueux, biopsies.

Examen direct

- Coloration au bleu de méthylène ou au PAS.
- Présence de cellules sphériques de 20 µ à 40 µ.
- Présence de levures à paroi mince, bourgeonnantes.

Cultures

- Ensemensement sur milieu de Sabouraud incubé à 25 °C.
- La culture est lente, apparaissant en 20 jours.
- L'aspect des cultures est duveteux ou plissé, blanc à brun.
- L'incubation à 37 °C permet la formation de levures pluribourgeonnées.

Diagnostic sérologique

- Il est réalisé par les techniques de précipitation permettant de mettre en évidence les arcs spécifiques par diffusion en gélose.
- Le seuil de positivité par réaction d'immunofluorescence indirecte est fixé à 1/40.

Intradermo-réaction à la paracoccidioïdine

Non utilisée.

PARATHORMONE (PTH)

Les glandes parathyroïdes sécrètent la parathormone dont le rôle essentiel est d'assurer l'homéostasie phospho-calcique, en agissant sur la squelette, le rein et l'intestin.

La forme biologiquement active de l'hormone est sa forme native et intacte formée de 84 acides aminés dont le site actif est formé par les 34 premiers acides aminés.

Sa sécrétion est stimulée par la calcitomine, les catécholamines, le magnésium, le calcium. La vitamine D diminue sa sécrétion.

Son action physiologique est triple :

- au niveau osseux, elle stimule la résorption osseuse, en synergie avec la vitamine D. Elle stimule les ostéoclastes et diminue l'activité des ostéoblastes ;
- au niveau rénal, elle stimule la réabsorption tubulaire du calcium, augmente la phosphaturie, inhibe la 1-hydroxydation du 25-OH D_3, inhibe la réabsorption tubulaire des bicarbonates et l'excrétion des ions H^+ ;
- au niveau intestinal, elle stimule l'absorption du calcium.

Prélèvement

- Le matin à jeun.
- Sérum obtenu par centrifugation à froid.

- Recueil sur EDTA et le plasma est séparé à froid.
- Les prélèvements sont ensuite rapidement congelés.
- Un dosage simultané de la calcémie est nécessaire.

Dosage

L'hétérogénéité moléculaire de la PTH immuno-réactive est à l'origine d'un grand nombre de dosages radio-immunologiques.

- RIA par compétition :
  - dosages spécifiques du fragment C-terminal 53-84 ou 65-84,
  - dosages spécifiques de la partie médiane 44-68,
  - dosages de la partie N-terminale.

  Ces méthodes traduisent l'état fonctionnel de la parathyroïde mais aussi les différents fragments existant dans la circulation, ce qui entraîne des discordances entre le dosage et l'activité biologique réelle.
- Immuno-radiométrie (système Sandwich) ou chimiluminescence. Le dosage de la PTH-intacte 1-84 nécessite plusieurs anticorps :
  - un premier anticorps est spécifique de la partie C-terminale et fixé sur une bille,
  - le second anticorps est spécifique de la partie N-terminale et marqué à l'iode radioactif. Il révèle la liaison de la parathormone intacte à la bille,
  - les réactions avec les fragments de la circulation sont éliminées,
  - cette technique est spécifique de la PTH-intacte.

Valeurs de référence

PTH-intacte 1-84 : 10-65 ng/l.

Variations physiologiques

- Hyperparathyroïdie :
  - primaire :
    . augmentation de la PTH, de la calcémie, de la calciurie,
    . diminution de la phosphorémie,
    . augmentation de la phosphaturie,
    . taux de réabsorption du phosphore diminué (< 80 %) ;
  - dans l'hyperparathyroïdie avec insuffisance rénale, la calcémie et la calciurie peuvent être normales,
  - dans l'hyperparathyroïdie secondaire, liée à une hypocalcémie, la correction des troubles corrige la calcémie :
    . insuffisance rénale chronique,
    . dialyse péritonéale,

. tubulopathies congénitales : diabète phosphoré, acidose tubulaire, syndrome de Toni-Debré-Fanconi,
. états carentiels (gastrectomisés, diarrhées, malabsorption),
. hypovitaminose D (rachitisme, ostéomalacie).

- Hypoparathyroïdie :
  - dans l'hypoparathyroïdie vraie, la PTH est diminuée :
    . chirurgie (intervention sur la thyroïde),
    . congénitale (syndrome de Di Georges),
    . néo-natale et transitoire (si la mère est hypercalcémique) ;

  Cette hypoparathyroïdie s'accompagne d'une hypocalcémie avec hypocalciurie, hyperphosphorémie et hypophosphaturie ;
  - dans la pseudo-hypoparathyroïdie, la PTH est élevée. Il s'agit d'une non-réceptivité périphérique à la PTH chez un sujet ayant des anomalies morphologiques et psychologiques ;
  - dans les hypercalcémies malignes, la PTH est diminuée ou limite.

Tests dynamiques

- Tests de charge calcique pour apprécier l'intensité de l'inhibition de la sécrétion de PTH :
  - perfusion calcique (diagnostic des hyperparathyroïdies),
  - charge orale calcique (diagnostic d'une hypercalciurie).
- Tests d'hypocalcémie provoquée :
  - test à l'EDTA (diagnostic des hypo-PTH et hyper-PTH secondaires),
  - test à la calcitonine (diagnostic des affections osseuses),
  - test de jeûne calcique (diagnostic d'une hypercalciurie).
- Test à la PTH pour différencier les pseudo-hypo-parathyroïdies.
- Test à l'hydrocortisone (diagnostic dune hypercalcémie).
- Test aux diurétiques thiazidiques pour différencier une hypercalciurie idiopathique de type II et une hyperparathyroïdie normocalcémique.

PARVOVIRUS B19

Le *Parvovirus* B19 est un virus non enveloppé, possédant un tropisme pour les cellules érythroblastiques. Il appartient à la famille des *Parvoviridae*.

Il est composé d'une protéine non structurale, de deux protéines structurales VP1 et VP2, et d'un ADN monobrin. Son diagnostic virologique se fait plus souvent par la recherche des IgM spécifiques, plutôt que par microscopie électronique.

Manifestations cliniques des infections à Parvovirus B19

Mégalérythème épidémique (5e maladie éruptive)	Chez l'enfant d'âge scolaire : rash maculo-papuleux du visage, s'étendant aux jambes et aux extrémités, avec fièvre discrète, disparaissant en 7 jours. Recrudescence 3 semaines après, au cours de diverses activités physiques.
Arthralgies	Polyarthrites bilatérales symétriques, commençant aux mains et aux genoux, s'étendant au rachis cervical et lombo-sacré.
Erythroblastopénies	Appauvrissement médullaire en éléments de la lignée rouge, avec chute des réticulocytes et du taux d'hémoglobine. On note parfois une leucopénie et une thrombopénie. Il existe une hyper réticulocytose réactionnelle vers le 15e jour.
Chez les femmes enceintes	Anasarque fœto-placentaire : la mort fœtale provient 5 à 6 semaines après l'infection maternelle. Avortements spontanés. Malformations fœtales.

Diagnostic biologique

Le diagnostic des infections à *Parvovirus* B19 repose sur la mise en évidence des IgM spécifiques sériques ou d'une séroconversion par technique ELISA. Les IgM apparaissent en environ 15 jours après la primo-infection, et persistent jusqu'à 6 mois. La présence d'IgM dans le sang du cordon permet d'affirmer l'infection congénitale.

La recherche des IgG spécifiques peut être réalisée chez le nouveau-né dont la mère a présenté une infection à *Parvovirus* B19, de 6 à 12 mois après la délivrance. Chez les sujets immunodéprimés, souffrant d'une anémie chronique à *Parvovirus* B19, la réponse en anticorps est généralement faible. La PCR (immunoblot) est réalisée à partir des sérums de sujets anémiés, infectés par le virus.

L'utilisation des protéines recombinantes VP1 et VP2 permet de produire des réactifs immunologiques très spécifiques et très sensibles.

PASTEURELLA

Le genre *Pasteurella* regroupe des bacilles à Gram négatif, coccobacillaires, à coloration bipolaire, immobiles, responsables d'infections locales, de septicémies et d'infections systémiques. Les infections locales sont les plus fréquentes, à la suite de morsures ou de griffures de carnivores, ou indirectement par piqûres ou blessures avec des objets souillés par des déjections animales.

Les formes septicémiques apparaissent plus fréquemment chez les sujets immunodéprimés.

Les formes systémiques peuvent être secondaires à des bactériémies ou à des septicémies et tous les organes peuvent être atteints : infections respiratoires, digestives, urinaires…

Prélèvement

- Pus d'abcès.
- Expectorations.
- Liquide pleural.
- LCR.
- Hémoculture, etc.

Examen direct

- Coccobacilles à Gram négatif.
- Coloration bipolaire visible au Giemsa.
- Capsule visible au Giemsa en contraste de phase après coloration à l'encre de chine.

Culture

- Sur gélose au sang ou gélose chocolat en atmosphère enrichie en CO_2 ou en milieu anaérobie.
- Colonies rondes, bombées, lisses, petites, parfois d'aspect muqueux.

Identification

Les bactéries du genre *Pasteurella* sont catalase et oxydase positives, réduisent les nitrates, fermentent les sucres. Les recherches d'ADH et de LDC sont négatives. Les réactions d'urée, d'indole et d'ODC permettent le diagnostic d'espèce.

	Urée	Indole	ODC	Mannitol
P. multocida	–	+	+	+
P. anatis	–	–	–	–
P. avium	–	–	–	–
P. canis	–	V	+	–
P. dagmatis	+	+	–	–
P. gallinarum	–	–	–	–
P. stomatis	–	+	–	–

Sérotypage
Le sérotypage peut être réalisé par agglutination sur lame, par gonflement de la capsule, par précipitation en gel, et permet de distinguer 5 types capsulaires : A, B, D, E, F. Les souches d'origine humaine sont des types A et D.

IDR à la pasteurelline
L'IDR peut être réalisée dans un but diagnostique lorsque les cultures sont négatives et dans un but thérapeutique.

Diagnostic sérologique
Il est possible par hémagglutination passive et par agglutination sur lame pour la détermination des anticorps spécifiques de capsule et les anticorps somatiques.

Thérapeutique
Les souches sont sensibles à de nombreux antibiotiques. Les antibiotiques de choix sont les tétracyclines ou l'ampicilline.
Les céphalosporines de 3e génération peuvent être prescrites dans les formes septicémiques ou systémiques. Une antigénothérapie peut être prescrite en cas de manifestation subaiguë profonde.

PENTAGASTRINE

Le test à la pentagastrine est utilisé dans l'exploration d'un carcinome médullaire de la thyroïde. La pentagastrine stimule la sécrétion de calcitonine et des réponses augmentées sont significatives du cancer médullaire.

Prélèvement
- Sujet à jeun depuis 12 heures, allongé, au repos (la grossesse contre-indique le test).
- Injection de pentagastrine : 0,5 µg/kg de poids, diluée dans 5 ml d'eau physiologique (I.V. lente : 3 minutes).
- Prélèvements sanguins (sérum rapidement centrifugé et conservé congelé) réalisés à T0, T + 5 mn, T + 10 mn, T + 20 mn.

Résultat
- Normalement, le taux de calcitonine de base est inférieur à 10 ng/l et reste inférieur à 20 ng/l après stimulation.
- Au cours du cancer médullaire thyroïdien, associé à un taux de calcitonine de base normal ou subnormal, le test reste utile. Il doit montrer une réponse importante, largement supérieure à 20 ng/l.

PEPTIDE C (Peptide de connexion)

Le peptide C provient d'une scission protéolytique de la pro-insuline. Il est sécrété de façon équimoléculaire avec l'insuline par les cellules β des îlots de Langerhans du pancréas. Il ne possède pas d'activité biologique. Il est éliminé dans les urines.

Les deux propriétés intéressantes du peptide C sont :

- sa demi-vie (20 minutes) plus longue que celle de l'insuline (5 minutes), son dosage étant un témoin passif de la sécrétion d'insuline ;
- sa non-réactivité avec les anticorps-antiinsuline. Son dosage remplace celui de l'insuline pour apprécier la sécrétion des cellules pancréatiques chez le diabétique insulino-dépendant.

  Son dosage est utilisé aussi pour le diagnostic et la surveillance des insulinomes.

Prélèvement

- Sérum ou plasma hépariné, conservé congelé.

  Le prélèvement est réalisé à jeun, avec une détermination de la glycémie en parallèle.
- Urines de 24 heures, conservées congelées.

Dosage

- Méthodes radio-immunologique par compétition.
- Méthode immuno-enzymologique.

Valeurs de référence

- Sérum à jeun : 0,3 à 1,5 nmol/l.

  Les taux sont interprétés en fonction de la glycémie.

  Les enfants de moins de 6 ans ont des taux plus bas que les adultes d'environ 50 %. Les concentrations augmentent régulièrement jusqu'à la fin de la puberté.

  Au cours d'une hyperglycémie provoquée par voie orale, le taux de base augmente de 4 fois vers la 45e minute.
- Urines de 24 heures : 8 à 40 nmol/24 h.

  Les taux sont très variables d'une journée à l'autre chez un même individu.

Epreuves de stimulation

- Test au glucagon (1 mg en IV).
- Test à l'arginine (25 g en IV).

Le taux de base augmente de 2 à 3 fois chez le sujet normal, mais le pic est retardé par rapport à celui de l'insuline, et le retour au taux de base est plus lent.

Variations pathologiques

- Évaluation de l'insulino-sécrétion chez le diabétique insulino-dépendant (type I) :
  Le taux de base est diminué et n'augmente pas après stimulation par le glucagon.
- Intérêt du dosage chez le diabétique non insulino-dépendant (type II) :
  Un taux de base diminué, peu stimulable par le glucagon, permet d'envisager le passage à l'insuline.
  Inversement, un taux de base normal, stimulable par le glucagon permet d'envisager l'arrêt du traitement insulinique.
- Dans les insulinomes, la sécrétion de peptide C n'est pas supprimée après freinage par l'injection IV d'insuline et permet d'envisager le caractère autonome de la sécrétion d'insuline.

PEROXYSOMES

Les peroxysomes sont des organites cellulaires dont le contenu enzymatique leur permet de métaboliser l'eau oxygénée ou peroxyde d'hydrogène. Ils participent à l'oxydation des acides gras, à la formation des sels biliaires et à la biosynthèse des éthers phospholipidiques.

Les différents aspects morphologiques permettant la recherche des anomalies enzymatiques.

Prélèvement

- Sang (dosage des acides gras).
- Recherche de peroxysomes sur les fibroblastes de peau en culture ou sur biopsie hépatique.

Dosages

- Dosage des acides gras à longue chaîne : acide cérotique (C_{26}) et acide béhénique (C_{22}). Le rapport C_{26}/C_{22} est effectué. (Normalement : $C_{26}/C_{22} < 0,04$). Tout défaut d'oxydation des acides gras entraîne une élévation du rapport C_{26}/C_{22}.
- Dosage des acides biliaires précurseurs : absents du sang, on peut les mettre en évidence dans les blocs métaboliques de leur conversion normale en acide cholique et en acide chénodésoxycholique.
  Tout défaut d'oxydation entraîne une augmentation de la concentration plasmatique des substrats peroxysomiaux.

- Dosage de la dihydroxy-acétone phosphate acyltransférase et de l'alkyl-dihydroxy-acétone phosphate synthétase, permettant l'étude des éthers phospholipidiques.
- Études de l'oxydation du lignocérate radioactif.
- Mesure de l'activité de la phytanate oxydase.
- Dosage des protéines peroxysomiales par méthode immunologique (immuno-blotting).
- Mesure de la catalase.
- Biopsie hépatique permettant la recherche de peroxysomes par réaction à la diaminobenzidine.

Maladies peroxysomiales

- Adrénoleucodystrophie juvénile : déficit spécifique en lignocéroyl-Co A ligase entraînant l'accumulation d'acides gras à très longue chaîne. Il n'existe pas d'anomalie morphologique des peroxysomes hépatiques.
  Le diagnostic anténatal est réalisé sur prélèvement de trophoblaste ou amniotique.
  Les femmes hétérozygotes (le gène muté se situe sur le chromosome X) sont recherchées par le dosage des acides gras à très longue chaîne.
- Syndrome cérébro-hépato-rénal de Zellweger.
- Adrénoleucodystrophie à début néonatal.
- Maladies de Refsum infantile.
  Ces trois maladies ont en commun l'absence de peroxysomes hépatiques, les acides gras à très longue chaîne sont augmentés, le rapport C_{26}/C_{22} sérique est élevé, et le diagnostic anténatal est possible sur prélèvements de trophoblastes ou de cellules amniotiques.
- Chondrodysplasie ponctuée de type rhizomélique : déficit de synthèse des plasmalogènes ou déficit de l'activité de la phytanate oxydase. La β oxydation peroxysomiale et la mesure de la catalase particulaire sont normales.
- Acidémie pipécolique : déficit en pipécolate ou en pipéridine oxydase avec accumulation sérique d'acide pipécolique.
- Pseudo-syndrome de Zellweger : déficit en β-cétothiolase peroxysomiale avec élévation des peroxysomes hépatiques. Il existe une accumulation d'acides gras à longue chaîne due à un défaut de β-oxydation peroxysomiale, avec parfois une accumulation d'acides biliaires précurseurs (acide trihydroxy-coprostanoïque).
  La synthèse des plasmalogènes et l'activité de la phytanate oxydase sont normales.
- Pseudo-adrénoleucodystrophie néo-natale : déficit en acyl-Co A oxydase peroxysomiale. Il existe une accumulation d'acides gras à très

longue chaîne. Les peroxysomes sont augmentés en taille et en nombre. Il n'existe pas d'accumulation d'acides biliaires précurseurs.

- Déficit en protéines bifonctionnelles peroxysomiales avec perturbation de l'oxydation d'acides gras à très longue chaîne et d'acides biliaires précurseurs.
- Acatalasémie : déficit de la catalase érythrocytaire avec une catalase hépatique normale. L'activité peroxysomiale est augmenter. Il n'y a pas d'accumulation d'acides gras à très longue chaîne dans le sérum.
- Hyperoxalurie de type I : déficit en alanine-glyoxylate aminotransférase peroxysomiale entraînant la production excessive d'oxalate. Il n'y a pas d'accumulation d'acides gras à longue chaîne.
- Anomalies peroxysomiales observées dans des pathologies mitochondriales :
  - prolifération de la population peroxysomiale,
  - perturbation du rapport C_{26}/C_{22},
  - autophagie des peroxysomes.

P-GLYCOPROTÉINE

La P-glycoprotéine est une protéine membranaire responsable du phénomène de résistance multidrogue à la chimiothérapie, lorsqu'elle est présente à la surface des cellules tumorales. Cette protéine membranaire existe dans certains tissus normaux, essentiellement la médullo-surrénale, le foie, le pancréas. Son rôle en pathologie est lié au refoulement en dehors de la cellule des agents toxiques, de façon non spécifique.

Mise en évidence

La P-glycoprotéine peut être quantifiée par l'utilisation d'un anticorps monoclonal (le CA 219 est dirigé contre un épitope de la P-glycoprotéine). Les techniques utilisées sont :

– l'immunohistochimie,
– la cytométrie de flux,
– le Western-Blot.

Intérêt pathologique

- Des taux élevés de P-glycoprotéine sont retrouvés dans différentes tumeurs :
  - cancer broncho-pulmonaire,
  - cancer du sein,
  - cancer de l'ovaire,
  - leucémie aiguë,
  - myélome,
  - lymphome.

- Ils sont retrouvés lors de l'utilisation de :
  - actinomycine D,
  - daunorubicine,
  - doxorubicine,
  - mithramycine,
  - vinblastine,
  - vincristine.

PH GASTRIQUE

La mesure du pH gastrique peut permettre de régler la posologie d'un traitement anti-sécrétoire en mesurant les périodes d'hyperacidité gastrique chez l'ulcéreux. La mesure peut également être utile pour la surveillance thérapeutique des gastrinomes.

Réalisation

L'électrode est introduite par voie nasale puis avalée.

Le pH est mesuré au moyen d'une sonde munie d'un capteur qui transmet les résultats à un enregistreur.

Le pH est mesuré sur 24 heures en ambulatoire ou sur 3 heures après absorption d'un repas.

Le sujet ne doit pas absorber de médicaments modifiant le pH et doit s'abstenir de fumer.

Valeurs de référence

- pH gastrique moyen : 5.
- pH post-prandial : 2-4.

PH ŒSOPHAGIEN

La mesure du pH œsophagien peut permettre le diagnostic d'un reflux gastro-œsophagien. L'interprétation est rendue délicate par l'existence d'un reflux physiologique.

Réalisation

L'électrode est introduite par voie nasale puis avalée.

Le pH est mesuré au moyen d'une sonde munie d'un capteur qui transmet les résultats à un enregistreur.

Le pH est mesuré sur 24 heures en ambulatoire ou sur 3 heures après absorption d'un repas.

Le sujet ne doit pas absorber de médicaments modifiant le pH et doit s'abstenir de fumer.

Valeurs de référence

- pH œsophagien : 4-7.
- Reflux acide : pH inférieur à 4.
- Reflux alcalin : pH supérieur à 7.

PH SANGUIN

Le pH sanguin est un paramètre très stable. Son homéostasie est rendue possible grâce à l'élimination de l'acide carbonique sous forme de gaz carbonique au niveau pulmonaire, grâce aux différents systèmes tampons de l'organisme et grâce à l'élimination des ions H^+ sous forme d'ammoniaque au niveau rénal.

Prélèvement

Sang total artériel recueilli sur héparine.

Conservé à l'abri de la lumière et dans la glace.

Le dosage est effectué rapidement.

Dosage

Appareils à électrodes permettant la mesure du pH et des gaz du sang.

Valeurs de référence

- pH à 37 °C : 7,38-7,42.

Variations pathologiques

- Acidoses métaboliques :
  - acidose par perte digestive de bicarbonates (diarrhées, fistules, cholestyramine),
  - acidoses tubulaires rénales,
  - augmentation des anions du trou anionique (sulfates, phosphates, urates, etc.),
  - augmentation du lactate (acidose lactique),
  - augmentation des corps cétoniques (acidocétose diabétique).
- Acidoses respiratoires :
  - hypoventilation d'origine centrale (dépression du centre respiratoire) :
    . intoxications médicamenteuses (barbituriques),
    . toxicomanes (héroïne),
    . traumatismes crâniens,
    . encéphalites ;
  - hypoventilation par déformation du thorax ou paralysie des muscles respiratoires,

- atteinte bronchoalvéolaire : œdème pulmonaire, broncho-pneumonie.
- Alcalose métabolique :
  - traitement diurétique : pertes de chlore, réabsorption de bicarbonates,
  - hypercorticisme (Cushing, Conn),
  - perte d'ions H^+ (vomissements, aspirations gastriques),
  - apport exagéré de bicarbonate ou de lactate.
- Alcalose respiratoire :
  - hyperventilation d'origine centrale (augmentation de PaO_2) :
    . intoxication salicylée (2e phase),
    . spasmophilie ;
  - hyperventilation d'origine artificielle (respiration assistée),
  - hypocapnie hypoxémique :
    . embolie pulmonaire, œdème pulmonaire, pneumothorax,
    . asthme.

PH URINAIRE

Les ions H^+ libres sont en faibles quantité dans les urines. Ils sont combinés sous forme d'ammoniaque ou d'acidité titrable et éliminés par le rein. Le dosage du pH urinaire est utile dans le diagnostic et le traitement des lithiases, associé à l'étude de la cristallurie. Il permet également de vérifier l'alcalinisation thérapeutique des urines. Son dosage a également un intérêt pour la compréhension des problèmes métaboliques.

Prélèvement

Urines fraîchement recueillies.
L'infection des urines à germes uréasiques (Proteus) entraîne une alcalinisation rapide des urines.

Dosage

- Bandelette réactive.
- Électrode de verre spécifique.

Valeurs de référence

- pH urinaire : 5,4-7,2 ;
- Les premières urines du matin sont les plus acides.

Variations pathologiques

- Lithiases : un pH inférieur à 5 est retrouvé dans les lithiases uriques, xanthiques et cystiniques.

- Acidose métabolique (acidoses tubulaires) : le pH reste inférieur à 5, sauf en cas d'hypokaliémie ou d'hypercalcémie.
- Alcalose métabolique : le pH reste supérieur à 7, sauf en cas d'acidurie paradoxale.
- Surveillance des infections urinaires : infections récidivantes ou à germes uréolytiques.

PHÉNOBARBITAL

Le phénobarbital possède des propriétés anti-consulsivantes, hypnotiques et sédatives. Il est liposoluble, diffuse dans tout l'organisme, en particulier au niveau du cerveau, passe dans le lait maternel et traverse le placenta.

Il est métabolisé au niveau hépatique et éliminé dans les urines sous forme glucuro et sulfo-conjuguée.

Le pic plasmatique est atteint en 8 heures.

Il se lie à 50 % aux protéines sériques.

Sa demi-vie est de 4 jours chez l'adulte et de 2 jours chez l'enfant.

Son dosage présente un intérêt chez les sujets épileptiques et dans les intoxications volontaires.

Le phénobarbital est considéré comme l'inducteur enzymatique de référence et ses interactions pharmacologiques sont très nombreuses.

L'état d'équilibre est obtenu en 3 semaines (1 semaine chez l'enfant).

Prélèvement

Sérum recueilli avant une nouvelle prise.

Liquide gastrique : sondage effectué en cas d'intoxication.

Urines (25 à 50 % éliminé dans les urines sous forme inchangée).

Dosage

- Immuno-enzymologie en phase homogène (EMIT).
- Spectrophotométrie.
- Chromatographie (CPG, HPLC).
- Néphélémétrie, turbidimétrie.

Valeurs de référence (mg × 4,3 = µmol)

Zone thérapeutique :

– adulte : 15-35 mg/l *soit* 65-155 µmol/l,

– enfant : 10-20 mg/l *soit* 40-85 µmol/l.

Le premier dosage doit être effectué après au moins 2 semaines de traitement.

Facteurs de variation

- Insuffisance hépatique : diminution du métabolisme.

- Insuffisance rénale : diminution de la clairance du phénobarbital.
- Urines alcalinisées : augmentation de la vitesse d'élimination du phénobarbital.
- Prise d'acide valproïque : augmentation des concentrations de phénobarbital de 30 à 50 %.
- Augmentation du catabolisme et diminution de l'activité de la phénytoïne, de la vitamine D, des anti-vitamines K, des contraceptifs oraux, des β-bloquants, de la digoxine, de la carbamazépine, etc.
- Augmentation de l'effet sédatif des phénothiazines, benzodiazépines et anti-histaminiques.
- Les doses toxiques de phénobarbital peuvent entraîner des convulsions (généralement à partir de 50 mg/l) avec une dépression respiratoire, un coma, une hypothermie, un collapsus avec insuffisance rénale.

PHÉNOL

Le phénol est un dérivé d'oxydation du benzène utilisé dans l'industrie. Il peut être responsable d'intoxications graves dont les symptômes sont variables (vomissements, nausées, acidose, cyanose, œdème pulmonaire, coma mortel).

Prélèvement

Urines.

Dosage

Chromatographie liquide haute performance.

Valeurs de référence (mg × 10,6 = µmol/l)

Inférieures à 50 mg/l (*soit* < à 530 µmol/l).

Variations pathologiques

- Intoxication industrielle (peinture, textile, explosifs, tanneurs).
- Intoxication médicamenteuse.
- Benzolisme (associer un dosage de l'hippurate).

PHÉNOTHIAZINES

Les phénothiazines sont des dérivés tricycliques possédant des activités diverses : antihistaminique, neuroleptique, spasmolytique, antiparkinsonnien et anesthésique local. Ils sont impliqués dans les intoxications accidentelles et les tentatives d'autolyse.

Les effets toxiques engendrés sont des troubles du système nerveux central (troubles de la motricité, coma, hypothermie), une atteinte cardiovasculaire (tachycardie, arythmie, anoxie, hypotension), une atteinte respiratoire (trouble du rythme, dépression respiratoire).

Le coma s'observe dans les intoxications aiguës par les phénothiazines à chaîne latérale aliphatique (chlorpromazine, lévomépromazine). Il est moins profond avec les corps à chaîne latérale pipéridinée (thioridazine) ou pipérazinée (fluphénazine). L'hypothermie associée est d'autant plus fréquente que la dose ingérée est forte et le délai de découverte prolongé.

Le métabolisme est rapide et intense et les nombreux métabolites sont rapidement éliminés dans les urines. Le traitement est généralement symptomatique et associe le maintien de la tension artérielle, une augmentation de la volémie, le réchauffement et la respiration assistée.

Prélèvement

- Recherche de toxiques urinaires
- Liquide de lavage gastrique.
- Sang

Recherche de toxiques

La recherche de phénothiazines dans les urines est un examen réalisé en urgence dans le cadre de la recherche de toxiques urinaires.

Les phénothiazines donnent une réaction colorée avec la réaction de Forrest ou avec la réaction de Meunier.

Après extraction des toxiques du milieu biologique, une technique chromatographique permettra l'identification du produit ou son dosage.

PHÉNYLALANINE

La phénylalamine est un acide aminé aromatique indispensable dont le métabolisme est confondu à celui de la tyrosine.

Elle intervient dans la biosynthèse :

– des iodotyronines (hormones thyroïdiennes),
– de l'acide homogentisique (alcaptone),
– de la tyramine,
– de la dopamine, de l'adrénaline et de la noradrénaline,
– des pigments mélaniques,
– de l'acide phényl-pyruvique,
– de la phényl-éthylamine.

Prélèvements

- Sérum rapidement centrifugé et conservé congelé.
- Urines de 24 heures recueillies sur acide sulfo-salicylique.

Dosage

- Technique microbiologique de Guthrie.
- Chromatographie liquide échangeuses d'ions (élution à pH 3,45 à 55 °C).

Valeurs de référence (mg × 6,05 = µmol)

	Sérum		Urines	
	mg/l	µmol/l	mg/24 h	µmol/24 h
Enfant < 2 ans	5-15	30-90	5-25	30-150
Adultes	3-18	18-108	10-30	60-180

Variations pathologiques

- Phénylcétonurie (ou oligophrénie phényl-pyruvique) liée à un déficit en phénylalanine hydroxylase ou à un déficit en dihydro-ptéridine-réductase, entraînant une accumulation de phénylalanine dans les liquides biologiques. Il existe secondairement une inhibition de la tyrosinase, de la 5 hydroxy-tryptophane décarboxylase avec diminution des précurseurs de la mélanine et de la sérotonine. Le dépistage de la maladie est réalisée vers le 5e jour après la naissance, en même temps que le dépistage de l'hypothyroïdie.
- Chez les prématurés, en raison de l'immaturité hépatique, des déficits temporaires sont observés.

PHÉNYLBUTAZONE

La phénylbutazone est un anti-inflammatoire non stéroïdien, inhibiteur de la cyclo-oxygénase, intervenant dans la phase primaire de l'inflammation. Elle possède également une activité antalgique, antipyrétique, uricosurique.

Le métabolisme hépatique conduit à la formation d'oxyphénylbutazone. Les métabolites glucuro-conjugués sont éliminés dans les urines.

Prélèvement

Sérum prélevé 4 heures après la dernière prise.

Dosage

Chromatographie liquide haute performance (lecture à 254 mm).

Valeurs de référence (mg × 3,25 = µmol)

Zone thérapeutique : 40-100 mg/l *soit* 130-325 µmol/l.

Variations pathologiques

- Toxicité hématologique : leucopénie, anémie (pouvant aller jusqu'à la pancytopénie) nécessitant une surveillance hématologique tout au long du traitement.
- Toxicité fœtale : contre-indication pendant la grossesse et l'allaitement.
- Interactions médicamenteuses nombreuses :
  - la phénylbutazone est un inducteur enzymatique,
  - elle potentialise l'action des anti-vitamines K et du méthotrexate,
  - elle diminue l'effet des diurétiques et des β-bloquants.
  - elle diminue l'efficacité des dispositifs intra-utérins et des œstro-progestatifs.

PHÉNYTOÏNE

La phénytoïne ou diphénylhydantoïne (Di-hydan) possède des propriétés anti-épileptiques et anti-arythmiques. Il s'agit également d'un puissant inducteur enzymatique, modifiant le métabolisme d'autres médicaments. Les principaux effets secondaires sont une hypertrophie gingivale, des signes neurologiques, un collapsus cardio-vasculaire, un syndrome lupique, une hypertrichose, un hirsutisme, etc.
La liaison aux protéines plasmatiques est élevée (90 %). Le pic plasmatique est variable selon la forme galénique (de 2 à 12 heures).
L'état d'équilibre est atteint après 10 à 50 jours de traitement. Le métabolisme hépatique aboutit à des dérivés inactifs éliminés dans les urines et environ 5 % est excrété sous forme inchangée.

Prélèvement

Sérum prélevé avant une nouvelle prise.

Dosage

- Par méthodes immunochimiques :
  - marqueurs enzymatiques (EMIT),
  - marqueurs chimiques (fluorescence),
  - par précipitation (néphélémétrie, turbidimétrie).
- Par méthodes chromatographiques (CPG, HPLC).

Valeurs de référence (mg/l × 3,96 = μmol)

- Adulte, enfants : 10-20 mg/l *soit* 40-80 μmol/l.
- Nouveau-nés < 3 mois : 5-10 mg/l *soit* 20-40 μmol/l.

Il peut être nécessaire de déterminer la fraction libre (hypoalbuminémie, association à un médicament qui déplace la phénytoïne de sa liaison aux protéines, hyperbilirubinémie, urémie).

- Fraction libre :
  - adultes, enfants : 1-2 mg/l *soit* 4-8 µmol/l.
  - nouveau-nés < 3 mois : 1-2 mg/l *soit* 4-8 µmol/l.
- Les concentrations plasmatiques totales toxiques sont supérieures à 20 mg/l (> 80 µmol/l) induisant des signes d'intoxication (nystagmus, vertiges, diplopie), d'ataxie (> 30 mg/l), de coma (> 50 mg/l).

Variations physiopathologiques

- Grossesse : diminution de la concentration sérique.
- Atteinte virale (mononucléose, hépatite) : augmentation de la clairance.
- Atteintes hépatiques chroniques : diminution de la clairance.
- Diminution du métabolisme de la phénytoïne par le dicoumarol, l'isoniazide, le disulfirame, le chloramphénicol, les barbituriques à forte dose, la cyclosporine, la phénylbutazone, le diazépam, etc.
- Augmentation du métabolisme de la phénytoïne par l'alcool, la carbamazépine, les barbituriques à faible dose, le clonazépam.
- La phénytoïne accélère le métabolisme de la digitoxine, des œstro-progestatifs, des anti-vitamines K, de la quinidine, de la vitamine D, de la doxycycline, de la nortriptyline.
- La phénytoïne est déplacée de ses sites de liaison protéique par les salicylés, les sulfonyl-urées, la phénylbutazone, l'acide valproïque.
- La phénytoïne accélère la transformation *in vivo* de la primidone en phénobarbital.
- La phénytoïne augmente la toxicité du méthotrexate.

PHOSPHATASES ACIDES

Enzyme douée d'une activité phospho-hydrolasique et transférasique, elle est localisée dans les lysosomes et dans le cytoplasme. Elle est présente dans la prostate, les os, les cellules circulantes des 3 lignées sanguines, les poumons, le foie, les reins, la rate, le pancréas et le liquide séminal.
La fraction prostatique est sécrétée uniquement par la prostate et l'activité est inhibée par l'acide tartrique (phosphatases tartrate-labiles). Le dosage spécifique de la fraction prostatique est désormais réalisé par une technique immunologique.

Prélèvement

- Sérum dosé rapidement ou conservé congelé.
- Le toucher rectal, une biopsie ou un examen cystoscopique dans les semaines précédant le dosage sont proscrits.
- Le prélèvement sur anticoagulant inhibe l'activité prostatique.
- Le sérum ne doit pas être hémolysé (dosage de l'activité cellulaire).
- À température ambiante, l'activité baisse de 50 % en 24 heures.

Dosage
- Méthodes colorimétriques, enzymologiques.
- Méthodes radio-immunologiques, immuno-enzymologiques.

Valeurs de référence (UI/l)

Phosphatases acides	Totales	Tartrate résistantes	Prostatiques
Homme > 50 ans	2,2-5,3	1,2-4,7	0,4-2,8
Homme 20-50 ans	1,9-5,0	0,8-3,7	0,4-2,2
Femme > 40 ans	1,5-4,8	0,8-3,0	
Femme 20-40 ans	1,5-4,4	0,8-2,8	
Garçon 4-10 ans	3,9-7,3	2,8-5,2	
Fille 4-10 ans	3,6-7,3	2,3-5,1	
Enfant 1-3 ans	4,5-9,5	4,1-9,0	

Variations pathologiques
- Augmentation des phosphatases acides totales :
  - anomalies cellulaires (leucémies, thrombocytose, thrombocytémie),
  - infarctus myocardique, embolie pulmonaire.
- Augmentation de la fraction tartrate-résistante surtout :
  - anémies hémolytiques,
  - maladie de Gaucher,
  - ostéolyse (cancers, Paget, tumeurs osseuses, ostéoporose, myélome, hyperparathyroïdie, anomalies d'ostéosynthèse).
- Augmentation de la fraction prostatique essentiellement :
  - adénomes et cancers de la prostate.

PHOSPHATASES ACIDES PROSTATIQUES

Les phosphatases acides prostatiques sont synthétisées au niveau de l'épithélium de la prostate. L'activité est retrouvée essentiellement dans le liquide séminal et en partie dans les urines. L'activité circulatoire est très faible et elle est retrouvée augmentée dans les carcinomes prostatiques, essentiellement aux stades C et D.

Prélèvement
Sérum dosé rapidement ou conservé congelé.
- Le toucher rectal, une biopsie ou un examen cystoscopique dans les semaines précédant le dosage sont proscrits.
- Le prélèvement sur anticoagulant inhibe l'activité prostatique.
- Le sérum ne doit pas être hémolysé (dosage de l'activité cellulaire).
- À température ambiante, l'activité baisse de 50 % en 24 heures.

Dosages

- Méthodes enzymatiques : activité tartrate-sensible.
- Méthodes immuno-enzymologiques.
- Méthodes radio-immunologiques.

Valeurs de référence (en µg/l ou ng/ml)

- Hommes : inférieures à 3 µg/l.

Variations pathologiques

- Adénomes prostatiques : absence de variation sensible.
- Carcinomes prostatiques :
  - stade A et B : 25 % des tumeurs ont des taux supérieurs à 3 µg/l,
  - stade C et D : le taux s'élève dans les métastases osseuses ou les envahissements ganglionnaires,
- Surveillance thérapeutique :
  - la remontée des taux après traitement est corrélée à une récidive ou à des métastases.
- Le dosage n'a aucune utilité dans le diagnostic précoce du cancer de la prostate.

PHOSPHATASES ALCALINES

Les phosphatases alcalines sont douées d'une activité enzymatique phospho-hydrolasique et transférasique localisée dans les membranes cytoplasmiques des cellules. Certains tissus en sont particulièrement riches : foie, os, intestin, placenta, reins, leucocytes.
Leur activité est dépendante d'ions métalliques (surtout Mg^{2+} et Zn^{2+}). Les iso-enzymes d'origine hépatique et osseuse représentent 90 % de l'activité circulante et leur caractérisation est utile devant une hyperphosphatasémie inexpliquée et dans la surveillance de sujets cancéreux (surtout les cancers digestifs et les cancers du sein).

Prélèvement

- Sérum.
- Éviter tout anticoagulant.
- Rejeter les sérums hémolysés.

Dosage

- Activité totale : mesure spectrophotométrique de l'hydrolyse d'un ester de l'acide phosphorique en présence de paranitrophényl-phosphate. L'apparition de paranitrophénol est lue à 405 nm.
- Séparation des isoenzymes :
  - thermodénaturation à 56 °C et à 65 °C : surtout intéressante pour confirmer une fraction placentaire sérique thermorésistante ;

- immunoprécipitation grâce à l'utilisation d'anticorps monoclonaux.
- utilisation de lectines (précipitation, chromatographie d'affinité, électrophorèse) ;
- utilisation d'inhibiteurs (EDTA, phénylalanine, lévamisole) ;
- électrophorèse en gel d'agarose à pH alcalin et quantification densitométrique (méthode couramment utilisée) ;
- dosage radio-immunologique de l'enzyme osseuse.

Valeurs de référence

- Activité totale : (UI/l à 30 °C)
  - nouveau-né : 110-450
  - 1-4 ans : 100-440
  - 4-14 ans : 90-430
  - 14-20 ans : 80-360
  - adultes : 40-100
  - > 60 ans : 50-130
- Répartition des isoenzymes :
  - fraction hépatique : 60-70 % (25-70 UI/l),
  - fraction osseuse : 30-40 % (15-40 UI/l),
  - fraction intestinale : 0-10 % (0-10 UI/l).

Variations physiologiques

- La fraction osseuse est prédominante chez l'enfant jusqu'à l'adolescence et peut représenter 90 % de l'activité totale.
- La fraction intestinale est plus importante chez les sujets de groupes sanguins O ou B et chez les sujets Lewis +.
- La fraction placentaire apparaît chez la femme enceinte aux environ de la 20e semaine de grossesse et augmente jusqu'au terme.
- Certains médicaments entraînent une modification de l'activité totale :
  - contraceptifs oraux et hypolipémiants (– 10 %),
  - anticoagulants et antiépileptiques (+ 20 %).

Variations pathologiques

- *En pathologie hépatique*

  L'élévation de l'activité PAL est un signe de cholestase. Elle s'accompagne d'une élévation des activités γGT et 5'nucléotidase :
  - cholestases intra-hépatiques :
    . hépatites cholestatiques,
    . stéatose, cirrhose,
    . hépatomes, métastases hépatiques.
  - cholestases extra-hépatiques :
    . lithiases et tumeurs biliaires,
    . cancer pancréatique.

L'élévation est moins marquée dans les hépatites cytolytiques d'origine virale, toxique ou médicamenteuse.

Dans l'insuffisance hépato-cellulaire sévère, l'activité PAL hépatique est diminuée.

• *En pathologie osseuse*

L'activité osseuse est essentiellement ostéoblastique. L'élévation est retrouvée dans :

- la maladie de Paget (intérêt dans la surveillance de la maladie),
- les tumeurs et métastases osseuses,
- l'hyperparathyroïdie,
- la maladie de Recklinghausen,
- l'ostéomalacie,
- le rachitisme par carence en vitamine D.

L'activité osseuse reste normale dans l'ostéoporose, le myélome et les métastases ostéolytiques.

L'activité osseuse est diminuée dans l'hypophosphatasémie héréditaire récessive (rachitisme, troubles dentaires, chondrocalcinose).

• Une hyperphosphatasémie transitoire est parfois retrouvés chez l'enfant entre 1 et 3 ans avec des taux atteignant 5 000 UI/l, essentiellement dus à une augmentation des fractions osseuses. Il existe chez ces enfants des signes de malabsorption avec diarrhées, mais aucune pathologie hépatique ou osseuse n'est retrouvée.

• *En pathologie cancéreuse*

- Isoenzymes d'origine placentaire (isoenzyme de Regan) :
  . tumeurs pulmonaires,
  . cancers de l'ovaires, du col de l'utérus.
- Isoenzyme placental-like (isoenzyme de Nagao) :
  . cancer séminomateux du testicule.
- Isoenzyme intestinale d'origine fœtale (isoenzyme de Kasahara) :
  . cancer primitif hépatique.
- Isoenzymes osseuses :
  . tumeurs primitives des os (ostéosarcomes),
  . métastases osseuses.
- Isoenzyme hépatique rapide (H2) :
  . apparition lors d'ictères rétentionnels,
  . métastases hépatiques de cancers (surtout colo-rectaux),
  . parfois retrouvée dans les cirrhoses, les cholécystites et les lithiases biliaires.

PHOSPHATASE ALCALINE OSSEUSE

Le tissu osseux est formé d'une matrice inorganique de cristaux d'hydroxyapatite, et d'une matrice organique de collagène de type I et de protéines non collagéniques. Certains marqueurs sont le reflet du renouvellement osseux par mesure de la vitesse de formation ou de dégradation de la matrice osseuse ou de la mesure des perturbations du remodelage osseux. Les dosages de la phosphatase alcaline osseuse et de l'ostéocalcine sont le reflet de la formation de la matrice osseuse non collagénique.

La phosphatase alcaline osseuse est une enzyme ostéoblastique, libérée dans la circulation sous forme dimérique, lors de l'activation ostéoblastique ou par formation de vésicules de l'ostéoblaste pendant la minéralisation osseuse.

En cas d'insuffisance rénale, son dosage est un bon reflet du remodelage osseux, car il n'est pas éliminé par les urines, contrairement à l'ostéocalcine.

Prélèvement

Sérum prélevé de préférence le matin à jeun, sur un tube sec sans anticoagulant.

Conserver le sérum à –20 °C en cas de dosage différé.

Dosage

- Méthodes immunoradiométriques (IRMA) : mesure pondérale de l'isoenzyme osseuse. (domaine de mesure : 5 à 120 µg/l).
- Méthode immunoenzymatique (ELISA) : mesure de l'activité enzymatique de la phosphatase alcaline osseuse. (domaine de mesure : 1 à 140 µg/l).

Ces méthodes ne sont pas influencées par l'hémolyse, la bilirubine ou les triglycérides. Les variations nycthémérales sont minimes.

Il existe une réaction croisée avec les phosphatases alcalines hépatiques de l'ordre de 10 à 15 %.

• Valeurs de référence (résultats en µg/l)

Méthodes	IRMA	ELISA
Hommes	7 - 22	15 - 41
Femmes	9 - 25	11 - 30
Femmes ménopausées	8 -26	14 - 43

La détermination de la phosphatase alcaline osseuse dans le sérum permet le diagnostic des anomalies de remodelage osseux et la surveillance des traitements :

- ostéoporose,
- maladie de Paget,
- hyperparathyroïdies,
- insuffisance rénale chronique,
- métastases osseuses.

PHOSPHATASES ALCALINES LEUCOCYTAIRES

Les variations de l'activité phosphatasique des polynucléaires neutrophiles sont recherchées essentiellement dans les pathologies myéloprolifératives.

Prélèvement

Sang recueilli sur EDTA.

Réalisation

Un frottis est fixé au méthanol-formol et une coloration cytochimique permet la mise en évidence du matériel enzymatique intracytoplasmique nécessaire à la fonction phagocytaire.

Pour 100 polynucléaires neutrophiles, on quantifie l'activité visible sous forme de fins grains brunâtres, de façon semi-quantitative, par un score de 0 à 4 par cellule observée.

Les activités extrêmes vont de 0 à 400.

Valeurs de référence

Normalement il existe 20 à 70 % de polynucléaires neutrophiles contenant des PAL et le score varie de 1 à 2 par cellules.

L'activité totale varie donc de 20 à 100.

Variations pathologiques

- Diminution des PAL (score < 5)
  - leucémie myéloïde chronique,
  - crises hémolytiques (ex : hémoglobinurie nocturne paroxystique).
- Augmentation des PAL (score > 100)
  - polynucléoses d'origine infectieuse ou inflammatoire,
  - syndromes myéloprolifératifs :
    . splénomégalie myéloïde,
    . thrombocytémie essentielle,
    . maladie de Vaquez,
    . ostéomyélosclérose primitive,
  - syndrome de Down (trisomie 21).

PHOSPHO-GLUCOSE ISOMÉRASE

La phospho-glucose isomérase intervient dans la glycolyse aérobie et son dosage présente un intérêt comme marqueur tumoral en association avec d'autres paramètres.

Prélèvement

- Sérum conservé à + 4 °C.
- Rejeter tout sérum hémolysé.

Dosage

La phospho-glucose isomérase transforme le fructose-6-phosphate en glucose-6-phosphate qui donne le 6-phospho-gluconate en présence de NAD et de G6PDH. L'activité est proportionnelle à l'apparition de NADH, H^+ mesurée à 340 nm.

Valeurs de référence

Taux : 50 à 70 UI/l.

Augmentations pathologiques

- Cancers (poumon, sein, prostate).
- Myélome multiple.
- Myodystrophie, myonécroses.
- Atteintes hépatiques (hépatites, cirrhose, cholestase).

Déficit enzymatique

- Autosomique récessif.
- Hydroptysie fœtale.
- Crises hémolytiques induites par des médicaments et des épisodes infectieux.

3-PHOSPHOGLYCÉRATE KINASE

Enzyme de la voie anaérobie de la glycolyse anaérobie indispensable au maintien de l'intégralité membranaire du globule rouge, son déficit entraîne une anémie hémolytique.

Prélèvement

Sang hépariné.

Dosage

Méthode enzymatique.

Déficit enzymatique

- Anémie hémolytique sévère évoluant par poussées.
- Autohémolyse augmentée, partiellement corrigée par le glucose et l'ATP.

- L'électrophorèse de l'Hb révèle une élévation de l'HbF.
- Le déficit enzymatique est sévère (10 % des valeurs de référence).
- Il existe généralement des troubles neuropsychiques et des infections d'intensités variables.

PHOSPHOLIPIDES

Les phospholipides sont des éléments indispensables du métabolisme intermédiaire des lipoprotéines. Ils sont d'origine hépatique et intestinale. Ils représentent une part non négligeable des lipoprotéines (25 % des HDL, 20 % des LDL, 15 % des VLDL), et servent à la synthèse hépatique des lipoprotéines, en formant avec les apolipoprotéines, l'enveloppe polaire des lipoprotéines natives. Leur métabolisme fait intervenir des phospholipases et la lécithine-cholestérol-acyl-tranférase (LCAT), et aboutit à des produits recyclés qui rejoignent le pool de phospholipides cellulaires.

Prélèvement

Sérum prélevé à jeun.

Dosage

Méthode enzymatique après précipitation sélective.

Valeurs de référence (g/l × 1,29 = mmol/l)

0-1 mois : 0,7-1,3 g/l *soit* 0,9-1,7 mmol/l.
1 mois-1 an : 1,3-2,0 g/l *soit* 1,7-2,6 mmol/l.
Adulte : 1,8-2,5 g/l *soit* 2,3-3,2 mmol/l.

Variations pathologiques

- Diminution des phospholipides :
  - malnutrition (déficit en choline indispensable),
  - hypolipidémies familiales.
- Augmentation des phospholipides :
  - hyperlipidémies des types II et III de la classification de Frédrickson,
  - hépatites cholestatiques.

  L'augmentation est rencontrées dans la rétention biliaire avec surtout élévation des lécithines, associée à une hypercholestérolémie ;
  - déficit en LCAT : élévation des phospholipides associée à une hypercholestérolémie modérée et à une hypertriglycéridémie variable ;
  - élévation des phospholipides au cours des affections entraînant une hyperlipidémie (hypothyroïdie, syndrome néphrotique, etc.).

PHOSPHOLIPIDES AMNIOTIQUES

Les phospholipides tensio-actifs sont synthétisés par les pneumocytes et entrent dans la composition du surfactant pulmonaire.
Chez le fœtus, leur déficit ou leur absence entraîne une détresse respiratoire aiguë (maladie des membranes hyalines). Les dosages réalisés dans le liquide amniotique, mais aussi dans les aspirations endotrachéales, sont réalisés au cours de la grossesse ou chez le nouveau-né d'âge gestationnel supérieur à 30 semaines.

Prélèvement

- Liquide amniotique obtenu lors d'une amniocentèse sous échographie.
- Aspirations endotrachéales chez le nouveau-né.

Dosages

- Étude du surfactant pulmonaire dans le liquide amniotique :
  - chromatographie avec établissement du rapport lécithine sur sphingomyéline ;
    La technique est indépendante du volume du liquide amniotique. Un rapport supérieur à 2 témoigne d'une maturité pulmonaire suffisante ;
  - chromatographie en phase gazeuse avec établissement du rapport acide palmitique sur acide stéarique ;
  - chromatographie liquide haute performance avec études des différents phospholipides ;
  - mesure de la viscosité ;
  - dosage enzymatique des lécithines ;
  - dosage immunologique du phosphatidyl glycérol.
- Études des aspirations endotrachéales chez le nouveau-né :
  - établissement du rapport lécithine sur sphingomyéline ;
  - dosage du phosphatidyl glycérol.

Valeurs de référence

Le reflet d'une maturité pulmonaire correcte est apporté par des valeurs de :
- lécithine/sphingomyéline > 2.
- phosphatidyl glycérol > 2 µg/ml.

Limites de dosage

- Établissement du rapport L/S :
  - long,
  - faux-négatifs,
  - sensible aux contaminants : sang, méconium.
- Dosage du phosphatidyl glycérol :
  - rapide,

- plus spécifique,
- insensible aux contaminants.

Examens complémentaires

- Gaz du sang : hypoxémie proportionnelle à la gravité de la maladie, acidose métabolique ou mixte.
- Radiographie de thorax.

PHOSPHORE

Le phosphore est le principal anion intracellulaire intervenant dans le métabolisme phosphocalcique (calcification osseuse), dans le métabolisme intermédiaire (ATP, phosphorylation) et sous forme de composants cellulaires (phospholipides, phosphoprotéines).

Il intervient dans le métabolisme acido-basique (tampon phosphates) et dans de nombreux métabolismes (en particulier la glycolyse anaérobie). Son absorption intestinale est conditionnée par les apports alimentaires. Ses besoins sont plus importants chez l'enfant et la femme enceinte. L'élimination urinaire est fonction des apports alimentaires. Il existe une réabsorption tubulaire qui représente environ 90 % du phosphore filtré et qui est modifiée dans certaines pathologies. L'homéostasie du métabolisme phospho-calcique est assurée par 2 hormones (PTH et calcitonine) et par 2 organes (intestin et rein) :

- la calcitonine est hypophosphorémiante, favorisant l'élimination urinaire des phosphates et l'ostéogenèse ;
- la parathormone est hypophosphorémiante en diminuant la réabsorption tubulaire des phosphates. Elle favorise l'ostéolyse ;
- la vitamine D favorise l'absorption intestinale du calcium et du phosphore et leur réabsorption rénale ;
- au niveau rénal, la réabsorption des phosphates est influencée par le sodium et la PTH au niveau des tubules proximaux et par la PTH au niveau distal.

Prélèvement

- Sérum prélevé à jeun (rejeter tout sérum hémolysé).
- Urines de 24 heures recueillies sur acide chlorhydrique.

Dosage

- Méthodes utilisant le molybdate en milieu acide :
  - lecture spectrophotométrique du phosphomolybdate en UV,
  - méthode colorimétrique après réduction du phosphomolybdate.
- Méthodes enzymatiques utilisant le glycogène comme substrat.
- Méthode colorimétrique utilisant le vert malachite.

Le dosage nécessite la réalisation d'un blanc sérique, indispensable en cas d'hyperlipémie, d'hémolyse ou de sérum ictérique.

Valeurs de référence (mg × 0,032 = mmol)

- Sérum :
  - enfants: 40-60 mg/l *soit* 1,28-1,92 mmol/l,
  - adultes: 25-45 mg/l *soit* 0,80-1,45 mmol/l.
- Urines : 650-1 400 mg/24 h *soit* 20-45 mmol/24 h.

Variations physiologiques

- Enfants : phosphorémie plus élevée d'environ 40 %.
- Sujets âgés : diminution avec l'âge.
- Nycthémère : valeurs plus élevées dans la journée d'environ 15 %.
- Efforts intensifs : élévation de 20 % des taux.
- L'élimination des phosphates est variable selon l'âge et le poids :
  - enfant : 0,08 g/kg/24 h,
  - adulte : 0,02 g/kg/24 h,
  - sujet âgé : 0,02 g/kg/24 h.
- Le bilan phosphoré est :
  - nul chez l'adulte jeune,
  - négatif chez les sujets âgés et lors de la lactation,
  - positif chez l'enfant et chez la femme enceinte car l'hormone de croissance et la prolactine stimulent la synthèse du calciférol par le rein.
- Effets des médicaments sur la phosphorémie :
  - contraceptif oraux (– 15 %),
  - antiépileptiques (– 10 %),
  - antiacides contenant de l'hydroxyde d'aluminium (– 10 à – 30 %),
  - antihypertenseurs (+ 10 %).

Variations pathologiques

- Hyperphosphatémies :
  - insuffisance rénale chronique,
  - hypo-parathyroïdie,
  - hyper vitaminose D,
  - acromégalie,
  - tumeurs osseuses, métastases osseuses, ostéoporose, maladie de Paget,
  - leucémies (leucémie lymphoïde),
  - chimiothérapies cytotoxiques.
  - dysglobulinémies avec hyperprotéinémie importante entraînant une fausse hyperphosphatémie (phosphorémie normale après déprotéinisation du sérum).

- Hypophosphatémies :
  - sujets sous alimentation parentérale,
  - médicaments anti-acides,
  - acido-cétose diabétique, perfusion glucosée,
  - sevrage alcoolique,
  - alcalose respiratoire,
  - brûlures graves,
  - hyper-parathyroïdie,
  - hypovitaminose D,
  - hypercalciurie idiopathique,
  - néphropathie tubulaire,
  - tubulopathies congénitales,
  - rachitisme vitamino-résistant,
  - ostéomalacie,
  - insuffisance somatotrope,
  - traitements prolongés par les œstrogènes ou les corticoïdes,
  - anémies hémolytiques.
- Hyperphosphaturie :
  - hyper-parathyroïdie primaire ou secondaire,
  - rachitisme vitamino-résistant,
  - acidose tubulaire (type Albright),
  - syndrome de Toni-Debré-Fanconi,
  - affectations neurologiques,
  - hémopathies (LMC).
- Hypophosphaturie :
  - hypo-parathyroïdie (ou parathyroïdectomie),
  - périodes fébriles des maladies infectieuses,
  - néphropathies.

Clairance rénale du phosphore

La variabilité de l'élimination urinaire du phosphore nécessite du point de vue diagnostique, la mesure de la clairance du phosphore et de l'index de réabsorption tubulaire du phosphore. Les calculs nécessitent les dosages sanguins et urinaires de la créatinine et du phosphore.

Clairance du phosphore : 5-12 ml/mn.

$$\text{TRP} = 100 \times \left[1 - \left(\frac{\text{Clairance du phosphore}}{\text{Clairance de la créatinine}}\right)\right] = 85 \text{ à } 95\%$$

La parathormone diminue la réabsorption tubulaire du phosphore, augmente la clairance du phosphore et diminue le TRP en dessous de 75 % en cas d'hyperparathyroïde primaire.

En cas d'insuffisance rénale, la diminution de la clairance de la créatine entraîne une diminution du TRP.
Le TRP est également diminué dans :
– les acidoses tubulaires (type Albright),
– le syndrome de Toni-Debré-Fanconi,
– le rachitisme vitamino-résistant,
– les hypercalcémies.

PHYCOMYCOSES

Les phycomycoses sont des affections générales (pulmonaires, cérébrales) ou cutanéo-muqueuses dues à des champignons de la classe des phycomycètes.
On distingue :
– les mucormycoses : affections cosmopolites atteignant le peau, les poumons, le cerveau, généralement chez des sujets débilités, diabétiques, leucémiques ou chez les brûlés ;
– les phycomycoses cutanéo-muqueuses, observées en Afrique Noire et aux Indes.

Prélèvement

• Expectorations, pus, biopsies d'organes.

Examen direct

• Mucormycoses : mise en évidence de filaments siphonnés de 20 µ de diamètre, avec des fragments d'hyphes mycéliens.
• Phycomycoses : filaments de gros diamètre, entourés de matériel éosinophile.

Culture

• L'ensemencement du milieu de Sabouraud sans actidone donne des colonies blanchâtres, cotonneuses, avec des filaments présentant rarement des cloisons et des sporanges contenant des spores internes : les genres *Absidia* et *Rhizopus* sont généralement isolés.
• Les colonies grisâtres à jaunes, plissés, glabres, avec des hyphes de 10 à 20 µ présentant des cloisons, des spores, des chlamydospores permettent le diagnostic des atteintes cutanéomuqueuses :
  - *Basidiobolus haptosporus*,
  - *Conidibolus coronatus*.

PITYRIASIS VERSICOLOR

Dermatose caractérisée par le développement de tâches jaunes ou fauves, légèrement squameuses, occupant de préférence le tronc, dues à la germination dans l'épiderme d'un champignon *Malassezia* furfur (ou *Pityrosporum orbiculare*). Le prélèvement et l'examen direct permettent le diagnostic. Le grattage des tâches décolle une squame épaisse et molle, cohérente, sous laquelle l'épiderme apparaît lisse et rosé (signe du coup d'ongle ou signe du copeau).

La lésion apparaît jaunâtre en lumière de Wood.

Les squames sont examinées après éclaircissement, montrant un bouquet de formes arrondies de 3 à 8 microns de diamètre et de courts filaments mycéliens « en bouteille ».

La culture n'est pas indispensable. Elle est réalisée sur milieu de Sabouraud sous huile d'olive stérile. La culture est positive en 3 à 10 jours à 25 °C.

- *Pityrosporum orbiculare* est plus souvent retrouvé dans le pityriasis versicolor.
- *Pityrosporum ovale* est observé en abondance dans le pityriasis capitis et dans les états séborrhéiques.

PLAQUETTES SANGUINES

Les plaquettes sont formées dans la moelle osseuse par fragmentation du cytoplasme des mégacaryocytes. Il s'agit de cellules sans noyau, d'un volume moyen de 7 μ^3. Leur durée de vie moyenne est de 9 jours.

Les plaquettes sont impliquées dans l'hémostase :

- hémostase primaire : adhésion plaquettaire lors d'une brèche vasculaire, agrégation, formation du clou palquettaire ;
- coagulation : les plaquettes libèrent des facteurs qui interviennent dans la coagulation : PF3, PF4, facteur XIII, activateur du plasminogène, antiplasmines, etc ;
- rétraction du caillot (thrombosténine) ;
- perméabilité vasculaire : l'adhésion diminue la perméabilité et permet une certaine protection de l'endothélium.

Prélèvement

- Sang prélevé sur EDTA.
- De préférence le matin, à jeun, en évitant une stase veineuse trop longue due à la pose du garrot.

Facteurs de variations

- Auto-agglutination à l'EDTA entraînant une pseudo-thrombocytopénie (contrôler sur un frottis sanguin).
- Cryoglobulines : pseudo-thrombocytose (contrôler sur un échantillon préalablement laissé à 37 °C).
- Corpuscules (Howell-Joly, Heinz, etc.) : fausses thrombocytoses.
- Prélèvement sur oxalate, citrate, héparine : à proscrire.

Dosage

- Comptage en cellules de Malassez sur une dilution au 1/100 en mélange de Potain, au microscope à contraste de phase.
- Comptages électroniques par mesure d'impédance électronique, en flux continu avec un système optique ou à flux laminaire ou à source laser.

Valeurs de référence

- Enfants 1-4 ans : 160 000-500 000/mm^3.
- Enfants 5-10 ans : 160 000-450 000/mm^3.
- Adolescents 11-15 ans : 160 000-400 000/mm^3.
- Adultes : 160 000-350 000/mm^3.

Variations physiologiques

- Grossesse (hémodilution, augmentation du VMP et augmentation de la consommation liée à une destruction accrue) surtout à la fin de la grossesse (– 25 %).
- Effort prolongé : augmentation variable.
- Alcool :
  - thrombopénie variable selon le degré d'intoxication (réversible à l'arrêt d'ingestion d'alcool),
  - perturbation des fonctions plaquettaires.
- Vie en altitude : augmentation très variable (jusqu'à 75 %).

Variations pathologiques

- *Thrombopénies* (plaquettes < 100 000/mm^3)
  - D'origine périphérique (souvent élévation du VMP > 8 μ^3) :
    . destruction plaquettaire (polytransfusés),
    . hypersplénisme (trouble de répartition),
    . atteintes virales (MNI, hépatite, varicelle, oreillons, rubéole, etc.),
    . atteinte immunologique :
      - allo-immunisation (purpura néonatal, atteinte post-transfusionnelle),
      - toxo-allergie médicamenteuse (tableau I),
      - auto-immunisation (purpura thrombopénique idiopathique, collagénoses, infections, etc.) ;

. consommation intra-vasculaire ou chirurgie extra-corporelle,
. microangiopathies (purpura thrombotique thrombocytopénique (ou syndrome de Moschkowitz), syndrome hémolytique et urémique de l'enfant,
. médicaments (agrégation par l'héparine).

- D'origine centrale :
  . aplasies médullaires,
  . aplasie congénitale (Fanconi),
  . hémopathie maligne,
  . thrombopoïèse inefficace (déficit en vitamine B_{12}, en folates),
  . syndrome de Di Guglielmo,
  . hémoglobinurie nocturne paroxystique,
  . déficit en thrombopoïètine,
  . thrombopénies cycliques.
- D'origine constitutionnelle :
  . syndrome de Wiskott-Aldrich (déficit immunitaire, eczéma),
  . anomalie de May-Hegglin (autosomale dominante),
  . dystrophie hémorragique de Bernard-Soulier.

Tableau I – Toxo-allergies médicamenteuses

- Atteinte de la production des mégacaryocytes :
  - chimiothérapie,
  - alcool,
  - thiazides,
  - œstrogènes.
- Atteinte directe des plaquettes :
  - héparine (agrégation),
  - ristocétine (agglutination).
- Induction d'une pathologie auto-immune :
  - alpha méthyl-dopa.
- Thrombopénies allergiques :
  - antibiotiques : pénicillines, céphalosporines, sulfamides,
  - diurétiques : furosémide, thiazides,
  - antiinflammatoires : aspirine, phénylbutazone,
  - cardiologie : quinine, quinidine, digoxine,
  - neurologie : phénothiazines, diphénylhydantoïne,
  - diabétique : tolbutamide, chlorpropamide.

• *Thrombocytoses* (400 000 à 800 000/mm^3)
- Après splénectomie : débute vers le 2e jour, est maximale vers la 2e semaine, régresse à partir du 2e mois.
- Cancers (pancréas, côlon, ovaire, rein, bronches, etc.).

- Maladies infectieuse (bactériennes, tuberculose).
- Maladies inflammatoires (périartérite noueuse).
- Maladie de Hodgkin.
- Réticulosarcomes.
- Hémorragies, interventions chirurgicales.
- Stress important, brûlures graves, traumatismes.
- Anémie par carence martiale.
- Cirrhose, pancréatite, atrophie splénique.

• *Thrombocytémies* (plaquettes > 1 000 000/mm^3)
  - Syndrome myéloprolifératif avec une numération constamment élevée (LMC, SMC, Vaquez).
  - Dans la thrombocytémie essentielle, les 3 lignées sont élevées. La splénomégalie est constante. L'hémostase est perturbée : élévation du temps de saignement, diminution de l'adhésion et de l'agrégation à l'ADP et à l'adrénaline. Le caryotype montre une délétion du bras long du chromosome 21. L'évolution lente se fait vers une polyglobulie, une splénomégalie myéloïde chronique ou une forme aiguë.

• *Thrombopathies*

Les thrombopathies sont caractérisées par un syndrome hémorragique avec élévation du temps du saignement.

Les formes héréditaires apparaissent dès l'enfance. Leur transmission est autosomale récessive. Elles sont de type spontané (ecchymoses, hématomes, purpura, pétéchies, épistaxis, etc.).

Les formes acquises entraînent un syndrome hémorragique plus discret, généralement associé à une pathologie ou à la prise d'un médicament.

Dans la maladie de Willebrand, le déficit peut être qualitatif ou quantitatif. La fréquence est élevée (1/1 000) et la transmission est autosomale dominante.

Il existe un allongement du temps de saignement, un déficit en facteur Willebrand, un déficit en facteur VIII.

. le test d'agrégation à la ristocétine est perturbé,
. la mesure quantitative du vWRCo et du vWFAg est perturbée.

Thrombopathies constitutionnelles

	Numération plaquettaire	Temps de saignement	Adhésion endothéliale	Tests d'agrégation		
				ADP	Collagène	Ristocétine
Thrombasthénie de Glanzman	Normale	↗↗	Normale	Nulle	Nulle	Normale
Syndrome de Jean Bernard et Soulier	Diminuée	↗↗	Peu diminuée	Normale	Normale	Nulle
Maladie du « pool vide »	Normale	↗↗	Nulle	Diminuée	Diminuée	Normale
Syndrome des plaquettes grises	Normale ou peu diminuée	↗	Normale			
Anomalie du métabolisme des prostaglandines	Normale	↗	Diminuée	Diminuée	Diminuée	Normale

Thrombopathies acquises

- Insuffisance rénale (urémie) : allongement du TS.
- Syndromes myéloprolifératifs : syndrome hémorragique et thromboses avec diminution de l'agrégation (adrénaline, acide arachidonique).
- Leucémies (anomalie de l'agrégation : ADP, collagène, acide arachidonique).
- Dysprotéinémies : inhibition plaquettaire.
- Aspirine : allongement du TS et modification de l'agrégation à l'ADP et au collagène.
  D'autres AINS agissent, comme l'aspirine, sur la cyclo-oxygénase (indométacine, phénylbutazone).
- Action antiagrégante par action sur la phosphodiestérase (théophylline, caféine, dipyridamole).
- Dextrans : rendent les plaquettes réfractaires.
- Pénicillines et céphalosporines : diminuent l'adhésion, l'agrégation plaquettaire.
- Glycogénoses, collagénoses.
- Cardiopathie congénitale.
- Anémie de Biermer.
- Hémoglobinopathies.

PLAQUETTES SANGUINES RÉTICULÉES

Les plaquettes réticulées correspondent aux jeunes plaquettes circulantes. La mesure de leur taux permet d'évaluer la production plaquettaire par la moelle. Ce dosage permet de discriminer l'origine centrale ou périphérique d'une thrombopénie, avec une bonne sensibilité et une bonne spécificité.

Prélèvement

Un plasma riche en plaquettes (PRP) est obtenu à partir du sang périphérique prélevé sur EDTA.

Dosage

Les techniques de dosage reposent sur l'utilisation du fluorochrome thiazole orange, colorant de l'ARN. Après incubation des plaquettes avec le colorant, l'analyse de la fluorescence est effectuée sur un cytomètre de flux.

Valeurs de référence

Taux de plaquettes réticulées : 6 à 15 %

Variations pathologiques

Un taux diminué de plaquettes réticulées est observé dans les thrombopénies par insuffisance médullaire.

Un taux augmenté est retrouvé en cas de régénération active de la moelle, observée dans les thrombopénies d'origine périphérique.

Au cours de la reprise des fonctions médullaires, lors d'une chimiothérapie, l'élévation des plaquettes réticulées précède celle des plaquettes sanguines.

PLASMINOGÈNE

Le plasminogène est une β_2-globuline formée d'une seule chaîne polypeptidique. L'acide aminé C-terminal est l'asparagine, et la partie N-terminale est soit la lysine, soit l'acide glutamique. Sous l'influence d'activateurs tissulaires ou plamatiques, le plasminogène est transformé en plasmine.

Prélèvement

Sang citraté (1 volume pour 9 volumes de sang).

Dosage

Méthodes immunologiques de précipitation (Ouchterlony, Laurell, immuno-électrophorèse, électrosynérèse, néphélémétrie).

Valeurs de référence

N : 80-120 %.

Variations pathologiques

- Déficits congénitaux.
- Anomalies qualitatives.
- Traitements thrombolytiques.

PLOMB

Le plomb, inhalé sous forme de vapeurs toxiques ou ingéré avec les boissons ou les aliments contaminés se retrouve dans les hématies où il inhibe la synthèse de l'hème. Il s'accumule dans l'os principalement sous forme de phosphate et se lie au collagène. Il est retrouvé dans les tissus mous (foie, rein, cerveau, moelle osseuse) entraînant une toxicité hématologique, digestive, neurologique et rénale.

La plombémie est l'examen le plus approprié pour le dépistage du saturnisme et la surveillance du personnel exposé, mais la pratique d'autres examens est parfois nécessaire à l'interprétation d'une exposition ou d'un effet biologique (acide delta amino-lévulinique urinaire dont l'élimination est proportionnelle à l'exposition, protoporphyrine-zinc plasmatique qui reflète le degré d'exposition au plomb dans le temps, et exceptionnellement activité de l'acide amino-lévulinique déhydratase).

Étant donné que la demi-vie du plomb dans le sang est d'environ un mois, son dosage est un marqueur d'exposition récente.

Prélèvement

- Sang recueilli au pli du coude sur anticoagulant (EDTA ou héparine). Les prélèvements coagulés sont rejetés.
  Le dosage est réalisé sur le sang total qui sera conservé à + 4 °C.
- Urines de 24 heures. Le recueil est réalisé dans un flacon rincé à l'acide nitrique à 10 % et à l'eau déminéralisée. Le prélèvement est acidifié à pH = 2 par l'acide nitrique.
- Lors du test de plomburie provoquée, le recueil des urines de 5 heures, qui suivent l'injection de 1 gramme d'EDTA par voie IV, est réalisé de la même manière.

Dosage

- Spectrométrie d'absorption atomique (lecture à 283,3 nm).
- Voltamétrie à redissolution anodique.
- Potentiométrie à redissolution anodique.

Valeurs de référence (µg × 0,0048 = µmol)

		Sujet non exposé	Sujets exposés	
			Valeur augmentée	Valeur dangereuse
Plombémie	µg/l µmol/l	< 400 < 1,93	400-800 1,93-3,86	> 800 > 3,86
Plomburie	µg/24 h µmol/24 h	< 80 < 0,39	80-250 0,39-1,20	> 250 > 1,20
Plomburie provoquée	µg/5 h µmol/5 h	< 250 < 1,20	250-1 000 1,20-4,80	> 1 000 > 4,80

Classification d'Atlanta (surveillance des enfants exposés)

Classe I	Plombémie < 100 µg/l	: absence d'exposition
Classe IIa	100-149 µg/l	: répéter les dosages
Classe IIb	150-199 µg/l	: rechercher une carence martiale et une source de contamination
Classe III	200-449 µg/l	: adresser l'enfant à une structure de soins
Classe IV	450-699 µg/l	: traitement médical immédiat
Classe V	> 700 µg/l	: risque de neurotoxicité (encéphalopathie)

Surveillance des sujets exposés

Annuelle	Plombémie inférieure à 400 µg/l
Semestrielle	Plombémie comprise entre 400 et 600 µg/l
Trimestrielle	Plombémie supérieure à 600 µg/l

Modifications biologiques dans l'intoxication saturnine

- Action sur la porphyrinogénèse :
  - au niveau sanguin :
    . diminution de l'activité ALA déhydratase,
    . augmentation de l'acide-delta-amino-lévulinique,
    . augmentation de la protoporphyrine érythrocytaire ;

- au niveau urinaire :
  . augmentation de l'ALA,
  . augmentation des coproporphyrines,
  . augmentation du porphobilinogène.
- Action sur l'érythropoïèse :
  - au niveau de la moelle osseuse :
    . érythroblastose,
    . hyperréticulocytose ;
  - au niveau sanguin :
    . anémie variable mais fréquente,
    . présence d'hématies ponctuées (hématies à granulations basophiles).
- Action sur les fonctions rénales :
  - exposition aiguë (enfant) : syndrome de Fanconi avec amino-acidurie, glycosurie, phosphaturie,
  - exposition chronique :
    . protéinurie,
    . élévation de l'urée, de la créatinine et de l'acide urique sanguin (goutte saturnine).

Plomburie provoquée (Test de plomburie provoquée)

Le test de plomburie provoquée par l'EDTA est utilisé dans l'exploration d'un saturnisme chronique.

L'EDTA chélate le plomb de l'organisme, permettant son élimination urinaire.

Prélèvement

- 1er jour : recueil des urines de 24 heures (plomburie de base).
- 2e jour : injection I.V. lente de 1 g d'EDTA calcique et absorption de 300 ml d'eau. Du 2e ou 3e jour, le recueil des urines de 24 heures est réalisé (plomburie provoquée).
- Le recueil des urines des 5 heures qui suivent l'injection d'EDTA est également réalisé.

Résultat

		Sujet non exposé	Sujets exposés	
			Valeur augmentée	Valeur dangereuse
Plombémie	µg/24 h	< 80	80-250	> 250
	µmol/24 h	< 0,39	0,39-1,20	> 1,20
Plomburie provoquée	µg/24 h	< 500	500-1 000	> 1 000
	µmol/24 h	< 2,40	2,4-4,8	> 4,8
	µg/5 h	< 250	250-1 000	> 1 000
	µmol/5 h	< 1,20	1,20-4,80	> 4,80

PROTOPORPHYRINE-ZINC (PPZ)

Le plomb inhibe certaines étapes de la biosynthèse de l'hème dont la ferro-chélatase ou hème-synthétase : le plomb empêche la liaison du fer avec la protoporphyrine, permetttant à la protoporphyrine érythrocytaire de fixer le zinc, car il possède une plus grande affinité pour la protoporphyrine libre que le fer. Il se forme donc une protoporphyrine-zinc (PPZ). Il s'agit d'un marqueur sensible et précoce dans le dépistage du saturnisme.

Lorsque la moelle osseuse s'est totalement débarrassée du plomb, sa valeur revient alors à la normale.

Prélèvement

Sang recueilli sur héparine, conservé à l'abri de la lumière.

Dosage

Chromatographie liquide haute performance.

Variations

- Valeurs chez les sujets non exposés : < 3 µg/g d'Hb.
- Sujets exposés au plomb et à ses composés : < 20 µg/g d'Hb.

PNEUMOCYSTIS CARINII

Pneumocystis carinii est un parasite opportuniste de faible virulence qui se multiplie dans les alvéoles pulmonaires.

L'infection touche essentiellement les prématurés et les sujets immunodéprimés chez lesquels elle entraîne des troubles graves. Le début est brutal avec une toux sèche qui évolue vers l'insuffisance respiratoire aiguë avec des images radiologiques d'une pneumopathie interstitielle diffuse.

Prélèvement

- Lavages broncho-alvéolaires et autres produits de broncho-aspiration.
- Expectorations.
- Biopsies pulmonaires ou endobronchiques.

Recherche du parasite

- *Pneumocystis carinii* se présente sous 4 aspects morphologiques en fonction du stade de développement : sporozoïte, trophozoïte, prékyste et kyste mature contenant 8 sporozoïtes.
- Les kystes et les formes végétatives sont recherchés au milieu des cellules alvéolaires.
- Différentes techniques de coloration peuvent être utilisées :
  - imprégnation argentique (Grocott),
  - sulfatation (PAS, bleu de toluidine O, violet de crésyl) qui permettent la mise en évidence de la paroi des kystes.
- D'autres techniques peuvent révéler le contenu des kystes :
  - MGG, Wright, Papanicolaou, hematoxyline-érythrosine, bleu de méthylène, bleu de toluidine.
- L'immunofluorescence indirecte permet la détection des kystes à l'aide d'anticorps monoclonaux.

Résultat

- Le diagnostic est posé devant un prélèvement présentant des kystes de 5 à 8 μ de diamètre de forme ronde ou ovale, isolés ou en amas, ou en « nid d'abeille ».
- Le diagnostic est souvent facile chez les sujets séropositifs HIV. Il est plus difficile chez les sujets sous chimiothérapie car le nombre de parasites est souvent faible.

PORPHYRINES

Les porphyries sont des maladies liées à un déficit enzymatique de la voie de biosynthèse de l'hème, entraînant des signes essentiellement cutanés, abdominaux et nerveux d'intensité variable.

La formation de l'hème nécessite plusieurs étapes :

- formation de porphobilinogène à partir d'acide delta-amino- lévulinique sous l'influence de l'ALA déhydratase,
- formation d'uroporphyrinogène I sous l'influence de l'uroporphyrinogène-synthétase,

– formation d'uroporphyrinogène III sous l'influence de l'uroporphyrinogène III-cosynthétase,
– formation des coproporphyrinogènes I et III sous l'influence d'une uroporphyrinogène-décarboxylase,
– transformation mitochondriale en protoporphyrinogène sous l'influence d'une coproporphyrinogène-oxydase,
– incorporation de Fe^{2+} sous l'influence de l'hème-synthétase permettant la formation de l'hème.

Prélèvement

- Sang recueilli sur héparine.
- Selles.
- Urines de 24 heures recueillies sur un conservateur (thymol).

  Les prélèvements sont placés à l'abri de la lumière et conservés à + 4 °C.

  Les prélèvement seront réalisés :
  - à distance d'une transfusion sanguine (prélèvements sanguins),
  - en dehors des périodes de règles (recueil urinaire),
  - après un régime alimentaire évitant les légumes verts et les viandes saignantes (pour le recueil des selles),
  - toute thérapeutique médicamenteuse sera évitée 48 heures avant le prélèvement.
- Pourront être dosés au niveau :
  - érythrocytaire ou sanguin : l'ALA déhydratase, les coproporphyrines, la protoporphyrine, la zinc-protoporphyrine,
  - urinaire : l'acide delta amino-lévulinique, le porphobilinogène, l'uroporphyrine et la coproporphyrine,
  - fécal : l'uroporphyrine, la coproporphyrine, la protoporphyrine.
- Les prélèvements seront examinés en lumière de Wood pour un premier dépistage des porphyrines.

Méthodes de dosage

- Acide delta amino-lévulinique urinaire et porphobilinogène (ALA et PBG) :
  - chromatographie sur colonne en présence de résine cationique qui retient l'ALA, et de résine anionique qui retient le PBG. L'ALA est dosé par colorimétrie (réaction d'Erlich).
- Porphyrines :
  - extraction et chromatographie en phase liquide sur colonne de silice, suivie d'une détection fluorimétrique,
  - méthodes spectrophotométriques.

- ALA déhydratase :
  - après incubation du sang prélevé avec de l'ALA, on mesure l'activité de l'enzyme érythrocytaire qui est proportionnelle au PBG formé par méthode colorimétrique (réaction d'Erlich).

Valeurs de référence

• **Érythrocyte** :		
- coproporphyrine	: < 40 µg/l	< 60 nmol/l
- protoporphyrine	: < 340 µg/l	< 600 nmol/l
- zinc-protoporphyrine	: < 300 µg/l	< 530 nmol/l
	< 2,44 µg/g Hb	< 70 µmol/mol d'hème
• **Urines** :		
- A. δ amino-lévulinique	: < 10 mg/24 h	< 75 µmol/24 h < 2,2 µmol/mmol créatinine
- porphobilinogène	: < 2 mg/24 h	< 9 µmol/24 h < 0,85 µmol/mmol créatinine
- uroporphyrine	: < 25 µg/24 h	< 30 nmol/24 h < 1,5 nmol/mmol créatinine
- coproporphyrine	: < 250 µg/24 h	< 380 nmol/24 h < 15 nmol/mmol créatinine
• **Selles** :		
- uroporphyrines	: < 5 µg/g	< 6 nmol/g
- coproporphyrine	: < 25 µg/g	< 40 nmol/g
- protoporphyrine	: < 45 µg/g	< 80 nmol/g

Variations pathologiques

- Porphyrie aiguë intermittente (autosomique dominante) :
  - déficit en uroporphyrinogène synthétase,
  - facteurs déclenchants : médicaments, infections, alcool,
  - urines :
    . porphobilinogène et acide delta-amino-lévulinique augmentés,
    . uroporphyrine et coproporphyrine augmentées,
  - selles : augmentation des copro- et protoporphyrines.
- Porphyrie variegata (autosomique dominante) :
  - déficit en protoporphyrinogène-oxydase,
  - facteurs déclenchants : médicaments, infections, alcool,
  - urines : porphobilinogène, uro- et coproporphyrine augmentés,
  - selles : forte élévation des proto- et coproporphyrines et présence d'uroporphyrine.

- Coproporphyrie hépatique (autosomique dominante) :
  - déficit en coproporphyrinogène-oxydase,
  - facteurs déclenchants : médicaments,
  - urines : coproporphyrines très élevées,
  - selles : coproporphyrines très élevées, protoporphyrine moins élevée.
- Porphyrie cutanée tardive (autosomique dominante) :
  - déficit en uroporphyrinogène-décarboxylase,
  - facteurs déclenchants : photosensibilisation, médicaments, alcool,
  - urines : uroporphyrine (urine acajou) en très grande quantité,
  - selles : uro-, copro- et protoporphyrine en quantité modérée.
- Porphyrie érythropoïétique ou Maladie de Gunther (autosomique récessive) :
  - déficit en uroporphyrinogène-cosynthétase,
  - facteurs déclenchants : photosensibilisation,
  - érythrocytes : coproporphyrines élevées,
  - urines : uro- et coproporphyrines élevées,
  - selles : uro- et coproporphyrines élevées.
- Protoporphyrie érythropoïétique (autosomique dominante) :
  - déficit en ferro-chélatase,
  - facteurs déclenchants : photosensibilisation,
  - érythrocytes : protoporphyrines très élevées,
  - selles : protoporphyrines très élevées.
- Coproporphyrie érythropoïétique (autosomique dominante) :
  - déficit en coproporphyrinogène-oxydase,
  - facteurs déclenchants : photosensibilisation,
  - érythrocytes : coproporphyrines très élevées.
- Affections présentant une élimination de porphyrines :
  - saturnisme,
  - anémies réfractaires,
  - atteintes hépatiques,
  - déficits en vitamine B_2, PP.

Enzymes	Porphyrie	Type	Transmission	Symptômes
ALA déshydrase	Porphyrie de Doss	Hépatique aiguë	Autosomique récessive	neuroviscé-raux
PBG désaminase	Porphyrie aiguë intermittente	Hépatique aiguë	Autosomique dominante	Neurovis-céraux
Uroporphyri-nogène III synthétase	Maladie de Gunther	Erythropoï-étique	Autosomique récessive	Hémolytiques Cutanés
Uroporphyri-nogène décarboxy-lase	Porphyrie cutanée Familiale/ sporadique	Hépatique	Autosomique dominante	Cutanés
Coproporphy rinogène oxydase	Copropor-phyrie Héréditaire	Hépatique Aiguë	Autosomique dominante	Neuroviscé-raux ; Cutanés
Protoporphy-rinogène oxydase	Porphyrie Variegata	Hépatique Aiguë	Autosomique dominante	Neuroviscé-raux ; Cutanés
Ferrochéla-tase	Protopor-phyrie Erythropoï-étique	Erythropoïé-tique	Autosomique dominante	Cutanés

	Érythrocytes		Urines				Selles		
	COPRO	PROTO	ALA	PBG	URO	COPRO	URO	COPRO	PROTO
Porphyrie aiguë intermittente	N	N	+++	+++	+++	++	N	++	++
Porphyrie variegata	N	N	+++	+++	+++	++	++	++	+++
Coproporphyrie hépatique	N	N	+	+	+	+++	+	+++	+
Porphyrie cutanée tardive	N	N	N	N	+++	+	+	+	+
Porphyrie érythropoïétique	+++	+	N	N	+++	+++	+	+++	+
Protoporphyrie érythropoïétique	N	+++	N	N	N	N	N	+	+++
Coproporphyrie érythropoïétique	+++	N	N	N	N	N	N	N	N
Porphyries acquises	N	N	N	N	+++	+++	N	N	N

POLLUTION ATMOSPHÉRIQUE : IMPACT SUR LA SANTÉ

Des enquêtes épidémiologiques ont montré l'existence d'une augmentation de la mortalité cardiaque et respiratoire en relation avec les épisodes de pollution atmosphérique.

Les particules en suspension (fumée noire), le dioxyde de soufre (SO_2), le dioxyde d'azote (NO_2) et l'ozone (O_3) sont des indicateurs principaux de pollution et les taux sont proportionnels et linéaires avec les indicateurs de santé (admissions hospitalières pour atteinte respiratoire, pour crise d'asthme ou pour broncho-pneumopathie chronique obstructive).

Expression des résultats

Les données sont exprimées sous forme de risque relatif (RR), calculé pour une augmentation de 50 µg/m^3 du niveau moyen journalier (moy. 24 h) ou de la valeur horaire maximale (max. 1 h).

Résultats observés

On notera une ubiquité de l'exposition aux polluants atmosphériques avec des risques relatifs qui résultent des variations journalières des niveaux de pollution atmosphérique et non simplement des pics de pollution observés.

Un excès variant de 1 à 4 % des admissions hospitalières est observé au cours d'une augmentation du niveau des indicateurs de pollution. Chez les enfants, le SO_2 est associé à un excès d'admission hospitalière pour asthme d'environ 8 %.
Une augmentation de 50 $\mu g/m^3$ du niveau moyen des polluants acido-particulaires (fumée noire, SO_2) est responsable d'un excès de 3 % de la mortalité totale journalière.
Cet excès varie de 1 à 3 % pour les polluants photo-oxydants (NO_2, O_3).
Une augmentation de 50 $\mu g/m^3$ du niveau moyen des polluants est responsable d'un excès variant de 1 à 4 % de la mortalité cardiovasculaire et d'environ 5 % de la mortalité respiratoire.

POXVIRUS

L'intérêt des poxvirus a diminué depuis l'éradication de la variole. L'émergence de pathologies humaines est liée à quelques espèces des genres orthopoxvirus, parapoxvirus et molluscipoxvirus. Chez l'animal, certains virus induisent des tumeurs bénignes, comme le virus de la tumeur de Yaba chez le singe, ou le virus du fibrome ou du myxome chez le lapin.
Seule la variole et le **molluscum contagiosum** sont spécifiques de l'homme. D'autres zoonoses sont transmissibles à l'homme, mais sont rares dans nos régions.
Ces virus sont de grande taille, à ADN bicaténaire et se multiplient dans le cytoplasme des cellules. La réplication entraîne un effet cytopathogène caractérisé par un arrondissement des cellules avec fusions cellulaires.

Le diagnostic des infections à orthopoxvirus (cowpox, monkeypox, vaccine) est réalisé après prélèvements de liquides de vésicules ou prélèvements de croûtes. Ceux-ci sont ensemencés à des cultures cellulaires (rein de singe, fibroblastes) ou inoculés à des membranes chorio-allantoïdiennes d'œufs embryonnés. L'identification virale est réalisable par étude du profil de restriction de l'ADN ou par immunofluorescence à l'aide d'anticorps spécifiques de type.
L'examen en microscopie électronique permet de visualiser les particules virales après coloration négative.

Le diagnostic des infections à parapoxvirus infectant l'homme (nodule du trayeur, dermatite pustulaire contagieuse) nécessite un prélèvement au niveau des lésions cutanées, essentiellement sur les mains. Les lésions sont nodulaires et parfois multiples. La microscopie électronique après

coloration négative met en évidence des particules virales ovoïdes avec, en surface, des éléments tubulaires régulièrement entrecroisés.
La culture cellulaire est difficilement réalisable. Seules les cellules primaires de testicule de bovin ou d'ovin permettent une réplication.

Le **molluscum contagiosum** se caractérise par l'existence de nodules cutanés blancs, indolores, limités à la couche épidermique et assez souvent surinfectés. L'extension des lésions est retrouvée en cas d'immunodépression, surtout au cours d'infection HIV. Le diagnostic nécessite un prélèvement de nodule examiné en microscopie électronique, après coloration négative. La culture cellulaire n'est pas réalisable.

PRÉALBUMINE

La préalbumine est synthétisée par le foie. Elle possède des sites de fixation pour les hormones thyroïdiennes, assurant le transport d'environ 15 % de T_3 et T_4. Elle possède également un site de fixation pour une molécule de RBP (ou *Rétinol-Binding Protein*), assurant le transport de la vitamine A. Ses variations sont essentiellement observées dans la réaction inflammatoire.

Prélèvement

Sérum.
LCR.

Dosage

- Électrophorèse : migration anodique (après concentration du LCR).
- Immuno-néphélémétrie, turbidimétrie, IDR, Laurell.

Valeurs de référence

- Sérum : 0,2-0,5 % *soit* 0,1-0,4 g/l.
- LCR : 3-8 % *soit* 10-40 mg/l.

Variations pathologiques

- Diminution de la concentration plasmatique :
  - atteinte du parenchyme hépatique,
  - états de malnutrition,
  - réaction inflammatoire (virale, bactérienne, parasitaire, cancer).

  La chute de la préalbumine entraîne une libération proportionnelle d'hormones thyroïdiennes et de rétinol qui participeront aux mécanismes de défense de l'organisme.
- Diminution de la concentration dans le LCR :
  - transsudation des protéines plasmatiques,
  - blocage de la circulation du LCR.

- Augmentation de la concentration dans le LCR :
  - atrophie cérébrale.

PRÉGNANDIOL URINAIRE

Le prégnandiol est le métabolite urinaire principal de la progestérone. Son dosage est un reflet de l'activité du corps jaune et du placenta. Il est réalisé au cours du cycle, en phase lutéale et son taux indique la présence d'un corps jaune et l'existence d'une ovulation. Il est réalisé au cours de la grossesse, en complément du dosage des œstrogènes, pour apprécier l'unité fœto-placentaire. Il peut être dosé chez les enfants et chez l'homme pour le dépistage de déficits enzymatiques.

Prélèvement

Urines de 24 heures.
Indiquer la date des dernières règles et la créatininurie.

Dosage

Une hydrolyse enzymatique par la β-glycuronidase et une extraction sur colonne de résine sont réalisées. L'extrait est analysé par chromatographie en phase gazeuse avec détection par ionisation de flamme.

Valeurs de référence (mg × 3,12 = µmol)

Homme	: < 1 mg/24 h	*soit* < 3,1 µmol/24 h
Femme :		
– impubère	: < 0,5 mg/24 h	*soit* < 1,5 µmol/24 h
– phase folliculaire	: < 1,5 mg/24 h	*soit* < 4,7 µmol/24 h
– pic préovulatoire	: < 1,5 mg/24 h	*soit* < 4,7 µmol/24 h
– phase lutéale	: 2,5-7,5 mg/24 h	*soit* 8,0-24,0 µmol/24 h
– ménopause	: < 1,5 mg/24 h	*soit* < 4,7 µmol/24 h

Surveillance de la grossesse

Semaines d'aménorrhée	mg/24 h	µmol/24 h
6	5-12	15-37
8	6-15	19-47
10	7-18	22-56
12	8-21	25-64
14	9-23	28-72
16	10-27	31-84
18	11-30	34-93
20	12-33	37-103

Semaines d'aménorrhée	mg/24 h	µmol/24 h
22	17-40	53-125
24	19-44	59-137
26	21-48	65-150
28	25-60	78-187
30	27-65	84-203
32	30-70	93-218
34	32-76	100-237
36	36-88	112-275
38	40-100	125-312

Variations pathologiques

- Taux diminués au cours des cycles anovulatoires.
- Taux élevés d'origine ovarienne (tumeur ovarienne ou corps jaune persistant).
- Taux élevés d'origine surrénalienne (tumeur surrénalienne, syndrome de Cushing, hyperplasie surrénalienne).
- Taux effondrés dans les déficits en 20-22 desmolase.

PRÉGNANETRIOL URINAIRE

Le prégnanetriol est le métabolisme urinaire principal de la 17-α-hydroxyprogestérone qui est un composé intermédiaire dans le métabolisme des corticoïdes, des androgènes et des œstrogènes.
Son élévation urinaire est le signe d'un déficit enzymatique dont le plus fréquent est le déficit en 21-hydroxylase.

Prélèvement

Urines de 24 heures.
Indiquer l'âge, la date des dernières règles et la créatininurie.

Dosage

Chromatographie en phase gazeuse, après extraction.

Valeurs de référence (mg × 2,97 = µmol)

		mg/24 h	µmol/24 h
Enfant	< 4 ans	0,10-0,35	0,30-1,00
	5-10 ans	0,10-0,50	0,30-1,50
	10-14 ans	0,25-0,75	0,75-2,25
Homme	15-20 ans	0,25-1,00	0,75-3,00
	Adulte	0,50-1,50	1,50-4,50
Femme	phase folliculaire	0,25-1,00	0,75-3,00
	pic préovulatoire	0,50-2,00	1,50-6,00
	phase lutéale	1,00-2,50	3,00-7,50
	ménopause	0,25-1,00	0,75-3,00

Variations pathologiques

- Hyperplasies surrénaliennes congénitales liées à un déficit enzymatique (déficit en 21-hydroxylase dans 90 % des cas). Le blocage de la synthèse du cortisol entraîne une hypersynthèse d'ACTH d'où l'augmentation du volume des surrénales. Il existe une accumulation de 17-alpha-hydroxyprogestérone et de son métabolite urinaire, le prégnanetriol.
- Dépistage d'un bloc néo-natal :
  - chez la fille : pseudo-hermaphrodisme (ambiguïté sexuelle),
  - chez le garçon : déshydratation avec syndrome de perte de sel.
  La 17-hydroxyprogestérone plasmatique est élevée.
  Le prégnanétriol urinaire est élevé.
- Dépistage d'un bloc à l'adolescence :
  - virilisation chez la fille,
  - pseudo-puberté précoce chez le garçon avec des testicules de petite taille.
- Dépistage d'un bloc chez la femme adulte :
  - hirsutisme avec stérilité anovulatoire,
  - la 17-hydroxyprogestérone et le prégnanétriol sont augmentés,
  - le cortisol est diminué,
  - les androgènes (testostérone, androstènedione) sont augmentés.
  Les taux limites pourront être interprétés après stimulation par le Synacthène immédiat®.

- Pseudo-hermaphrodismes masculins :
  - liés à des déficits en 17-20 desmolase, ou en 17-hydroxy-déshydrogénase testiculaire.

    Ces déficits sur la chaîne de synthèse de la testostérone entraînent une élévation du prégnanetriol urinaire.

PRIMIDONE

La primidone (Mysoline) est un anti-épileptique majeur.

Après absorption par voie orale, le pic plasmatique est atteint en 3 heures. La fixation aux protéines plasmatiques est faible (20 %), expliquant son action rapide. Le métabolisme hépatique (100 %) entraîne la formation de phényl-éthyl-malonamide et de phénobarbital, métabolites actifs.

La demi-vie d'élimination de la primidone est courte (4 à 14 heures) et celle des métabolites est beaucoup plus longue (36 heures). Environ 10 % de la primidone est retrouvée sous forme inchangée dans les urines. La primidone et son métabolite, le phénobarbital, sont inducteurs enzymatiques.

Prélèvement

Sérum prélevé avant une nouvelle prise.

Dosage

Méthodes chromatographiques (CPG, HPLC).

Méthodes immunochimiques (EMIT, polarisation de fluorescence...).

Valeurs de référence (mg × 4,58 = µmol)

Zone thérapeutique : 5-10 mg/l *soit* 23-45 µmol.

Les concentrations plasmatiques de phénobarbital doivent également être mesurées.

Les effets secondaires sont proches de ceux du phénobarbital. Une surveillance hématologique sera réalisée (risque de leucopénie, thrombopénie, anémie mégaloblastique).

Chez l'enfant, environ 40 % de la primidone est éliminée inchangée dans les urines.

Chez les métaboliseurs rapides, la demi-vie est plus courte, entraînant une diminution des taux sériques. Il existe de nombreuses interactions médicamenteuses :

- induction enzymatique : diminution de l'efficacité de certains médicaments (anticoagulants oraux, contraceptifs oraux...) ;
- isoniazide : diminution des effets de la primidone par diminution de la transformation de la primidone en phénobarbital ;

- phénytoïne : augmentation des effets de la primidone par augmentation de la transformation de la primidone en phénobarbital ;
- acétazolamide : diminution de l'absorption gastro-intestinale de la primidone ;
- clonazépam : augmentation des concentrations sériques de la primidone ;
- acide valproïque : augmentation des concentrations sériques de la primidone ;
- phénobarbital : potentialisation des effets.

Les concentrations toxiques > 15 mg/l (> 68 µmol/l) entraînent une somnolence, une ataxie, un état nauséeux nécessitant une réduction de la posologie.

PROCAÏNAMIDE

Le procaïnamide est utilisée comme anti-arythmique par voie intraveineuse ou orale. Il peut entraîner des effets secondaires gastro-intestinaux (nausées, vomissements), cardio-vasculaires (bradycardie, arythmie, hypotension).

Le procaïnamide peut induire un lupus érythémateux disséminé. Après absorption orale, le pic plasmatique est atteint entre 1 et 4 heures selon la forme galénique. La liaison aux protéines plasmatiques est faible (15 %). Le métabolisme hépatique entraîne la formation de NAPA (N-acétyl-procaïnamide) sous l'action d'une N-acétyl-transférase. L'activité thérapeutique du N-acétyl-procaïnamide peut être quantifiée. Environ 50 % de la dose médicamenteuse est éliminée inchangée dans les urines et 30 % sous forme de NAPA.

La demi-vie du médicament est de 3 à 6 heures et la demi-vie du NAPA est de 6 à 12 heures. En cas d'insuffisance rénale, les temps sont doublés.

Prélèvement

- Sérum.
- Prélevé juste avant une nouvelle prise pour estimer le taux résiduel.
- Pour les traitements intra-veineux, les prélèvements sont réalisés après l'injection, 2 heures après le début de la perfusion, puis toutes les 24 heures.

Dosage

- Polarisation de fluorescence.
- EMIT.
- Méthodes chromatographiques.

Valeurs de référence

- Zone thérapeutique du procaïnamide : (mg × 4,25 = µmol) 4-10 mg/l *soit* 17-42 µmol/l.
- Zone thérapeutique du NAPA : (mg × 3,60 = µmol) 6-20 mg/l *soit* 22-72 µmol/l.
- Zone thérapeutique globale : 10-30 mg/l *soit* 39-114 µmol/l.

PRODUITS DE DÉGRADATION DU FIBRINOGÈNE

La dégradation du fibrinogène ou de la fibrine entraîne la production de produits de dégradation. Ils résultent d'une attaque protéolytique par la plasmine et possèdent une activité anticoagulante à plusieurs niveaux. Ils sont essentiellement le signe d'une coagulation intravasculaire ou de la formation d'un thrombus, tandis que les fibrinolyses primaires sont plus rares. Lorsqu'il y a consommation totale de l'α_2-antiplasmine, ou en cas de déficit de cet inhibiteur, peut apparaître une fibrinogénolyse.

Les états d'activation de la coagulation entraînent la formation de thrombine et de fibrine stabilisée par le facteur XIII et la thrombolyse physiologique fait apparaître des PDF dans le sang circulant.

On décrit les produits de dégradation précoces X et Y et les produits de dégradation tardifs D et E de plus petit poids moléculaire. Ces fragments ont une action inhibitrice sur la fibrinoformation et forment des complexes solubles par association aux monomères de fibrine.

Prélèvement

- Sang recueilli sur citrate (1 vol. pour 9 vol. de sang).
- Urines.
- Liquides biologiques (ascite, LCR...).

Le recueil sur tube spécial est indiqué (aprotinine, reptilase, thrombine).

Dosages

- Agglutination de particules de latex sensibilisées.
- Inhibition de l'hémagglutination.
- Immuno-enzymologie.
- Précipitation (Ouchterlony, Laurell, Mancini, néphélémétrie...).

Valeurs de référence

- Taux inférieurs à 0,5 µg/ml (500 ng/ml).
  D. Dimère exprimé en équivalent Fibrinogène initial.
- La méthode immuno-enzymatique est plus sensible que le test au latex et reste préférable dans les états infracliniques (sujets à risque préthrombotique).

Dans les situations d'urgence (CIVD, réanimation) lorsque les taux sont élevés, le test au latex convient parfaitement.

Sensibilité des tests

- Test au latex : sensible au fibrinogène, aux PDF précoces (X et Y) et tardifs (D et E).
- Immuno-enzymologie : sensible au PDF tardif D mais surtout aux PDF de haut-poids moléculaires (-X-PDF).

Équivalence des résultats

0,5 µg/ml correspond à 10 µg/ml de PDF-D.D.
(Résultats exprimés en équivalent fibrinogène).

Variations pathologiques

L'élimination des PDF sériques est normalement rapide. Un taux élevé témoigne de la persistance d'une pathologie. Les PDF sont normalement absents des urines et leur présence témoigne d'une atteinte rénale (rejet de greffe rénale, glomérulonéphrite).

Leur présence dans le liquide d'ascite ou dans le LCR est significatif d'une atteinte locale.

Il n'y a pas de corrélation entre les PDF sériques et urinaires (ceux-ci n'étant pas éliminés dans les urines).

Syndromes de défibrination

	Fibrinolyse aiguë	Coagulation intravasculaire
Plaquettes	N	↘↘
Fibrinogène	↘	↘
PDF	+++	+
Complexes solubles	O	++
Lyse des euglobulines	↗ (< 1 heure)	N (3 heures)
Temps de Quick	↗	↗
Temps de thrombine	↗	↗
Facteur II	N ou ↘	N ou ↘
Facteur V	↘	↘
Facteurs VII + X	↘	↘↘
Facteur VIII	↘	↘↘

Étiologies chirurgicales (poumon, cœur, CEC, hépatites).

Étiologies obstétricales (toxémie gravidique, avortement septique, placenta praevia, hématome rétroplacentaire, rétention de fœtus mort).

Atteintes hématologiques (transfusion incompatible, hémolyse aiguë, leucémies aiguës à promyélocytes, purpura thrombopénique idiopathique).

Divers : embolie pulmonaire, réaction allergique, brûlures graves, choc hémorragique, purpura fulminans, cancers avec métastases, cirrhoses…

PROFIL IMMUNITAIRE

Le profil immunitaire consiste à doser les 3 classes d'immunoglobulines : IgG, IgA et IgM. Leur taux peut être exprimé en fonction de l'âge et du sexe en pourcentage des valeurs de référence. L'établissement du profil immunitaire est justifié pour rechercher un déficit immunitaire, une hyperglobulinémie sélective ou globale, également pour suivre l'évolution des taux d'immunoglobulines lors du traitement d'une gammapathie monoclonale.

Les immunoglobulines G représentent 75 % des immunoglobulines et sont représentées par 4 classes : IgG_1, IgG_2, IgG_3 et IgG_4. Une élévation des IgG est liée principalement à une élévation des IgG_1 et IgG_2. De même, une diminution des IgG est souvent liée à une baisse des IgG_1 et IgG_2. La synthèse des IgG_1 et IgG_3 chez l'enfant est plus précoce que celle des IgG_2 et IgG_4. Les taux adultes sont atteints vers l'âge de 2 à 3 ans pour les IgG1 et IgG_3, et vers l'âge de 16 ans pour les IgG_2 et IgG_4.

Les immunoglobulines A sont représentées par 2 classes : $IgGA_1$ et $IgGA_2$. Ce sont les principales immunoglobulines des sécrétions séromuqueuses (salive, larme, sécrétions bronchiques, tractus urinaire, tractus digestif).

Les immunoglobulines M sont synthétisées lors de la réponse primaire spécifique à l'antigène et cette classe d'anticorps peut être la seule réponse humorale dans le cas des antigènes thymo-dépendants. Ces anticorps ne traversent pas le placenta, mais peuvent être synthétisés par le fœtus à partir de la 20e semaine de gestation en cas d'infection fœtale.

Diminution des immunoglobulines

Les déficits de l'immunité humorale, acquis ou congénitaux, se traduisent par une diminution des immunoglobulines, prédisposant à la survenue d'infections répétées d'origine virale ou bactérienne.

- Diminution globale des immunoglobulines :
  - déficits congénitaux :
    . agammaglobulinémie liée au sexe (maladie de Bruton),
    . hypogammaglobulinémie transitoire du nouveau-né ;
  - déficits acquis :
    . secondaires à une radiothérapie, à une chimiothérapie, à une corticothérapie, aux immunosuppresseurs,
    . fuite protéique (entéropathie exsudative),
    . hémopathie lymphoplasmocytaire : LLC, myélome à chaînes légères...
- Déficit sélectif en IgA :
  - déficit génétique (1/700), responsable de diarrhées chroniques, d'eczéma, d'éruption cutanée, d'infections ORL...
    Le déficit peut être associé à une élévation des IgG et des IgM, et à un déficit en IgG_2 ou en IgG_4 ;
  - déficit acquis :
    Il est rencontré lors de traitements (pénicillamine, hydantoïnes) ou lors d'une répression de synthèse lors d'un myélome à IgG.
- Déficit sélectif en IgG :
  - myélome à IgA,
  - néphroses,
  - néoplasies viscérales.
- Déficit sélectif en IgM :
  - splénectomie,
  - maladies athéromateuses,
  - néoplasies évoluées.

Augmentation des immunoglobulines

- Augmentation monoclonale : gammapathies monoclonales.
  L'électrophorèse des protéines permet de mettre en évidence un aspect monoclonal.
  L'intensité de l'augmentation de l'immunoglobuline monoclonale et l'existence éventuelle d'une répression de synthèse des autres classes seront explorées par le dosage des 3 classes d'immunoglobulines.
- Augmentation polyclonale :
  - augmentation liée à un syndrome inflammatoire :
    . maladies infectieuses, bactériennes, virales, parasitaires, fongiques,
    . certaines hémopathies,
    . maladies de système, maladies auto-immunes ;

- augmentation polyclonale sans syndrome infectieux :
  . cirrhose alcoolique,
  . cirrhose biliaire primitive,
  . hépatite chronique active,
  . fibrose hépatique...,
  . séquelle d'une réaction humorale après régression du syndrome inflammatoire ;
- augmentation isolée des IgG :
  . réponse secondaire aux infections bactériennes,
  . parasitoses,
  . HIV,
  . maladies auto-immunes (lupus érythémateux, hépatite chronique active, Anémie hémolytique) ;
- augmentation isolée des IgM :
  . réponse primaire aux infections bactériennes, virales, parasitaires,
  . réponse secondaire à certains médicaments (AINS...),
  . hyperstimulation antigénique (vaccin, asthme),
  . maladies auto-immunes (cirrhose biliaire primitive, syndrome de Gougerot-Sjögren) ;
- augmentation isolée des IgA :
  . maladie infectieuse des muqueuses respiratoires, digestives, génitales,
  . spondylarthrites,
  . vascularites.

PROFIL INFLAMMATOIRE

Les protéines impliquées dans la réaction inflammatoire sont nombreuses et variables selon le stade inflammatoire, selon leur vitesse d'apparition et de disparition dans le sérum.
On pourra ainsi distinguer :
– des protéines d'apparition précoce, dont le taux augmente fortement dès le début du processus inflammatoire (*C. réactive protein*),
– des protéines d'apparition moins précoce (2 à 4 jours), dont le taux augmente 2 à 4 fois : orosomucoïde, $\alpha 1$ antitrypsine, haptoglobine,
– des protéines d'apparition tardive (3 à 5 jours), dont le taux augmente 1 à 2 fois : céruléoplasmine, fraction C_3 du complément,
– des protéines qui diminuent au cours de la réaction inflammatoire : albumine, préalbumine, transferrine.

Variations au cours du syndrome inflammatoire

	CRP	Orosomucoïde	Haptoglobine
Migration électrophorétique	Gamma	Alpha 1	Alpha 2
Demi-vie	12 heures	3 jours	4 jours
Début de l'inflammation	↗↗↗	↗	N
Phase d'état	↗↗↗	↗↗↗	↗↗↗
Phase chronique	N ou ↗	↗↗	↗↗
Phase tardive	N	↗	↗↗

Prélèvement

Sérum ou plasma hépariné (prélevé à jeun de préférence).

Dosage

Immunoprécipitation : turbidimétrie, néphélémétrie.

Variations physiopathologiques

- Âge : l'orosomucoïde et l'haptoglobine varient en fonction de l'âge, principalement à la naissance où les taux d'haptoglobine ne sont pas détectables.
  Dans le cadre de la néonatalogie, seuls la CRP et l'orosomucoïde permettent de prédire et de suivre l'efficacité de l'antibiothérapie.
- Stéroïdes : les corticostéroïdes stimulent la synthèse d'orosomucoïde et d'haptoglobine.
  Les œstrogènes diminuent la synthèse d'orosomucoïde.
- Grossesse : diminution de l'haptoglobine.
- Hémolyse : diminution de l'haptoglobine.
- Syndrome néphrotique : fuite urinaire d'orosomucoïde.
- Insuffisance hépatocellulaire : diminution des 3 protéines synthétisées par le foie.
- Médicaments basiques : diminution de la concentration d'orosomucoïde (pénicilline, érythromycine, AINS, furosémide...).
- Syndrome inflammatoire : élévation précoce de la CRP, les taux d'orosomucoïde sont corrélés à ceux d'haptoglobine.

Intérêt du profil inflammatoire

- Approche biologique des maladies de système :
  - maladies rhumatismales (lupus érythémateux, polyarthrite rhumatoïde),

- hémolyse affirmée par le dosage de l'haptoglobine (syndrome hémolytique, agglutinines froides, médicaments).

  L'interprétation du taux d'haptoglobine devra tenir compte d'un éventuel syndrome inflammatoire.

- Surveillance des traitements anti-inflammatoires.
  - Dans le suivi thérapeutique et pour adapter les posologies en phase tardive, l'haptoglobine est la protéine de choix.
  - L'orosomucoïde peut être liée à certains médicaments (AINS) et la CRP peut varier en fonction de la chronicité de la maladie où des phases de rémissions et des phases de poussées inflammatoires peuvent se succéder (ex : Rectocolite hémorragique, maladie de Crohn).
- Infections bactériennes en néonatalogie.

  Les dosages de CRP (N < 6 mg/l) et d'orosomucoïde (N < 0,20 g/l) permettent le diagnostic précoce d'infections bactériennes et de faire le diagnostic différentiel avec les infections virales.

  La CRP sera indiquée dans le suivi thérapeutique pour suivre l'efficacité de l'antibiothérapie.

PROFIL NUTRITIONNEL

La réalisation du profil protéique nutritionnel doit pouvoir estimer l'état de dénutrition (diminution de la synthèse protéique hépatique) mais aussi d'établir un index pronostique et de surveiller la renutrition.

La préalbumine est une protéine de transport des hormones thyroïdiennes et du rétinol. Sa demi-vie est courte (2 jours). C'est un marqueur sensible de la malnutrition protéinocalorique. Sa concentration diminue dans les syndromes inflammatoires et les insuffisances hépatocellulaires. Sa rapidité de variation en fait un bon dosage pour apprécier la renutrition.

L'albumine est une protéine de transport de nombreuses substances (métaux, médicaments, hormones). Elle est responsable pour 80 % de la pression oncotique. C'est un marqueur sensible de la dénutrition chronique.

L'orosomucoïde est associée au dosage de l'albumine et de la préalbumine pour apprécier l'existence d'un syndrome inflammatoire.

Prélèvement

Sérum ou plasma hépariné (prélevé à jeun de préférence).

Dosage

Immunoprécipitation (turbidimétrie, néphélémétrie).

Variations physiopathologiques

- Âge : les valeurs normales varient selon l'âge. Elles sont exprimées en g/l ou en pourcentage par rapport aux valeurs de référence.
- Sexe : les valeurs normales varient selon le sexe.
- Stéroïdes :
  - les œstrogènes diminuent la synthèse de la pré-albumine,
  - les corticoïdes augmentent la concentration de préalbumine (de même que les androgènes).
- Pathologies : les concentrations protéiques doivent tenir compte des fonctions rénale, hépatique, thyroïdiennes et d'un syndrome inflammatoire associé.
- Dénutrition : le dosage permet d'évaluer la diminution des protéines nutritionnelles en fonction de l'intensité d'un processus inflammatoire associé.

  La concentration en préalbumine diminue parallèlement à l'intensité de la malnutrition et en raison de sa demi-vie courte, elle est considérée comme un bon marqueur de la malnutrition sauf chez les sujets hémodialysés.

PROGESTÉRONE

La progestérone est une hormone stéroïdienne synthétisée par le corps jaune fonctionnel en période ovulatoire, par le corps jaune gravidique puis par le placenta. Elle est également synthétisée au niveau de la cortico-surrénale et des ovaires. Sa sécrétion est LH-dépendante.

Après l'élévation de LH au moment du pic préovulatoire, le corps jaune commence à se développer et les taux de progestérone augmentent. Le maximum de progestérone est obtenu environ 7 jours après l'ovulation, puis diminue en l'absence de fécondation.

Le rôle principal de la progestérone est de préparer l'utérus en vue de la grossesse et de favoriser son maintien. Elle agit également en association avec la prolactine pour préparer la glande mammaire à la lactation.

Prélèvement

Sérum (préciser la date des dernières règles).

Dosage

Méthode chromatographique en phase gazeuse couplée à la spectrométrie de masse (méthode de référence)

Méthode radio-immunologique par compétition.

Méthode immuno-enzymologique.

Valeurs de référence (µg/l × 3,18 = nmol/l)

Avant la puberté	: < 0,25 µg/l	*soit*	< 0,78 nmol/l.
Homme	: 0,15-0,50 µg/l	*soit*	0,47-1,57 nmol/l.
Femme réglée :			
– phase folliculaire	: 0,15-2,50 µg/l	*soit*	0,47-7,85 nmol/l,
– pic préovulatoire	: 0,50-4,50 µg/l	*soit*	1,57-17,1 nmol/l,
– phase lutéale	: 5,50-27,00 µg/l	*soit*	17,2-85,0 nmol/l.
Ménopause	: < 0,50 µg/l	*soit*	< 1,57 nmol/l.

Grossesse

Semaines d'aménorrhées	Taux (µg/l)	Taux (nmol/l)
5	11-42	34-132
6	12-43	37-135
7	13-44	41-138
8	14-45	44-141
9	14-48	44-150
10	14-49	44-154
11	14,5-51	45-160
12	15-54	47-169
13	16-56	50-175
14	17-59	54-185
15	18-63	56-198
16	19,5-67	61-210
17	21-70	66-220
18	23-75	72-235
19	24,5-80	77-250
20	27-85	84-265
21	29-90	91-280
22	32-95	100-300
23	34-100	106-315
24	38-110	119-345
25	42-115	132-360
26	44-120	138-375
27	47-130	148-410
28	50-135	157-425
29	53-145	166-455

30	56-150	175-470
31	59-160	185-500
32	63-170	198-535
33	66-175	207-550
34	70-185	220-580
35	74-195	232-615
36	77-205	242-645
37	82-215	257-675
38	85-225	267-700

Variations pathologiques

- Les taux sont diminués au cours des insuffisances lutéales, en relation avec :
  - un cycle anovulatoire,
  - une anomalie de la phase lutéale avec LH et FSH diminuées,
  - des cycles courts avec taux d'œstradiol et de FSH diminués.

  On pourra retrouver comme étiologie :
  - une insuffisance ovarienne,
  - une insuffisance de sécrétion de FSH,
  - une hyperandrogénie,
  - une hyperprolactinémie.
- Les situations où la progestérone est très élevée sont représentées par la grossesse et l'induction d'ovulation.

  Dans la grossesse, le dosage permet d'apprécier l'activité placentaire.
- Le dosage est également prescrit dans le dépistage d'un déficit enzymatique (bloc enzymatique).

Déficit enzymatique	Variations hormonales	
20-22 desmolase	Taux effondrés de stéroïdes (progestérone effondrée)	
17-α-hydroxylase	Taux effondrés	– en 17 OH progestérone – en DHEA
	Taux élevés	– en desoxycorticostérone – en corticostérone
17-20 desmolase	Taux effondrés	– en testostérone – en delta-4-androstènedione – en DHEA
	Taux élevé	– en 17 OH progestérone
21-hydroxylase	Taux élevés	– en 17 OH progestérone

Le dosage prend également un intérêt dans la stimulation ovarienne pour la fécondation *in vitro*. Un taux de progestérone plasmatique préovulatoire élevé, supérieur à 1 µg/l, comporte un pronostic conceptionnel défavorable. Inversement, après une injection ovulante d'HCG, le pronostic est défavorable si le taux de progestérone ne dépasse pas 1 µg/l, six à sept heures après l'injection ovulante.

- Progestérone préovulatoire élevée (> 1 µg/l) :
  - corps jaune résiduel du cycle précédent,
  - bloc enzymatique partiel (21 hydroxylase),
  - production anormalement lente d'œstradiol par une immaturité des cellules de la granulosa.
  - lutéinisation folliculaire,
  - échappement stéroïdien (lorsque l'œstradiol est très élevé),
  - échappement ovulatoire (lié à une décharge de LH).
- Progestérone après injection déclenchante basse (< 1 µg/l) :
  - immaturité des cellules de la granulosa (déficit de la synthèse des récepteurs à la LH),
  - absence d'HCG sérique (absence d'injection déclenchante).

PROLACTINE

La prolactine est une hormone polypeptidique sécrétée par l'anté-hypophyse, présentant une homologie structurale avec l'hormone de croissance et l'hormone lactogène placentaire.

Son taux est sous contrôle hypothalamique, inhibé par le PIF (Prolactin inhibiting factor, qui agit par l'intermédiaire de récepteurs dopaminergiques) et stimulé par le TRH (thyroid releasing factor).

Son rôle principal est le déclenchement et le maintien de la lactation. Elle agit sur les glandes mammaires qui ont été auparavant stimulées par l'œstradiol et la progestérone. Inversement, chez la femme, toute hyperprolactinémie entraîne une diminution de la sécrétion de progestérone.

La prolactine est impliquée chez l'homme dans la régulation de la fonction gonadotrope, agissant sur la sécrétion de testostérone. Chez la femme enceinte, la chute des stéroïdes lors de la délivrance permet la survenue de la lactation.

Prélèvement

- On respectera un repos de 20 minutes en position allongée, cathéter en place, avant la prise de sang.
- On notera la date des dernières règles chez la femme.

- Le dosage sera réalisé de préférence à distance de toute thérapeutique et en dehors de tout stress.

Dosage

- Méthodes radio-immunologiques.
- Méthodes immuno-enzymologiques.
- Avec les méthodes sandwich à 2 anticorps monoclonaux, il n'existe pas d'interférences avec les hormones hypophysaires.

Valeurs de référence (en µg/l ou ng/ml)

La conversion en unités est variable selon les techniques.

Homme : 2-15 µg/l.

Femme : 3-20 µg/l.

Post-ménopause : 2-15 µg/l.

Valeurs de référence au cours de la grossesse

Durant la grossesse, les taux s'élèvent régulièrement et restent élevés pendant le post-partum.

Semaine d'aménorrhée	Moyenne	Valeurs limites (µg/l)
5	18	7-60
6	20	7-72
7	21	7-77
8	22	8-83
9	23	9-88
10	25	10-95
11	27	11-100
12	31	12-110
13	35	13-115
14	40	14-120
15	47	15-130
16	54	16-135
18	64	20-145
20	70	35-165
22	92	50-180

Facteurs de variations

- Nycthémère : pic de prolactine au cours du sommeil (0 à 7 heures).
- Repas : pic post-prandial.
- Sécrétion : sécrétion pulsatile toutes les 20 minutes.

- Stress : accroissement important.
- Hypoglycémie : augmentation variable.
- Stimulation du mamelon du sein : forte augmentation.
- Allaitement : les tétées successives maintiennent une hyperprolactinémie supérieure à 100 µg/l avec inhibition de la sécrétion de LHRH (aménorrhée).
- Exercice physique : augmentation variable selon l'effort.
- Thérapeutique : un grand nombre de médicaments modifie le taux de prolactine.

Influence de la structure de la prolactine

La prolactine circule sous 3 formes immuno-réactives :
– forme monomérique : PM = 23 000 (75 %),
– forme dimérique (big-prolactine) : PM = 50 000 (20 %),
– forme polymérique (big-big-prolactine) : PM = 130 000 (5 %).

Les 2 dernières formes ont une affinité plus faible pour les récepteurs à prolactine. L'augmentation de leur taux entraîne une hyperprolactinémie.

La chromatographie de la prolactine permet de séparer ces différentes formes et de les quantifier.

Exploration d'une hyperprolactinémie

- *Radiologique* (radiologie, scanner, IRM). L'image de la selle turcique permet de définir 4 stades : micro-adénome, adénome, érosion puis destruction du plancher.
- *Biologique*

Test de stimulation	– Test à la TRH – Test au métoclopramide (Primpéran) – Test au sulpiride (Dogmatil)
Test de freinage	– Test au Parlodel – Test à la Lévodopa

- Test à la TRH : injection de 250 µg de TRH en IV.
  L'accroissement est maximal vers la 20e minute (au moins 100 %) et reste inférieur à 50 µg/l chez l'homme et inférieur à 100 µg/l chez la femme.
- Test au Primpéran : injection de 10 mg de métoclopramide en IV.
- Test au Dogmatil : injection de 100 mg de sulpiride en IM.
- Test au Parlodel : ingestion de 2,5 mg de bromocriptine *per os*, la diminution de prolactine est d'environ 30 % à la 3e heure.

Augmentation relative de PRL			Étiologies
TRH < 100 %	Dogmatil Primpéran	< 100 % < 100 %	– macro- et micro-adénomes – possible hyper-PRL « idiopathique »
TRH > 100 %	Dogmatil Primpéran	< 100 % < 100 %	– hyper-PRL hypothalamique – tumeur intra- ou supra-sellaire
TRH < 100 %	Dogmatil Primpéran	> 100 % > 100 %	– hyperprolactinémie essentielle
TRH > 100 %	Dogmatil Primpéran	> 100 % > 100 %	– hyper-PRL iatrogène – endocrinopathie : SOPK, hypothyroïdie

- Test à la Levodopa : ingestion de 2 gélules à 500 mg *per os*, la diminution de prolactine est de 30 % à la 3e heure.

Intérêt du dosage de la prolactine

- Aménorrhée.
- Galactorrhée.
- Stérilité.
- Absence de montée laiteuse.
- Bilan d'impuissance.
- Bilan de gynécomastie.
- Syndrome tumoral hypophysaire.
- Selle turcique vide.
- Adénome sécréteur de GH.
- Adénome sécréteur d'ACTH.
- Adénome à prolactine.
- Suivi d'un adénome traité ou opéré.
- Impubérisme.
- Hypogonadisme isolé.

Variations pathologiques

- Hyperprolactinémie organique primaire : Adénome à prolactine.
  Tumeur hypophysaire caractérisée par des taux élevés de prolactine en rapport avec la taille de l'adénome et le nombre de cellules sécrétantes ; par une absence de freinage par la L. Dopa, par une absence de réponse aux tests de stimulation, par une insuffisance hypophysaire avec diminution des taux de LH, FSH et STH, une aménorrhée avec un tableau d'insuffisance gonadotrope globale, avec des taux d'œstradiol diminués.

Chez l'homme, l'élévation de la prolactine est généralement accompagnée d'une testostérone basse, inférieure à 3 µg/l, d'une gynécomastie et d'une impuissance.

- Hyperprolactinémies iatrogènes : l'hyperprolactinémie peut être liée à la prise régulière de :
  - phénothiazines (Largactil®),
  - benzodiazépines (Librium®, Tranxène®, Valium®, Lysanxia®...),
  - butyrophénones (Haldol®),
  - benzamides (Dogmatil®, Tiapridal®, Agréal®),
  - anti-émétiques (Primpéran®, Vogalène®, Motilium®),
  - œstrogènes, œstro-progestatifs,
  - réserpiniques,
  - antagonistes histaminergiques (Cimétidine®, Ranitidine®),
  - opiacés,
  - agonistes sérotoninergiques (Fenfluramine®, Clomipramine®),
  - IMAO,
  - lithium,
  - analgésiques morphiniques.
- Syndrome de Chiari-Frommel. La persistance dans le post-partum d'une galactorrhée et d'une aménorrhée ou d'une dysovulation peut être liée à une hyperprolactinémie qui, en l'absence de traitement, évolue vers un adénome dans 10 % des cas.
- Troubles endocriniens entraînant une hyperprolactinémie :
  - acromégalie (sécrétion mixte de GH et de prolactine),
  - hypothyroïdie primitive (par stimulation de la TRH),
  - Cushing,
  - hypothalamique (absence de PIF),
  - lésions hypothalamiques :
    . tumeurs (cranio-pharyngiomes, pinéalome),
    . infiltrations histiocytaires, sarcoïdosiques,
    . hémorragies,
    . séquelles chirurgicales.
- Hyperprolactinémies associées à une épuration insuffisante :
  - cirrhose,
  - insuffisance rénale (diminution de la clairance).
- Une hyperprolactinémie est parfois retrouvée aussi dans :
  - l'anorexie mentale,
  - la dystrophie ovarienne.

Médicaments hypoprolactinémiants

Les médicaments pro-dopaminergiques diminuent la prolactine :
- levodopa,
- bromocriptine (Parlodel®),
- piribédil (Trivastal®),
- dihydroergocryptine (Hydergine®, Segolan®, Vasobral®),
- corticostéroïdes.

PROPAFÉNONE

La propafénone est un anti-arythmique récent (Rythmol) dont la pharmacocinétique est complexe.
Le métabolisme hépatique est très important et saturable, dépendant de la vitesse de métabolisation.
La demi-vie chez les métaboliseurs lents est supérieure à 10 heures, alors qu'elle est plus courte chez les métaboliseurs rapides.

Prélèvement

Sérum prélevé avant une nouvelle dose.

Dosage

Méthode immunochimiques.
HPLC.

Valeurs de référence

Zone thérapeutique : 0,5-1,5 mg/l.

PROPIONIBACTERIUM ACNES

Propionibacterium est un bacille anaérobie, aéro-tolérant, non sporulé, à Gram positif, apparaissant sous la forme d'un fin bâtonnet bifide ou ramifié et immobile.
Ces germes se regroupent par paire, en chaînes courtes, en forme de V ou de Y.

Prélèvement

Liquides de ponction articulaire, drainage articulaire,
Infections purulentes,
Hémoculture.

Isolement de la bactérie

P. acnes peut être isolé sur divers prélèvements qui seront ensemencés sur des milieux aérobies et anaérobies dans un bouillon type Schaedler pré-réduit pour les hémocultures, ou sur milieux gélosés riches et sur bouillon aérobie et anaérobie pour les liquides de ponction.

Caractères culturaux

P. acnes donne de petites colonies blanches, rondes et brillantes, de taille régulière. Les colonies se teintent en beige en vieillissant.
Les caractères biochimiques d'identification sont : nitrate +, catalase +, glucose +, hydrogélatine +, hydroesculine –.
Par immunofluorescence, on met en évidence 2 sérotypes de *P. acnes*.

Traitement

P. acnes est sensible à de nombreux antibiotiques. Seule la localisation de l'infection peut limiter la bonne diffusion et donc l'efficacité de l'antibiotique.

PROPRANOLOL

Le propranolol (Avlocardyl®, Betaryl®) est un antiarythmique de la classe des bêta-bloquants utilisé par voie orale et intraveineuse.
Le pic de concentration se produit environ 2 heures après l'absorption orale. La demi-vie est d'environ 3 heures. Au niveau hépatique, le produit est métabolisé à 90 % avec formation de métabolites hydroxylés. L'élimination rénale est faible.

Prélèvement

Sérum.

Dosage

Méthodes chromatographiques.
Test EMIT.

Valeurs de référence (µg × 3,86 = nmol)

Zone thérapeutique : 50-100 µg/l *soit* 193-386 nmol/l.
Certains facteurs peuvent modifier les concentrations sériques.

- Augmentation des concentrations :
  - atteinte hépatique chronique,
  - traitement par la chlorpromazine,
  - traitement *per os* au long cours.
- Diminution des concentrations :
  - hyperthyroïdie,
  - tabagisme.

Les effets secondaires indésirables ou toxiques retrouvés sont :
– asthénie,
– bronchospasme,

- hypoglycémie,
- bloc auriculo-ventriculaire,
- crise angineuse ou infarctus du myocarde à l'arrêt brutal du traitement chez les patients porteurs d'une cardiopathie ischémique.

PROTÉINE C

La protéine C est une glycoprotéine vitamine K dépendante, synthétisée par le foie. Elle est transformée en enzyme active sous l'effet de la thrombine, en présence de calcium et de phospholipides. Cette activation est potentialisée par la thrombomoduline qui forme un complexe avec la thrombine à la surface de l'endothélium vasculaire.

En présence de son cofacteur, la protéine S, elle va inactiver les facteurs Va et VIIIa par protéolyse en présence d'une surface phospholipidique (cellules endothéliales vasculaires ou plaquettes).

Cette activité anticoagulante physiologique est régulée par un inhibiteur spécifique à action progressive dont l'effet est potentialisé en présence d'héparine.

La protéine C neutralise également les inactivateurs circulants du plasminogène et favorise la fibrinolyse.

Prélèvement

Sang citraté (1 vol. de citrate pour 9 vol. sang) en dehors de toute thérapeutique antivitaminique K. Le plasma est rapidement congelé.

Dosage

- Immuno-enzymologie.
- Immuno-précipitation (électro-immunodiffusion).
- Méthodes chronométriques.
- Méthodes utilisants des substrats chromogènes.

Valeurs de référence (mg × 16 = nmol)

- Méthodes immunologiques (dosage de l'antigène).
  N : 3-5 mg/l *soit* 48 à 80 nmol/l.
- Résultats par rapport à un pool de référence.
  N : 70-130 %.
- Résultats en unités fonctionnelles.
  N : 0,7-1,3 U/ml.
- Les taux adultes sont atteints vers l'âge de 6 mois.
  N : < 4 mois : 20-50 %.

Variations pathologiques

Les taux élevés n'ont aucune signification pathologique et sont observés au cours des traitements œstro-progestatifs, androgéniques, au cours des syndromes néphrotiques et du diabète.

Les taux diminués sont observés au cours des déficits :

– déficits acquis :
  - insuffisance hépatique avec diminution des facteurs vitamine-K dépendants,
  - traitement par les antivitamines K,
  - CIVD,
  - grossesse (3e trimestre), obésité,
  - cancers, leucémies, insuffisance rénale.

– déficits congénitaux (transmission autosomale dominante) :
  - ces déficits congénitaux entraînent des maladies thrombo-emboliques,
  - chez l'hétérozygote, le taux est voisin de 50 % et les manifestations cliniques apparaissent avant 30 ans par des thromboses veineuses récidivantes, des embolies pulmonaires. Ces thromboses apparaissent spontanément dans 50 % des cas ou suite à un acte chirurgical, un accouchement, une thérapeutique, un alitement prolongé.

    Le déficit en protéine C est impliqué dans environ 8 % des accidents thrombotiques.

PROTÉINE S

La protéine S est une glycoprotéine vitamine-K dépendante synthétisée par le foie. Elle est présente dans le plasma sous forme libre (35 %) et sous forme liée à la C_4 binding protein (C_4 bp). La forme libre possède l'activité anticoagulante, agissant comme cofacteur de la protéine C activée, en inactivant les facteurs V_a et VIII_a, en présence de phospholipides et de calcium.

Prélèvement

Sang citraté (1 vol. de citrate pour 9 vol. sang) en dehors de toute thérapeutique antivitaminique K. Le plasma est rapidement congelé.

Dosage

• Méthodes immunologiques :
  - immuno-électrophorèse,
  - immuno-électrophorèse bi-dimensionnelle,
  - immuno-radiométrie, radio-immunologie,
  - ELISA de type sandwich.

- Dosage de la fraction libre de la protéine S réalisé après précipitation de la fraction liée par le PEG 8 000.
- Dosages fonctionnels (test de coagulation en présence d'un plasma humain déficient en protéine S).

Valeurs de référence (mg × 14 = nmol)
- Méthodes immunologiques (dosage de l'antigène).
  N : 15-30 mg/l *soit* 210-420 nmol/l.
- Résultats par rapport à un pool de référence.
  N : 70-140 %.
- Les taux adultes sont atteints vers l'âge de 6 mois.
  À la naissance, les taux de l'antigène sont de 35 % environ de ceux de l'adulte et l'activité est d'environ 75 %.
  Il s'agit d'une activité de la protéine S libre car il n'y a pas de C_4 bp.

Variations physio-pathologiques
Les taux élevés n'ont pas de signification pathologique. Ils sont retrouvés au cours de syndromes inflammatoires, de syndromes néphrotiques, des traitements œstro-progestatifs.
Les taux diminués s'observent au cours des déficits :
– déficits acquis :
  - insuffisance hépatique, avec diminution des facteurs vitamine-K dépendants,
  - traitement par les antivitamines K,
  - CIVD,
  - grossesse (3e trimestre),
  - cancers ;
– déficits congénitaux (transmission autosomale dominante) :
  - ces déficits congénitaux entraînent des accidents thrombo-emboliques,
  - ils sont responsables d'environ 8 % des thromboses veineuses récidivantes ou d'embolies pulmonaires,
  - dans certains cas, il ne s'agit que d'un déficit constitutionnel portant sur la protéine S libre, révélé par une étude immuno-électrophorétique bidimensionnelle.

PROTÉINES TOTALES SÉRIQUES

Les protéines constituent un groupe très hétérogène ayant des structures, des concentrations et des fonctions très différentes.
Les protéines interviennent :
– dans le maintien de la pression oncotique sanguine (albumine).

– dans le transport de diverses substances assuré par :
- le préalbumine (rétinol, thyroxine),
- l'albumine (médicaments, bilirubine, acides gras, calcium...),
- la transferrine (fer),
- la céruléoplasmine (cuivre),
- l'haptoglobine (hémoglobine),
- les lipoprotéines (cholestérol, triglycérides, phospholipides) ...

– dans l'inhibition de protéases (α_1 antitrypsine, α_1 antichymotrypsine, α_2 macroglobuline, antithrombine III...),
– dans la coagulation (facteurs de la coagulation),
– dans l'immunité humorale (immunoglobulines, fractions du complément),
– dans les systèmes tampons sanguins.

Prélèvement

• Tube sec : protéines sériques.
• Tube hépariné : protéines plasmatiques

Éviter la pose prolongée du garrot qui entraîne une hémoconcentration.

Dosage

• Méthode de référence : méthode du Biuret (lecture colorimétrique à 550 nm).
• Réfractométrie, gravimétrie, densitométrie.

Valeurs de référence

Nouveau-né	: 45-75 g/l.
1 mois à 1 an	: 50-75 g/l.
1 an à 2 ans	: 55-75 g/l.
enfants, adultes	: 60-80 g/l.

Pour les dosages sur plasmas héparinés, les taux sont :
– supérieurs de 2 g/l en dessous de 2 ans,
– supérieurs de 3 g/l chez les enfants et les adultes.

Variations physio-pathologiques

• Age : chez le nouveau-né, le taux de protéines est inférieur de 20 % à celui de l'adulte. Le taux augmente progressivement durant l'enfance.
• Grossesse : l'augmentation du volume sanguin et la modification du statut hormonal entraînent une baisse de 10 % des taux.
• Efforts violents, pose prolongée du garrot : entraînent une élévation de 10 % des taux.
• Médicaments : effets variables (perfusion : – 30 %, œstro-progestatifs : – 10 %).

- La concentration plasmatique protéique varie en fonction de l'état d'hydratation du compartiment intracellulaire. Toute hémoconcentration ou hémodilution provoque une hyperprotéinémie ou une hypoprotéinémie dites fonctionnelles.

Les principales diminutions du taux de protéines sont :
- carences d'apport (dénutrition, Kwashiorkor),
- défaut de synthèse lors d'insuffisance hépatique sévère (cirrhoses, hépatites),
- fuite protéique au niveau cutané (brûlures), au niveau tissulaire (hémorragies), au niveau rénal (syndrome néphrotique, glomérulonéphrite),
- malabsorption intestinale, entéropathies, syndrome cœliaque.

Les principales causes d'augmentation du taux de protéines sont :
- hypergammaglobulinémies monoclonales (myélome multiple, maladie de Waldenström),
- lupus érythémateux disséminé, sclérodermies, rhumatismes articulaires, maladies du collagène,
- pertes liquidiennes, déshydratations,
- diabète insipide,
- hypertension artérielle,
- myxoedème.

PROTÉINES URINAIRES

L'excrétion urinaire physiologique des protéines est constituée de traces de protéines d'origine plasmatique ou issues du tractus urinaire, ne dépassant pas 150 mg par 24 heures. Cette excrétion résulte d'une filtration glomérulaire, qui retient les substances de PM supérieur à 40 000, et d'une réabsorption tubulaire.

En pathologie, on pourra distinguer les :
- protéinuries glomérulaires : associées à de nombreuses pathologies (syndrome néphrotique, hypertension, diabète, complexes immuns...) et parfois rencontrée au cours de fièvre, d'orthostatisme prolongé, d'exercice intensif ;
- protéinuries tubulaires : caractérisées par la présence dans l'urine de protéines de faible poids moléculaire (RBP, enzymes, β2-microglobuline), normalement réabsorbées au niveau du tubule proximal ;
- protéinuries post-rénales (pathologie du tractus urinaire) ;
- protéinuries de surcharge (élévation importante d'une protéine).

Dosage des protéines urinaires

- Mesure colorimétrique (lecture vers 600 nm) :
  - rouge de pyrogallol,
  - bleu de coomassie,
  - vert de bromocrésol,
  - réaction du biuret.
- Mesure turbidimétrique = précipitation par :
  - l'acide sulfosalicylique,
  - l'acide trichloracétique,
  - le chlorure de benzéthonium.

Les dosages peuvent être réalisés sur des urines fractionnées (au réveil, au repos, après déjeuner, après un effort...) afin de distinguer une protéinurie permanente (d'origine rénale) et une protéinurie intermittente (orthostatique, digestive).

Interférences sur le dosage des protéines

- Méthode colorimétrique :
  - hémoglobine (> 0,08 g/l *soit* 5 µmol/l),
  - pigments,
  - plasmion (> 0,5 g/l).
- Méthodes par précipitation :
  - hémoglobine (> 0,08 g/l),
  - pénicillines,
  - plasmion (> 0,5 g/l),
  - produits radio-opaques.

Électrophorèse des protéines urinaires

Elle est réalisée sur gel d'agarose ou plus rarement sur gel de polyacrylamide.

L'utilisation du SDS permet une migration en fonction de poids moléculaire des protéines.

Le colorant le plus sensible est le bleu de coomassie.

- Protéinurie physiologique (taux < 0,20 g/l) :
  - pic d'albumine (30 %),
  - trainée de globulines (70 %) en position β-γ.
- Protéinurie glomérulaire (généralement > 1 g/l) :
  - sélective : Albumine > 80 % associée à un pic en β composé de transferrine,
  - non sélective : Albumine < 80 % associée à plusieurs pics protéiques (aspect de sérum dilué).
- Protéinurie tubulaire (généralement autour de 1 g/24 h ou < 1 g/l) :
  - pauvre en albumine < 25 %,

- rapport albumine sur globuline < 0,5,
- prédominance des α_2 et β globulines.

- L'aspect électrophorétique d'une urine normale prend tout son intérêt pronostique dans la glomérulonéphrite aiguë (cet aspect signe la guérison), dans les protéinuries intermittentes et au cours de l'évolution d'un syndrome néphrotique (évolution favorable lorsque la protéinurie se normalise).
- L'électrophorèse est également utile dans les protéinuries pré-rénales, traduisant une hyperproduction ou une libération après destruction cellulaire de protéines de faible poids moléculaire :
  - chaînes légères libres d'immunoglobulines dans les gamma-pathies monoclonales (migration en β ou γ),
  - protéines de l'inflammation au cours des cancers,
  - myoglobine dans les nécroses musculaires,
  - hémoglobine dans les anémies hémolytiques.

Méthodes d'immunoprécipitation en milieu gélifié

- Immunoélectrophorèse comparée du sérum et des urines. Elle permet l'identification, grâce à des antisérums poly et monospécifiques, des protéines plasmatiques présentes dans l'urine. Elle permet de classer les protéinuries glomérulaires en fonction de leur sélectivité et le typage des protéinuries de Bence Jones ou d'une immunoglobuline monoclonale complète.
- Immunofixation. Elle est utilisée dans le cadre d'une exploration d'une gammapathie monoclonale et la révélation des complexes précipités est réalisée par l'amido-Schwartz. Elle permet le typage de l'immunoglobuline monoclonale dans le sérum et le typage d'une protéinurie de Bence Jones.

Méthodes quantitatives

Il s'agit de dosages spécifiques de protéines urinaires par immunodiffusion radiale, par néphélémétrie, par turbidimétrie et par techniques très sensibles de radio-immunologie ou immuno-enzymologie.

Protéines marqueurs d'une atteinte glomérulaire (PM > 70 000) :

– albumine, microalbumine,
– transferrine,
– orosomucoïde,
– immunoglobuline G.

Protéines marqueurs d'une atteinte tubulaire (PM < 40 000) :

– β_2 microglobuline,
– rétinol binding globulin,
– α_1 microglobuline,

– chaînes légères d'immunoglobuline,
– lysozyme,
– enzymes : γGT, N-acétyl-glucosaminidase, alanine-aminopeptidase.

Il est possible de définir un index de sélectivité en réalisant le rapport de clairance de 2 protéines de poids moléculaire différent comme l'IgG et la transferrine (Index de Cameron).

Index	Protéinurie	Atteinte glomérulaire
< 0,10	Sélective	Lésions minimes
0,10-0,25	Moyennement sélective	
0,25-0,50	Peu sélective	Lésions importantes
0,50-1,00	Non sélective	

PROTÉINURIE DE BENCE JONES

La protéine de Bence Jones est un dimère de chaînes légères d'immunoglobulines retrouvée dans les urines des sujets atteints d'une dysglobulinemie monoclonale.

Prélèvement

Urines de 24 heures sur conservateur.

Mise en évidence

- Par son caractère thermosoluble : un précipité apparait dans l'urine chauffée à 60 °C, qui se dissout à l'ébullition et qui réapparait lors du refroidissement.

  Ce test est peu sensible, il n'est visible que lorsque le taux de protéines est supérieur à 1 g/l (50 % des cas).
- Immunoélectrophorèse des urines (immunofixation). La migration électrophérique des chaînes légères se situe entre les α_2 et les β globulines.

  L'immunofixation permet la distinction entre les dimères de chaînes lambda ou kappa.

Interprétation

- Dans le myélome à chaînes légères (15 % des myélomes), le tracé électrophorétique est normal, mais il existe une protéinurie de Bence Jones.

- La découverte d'une protéine de Bence Jones est de mauvais pronostic car elle est associée à l'insuffisance rénale et à l'amylose.
- Dans les myélomes, la protéinurie de Bence Jones permet de définir 3 stades :

Stade	Taux de protéine de Bence Jones
I	Inférieur à 4 g/l
II	Entre 4 et 12 g/l
III	Supérieur à 12 g/l

PSA (Antigène spécifique de la prostate)

Glycoprotéine biologiquement et immunologiquement spécifique de la prostate, l'antigène est retrouvé dans les granulations apicales du cytoplasme des cellules épithéliales des acini et canaux prostatiques, ainsi que dans les produits de sécrétion de la glande.

Prélèvement

- Sérum.
  La PSA est stable 5 jours à + 4 °C et 2 ans à – 20 °C.
- Le toucher rectal, le massage prostatique, une cystoscopie, une échographie transrectale, une biopsie, augmentent transitoirement les taux de PSA.
- La chirurgie prostato-vésiculaire et les infections prostatiques nécessitent, pour le dosage de la PSA, un délai de un à deux mois avant l'examen sanguin.

Dosage

- Méthodes radio-immunologiques.
- Méthodes immuno-enzymatiques
- Méthodes avec un marqueur luminescent
- Méthodes avec un marqueur fluorescent

Valeurs de référence

- Exprimées en ng/ml ou en µg/l.
- Varient selon l'âge du sujet : < 50 ans : < 2,5 ng/ml,
  > 50 ans : < 4,0 ng/ml.

Autres marqueurs prostatiques sériques

- PSAV (PSA vélocité) : les variations du taux de PSA dans le temps supérieures à 0,75 ng/ml sont observées dans les formes tumorales.
- PSAD (PSA densité) : les variations de volume de la glande prostatique ou de la zone transitionnelle sont mesurées en fonction du taux de PSA total et exprimées en cm^3.
- PSAL (PSA libre) : 15 % de la PSA sérique reste libre dans le sérum, non complexée aux inhibiteurs de protéases ou à l'alpha-2 macroglobuline. Le rapport PSA libre/ PSA total inférieur à 0,15 permet la détection d'une tumeur dans 95 % des cas lorsque la PSA totale est comprise entre 4 et 10 ng/ml.
- PSMA (*Prostate Specific Membrane Antigen*) : glycoprotéine transmembranaire retrouvée en grande quantité dans le sérum au cours des tumeurs prostatiques.

Variations pathologiques

- Prostatite aiguë : lésions inflammatoires accompagnées d'élévations variables.
- Adénome prostatique : chez 30 % des hommes après 50 ans, avec un taux moyen généralement inférieur à 20 ng/ml, mais proportionnel à la taille de la lésion.
- Cancer de la prostate : 2e cause de décès par cancer chez l'homme. L'élévation est constante et proportionnelle à la masse tumorale. Le taux de PSA est corrélé au stade clinique.
  Après ablation prostatique : disparision du PSA en 3 semaines. Un taux inférieur à 0,1 ng/ml confirme l'exérèse complète.
  Après irradiation ou blocage androgénique, la chute est plus lente. Lors des récidives, l'élévation des taux précède les signes cliniques. L'absence de diminution des taux sous androgènes peut correspondre à une résistance thérapeutique ou à un échappement hormonal.

Classification en 4 stades évolutifs de l'adénocarcinome prostatique et valeurs prédictives des marqueurs (en ng/ml)

		PAP > 3	PSA > 4
A	Microscopique, non palpable A1 : localisé (< 5 % de tissu cancéreux) A2 : diffus (> 50 % de tissu cancéreux)	5 %	65 %
B	Limité à la prostate, décelable au toucher rectal B1 : petits nodules B2 : gros nodules ou nodules multiples	20 %	75 %
C	Prostate envahie, extension à l'entourage de la glande C1 : vésicules séminales intactes (masse < 70 g) C2 : vésicules séminales atteintes (masse > 70 g)	45 %	85 %
D	Envahissement métastasique D1 : ganglion pelvien, obstruction uréthrale D2 : atteintes osseuses, ganglionnaires, tissulaires	65 %	85 %

PAP : phosphatases acides prostatiques. PSA : antigène spécifique de la prostate.

PSEUDOMONAS AERUGINOSA

Pseudomonas aeruginosa ou bacille pyocyanique est une bactérie pathogène opportuniste pouvant être responsable d'infections diverses particulièrement graves chez les sujets hospitalisés aux systèmes de défense déficients.

La contamination peut avoir une origine endogène (flore fécale) suite à un traitement antibiotique inadapté qui sélectionne des bactéries résistantes, ou exogène par les eaux de boisson, de lavage ou les solutions antiseptiques contaminées.

On distinguera des infections locales (œil, oreille externe et moyenne, plaies, brûlures), des infections nosocomiales (des méningites et des infections urinaires ascendantes), des infections pulmonaires (bronchites ou pneumonies) dues à des contaminations par voie aérienne, des gastroentérites aiguës après une antibiothérapie à large spectre, des septicémies qui suivent des infections locales (chez le nouveau-né et chez l'adulte traité par corticoïdes ou par des antimétabolites leucopéniants).

Les infections sont particulièrement graves chez les brûlés, les sujets atteints de mucoviscidose, les diabétiques, les cancéreux, les sujets immunodéprimés.

Prélèvement

- Urines.
- Pus (ORL, articulaire, pleural).
- Selles.
- Hémoculture.
- Expectorations.

Diagnostic bactériologique

- Il nécessite des milieux peptonés usuels sur lesquels le bacille cultive facilement. Un enrichissement en milieu liquide où l'utilisation de milieux sélectifs (cétrimide) est parfois nécessaire.
  La numération des germes dans les échantillons d'eau est réalisable par filtration sur membrane (colométrie), les bacilles pyocyaniques étant reconnus par la fluorescence des colonies sous lumière UV.
- Le bacille est mobile (aspect en « vol de moucheron ») à Gram négatif, donnant en culture une odeur aromatique (seringa) et des pigments (10 % des souches sont apigmentées).

Principaux caractères de quelques pseudomonas

Bactéries oxydases positives, LDC et ODC négatives. Absence d'hydrolyse de l'esculine et de l'ADN. Catalase positive. Ciliature polaire.

	Pyoverdine	Pyocyanine	Croissance à 41 °C	Croissance cétrimide	Nitrates	Nitrites	Sensibilité à la polymyxine
P. aeruginosa	+	+	+	+	+	+	+
P. fluorescens	+	–	–	+	V	–	+
P. putida	+	–	–	+	–	–	+
P. stutzeri	–	–	+	–	+	+	+
P. mendocina	–	–	+	–	+	+	+
P. alcaligenes	–	–	V	–	+	–	+
P. pseudoalcaligenes	–	–	V	V	+	–	+
P. mallei	–	–	–	–	–	–	–
P. pseudomallei	–	–	+	–	+	+	–
P. cepacia	–	–	V	V	V	–	–

+ : positif. – négatif. V : variable.

Les colonies de *Pseudomonas* peuvent être sérotypées en utilisant des immuns sérums anti-O pyocyaniques spécifiques par agglutination sur lame, permettant le diagnostic de *P. aeruginosa*.
L'utilisation de galeries d'identification fera le diagnostic différentiel avec les autres espèces de *Pseudomonas* (*fluorescens*, *putida*, *maltophilia*, *cepacia*, *stutzeri*, *putrefaciens*).

Diagnostic sérologique

Le diagnostic sérologique n'est pas réalisé en raison de l'utilité de l'isolement du germe pour le traitement de l'infection.
Il existe des anticorps agglutinants à titre variable.
Dans les infections graves, l'évolution fatale est observée en raison de la toxémie, quelque soit le titre d'anticorps. Chez les sujets immuno-déprimés, l'ascension des titres d'anticorps est très faible.

Antibiothérapie

P. aeruginosa est une bactérie multirésistante aux antibiotiques que la résistance soit acquise ou naturelle, nécessitant l'emploi en thérapeutique d'associations bactéricides.

Résistance constante : ampicilline, céphalosporines 1 et 2, kanamycine.		
Résistance fréquente : streptomycine, tétracyclines, chloramphénicol, acide nalidixique, sulfamides, nitrofuranes, sulfaméthoxazole + triméthoprime		
Sensibilité *in vitro* (mais résultats cliniques décevants) : carbénicilline, gentamicine, tobramycine, amikacine, colistine.		
Sensibilité :	pénicillines :	ticarcilline, azlocilline, mezlocilline, pipéracilline, apalcilline.
	Cephalosporines 3 :	céfopérazone, cefsulodine, ceftazidime.
	Carbapénèmes :	imipenem (+ cilastatine).
	Monobactames :	aztréonam.

Associations bactéricides

Aminoside et β lactamine	
Gentamicine Dibékacine Nétilmicine Sisomicine	Carbénicilline Ticarcilline Imipenem

Fluoro-quinolone + β lactamine	
Ciiprofloxacine Péfloxacine	Pipéracilline Cefsulodine Imipenem

Le traitement par antibiothérapie adaptée doit être complété par le traitement de la porte d'entrée.
La vaccination peut être utilisée chez les brûlés et les enfants atteints de mucoviscidose.
Chez les sujets immunodéprimés, l'antibiothérapie sera complétée par une immunothérapie (gamma-globulines).

PYRIDOXINE (Vitamine B_6)

La vitamine B_6 regroupe 3 formes apparentées chimiquement (pyridoxine, pyridoxal, pyridoxamine) dont la forme biologiquement active est représentée par le phosphate de pyridoxal. Celui-ci intervient dans de nombreuses voies métaboliques comme coenzyme de réactions de :

- Décarboxylation des acides aminés :
  - histidine-décarboxylase pour la formation d'histamine,
  - ornithine-décarboxylase,
  - glutamate-décarboxylase pour la formation d'acide γ-aminobutyrique,
  - décarboxylase pour la formation des neuromédiateurs et des catécholamines.
- Transamination des acides aminés :
  - cystathionase, cystathionine-synthétase,
  - ALA-synthétase,
  - cynuréninase.

Il s'agit d'une vitamine hydrosoluble, stable à la chaleur et à la lumière, surtout abondante dans les céréales et les légumes. Une partie des apports provient de la synthèse par les bactéries intestinales. Une phosphorylation intracellulaire « active » la vitamine B_6 et lui confère son activité biologique.
Au niveau sanguin, elle circule liée aux protéines plasmatiques (albumine) et à l'hémoglobine (fraction globulaire 2 fois plus importante).
L'élimination urinaire est formée de divers métabolites et d'environ 50 % d'acide 4-pyridoxique qui renseigne sur l'élimination urinaire de la vitamine B_6.

Prélèvement

- Sang total (EDTA, héparine, citrate).
- Sérum.
- Urines de 24 heures.

Dosage

- Méthodes microbiologiques (Saccharomyces carlbergensis).
- Méthodes enzymatiques (tyrosine-apodécarboxylase, apotryptophanase, apo-aspartate-aminotransférase) avec lecture fluorimétrique ou colorimétrique.
- Méthodes fluorimétriques.
- Méthodes chromatographiques (HPLC couplée à la fluorimétrie).
- Méthodes immunologiques.
- Tests d'activation enzymatique avant et après addition de phosphate de pyridoxal (le coefficient d'activation est d'autant plus élevé que le statut initial vitaminique est faible).
- Tests de charge en acides aminés (méthionine, tryptophane).
- Tests de charge en vitamine B_6 (pyridoxine).

Valeurs de référence (µg × 5,9 = nmol)

Le dosage isolé ne rend pas bien compte du statut vitaminique. Le dosage est souvent réalisé avant et après charge en vitamine B_6 (250 mg *per os*) et les résultats varient peu en cas de carence (ou sont inférieurs à 70 µg/l) :

– avant charge : 15-35 µg/l *soit* 88-200 nmol/l,
– après charge : 70-200 µg/l *soit* 400-1200 nmol/l.

Variations physiologiques

- Age : les taux diminuent avec l'âge.
- Sexe : les taux sont plus faibles chez la femme.
- Augmentation des besoins : grossesse, allaitement, croissance.
- Traitements antibiotiques : perturbent les dosages microbiologiques.

Variations pathologiques (états carentiels)

- Carence d'apport : alimentation hypocalorique, alcoolisme.
- Augmentation des besoins : états infectieux, tumeurs.
- Anomalies du métabolisme des acides aminés pyridoxino-dépendants comme l'homocystinurie.
- Thérapeutiques ou toxiques :
  - isoniazide inactivant la vitamine B_6 (formation d'un complexe),
  - contraceptifs oraux augmentant la consommation de vitamine B6 (activation du métabolisme du tryptophane),
  - inducteurs enzymatiques,
  - anticonvulsivants, cyclosérine, hydralazine.
- Atteintes hépatiques et rénales.

Conséquences du déficit en vitamine B_6

- Atteintes staturo-pondérales.

- Signes neurologiques (convulsions, dépressions, neuropathies…) :
  - diminution des transformations d'acides aminés aromatiques par les décarboxylase à l'origine de la formation de la dopamine, de la sérotonine, de la tyramine, de l'adrénaline et de la noradrénaline,
  - diminution de synthèse du GABA.
- Signes hématologiques : anémie hypochrome microcytaire (l'ALA synthétase est une enzyme pyridoxino-dépendante).
- Déviation du métabolisme du tryptophane avec élimination urinaire d'acide cinurénique et xanthurénique en cas de déficit en vitamine B_6 (la cynuréninase est pyridoxino-dépendante).

PYRIMIDINE 5'NUCLÉOTIDASE ÉRYTHROCYTAIRE

La pyrimidine 5'nucléotidase est une enzyme qui scinde spécifiquement les nucléotides pyrimidiques en nucléosides et en phosphate.
Le déficit enzymatique est responsable d'une anémie hémolytique.

Prélèvement

Sang recueilli sur héparine et conservé à + 4 °C.
Le dosage est effectué en présence d'un témoin recueilli dans les mêmes conditions.

Dosage

Il est réalisé sur un hémolysat, en présence de substrats (CMP, UMP).
L'activité est mesurée par dosage du phosphate libéré.

Valeurs de référence

Activité : 4,4 à 8,8 µmoles/g d'hémoglobine/heure.

Variations pathologiques

- Chez le sujet homozygote atteint d'un déficit enzymatique, les taux sont nettement diminués, inférieurs à 1 µmol/g d'hémoglobine/h.
- Chez l'hétérozygote, les taux sont voisins de la valeur normale inférieure.

PYRUVATE

Le pyruvate est le métabolite final des glucides et de l'éthanol. Son métabolisme est relié à celui du lactate et normalement le rapport lactate sur pyruvate est une constante physiologique. En anaérobiose, l'acide pyruvique donne l'acide lactique. En aérobiose, il est transformé en acétyl-cœnzyme A sous l'influence d'une décarboxylase dont le cœnzyme est le pyrophosphate de thiamine (vitamine B_1).

Prélèvement

- Plasma hépariné.
- Sujet à jeun, au repos, sans garrot (facteurs qui augmentent la pyruvicémie).
- Sur sang total, une défécation à l'acide perchlorique est effectuée rapidement et le surnageant de défécation est conservé congelé.

Dosage

Le dosage est basé sur la transformation du pyruvate en lactate sous l'influence du NADH, H^+ et de la LDH. La lecture à 340 nm est proportionnelle à la pyruvicémie.

Valeurs de référence (mg/l × 11,4 = µmol/l)

3,5-6 mg/l *soit* 40-68 µmol/l.

Variations pathologiques

Une hyper-pyruvicémie est observée au cours de :

- L'hypo-vitaminose B_1 : carences d'apport, malabsorption, éthylisme chronique, cirrhose, polynévrite alcoolique.
- L'acidose diabétique.
- Les vomissements acétoniques.
- Les toxicoses du nourrisson.

PYRUVATE-KINASE

La pyruvate-kinase est une enzyme de la glycolyse anaérobie. Elle est présente dans toutes les cellules de l'organisme et en particulier dans les leucocytes et les plaquettes. Elle catalyse la transformation du phospho-énol-pyruvate en pyruvate avec production d'ATP.

Prélèvement

- Sérum (rejeter tout prélèvement hémolysé).
- Sang hépariné (dosage de la pyruvate-kinase érythrocytaire)

Dosage

Il est basé sur la formation de pyruvate en présence de pyruvate- kinase et de la transformation en lactate en présence de LDH et de NADH, H^+. La lecture à 340 nm est proportionnelle à l'activité pyruvate-kinase.

Valeurs de référence

- Sérum : activité inférieure à 25 UI/l.
- Sang total : activité comprise entre 5,5 et 7,5 UI/g d'Hb.

Variations pathologiques

- Déficit en pyruvate-kinase (transmission autosomale récessive) lié à la mutation du gène codant pour l'enzyme, ce qui diminue son activité à moins de 30 % de l'activité normale.

  La conséquence du déficit est une diminution de l'ATP cellulaire avec une atteinte membranaire responsable d'une microsphérocytose et d'une hémolyse.

  L'anémie hémolytique chronique survient dès le jeune âge et son diagnostic nécessite le dosage de la pyruvate-kinase.

Signes biologiques du déficit

- Anémie hémolytique chronique de type extravasculaire d'intensité variable, régénérative avec érythroblastose médullaire.
- Il existe des anomalies morphologiques de l'hématie avec macrocytose modérée, acanthocytose, shistocytose ou anisopoïkylocytose.
- Le test d'auto-hémolyse est perturbé, non corrigé par le glucose, partiellement corrigé par l'ATP.

  La demi-vie des hématies marquées au chrome 51 reflète l'intensité de l'hémolyse : courbe diphasique témoignant de l'existence d'une double population.

  Le siège de la séquestration est à prédominance splénique.

QUINIDINE

La quinidine est un anti-arythmique extrait de l'écorce du quinquina (Cardioquine®, Quinidurule®).

Après absorption par voie orale, elle apparait rapidement dans le sang et le pic plasmatique est atteint entre 1 et 3 heures. La durée d'action varie de 6 heures (formes rapides) à 12 heures et plus (formes retard).

L'état d'équilibre est atteint en 2 jours environ dans le cas d'un traitement continu per os.

La liaison protéique est élevée (environ 80 %).

Le métabolisme est essentiellement hépatique avec formation de métabolites éliminés par les reins. Environ 20 % du produit est excrété sous forme inchangé dans les urines.

Prélèvement

Sérum prélevé avant une nouvelle prise (taux résiduel).

Dosage

- HPLC, CPG, néphélémétrie, turbidimétrie.
- Fluoro-immunologie.
- Immuno-enzymologie (test EMIT).

Valeurs de référence (mg × 3,08 = µmol)

- Zone thérapeutique : 2-5 mg/l *soit* 6-15 µmol/l.
- Dose toxique : > 7 mg/l *soit* > 21 µmol/l.

Effets indésirables

- Gastro-intestinaux (nausées, diarrhée, vomissements).
- Cardio-vasculaires (tachycardie, hypotension, fibrillation).
- Céphalées.

Facteurs modifiant les taux sériques

- Diminution de la clairance :
  - cirrhose hépatique,
  - insuffisance cardiaque aiguë,
  - urines alcalinisées.
- L'hypokaliémie :
  - potentialise l'action de la quinidine.
- La quinidine :
  - potentialise l'action des anti-cholinergiques,
  - inhibe l'action des cholinergiques,
  - augmente les taux sériques de la digoxine dont l'association est contre-indiquée ou surveillée.

- Les inducteurs enzymatiques (phénytoïne, phénobarbital...) :
  - diminuent l'activité de la quinidine par induction des enzymes hépatiques et augmentation de la clairance.
- Une altération des fonctions rénales entraîne une accumulation des métabolites dans le plasma et ceux-ci peuvent interférer sur les dosages, sauf avec une méthode de dosage spécifique (HPLC).

Hydroquinidine (Sérécor®)

L'activité, les propriétés pharmacologiques, et les taux thérapeutiques sont semblables à ceux de la quinidine.

Immuno-chimie : 2-5 mg/l *soit* 6-15 µmol/l.
HPLC : 1-3 mg/l *soit* 3-9 µmol/l.

RAGE

La rage est une méningo-encéphalite mortelle, transmise par un animal contaminé malade ou excréteur du virus rabique. Sont considérées comme une exposition au risque rabique, les morsures, griffures, léchages sur une peau excoriée ou une muqueuse.

Le virus fait partie du genre Lyssavirus de la famille des *Rhabdoviridae*. C'est un virus à ARN monocaténaire et à symétrie hélicoïdale, entouré d'une enveloppe sur laquelle s'insèrent des spicules (hémagglutinine). Chez l'homme contaminé, le virus, après une courte phase de virémie, remonte le long des nerfs périphériques jusqu'aux centres nerveux, et gagne ensuite les neurones périphériques.

Prélèvements

Le diagnostic de la rage est réalisé dans des laboratoires agréés qui reçoivent les prélèvements d'animaux (cadavre, tête, cerveau) accompagnés d'une fiche de renseignements concernant l'animal et la notion de contamination humaine. Les examens sont réalisés sur des zones d'élection riches en virus rabique et en lésions spécifiques : cervelet, corne d'Ammon, bulbe rachidien, cortex et glandes salivaires. Les prélèvements sont conservés à + 4 °C. Chez l'homme, les prélèvements sont à adresser au centre anti-rabique :

- salive (frottis salivaires)
- empreintes cornéennes
- hémoculture
- liquide céphalorachidien
- prélèvements autopsiques de cerveau
- plaies (sérosités, écouvillons)

Détection des antigènes

- Immunofluorescence directe à l'aide d'un anticorps spécifique couplé à l'isothiocyanate de fluorescéine : les inclusions rabiques sont présentes dans Les cellules cérébrales sous forme d'amas circulaires, de filaments ou de poussières. L'examen peut être réalisé chez l'homme ou chez l'animal vivant sur des calques de cornée, des biopsies de peau, des terminaisons nerveuses entourant un follicule pileux. L'examen du liquide céphalorachidien permet de réaliser l'immunofluorescence sur le culot de centrifugation cellulaire.
- Immunoperoxydase : technique ou l'anticorps spécifique est couplé à une enzyme.

- Technique ELISA : l'antigène rabique peut être détecté par un test immunoenzymatique à l'aide d'un sérum de lapin hyperimmun (RREID : *Rapid Rabies Enzyme Immunodiagnostic*).
- Techniques histologiques : les colorations mettent en évidence des lésions inflammatoires d'encéphalite virale et des inclusions cytoplasmiques oxyphiles (corps de Négri).
- Technique d'inoculation aux souriceaux par voie intracérébrale, d'une suspension cérébrale : l'identification du virus rabique est réalisée par immunofluorescence.
- Technique d'inoculation d'un broyat de cerveau aux lignées cellulaires de neuroblastome, demande 24 heures pour l'isolement et l'identification par immunofluorescence.

Sérotypage des souches rabiques

La détection des variants antigéniques est réalisée par immunofluorescence à l'aide d'anticorps spécifiques antinucléocapsides ou par séroneutralisation à l'aide d'anticorps antiglycoprotéines.

Sérotypes du virus rabique

Virus de la rage	Espèces animales	Répartition
RAGE	Mammifères	Mondiale
LAGOS - BAT	Chauve-souris, chat	Afrique
MOKOLA	Chien, chat, rongeur, homme	Afrique
DUVENHAGE	Homme, Chauve-souris	Afrique
Lyssavirus européen	Chauve-souris	Europe

Diagnostic sérologique

Le diagnostic est réalisé par 2 types de techniques :

– la séroneutralisation :
  - détection d'anticorps neutralisants par séroneutralisation sur des souris (3 semaines) ;
  - réaction de séroneutralisation sur cellules BHK-21 avec mesure en 48 Heures de la réduction des foyers fluorescents du sérum du malade par rapport à un sérum de titre connu ;

– le test ELISA.

  La détection des IgG est utilisée en routine pour mesurer les anticorps antiglycoprotéines chez les sujets vaccinés. Les résultats sont exprimés par rapport à un sérum de titre connu, en unités internationales.

Les titres obtenus avec la réduction des foyers fluorescents sont généralement plus élevés.

Vaccination (vaccin rabique Pasteur préparé sur cellules *Vero*). La vaccination après exposition (curative) est indiquée en cas de suspicion de contamination par un animal suspect et comprend 5 injections intramusculaires. Le vaccin peut être associé aux immunoglobulines antirabiques (sérothérapie).

La vaccination avant exposition (préventive) est indiquée chez les voyageurs, surtout les enfants, qui se rendent dans des zones d'endémies rabiques. Elle comprend des injections à J0, J3, J7 et J21, puis les rappels à 1 an et tous les 5 ans. La vaccination préventive ne dispense pas d'une vaccination curative en cas de suspicion de contamination.

RÉACTIONS CYTOCHIMIQUES LEUCOCYTAIRES

Les réactions cytochimiques sont utilisées pour caractériser des éléments cellulaires pathologiques :

– réaction des peroxydases ;
– réaction du PAS (acide périodique Schiff) ;
– réaction des estérases (naphtyl-estérase, chloroacétate-estérase) ;
– réaction au Noir Soudan ;
– réaction des phosphatases acides et alcalines ;
– positivité des peroxydases ou du Noir Soudan dans un blaste :
  - en faveur d'une atteinte de la lignée granuleuse,
  - la réaction est plus faible et plus diffuse dans la leucémie aiguë myélomonocytaire ;
– positivité du PAS dans un blaste :
  - granulations nombreuses et grosses, intracytoplasmiques, en faveur d'un lymphoblaste,
  - la réaction est plus faible, en petits grains, dans la leucémie aiguë myélomonocytaire ;
– positivité de la naphtyl-estérase :
  - en faveur d'une atteinte de la lignée monocytaire : leucémies aiguës monoblastiques et myélomonocytaires ;
– négativité des tests cytochimiques :
  - leucémie indifférenciée nécessitant des tests ultérieurs en fonction de l'évolution de la maladie.

	Phosphatases alcalines	Phosphatases acides	Peroxydases	PAS	Naphtyl estérase	Chloracétate estérase	Noir Soudan
Myéloblaste	–	+	–(+)	–	(+)	+	+
Promyélocyte	–	+	++	(+)	+++	++	++
P. neutrophile	+++	–(+)	+++	+++	(+)	+++	+++
P. éosinophile	–	++	++	–	+++	–	+++
P. basophile	–	(+)	–(+)	+	(+)	–	+
Monocyte	–	(+)	(+)	(+)	+++	–	–(+)
Lymphoblaste	–	–	–	++(–)	–(+)	–(+)	–
Lymphocyte	–	–	–	(–)(+)	–	–	–
Plasmocyte	–	++	–	–	+	–	–
Erythroblaste	–	(+)	–	–	+	–	–
Hématies	–	–	–	–	–	–	–
Cellules réticulaires	+++	++	–	–	+++	–	–
Mégacaryocytes	–	+	–	+	+	–	–
Leucémie aiguë lymphoblastique	–	–	–	+++ en mottes	(+)	(+)(–)	–
Leucémie aiguë myéloblastique	–	+	+	–	(+)	++	++
Leucémie aiguë myélomonocytaire	–	+	+	+ en grains	+++	+	++
Leucémie aiguë monoblastique	–	–	(+)	–	+++	–	(+)
Transformation aiguë d'une LMC	(+)(–)	+	(+)	(–)(+)	+	+	+

RÉCEPTEURS HORMONAUX

Les récepteurs hormonaux sont des structures protéiques, support d'un message hormonal, principalement étudiés dans les tumeurs du sein, mais également dans les tumeurs de l'endomètre, de l'utérus, de l'ovaire et de la prostate.

Prélèvement

- Pièces chirurgicales.
- Prélèvements au trocart.
- Cytoponction à l'aiguille.

Précautions concernant les prélèvements

Le recueil et le transport de tissus se font impérativement dans l'azote liquide (à – 170 °C).

Le fragment de tissu analysé doit être symétrique au fragment analysé en anatomo-pathologie.

Tissus :

– le fragment est débarrassé de résidus fibreux ou adipeux ;

– pour un endomètre, rincer au préalable dans le sérum physiologique glacé, avant de congeler ;

– le fragment est placé dans un cryotube ou est entouré d'un papier d'aluminium et est conservé dans l'azote liquide.

Ponction : la ponction ramène des cellules qui sont placées dans un tampon de broyage. Le tube est placé dans l'azote liquide.

Dosage

- Méthodes radio-immunochimiques : étude de la capacité de fixation des récepteurs à une hormone radio-active (œstradiol, progestérone ou stéroïdes de synthèse).
- Méthodes immunologiques : utilisation d'anticorps monoclonaux anti-récepteurs.
- Méthodes histochimiques sur coupes.

Valeurs de référence

On détermine le seuil de positivité des récepteurs hormonaux en fonction du prélèvement et de la cellularité exprimée par le dosage d'ADN sur le culot d'ultracentrifugation.

Le niveau d'hormonodépendance de la tumeur peut être apprécié (en présence ou en l'absence des 2 types de récepteurs).

La détermination des récepteurs hormonaux est importante pour juger du choix thérapeutique qui cherche à diminuer l'imprégnation œstrogénique responsable de la croissance cellulaire :
- progestatifs (inhibition des récepteurs de l'œstradiol) ;
- compétition entre œstrogènes de synthèse et œstradiol ;
- ovariectomie, hypophysectomie : diminution des œstrogènes plasmatiques.

Les récepteurs hormonaux interviennent dans le pronostic du cancer du sein en fonction de :
- la localisation, la taille de la tumeur ;
- le grade histologique, l'envahissement ganglionnaire.

Les récepteurs de la progestérone ont une valeur prédictive dans la survenue de métastases. Les protocoles de chimiothérapie adjuvante sont préjudiciables aux patientes négatives en récepteurs de la progestérone.

RECHERCHE D'ANTICORPS IRRÉGULIERS ANTI-ÉRYTHROCYTAIRES

La recherche d'anticorps irréguliers (RAI) est un examen indispensable dans le cadre de la sécurité immunologique des transfusions, des grossesses, et de l'exploration des états d'auto-immunité anti-érythrocytaire.

Le dépistage a pour but de conclure à la présence ou à l'absence d'anticorps irréguliers sériques. En cas de positivité, une identification de la spécificité du ou des anticorps est réalisée, ainsi que le titrage du ou des anticorps.

Prélèvement

- Sérum (pour la RAI).
- Prélèvement citraté ou hépariné pour le phénotypage érythrocytaire.
- L'identification du patient (nom, prénom, date de naissance, sexe, nom de jeune fille) est obligatoire pour la réalisation de ce test.

Réalisation

Au niveau transfusionnel, il est nécessaire de rechercher les anticorps pouvant avoir une incidence sur l'efficacité des transfusions surtout ceux pour lesquelles cette inefficacité est reliée à des conséquences cliniques (troubles de coagulation, collapsus, insuffisance rénale), où les recherches se font à 37 °C. Les recherches aux autres températures sont intéressantes pour l'identification de l'anticorps ou des anticorps à titres faibles et associés.

La recherche se fait par une technique de Coombs indirect et par une technique enzymatique.

- Coombs indirect : utilise des hématies particulières (du panel de dépistage et du panel d'identification) dont la concentration est standardisée. Ces hématies sont prêtes à l'emploi ou sont mises dans un second milieu (ex : basse force ionique). L'antiglobuline est soit liquide, soit intégrée dans le milieu solide de réaction.
- Techniques enzymatiques.

  Les enzymes protéolytiques (papaïne, broméline) diminuent la réactivité de certains antigènes de groupe sanguin (comme les antigènes M, N, S, s, Fy^a, Fy^b, Xg^a) mais sont utiles dans l'identification d'association d'anticorps. La trypsine permet de conserver la réactivité des antigènes Fy^a, Fy^b, S, s.

  Les enzymes ont pour intérêt d'augmenter la réactivité de détection de certains anticorps importants en transfusion : système Rh et Kidd.

  Les enzymes protéolytiques ont pour inconvénient d'augmenter la capacité de détection d'allo-anticorps ou d'auto-anticorps ne présentant pas d'intérêt transfusionnel, et augmentent l'apparition de fausses réactions positives.
- Association test de Coombs-technique enzymatique.

  Le test de Coombs indirect vis-à-vis d'hématies traitées par les enzymes permet d'augmenter la sensibilité des techniques de détection.

Résultat

- Il n'existe pas de technique idéale pour la recherche d'anticorps irréguliers en raison de leur diversité, ce qui nécessite d'associer des techniques dites complémentaires.
- Les techniques utilisées n'ont pas toutes la même capacité de dépistage :
  - les enzymes protéolytiques favorisent la détection des anticorps dirigés contre les antigènes du système Rhésus, Lewis, Kidd,
  - la diminution de la force ionique du milieu permet d'augmenter la fixation des anticorps de faible affinité ou présents à titre faible,
  - la technique en milieu salin favorise le dépistage des anticorps de classe IgM, dont l'optimum thermique est bas,
  - les techniques en « gel » permettent essentiellement le dépistage des anticorps immuns (Rhésus, Kell, Duffy).
- Les anticorps présents ont une signification clinique dépendant :
  - de la concentration en anticorps : les titres faibles ont peu de conséquence transfusionnelle (sauf les anti-jK^a),

- certains anticorps sont peu dangereux : anticorps naturels de classe IgM, à faible concentration (anti-Lewis, anti-Pi, certains anti-C et anti-E),
- certaines classes d'anticorps peuvent influencer la capacité de l'anticorps à détruire les globules rouges sensibilisés dans les vaisseaux (hémolyse intravasculaire), dans la rate et dans le foie (hémolyse tissulaire).

  La majorité des IgG (IgG_3 en particulier) peut induire une hémolyse tissulaire au niveau du système réticulo-endothélial.

  Les IgM peuvent également induire une hémolyse, par fixation aux fractions du complément.
- les anticorps actifs à 20 °C et inactifs à 37 °C ne présentent pas de risques cliniques ou un risque d'hémolyse minime.

Test de Coombs indirect	– Normal	– Basse force ionique
	– Trypsiné	– Gel test
	– Papaïne	– Immunocapture
	– Albumineux	
Test en milieu enzymatique	– Broméline	– Saline
	– Papaïne	– Saline
	– Trypsine	– Saline
	– Gel test enzyme	
Agglutination en milieu salin	– En tube	
	– Sur plaque	
Agglutination en milieu albumineux	– En milieu albumineux AB	
	– Technique au polybrène	

Indications

- RAI pré-transfusionnelle
  (*arrêté du 04/08/94 relatif aux bonnes pratiques de distribution des produits sanguins labiles*)
  - La RAI est obligatoire avant toute transfusion : elle est réalisée dans les 72 heures qui précèdent la transfusion. Au même titre que le groupe sanguin, le bilan préopératoire du malade devant subir une intervention à risque hémorragique, doit comporter une RAI dont le délai maximal de validité est de 3 jours.
  - Chez le polytransfusé, la vigilance est d'autant plus importante et l'interprétation des résultats de la RAI doit tenir compte des dates des transfusions antérieures et des résultats antérieurs des identifications d'agglutinines irrégulières.

- Examens au décours de la transfusion
  (*circulaire DGS/DH 609 du 01/10/96 relative aux analyses et tests pratiqués sur des receveurs de produits sanguins labiles*)
  La recherche post-transfusionnelle des agglutinines irrégulières est réalisée dans un délai de 3 mois après toute transfusion afin de prévenir la survenue d'accidents immunologiques lors de transfusions ultérieures, au même titre que les tests de dépistage des anticorps anti-VIH, anti-HC et du dosage des transaminases.
- Réalisation de la recherche chez les femmes
  (*décret 92-143 du 14/02/92 relatif aux examens obligatoires prénuptiaux pré et post-natals*)
  - La RAI est réalisée pour l'établissement d'un certificat prénuptial si le groupe ouvre une possibilité d'immunisation ou s'il s'agit d'une femme ayant des antécédents transfusionnels.
  - La RAI est réalisée en cas de grossesse chez les femmes de phénotype Rhésus négatif au 1er examen prénatal avant la fin du 3e mois de grossesse, puis aux 6e, 8e et 9e mois de grossesse.

Auto-anticorps

Les auto-anticorps constituent une difficulté technique car ils peuvent masquer un allo-anticorps, nécessitant les techniques d'auto-absorptions par les hématies du patient préalablement traitées par des enzymes, pour identifier les allo-anticorps. Ces auto-anticorps, associés à une anémie, une hyper-réticulocytose, une augmentation de la LDH et de la bilirubine et une diminution de l'haptoglobine, est en faveur d'une anémie hémolytique auto-immune. Toutes les réactions de la RAI sont positives.

Les globules rouges autologues mis en contact avec leur propre sérum sont également agglutinables (témoin autologue).

Le test de Coombs direct à l'antiglobuline est réalisé : de type IgG et/ou C_{3d} (auto-anticorps chaud), de type C_{3d} (auto-anticorps froid).

La spécificité de ces auto-anticorps est souvent *publique* : les transfusions sont à éviter car elles sont incompatibles du fait de la spécificité *publique* de ces anticorps. Elles peuvent de plus induire des allo-anticorps difficiles à détecter et qui compliqueront les transfusions ultérieures.

Agglutinines irrégulières et incidence clinique

Anticorps ANTI-	Origine Naturel	Origine immun	Test de Coombs	Test Enzyme	Risque MHNN	Risque RHPT
A	Oui	Oui	+++	+++	Oui	Oui
B	Oui	Oui	+++	+++	Oui	Oui
AB	Oui	Oui	+++	+++	Oui	Oui
A1	Oui	Rare	Rare	+++	Non	Rare
H	Oui		+/-	+++	Non	Rare
H Bombay	Oui	Oui	+++	+++	Oui	Oui
HI	Oui		Rare	+++	Non	Rare
I	Oui		Rare	+++	Non	Non à 37 °C
i	Oui		Rare	+++	Rare	Non
D	Rare	Oui	+++	+++	Oui	Oui
C	Rare	Oui	+++	+++	Oui	Oui
E	+/-	Oui	+++	+++	Oui	Oui
c		Oui	+++	+++	Oui	Oui
e		Oui	+++	+++	Oui	Oui
c^w	+/-	Oui	+++	+++	Oui	Oui
K	Rare	Oui	+++	+++	Oui	Oui
k		Oui	+++	+++	Oui	Oui
Kp^a		Oui	+++	+/-	Oui	Oui
Kp^b	Rare	Oui	+++	+++	Rare	Oui
Js^a		Oui	+++	+/-	Oui	Oui
Js^b		Oui	+++	+/-	Oui	Oui
Jk^a (JK1)		Oui	+++	+++	Rare	Oui
Jk^b (JK2)		Oui	+++	+++	Rare	Oui
Jk^3		Oui	+++	+++	Oui	Rare
Fy^a (FY1)		Oui	+++	Rare	Oui	Oui
Fy^b (FY2)		Oui	+++	Rare	Rare	Oui
Fy^3		Oui	+++	+++	Rare	Oui
S (MNS3)	Oui	Oui	+++	Rare	Oui	Oui
s (MNS4)		Oui	+++	++	Oui	Oui
M	Oui	+/-	+/-	Rare	Rare	+/-

Anticorps ANTI-	Origine Naturel	Origine immun	Test de Coombs	Test Enzyme	Risque MHNN	Risque RHPT
N	Oui	Rare	+/-	Rare	Non	Rare
U		Oui	+++	+++	Oui	Oui
Le^a (LE1)	Oui		+/-	+++	Non	Oui
Le^b (LE2)	Oui		+/-	+++	Non	Rare
Le^x (Le^{a+b})	Oui		+/-	+++	Non	Oui
Le^{bH}	Oui		Rare	+++	Non	Non
Lu^a	Oui	Rare	+/-	+/-	Rare	Rare
Lu^b	Rare	Oui	+++	+/-	Rare	Oui
P_1	Oui	+/-	Rare	+++	Non	Rare
P			+++	+/-	Non	Oui
Tj^a	Oui		+/-	+++	Oui	Oui
Di^a	Rare	Oui	+++	+/-	Oui	Oui
Di^b		Oui	+++	+++	Oui	Oui
Co^a		Oui	+++	+++	Oui	Oui
Co^b		Oui	+++	+++	Rare	Oui
Do^a		Oui	+++	+++	Oui	Oui
Do^b		Oui	+++	+++	Rare	Oui

TRANSFUSIONS SANGUINES : MANIFESTATIONS LIÉES À LA TRANSFUSION

Hémovigilance

La déclaration des effets inattendus ou indésirables relatifs à la transfusion sanguine est obligatoire (loi du 04/01/1994). L'information est transmise au réseau d'hémovigilance par l'intermédiaire d'une fiche d'incident transfusionnel qui précise :

– les caractéristiques du receveur (âge, sexe, antécédents, pathologie) ;
– les manifestations cliniques et biologiques observées sont variées ;
– le type de produit incriminé.
– la gravité de la réaction :
  - grade 1 : absence de menace vitale (82 %),
  - grade 2 : morbidité à long terme (13 %),
  - grade 3 : menace vitale immédiate (4 %),
  - grade 4 : décès (1 %).

– le type d'incident :
  - immédiat (85 %) apparaît dans les 8 jours suivant une transfusion :
    . absence d'étiologie (40 %) : frisson et fièvre
    . réaction allergique (30 %)
    . incompatibilité immunologique (17 %)
    . infection bactérienne (6 %)
    . inefficacité transfusionnelle (4 %)
    . surcharge volémique (3 %)
  - retardé (15 %) allo-immunisation et séro-conversion :
    . allo-immunisation (93 %)
    . sérologies positives : VHC, VIH, VHB (6 %)
    . autres virus (0,5 %)
    . hémosidérose (0,5 %)
– l'imputabilité de l'épisode transfusionnel :
  - grade 0 ou 1 : exclue ou douteuse (20 %)
  - grade 2 : possible (30 %)
  - grade 3 ou 4 : probable ou certaine (50 %)

Incompatibilités immunologiques

On décrit :
– les incompatibilités dans le système ABO (concentré globulaire, plasma) ;
– les incompatibilités érythrocytaires dans les autres systèmes (Rhésus, Duffy, Kidd, Kell, MNSs, Lewis...) ;
– les incompatibilités leucocytaires et plaquettaires (anticorps anti-leuco-plaquettaires) ;
– les incompatibilités HLA (anticorps anti-HLA).

Accidents bactériologiques

On décrit 3 tableaux cliniques :
– choc et hyperthermie ;
– frisson et hyperthermie ;
– syndrome hémorragique, insuffisance rénale aiguë et diarrhée.

Les examens bactériologiques sont définis par la circulaire du 10/10/1995 :
– examen direct (Gram) ;
– culture en milieu solide (gélose au sang aérobie et anaérobie) ;
– culture en milieux liquides (bouillon cœur cervelle à 20 °C et 37 °C et bouillon Wilkins-Chalgreen à 37 °C sans oxygène.

Les bactéries le plus souvent rencontrées sont :
– cocci Gram positif (50 %) : *Staphylococcus epidermidis* ;
– bacilles Gram négatif (30 %) : *E. coli, Klebsiella, Yersinia enterocolitica* ;
– bacilles Gram positif : *Bacillus cereus*.

Autres agents infectieux

Les recherches sont orientées par différentes circonstances cliniques retrouvées dans le paludisme, les atteintes virales à CMV, EBV, Parvovirus B19.

L'infection peut être découverte lors d'examens systématiques :

- au cours du bilan sérologique après transfusion ;
- au cours d'enquêtes descendantes pour les virus VHC, VIH, VHB, HTLV ;
- au cours d'enquêtes ascendantes auprès des donneurs ;
- les transfusions pouvant être antérieures aux tests obligatoires de dépistage :
  - HIV : 01/08/1985
  - VHC : 01/03/1990
  - HTLV : 15/07/1991
- la PCR et les sérotypages peuvent aider à valider l'imputabilité des produits.

RÉSISTANCE CAPILLAIRE

La résistance capillaire correspond à la dépression minimum ou à la compression qui entraînent l'apparition de plus de 5 pétéchies.

Méthodes par dépression

- Utilise un capillarodynamomètre de Lavollay ou un angiostéromètre de Parrot.
- Pendant une minute, on applique une dépression de 20 cm de Hg au niveau de la peau de l'avant-bras et on note l'apparition de pétéchies. Au-dessous de 15 cm de Hg (dépression minimale ayant entraîné l'apparition de plus de 5 pétéchies), on admet qu'il y a une fragilité capillaire.

Méthodes par compression vasculaire

- Utilise un brassard manométrique de Vaquez gonflé à la pression de 10 cm de Hg pendant 5 minutes.
- On note le nombre de pétéchies qui apparaissent sur la peau au bout des 5 minutes.

RÉTICULOCYTES

Les réticulocytes sont les précurseurs des hématies. Il s'agit de cellules anucléées intermédiaires entre l'érythroblaste acidophile et l'hématie mûre, caractérisées par un volume supérieur à celui de l'hématie, une forme irrégulière, un accroissement de la synthèse d'hémoglobine et une diminution de leur charge en ARN.

La numération des réticulocytes du sang périphérique constitue un excellent indice d'activité médullaire érythropoïétique.

Prélèvement

Sang recueilli sur EDTA.

Réalisation

- Techniques microscopiques :
  - frottis colorés au bleu de crésyl,
  - numération réalisée sur 10 000 hématies,
  - expression en pourcentage par rapport aux hématies et en valeur absolue,
  - technique peu reproductible (qualité de la coloration, réticulocytes peu colorés, nombre d'éléments comptés).
- Techniques automatisées :
  - cytofluorométrie spécifique,
  - automates (cytofluorimétrie, fluorimétrie, bleu de méthylène).

Valeurs de référence

- En valeur relative : 0,5-1,5 % des hématies.
- En valeur absolue : 25 000-75 000/mm^3.

Applications de la numération des réticulocytes

- Anémies :
  - anémie régénérative : réticulocytes > 120 000/mm^3 (augmentation du débit de production permettant de combler le déficit et d'assurer le remplacement physiologique des hématies),
  - anémies non régénérative : valeurs diminuées.

    En dessous de 20 000/mm^3, en présence d'une anémie isolée ou non, il faut craindre une érythroblastopénie.
- Sorties d'aplasie (chimiothérapie, greffe, toxique, etc.).

  Au cours d'une aplasie, le risque infectieux et hémorragique nécessite une surveillance hématologique.

  La recherche d'un indice de la reprise de l'activité médullaire est importante et l'étude des populations réticulocytaires peut avoir son intérêt.

  Les réticulocytes à fort taux d'ARN (les plus jeunes) à taux élevé, indiquent la reprise de l'activité médullaire et annoncent, 48 heures à l'avance, la reprise de la granulopoïèse (avec parallèlement une augmentation du pourcentage des monocytes).

- Traitement par l'érythropoïètine.
  Pour connaître l'efficacité thérapeutique, la numération automatisée des réticulocytes est nécessaire, dans la mesure où certains sujets ne sont pas répondeurs, même avec de fortes doses d'érythropoïétine.

Intérêt des indices réticulocytaires

En mesurant l'absorption de l'ARN après coloration par l'oxidine, il est possible de différencier des sous-populations de réticulocytes :
- *low* réticulocytes : les plus matures (stade IV de Heilmeyer) retrouvés normalement dans la circulation sanguine ;
- *medium* réticulocytes ;
- *high* réticulocytes : très riches en ARN, très immatures.

Il existe une évolution post-natale du nombre des réticulocytes du sang périphérique. On note une diminution rapide des érythroblastes qui disparaissent vers le 4e jour. Vers le 6e jour, la diminution du nombre de réticulocytes est franche (hypoplasie érythroïde physiologique) suivie de leur maturation au fil des jours.
Le volume des réticulocytes est supérieur au volume des globules rouges.
La concentration en hémoglobine augmente avec la maturation, mais la teneur en hémoglobine du réticulocyte est légèrement supérieure à celle du globule rouge.
Les indices réticulocytaires sont plus précoces que les indices érythrocytaires pour apprécier l'effet du traitement d'une carence en fer.

Étude des sous-populations réticulocytaires

Réticulocytes	Totaux %	Low %	Medium %	High %
Adultes	0,5 — 1,5	95	5	0
Fœtus	7,5	60	25	15
Nouveau-né	13,0	70	20	10

Marqueurs d'une carence fonctionnelle en fer

- Taux de globules rouges hypochromes supérieurs à 10 %.
- Taux de ferritine inférieur à 10 µg/l.
- Coefficient de saturation de la sidérophylline inférieur à 20 %.
- Concentration en Hb du réticulocytes (CHR) inférieur à 26 pg.
- *Immature Reticulocyte Fraction* (IRF) élevé.

RÉTINOL (Vitamine A)

Le rétinol et ses formes aldéhydes et acides constituent la vitamine A, à structure β-ionone liposoluble et retrouvée dans les produits d'origine animale (foie, beurre, lait, œufs, etc.).

Son absorption intestinale nécessite la présence de graisses et d'acides biliaires. Les esters de rétinol sont hydrolysés dans l'intestin et le rétinol est absorbé par la muqueuse.

La pro-vitamine A alimentaire est hydrolysée en rétinal dans la cellule intestinale, puis réduite en rétinol.

Environ 50 % du rétinol absorbé est mis en réserve au niveau du foie qui contient 90 % de la totalité de la vitamine A.

Les besoins quotidiens sont d'environ 1 000 ug/jour (5 000 UI/jour).

Le rétinol est transporté par la Rétinol Binding Protein (RBP cellulaire) et est dirigé vers le stockage dans les globules lipidiques des hépatocytes et des lipocytes, ou passe dans le plasma sous forme de complexe.

Environ 95 % de la vitamine est liée à la RBP et à la préalbumine et 5 % sont des esters faiblement liés à des lipoprotéines.

La vitamine A intervient dans 3 grandes fonctions :

- somatique : croissance et différenciation cellulaire, surtout au niveau des structures épithéliales et osseuses ;
- reproduction : spermatogénèse, ovogénèse, développement placentaire et fœtal ;
- vision : vision des couleurs et vision crépusculaire.

Prélèvement

Sérum (gardé à l'abri de la lumière).

Les anticoagulants sont à proscrire.

Dosage

- Les méthodes colorimétriques, spectrophotométriques UV et spectrofluorimétriques sont peu spécifiques. Elles dosent les esters de rétinol.
- La chromatographie liquide haute performance est utilisée après extraction. La lecture est réalisée à 326 mm.

Valeurs de référence

- µmol/l : 1,5-3,0 µmol/l.
- µg/l : 430-860 µg/l.
- UI/l : 1 200-2 400 UI/l.

L'unité de vitamine A correspond à l'activité de 0,344 µg d'acétate de vitamine A ou de 0,55 µg de palmitate.

Variations physiologiques

- Prématurés : 40 % des taux adultes.
- Nouveau-nés : 50 % des taux adultes.
- Enfants jusqu'à 10 ans : 60 % des taux adultes.
- Sexe : – 10 % chez la femme par rapport à l'homme.

Variations pathologiques

- Une hypovitaminémie A s'observe :
  - lors des carences d'apport (malnutrition, dénutrition),
  - lors des malabsorptions de graisses (maladie cœliaque, sprue, mucoviscidose, pancréatite),
  - lors de troubles d'absorption digestive (gastrectomie, diarrhées, affections digestives, etc.),
  - lors de défaut de stockage (cholestase, cirrhose, alcoolisme).
- On rencontre un déficit dans d'autres circonstances :
  - des parasitoses (ascaridiase, lambliase, shistosomiase),
  - les néphrites chroniques,
  - les infections fébriles,
  - les déficits en RBP.
- Les hypervitaminémies A peuvent s'observer :
  - lorsque l'alimentation est riche en foie d'animaux (esquimaux),
  - lors d'un surdosage thérapeutique,
  - lors d'insuffisance rénale chronique, secondairement à une accumulation de RBP normalement dégradée par le rein.
- L'alcool, les contraceptifs oraux, les œstrogènes entraînent une élévation de 20 à 25 % des taux de vitamine A.
- Déficience en vitamine A chez le nouveau-né :

  Chez les enfants prématurés, il existe une déficience en vitamine A caractérisée par une diminution de la rétinolémie, de le RBP et des réserves hépatiques.

  Le seuil critique de la rétinolémie est 0,7 µmol/l en dessous duquel les complications liées à la carence peuvent survenir. Un taux inférieur à 0,35 µmol/l est corrélé à des réserves hépatiques très faibles.

RETINOL BINDING PROTEIN

La *Retinol Binding Protein* (RBP) est une α_2 protéine d'origine hépatique, permettant le transport sanguin de la vitamine A : le rétinol est véhiculé des réserves hépatiques vers les organes cibles, sous une forme complexe rétinol-RBP-TBPA.

Au niveau des tissus cibles (peau, muqueuses, rétine), les récepteurs cellulaires captent le rétinol qui sera capté par la RBP cellulaire.
La libération de RBP entraîne sa filtration par le rein, sa réabsorption avant d'être métabolisé au niveau proximal.

Prélèvement

Sérum.

Dosage

Méthodes par précipitation (immunodiffusion radiale, néphélémétrie).

Valeurs de référence

- Nouveau-né : 15-30 mg/l.
- Enfants < 10 ans : 25-50 mg/l.
- Adultes : 30-60 mg/l.

Variations pathologiques

- Augmentation de la RBP :
  - stéatoses,
  - insuffisances rénales chroniques : l'accumulation de RBP entraîne une hypervitaminose A.
- Diminution de la RBP :
  - hypovitaminoses A par carence d'apport ou par malabsorption (malabsorption de la maladie cœliaque ou de la maladie Crohn),
  - néphropathie tubulaire (absence de réabsorption entraînant une fuite urinaire de RBP),
  - cancers colo-rectaux,
  - insuffisances hépato-cellulaires (cirrhoses, hépatites),
  - hyperthyroïdie,
  - états inflammatoires (la diminution de RBP et de TBPA s'accompagne d'une élévation de la CRP, de l'orosomucoïde).

RHODOCOCCUS EQUI

Rhodococcus equi est un bacille polymorphe à Gram positif, pathogène opportuniste chez les patients immunodéprimés. L'atteinte pulmonaire chronique est la plus fréquente. Les atteintes digestives, rénales, cérébrales ou cutanées sont plus rares. Il est capable de se multiplier et de survivre dans les cellules phagocytaires.

Prélèvements

R. equi est isolé à partir de prélèvements pulmonaires (expectorations, brossages bronchiques, lavage broncho-alvéolaire), de pièces opératoires ou d'hémocultures.

Diagnostic bactériologique

À l'examen direct, on note un polymorphisme constant : formes coccoïdes visibles à l'examen direct de produits pathologiques, formes bacillaires à filamenteuses des cultures en milieu liquide.

La culture est facile sur milieux ordinaires avec une température optimale de croissance de 30 °C. Les cultures apparaissent en 2 à 4 jours. Les colonies sont petites, translucides, muqueuses et non hémolytiques. La pigmentation saumon caractéristique de l'espèce apparaît après quelques jours. Pour les cultures plus âgées, l'aspect muqueux de colonies disparaît, tandis que la pigmentation devient orange. Toutes les espèces du genre Rhodococcus sont aérobies strictes, immobiles et ne produisent jamais de spores. Leur métabolisme est oxydatif. Elles possèdent une catalase, l'oxydase est négative.

L'acido-alcoolo-résistance de *R. equi* peut être recherchée dans les produits pathologiques ou sur les cultures.

Sérotypage

R. equi possède une capsule de nature polysaccharidique. Les déterminants antigéniques permettent de distinguer une trentaine de types capsulaires.

Le sérotype 1 est le plus fréquent.

Sensibilité aux antibiotiques

R. equi est sensible à l'érythromycine, la rifampicine, les aminosides, la vancomycine, l'imipénème et le sulfaméthoxazole.

R. equi est résistant à la pristinamycine, la ceftazidime, la fosfomycine et le triméthoprime.

Le traitement doit permettre la diffusion pulmonaire et la pénétration cellulaire ce qui nécessite une bithérapie synergique : érythromycine - rifampicine.

En raison de la persistance dans les cellules phagocytaire, l'éradication du germe est difficile.

RICKETTSIOSES

Les rickettsioses sont des maladies fébriles transmises par des arthropodes (tiques, poux, puces…), à l'origine d'une atteinte des cellules endothéliales vasculaires, d'un exanthème, de troubles neurologiques. Il s'agit de bactéries aérobies, le plus souvent d'aspect bacillaire, à Gram négatif.

Pathologie	Rickettsia	Vecteur
Typhus exanthématique et maladie de Brill-Zinsser. Répartition cosmopolite	*R. prowazekii*	Pou : Pediculus humanus
Typhus endémique murin	*R. typhi* (*R. mooseri*)	Puce : Xenopsylla cheopis
Typhus (semblable aux précédents) en Amérique du Nord	*R. canada*	Tique de lapin : H leporispalustris
Fièvre boutonneuse méditérranéenne (pourtour méditérranéen)	*R. conori*	Tique : Rhipicephalus sanguineus
Fièvre pourprée des montagnes rocheuses (Amérique du Nord, Mexique)	*R. rickettsii*	Tiques : Dermacentor andersoni et D. variabilis
Fièvre australienne ou fièvre de Queensland	*R. australis*	Ixodes
Fièvre sibérienne ou fièvre de l'Asie du Nord	*R. sibirica*	Tiques
Fièvre vésiculeuse	*R. akari*	Acariens : Allodermanyssus sanguineus
Fièvre japonaise	*R. japonica*	
Scrub-typhus ou typhus des broussailles (Extrême-Orient)	*R. tsutsugamushi* (*R. orientalis*)	Trombicula (larves)
Rickettsiose à tique africaine	*R. africæ*	Amblyomma spp

Le développement du tourisme est responsable d'infections fébriles à R. africæ après une semaine d'incubation. La fièvre à 40 °C s'accompagne de céphalées et de myalgies.

Prélèvement

- Sang.
- LCR.
- Placenta.
- Ganglions.
- Fragments de vaisseaux.

Les prélèvements sont placés dans un milieu de conservation (milieu de Bovarnick ou SPG) riche en acide glutamique.

Les prélèvements plurimicrobiens sont additionnés d'un mélange pénicilline-streptomycine.

La conservation congelée est possible.

Examen direct

- Les frottis de tissus infectés (biopsie cutanée, pulmonaire, splénique, hépatique, cardiaque) sont colorés au Giemsa ou examinés après traitement avec un immunsérum marqué à la fluorescéine.
- La détection directe à l'aide d'une sonde est possible à partir d'un prélèvement précoce de sang infecté.

Inoculation à l'animal

Le cobaye et la souris blanche sont les animaux de choix pour les différentes espèces de Rickettsia. L'inoculation doit être précoce en raison de la fragilité des germes.

Inoculation à l'œuf embryonné

L'œuf embryonné est utilisé pour les sub-cultures de tissus infectés, pour des dosages après isolement chez l'animal et pour l'isolement primaire pour les prélèvements monomicrobiens.

L'identification des rickettsies est réalisée par immunofluorescence.

Cultures cellulaires

- Réalisées sur des fibroblastes d'embryons de poulet ou des cellules MRC5, des cellules véro, etc.
- L'incubation se fait à 34 °C.
- La culture cellulaire permet une bonne étude des caractères biologiques.

Sérodiagnostic des rickettsioses

- Réaction de Weil-Félix : réaction d'agglutination non spécifique (communauté antigénique avec certaines souches de Proteus).
- Réaction de Paul-Giroud : réaction de microagglutination sur lame, utilisant un antigène figuré de rickettsie. Les agglutinats sont observés après coloration de Giemsa. La réaction n'est pas spécifique (réactions croisées, faux-positifs).
- Réaction de fixation du complément (recommandée par l'OMS) utilisant un antigène soluble. La réaction est spécifique, mais les taux obtenus sont faibles.
- Réaction d'immunofluorescence indirecte (méthode de référence) utilisant un antigène fixé sur lame (cellules infectées par R. conorii). Les titres élevés sont obtenus lors de la fièvre boutonneuse méditerra-

néenne (1/5 000). Les titres plus faibles sont obtenus dans les autres affections (1/250).

Les titres significatifs sont supérieurs à 1/32.

La technique est sensible et spécifique, positive dès le 10e jour de l'évolution. Les titres d'anticorps restent positifs plusieurs années et l'évolution n'est affirmée qu'en présence d'IgM ou sur la mise en évidence d'une séroélévation.

- ELISA (et immunocapture IgM) : très sensible.
- Réaction d'agglutination de particules de latex sensibilisées. La technique est rapide et utile pour un dépistage précoce de la maladie. Les taux significatifs sont supérieurs à 1/64.
- Immunoradiométrie (réaction précoce).

Thérapeutique

Les antibiotiques utilisables sont :
– les cyclines (doxycycline, oxytétracycline, chlortétracycline),
– le chloramphénicol,
– les fluoroquinolones.

L'antibiothérapie doit être précoce pour limiter les lésions tissulaires.

ROTAVIRUS DANS LES SELLES

Les rotavirus sont reconnus comme les principaux responsables de gastro-entérites aiguës, principalement chez le nourrisson et le jeune enfant. Celles-ci évoluent fréquemment sur un mode épidémique, en hiver surtout (de novembre à mai).

Le début de la diarrhée coïncide avec une élimination massive de particules virales, qui se poursuit pendant la phase aiguë de la maladie. Cette élimination est maximale vers le 4e jour puis diminue jusqu'au 8e jour.

Le diagnostic biologique repose sur la mise en évidence du virus dans les selles liquides, non purulentes, non sanglantes.

- Microscopie électronique (laboratoires spécialisés) permet de distinguer 2 aspects différents du rotavirus :
  - forme lisse du virion complet (forme arrondie au contour net),
  - forme rugueuse du virus qui a perdu sa capside externe.
- Mise en évidence par culture :
  - peu réalisable en routine.
- Recherche d'antigènes viraux (Ag de groupe) de sensibilité supérieure à la microscopie électronique.
  - ELISA sandwich,
  - particules de latex sensibilisées,

- électrosynérèse,
- immuno-fluorescence,
- radio-immunologie.

• Mise en évidence d'anticorps circulants :
  - utilisée dans les études épidémiologiques.

Chez l'enfant, une selle diarrhéique non purulente doit faire suspecter la présence de rotavirus. Les tests au latex et ELISA sont très sensibles pour la recherche des antigènes viraux retrouvés dans 50 % des selles infantiles. Les infections les plus sévères étant retrouvées vers l'âge d'un an, responsables d'épidémies dans les crèches et les maternités.

ROUGEOLE

La rougeole est une infection virale, infantile, bénigne, contagieuse, pouvant être responsable de complications graves comme la panencéphalite sclérosante subaiguë (ou PESS) et la méningo-encéphalite aiguë rougeoleuse.
Le virus pénètre dans l'organisme par voie aérienne, gagne le système lymphoïde où il se multiplie. La phase virémique débute le 5e jour après le contage.

Diagnostic direct

Le diagnostic direct doit permettre le diagnostic étiologique d'une éruption morbilliforme par isolement du virus par inoculation cellulaire.
L'effet cytopathogène est lent à apparaître (10 à 20 jours) et l'identification virale se fera plus rapidement par immunofluorescence directe à l'aide d'immunsérum spécifique, par hémadsorption sur les hématies de singe.
Il est possible de réaliser une identification par neutralisation de l'effet cytopathogène ou par réaction de fixation du complément sur les cellules infectées.
Le diagnostic viral n'est possible qu'au début de l'infection, dès la phase d'invasion et dans les deux premiers jours de l'éruption.

Diagnostic sérologique

Le diagnostic sérologique est possible dès le début de l'éruption et le titre d'anticorps peut être maximum en 4 ou 5 jours.
Les anticorps persistent à titre élevé pendant plusieurs mois, puis diminuent rapidement.
Il n'est pas possible d'observer une montée des anticorps en début d'infection et la recherche des IgM pourra affirmer une primo-infection.

Lorsque les titres d'anticorps sont très élevés et de nature IgG, le diagnostic de PESS peut être confirmé.

Le diagnostic sérologique est réalisable par :

- réaction d'inhibition de l'hémagglutination (anticorps très précoces et persistant plusieurs mois) ;
- réaction de fixation du complément :
  - seuil significatif : 1/16,
  - titres élevés > 1/64 ;
- réaction d'immunofluorescence indirecte :
  - seuil : 1/16,
  - permet la distinction des IgG et des IgM ;
- réactions immunoenzymologiques.

RUBÉOLE

Maladie virale contagieuse, surtout chez les enfants de 5 à 9 ans, se propageant par les contacts interhumains, par voie respiratoire. Après une incubation de 14 à 21 jours, apparaissent une éruption sur le visage puis sur le tronc et les membres, avec une adénopathie, de la fièvre et parfois une anorexie et des arthralgies. Cette primo-infection guérit en laissant une immunité durable. La période de contagiosité s'étend de 8 jours avant à 8 jours après le début de l'éruption. Les réinfections ne sont pas exclues et sont généralement inapparentes.

Chez la femme enceinte, la primo-infection peut entraîner une rubéole congénitale. Le risque de transmission de l'infection au fœtus est variable selon l'âge gestationnel : très fréquent (90 %) avant la 11e semaine d'aménorrhée, décroissant ensuite. Le risque est de 25 % vers la 25e semaine. Le risque d'anomalies congénitales est très élevé (90 %) avant la 11e semaine, et très faible après la 18e semaine. Les embryopathies concernent le cœur, l'œil et l'oreille interne. Les fœtopathies se caractérisent par un retard de croissance intra-utérin. Le diagnostic anténatal permet de guider la conduite à tenir en face de l'infection (poursuite de la grossesse ou avortement thérapeutique). Le diagnostic de primo-infection est fondé sur la mise en évidence d'une séroconversion et/ou la présence d'IgM spécifiques de la rubéole. Les rubéoles congénitales sont confirmées par la présence d'IgM spécifiques chez le nouveau-né.

Les critères retenus pour définir une réinfection sont l'augmentation des taux d'anticorps avec ou sans réponse en IgM spécifique chez un sujet antérieurement immunisé.

Incidences des infections rubéoliques

- Rubéole congénitale malformative : environ 0,5 cas pour 100 000 naissances.
- Infection rubéolique chez la femme enceinte : environ 5 cas pour 100 000 grossesses.

Détermination du statut immunitaire

La recherche des anticorps chez les femmes en âge de procréer et avant toute grossesse est essentielle, permettant la vaccination sous contraception efficace de celles qui sont séro-négatives. Les techniques les plus utilisées sont l'inhibition de l'hémagglutination (IHA), l'ELISA et les tests au latex.

IHA (seuil de positivité : 25 UI), ne détecte que les anticorps protecteurs (enveloppe E1), sensible aux inhibiteurs non spécifiques (lipoprotéines).

ELISA et tests au latex : (seuil de positivité : 15 UI), ne détecte pas seulement les anticorps protecteurs (E1) mais aussi d'autres anticorps d'enveloppe (E2) et de capside (C), non sensibles aux inhibiteurs non spécifiques de l'hémagglutination.

Diagnostic de la rubéole chez la femme enceinte

Les anticorps apparaissent au moment de l'éruption, soit une quinzaine de jours après le contage. La durée de cette phase ascendante est de 3 jours à 3 semaines. En plateau, les titres d'anticorps sont très variables : de 50 à 1600 UI en IHA. Il en est de même des titres résiduels.

L'ELISA IgG est décalée de plusieurs jours par rapport à l'IHA. L'ELISA IgM suit une courbe en cloche (les IgM sont positifs 3 à 8 semaines).

La recherche d'IgM est nécessaire pour confirmer une primo-infection en cas de séro-conversion, ou en cas de séro-élévation, ou lors d'un contage, d'une éruption suspecte, même si le titre des IgG spécifiques reste stable.

La recherche est réalisée par ultracentrifugation ou gel-filtration, ou par immunocapture, par ELISA indirect. L'interprétation de la positivité des IgM doit tenir compte éventuellement de la présence du facteur rhumatoïde, de certaines infections, comme par exemple, le virus d'Epstein-Barr, de gammapathies, mais aussi de la persistance naturelle prolongée des IgM, ou des réinfections.

La recherche des IgA spécifiques par immunocapture est positive dans les primo infections rubéoliques. La négativité des IgA, même associée à une persistance des IgM par immunocapture, permet d'exclure une infection récente.

La mesure de l'avidité des IgG peut être utile pour différencier une primo-infection et une réinfection, lorsque les IgM sont positifs.
Le titrage de 2 sérums prélevés à 3 semaines d'intervalle, traités en parallèle, reste indispensable au diagnostic.

Diagnostic prénatal

Basé essentiellement sur la mise en évidence d'IgM spécifiques de la rubéole et de signes non spécifiques d'une infection fœtale : augmentation des IgM totaux (> 100 mg/l), augmentation des γGT, taux d'érythroblastes plus élevé et taux de plaquettes relativement abaissé.
Les techniques d'hybridation et de PCR permettent la détection du virus dans les villosités choriales à partir de la 12e semaine, tandis que la ponction de sang fœtal n'est réalisée qu'à partir de la 22e semaine d'aménorrhée.
La baisse de l'incidence de la rubéole chez la femme enceinte reflète l'impact de la vaccination contre la rubéole, généralisée depuis 1983 de façon systématique.

SALMONELLES

Les infections à *Salmonella* représentent la cause la plus fréquente de diarrhées aiguës bactériennes d'origine alimentaire.

Les salmonelles sont subdivisées en 7 sous-espèces et 98 % des salmonelles isolées appartiennent à la sous-espèce I.

L'infection touche fréquemment les sujets immunodéprimés, les sujets traités par les corticoïdes, atteints de leucémie aiguë ou de lymphome. Elle est favorisée parfois par une hypochlorhydire gastrique.

Il s'agit de bactéries entéro-invasives, responsables de gastro-entérites aiguës survenant de 8 à 24 heures après l'ingestion d'un aliment contaminé, associant fièvre, diarrhée, nausées, vomissements et céphalées. L'évolution est généralement favorable en une semaine.

Les formes typhoïdes, septicémiques et toxiques, sont secondaires à une dissémination lymphatique et sanguine des bactéries à partir de la muqueuse intestinale. Durant la phase septicémique, des métastases infectieuses peuvent se constituer dans les poumons (pneumonies, abcès, pleurésie), dans les os, les articulations (arthrites septiques ou réactives), dans les méninges surtout chez les enfants.

Prélèvement

- Coproculture.
- Hémoculture lors du pic thermique, couplée à la coproculture.
- liquides biologiques (LCR, urine, liquides d'épanchement, pus, etc.).
- aliments.

Isolement

- Sur milieu trypticase-soja ou gélose BCP et sur milieux sélectifs pour les prélèvements polymicrobiens de type Hektoen, DCL, SS.
- La plupart des milieux contiennent du lactose. L'absence de fermentation est un test de base pour l'identification des Salmonella et des Shigella.
- Un enrichissement peut être réalisé en milieu liquide (milieu au sélénite ou Mueller-Kauffmann) et l'isolement sera réalisé sur milieu sélectif.
- Les colonies suspectes sont formées de bacilles à Gram négatif, catalase positive, oxydase négative, mobiles, non sporulés.

Identification

L'identification biochimique est réalisée en ensemençant une galerie d'identification à partir des colonies suspectes ; sur milieu SS ou DCL :

colonies lisses, humides, translucides, à bords réguliers, de 3 mm de diamètre après 18 heures à 37 °C, incolores, à centre noir (sauf *S. typhi*).

Lactose	–	H_2S + (sauf *S. typhi*)
Saccharose	+	LDC + (sauf *S. paratyphi* A, *S. choleraesuis*)
Indole	–	Mobilité à 37 °C (sauf *S. gallinarum*)
VP	–	Citrate + (sauf *S. typhi*, *S. paratyphi* A)
TDA	–	ODC + (sauf *S. typhi*)
ONPG	–	Gaz en glucose (sauf *S. typhi*)

Sérotypage

- L'antigène somatique O correspond au polysaccharide pariétal. L'agglutination par les anticorps spécifiques est lente, fine, granulaire et stable.
- L'antigène flagellaire H est présent chez les bactéries mobiles. L'agglutination par les anticorps spécifiques est rapide, floconneuse, dissociable par agitation.
- L'antigène de virulence VI s'exprime chez *S. typhi*, *S. paratyphi C* et *S. Dublin*. Cet antigène rend la souche O inagglutinable. L'agglutination est lente, fine, difficile à dissocier.

Formule des sérotypes les plus fréquents

		O	H		Fréquence des groupes O
Groupe A (0 : 1,2)	*S. paratyphi A*	1,2, 12	a	–	0,2 %
Groupe B (0 : 4)	*S. typhimurium*	1,4, 5, 12	i	1,2	52 %
	S. saint-paul	1,4, 12, 27	e, h	1,2	
	S. heidelberg	1,4, 5, 12	r	1,2	
	S. brandebrug	1,4, 12	l, v	e, n, z_{15}	
	S. bredeney	1,4, 12, 27	l, v	1,7	
	S. agona	1,4,12	f, g, s	–	
	S. derby	1,4, 5, 12	f, g	–	
	S. paratyphi B	1,4, 5, 12	b	1,2	
	S. schwarzengrund	1,4, 12, 27	d	1,7	
	S. wien	1,4, 12, 27	b	l, w	
	S. cœln	4, 5, 12	y	1,2	
	S. duisburg	1,4, 12, 27	d	e, n, z_{15}	
	S. abortus-ovis	4, 12	c	1,6	
	S. stanley	1,4, 5, 12, 27	d	1,2	
	S. reading	1,4, 5, 12	e, h	1,5	
	S. sandiego	4, 5, 12	e, h	e, n, z_{15}	
Groupe C C_1 (0 : 6,7) C_2 (0 : 6,8) C_3 (0 : 8)	*S. infantis*	6,7	r	1,5	20 %
	S. bovis-morbificans	6,8	r	1,5	
	S. hadar	6,8	z_{10}	e, n, x	
	S. newport	6,8	e, h	1,2	
	S. virkow	6,7	r	1,2	
	S. thompson	6,7	k	1,5	
	S. montevideo	6,7	g, m, s	–	
	S. manhattan	6,8	d	1,5	
	S. gold-coast	6,8	r	l, w	
	S. braenderup	6,7	e, h	e, n, z_{15}	
Groupe D (0 : 9)	*S. panama*	1,9, 12	l, v	1,5	19 %
	S. dublin	1,9, 12 Vi	g, p	–	
	S. enteritidis	1,9, 12	g, m	–	
	S. typhi	9, 12 Vi	d	–	
	S. gallinarum	1,9, 12	–	–	
Groupe E E_1 (0 : 3,10) E_2 (0 : 3,15) E_4 (0 : 3,19)	*S. senftenberg*	1,9, 19	g, s, t	–	6 %
	S. london	3,10	l, v	1,6	
	S. anatum	3,10	e, h	1,6	
	S. give	3,10, 15	l, v	1,7	
	S. muenster	3,10	e, h	1,5	
	S. meleagridis	3,10	e, h	l, w	
	S. uganda	3,10	I, z_{13}	1,5	
	S. lexington	3,10	z_{10}	1,5	
Groupe G G_1 (0 : 13,22) G_2 (0 : 13,23)	*S. kedougou*	1,13, 23	i	l, w	1 %
	S. worthington	1,13, 23	z	l, w	
	S. ibadan	13,22	b	1,5	
	S. havana	1,13, 23	f, g, s	–	
Groupe K (0 : 18)	*S.* III a *(arizonae)*	18	z_4, z_{32}	–	

Marqueurs épidémiologiques

- Biotype : étude des caractères métaboliques.
- Tests d'assimilation.
- Études enzymatiques.
- Colicinotype.
- Profils plasmidiques (plasmides cryptiques).
- Lysotype : typage à l'aide de phages.

Diagnostic sérologique

Le diagnostic sérologique de Widal et Félix est utile au cours des fièvres typho-paratyphoïdiques lorsque la bactérie ne peut être isolée. Il est basé sur la recherche des anticorps anti-O et anti-H sériques en utilisant des suspensions O (pour le recherche des agglutinines O) et H (pour la recherche des agglutinines H) de *Salmonella typhi*, *Salmonella paratyphi* A, B, C, *Salmonella typhi-murium*, *Salmonella enteritidis*.

Au cours des fièvres, les agglutinines O apparaissent vers le 8e jour de la maladie et les agglutinines H vers le 10-12e jour.

À la période d'état, il existe simultanément les agglutinines O et H, avec un titre plus élevé pour les anti-H.

L'apparition d'anti-O signe une infection.

Chez le sujet vacciné, seules les agglutinines H persistent. Une antibiothérapie précoce peut empêcher l'apparition des agglutinines O.

Il existe des parentés antigéniques entre :

- les antigènes O de *S. enteritidis* et *S. typhi,*
- les antigènes O de *S. typhi-murium* et *S. paratyphi* B, et le diagnostic nécessite la recherche des agglutinines H anti-*S. enteritidis* ou anti-*S. typhi-murium.*

Il peut exister des sérodiagnostics TABC faussement positifs au cours de certaines infections (typhus exanthématique ou paludisme).

Au cours des pasteurelloses, on pourra trouver des agglutinines positives pour BO ou TO.

Au cours de certaines candidoses, on trouve parfois des réactions positives pour le groupe C des salmonelles.

Thérapeutique

Au cours des fièvres typho-paratyphoïdiques, des formes septicémiques ou localisées, l'antibiothérapie est nécessaire.

Le chloramphénicol a pour inconvénients d'entraîner une lyse bactérienne massive et d'être responsable d'aplasie médullaire.

L'ampicilline, l'association triméthoprine-sulfaméthoxazole sont prescrits pendant 10 jours et l'efficacité du traitement est contrôlée par la négativité des coprocultures.

Les céphalosporines de 3e génération (ceftriaxone) et les fluoroquinolones ont une bonne pénétration intracellulaire, une bonne concentration lymphatique et une élimination biliaire sous forme active.
Les fluoroquinolones sont conseillées pour éradiquer le portage digestif.

Interprétation des résultats sérologiques

	1	2	3	4	5	6	7
TO	400	200	200	100	–	400	–
TH	800	–	–	–	400	1 600	200
AO	–	–	–	–	–	–	–
AH	–	–	–	–	100	100	–
BO	–	400	–	200	–	–	–
BH	–	800	–	–	200	200	–
CO	–	–	–	–	–	–	–
CH	–	–	–	–	–	–	–

1. Fièvre typhoïde en période d'état.
2. Fièvre paratyphoïde B en période d'état (coagglutination O communs).
3. Fièvre typhoïde au début vers le 8e jour, nécessitant un second prélèvement pour confirmer l'apparition de TH. Il est également possible d'envisager une salmonellose ayant l'antigène O commun avec *S. typhi*, mais un antigène H différent (rechercher *S. enteritidis*) ou éventuellement une infection par le bacille de Malassez et Vignal type IV.
4. Fièvre paratyphoïde B au début (coagglutination O communs). Il est également possible d'envisager un salmonellose ayant l'antigène O commun avec *S. typhi*, mais un antigène H différent (rechercher *S. typhimurium*), ou éventuellement une infection par le bacille de Malassez et Vignal type II.
5. Sujet vacciné au TAB (depuis plus de 3 mois). (Absence d'agglutinines O).
6. Sujet vacciné au TAB, faisant une fièvre typhoïde (présence d'agglutinines O).
7. La présence de TH seul permet d'envisager :
   - une infection ancienne à *S. typhi*,
   - une infection actuelle par une salmonelle possédant l'antigène H commun avec *S. typhi*, mais un antigène O différent de TABC. Une coproculture est conseillée,
   - une fièvre typhoïde traitée précocement par les antibiotiques, éventuellement associés aux corticoïdes.

SANG OCCULTE DANS LES SELLES

La recherche de sang dans les selles est indiquée pour le dépistage des polypes et des cancers colorectaux. Les adénomes constituant les vrais états précancéreux, leur détection systématique permet d'envisager une prévention secondaire du cancer colorectal.

Les réactifs de recherche de sang dans les selles

- Hémoccult II® (Prévention et Biologie).
- Hémolex LA® (Fumouze).
- Hem-Check I® (Servibio).
- HemoFEC® (Boehringer).

Les 2 types de tests utilisés

- Tests chimiques fondés sur la détection chimique de l'hémoglobine par la mise en évidence de l'activité pseudo-peroxydasique de l'hème en utilisant 2 substrats le gaïac et l'orthotoluidine. La sensibilité est de 2 à 10 mg d'hémoglobine par gramme de selles. Ils ne sont pas sélectifs des saignements colorectaux. Il existe de nombreuses interférences avec toute substance ayant une activité peroxydasique, le sang de toute origine et certains médicaments. Ces interférences sont diminuées par un régime adapté.
- Tests immunologiques utilisant des anticorps dirigés contre l'hémoglobine humaine.

  La sensibilité est de l'ordre de 0,02 à 1 mg d'hémoglobine par gramme de selles. Ils sont plus spécifiques des saignements colorectaux. L'hémoglobine provenant d'un saignement d'origine haute est dégradée au cours du transit intestinal et ne sera plus reconnue par les anticorps. Les interférences avec les hémoglobines non humaines sont éliminées et il n'y a pas d'interférences analytiques (chimiques ou alimentaires).

Le test Hemoccult

- Le test est constitué d'un papier imprégné de Gaïac sur une plaquette de carton, à l'aide d'une spatule, le patient prélève et applique sur le disque un fragment de selle fraîchement émise.

  On recommande de faire 2 prélèvements en 2 endroits différents de la selle et de faire le test 3 jours de suite. Toute prescription explicite de recherche de sang dans les selles à effectuer plusieurs jours de suite, doit être effectuée séparément sur chacune des selles fraîchement émises et donne lieu à 3 cotations maximales B25.

  La lecture se fait au dos de la plaquette. L'ouverture de la languette fait apparaître le papier réactif et la révélation se fait par adjonction de quelques gouttes d'une solution alcoolique d'eau oxygénée. Une réaction positive se traduit par l'apparition d'une coloration bleutée en moins d'une minute.

  Il est conseillé de s'abstenir d'absorber de la vitamine C et de l'aspirine et de se brosser les dents.
- Interprétation : il existe une élimination physiologique d'hémoglobine dans les selles, entre 2 et 3 mg/g de selle. Pour cette valeur, le taux d'Hémoccult positifs est très faible.

  Entre 3 et 6 mg/g de selle, on trouve 40 % d'Hémoccult positifs.

  Au dessus de 6 mg/g de selle, on trouve 60 % d'Hémoccult positifs.

- Facteurs de variation : l'alimentation (poisson, viande, charcuterie, épinards, lentilles) peut entraîner des faux positifs. Certains médicaments (fer, vitamine C) faussent les résultats. L'hydratation de l'Hémoccult améliore la sensibilité, mais diminue énormément la spécificité.

Classification anatomopathologique des cancers colorectaux de Dukes

- Stade A : tumeur limitée à la paroi colique (taux de survie à 5 ans : 95 %)
- Stade B : cancer étendu aux tissus péricoliques (taux de survie à 5 ans : 75 %)
- Stade C : envahissement ganglionnaire (taux de survie à 5 ans : 50 %)
- Stade D : envahissement d'un organe de voisinage ou métastase à distance (taux de survie à 5 ans : 5 %).

SCC (*Squamous Cell Carcinoma*)

L'antigène SCC est associé au carcinome de l'épithélium pavimenteux du col de l'utérus. Il s'agit d'une glycoprotéine, sous-fraction de l'antigène TA-4.

Prélèvement

Sérum.

Dosage

Méthode radio-immunologique par compétition.

Valeurs de référence

Taux sérique normal : inférieur à 2 µg/l.

Variations pathologiques

Les taux sont corrélés à l'évolution du cancer du col de l'utérus (intérêt pronostique et pour la surveillance).

Stade	Taux sériques	Moyenne
0	< 2	1
1	1-6	3
2	2-20	9
3	4-35	18

- L'importance des faux négatifs, environ 50 %, ne permet pas l'utilisation de ce dosage comme marqueur diagnostique.
- Les taux sont parfois retrouvés élevés dans d'autres pathologies : adénocarcinome du col de l'utérus, carcinomes de l'endomètre, carcinomes de l'ovaire, carcinomes de l'épithélium pavimenteux du poumon, cancer de l'œsophage.
- L'utilisation des techniques immuno-histochimiques permet la mise en évidence de l'antigène SCC dans les cellules des épithélioma du cancer du col utérin et le degré de différenciation des cellules tumorales est corrélé au taux de SCC intra-cellulaire.

SÉCRÉTINE (Test à la sécrétine)

Le test à la sécrétine permet l'exploration d'une hypersécrétion de gastrine dans le syndrome de Zollinger-Ellison.

Prélèvement

- Sujet à jeun depuis 12 heures.
- Pose d'une perfusion lente de 2 U/Kg de poids de sécrétine injectée en 1 heure.
- Prélèvements à T_0, T_{20}, T_{40}, T_{60}, T_{80} pour le dosage de la gastrine (recueil sur EDTA, plasma conservé congelé).

Résultat

- Seuls les syndromes de Zollinger-Ellison répondent au test à la sécrétine avec une sécrétion explosive de gastrine. L'accroissement de 200 pg/ml à la 20e minute confirme le diagnostic.
- Le test permet d'éliminer les autres étiologies, où la gastrinémie n'est pas élevée lors du test, en particulier les hyperplasies des cellules antrales où le dosage de la sécrétion acide gastrique sera réalisée.

SÉLÉNIUM

Le sélénium est un oligo-élément essentiel d'origine alimentaire (céréales, viandes, poissons), dont les sels sont utilisés en thérapeutique
Il entre dans la composition d'enzymes qui interviennent dans les phénomènes d'oxydo-réduction cellulaire, en particulier comme cofacteur de la glutathion-peroxydase. Son action protectrice au niveau des lipides membranaires est synergique de celle de la vitamine E.
La carence en sélénium favorise l'athérogénèse, les atteintes cardiovasculaires, les nécroses tissulaires. La carence clinique apparaît pour des apports quotidiens inférieurs à 50 µg.

Le sélénium est capable de se complexer avec certains métaux et il intervient dans la détoxication du cadmium, du mercure, de l'argent.

Prélèvement

- Sérum.
- Urines de 24 heures recueillies sur HCl.

Dosage

Spectrophotométrie d'absorption atomique (lecture à 196 nm).

Valeurs de référence (µg/l × 0,13 = µmol/l)

60-120 µg/l *soit* 0,78-1,56 µmol/l.

Variations pathologiques

- Déficit en sélénium :
  - cardiomyopathies non obstructives par carence en sélénium due à un déficit dans les sols et les eaux de boissons de certaines régions (maladie de Keshan décrite en Chine),
  - malabsorption (maladies gastro-intestinales, mucoviscidose),
  - augmentation des pertes (brûlures étendues, hémodialysés),
  - atteinte hépatique (cirrhose, hépatite), cancer digestif,
  - diminution des apports (alimentation parentérale prolongée).
- Intoxication en sélénium (surtout d'origine professionnelle) :
  - troubles intestinaux avec coloration cutanée jaunâtre et une odeur alliacée de l'haleine. Le traitement nécessite un apport de vitamine A, de méthionine, de sulfates.

SÉRINE

La sérine est un acide aminé non indispensable. Sa décarboxylation permet la synthèse de l'éthanolamine, qui entre dans la constitution des phospholipides. La sérine constitue également le site actif des phosphatases alcalines.
Son métabolisme est étroitement associé à celui de la glycine.

Prélèvement

- Sérum à jeun, conservé congelé.
- Urines de 24 heures recueillies sur conservateur.

Dosage

Méthodes chromatographiques.

Valeurs de référence (mg × 9,51 = µmol)

	Sérum		Urines	
	mg/l	µmol/l	mg/24 h	µmol/24 h
Enfant < 2 ans	7-16	66-150	20-80	190-760
Adultes	6-16	57-150	20-70	190-660

Variations pathologiques

- Hyperglycinémies avec acidocétose :
  - élévation sérique de glycine, leucine, isoleucine et valine,
  - l'épreuve de charge en acides aminés entraîne une acidocétose.
- Hyperglycinémie sans acidocétose :
  - hyperglycinémie avec hyperglycinurie,
  - l'épreuve de charge en glycocolle montre une hyperglycinémie sans acidocétose ;
  - les autres acides aminés sont rarement élevés.

SÉROTONINE

La sérotonine ou 5-hydroxy-tryptamine provient de la transformation du tryptophane, sous l'action d'une tryptophane-hydroxylase et d'une décarboxylase, qui sont localisées dans les cellules entéro-chromaffines (tube digestif, bronches, pancréas, thyroïde, ovaires).

Le principal métabolite urinaire de la sérotonine est l'acide hydroxy-5-indol-acétique (5HIAA) dont le dosage par HPLC permet le dépistage des tumeurs carcinoïdes.

La sérotonine agit au niveau musculaire (contraction des muscles lisses), au niveau vasculaire (régulation du tonus des parois), au niveau cérébral (inhibition de l'activité motrice).

La localisation sanguine de la sérotonine est essentiellement plaquettaire.

Prélèvement

- Sang hépariné en tube plastique, rapidement placé à + 4 °C.
- Urines de 24 heures, recueillies sur HCl.

Dosage

Chromatographie liquide haute performance (avec détection électrochimique ou spectrofluorimétrique).

Valeurs de référence (µg × 0,0057 = µmol)

- Sang : < 300 µg/l *soit* < 1,7 µmol/l.
- Urines : < 240 µg/24 h *soit* < 1,4 µmol/24 h.

Variation physio-pathologiques

- Liées à l'alimentation : certains aliments sont riches en sérotonine et seront à éviter au moins 48 heures avant le prélèvement (banane, ananas, pamplemousses, noix, tomates, chocolat, fruits secs, avocat).
- Liées à une thérapeutique : certains médicaments modifient les taux de sérotonine (anti-sérotonine, IMAO).
- En pathologie, les taux sont élevés dans les tumeurs carcinoïdes primitives, quelles que soient leurs localisations, et de façon plus inconstante dans les tumeurs bronchiques à petites cellules.

  Les taux pathologiques sont le plus souvent supérieurs à 5 fois la normale, les taux s'élevant précocement dans la carcinoïdose, d'autant plus que les manifestations cliniques sont importantes.

  Le bilan pourra être complété par le dosage des enzymes digestives qui sont souvent perturbées.

  En post-opératoire, les dosages de sérotonine et de 5HIAA sont nécessaires pour la surveillance.

SHIGELLES

Le genre *Shigella* appartient à la famille des entérobactéries. Il s'agit de bactéries strictement humaines, douées de pouvoirs invasifs et destructifs au niveau de la muqueuse colique, entraînant des entérocolites inflammatoires fébriles, pouvant évoluer vers un syndrome dysentériforme.

Les formes bactériémiques sont observées chez le nouveau-né, les sujets immuno-déprimés ou en état de malnutrition.

La dysenterie bacillaire est observée avec *S. dysenteriae*.

Les entérites infectieuses sont observées avec les 3 autres espèces.

Les selles sont nombreuses, afécales, glaireuses, sanglantes.

La diarrhée cède en quelques jours. Elle est parfois suivie par un syndrome hémolytique et urémique, une atteinte thrombotique, une atteinte neurologique, une glomérulonéphrite aiguë, etc.

Prélèvement

- Selles (contenant des glaires, du mucus, du sang).
- Écouvillonnage rectal chez le nouveau-né.
- Conservation quelques heures à + 4 °C.
- Acheminement rapide au laboratoire.

Examen direct

- Il permet d'apprécier le pouvoir invasif par la présence de leucocytes, associés à un déséquilibre de la flore.
- La coloration de Gram est négative.
- Les anticorps monoclonaux reconnaissant directement les *Shigella* sont utilisables pour un diagnostic rapide.

Isolement

- Les selles liquides sont ensemencées directement et la culture est facile sur milieux ordinaires. Les milieux sélectifs utilisés sont principalement les milieux Hektœn, DCL et SS.
- La plupart des milieux contiennent du lactose. L'absence de fermentation est un test de base pour l'identification des Shigella et des Salmonella.
- Les colonies suspectes sont formées de bacilles à Gram négatif, catalase positive (sauf *S. dysenteriae* 1), oxydase négative, immobiles, H2S négative.

Identification

- En fonction de l'aspect des colonies sur milieux d'isolement :
  - SS : colonies translucides, incolores, de 1 à 2 mm de diamètre,
  - Hektœn : colonies transparentes, verdâtres, de 2 à 3 mm,
  - DCL : colonies incolores ou rosées, de 2 à 3 mm,
  - le milieu SS est parfois inhibiteur pour les Shigella.
- En fonction des caractères biochimiques :

Caractère	*S. dysenteriae*	*S. flexneri*	*S. boydii*	*S. sonnei*
Mannitol	–	(+)	+	+
Ornithine-décarboxylase (ODC)	–	–	(–)	+
Indole	v	v	v	–
β-galactosidase (ONPG)	(–)	–	(–)	v
Fermentation				
Dulcitol	(–)	(–)	(–)	–
Xylose	v	(–)	v	–
Rhamnose	v	v	(–)	+
Lactose	–	–	–	–
Mannitol	v	v	v	+
Adonitol	–	–	–	–
Cellobiose	–	–	–	–

Sérotypage

L'identification antigénique est réalisée par agglutination à l'aide de sérums polyvalents capables d'agglutiner les souches de :
– *S. dysenteriae* : sous-groupe A (13 sérotypes),
– *S. flexneri* : sous-groupe B (8 sérotypes),
– *S. boydii* : sous groupe C (18 sérotypes),
– *S. sonnei* : sous groupe D (1 sérotype).

Les antigènes somatiques O sont identiques ou apparentés à ceux d'*E. coli* et il existe des parentés antigéniques avec d'autres entérobactéries.

Marqueurs épidémiologiques

- Biotypes.
- Lysotypes.
- Marqueurs plasmidiques.

Sérodiagnostic

La recherche d'anticorps sériques montre peu d'intérêt :
– l'apparition des anticorps est tardive,
– les réactions croisées sont nombreuses avec les autres entérobactéries.

Traitement

L'apparition de souches résistantes à l'ampicilline, au chloramphénicol, aux cyclines, aux sulfamides est d'origine plasmidique.

L'utilité d'une thérapeutique sera guidée par les résultats de l'antibiogramme.

Dans les formes sévères, chez l'enfant, chez le sujet immuno-déprimé, ou dénutri, une rééquilibration hydro-électrolytique sera associée à une antibiothérapie courte (5 jours), généralement par norfloxacine, cotrimoxazole ou aminopénicilline.

SIDÉROCYTES-SIDÉROBLASTES

Les globules rouges du sang périphérique et de la moelle osseuse et les érythroblastes polychromatophiles ou acidophiles peuvent contenir dans leur cytoplasme du fer non hémoglobinique, mis en évidence sous forme de granulations bleutées par la coloration du bleu de Prusse.

Prélèvement

- Frottis de sang périphérique.
- Frottis de moelle osseuse.
- Écrasement de grumeaux de moelle.

Coloration
Ferrocyanure de potassium en milieu acide.

Valeurs de référence
- Les grains (sidérosomes) mesurent 0,1 μ de diamètre.
- Sidérocytes : 0,5 % des hématies du sang périphérique.
- Sidéroblastes : 20 à 80 % des érythroblastes médullaires.

Variations
- Augmentation des sidérocytes :
  - nouveau-né et prématuré,
  - adulte splénectomisé.
- Diminution des sidéroblastes :
  - carences martiales (sidéroblastes < 20 %) avec une absence de dépôt d'hémosidérine contenue normalement à l'intérieur des cellules macrophages médullaires,
  - syndromes inflammatoires (sidéroblastes < 20 %) avec présence de dépôts d'hémosidérine dans les macrophages médullaires.
- Augmentation des sidéroblastes :
  - anémies sidéroblastiques (sidéroblastes > 80 %),
  - sidérosome en couronne autour du noyau (ring sideroblast).

SOMATOMÉDINE C OU SMC

La somatomédine C (ou IGF-1, ou *Insuline Growth Factor*) est un polypeptide proche de l'insuline, impliqué dans la croissance. Sa synthèse hépatique est régulée par l'état nutritionnel et l'hormone de croissance. Les taux de SMC déterminent la taille de l'individu. Ils augmentent pendant la puberté, pour décroître à l'âge adulte. Les taux chez la femme de même âge sont plus élevés que chez l'homme. Les taux sont relativement constants durant la journée, contrairement à l'hormone de croissance.

Prélèvement
Plasma recueilli sur anticoagulant (EDTA) et conservé congelé.

Dosage
Radio-immunologie par compétition.

Valeurs de référence (ng × 0,13 = nmol)

Âge (ans)	Femme		Homme	
	ng/ml	nmol/l	ng/ml	nmol/l
0-2	15-160	2-21	20-150	3-20
3-4	30-260	4-34	20-220	3-29
5-9	90-350	12-46	90-270	12-35
10-11	130-630	17-82	130-460	17-60
12-14	200-830	26-108	190-790	25-100
15-19	220-850	29-111	220-790	29-100
20-39	100-400	13-52	90-410	12-53
40-59	90-270	12-35	90-260	12-34
> 60	70-270	9-35	80-250	10-33

Valeurs pathologiques

Des taux élevés sont retrouvés au cours de l'acromégalie, liés à une sécrétion élevée d'hormone de croissance.

Des taux élevés sont retrouvés chez la femme enceinte, en liaison avec une augmentation de la prolactine, qui a un effet stimulant sur la synthèse de SMC.

Dans l'exploration d'un retard de croissance, le dosage normal de somatomédine C est corrélé à la présence d'hormone de croissance en quantité suffisante.

Chez les nains avec une fonction hypophysaire normale, le trouble de croissance est lié à un déficit en somatomédine C.

Des taux diminués sont également retrouvés dans les hypothyroïdies et lors d'insuffisance hépatique ou des états de malnutrition.

SP1-GLYCOPROTÉINE OU SP_1-G_P

La SP1-glycoprotéine est une β1-glycoprotéine synthétisée par le tissu syncytiotrophoblastique et retrouvée dans le sang maternel. Son dosage permet une surveillance de l'évolution de la grossesse.

Prélèvement

Sérum.

Dosage

- Immunoprécipitation (immunodiffusion radiale).
- Radio-immunologie, immunoenzymologie.

Valeurs de référence

Les taux augmentent à partir du début de la grossesse, mais beaucoup plus fortement au cours du 3e trimestre.

Les taux chutent rapidement après l'accouchement.

La demi-vie est d'environ 30 heures.

Semaines d'aménorrhée	SP_1-Gp (mg/l)
15	30-50
16	32-54
17	34-58
18	36-62
19	38-66
20	40-70
22	45-80
24	50-90
26	60-100
28	70-115
30	80-130
32	90-150
34	100-170
36	110-190
38	130-210

Variations pathologiques

- Au cours de la grossesse, le dosage permet d'apprécier la vitalité fœtale.

  Des taux bas sont corrélés à un retard de croissance fœtale, aux toxémies gravidiques, aux menaces d'avortement.
- Au cours de processus néoplasiques, des taux élevés sont retrouvés :
  - chez les hommes : chorio-épithéliomes (la protéine est normale en cas de séminomes ou de carcinomes prostatiques),
  - chez les femmes : tumeurs malignes ayant des structures trophoblastiques sécrétrices.

SPHINGOLIPIDES

Les sphingolopides sont des lipides complexes comportant un alcool gras aminé ou sphingosine. Ils entrent dans la composition des membranes cellulaires. Le déficit héréditaire de certaines enzymes lysosomiales intervenant dans leur catabolisme peut conduire à des maladies de surcharge ou sphingolipidoses.

Mise en évidence du déficit

- Méthodes chromatographiques après extraction des lipides.
- Recherche du déficit enzymatique.

Prélèvement

- Biopsie tissulaire conservée à – 20 °C.
- Sang recueilli sur héparine, conservé à + 4 °C.
- Urines de 24 heures conservées à + 4 °C.
- Liquide amniotique conservé à + 4 °C.

Anomalies du métabolisme

- Gangliosidose GM_1 (maladie de Landing) :
  - maladie à transmission autosomique récessive,
  - entraîne des troubles du comportement, une dysmorphie avec faciès hurlérien, une macroglossie, une hypertrophie gingivale, un retard psychomoteur,
  - diagnostic par dosage de la β-galactosidase sur lymphocytes, sur cellules amniotiques, et sur cultures trophoblastiques,
  - accumulation de ganglioside GM1.
- Gangliosidose GM_2 (maladie de Tay-Sachs) (maladie de Sandhoff) :
  - maladies à transmission autosomique récessive,
  - entraînant une hypotonie, des troubles visuels, auditifs, des troubles neurologiques avec une évolution mortelle vers l'âge de 2 à 3 ans,
  - diagnostic par dosage des enzymes :
    . hexosaminidase A (Tay-Sachs),
    . hexosaminidases A et B (Sandhoff), sur liquide amniotique ou sur cellules trophroblastiques.
- Maladie de Niemann-Pick :
  - maladie à transmission autosomique récessive,
  - entraîne des troubles digestifs, neurologiques avec une hépato-splénomégalie, une dystrophie. L'évolution est rapidement mortelle vers l'âge de 2-3 ans,
  - le diagnostic est réalisé par dosage des sphingomyélinases,
  - il existe une accumulation de sphingomyéline et de cholestérol libre.
- Maladie de Gaucher :
  - maladie à transmission autosomique récessive,
  - entraîne des signes neurologiques avec hypertonie et hyperdéflexion de la tête, associés à une hépato-splénomégalie. La mala-

die est mortelle dans la première année de la vie. Le diagnostic est basé sur le dosage de la β-glucosidase (glucocérébrosidase) dans les cellules amniotiques ou les cellules trophoblastiques.

Il existe une accumulation de glucosylcéramide.

- Maladie de Krabbe :
  - maladie à transmission autosomique récessive,
  - entraîne des vomissements, un retard psychomoteur, une cécité et une surdité. Le décès intervient vers 1 à 2 ans,
  - le diagnostic est basé sur le dosage de la galactosyl-céramide-β-galactosidase dans les cellules amniotiques ou les cellules trophoblastiques,
  - il existe une accumulation de galactosylcéramide.
- Maladie de Fabry :
  - maladie à transmission récessive, liée à l'X.
  - le diagnostic est basé sur le dosage de l'alpha-galactosidase,
  - il existe une accumulation en trihexosylcéramide et en digalactosylcéramide facilement mis en évidence dans les urines.
- Lactosylcéramidose :
  - diagnostic basé sur le dosage de l'activité de la lactosylcéramide β-galactosidase,
  - il existe une accumulation de lactosylcéramide dans le foie, le sérum, les urines avec accumulation de glucocérébroside hépatique.
- Leucodystrophie métachromatique :
  - maladie à transmission autosomique récessive,
  - entraîne des troubles de la marche, un retard psychomoteur, une hypotonie,
  - le diagnostic est possible par dosage de l'arylsulfatase A, dans les urines, le sang, les cellules amniotiques et trophoblastiques,
  - il existe une surcharge en sulfatides, retrouvés dans les urines.
- Maladie d'Austin :
  - le diagnostic est possible par dosage des arylsulfatases A, B et C. Il existe une surcharge en cérébrosides sulfates.
- Maladie de Farber :
  - le diagnostic est possible par la mise en évidence d'un déficit en céramidase. Il existe une accumulation de céramides.

SPIRILLUM MINUS

Spirillum minus est une bactérie responsable de la fièvre spirillaire, liée à une morsure de rats contaminés.

La maladie fébrile apparaît après 15 jours d'incubation et s'accompagne de phénomènes inflammatoires au niveau de la morsure, d'adénopathies satellites, d'un rash cutané.

Les accès fébriles durent 3 jours, entrecoupés de périodes d'accalmie de plus en plus longue, guérissant facilement sous antibiothérapie (β-lactamines, tétracyclines, etc.).

Diagnostic biologique

La maladie touche les sujets vivant dans de mauvaises conditions d'hygiène et les sujets immuno-déprimés.

Le diagnostic est réalisé par mis en évidence du germe dans une hémoculture prélevée au cours d'un accès fébrile ou dans une ponction ganglionnaire.

L'inoculation au cobaye permettra la mise en évidence des spirilles, bacilles à Gram négatif, très mobiles.

Les souches sont entretenues sur souris.

Le diagnostic différentiel avec une bactérie également transmise par morsure de rat, *Streptobacillus moniliformis*, sera réalisé au cours de l'hémoculture.

SPLÉNOGRAMME

Le splénogramme est l'étude cytologique d'une ponction de rate ou d'une pièce de splénectomie.

Il s'agit d'un examen non indispensable, précédé d'un examen d'hémostase, contre-indiqué en présence d'un kyste hydatique à l'origine d'une possible rupture splénique secondaire à la ponction.

Valeurs de référence

- Lymphocytes : 60-90 %.
- Monocytes-histiocytes : 10-20 %.
- Polynucléaires : 2-10 %.
- Plasmocytes : 0-2 %.
- Cellules réticulaires : 0-2 %.

Intérêt pathologique

- Présence de cellules blastiques avec splénomégalie isolée.
- Présence de leishmanies dans les cellules spléniques (kala-azar).
- Présence de cellules sarcomateuses (sarcome splénique).
- Présence de cellules de surcharge (Niemann-Pick, Gaucher).

Diagnostic d'une splénomégalie

- Maladie générale : septicémie, paludisme, leishmaniose, lupus, cirrhose hépatique.
- Anomalie de l'hémogramme : syndrome hémolytique, leucémie aiguë, LMC, LLC, splénomégalie myéloïde.
- Anomalie du myélogramme : leucémies aiguës, leucémies non vues sur l'hémogramme, sarcomes.
- Ponction-biopsie hépatique : cirrhose avec hypertension portale, sarcomatose, maladies hépato-spléniques.
- Ponction de la rate : sarcome splénique pur, cellules blastiques avec splénomégalie isolée.

SPOROTRICHOSE

La sporotrichose est une mycose sous-cutanée, caractérisée par des lésions gommeuses laissant sourdre un pus épais, dans lequel peut être isolé *Sporothrix schenckii* :

- sur le milieu de Sabouraud à 30 ou à 37 °C : colonies blanches à grises, à la surface lisse ou poudreuse, hérissée de mèches,
- filaments mycéliens fins portant des conidies piriformes disposées en manchon autour du filament ou en bouquets.

La lésion sporotrichosique est un granulome avec une réaction inflammatoire nodulaire (présence de 3 zones de réactions caractéristiques).

STAPHYLOCOQUES

Les staphylocoques sont responsables de fréquentes infections. Le plus souvent il s'agit de *Staphylococcus* aureus, rencontré dans des atteintes cutanées et muqueuses, au cours de manifestations digestives, dans des manifestations systémiques, dans des infections iatrogènes à la suite d'opérations chirurgicales ou de la pose de matériel étranger. Les staphylocoques coagulase négatif (*S. epidermidis*, *saprophyticus*, *haemolyticus*, *hominis*) peuvent également être responsable d'infections graves, en particulier systémiques.

Prélèvement

- Au niveau cutané : impétigo, onyxis, furoncle, pus.
- Au niveau des muqueuses : phlegmon, otites, sinusites, etc.
- Hémoculture : ostéomyélite, pyélonéphrite, méningite, endocardite, septicémie.
- LCR.
- Selles.
- Matériel étranger, cathéter.

Examen direct

Cocci à Gram positif dans un prélèvement purulent, généralement monomicrobien, parfois en chaînettes ou en diplocoques.

Culture

- Sur milieu ordinaire ou sur milieu de Chapman mannité.
- Sur milieu de Baird-Parker en bactériologie alimentaire.
- Colonies pigmentées, jaunes (parfois blanches), lisses, rondes, bombées, d'environ 1 mm de diamètre.

Identification

- Les colonies sont formées de cocci à Gram positif, en « grappe de raisin », catalase positive, oxydase négative.
  L'utilisation du glucose et du mannitol caractérise l'espèce *S. aureus* (Chapman, Mössel-Martin).
- S. aureus produit des toxines, des hémolysines, des entérotoxines, mais également des enzymes diffusibles comme la coagulase, la staphylokinase, une hyaluronidase et d'autres protéases.
- Identification de *Staphylococcus* :
  - fermentation du glucose,
  - acidification du glycérol,
  - oxydase négative,
  - test de résistance à la bacitracine, de sensibilité à la nitrofurantoïne.
- Identification de *S. aureus* :
  - recherche de la coagulase libre et liée, de la protéine A,
  - recherche de la DNAse (thermonucléase).
- Recherche particulière :
  - entérotoxines,
  - recherche sérologique des antistaphylolysines (lorsque la culture est négative ou lorsque le prélèvement n'est pas réalisable).

Antibiotiques

- Les souches oxacilline-sensibles sont généralement sensibles aux autres antibiotiques (sauf macrolides, cyclines, lincosanides).
  Dans les infections profondes, l'association d'une quinolone de 2e génération, de l'acide fusidique ou de la rifampicine peut être réalisée.
- Pour les souches oxacilline-résistantes, β-lactamine résistantes, et le plus souvent résistantes aux aminosides et aux quinolones de 2e génération, le traitement peut être effectué par la vancomycine, l'acide fusidique, le cotrimoxazole, la teicoplanine, la rifampicine, la fosfomycine, les synergistines.

	Diamètre des colonies (5 jours ≥ 5 mm)	Nitrate-réductase	Phosphatase	Ornithine décarboxylase	Coagulase libre	Coagulase liée	Thermonucléase DNRase	ß-galactosidase	Acidification										Résistance à la novobiocine
									Mannose	Xylose/arabinose	Ribose	Maltose	Lactose	Saccharose	Tréhalose	Turanose	Mannitol	Xylitol	
S. aureus	+	+	+	+	+	+	+	–	+	–	–	+	+	+	+	V	+	–	S
S. auricularis	–	+	–	–	–	–	–	–	–	–	–	V	–	V	V	–	–	–	S
S. capitis subsp capitis	–	V	–	–	–	–	–	–	V	–	–	V	V	V	–	–	V	–	S
S. capitis subsp ureolyticus	V	+	–	–	–	–	–	–	+	–	V	+	V	+	–	V	+	V	S
S. cohnii	V	–	–	–	–	–	–	V	V	–	–	+	V	–	+	V	V	V	R
S. epidermidis	–	V	V	V	–	–	+	–	V	–	–	+	V	+	–	V	–	–	S
S. haemolyticus	+	V	–	–	–	–	–	–	–	–	V	+	V	+	+	V	V	–	S
S. hominis	–	+	V	–	–	–	–	–	V	–	–	+	V	+	+	+	–	–	S
S. intermedius	+	+	+	–	+	V	+	+	+	–	+	+	+	+	+	–	V	–	S
S. lugdunensis	–	+	–	+	–	+	+	–	+	–	–	V	V	+	+	–	–	–	S
S. saprophyticus	+	–	–	–	–	–	–	+	–	–	–	+	+	+	+	V	V	+	R
S. schleiferi subsp schleiferi	–	V	+	–	–	+	+	V	+	–	–	–	–	–	V	–	–	–	S
S. simulans	+	+	–	–	–	–	+	V	V	–	V	–	+	+	+	–	V	–	S
S. xylosus	+	V	+	–	–	–	–	+	V	+	V	+	+	+	+	V	+	V	R
S. warneri	V	V	–	–	–	–	–	–	V	–	V	+	V	+	+	–	V	–	S

S : sensible. R : résistant. V : Variable. + : positif. - : négatif.

ANTISTAPHYLOLYSINE

L'anti-alpha-staphylolysine est un anticorps dirigé contre la staphylolysine produite par *Staphylococcus aureus*. Il s'agit d'une exotoxine à activité vaso-constrictrice et dermo-nécrotique, fortement antigénique, provoquant la synthèse d'antitoxines ayant une action neutralisante participant à la guérison.
Ce dosage prend sont intérêt lorsque le germe ne peut être isolé ou lorsque le prélèvement est impossible : les endocardites infectieuses, les septicémies, les infections viscérales profondes, osseuses et pulmonaires.

Prélèvement

Sérum.

Dosage

- Titrage basé sur la neutralisation, par le sérum du patient, de l'activité hémolytique de la toxine alpha titrée, sur des hématies de lapin à 37 °C.
  Le seuil de positivité est fixé à 2 UI/ml.
- RIA
- ELISA
- Test au latex (particules sensibilisées par alpha-hémolysine).

Résultats

Les pourcentages d'infections diagnostiquées sont :
- infections pulmonaires : 90 %,
- infections ostéo-articulaires : 75 %,
- infections cutanées : 50 %,
- infections osseuses chroniques : 20 %.

STENOTROPHOMONAS MALTOPHILIA

Initialement dénommée *Pseudomonas*, puis *Xanthomonas*, l'espèce maltophilia est classée dans le genre *Stenotrophomonas*. La bactérie est présente de façon ubiquitaire dans la nature et dans l'environnement hospitalier.
Son émergence est liée à son caractère multirésistant vis à vis des antibiotiques favorisant sa sélection lors de l'utilisation d'antibiotiques à large spectre, mais aussi à l'hospitalisation prolongée, l'existence d'une neutropénie ou d'une hémopathie, des cures de chimiothérapie ou des manœuvres invasives qui représentent un facteur de risque de l'infection à *S. maltophilia*.

Les manifestations cliniques sont diverses : bactériémies chez des sujets immunodéprimés ou neutropéniques, pneumopathies, endocardites et exceptionnellement des méningites. Les infections urinaires vraies sont rares et acquises à l'hôpital suite à une intervention de chirurgie urologique, à un sondage ou devant une malformation favorisant la stase urinaire.

Les infections de plaies chirurgicales ou accidentelles ou d'orifice de dialyse péritonéale, les infections gastro-intestinales et abdominales, les infections osseuses et articulaires sont plus rares.

Prélèvements

- Hémoculture.
- Urines.
- Pus (ORL, articulaire, pleural).
- Plaies.
- Selles.
- Expectorations.

Diagnostic bactériologique

S. maltophilia est un germe aérobie strict qui cultive en 24 heures sur milieux ordinaires.

Les colonies sont de petite taille (2 mm), rondes, lisses, plates, blanchâtres, se pigmentant en vieillissant. La croissance est possible sur milieux destinés à la croissance des entérobactéries. Les souches ne sont pas hémolytiques sur gélose au sang.

S. maltophilia est un fin bacille à Gram négatif de 0,5 à 1,5 μm de long, isolé ou groupé par paire et mobile grâce à une ciliature polaire multitriche.

Les caractères biochimiques principaux sont l'absence d'oxydase, la présence d'une lysine décarboxylase, l'hydrolyse des substrats (esculine, gélatine, tween 80, DNA) et l'utilisation du glucose, du maltose et du xylose comme sources carbonées pour sa croissance, uniquement par voie oxydative.

Les colonies peuvent être sérotypées par méthodes phénotypiques basées sur l'agglutination des antigènes O somatiques à l'aide d'antisérums spécifiques, ou basées sur la pyrolyse couplée à la spectrométrie de masse. Elles peuvent être sérotypées par méthodes génotypiques qui sont les méthodes de choix pour les études épidémiologiques, basées sur l'analyse du polymorphisme de restriction de l'ADN de la bactérie, ou basées sur l'amplification génique du génome par PCR.

Antibiothérapie

Il existe une résistance naturelle, à niveau élevé, à de nombreux antibiotiques, en particulier les β lactamines, par production de β lactamases de 2 types :

– type L1 : zinc-dépendante et inhibée par l'EDTA, capable d'hydrolyser les pénicillines, les céphalosporines et surtout les carbapénèmes.
– type L2 : inhibée par l'acide clavulanique, capable d'hydrolyser les pénicillines, les céphalosporines, l'aztréonam.

L'association ticarcilline-acide clavulanique est synergique et s'impose comme le traitement de choix.

Dans les cas graves, chez les sujets immunodéprimés ou neutropéniques, le recours à une bithérapie comprenant une double association : triméthoprime — sulfaméthoxazole et ticarcilline — acide clavulanique montre l'existence d'une synergie sur de nombreuses souches.

STREPTOCOQUES

Les streptocoques sont des cocci à Gram positif, ovoïdes ou sphériques, en chaînettes, oxydase et catalase négatifs.

Ils sont identifiés en fonction de leur capacité à hémolyser les hématies, en fonction de leur structure antigénique spécifique de groupe et en fonction des réactions biochimiques spécifiques.

Streptocoque	Gram	Hémolyse	Pathologies
Groupe A	Chaînettes	β	Infections respiratoires, cutanées, endocardites, RAA, GNA
Groupe B	Chaînettes	β ou α	Infections néonatales, urogénitales, endocardites, ostéomyélites
Groupe C	Chaînettes	β	Identiques au groupe A
Groupe D (entérocoques)	Courtes chaînettes, diplocoques	α ou absence d'hémolyse	Infections urinaires, génitales, dentaires, biliaires, endocardites, méningites, suppurations
Groupe F	Chaînettes	β	Péritonites, endocardites, méningites, infections post-chirurgicales

Streptocoque	Gram	Hémolyse	Pathologies
Groupe G	Chaînettes	β	Identiques au groupe A
Groupe H	Courtes chaînettes	α	Endocardites
Groupe K	Courtes chaînettes	α	Endocardites
Groupe L	Courtes chaînettes	β	Endocardites, infections diverses
Groupe M	Chaînettes	β	Endocardites, méningites
Streptocoques non groupables	Diplocoques ou courtes chaînettes	α ou absence d'hémolyse	Endocardites, méningites, sépticémies, pathologies dentaires post-opératoires
S. pneumoniae	Diplocoques ou courtes chaînettes	α	Méningites, otites, pneumopathies, endocardites, sinusites, conjonctivites, arthrites

Prélèvement
- Écouvillonnage (gorge, nez, peau).
- Hémoculture.
- LCR.
- Urines.
- Prélèvement génital, etc.

Examen direct
- Cocci à Gram positif, en paires, en chaînettes (de longueur variable).
- Les cocci appariés, entourés d'un halo clair, évoquent *S. pneumoniae*.

Diagnostic rapide
- À partir d'un écouvillon (streptocoque A ou streptocoque B).
- Recherche d'antigènes solubles de *S. pneumoniae* dans le LCR, le sérum, les urines, les liquides (articulaires, d'ascite ou pleural).

Culture
- Sur milieux sélectifs type trypticase-soja, gélose columbia.
  La gélose contient 5 % de sang défibriné de cheval ou de mouton.
- L'incubation est réalisée à 37 °C pendant 24 heures, en atmosphère enrichie à 10 % de CO_2.

Identification de colonies

- Petites colonies (0,5 mm) rondes, transparentes ou translucides, d'aspect mat ou muqueux.
- Hémolyse β totale autour des colonies (groupes A, C, G).
- Hémolyse α partielle autour des colonies.

Sérogroupage

- Les techniques de groupage sont représentées essentiellement par l'agglutination de particules de latex sensibilisées.
- Les principaux streptocoques groupés en pathologie sont : A, B, C, D, F et G, ainsi que le pneumocoque (*Streptococcus pneumoniae*).

Identification biochimique

- Certains tests sont utilisés pour l'identification des streptocoques.
- Test à la bacitracine : les streptocoques β hémolytiques du groupe A sont sensible à la bacitracine.
- Disques imprégnés de PYR : l'apparition d'une coloration rouge est en faveur d'un streptocoque du groupe A ou d'un entérocoque.
- Recherche d'une résistance au triméthoprime-sulfaméthoxazole. Les streptocoques des groupes A et B, les entérocoques sont résistants.
- Test à l'optochine : l'existence d'une inhibition de culture autour d'un disque d'optochine est en faveur d'un pneumocoque.
- CAMP-Test (en présence de *S. aureus*). L'élargissement de la zone d'hémolyse à la jonction des stries de streptocoques et de staphylocoques permet d'identifier le groupe B.
- L'hydrolyse de l'hippurate permet d'identifier le groupe B.
- L'hydrolyse de l'esculine permet d'identifier le groupe D.
- Le test de solubilité dans la bile permet d'identifier le pneumocoque.
- Le test à la DNase est positif avec les streptocoques du groupe A et avec 70 % des streptocoques du groupe C.
- La croissance sur milieu hypersalé à 6,54 % en NaCl permet la différenciation des entérocoques (*faecalis*, *faecium*, *avium*, etc.) des autres streptocoques du groupe D (*bovis*, *aquinus*). Seuls les entérocoques se développent en 24 heures sur milieu hypersalé.

	Test à la bacitracine	Hydrolyse de l'esculine	Triméthoprime-sulfaméthoxazole	Optochine	Camp-Test	Hippurate	Solubilité dans la bile	DNase	Croissance sur NaCl (6,5 %)
Streptocoque groupe A	S	–	R	R	–	–	–	+	–
Streptocoque groupe B	R	–	R	R	+	+	–	–	+
Streptocoque groupe C	R	–	S	R	–	–	–	+ (70 %)	–
Streptocoque groupe G	R	–	S	R	–	–	–	–	–
Streptocoque groupe D entérocoques	R	+	R	R	–	–	–	–	+
Streptocoque groupe D non entérocoques	R	+	S	R	–	–	–	–	–
Streptocoque viridans	S	–	S	R	–	–	–	–	–
Streptococcus pneumoniae	S	–		S	–	–	+	–	–

+ : positif. – : négatif. S : sensible. R : résistant.

Diagnostic sérologique

Les streptocoques du groupe A sont responsables d'angines ou d'infections cutanées. Ils peuvent occasionner des complications telles que le rhumatisme articulaire aigu ou la glomérulonéphrite aiguë, et la recherche des anticorps antistreptococciques pourra être réalisée par :

– ASLO : antistreptolysine O ;
– ASD : antistreptodornase B ;
– ASK : antistreptokinase ;
– ASH : antistreptohyaluronisade.

Les ASLO et les ASD permettent dans la majorité des cas de confirmer une streptococcie :
– angine : ASLO augmentée,
– atteinte cutanée : ASD augmentée.

Thérapeutique

Elle est guidée par les résultats de l'antibiogramme, et la gravité de la maladie.

- Au cours des infections localisées (angines, infections urinaires, pneumonies à pneumocoque), les β-lactamines seront utilisées (pénicilline G pour le pneumocoque, ampicilline au cours des infections urinaires à entérocoques).
- Pour le pneumocoque, l'utilisation d'un disque oxacilline permet de mieux interpréter la sensibilité à la pénicilline G.
- Au cours des infections plus graves (endocardites, septicémies, méningites, etc.) une association β-lactamine-aminoside sera indiquée en fonction des résultats de la détermination des niveaux de résistance aux aminosides :
  - haut niveau de résistance à la streptomycine : l'antibiotique n'est plus utilisé, même en association avec une pénicilline,
  - haut niveau de résistance à la kanamycine : le kanamycine et l'amikacine ne sont pas utilisées,
  - haut niveau de résistance à la gentamicine (*E. faecalis*, *faecium*) : les aminosides ne sont pas utilisés.
- Les céphalosporines de 3e génération et les fluoroquinolones sont très utilisées, seules ou en association.

ANTICORPS ANTISTREPTOCOCCIQUES

Les anticorps des exo-enzymes des streptocoques du groupe A apparaissent fréquemment dans le sérum des malades atteints d'infections streptococciques, en particulier dans le rhumatisme articulaire aigu, la glomérulonéphrite, l'endocardite bactérienne, la scarlatine, etc.

Prélèvement

Sérum frais.

Mise en évidence

- Réaction d'agglutination sur lame (streptozyme).
- Titre significatif : 1/100.

Résultat

- Le test est sensible aux 5 exo-enzymes du streptocoque A (streptolysine, streptokinase, hyaluronidase, streptodornase, nicotinamide-adénine-dinucléotidase).
- La corrélation est généralement observée avec les autres dosages (en particulier l'ASLO).
- L'évolution des affections streptococciques sera suivie pendant les trois mois qui suivent le diagnostic de la maladie.

Streptozyme	Étiologie	
Positif	Streptococcie confirmée ou envisagée Aucune étiologie streptococcique	: 25 % : 75 %
Négatif	Ascension isolée d'un anticorps (ASD) Streptococcie confirmée	: 20 % : 50 %

ANTISTREPTOLYSINE O (ASLO)

Les streptocoques bêta-hémolytiques produisent au cours de leur développement de nombreuses substances toxiques. L'une d'elles, la streptolysine O, appelée ainsi en raison de son affinité pour l'oxygène, est antigénique et possède la propriété d'hémolyser les globules rouges.

L'antistreptolysine est un anticorps dirigé contre la streptolysine O, qui est élaborée par les streptocoques du groupe A de Lancefield, également par certaines souches des groupes C et G.

Prélèvement

- Sérum stérile non hémolysé.
- Éviter les sérums ictériques et hyperlipémiques.

Titrage

Le titrage est basé sur l'inhibition de l'hémolyse provoquée par la streptolysine O sur les hématies de mouton.

Le titre correspond à l'inverse de la dernière dilution du sérum neutralisant l'hémolyse.

Le dépistage par l'utilisation de particules de latex sensibilisées est réalisé par agglutination.

Valeurs de référence

Le seuil de positivité est fixé à 200 U ASLO/ml.

Seuls les titres supérieurs à 200 U sont significatifs d'une infection streptococcique.

Variations pathologiques

Le titrage prend tout sont intérêt dans le diagnostic des infections streptococciques, le rhumatisme articulaire aigu, l'amygdalite, la scarlatine, la glomérulo-néphrite, l'endocardite infectieuse.

Les ASLO apparaissent en moyenne 10 jours après une infection aiguë, atteignant un maximum vers le 30e jour et décroissent pour atteindre un taux résiduel vers le 6e mois. Les ASLO augmentent rarement lors des streptococcies cutanées. De même, il existe des sujets atteints d'infections à streptocoques A et dont les taux d'ASLO sont normaux (20 % des cas). L'association ASLO-ASD permet le diagnostic de plus de 90 % des streptococcies.

Pour suivre l'évolution de ces infections, le titrage d'un sérum tardif permettra d'apprécier l'efficacité antibiotique qui diminue la production des ASLO.

ANTISTREPTODORNASE B (ASD) ou ANTIDÉSOXYRIBONUCLÉASE B

L'ADNase B est un anticorps dirigé contre la streptodornase, exoenzyme élaborée par les streptocoques du groupe A de Lancefield et par les souches des groupes C et G.

Prélèvement

Sérum recueilli stérilement, non hémolysé.

On évitera les sérums ictériques et hyperlipémiques.

Titrage

Le titrage est basé sur l'inhibition de la dépolymérisation, par l'enzyme, de l'ADN titré. L'ADN intact est coloré par le bleu de toluidine. La coloration bleue résiduelle permet d'estimer le titre du sérum, défini par la plus forte dilution qui donne une inhibition de la dépolymérisation de l'ADN, qui est colorée en bleue.

Valeurs de référence

- Enfants (< 2 ans) d'âge pré-scolaire : < 100 U ASD/ml.
- Enfants d'âge scolaire : < 300 U ASD/ml.
- Adultes : < 200 U ASD/ml.

Variations pathologiques

Des taux élevés peuvent être rencontrés chez des sujets sains (20 %). L'interprétation des taux est généralement faite en parallèle de ceux d'autres enzymes streptococciques, en particulier l'anti-streptolysine O.

L'ASD est augmentée dans les infections cutanées et des muqueuses. Le taux d'ASD augmente plus tardivement que celui des ASLO, vers la 2e semaine, atteignant un pic vers la 5e semaine, pour rester longtemps élevé.
Le dosage permet un diagnostic d'infection streptococcique à révélation tardive (chorée de sydenham) ou latente (glomérulonéphrite, scarlatine, amygdalite, fièvre rhumatismale).

ANTISTREPTOKINASE (ASK)

L'antistreptokinase est un anticorps dirigé contre la streptokinase qui est élaborée par les streptocoques des groupes A, C, G de Lancefield, et parfois par ceux des groupes B et F.

Prélèvement

Sérum prélevé stérilement, non hémolysé.
On évitera les sérums ictériques.

Titrage

Le titrage est basé sur l'inhibition par le sérum, de l'activité lytique de la streptokinase sur la fibrine. L'ASK inhibe spécifiquement l'activation du plasminogène en plasmine.

Valeurs de référence

Les taux normaux sont inférieurs à 80 U ASK/ml.

Variations pathologiques

Une élévation des taux est rencontrée dans les infections streptococciques cutanées ou des muqueuses, mais moins fortement et moins spécifiquement que les antistreptolysines ou les antistreptodornases, qui sont dosés en parallèle.
Ce dosage est également utile lors de suspicion d'une streptococcie avec un taux d'ASLO normal.

ANTISTREPTOHYALURONIDASE (ASH)

L'antistreptohyaluronidase est un anticorps dirigé contre la hyaluronidase élaborée par les streptocoques des groupes A, C, G et B de Lancefield.

Prélèvement

Sérum non hémolysé, prélevé stérilement.
Éviter les sérums ictériques et hyperlipémiques.

Titrage

Le titrage des anticorps sériques est basé sur l'inhibition, par le sérum, de l'activité dépolymérisante de la hyaluronidase sur un acide hyaluronique titré. Les valeurs normales sont inférieures à 1 000 U ASH/ml.

Variations pathologiques

Les taux sériques s'élèvent fortement dans les infections streptococciques (rhumatisme articulaire aigu, scarlatine) et dans la polyarthrite rhumatoïde.

Dans les streptococcies, les taux d'ASH sont plus irrégulièrement augmentés que les antistreptolysines ou les antistreptodornases.

SYNACTHÈNE® (Test au synacthène)

Le Synacthène® est une corticotrophine de synthèse qui remplace l'ACTH naturelle auparavant utilisée dans le test de Thorn.

Le Synacthène® est utilisé sous forme pharmaceutique immédiate et retard et permet l'étude de la sécrétion de la corticosurrénale.

Réalisation

- Sujet à jeun depuis 12 heures.
- Arrêt des traitements (corticoïdes) depuis 48 heures.
- Mis au repos pour minimiser les effets du stress.
- Test au Synacthène-immédiatt® :
  - prélèvement à 8 heures,
  - injection IM de 0,25 mg de Synacthène-immédiat®,
  - prélèvements 30 et 60 minutes plus tard.
- Test au Synacthène-retard® :
  - prélèvement à 8 heures le 1er jour, avec recueil des urines de 24 heures,
  - le 2e jour à 8 heures, injection de 1 mg de Synacthène-retard®,
  - prélèvements sanguins à la 30e minutes puis aux temps T + 1 h, T + 2 h, T + 8 h, T + 24 h.
  - recueil des urines de 24 heures.
- Dosages envisagés :
  - plasma : cortisol, 17-hydroxy-progestérone, aldostérone,
  - urines : 17-hydroxy-corticostéroïdes, 17-céto-stéroïdes.

Résultats

- Test au Synacthène-immédiat® :
  - chez l'adulte, la concentration de base est environ doublée,

- chez l'enfant, la réponse est plus faible et proportionnelle à l'âge.

Le test permet la mise en évidence d'une insuffisance corticosurrénale.

Il permet également le dépistage d'un déficit en 21-hydroxylase (bilan de stérilité, hirsutisme) où la réponse de 17-hydroxy-progestérone est explosive.

- Test au Synacthène-retard® :

La concentration plasmatique de cortisol est maximale vers la 8e heure après l'injection avec un doublement de la valeur de base.

Les taux urinaires de 17-hydroxy-corticostéroïdes doublent par rapport aux taux de base. L'augmentation des 17-céto-stéroïdes est moins importante.

Le test permet la mise en évidence d'une insuffisance corticosurrénale.

- Insuffisance primitive (maladie d'Addison) : réponse faible ou nulle.
- Insuffisances secondaires (d'origines hypothalamo-hypophysaire) : réponse normale sous Synacthène®, en faveur d'une absence de stimulation physiologique par l'ACTH.

SYNDROME NASH (Hépatite stéatosique non alcoolique)

Affection métabolique acquise associée à une élévation des graisses dans le foie, principalement des triglycérides, pouvant évoluer vers une cirrhose en l'absence de consommation d'alcool.

Les principales anomalies biologiques rencontrées sont :

- une élévation des transaminases et des gamma-GT,
- une élévation de la ferritinémie,
- une élévation de la glycémie, des triglycérides, des VLDL et de l'uricémie.

L'échographie hépatique révèle des signes de stéatose, d'inflammation et de fibrose de sévérité variable.

L'histologie hépatique est indispensable au diagnostic, mettant en évidence une stéatose, généralement mixte, macrovésiculaire et microvésiculaire.

Il existe une accumulation de graisses dans le réticulum endoplasmique.

L'augmentation des acides gras non estérifiés dans l'hépatocyte est liée à une lipolyse accrue et à une diminution de la β-oxydation mitochondriale.

La pathologie est aggravée par la consommation d'alcool et l'atteinte hépatique due aux virus VHB ou VHC.

Étiologies

- Diabète non insulino-dépendant, surcharge pondérale, hyperlipémie secondaire, jeûne prolongé, nutrition parentérale, hypobétalipoprotéinémie.
- Pathologies digestives : résection intestinale, pullulation bactérienne, shunt jéjuno-iléal ou colique.
- Prise médicamenteuse : amiodarone, corticoïdes, œstrogènes, chloroquine, méthotrexate, tamoxifène, acide valproïque, traitement antiviral.

Thérapeutique

- Équilibrer le diabète et la surcharge pondérale,
- Corriger la surcharge en fer, supprimer l'alcool,
- Éviter les médicaments inhibiteurs de la β-oxydation mitochondriale des acides gras,
- Prescrire des médicaments favorisant la lipolyse hépatique (fibrates) et des anti-oxydants.

SYNGAMOSE

La syngamose ou mammomonogamose est une infection parasitaire des voies respiratoires, fréquente chez les ruminants, signalée très rarement chez l'homme (Antilles, Amérique centrale).

Elle est due à des nématodes (*Syngamus laryngeus*) de 4 mm (mâle) ou 15 mm (femelle) constamment accouplés et formant un « Y ». Ils sont hématophages et de couleur rouge.

L'infection se manifeste par une toux quinteuse, chronique, nocturne, parfois sanglante, avec douleurs thoraciques ou laryngées, non fébrile.

Examen biologique :

- analyse de crachats et de selles (œufs),
- examen de la muqueuse des voies aériennes (bronche, trachée) par endoscopie (extraction des couples à la pince).

SYPHILIS

La syphilis se situe au 3e rang des maladies sexuellement transmissibles après les candidoses et les chlamydioses. Elle est due à *Treponema pallidum*, spirochète pathogène, et se transmet par les rapports sexuels ou par voie transplacentaire, exceptionnellement par des contacts sanguins (piqûre, transfusion) ou par des contacts cutanés, buccaux, anaux. Le laboratoire permettra de déterminer le stade de l'infection, avant l'antibiothérapie de cette maladie en recrudescence.

Aspects cliniques

Après contact et diffusion rapide par le système lymphatique, l'incubation s'étend de 15 jours à 3 mois en dehors d'une antibiothérapie intercurrente qui décapite la syphilis. On décrit 3 phases :

- La phase primaire ou chancre d'inoculation avec ses adénopathies satellites qui cicatrise en quelques semaines. La lésion est ronde ou ovalaire, indurée à surface rouge, lisse, vernissée, indolore, sécrétant une sérosité claire où se trouvent les tréponèmes. Les ganglions sont petits, durs, mobiles, indolores et sans péri-adénite.
- La phase secondaire débute 45 jours après l'apparition d'un chancre non traité, caractérisée par une « roséole » et des syphilides papuleuses, par des atteintes des muqueuses, des phanères, viscérales et méningées. Toutes les lésions observées sont contagieuses. Cette phase dure de quelques mois à une année. Au-delà de la 2e année, une phase latente non contagieuse, asymptomatique, s'installe pour des années ou définitivement, et est uniquement mise en évidence par la sérologie.
- La phase tertiaire peut apparaître entre 4 et 40 ans après le chancre initial. On observera des lésions tégumentaires cutanées, muqueuses, viscérales, et surtout cardio-vasculaires (aortite syphilitique, sténose coronarienne, anévrisme de l'aorte) et nerveuses (paralysie générale ou méningo-encéphalite diffuse, et tabès ou lepto-méningite).
- L'atteinte fœtale est liée à une transmission par voie transplacentaire. Il s'agit d'une manifestation septicémique entraînant la mort du fœtus, ou une naissance prématurée, ou des lésions observées plus tardivement.

  On notera, à la naissance, une anémie avec VS accélérée, une leucocytose avec mononucléose, une réaction méningée lymphocytaire et une sérologie positive avec présence d'IgM.

Aspects biologiques

- Recherche du tréponème dans les lésions.

  La recherche directe se fait dans les chancres, ganglions, plaques muqueuses, syphilides cutanées, au microscope à fond noir, lequel montre des tréponèmes mobiles à spires régulières. Les colorations de Giemsa, de Vago ou de Fontana-Tribondeau déforment les spires et ne permettent pas l'étude de la mobilité elles sont avantageusement remplacées par l'immunofluorescence qui ne déforme pas le tréponème.
- Le sérodiagnostic fait appel à 2 types de réactions, obligatoirement utilisées.

Réactions lipidiques : mise en évidence d'anticorps peu spécifiques (réagines)

Kolmer (BW) : fixation du complément
Kline : agglutination
VDRL : agglutination
VDRL charbon : agglutination
RPR card test : agglutination
ART (technique d'agglutination automatisée non utilisée)

Réactions tréponémiques : mise en évidence d'anticorps spécifiques

Nelson et Mayer : Test d'immobilisation des tréponèmes (test de référence)
IFI ou FTA-Abs : détecte les IgG ou les IgM, selon l'antiglobuline
TPHA : hémagglutination passive, sensible aux IgG et aux IgM
SPHA : hémagglutination avec immunocapture des IgM
ELISA : IgG et IgM, ELISA IgM avec immunocapture

Interprétation des tests

- 1er cas = VDRL négatif, TPHA négatif : syphilis négative ou débutante ; en cas de doute prescrire un FTA-Abs avec recherche d'IgM et d'IgG et un TPI. Le FTA-Abs peut être faussement positif en présence de facteur rhumatoïde et d'anticorps antinucléaires. Des réactions croisées existent avec la maladie de Lyme (borréliose) et dans certaines leucémies. De plus, le FTA-Abs-IgM peut être négatif en présence de taux élevés d'IgG.
- 2e cas = VDRL négatif, TPHA positif : le VDRL se positive au 8e jour et se négative rapidement après traitement ; le TPHA se positive au 15e jour, se négative après un traitement, avec parfois une cicatrice sérologique. Il existe quelques faux-positifs, nécessitant la réalisation d'un FTA-Abs IgG et IgM, et dans ce cas le titre est faible.
- 3e cas = VDRL positif, TPHA négatif : si le FTA-Abs est négatif, il s'agit d'un faux-positif que l'on rencontre au cours de la grossesse, à la suite d'une vaccination, au cours de certaines infections (MNI, hépatites, toxoplasmose, tuberculose, paludisme), mais également dans des pathologies auto-immunes (lupus et autres connectivites), dans les gammapathies monoclonales (maladie de Waldenström, myélome).

  La recherche d'un anticoagulant circulant sera réalisée surtout chez la femme enceinte (antiprothrombinases, anticardiolipines).

  Si le FTA-Abs est positif, il s'agit d'un faux-négatif que l'on rencontre chez les sujets aux défenses immunitaires diminuées.

- 4e cas = VDRL positif, TPHA positif : la réalisation du FTA-Abs IgG et IgM permet de situer l'infection, associé à un TPI.

  Le test de Nelson est toujours négatif en phase primaire (sauf réinfection).

  Dans les phases récentes, le TPHA a un titre inférieur au FTA-Abs. Les IgM sont toujours positives en phases récentes (maximum vers le 6e mois).

  Le TPI atteint son taux maximum en phase tertiaire (toujours supérieur à 50 %).

  Dans la syphilis congénitale, les IgG et les IgM sont positifs. Le transfert passif d'anticorps n'intervient que pour les IgG qui disparaissent en 3 mois. Dans la syphilis nerveuse évolutive, la lymphocytose et l'hyperalbuminorachie sont associées à des réactions tréponémiques positives. Le calcul de la charge immunitaire sera réalisée pour différencier le simple transsudat et la production intrathécale d'anticorps.

  Dans l'infection à HIV, on peut observer des réactions négatives ou faiblement positives, malgré une évolution clinique neurologique rapide.

Interprétation des réactions

Infection	TPI	FTA-Abs	IgM		TPHA	VDRL
			FTA	SPHA		
Syphilis primaire débutante	Négatif	200 à 400	10 à 80	10 à 640	Négatif	Négatif
Syphilis primaire évoluée	10 à 50	800 à 3 200	16 à 640	1 280 à 10 240	320 à 1 280	2 à 8
Syphilis secondaire	100 à 1 000	12 800 à 819 200	1 280 à 5 120	10 240 à 40 960	10 240 à 655 360	16 à 2 048
Syphilis latente non traitée	500 à 5 000	3 200 à 12 800	0 à 160	0 à 640	1 280 à 10 240	8 à 32
Syphilis traitée tardivement (anticorps dits résiduels)	0 à 200	400 à 3 200	0	0	160 à 1 280	0 à 4

Autres Tréponématoses

- Pian : *Treponema pallidum* subsp *pertenue* (encore appelé Yaws, Buba, Framboesia) retrouvé dans les zones chaudes et humides, tropicales, atteignant surtout les enfants. La transmission est essentiellement cutanée, directement au contact des plaies.

Le tréponème est retrouvé dans les lésions.
Les sérologies sont positives.
Le traitement est assuré par les pénicillines.

- Béjel : *Treponema pallidum* subsp *endemicum* (Syphilis endémique ou Dichichma) retrouvé dans les zones chaudes, désertiques d'Afrique et du Moyen-Orient. Les enfants sont le plus souvent atteints. La transmission est essentiellement interhumaine au contact des muqueuses infectées. Les lésions cutanées ou osseuses sont plus souvent retrouvées chez l'adulte.
  Le tréponème est retrouvé dans les lésions.
  Les sérologies sont positives.
  Le traitement est assuré par les pénicillines.
- Pinta : *Treponema pallidum* subsp *carateum* (Mal del Pinto, Caraté), affection bénigne dyschromiante, localisée à l'Amérique Centrale et du Sud et atteignant les pieds et les mains des enfants et des adolescents.
  Le tréponème est retrouvé dans les lésions (la contagiosité est faible).
  Les sérologies sont positives.
  Le traitement est assuré par les pénicillines.

Nouveaux tests de dépistage

Les techniques de *western blot* (antigènes de *T. Pallidum* séparés par électrophorèse) et de *dot blot* (protéines spécifiques déposées sur des bandelettes) permettent une confirmation très spécifique et les différents stades de l'infection.

Les techniques immunoenzymatiques ELISA utilisent des antigènes natifs ou recombinants pour la détection des IgG et des IgM. Les IgM seront toujours recherchés chez le nouveau-né d'une mère trouvée positive au cours de la grossesse, traitée ou non traitée, chez les sujets présentant des lésions primaires ou des manifestations de type secondaire, chez les sujets pour qui une sérologie est trouvée positive, et chez les sujets suspects de syphilis nerveuse.

Les techniques de biologie moléculaire par amplification génique (PCR) permettent le diagnostic de la syphilis congénitale ou de la neurosyphilis.

La combinaison de ces différents tests permet d'apprécier le stade évolutif de la maladie.

TABAC (Marqueurs du tabagisme)

La consultation antitabagique est une aide précieuse pour 30 % des fumeurs, à côté de l'acupuncture, de l'auriculothérapie, de la psychothérapie et des gommes ou des patchs de nicotine. Les meilleurs résultats semblent cependant obtenus chez les sujets décidant d'arrêter cette toxicomanie après une décision personnelle.

Il est important de préciser le degré d'intoxication et le degré de dépendance, de réaliser un bilan clinique et radiologique du thorax, complété par des examens fonctionnels respiratoires et par un électrocardiogramme. Un bilan biologique précisera les facteurs de risque associés (cholestérol, triglycérides, acide urique) et les marqueurs du tabagisme, associés à des gaz du sang en cas de syndrome ventilatoire obstructif.

Dosage sanguins	**Non fumeur**	**Fumeur**
Carboxyhémoglobine	< 1,6 %	> 5 %
Thiocyanates	< 3,4 mg/l	> 6,8 mg/l
Cadmium	< 0,45 mg/ml	> 1,3 mg/ml
Dosages urinaires		
Thiocyanates	8-19 mg/24 h	13-32 mg/24 h
Cotininurie	< 250 µg/24 h	100-4 000 µg/24 h

TACROLIMUS® (FK 506)

Le Tacrolimus® est un immunosuppresseur majeur permettant la prévention du rejet de greffon au décours de la transplantation rénale ou hépatique, et le traitement du rejet rebelle cortico-résistant après transplantation d'organe.

Il inhibe la formation de lymphocytes cytotoxiques, principalement responsables de la réaction de rejet du greffon. Il supprime l'activation des cellules T et la prolifération des cellules B dépendante des cellules T auxiliaires, la production de lymphokines comme l'IL2 ou l'interféron gamma, ainsi que l'expression du récepteur de l'interleukine 2. Le tacrolimus est un macrolide qui n'est biologiquement actif que s'il est couplé à son transporteur sanguin, le FK-BP (*FK Binding Protein*). L'absorption digestive est réalisée au niveau de l'intestion grêle. Elle est maximale à jeun. Il n'y a pas de cycle entéro-hépatique. Il est fortement métabolisé et directement éliminé par voie biliaire. L'excrétion urinaire est très faible avec une clairance rénale < 1 ml/mn. La clairance plasmatique corporelle totale présente une forte variabilité individuelle et elle est en moyenne de 30 ml/mn/kg. La demi-vie d'élimination est également très variable entre 4 et 40 heures.

Le tacrolimus se fixe de manière sélective sur les hématies, une faible fraction se lie à l'albumine et à l'alpha-l-glycoprotéine. La fraction libre est inférieure à 1 % et va se lier rapidement à des glycoprotéines dont l'immunophiline. Les taux sanguins chez le sujet transplanté se situe autour de 10 ng/ml.

Ils sont fortement dépendant des propriétés du complexe actif tacrolimus-immunophiline, mais aussi des variations des taux d'hémoglobine ou de l'albuminémie. Toute augmentation de la fraction libre induit un risque de toxicité. Les taux sanguins ont tendance à augmenter progressivement en fonction du pouvoir inducteur des corticoïdes associés et de l'inhibition de son propre métabolisme. La clairance chez l'enfant est supérieure à celle de l'adulte et nécessite une posologie double.

Prélèvement

Sérum : échantillon stable une semaine à température ambiante.

Dosage

Méthodes immuno-enzymatiques microparticulaires.

Valeurs sanguines

Mesure des concentrations résiduelles de tacrolimus :

Dans les 6 semaines suivant la transplantation : 8 à 20 ng/ml

Après cette période : 5 (éventuellement moins) à 15 ng/ml

Variations

- Interaction avec la ciclosporine : allongement de la demi-vie de la ciclosporine avec majoration des effets néphrotoxiques.
- Interaction avec les autres macrolides : augmentation de la créatininémie et des taux sanguins de tacrolimus.
- Interaction avec les médicaments fixés sur l'albumine, en cas de relargage érythrocytaire important : sulfamides, AVK, AINS.
- Association aux aminosides néphrotoxiques contre-indiquée.
- Association aux diurétiques d'épargne potassique évitée.

Précautions

Une surveillance régulière est instaurée à la mise en route du traitement avec la surveillance des fonctions rénales (urée, créatinine, ionogramme), des fonctions hépatiques (enzymes hépatiques, bilirubine, TP) et mesure de la tension artérielle, ECG et de l'acuité visuelle.

TAENIASIS À *DIPHYLLOBOTHRIUM LATUM*

Diphyllobothrium latum est un cestode, parasite de l'intestin grêle, à l'origine d'une anthropozoonose commune des pays de pêche (Asie, Amérique, Europe, pays baltes, mer du Nord, etc.). Le taeniasis est lié à l'ingestion de la chair de poisson parasité. L'apparition des œufs, pondus dans l'intestin grêle, débute 6 semaines après l'infestation. Le parasite entraîne des signes gastro-intestinaux non spécifiques et nerveux, en cas de forte infestation.

Signes biologiques d'orientation

- Hyperleucocytose en phase d'infestation (10 à 15 000 globules blancs).
- Eosinophilie faible (10 %) en phase d'invasion (voire absente).
- Anémie de type carentielle, mégaloblastique, par déficit en vitamine B_{12}.

Diagnostic parasitologique

- Prélèvement : selles.
- Examen macroscopique (après tamisage des selles).
- Examen microscopique :
  - à frais et après coloration au Lugol,
  - après enrichissement (Willis, Janeckso, Bailanger).
- Anneaux : plus larges que longs (1 cm × 0,3 cm), de forme trapézoïdale :
  - mâle : testicules latéraux en grand nombre,
  - femelle : ovaire bilobé, un pore génital et un pore utérin par anneau, ventral et médian.
- Œufs : ovoïdes (70 × 45 µ), de couleur brune, à coque mince et lisse, operculés et pourvus d'un clapet, non embryonnés, sans crochets visibles.
- Adultes : longueur variable jusqu'à 10 mètres et 4 000 anneaux. Le scolex est allongé, mesurant 2 à 5 mm, de forme lancéolée. Il porte 2 bothridies : 2 ventouses allongées. Il n'y a pas de rostre, ni de crochets.

TAENIASIS À *HYMENOLEPIS NANA*

Hymenolepis nana est un cestode, parasite de l'intestin grêle, à l'origine d'un taeniasis endémique, surtout chez l'enfant et en régions chaudes (pays tropicaux, méditerranéens). Il est lié à l'ingestion d'œufs par voie orale. En 4 à 5 jours, les œufs se transforment en larve cysticercoïde qui, à maturité, se fixe dans l'intestin et est éliminée dans les selles. La parasitose entraîne des signes gastro-intestinaux non spécifiques, associés parfois à des troubles allergiques et à un syndrome anémique. Des signes nerveux sont observés lorsque le parasitisme est important.

Signes biologiques d'orientation

- Leucocytose en phase d'invasion (10 à 15 000 globules blancs).
- Eosinophilie précoce, liée à la maturation larvaire, mais restant modérée (15 %).
- Anémie modérée chez l'enfant polyparasité.

Diagnostic parasitologique

- Prélèvement :
  - selles à la recherche d'un taeniasis.
- Examen macroscopique (après tamisage des selles) :
  - nécessaire pour recherche d'éventuels anneaux de *Taenia solium* ou de *Taenia saginata*.
- Examen microscopique :
  - à frais, après coloration au Lugol,
  - après enrichissement (Willis, Janeckso),
  - présence de cristaux de Charcot-Leyden.
- Les œufs ont une forme elliptique, mesurant 40 à 50 µ, avec une couche externe claire très épaisse, une enveloppe interne mamelonnée à chaque pôle et un embryon hexacanthe incolore.
- L'adulte est un petit tænia de 1 à 3 cm de long. Le scolex porte 4 ventouses et un rostre globuleux et rétractile portant 1 couronne de crochets.

TAENIASIS À *TAENIA SAGINATA*

Tænia saginata (ver solitaire inerme) est un cestode, parasite de l'intestin grêle, à l'origine du taeniasis le plus fréquent.

L'infection est cosmopolite et liée à la consommation de viandes bovines à cysticerque. La larve devient adulte dans l'intestin grêle et, en 2 à 3 mois, l'adulte élimine ses anneaux bourrés d'œufs. Les anneaux mûrs sont actifs, sortant un à un, passant le sphincter anal non mêlés aux selles.

La parasitose entraîne des troubles gastro-intestinaux non spécifiques, parfois des troubles nerveux et allergiques.

Signes biologiques d'orientation

- Hyperleucocytose en début d'infestation (10 à 15 000 globules blancs).
- Eosinophilie maximale vers le 2e mois (20-40 %), diminuant rapidement dès l'émission des premiers anneaux.

Diagnostic parasitologique

- Prélèvements :
  - selles : identification d'anneaux entre les selles ou à la surface des selles,
  - cellophane adhésive (scotch-test) : recherche d'embryophores à la marge anale.
- Examen macroscopique (après tamisage éventuel des selles) :
  - anneaux : fixation en eau formolée à 5 %,

  Forme rectangulaire (15 à 20 mm × 7 mm), en forme de nouille plate, incolore, opaque. Les pores génitaux ne sont pas alternés régulièrement d'un anneau à l'autre.
- Examen microscopique (recherche des œufs) :
  - à frais et après coloration au Lugol,
  - après enrichissement (milieu diphasique, Janeckso).

  Les œufs sont des embryons hexacanthes, mesurant 35 µ × 25 µ, à coque épaisse striée transversalement et jaunâtre.0
- Élimination du *Taenia* : grand cestode de 4 à 12 mètres. Le nombre d'anneaux peut varier jusque 2 000. Le scolex est piriforme avec une partie antérieure aplatie (de 1 à 2 mm de diamètre) où 4 ventouses elliptiques sont visibles. Il n'existe pas de rostre, ni de crochet.

TAENIASIS À *TAENIA SOLIUM*

Tænia solium (ver armé) est un cestode, parasite de l'intestin grêle, à l'origine de taeniasis.

L'infection est rare en France, exceptionnelle dans les pays juifs et musulmans (consommation de porc interdite), plus fréquente en Europe centrale, en Asie, au Mexique, à Madascar, à La Réunion.

Elle est liée à la contamination de viandes de porcs infestées par Cysticercus cellulosae. La larve devient adulte dans l'intestin grêle, et en 2 à 3 mois, l'adulte élimine ses anneaux bourrés d'œufs. Les anneaux sont mêlés aux selles et sont expulsés passivement. Le pluriparasitisme est possible.

Une complication est représentée par la cysticercose, liée à l'ingestion d'œufs embryonnés.

La parasitose entraîne des troubles gastro-intestinaux non spécifiques, et parfois des troubles nerveux et allergiques.

Signes biologiques d'orientation

- Hyperleucocytose en phase d'infestation (10 à 15 000 globules blancs).
- Eosinophilie maximale vers le 2e mois (20-40 %), diminuant rapidement dès l'émission des premiers anneaux.

Diagnostic parasitologique

- Prélèvements :
  - selles : identification d'anneaux mêlés aux selles et recherche des œufs,
  - intérêt de la cellophane adhésive (scotch-test) lorsque la recherche est négative.
- Examen macroscopique après tamisage des selles :
  - anneaux : fixation en eau formolée à 5 %.

    Forme rectangulaire (15 mm × 5 mm) de taille inférieure à ceux de *T. saginata*. Les pores génitaux sont régulièrement alternés et l'utérus est peu ramifié.

    Les anneaux se détachent souvent par groupe de 3 à 5, et sont mélangés aux selles.
- Examen microscopique (recherche des œufs) :
  - à frais et après coloration au Lugol,
  - après enrichissement (milieu diphasique, Janeckso).

    Les œufs sont libérés par destruction des anneaux.

    Ils sont globuleux, de 30 à 35 μ de diamètre, à coque épaisse striée transversalement et jaunâtre.
- Élimination du *Taenia*.

  Grand cestode de 2 à 8 mètres. Le nombre d'anneaux peut varier jusque 1 000. Le scolex est globuleux avec un rostre portant une double couronne de crochets et 4 ventouses arrondies, faisant saillie aux 4 angles.

TATI (*Tumour-Associated Trypsin Inhibitor*)

Le TATI est un marqueur tumoral retrouvé élevé dans le sérum et les urines des patientes présentant un cancer gynécologique, mais aussi chez les sujets présentant des atteintes pancréatiques ou biliaires.

Prélèvement

- Sérum.
- Urines.
- Liquides de kystes ovariens.

Dosage

- Immuno-radiométrique (IRMA).

Valeurs de référence

Sérum : 3-21 ng/ml (moyenne 11 ng/ml).
Urines : 7-50 µg/g de créatinine.

Variations pathologiques

- Cancers de l'ovaire.

  L'élévation des taux est d'autant plus forte que le stade du cancer est élevé.

  Les valeurs les plus élevées sont observées au cours de cancers métastasés.

  Les taux urinaires reflètent mieux les variations pathologiques que les taux sériques.
- Kystes ovariens.

  Les taux élevés sont retrouvés dans les kystes mucineux, et inversement les taux de Ca 125 dans les kystes séreux sont plus élevés.

  Seules les tumeurs malignes s'accompagnent de taux élevés des marqueurs à la fois dans le liquide kystique et dans le sérum.
- Cancer pancréatique.

  Des taux sériques et urinaires sont retrouvés élevés dans les tumeurs pancréatiques. Les taux sériques sont corrélés à l'évolution de la maladie.
- Affections bénignes.

  Des taux élevés sont retrouvés au cours de certains pathologies bénignes :
  - pancréatite chronique ou aiguë,
  - atteintes biliaires bénignes (cholestase secondaire à une lithiase ou à une sténose du cholédoque),
  - bronchopneumonies.
- Femme enceinte :
  - tout au long de la grossesse, les taux sériques restent identique à ceux des femmes non enceintes,
  - des taux élevés sont retrouvés au cours du 2e trimestre dans le liquide amniotique, où les taux sont environ 20 fois plus élevés que

dans le sang maternel ; au cours du 3e trimestre, les taux sont environ 3 fois plus élevés que dans le sang maternel.

TeBG OU SBP

La *Testostérone-Estradiol Binding Globulin* (TeBG) ou *Sex Binding Protein* (SBP) est une protéine de transport liant les hormones sexuelles (DHT, testostérone, œstradiol), dont elle module la fraction biodisponible. Elle est synthétisée au niveau hépatique et la régulation est sous contrôle des hormones sexuelles et des facteurs de croissance. Sa demi-vie est de 7 jours. Son dosage permet d'évaluer l'équilibre hormonal au niveau des sécrétions d'œstrogènes, d'androgènes et d'hormones thyroïdiennes. Les variations pathologiques sont essentiellement rencontrées dans l'hyperandrogénie, la dysthyroïdie, l'obésité et la maigreur.

Prélèvement

Sérum.

Dosage

- Mesure d'une capacité de liaison après saturation de la TeBG par la DHT (électrophorèse en gel de polyacrylamide, isolement de la SBP par précipitation par le sulfate d'ammonium ou par adsorption par la concanavaline A ou par DEAE cellulose).
- Méthodes radio-immunologiques (RIA) et immuno-radiométriques (IRMA).
- Méthodes immunoenzymatiques (ELISA), par chimi-luminescence ou par méthodes fluorimétriques.
- Méthodes par diffusion en gel (immunodiffusion radiale, électro-immunodiffusion).

Valeurs de référence

Les résultats peuvent être exprimés en concentration de protéines (µg/ml ou nmol/l) ou en capacité de liaison (ng/ml). La conversion de la capacité de liaison en concentration de protéine est réalisée par calcul, en sachant qu'une mole de TeBG (PM = 86 000) lie une mole de DHT (PM = 290).

	Concentrations de TeBG		Capacité de liaison ng DHT liée/ml
	µg/ml	nmol/l	
Homme, femme ménopausée	0,7-3,5	8-40	2,5-11,5
Femme réglée	2,6-5,3	30-60	8,5-17,5
Femme enceinte Œstrogènothérapie	5,3-53	60-600	17,5-175

Variations physiologiques

- Les concentrations sériques sont faibles et varient selon l'âge, le sexe et l'activité génitale.
- Les œstrogènes naturels ou synthétiques augmentent la concentration de TeBG, alors que les androgènes la diminuent.
- Au cours de la grossesse, la TeBG s'élève progressivement pour atteindre à terme des taux compris entre 5 et 10 fois leur valeur chez la femme non enceinte.
- À la ménopause, les taux diminuent parallèlement à la production d'œstradiol et le dosage de la TeBG constitue un bon reflet de l'imprégnation œstrogénique lors des traitements substitutifs, et permet d'adapter la posologie en évitant les surdosages.
- Les inducteurs enzymatiques augmentent la TeBG (barbiturique, phényl-hydantoïne).

Variations pathologiques

- Élévation de la TeBG :
  - hyperthyroïdie, surdosage des traitements des sujets hypothyroïdiens,
  - hypogonadisme chez l'homme,
  - cirrhose hépatique, cirrhose biliaire primitive,
  - déficit en GH (enfants hypopituitaires),
  - maigreur, anorexie mentale,
  - œstrogénothérapie.
- Diminution de la TeBG :
  - myxœdème,
  - hyperandrogénie de la femme (hirsutisme, ovaires polykystiques),
  - hirsutisme idiopathique (diminution de la TeBG, testostérone souvent normale et testostérone libre augmentée),
  - acromégalie,
  - hypercorticisme et corticothérapie,
  - hyperprolactinémie,

- obésité,
- androgénothérapie (le danazol augmente la testostérone libre),
- progestatifs à effet androgénique.

TEIGNES DU CUIR CHEVELU

Les teignes du cuir chevelu sont des affections dues à des dermatophytes.

Teigne microsporique (ecto-endothrix)

Teigne tondante sèche avec plusieurs plaques alopéciques de quelques centimètres de diamètre. Les cheveux sont cassés courts et fluorescents à la lumière de Wood. À l'examen direct, il existe des filaments mycéliens endothrix et une mosaïque de petites spores de 2 microns de diamètre autour du cheveu.

Les parasites identifiés sont *Microsporum canis*, *Microsporum andouinii* ou *Microsporum ferrugineum*.

Teigne endothrix

Teigne tondante sèche avec de très nombreuses plaques alopéciques de quelques millimètres de diamètre. Les cheveux sont cassés courts, et englués dans les squames.

Ils ne sont pas fluorescents.

L'examen direct révèle de nombreux filaments ou chaînes de spores dans le cheveu.

Les parasites identifiés sont des *Trichophytons* (*Trichophyton tonsurans*, *Trichophyton violaceum*, *Trichophyton soudanense*).

Teigne inflammatoire aiguë (kérion aigu)

La lésion débute par une plaque érythémato-squameuse, suppure et entraîne la chute des cheveux.

Les cheveux ne sont pas fluorescents.

L'examen direct révèle de rares filaments endothrix et des chaînettes de spores autour du cheveu (de 2 microns de diamètre).

Les parasites identifiés sont des *Trichophytons*.

Teigne inflammatoire subaiguë (kérion subaigu)

Les cheveux sont cassés courts avant d'être expulsés.

Ils ne sont pas fluorescents.

L'examen direct révèle de rares filaments endothrix et des chaînettes de grosses spores autour du cheveu (de 5 microns de diamètre). *Trichophyton ochraceum* est généralement isolé.

Teigne favique

La teigne favique est essentiellement méditerranéenne. Il existe un « godet favique », localisé à la base du cheveu, dans l'orifice folliculaire, de couleur jaunâtre.

En lumière de Wood, la fluorescence du cheveu est nette.

Les cheveux sont raréfiés, non cassés.

À l'examen direct, il existe des filaments mycéliens dans les cheveux.

L'agent pathogène est *Trichophyton schonleinii*.

TEMPS DE CÉPHALINE ACTIVÉE

Le temps de céphaline activée est un test global qui explore la coagulation intrinsèque, consistant à déterminer le temps de coagulation d'un plasma, à 37 °C, en présence d'un substitut plaquettaire et d'un activateur. Ce test explore les facteurs de la voie endogène : facteurs XII, XI, IX, VIII, prékallicréine, kininogène.

Prélèvement

Sang recueilli sur citrate (1 volume pour 9 volumes de sang).

Valeurs de référence

Les résultats sont exprimés :

– en secondes par rapport au témoin,

– sous forme d'un rapport : temps du malade/temps du témoin.

Les valeurs usuelles sont très variables selon les techniques (appareil, réactif) allant de 28 à 35 secondes.

Variations pathologiques

- Un temps inférieur à celui du témoin n'a normalement pas de signification pathologique.
- Un temps supérieur de 6 secondes à celui du témoin est anormal et devra être comparé au temps de Quick.
- Les hémophilies A et B représentent la grande majorité des déficits congénitaux de la voie endogène.
- Lorsque les TCA et TQ sont perturbés, on recherchera :
  - une insuffisance hépatique,
  - un anticoagulant circulant,
  - une CIVD.

Traitements anticoagulants

- Par les AVK : surveillance par le temps du Quick, avec un rapport de 1,5 à 2 pour le TCA malade/TCA témoin.

- Par l'héparine : surveillance par le TCA avec un rapport de 1,5 à 4 pour le TCA malade/TCA témoin.

Dosage différentiel des facteurs

(en cas d'allongement isolé du TCA)

- *Facteur VIII : facteur antihémophilique A (VIII : C)*
  - N = 60-120 %.
  - Certains facteurs peuvent induire une élévation du VIII : C : œstro-progestatifs, grossesse, corticoïdes, AVK, stress, effort physique.
  - La sévérité de l'hémophilie A est fonction du taux du VIII : C :
    . hémophilie sévère : 1 %,
    . hémophilie modérée : 1-5 %,
    . hémophilie mineure : 5-25 %.
  - La maladie de Willebrand associe un allongement du temps de saignement et un déficit en VIII : C.
  - Certains examens complémentaires sont nécessaires pour distinguer une maladie de Willebrand et l'hémophilie.

Chez l'homme	VIII : C	VIII R : Ag
Hémophilie	Abaissé	Normal
Willebrand	Abaissé	Abaissé

Chez la femme	VIII : C	VIII R : Ag
Conductrice	VIII : C < VIII R : Ag	
Willebrand	Abaissé	Abaissé

- *Facteur IX : facteur antihémophilique B*
  - N = 60-150 %.
  - Une diminution du facteur IX est retrouvé :
    . dans l'hémophilie B et la sévérité est fonction du taux de facteur IX (l'hémophilie B est environ 5 fois moins fréquente que l'hémophilie A),
    . dans les carences en vitamine K (maladie hémorragique du nouveau-né, ictère, antibiotiques),
    . dans les atteintes hépatiques (hépatite, cirrhose).

Généralement au cours de l'hémophilie, retrouvera des TCA différemment allongés :

	TCA	Temps malade/témoin
Hémophilie A majeure	120 sec.	4
Hémophilie A mineure	60 sec.	2
Hémophilie B majeure	90 sec.	3
Hémophilie B mineure	45 sec.	1,5

- *Facteur XI (PTA – facteur Rosenthal)*
  - N = 60-150 % chez l'adulte,
    20-50 % chez le nouveau-né.
  - Le déficit entraîne un syndrome hémorragique d'intensité variable si le déficit est complet (exceptionnel).
- *Facteur XII (facteur Hageman)*
- *Prékallicréine (facteur Fletcher)*
- *Kininogène HPM (facteur Fitzgerald)*

  Les déficits des facteurs de la phase contact (XI, XII, prékallicréine, kininogène) ne provoquent jamais d'hémorragies.
- *Anticoagulants circulants*

  Ils sont mis en évidence devant un allongement du TCA d'un mélange volume à volume d'un plasma témoin et du plasma à tester. Les anticoagulants circulants sont dirigés contre un facteur (généralement le facteur VIII), ou sont dirigés contre la voie endogène de la coagulation s'il s'agit d'une antiprothrombinase (anticoagulant de type lupique).

TEMPS DE QUICK

Le temps de Quick explore la voie exogène de la coagulation : les facteurs II, VII, X, vitamine K dépendants, et également la facteur V et le fibrinogène.

Il consiste à déterminer le temps du coagulation d'un plasma à 37 °C, en présence d'un excès de thromboblastique tissulaire et de calcium.

La conversion du temps de Quick en taux de prothrombine permet d'apprécier l'activité prothrombinique du plasma à tester par rapport à un plasma témoin 100 %.

Prélèvement

Sang prélevé sur tube citrate à 3,8 % (1 volume/9 volumes sang).

Valeurs de référence

L'activité du plasma témoin dilué de façon adéquate permet l'établissement d'une courbe de référence. À partir de chaque dilution, on note le temps (en secondes) en fonction de l'inverse de la dilution, ce qui permet de tracer la droite de Thivolle.

Les résultats sont exprimés :

– en pourcentage d'activité par rapport à un témoin,

– en INR (*International Normalized Ratio*) où l'INR = R^{isi}.

ISI : index de sensibilité international, déterminé vis-à-vis d'une thromboplastine de référence.

R : rapport du temps du malade sur le temps du témoin.

Normales = 70-100 %.

Chez un sujet traité par les antivitamines K, la zone thérapeutique correspond à des INR de 3 à 5, soit des taux d'environ 25 à 35 %.

Les zones d'efficacité thérapeutique du traitement par les antivitamines K est adapté au risque thrombo-embolique.

	TP	INR
Thromboses veineuses :		
– prévention des thromboses veineuses	30-40 %	2-3
– phlébite ou embolie en évolution	25-35 %	2-4
– prévention des thromboses récidivantes	25-35 %	2-4
Thromboses artérielles :		
– prévention des thromboses artérielles	20-30 %	3-4,5
Prophylaxie opératoire	30-40 %	2-3
Prothèse cardiaque	20-30 %	3-4,5

Les anti-vitamines K sont des anticoagulants ayant une action prolongée, agissant par inhibition de l'action de la vitamine K sur la synthèse hépatique des facteurs II, VII, X.

Après absorption, ils sont liés à l'albumine et la forme libre est seule biologiquement active.

La synthèse hépatique des facteurs aboutit dans un premier temps à la production de facteurs inactifs (PIVKA : protéine induite par l'absence de vitamine K) et ce précurseur est ensuite carboxylé en présence de vitamine K.

Médicament	Demi-vie	Délai d'action	Durée d'action
Pindione	7 h	36-48 h	48 h
Sintrom	24 h	24-36 h	72 h
Préviscan	30 h	48-72 h	48 h
Mini-Sintrom	8 h	24-72 h	100 h
Apegmone	24 h	96-120 h	60 h

Médicaments interférant sur l'équilibre des AVK

- *Potentialisation des AVK*
  - Diminution de l'absorption de la vitamine K :
    . colestyramine,
    . antibiotiques.
  - Augmentation de l'absorption des AVK :
    . nortryptiline.
  - Augmentation de la concentration d'AVK libres :
    . sulfonamide,
    . phénylbutazone,
    . aspirine,
    . chloral.
  - Diminution de la vitesse d'inactivation hépatique des AVK :
    . allopurinol,
    . nortryptiline.
  - Augmentation du catabolisme des facteurs de la coagulation :
    . thyroxine.
- *Diminution de l'action des AVK*
  - Diminution de l'absorption des AVK :
    . colestyramine,
    . barbituriques.
  - Augmentation de la vitesse d'inactivation hépatique :
    . barbituriques,
    . gluthétimide.
  - Augmentation de la synthèse des facteurs de la coagulation :
    . œstrogènes.

Variations pathologiques

On trouvera de façon anormale un allongement du temps du Quick dans :

- Les déficits associés en plusieurs facteurs :
  - maladie hémorragique du nouveau-né,
  - insuffisance hépatique (hépatites, cirrhoses, ictères),

- avitaminose K (malabsorption),
- consommation excessive (CIVD, fibrinolyse).

- Les déficits isolés, congénitaux, en un des facteurs du complexe prothrombinique.
- Les pathologies associées à la présence d'un anticoagulant circulant (anti-II, V, VII, X ou anti-prothrombinase).

Dosage différentiel des facteurs du complexe prothrombique

Le principe consiste à mesurer le temps de coagulation, en présence de thromboplastine calcique, d'un système où tous les facteurs sont présents à l'exception du facteur à doser qui est apporté par le plasma témoin ou par le plasma à tester.

- *Facteur II (prothrombine)* : N = 70 à 120 %
  Le déficit isolé congénital est très rare.
  Le dosage immunologique du facteur II, les dosages chronométrique ou colorimétrique, sont également réalisables.
- *Facteur V (proaccélérine)* : N = 70 à 120 %
  Le déficit isolé congénital est rare.
  Le dosage est intéressant dans le suivi des hépatites graves (intérêt pronostique).
- *Facteur VII (proconvertine)* : N = 70 à 120 %
  - Le déficit isolé est rare.
  - Le dosage est généralement couplé à celui du facteur X.
- *Facteur X (facteur Stuart)* : N = 70 à 120 %
  - Le dosage nécessite la présence du venin de vipère Russell (ou Stypven) qui transforme le facteur X en facteur X activé, en présence de céphaline et de $CaCl_2$.
  - Le déficit isolé est rare.

Au cours des hépatites aiguës, la diminution des facteurs II, VII, X précède les signes cliniques. L'aggravation de l'hépatite avec abaissement secondaire de la proaccélérine doit faire redouter l'atteinte cellulaire irréversible des ictères graves.

Au cours de la cirrhose, l'abaissement des facteurs VII et X précède l'allongement du temps de Quick.

L'évolution se confirme lorsque le facteur II diminue, et en phase terminale le facteur V est diminué, associé à un processus fibrinolytique et à une diminution du temps de thrombine.

TEMPS DE REPTILASE

Le temps de reptilase explore la dernière phase de la coagulation comme le temps de thrombine, mais l'allongement du temps de reptilase ne pourra être dû qu'à une anomalie du fibrinogène ou à la présence d'antithrombines pathologiques. Les temps de reptilase est insensible à l'héparine.

Prélèvement

Sang citraté (1 volume pour 9 volumes de sang).

Dosage

Le temps de reptilase d'effectue parallèlement sur le plasma à tester et sur le plasma témoin normal.

On mesure le temps de coagulation à 37 °C du plasma, en présence de reptilase, qui est une fraction thrombinique, extraite du venin de Bothrops atrox.

Valeurs de référence

Temps du témoin normal : environ 18 secondes.

Variations pathologiques

Devant un allongement du temps de reptilase, on pratiquera le dosage du fibrinogène et la recherche de PDF. Un allongement du taux de reptilase révèle :

– une anomalie du fibrinogène :
  - qualitative : dysfibrinogénémie,
  - quantitative : hypofibrinogénémie et afibrinogénémie congénitales, hypofibrinogénémie acquise
    . fibrinolyse primitive,
    . CIVD,
    . défaut de synthèse hépatique (cirrhose, hépatite).

– la présence d'antithrombine pathologique :
  - immunoglobuline monoclonale,
  - produits de dégradation du fibrinogène,
  - polyarthrite chronique évolutive.

TEMPS DE SAIGNEMENT

Le temps de saignement explore globalement l'hémostase primaire. Il s'agit du temps qui s'écoule entre la création d'une blessure et l'arrêt du saignement.

Réalisation

- Méthode de Duke : incision horizontale, à la partie moyenne du lobule de l'oreille, d'environ 5 mm.

  Déclencher le chronomètre dès l'apparition de la première goutte de sang.

  Absorber par contact les gouttes de sang, toutes les 30 secondes.

  Valeurs normales : 2 à 4 mn.
- Méthodes d'IVY : une pression de 4 cm de Hg est exercée par le brassard d'un tensiomètre. Une incision de 1 cm est réalisée sur l'avant-bras où 3 piqûres sont réalisées en enfonçant une microlance.

  Valeurs normales : 2 à 4 mn.

Précautions

- Facteurs pouvant allonger le temps de saignement : prise d'aspirine dans les 8 jours précédent l'épreuve.
- Désinfection cutanée : éther (jamais d'alcool seul).

Variations pathologiques

- Le temps de saignement est franchement allongé au dessus de 8 minutes.
- Devant un allongement du temps de saignement, la réalisation d'une numération plaquettaire est indispensable.

  Il existe une relation entre la numération plaquettaire et le temps de saignement. Toute dissociation sera en faveur d'une thrombopathie.

Temps de saignement (mn)	Plaquettes/mm^3
2 à 4	150 000-450 000
5 à 10	75 000-100 000
10 à 20	50 000-75 000
> 20	< 50 000

- Une augmentation des plaquettes (associée à un TP et un TCA normaux) oriente vers un syndrome myéloprolifératif.
- Une numération plaquettaire normale (associée à un TP et un TCA normaux) oriente vers une thrombopathie et une maladie de Willebrand avec TCA normal.
- Une numération plaquettaire diminuée peut être associée :
  - à un TP et un TCA normaux, orientant vers une thrombopénie ou une thrombopathie,

- à un TP et un TCA perturbés, orientant vers une atteinte hépatique ou une pathologie de consommation.

Un temps de saignement normal n'exclut pas un éventuel syndrome hémorragique :

- TCA allongé : recherche d'une hémophilie, d'un anticoagulant circulant ;
- TP et TCA perturbés : études des facteurs vitamine K-dépendants et de la fibrinoformation.

Dans de cas d'une thrombopathie, celle-ci peut être constitutionnelle (Bernard-Soulier, Glanzman, maladie du pool vide, déficit en prostaglandines) ou acquise (médicaments, insuffisance rénale chronique, hémopathies, cancers, myélome, Biermer, etc.).

TEMPS DE THROMBINE

Le temps de thrombine explore la dernière phase de la coagulation, au cours de laquelle le fibrinogène se transforme en fibrine.

Le temps de thrombine est le temps de coagulation du plasma après addition d'une faible quantité de thrombine.

Ce temps dépend des facteurs actifs sur la vitesse de fibrinoformation. Il est insensible au facteur XIII. Ce test est très dépendant du taux de fibrinogène et de la présence éventuelle d'inhibiteurs de la fibrinoformation.

Prélèvement

Sang recueilli sur citrate (1 volume pour 9 volumes sang).

Dosage

Le temps de thrombine s'effectue parallèlement sur le plasma à tester et sur un plasma témoin normal.

Le plasma est incubé en présence de thrombine diluée et le temps de coagulation est déterminé à 37 °C.

Valeur de référence

Temps du témoin normal : entre 15 et 25 secondes selon le réactif.

Variations pathologiques

Un allongement du temps de thrombine est déterminé par un écart supérieur à 5 secondes par rapport au témoin.

- Anomalie du fibrinogène :
  - qualitative : dysfibrinogénémie,

- quantitative : hypofibrinogénémie et afibrinogénémie congénitales, hypofibrinogénémie acquise :
  . fibrinolyse primitive,
  . CIVD,
  . défaut de synthèse hépatique (cirrhose, hépatite).
- Présence d'antithrombines :
  - thérapeutique : héparine,
  - pathologique : immunoglobuline monoclonale, PDF, PCE.

Devant un temps de thrombine allongé

- Pratiquer un temps de reptilase pour dépister la présence d'héparine.
- Si le temps de reptilase est allongé, pratiquer le dosage du fibrinogène et la recherche de PDF.

Fibrinogène	PDF	Suspecter
N	N	Antithrombines (myélome, PCE)
N	↗↗	CIVD, fibrinolyse
↘	N	Hypofibrinogénémie congénitale Dysfibrinogénimie
↘	↗↗	CIVD, fibrinolyse

TESTS D'AGRÉGATION PLAQUETTAIRE – FACTEUR WILLEBRAND

Certains agents sont capables d'induire l'agrégation des plaquettes dans un plasma normal riche en plaquettes.

Prélèvement

Sang recueilli sur citrate (1 volume pour 9 volumes de sang).
Centrifugé 10 mn à 150 g (obtention d'un PRP).
Centrifugé 20 mn à 3 000 g (obtention d'un PPP).

Agents agrégants

- Agrégation à l'adrénaline : on obtient 3 types de courbes en fonction de la concentration en adrénaline.
- Agrégation à l'ADP : on obtient également 3 types de courbes en fonction de la concentration en ADP.
- L'agrégation au collagène permet, en fonction de la dose utilisée, la mise en évidence du potentiel d'agrégation des plaquettes et les effets antiagrégants de certains médicaments (aspirine).

- L'agrégation à la ristocétine est possible à partir d'un PRP normal, mais lorsque les plaquettes ont été préalablement lavées, l'agrégation est impossible.

  L'utilisation de la ristocétine comme inducteur de l'agrégation plaquettaire permet le diagnostic de la maladie de Willebrand, le dosage quantitatif du facteur Willebrand.
- Dans la maladie de Willebrand, on trouvera une diminution du VIII : C, du VIII R : Ag et du VIII R : RCo.

  Le taux normal de facteur Willebrand est de 50 à 150 %.
- Dans les variants de la maladie de Willebrand :

  VIII R : RCo < VIII R : Ag, et le taux de VIII : C est variable.

  On retrouvera une mobilité électrophorétique anormale du VIII R : Ag.

Le dosage du facteur Willebrand est nécessaire chez les sujets chez qui un déficit en antigène vWF est suspecté. L'utilisation conjointe d'un test permettant de mesurer l'activité coagulante du facteur VIII permet d'identifier les femmes conductrices.

- Les patients atteints de la forme classique ont des taux d'antigène vWF diminués (entre 5 et 40 %), et plus rarement dans les formes graves des taux inférieurs à 5 %.
- Les patients atteints d'hémophilie A ont généralement des taux d'Ag vWF normaux (75-150 %) ou subnormaux, et les femmes conductrices ont souvent un rapport entre l'activité coagulante du facteur VIII (VIII : C) et l'antigène vWF voisin de 1/2.

TEST À L'HCG (Stimulation testiculaire)

Le Test de stimulation testiculaire nécessite l'injection de gonadotrophine chorionique pour l'étude des réponses en testostérone, delta-4 androstènedione et œstradiol. Il permet la mise en évidence d'un déficit testiculaire primitif.

Prélèvement

- Prélèvement sanguin à J1 pour les dosages hormonaux de base.
- Injection de 5 000 UI d'HCG chez l'adulte ou de 3 fois 1 500 UI d'HCG chez l'enfant.
- Prélèvements 48, 72 et 96 heures après l'injection.

Résultat

- En cas d'infertilité masculine, le test permet d'apprécier la qualité fonctionnelle du testicule endocrine.

  Dans l'hypogonadisme, une élévation modérée de la testostérone est observée vers la 72e heure.

En cas de suspicion de déficit leydigien en 17 céto-réductase ou 17-20 desmolase, le dosage de la delta-4 androstènedione sera réalisé.

- Chez l'enfant, la réponse en testostérone est maximale dès le début de la puberté et le taux de testostérone après stimulation n'augmente plus après le stade P_2.

  Les réponses faibles sont observées dans les insuffisances gonadotropes.

  Une réponse normale peut faire évoquer un simple retard.

  Une absence complète de réponse fait évoquer une anorchidie.

  Une réponse abaissée par rapport à la normale est en faveur d'une cryptorchidie.

TEST AU LACTULOSE-MANNITOL

Intérêt

- Le test de perméabilité intestinale s'inscrit dans le cadre des examens non invasifs du diagnostic des états de souffrance de l'intestin grêle.

  Il peut révéler une imperméabilité intestinale telle qu'elle est observée au cours de l'atrophie villositaire de la maladie cœliaque, au cours de certaines affections inflammatoires de l'intestin grêle comme la maladie de Crohn.
- Réalisé au cours d'un test de provocation alimentaire, il permet de mesurer l'imperméabilité aux grosses molécules qui traduit l'effet délétère sur la muqueuse intestinale d'un aliment allergisant, essentiellement au cours de l'entéropathie aux protéines du lait de vache et de la dermatite atopique.

Réalisation

- Diagnostic des atrophies villositaires intestinales

  Le sujet, à jeun depuis la veille, vide sa vessie au lever (6 heures).

  Il ingère un mélange lactulose-mannitol :

  - enfant : 1 gramme de chaque sucre par 10 kg de poids soit :
    Duphalac : 1,5 ml/10 kg poids
    Mannitol injectable 10 % : 10 ml/kg poids ;
  - adulte : 5 grammes de chaque sucre (quelque soit son poids)
    soit : Duphalac : 7,5 ml
    Mannitol injectable 10 % : 50 ml.

  Le sujet reste au repos pendant 2 heures et à jeun (6 à 8 heures).

  Il boit ensuite à volonté pendant 3 heures (8 à 11 heures), mais uniquement de l'eau.

  Les urines de 6 heures à 11 heures sont recueillies dans un bocal en plastique et conservées à 4 °C.

- Diagnostic de l'allergie alimentaire
  - il est réalisé par le test précédent qui permet de mesurer la perméabilité intestinale et par le test lactulose-mannitol réalisé avec l'aliment suspect ;
  - si le test se révèle positif, l'épreuve pourra être recommencée en présence d'un médicament antiallergique pour mesurer l'effet protecteur.

  L'ingestion de cromoglycate de sodium est faite 15 minutes avant l'ingestion du mélange lactulose-mannitol-aliment.

  L'ingestion de kétotifène a lieu 6 heures avant l'ingestion du mélange alimentaire.

Résultats

- Le test à jeun :
  - résultats exprimés en clairance urinaire du mannitol ou du lactulose, représentant la proportion de la dose ingérée éliminée dans les urines (en %) et en rapport des concentrations urinaires lactulose/mannitol (L/M en %) ;
  - enfant :
    . élimination urinaire du mannitol : 16 %,
    . élimination urinaire du lactulose : 0,37 %,
    . rapport L/M : 1,45-3,45 ;
  - maladie cœliaque : diminution de la clairance du mannitol, associée à une élévation de la clairance du lactulose, élévation du rapport L/M (> 5) ;
  - maladie de Crohn : augmentation inconstante du rapport L/M, pouvant atteindre des valeurs très élevées en fonction du degré d'activité de la maladie.
- Le test de provocation doit être interprété en fonction des résultats obtenus à jeun :
  - entéropathie au lait de vache :
    . avec alimentation lactée : L/M élevé,
    . avec régime d'exclusion : L/M normal à jeun.

TEST AU NITROBLEU DE TÉTRAZOLIUM

Certains polynucléaires sanguins sont capables de réduire le NBT en bleu formazan. Le test permet l'exploration de la granulomatose septique (affection rare, héréditaire récessive liée au sexe, atteignant les garçons, avec infections récidivantes survenant dès la première année de la vie, d'évolution plus ou moins rapidement mortelle).

Prélèvement

Sang recueilli sur héparine.

Principe

Après sédimentation, on recueille la couche leucocytaire.

Les leucocytes sont placés dans un tube, en présence de NBT à 37 °C, pendant 30 minutes.

Un frottis est réalisé et, après coloration, le pourcentage de polynucléaires contenant du formazan est estimé. Le test peut être réalisé avec des polynucléaires phagocytant des particules de latex ajoutées aux leucocytes avant le NBT.

Valeurs de référence

Le pourcentage de polynucléaires capables de réduire le NBT varie de 5 à 15 %.

Variations pathologiques

- Le test est négatif au cours de la granulomatose septique.
- Le test est généralement normal au cours des infections virales ou au cours des hyperleucocytoses non liées à une infection bactérienne.
- Le test est fortement positif au cours des affections bactériennes.

Examens complémentaires

Au cours de la granulomatose septique, l'étude du pouvoir bactéricide des polynucléaires et du pouvoir phagocytaire des polynucléaires permet de confirmer le diagnostic.

TEST DE TRANSFORMATION LYMPHOBLASTIQUE OU TTL

Certains lymphocytes sanguins sont capables de se transformer en cellules d'aspect lymphoblastique en présence d'un mitogène et de proliférer.

Le test est réalisé en présence de phytohémagglutinine ou de Pokeweed.

Prélèvement

Sang recueilli sur héparine.

Principe

Les lymphocytes sont isolés du sang hépariné par un mélange ficoll-triosil.

Ils sont placés dans un milieu de culture en présence de différentes concentrations en mitogène, sous atmosphère enrichie en CO_2, à 37 °C pendant 3 jours.

Les lymphocytes sont observés et le pourcentage de cellules transformées est apprécié par coloration ou par évaluation de l'incorporation de thymidine tritiée par les lymphocytes.

Valeurs de référence

TTL en présence de phytohémagglutinine :
- 50 à 80 % des lymphocytes se transforment ;
- l'index de transformation, mesuré par l'incorporation de thymidine tritiée, obtenu en présence et en l'absence de phytohémagglutinine, est supérieur à 15.

TTL en présence de Pokeweed :
- 20 à 30 % des lymphocytes de transforment ;
- L'index de transformation est voisin de 10.

Variations pathologiques

- Diminution de la réponse à la phytohémagglutinine :
  - carences immunitaires de la lignée T,
  - maladie de Hodgkin,
  - leucémies lymphoïdes chroniques,
  - maladies auto-immunes.
- Diminution de la réponse au Pokeweed :
  - carences immunitaires de la lignée B.

TESTOSTÉRONE

La testostérone est l'androgène le plus puissant. Elle est d'origine essentiellement leydigienne chez l'homme et pour une faible part d'origine surrénalienne. Chez la femme, elle est synthétisée dans la surrénale et dans l'ovaire et son origine est principalement périphérique par conversion de la delta-4 androstènedione et de la déhydroépiandrostérone.

Elle circule dans le sang liée à l'albumine, la transcortine et surtout à la TeBG (ou SBP), qui la lie avec une forte spécificité et une forte affinité. Seule la fraction libre est biologiquement active.

L'action cellulaire de la testostérone varie selon le tissu-cible et la présence de 5-alpha-réductase. Dans la plupart des tissus, la testostérone est transformée en DHT qui représente la forme hormonale active de la testostérone.

Au niveau hépatique, le métabolisme conduit à la formation d'une partie des 17-cétostéroïdes.

Chez l'homme, la conversion périphérique en œstrogènes sous l'action d'une aromatase constitue la principale source d'œstradiol circulant.

La testostérone contrôle la spermatogenèse en liaison avec la FSH en agissant sur l'activité des cellules de Sertoli.

Sa sécrétion est stimulée par la LH par rétrocontrôle négatif.

Prélèvement

Sérum.

Dosage

Méthodes par compétition, radio-immunologiques et immuno-enzymologiques.

Valeurs de référence (µg × 3,47 = nmol)

Établies à jeun, le matin en dehors de toute prise d'androgènes ou d'anti-androgènes, en dehors de tout effort physique et à distance d'un acte chirurgical ou d'un repos prolongé.

Les valeurs sont très variables en fonction de l'âge et du sexe.

Au cours du cycle menstruel, les valeurs sont sensiblement plus élevées en période préovulatoire.

Les valeurs sont plus faibles après la ménopause, en raison d'une élévation des gonadotrophines.

Les valeurs sont plus élevées le matin, en raison de la sécrétion surrénalienne.

Sexe féminin			Sexe masculin		
Age (ans)	µg/l	nmol/l	Age (ans)	µg/l	nmol/l
1-10	< 0,15	< 0,50	1-10	< 0,20	< 0,70
10-20	0,15-0,90	0,50-3,10	10-20	0,50-5,00	1,75-17,5
20-45	0,15-0,90	0,50-3,10	20-45	3,50-8,50	12,1-29,5
45-60	0,15-0,80	0,50-2,80	45-60	2,00-8,00	6,95-27,8
> 60	0,10-0,50	0,30-1,70	> 60	1,00-5,00	3,5-17,5

Variations pathologiques

- Augmentation de la testostérone chez la femme :
  - hirsutisme,
  - tumeur ovarienne ou surrénalienne,
  - hirsutisme idiopathique avec élévation de DHT.
- Augmentation de la testostérone chez l'homme :
  - administration de testostérone exogène ou de gonadotrophines,

- syndrome des testicules féminisants (insensibilité périphérique aux androgènes avec augmentation parallèle de la LH).

- Diminution de la testostérone chez l'homme :
  - insuffisance leydigienne (séquelle d'orchites, résection testiculaire) associé à une élévation de la LH et de la FSH.
  - insuffisance gonadotrope avec diminution de la LH et de FSH.

L'administration d'androgènes de synthèse, d'œstrogènes et d'anti-androgènes (spironolactone bloquant la synthèse de testostérone, acétate de cyprotérone inhibant la fixation de la testostérone sur ses récepteurs) abaissent les taux de testostérone.
L'administration d'analogues de la LH-RH dans le traitement du cancer de la prostate diminue les taux de testostérone.
La bilan biologique pourra être complété par les dosages de la testostérone libre, bio-disponibe, de la TeBG et de la forme active biologique, la DHT.

Réponse en testostérone après injection d'HCG selon le stade pubertaire (chez l'homme) (Valeur de Testostérone en µg/l ou ng/ml)

Stade	Testostérone de base	Testostérone après HCG
1 (8 ans)	0,10-0,70	1,50-9,50
2 (12 ans)	0,20-2,00	2,50-18,50
3 (13 ans)	0,80-4,00	4,50-18,50
4 (14 ans)	1,00-5,00	5,50-18,50
5 (16 ans)	2,00-8,00	8,50-15,50
Adultes	3,50-8,50	8,50-15,50

Dosage de la testostérone urinaire

Il est réalisé sur les urines de 24 heures par technique immunologique :
– homme : 0,20-2,60 µg/24 h ;
– femme : 0,02-0,70 µg/24 h.

Hirsutisme	Testostérone	Diagnostic	Traitement
Ancien, progressif, familial et isolé. Cycles réguliers ovulatoires	Normale	Hirsutisme idiopathique	Acétate de cyprotérone
Apparaît à la puberté, troubles du cycle, ovaires augmentés de volume, anovulation, LH augmentée, réponse explosive sous LHRH, androstènedione augmentée	0,7-1,4 ng/ml	Dystrophie ovarienne	Acétate de cyprotérone
Ancien, progressif, important, hypertrophie clitoridienne, antécédents familiaux, morphotype (petite, trapue), androstènedione élevée, réponse explosive en 17-OH-progestérone sous synacthène	> 1,4 ng/ml	Hyperplasie surrénalienne	Hydrocortisone et/ou Acétate de cyprotérone
Récent, explosif, aménorrhée brutale, test au synacthène négatif	> 1,4 ng/ml	Tumeur ovarienne ou surrénalienne	Chirurgie
Hyperandrogénie plasmatique sans hirsutisme Augmentation de la TeBG (ex : hépatopathies)	> 0,7 ng/ml	–	–

Exploration hormonale d'un hirsutisme

Le bilan de base nécessite les dosages de testostérone, de delta-4 androstènedione et de SDHA.

- Augmentation de testostérone et de la delta-4 androstènedione :
  - dystrophie polykystique des ovaires : réaliser un test au LHRH,
  - bloc enzymatique surrénalien :
    . 21-hydroxylase : dosage de la 17-hydroxyprogestérone de base et après Synacthène,
    . 3 β ol-stéroïde déshydrogénase : augmentation du rapport DHA/androstènedione (en base et après Synacthène),
    . 11 β-hydroxylase : augmentation du 11-désoxycortisol et de la désoxycorticostérone.
- Augmentation de testostérone, de l'androstènedione et du SDHA :
  - adénome ou carcinome surrénalien,

- réaliser un test de freinage à la déxaméthasone (2 mg/j × 5 jours) pour éventuellement rechercher une pathologie fonctionnelle.

L'absence de freinage est en faveur d'une pathologie surrénalienne.

- Les hormones sont à des taux physiologiques :
  - réaliser le dosage de la testostérone libre, parfois élevée dans certaines hyperandrogénies,
  - réaliser le dosage de la DHT pour estimer l'activité 5-α réductase ou également le dosage urinaire du glucuronide d'androstanediol.

  Leur élévation est un faveur d'une hypersensiblilté des tissus cibles aux androgènes. L'augmentation de l'utilisation de testostérone par les tissus cibles est reliée à une élévation de l'activité 5 α réductase.
- Lorsque tous les dosages sont normaux, il s'agit d'un hirsutisme idiopathique.

TESTOSTÉRONE BIODISPONIBLE

La testostérone biodisponible représente la testostérone libre et la testostérone liée à l'albumine. Son dosage est réalisé après précipitation préalable de la fraction liée à la TeBG (ou SBP) et de la fraction liée à la CBG (cortisol binding globulin).

Fractions de la testostérone	Femme	Homme
Testostérone libre	1,1-2,0 %	1,5-3,5 %
Testostérone liée à l'albumine	18 %	38 %
Testostérone liée à la TeBG et à la CBG	80 %	60 %

Prélèvement

Sérum.

Dosage

- Précipitation préalable de la fraction liée à la TeBG et à la CBG par le sulfate d'ammonium à 50 % de saturation (vol. à vol.).
- La fraction biodisponible est dosée dans le surnageant de centrifugation par une méthode radio-immunologique ou immuno-enzymologique.

Valeurs de référence (µg × 3,47 = nmol)

Femme	0,03-0,18 µg/l	0,10-0,62 nmol/l
Homme		
20-45 ans	1,4-3,4 µg/l	4,8-11,8 nmol/l
45-60 ans	0,8-3,2 µg/l	2,8-11,1 nmol/l
> 60 ans	0,4-2,0 µg/l	1,4-6,9 nmol/l

Variation physio-pathologiques

- Femme hirsute : élévation de la testostérone biodisponible.
- Homme âgé : plus forte diminution de la testostérone biodisponible que de la testostérone libre.

TESTOSTÉRONE LIBRE

La testostérone libre représente une faible partie de la testostérone totale. Cette forme biologiquement active n'est ni liée aux protéines porteuses de forte affinité (TeBG, CBG), ni liée aux protéines porteuses de faible affinité (albumine).

Prélèvement

Sérum.

Dosage

- Dosage après dialyse.
- Dosage radioimmunologique direct par compétition.
- Calcul de la fraction libre à partir de la testostérone totale, de l'albumine et de la TeBG.

Valeurs de références (par rapport à la testostérone totale)

Femme : 1,1 à 2,0 % (2-11 pg/ml).
Homme : 1,5 à 3,5 % (55-240 pg/ml).

Variations pathologiques

- Ce dosage n'est pas influencé par les modifications pathologiques des protéines porteuses (syndromes inflammatoires, atteintes hépatiques).
- Chez l'homme, une diminution de la testostérone libre est observée dans l'hypogonadisme (Klinefelter, insuffisance hypothalamo-hypophysaire, anorchidie), dans l'œstrogénothérapie, dans le traitement par les analogues de la LHRH et dans l'hyperthyroïdie.

• Chez la femme, l'augmentation de la testostérone libre est observée dans les hyperandrogénies (hirsutisme et syndrome des ovaires polykystiques).

THÉOPHYLLINE

La théophylline est un alcaloïde utilisé dans le traitement de l'asthme (effet bronchodilatateur) et de l'apnée du nouveau-né (effet stimulant des centres respiratoires). Après absorption, le liaison aux protéines est d'environ 60 % chez l'adulte et de 35 % chez le nouveau-né.

Le pic sérique dépend de la forme galénique (plus la biodisponibilité est lente et plus l'apparition du pic plasmatique est retardée) : 30 minutes pour les solutions aqueuses, 2 heures pour les formes micronisées, 3 heures pour les formes enrobées, 4 heures pour les formes retard. Par voie intraveineuse, le pic sérique est obtenu en 15 à 30 minutes.

L'état d'équilibre pour un traitement continu par voie orale varie selon l'âge. Il est atteint en 2 jours pour l'adulte et l'enfant, en 5 à 6 jours pour les nouveau-nés et les prématurés.

La demi-vie sérique varie selon l'individu et l'âge. Chez l'adulte, elle varie de 4 à 16 heures (moyenne : 9 heures), chez l'enfant, elle varie de 2 à 10 heures (moyenne : 4 heures), chez les nouveau-nés et les prématurés, elle varie de 24 à 36 heures.

La théophylline est métabolisée au niveau hépatique. Les métabolites sont relativement inactifs et éliminés par voie rénale. Néanmoins, de nombreux facteurs modifient ce métabolisme :

– les interactions médicamenteuses : les macrolides, la cimétidine, le propranolol, l'allopurinol, les antidépresseurs tricycliques, les contraceptifs oraux diminuent le catabolisme de la théophylline. La phénytoïne et le phénobarbital augmentent la métabolisation hépatique par induction enzymatique.
  Le lithium augmente l'élimination urinaire de la théophylline ;
– les interactions alimentaires : les aliments pauvres en protéines et riches en hydrates de carbone augmentent la vitesse de résorption et diminuent le métabolisme hépatique ;
– l'âge : chez le nouveau-né, environ 10 % de la dose ingérée est transformée en caféine dont la demi-vie est supérieure à 4 jours ;
– les pathologies qui diminuent la clairance :
  - fièvre avec infection des voies aériennes supérieures,
  - cirrhose hépatique, insuffisance hépato-cellulaire,
  - insuffisance cardiaque aiguë ou globale,
  - œdème aigu du poumon ;
– le tabac réduit la demi-vie de la théophylline.

La théophylline peut entraîner un certain nombre d'effets indésirables ou toxiques : céphalée, diarrhée, insomnie, irritabilité, nausées, vomissements, convulsions, arythmie ou tachycardie sinusale, collapsus cardio-vasculaire.

Prélèvement

- Sérum.
- Pour un traitement par voie orale :
  - taux résiduel : prélever immédiatement avant la dose suivante,
  - pic : 2 heures après l'administration d'une forme rapide,
    : 4 heures après l'administration d'une forme retard.
- Pour un traitement par voie intraveineuse :
  - après administration de la dose de charge,
  - 6 et 12 heures après le début du traitement.

  La dose d'entretien est calculée pour 24 heures et administrée en perfusion continue.

Dosage

- Par méthodes immunochimiques :
  - marqueurs enzymatiques,
  - marqueurs chimiques (fluorescence),
  - marqueurs isotopiques,
  - inhibition d'agglutination.
- Par méthodes chromatographiques :
  - HPLC,
  - CPG.

Valeurs de référence (mg × 5,5 = µmol)

- Asthme : adultes : 10-20 mg/l *soit* 55-111 µmol/l.
  : enfants : 8-15 mg/l *soit* 44-82 µmol/l.
- Apnée néonatale : 4-8 mg/l soit 22-44 µmol/l.

Chez le prématuré, il peut être intéressant de doser la caféine et la théophylline :

– lors du traitement de l'apnée néonatale par la caféine, une partie de la caféine est déméthylée en théophylline, malgré l'immaturité hépatique, et donne des concentrations d'environ 4 mg/l de théophylline ;

– les prématurés traités par la théophylline forment de grandes quantités de caféine. La caféinémie résultant peut être égale ou supérieure au tiers de la théophyllinémie en cours de traitement.

THIAMINE (Vitamine B_1)

La thiamine ou vitamine B_1 est une vitamine hydrosoluble sont le déficit entraîne un syndrome polynévritique (Béri-béri). Les apports sont principalement alimentaires (viandes, œufs, lait, levure de bière, légumes) mais elle est partiellement détruite à la chaleur et perdue dans les eaux de cuisson. Une partie provient d'une synthèse endogène au niveau du cæcum, par les bactéries intestinales.

Après absorption, la thiamine est phosphorylée en pyrophosphate, qui représente la forme biologiquement active, présente au niveau du foie, du cerveau, du cœur, des reins, également dans les cellules sanguines (érythrocytes, leucocytes).

L'élimination est essentiellement urinaire.

La vitamine B_1 est impliquée dans les processus de transcétolisation dans la voie des pentoses, de décarboxylation oxydative des acides cétoniques (pyruvate, alpha céto-glutarate, valine, leucine, isoleucine) et dans la synthèse de l'acétylcholine.

Prélèvement

Plasma hépariné non hémolysé, conservé congelé et à l'abri de la lumière.

Dosage

- Méthodes microbiologiques (Lactobaccillus viridescens).
- Méthodes spectroflurorimétriques (formation de thiochrome).
- Chromatographie liquide haute performance (thiochrome détecté par fluorimétrie).

Valeurs de référence (µg × 3 = nmol)

Sérum	6-13 µg/l	18-39 nmol/l
Erythrocyte	33-100 µg/l	100-300 nmol/l
Urines	0-100 µg/24 h	0-300 nmol/24 h
Selles	0,3-1 mg/24 h	
LCR	5-25 µg/l	15-75 nmol/l

- L'élimination urinaire est réalisée sous forme de dérivés pyrimidiques ou thiazoliques. La thiamine libre est retrouvée lorsque les apports sont importants (excès d'apport).

- L'élimination fécale est constituée par la thiamine synthétisée par les bactéries intestinales et les résidus alimentaires non absorbés.

Variations pathologiques : déficit en thiamine

- Déficit par carence d'apport (malnutrition, dénutrition).
- Troubles d'absorption (diarrhée, vomissements, médicaments alcalins, affections intestinales, résection intestinale).
- Troubles du métabolisme glucidique (alimentation parentérale, efforts importants, régime riche en glucides, alcool).
- Augmentation des pertes urinaires (polyurie, diurétiques, diabète sucré).
- Augmentation des besoins (grossesse, allaitement, efforts intensifs, fièvre, hyperthyroïdie).

Maladies métaboliques thiamine-dépendantes

- Acidose lactique congénitale thiamine-dépendante.
- Anémie mégaloblastique thiamine-dépendante.
- Encéphalopathie nécrosante subaiguë (Leigh-Feigin-Wolf).
- Leucinose thiamine-dépendante.

Conséquences du déficit

- Troubles psychiques et neurologiques (polynévrites, syndrome de Korsahoff, syndrome de Gayet-Wernicke).
- Troubles digestifs (gastriques).
- Signes cardiaques (cardiomégalie, tachycardie, œdèmes).

La carence tissulaire en thiamine peut être appréciée par le dosage de l'activité transcétolasique érythrocytaire.

Dosage de l'activité transcétolasique érythrocytaire

La mesure est réalisée sur le sang total hémolysé incubé en présence de ribose 5-phosphate. On mesure la quantité de fructose 6-phosphate formée en présence ou en l'absence de thiamine triphosphate exogène.

Dosage des métabolites modifiés en cas de carence en thiamine

- Hyperpyruvicémie avec acidose lactique.
- Hyperalaninémie.
- Alpha-cétoglutarate augmenté.

Test thérapeutique

Sans danger, et indispensable lorsqu'une maladie métabolique thiamine-dépendante est suspectée alors que les dosages s'avèrent normaux.

THROMBOSES VEINEUSES RÉCIDIVANTES

L'hémostase regroupe des mécanismes physiologiques qui assurent la prévention du saignement spontané ou l'arrêt d'une hémorragie.

Les thromboses ont pour origine un désordre de la coagulation par une localisation anormale et une croissance des caillots ou l'existence d'une anomalie de la fibrinolyse.

La localisation des troubles est essentiellement veineuse, pouvant migrer dans l'artère pulmonaire et entraîner une embolie pulmonaire.

Le bilan de thromboses veineuses récidivantes recherche :

– des anomalies constitutionnelles pouvant expliquer une maladie thrombo-embolique familiale :
  - déficit en antithrombine-III,
  - déficit en protéine C,
  - déficit en protéine S,
  - déficit en facteur Hageman ou facteur XII ;
– des anomalies acquises pouvant expliquer la thrombose :
  - anticoagulant circulant de type antiprothrombinase,
  - insuffisance de la fibrinolyse secondaire à une altération de la paroi veineuse, se traduisant par des troubles de l'activateur tissulaire du plasminogène, ou à une augmentation de l'inhibiteur du t-PA ou de l'α_2 antiplasmine, parfois à un déficit en plasminogène.

Prélèvement

• Tube citraté (1 volume pour 9 volumes de sang).
• Bilan de base réalisé sans stase veineuse.
• Bilan de stimulation réalisé après pose d'un garrot pendant 10 minutes.

Dosages

Le bilan de base comprend : TP, TCA, fibrinogène, temps de thrombine, temps de reptilase, dosage du facteur XII, recherche d'un anticoagulant circulant, dosage de l'AT III, de la protéine S et de la protéine C.

Le temps de lyse des euglobulines et les dosages du tPA et du PA- inhibiteur sont réalisés avant et après stase veineuse.

Résultats

Le bilan est réalisé à intervalle :

– d'un mois après un accident thrombotique,

– d'une semaine après un traitement anticoagulant et en tenant compte de la prise d'œstro-progestatifs.

	Dosage immunologique	Dosage d'activité
Antithrombine III	80-120 %	80-120 %
Protéine C	70-130 %	70-130 %
Protéine S	70-140 %	60-180 %
PA inhibiteur	5-20 ng/ml	2-15 U/ml
α_2 antiplasmine	60-100 µg/ml	80-110 %
t-PA	5-10 ng/ml	70-180 %
Plasminogène	80-130 %	80-130 %

THYMIDINE-KINASE

La thymidine-kinase est une enzyme qui catalyse la phosphorylation de la désoxythymidine lors de la synthèse d'ADN. Son taux sérique est directement relié à la multiplication cellulaire et à la prolifération cellulaire.

Prélèvement

Sérum ou plasma hépariné conservé congelé.

Dosage

Méthode radio-immunologique.

Valeurs de référence

- Sérum : < 5 U/l.
- LCR : < 1,5 U/l.

Variations biologiques

- En rapport avec une prolifération tumorale (et dans la surveillance des hémopathies malignes) :
  - myélome multiple,
  - maladie de Hodgkin,
  - lymphomes non hodkiniens,
  - leucémies.
- En rapport avec une tumeur cérébrale anaplasique ou avec des localisations méningées de leucémies aiguës (valeurs élevées dans le LCR).

- En rapport avec une infection virale où la surveillance des taux permet de contrôler la disparition du virus après traitement (CMV, EBV, varicelle, herpès, etc.).
  Au cours du Sida, les taux sont corrélés aux stades cliniques et aux infections opportunistes lors de la maladie.

THYROÏDE (EXPLORATION BIOLOGIQUE)

La glande thyroïde est formée de 2 lobes réunis par un isthme. Elle est située à la face antérieure du cou et sécrète les Hormones thyroïdiennes. Ces hormones sont synthétisées à partir d'iodure qui se fixe après oxydation sur la thyroglobuline (protéine spécifique des vésicules thyroïdiennes). Il se forme des mono et des di-iodothyrosines dont le couplage forme la tri-iodothyronine (T_3) et la tétra-iodothyronine (Thyroxine ou T_4) qui passent dans la circulation sanguine en fonction des besoins.
L'oxydation est assurée par la thyroperoxydase, composé thyroïdien qui permet également la fixation des iodures aux résidus de tyrosine de la thyroglobuline.
Les iodotyrosines sont ensuite désiodées par l'iodotyrosine-deshalogénase microsomiale. Les atomes d'iode libérés sont recyclés.
Les hormones thyroïdiennes sont liées dans la circulation à des glycoprotéines, essentiellement la *Thyroxin Binding Globulin* (TBG) synthétisée par le foie, également la *Thyroxin Binding Pré-Albumin* (TBPA) et l'albumine.

Protéines vectrices	% de fixation de la T_3	% de fixation de la T_4
TBG	40	70
TBPA	25	20
Albumine	35	10

Une faible partie des hormones circule sous forme libre et peut diffuser. Elle est responsable de l'activité biologique :
– T_4 libre (FT_4 ou free-T_4) : 0,04 % de la T_4 totale ;
– T_3 libre (FT_3 ou free-T_3) : 0,41 % de la T_3 totale.
La régulation fait intervenir la boucle hypothalamo-hypophyso-thyroïdienne, où la *Thyrotropin Realeasing Factor* (TRH) stimule la sécrétion de la thyréostimuline antéhypophysaire (TSH) qui induit au niveau thyroïdien la synthèse hormonale.

Le rétrocontrôle est lié aux taux d'hormones libres : leur augmentation entraîne une diminution de sécrétion de TSH et de TRH, et leur diminution entraîne l'effet inverse.

La régulation est également liée au taux d'iode intra-thyroïdien : la diminution favorise la captation d'iodure et la production de T_3, l'augmentation diminue la synthèse d'hormones par diminution de la captation d'iodure.

Au niveau périphérique, il existe une conversion extra-thyroïdienne (foie, rein) de la T_4 en T_3, par une thyroxine 5'désiodase, et 75 % de la T_3 circulante provient de cette conversion.

Cette activité est dépendante du stress, de l'alimentation, de l'équilibre énergétique.

Une autre monodésiodase convertit la T_4 en T_3 reverse (rT_3) qui est un isomère biologiquement inactif de la T_3.

Les variations physiologiques importantes sont liées à l'âge et la grossesse : chez le nouveau-né, un relargage transitoire de TSH entraîne une augmentation de TSH qui se normalise dans la semaine suivante.

Une diminution progressive à l'adolescence est liée à la diminution de la TBG provoquée par les hormones sexuelles, ainsi que chez les personnes âgées où le taux des hormones diminue.

Dans la grossesse, une élévation physiologique est liée à une stimulation de la synthèse de TBG par les œstrogènes placentaires.

Prélèvement

Sérum.

Le prélèvement sera réalisé le matin, toujours à la même heure, pour la surveillance thyroïdienne.

Dosage

Méthodes immunologiques utilisant des marqueurs :
- isotopiques,
- enzymatiques (spectrophotométrie, luminescence, fluorescence),
- chimiques (luminescence, fluorescence).

Valeurs de référence

– *Thyroxine* (T_4)	:	ng/ml × 1,28 = nmol/l
- 5 jours	:	90-150 ng/ml *soit* 115-192 nmol/l,
- 5 mois-5 ans	:	80-140 ng/ml *soit* 102-180 nmol/l,
- 5 ans-15 ans	:	70-125 ng/ml *soit* 90-160 nmol/l,
- 15 ans-60 ans	:	50-125 ng/ml *soit* 64-160 nmol/l,
- > 60 ans	:	45-100 ng/ml *soit* 58-128 nmol/l.
– *Thyroxine libre* (FT_4) : pg/ml × 1,28 = pmol/l - 7,5-20 pg/ml *soit* 9,6-25,6 pmol/l.		
– *Tri-iodo-thyronine* (T_3) : ng/ml × 1,53 = nmol/l - 0,7-2,2 ng/ml *soit* 1,07-3,37 nmol/l.		
– T_3 *libre* (FT_3) : pg/ml × 1,53 = pmol/l - 2,0-5,6 pg/ml *soit* 3,0-8,5 pmol/l.		
– T_3 *reverse* (rT_3) : pg/ml × 1,53 = pmol/l - 100-250 pg/ml *soit* 153-380 pmol/l.		
– *TSH ultrasensible* : 0,15-4,9 µU/ml.		
– *TBG* : 10-20 mg/l.		
– *Thyroglobuline* : 5-25 ng/ml.		

Variations de la T_4 (totale et libre)

Les taux de T_4 totale diminuent dans l'hypothyroïdie et dans les carences en iode. Ils augmentent dans les hyperthyroïdies et les surcharges iodées. Les variations de T_4 totale et de TBG sont étroitement liées et varient dans le même sens.

Les taux de T_4 libre représentent un meilleur reflet de la fonction thyroïdienne. Les taux augmentent dans les hyperthyroïdies, les surcharges en thyroxine, le traitement à l'amiodarone, et ils diminuent dans l'hypothyroïdie, et dans les atteintes graves extra-thyroïdiennes.

Au cours de l'hypothyroïdie frustre, les taux restent normaux, associés à une TSH élevée.

L'existence possible d'anticorps anti-T_4, sans hyperthyroïdie, peut entraîner une élévation des valeurs de FT_4.

Au cours de l'hyperthyroxinémie familiale (à T_4 élevée), il existe une euthyroïdie avec TSH et FT_4 normales.

Variations de la T_3 (totale et libre)

Le taux de T_3 totale est fonction de nombreux paramètres exogènes : affection associée, médicaments (amiodarone, bêta-bloquants, etc.), régime alimentaire, stress, etc.

La diminution de T_3, indépendamment de la fonction thyroïdienne, avec les autres paramètres normaux, chez un sujet euthyroïdien, carac-

térise le syndrome à T_3 basse, qui peut-être retrouvé dans des pathologies tumorales, hépatiques ou rénales.
Une valeur élevée en T_3 est quasi-spécifique de l'hyperthyroïdie. Il existe des hyperthyroïdies à T_3 pure (adénomes à T_3).
Inversement, au cours des hypothyroïdies, les valeurs sont souvent normales, en raison de la conversion préférentielle de la T_4.
La présence possible d'anticorps anti-T_3 entraîne une élévation de T_3 sans hyperthyroïdie associée.

Variations de la TSH

La TSH est une glycoprotéine constituée d'une sous-unité alpha commune aux hormones gonadotropes hypophysaires et d'une sous-unité bêta spécifique de la TSH. L'activité de la protéine nécessite une glycosylation qui est régulée par la TRH. Dans le plasma, la demi-vie de la TSH est d'environ 1 heure. Son rythme de sécrétion subit des variations nycthémérales avec un pic vers deux heures. La régulation fait intervenir la TRH hypothalamique et le rétrocontrôle négatif exercé par les hormones thyroïdiennes. La TSH stimule la sécrétion des hormones thyroïdiennes en agissant avec les récepteurs membranaires des cellules thyroïdiennes qui activent l'adénylcyclase et la sécrétion d'AMPc.
La TSH est stimulée par les œstrogènes, les endorphines, le métoclopramide, le sulpiride et la noradrénaline. Elle est inhibée par la dopamine, la somatomédine, la GH, les opiacés, la testostérone, les glucocorticoïdes, les antagonistes de la sérotonine, et par la prise d'hormones thyroïdiennes.
Les variations physiologiques sont essentiellement liées à l'âge : il existe un pic de TSH environ 30 minutes après la naissance (80 mU/ml) qui se normalise vers le 5e jour, où le dépistage de l'hypothyroïdie est réalisé. Chez le sujet âgé, la tendance hypothyroïdienne fait augmenter les taux de TSH dans des limites subnormales.
Le dosage de la TSH permet le dépistage d'une partie des dysthyroïdies :
- euthyroïdie : 0,15 à 4,9 µU/ml ;
- hypothyroïdie : > à 5,0 µU/ml ;
- hyperthyroïdie : < à 0,1 µU/ml.

La stratégie diagnostique nécessite le dosage des hormones thyroïdiennes et la recherche des anticorps antithyroïdiens lorsque la TSH est perturbée, interprétés en fonction des signes cliniques.

TSH	FT_4	FT_3	Clinique
N	N	N	Euthyroïdie probable
<< N	> N	> N	Hyperthyroïdie
< N ou N	N	N	Hyperthyroïdie infraclinique ou traitement débutant, goitre euthyroïdien, début de grossesse, dépression
>> N	< N	< N	Hypothyroïdie primitive
> N	N ou < N	N	Hypothyroïdie infraclinique ou traitement débutant
< N	< N	< N ou N	Insuffisance thyréotrope (hypothyroïdie clinique)
> N	> N	> N	Tumeur antéhypophysaire ou insensibilité de l'hypophyse aux hormones thyroïdiennes

Test à la TSH

Le test de stimulation à la TSH (Stimu-TSH : 250 µg en IV) permet l'exploration des dysthyroïdies. L'amplitude de la réponse est proportionnelle aux réserves hypophysaires de TSH mobilisable. Elle est fonction du degré d'inhibition hypophysaire exercé par les hormones thyroïdiennes par rétrocontrôle.

Le maximum se situe 20 minutes après l'injection avec un accroissement de 2 à 20 mU/ml. La réponse est supprimée dans l'hyperthyroïdie primitive et l'insuffisance hypothalamique avec une TSH de base sublimite. La réponse est exagérée dans l'hypothyroïdie primitive. Dans l'hyperthyroïdie à TSH élevée, la réponse peut être négative en faveur d'un adénome, ou normale dans les syndromes non tumoraux. La réponse est perturbée sous corticoïdes, dopamine, antisérotoninergique. La réponse est absente dans les affections maniaco-dépressives et chez les personnes âgées. La réponse est exagérée dans certaines affections hépatiques et rénales. Lors d'un déficit en hormone de croissance, la réponse en TSH est excessive. Dans l'acromégalie, la réponse en TSH est faible, de même dans la maladie de Cushing ou l'anomalie reflète l'hypercorticisme.

TSH de 3e génération

Le test de 3e génération offre un seuil de détection autour de 0,01 mU/l. La plupart des techniques utilisent des marqueurs chimiluminescents.

Le dosage permet une meilleure sensibilité diagnostique des dysthyroïdies basses et précocement, bien avant que le taux de T4 libre soit anormal.

- Intérêt du dosage :
  - dépistage des TSH basses,
  - dépistage des thyrotoxicoses,
  - contrôle de la récupération hypophysaire après traitement d'une hyperthyroïdie,
  - contrôle du freinage hypophysaire après hormonothérapie thyroïdienne et dépistage des hyperthyroïdies subcliniques,
  - réduction de l'intérêt des dosages des hormones thyroïdiennes et du test de stimulation de la TSH.
- Limites du dosage réalisé isolément :
  - auto-anticorps anti-TSH,
  - anticorps hétérophiles (fausses élévations de TSH),
  - discordance TSH-T_4 libre (suspicion d'hypothyroïdie),
  - suivi thérapeutique :
    - . l'équilibre TSH-T_4 libre est atteint en 2 mois lors du traitement de l'hypothyroïdie,
    - . l'équilibre TSH-T_4 libre est atteint en 3 mois lors du traitement de l'hyperthyroïdie,
  - tumeur hypophysaire (hyperthyroïdie).

Variations de la TBG

- Principales causes d'augmentation de la TBG :
  - hypothyroïdie,
  - myélome,
  - collagénose,
  - porphyrie aiguë,
  - hyperœstrogénie (grossesse, œstro-progestatifs),
  - iatrogène (tamoxifène, perphénazine, héroïne),
  - héréditaire (haute TBG).
- Principales causes de diminution de la TBG :
  - hyperthyroÏdie,
  - acromégalie,
  - malnutrition (hypoalbuminémie),
  - insuffisance hépatique (cirrhose),
  - insuffisance rénale (syndrome néphrotique),
  - iatrogène (glucocorticoïdes, stéroïdes anabolisants, androgènes),
  - héréditaire (basse TBG).
- Perturbation de l'affinité de la T_4 pour la TBG :
  - iatrogène (phénytoïne, salicylés, clofibrate, phénylbutazone, etc.).

Variations de la thyroglobuline

La thyroglobuline est une glycoprotéine constitutive de la colloïde des follicules thyroïdiens. Elle contient la plus grande partie de l'iode organique. Elle a un rôle essentiel dans l'activité de la thyroïde, en permettant l'utilisation des iodures pour la synthèse hormonale.

Sa synthèse est le reflet de l'activité des follicules thyroïdiens mais aussi de sa désorganisation.

Une élévation de la thyroglobuline est observée dans :

- les hyperplasies avec goitre,
- les thyroïdites inflammatoires subaiguës,
- les hyperthyroïdies à nodules chauds et de la maladie de Basedow,
- les tumeurs différenciées (non spécifique des tumeurs).

Une diminution de la thyroglobuline (ou son absence) est observée dans :

- l'athyréose congénitale,
- l'hyperthyroïdie iatrogène (thyrotoxicose factice et médicaments iodés).

Cette protéine peut entraîner la formation d'auto-anticorps antithyroglobuline qui peuvent perturber les dosages. Le test de recouvrement est alors nécessaire.

Dans la surveillance des tumeurs opérées, toute élévation de thyroglobuline est corrélée à la présence de tissu thyroïdien (reliquat post-opératoire ou métastases ou reviviscence).

HYPERTHYROÏDIES

L'hyperthyroïdie peut être diagnostiquée devant une TSH basse associée à une élévation de T_3 et de T_4.

La glande thyroïde peut avoir une taille normale, ou peut s'hypertrophier, permettant de distinguer des goitres diffus et nodulaires.

Maladie de Basedow

(goitre exophtalmique, maladie de Graves)

- Prévalence : 20 % des dysthyroïdies, 60 % des hyperthyroïdies.
- Présominance : du sexe féminin (90 %) – sujets HLA, B8, Dw3 (risque relatif × 4).
- Clinique : thyrotoxicose (tachycardie, maigreur, tremblement, émotivité, troubles oculaire inconstants : exophtalmie, rétraction palpébrale.
- Echographie : goitre diffus régulier, de volume variable.
- Scintigraphie : fixation homogène (origine diffuse).

- Biologie : diminution de la TSH, élévation de T_4, FT_4 et/ou T_3, FT_3, anticorps thyréostimulants de type IgG présents dans 60 % des cas.
- Traitement : propranolol, antithyroïdien de synthèse et chirurgie si récidive.
- Suivi : FT4, TSH + NFS si ATS + dépistage des anticorps antithyroïdiens.
- Grossesse : réduire les doses d'ATS et surveillance rapprochée.
- Exophtalmie : corticothérapie dans les formes malignes.

Adénome toxique thyroïdien

(tumeur bénigne sécrétante, goitre nodulaire)

- Prévalence : 15 % des dysthyroïdies, 25 % des hyperthyroïdies.
- Prédominance : sujet âgé, plutôt sexe féminin.
- Clinique : thyrotoxicose (tachycardie), goitre indolore de taille variable, absence d'exophtalmie.
- Echographie : goitre nodulaire unique.
- Scintigraphie : fixation sur le nodule (foyer hyperfixant autonome extinctif).
- Biologie : diminution de la TSH, élévation de T_4, FT_4 et/ou T_3, FT_3.
- Traitement : lobectomie après un mois d'ATS (ou iode radioactif 131).
- Suivi : maintien en euthyroïdie.

Thyroïdite subaiguë de de Quervain

(goitre diffus douloureux inflammatoire)

- Prévalence : 5 % des dysthyroïdies (FT_4 et FT_3 sont augmentés).
- Clinique : goitre diffus douloureux, glande augmentée de volume, fièvre.
- Biologie : hyperthyroïdie transitoire, signes inflammatoires (VS, CRP), et la thyroglobuline est très élevée.
- Suivi : évolution favorable mais rebond possible.

Hyperthyroïdies iatrogènes

(thyrotoxicose factice ou surcharge iodée induite par les médicaments)

- Scintigraphie : absence de fixation d'iode.
- Biologie : hyperthyroïdie, augmentation de l'iodémie et de l'iodurie, thyroglobulinémie effondrée.

Goitre diffus vasculaire

Le diagnostic biologique de l'hyperthyroïdie est apporté par la TSH effondrée et des valeurs sublimites en T_4 et/ou T_3.

La fixation à l'iode radioactif montre le caractère diffus.

Goitre multinodulaire toxique

(goitre hétérogène avec des signes d'hyperthyroïdie)

- Prévalence : 15 % des dysthyroïdies.
- Prédominance : thyroïdite ancienne, risque de cancer en l'absence de traitement.
- Échographie : plusieurs adénomes toxiques.
- Scintigraphie : nodules hypofixants non sécrétants et/ou hyperfixants.
- Cytoponction : précise le caractère plein ou liquide et l'aspect cytologique.
- Traitement : chirurgical après un mois d'ATS (ou iode radioactif).
- Suivi : surveillance biologique du traitement substitutif (TSH, FT_4, FT_3).

HYPOTHYROÏDIES

L'hypothyroïdie peut être diagnostiquée devant une TSH élevée, associé à une diminution de FT_4.
Le dosage de la FT_3 est souvent inutile.

Hypothyroïdie sans goitre

(hypothyroïdie primaire par involution)
Souvent post-ménopausique.
Rechercher les marqueurs biologiques d'hypothyroïdie et les anticorps antithyroïdiens.

Thyroïdite chronique de Hashimoto

(hypothyroïdie primaire avec goitre, d'origine auto-immune)

- Prévalence : 2 % des dysthyroïdies (notion familiale).
- Prédominance : formes progressives et tardives (souvent vers 40-60 ans).
- Clinique : hypothyroïdie avec goitre ferme, indolore, modéré, avec infiltration lymphocytaire.
- Biologique : TSH élevée et FT_4 basse, anticorps antithyroïdiens présents dans 95 % des cas.
- Traitement : celui de l'hypothyroïdie.
- Suivi : TSH, FT_4, anticorps antithyroïdiens.

Hypothyroïdie secondaire

(déficit hypophysaire)
On retrouve un déficit en TSH et en hormones thyroïdiennes totales et libres. Le test à la TRH est plat. Cette dysthyroïdie est retrouvée dans

les tumeurs hypophysaires, les hypophysectomies ou les nécroses post-traumatiques.

Hypothyroïdie tertiaire

(déficit hypothalamique)

Le test à la TRH met en évidence une réponse normale en TSH mais très retardée.

Hypothyroïdies périphériques

- Anomalie des récepteurs cellulaires : fixation impossible de T_3.
  Le dosage biologique est normal, contrastant avec une hypothyroïdie clinique.
- Syndrome des basses T_3 : euthyroïdie clinique réversible suite à un stress, diminution lors d'atteintes hépatiques (cirrhose), lors de dénutrition, également lors d'insuffisance rénale par diminution de désiodation de T_4 avec possibilité d'hypothyroïdie sévère dans l'insuffisance rénale chronique.

AUTRES DYSTHYROÏDIES

Goitre simple isolé

(goitre diffus euthyroïdien)

- Prévalence : 15 % des dysthyroïdies.
- Clinique : hypertrophie homogène des 2 lobes de volume variable.
- Biologie : dosages normaux.
- Échographie : hypertrophie homogène.
- Traitement : aucun sauf chirurgie des gros goitres ou hormones thyroïdiennes.
- Suivi : transformation en goitre multinodulaire possible.

Nodule thyroïdien isolé

- Nodule plein à l'échographie et chaud en scintigraphie :
  - adénome avec une euthyroïdie nécessitant une surveillance ou une chirurgie,
  - adénome toxique avec une hyperthyroïdie (chirurgie ou iode radioactif).
- Nodule plein à l'échographie et froid en scintigraphie :
  - adénome avec une euthyroïdie nécessitant une surveillance,
  - thyroïdite avec hypothyroïdie possible,
  - cancer avec ganglions possibles.
- Nodule creux à l'échographie et froid en scintigraphie :
  - kyste euthyroîdien nécessitant une ponction, une chirurgie, une surveillance.

Cancers thyroïdiens

À suspecter devant un nodule s'élevant à la déglutition, avec des signes de compression (dysphonie, dyspnée) et des adénopathies.

La scintigraphie montre un nodule froid hypofixant. Le diagnostic est histologique (10 % des nodules hypofixants sont cancéreux) :

- cancer différencié hormono-dépendant, folliculaire ou vésiculaire et papillaire. Pronostic favorable après thyroïdectomie totale et radiothérapie,
- cancer indifférencié anaplasique rapidement mortel, la chimiothérapie et la radiothérapie sont inefficaces,
- cancer médullaire, sécrétant de la thyrocalcitonine, parfois associés à un phéochromocytome, à des bouffées vasomotrices et à une diarrhée.

La surveillance des cancers traités est réalisée par les dosages de la thyroglobuline et de la calcitonine. Dans les cancers non médullaires, la concentration de calcitonine est proportionnelle à la taille des résidus thyroïdiens après chirurgie.

Les tumeurs trophoblastiques sont une cause rare d'hyperthyroïdie, détectées par les dosages de bêta-HCG et d'hormones thyroïdiennes.

Dysthyroïdie et fertilité

La dysthyroïdie entraîne souvent une diminution de la fertilité en rapport à une dysovulation. L'hyperprolactinémie en cas d'hypothyroïdie peut s'accompagner d'une augmentation du volume hypophysaire par hyperplasie des cellules thyréotropes. On observera également une baisse de la TeBG, avec une augmentation de la clairance de la testostérone, une augmentation de la conversion périphérique d'androstènedione en testostérone, d'ou une augmentation d'estradiol et une sécrétion anomale en LH (dysovulation).

Lors d'hyperthyroïdie, l'estradiol est augmenté, ainsi que la LH et les pics ovulatoires sont diminués. Il existe une augmentation de synthèse de la TeBG liée à l'augmentation du taux d'hormones thyroïdiennes. Les taux de testostérone et d'androstènedione sont plus élevés (dysovulation).

Lors de la grossesse, l'hyperthyroïdie entraîne un risque accru d'avortements (principalement Basedow et goitre), mais l'hypothyroïdie est également un facteur de risque de fausse couche qui peut être réduit par l'hormonothérapie.

Dysthyroïdie chez le nouveau-né

	TSH µU/ml	T4 ng/ml	T3 ng/ml
Sang du cordon	10	100	5
J1	30	200	25
J5	10	180	20
J15	5	100	8
Référence adulte	0,2-5	50-125	0,7-2,2

- Hypothyroïdie : 1/3 000 enfants (nécessite un bilan isotopique à l'iode 125) :
  - définitive : dysgénésie thyroïdienne (62 % dont ectopie 45 %, athyréose 17 %),
    : trouble congénital de l'hormonogénèse (déficit du transport des iodures, de l'organisation de l'iode, du couplage en iodothyrosines, déficit en iodothyrosine désiodase) avec thyroïde en place (15 %),
  - transitoire : iatrogène (surcharge iodée, ATS chez la mère dans la maladie de Basedow),
  - transitoire et non iatrogène (25 %).

  Le dépistage est réalisé à la maternité au 5e jour de vie ; En cas de doute ou de taux anormaux en TSH, une prise de sang ultérieure sera réalisée.

  Dans l'agénésie, le taux de thyroglobuline est nul.

  Le traitement des formes définitives est réalisé par la L. Thyroxine (5 µg/kg/j).
- Hyperthyroïdie : souvent liée au passage transplacentaire d'immunoglobulines thyréostimulantes maternelles (notion de Basedow).

  Le nouveau-né présentant les signes d'hyperthyroïdie avec tachycardie, exophtalmie et goitre, et augmentation des hormones thyroïdiennes.

  Dans certains cas d'auto-immunité, la dysthyroïdie néonatale est fonction du type d'anticorps et les anticorps antirécepteurs de la TSH peuvent entraîner des hyperthyroïdies, mais aussi des hypothyroïdies par l'activité bloquante de l'anticorps, qui disparaît ultérieurement.

Dysthyroïdie et auto-immunité

Pour le dépistage des dysthyroïdie d'origine auto-immune, les dosages d'anticorps antithyroglobuline, d'anticorps antithyroperoxydase et d'anticorps antirécepteurs de la TSH sont réalisés.

L'antigène microsomal est présent à la surface des cellules folliculaires et il est détecté par une thyroperoxydase. Les anticorps antimicrosomaux ou antithyroperoxydases sont des marqueurs des thyroïdites d'Haschimoto et du myxœdème idiopathique (Ac TPO).

Les auto-anticorps anti-récepteurs de la TSH apparaissent surtout dans la maladie de Basedow. Ils peuvent avoir une activité thyréostimulante qui active l'adényl-cyclase, responsable du goitre et de l'hyperthyroïdie. Dans la maladie de Basedow traitée, la persistance des anticorps anti-récepteurs s'accompagne beaucoup plus fréquemment de récidives (Ac TSI ou TSAb).

Parfois l'anticorps anti-récepteur de la TSH entre en compétition avec la TSH, bloquant la liaison et la fonction de la TSH au niveau du récepteur, entraînant une hypothyroïdie, comme dans le myxœdème idiopathique (Ac TBII ou TBIAb).

Dysthyroïdie et dyslipémie

L'hypothyroïdie entraîne classiquement une hypercholestérolémie par diminution de son catabolisme, mais également une hypertriglycéridémie par diminution de l'épuration liée à une diminution de l'activité de la lipoprotéine-lipase. Les profils rencontrés avec l'augmentation des LDL et parfois des VLDL sont les types IIa, IIb, III, IV.

L'hyperthyroïdie s'accompagne d'une hypocholestérolémie et d'une hypertriglycéridémie consécutive à une hypersynthèse des VLDL.

Critères de surveillance des hypothyroïdies

Le traitement repose classiquement sur la L. thyroxine en gouttes ou en comprimés, ou par un mélange LT_3, LT_4 (Euthyral®) ou par des extraits thyroïdiens.

Au cours de l'hypothyroïdie, il existe une augmentation de l'activité de la 5'désiodase périphérique qui permet le maintien de la T3 dans des limites normales, alors que la T4 est diminuée. Lorsque le traitement est envisagé cette activité diminue, la T4 ou FT4 se normalise et la TSH diminue.

Le meilleur critère d'efficacité thérapeutique basé sur une euthyroïdie tissulaire semble être une T_3 ou FT_3 normale, une T_4 ou FT_4 à la limite supérieure des valeurs dites normales et une TSH à la limite inférieure des valeurs physiologiques. En pratique FT_4 et TSH peuvent être suffisants. Les sous-dosages (TSH élevée) et les sur-dosages (TSH effondrée) peuvent être associées à des formes libres normales.

Chez la mère hypothyroïdienne correctement traitée, la grossesse ne pose pas de problèmes particuliers. La posologie des premiers et deuxièmes trimestres sera surveillée régulièrement.

Dans les cancers thyroïdiens, la surveillance du freinage est réalisée par la TSH qui doit se situer entre 0,05 et 0,15 µU/ml.

Critères de surveillance de l'hyperthyroïdie

La chirurgie et l'iode 125 ont pour conséquence majeure d'entraîner une hypothyroïdie, la surveillance s'effectuera par les dosages de la TSH. Les antithyroïdiens de synthèse n'évitent pas la récidive, même après un traitement correct de 18 mois. Lors de la surveillance de la maladie de Basedow, les dosages hormonaux et des anticorps antirécepteurs de la TSH seront effectués.

À l'arrêt de l'ATS, la guérison entraîne une TSH normale et des formes libres normales. La rechute est diagnostiquée par une TSH effondrée, avec des formes libres augmentées. Après chirurgie, une hypothyroïdie sera diagnostiquée par une TSH élevée.

TOCOPHÉROL (Vitamine E)

La vitamine E est une famille de molécules liposolubles (dérivés méthylés dont l'activité vitaminique est variable).

Le plus actif est l'α-tocophérol. Les dérivés β, γ et δ ont une activité plus réduite.

Ils ont pour origine les légumes verts, les oléagineux et certains produits d'origine animale (foie, lait, œuf).

L'absorption intestinale nécessite la présence de sels biliaires et de la lipase pancréatique. Le transport sanguin est assuré par les b-lipoprotéines et la vitamine est stockée en particulier dans le foie, le tissu adipeux, et dans d'autres organes comme l'utérus et les testicules.

L'élimination est biliaire et urinaire.

La vitamine E possède essentiellement une activité anti-oxydante utilisée dans certaines spécialités comme conservateur.

Cette activité est physiologiquement essentielle pour prévenir la peroxydation des phospholipides membranaires, pour protéger des composants cellulaires (rétinol, caroténoïde, cytochrome P450…) pour favoriser la synthèse de l'héme, pour limiter l'action des radicaux libres, l'effet des radiations ionisantes.

Prélèvement

Plasma hépariné conservé congelé à l'abri de la lumière.

Dosage

- Méthodes colorimétriques ou spectrophotométriques dans l'UV (peu spécifiques et nombreuses interférences).
- Méthode fluorimétrique (excitation 295 nm, lecture 340 nm).
- Chromatographie liquide haute performance, permettant le dosage des fractions des tocophérols (détection à 295 nm).
- L'unité internationale correspond à :
  - 1 mg d'acétate de D-L-alpha-tocophérol,
  - 0,91 mg de D-L-alpha-tocophérol,
  - 0,67 mg de D-alpha-tocophérol.

Valeurs de référence (mg/l × 2,4 = µmol/l)

- Tocophérols totaux: 7-14 mg/l *soit* 17-34 µmol/l.
- Alpha-tocophérol : 6-12 mg/l *soit* 15-28 µmol/l.

Une prise unique de vitamine E entraîne une hausse de 50 % des valeurs dans les 24 heures.

Chez le nouveau-né, les taux sont 2 à 3 fois plus faibles que chez l'adulte.

Durant la grossesse, les taux s'élèvent régulièrement jusqu'au terme.

Variations pathologiques

- Augmentation de la vitamine E :
  - hypercholestérolémie,
  - diabète,
  - désordre thyroïdien.
- Diminution de la vitamine E :
  - carences d'apport (kwashiorkor),
  - malabsorption (pancréatite, mucoviscidose, résections),
  - prématurité,
  - abétalipoprotéinémie,
  - alcoolisme (hépatites, cirrhoses).

  Les conséquences du déficit en vitamine E sont nombreuses :
  - vision oculaire perturbée,
  - syndrome neuro-dégénératif,
  - insuffisance de la spermatogenèse,
  - avortements à répétition,
  - anémies hémolytiques,
  - athérosclérose,
  - collagénose.

TOLBUTAMIDE (Test au tolbutamide)

Le tolbutamide (Dolipol®) est un sulfamide hypoglycémiant entraînant une insulino-sécrétion associé à une hypoglycémie réactionnelle. Ce test permet l'exploration de certaines hypoglycémies.

Prélèvement

- Sujet à jeun depuis 12 heures.
- Absence de thérapeutiques hypo ou hyper-glycémiantes avant le test.
- Repos allongé depuis 30 minutes.
- Garder à porter de main une seringue de glucose hypertonique.
- Injection IV lente de 1 g de tolbutamide.
- Prélèvements à T_0, T + 5 mn, T + 10 mn, T + 20 mn, T + 30 mn.
- Dosages envisagés : glycémie, insulinémie, peptide C.

Résultats

- Il existe normalement un pic d'insulino-sécrétion qui apparaît dès la 5e minute, atteignant 5 fois le taux de base, associé à une diminution d'environ 50 % de la glycémie.
- Au cours des insulinomes, le pic d'insulino-sécrétion est précoce et prolongé, supérieur à la 30e minute et il est associé à une hypoglycémie sévère.
- Lors des traitements corticoïdes, l'hyperinsulinémie est modérée et n'est pas corrélée à une hypoglycémie associée.

TOLUÈNE

Le toluène (ou méthylbenzène) est un liquide incolore, d'odeur caractéristique, peu soluble dans l'eau, mais miscible à la plupart des solvants organiques. Ce solvant peut être absorbé par voie pulmonaire ou par voie cutanée.

L'excrétion est réalisée par voie pulmonaire et surtout par voie urinaire, sous forme d'acide hippurique ou benzoylglucuronique.

Le danger de l'exposition au toluène dépend de la teneur du produit en benzène responsable, même à faible teneur, d'une atteinte de la synthèse des lignées cellulaires. Il est donc nécessaire de respecter les mesures de prévention et de protection rendues obligatoires par la réglementation, tant pour le stockage du produit ou pour sa manipulation, que pour la surveillance médicale.

Méthodes de détection dans l'air

- Chromatographie en phase gazeuse.
- Spectrographie UV.

- Osmopiles (piles galvaniques).
- Appareil de Draeger à lecture colorimétrique immédiate.

La teneur limite de concentrations des vapeurs de toluène dans l'air est fixée à 100 ppm (375 mg/m^3).

Surveillance médicale

L'admission à un poste exposé nécessite une attestation d'aptitude, délivrée après un bilan clinique et biologique qui sera contrôlé 2 mois après, puis tous les 6 mois.

- *Liste des inaptitudes au poste :*
  - femmes < 18 ans, femmes enceintes ou nourrices.
  - hommes < 18 ans.
  - sujets atteints ou ayant été atteints de benzolisme, d'une leucose, d'une hémopathie chronique ou toxique, d'un état leucémoïde et les sujets présentant un trouble de la nutrition.
- *Inaptitude à l'embauche :*
  - si hématies < 4 000 000/mm^3,
  - si leucocytes < 5 000/mm^3,
  - si le taux de polynucléaires < 50 %,
  - si le temps de saignement > 6 mn,
  - si le signe du lacet est positif.

Surveillance biochimique de l'exposition

La surveillance peut se faire par le dosage urinaire de l'acide benzoïque et de l'acide hippurique.

TOXOPLASMOSE

La toxoplasmose est une parasitose due à un protozoaire intra-cellulaire, Toxoplasma gondii. La contamination humaine s'effectue généralement par ingestion de kystes de viandes animales contaminées ou d'oocystes issus du cycle sexué qui s'effectue en particulier chez le chat. L'examen sérologique est obligatoire lors du bilan prénuptial et lors du suivi des femmes enceintes séro-négatives.

Signes cliniques de la toxoplasmose

- Primo-infection : généralement asymptomatique, on observe dans 20 % des cas des adénopathies, une fièvre modérée, une asthénie. L'infection est bien controlée par l'immunité humorale et cellulaire chez le sujet immuno-compétant. La persistance de kystes dans certains tissus permet le maintien de l'immunité protectrice contre toute nouvelle contamination. Il s'agit d'une maladie du sujet jeune : vers 2 ans, 50 % des sujets sont atteints et 85 % des adultes sont immunisés.

Les adénopathies sont indolores, mobiles, surtout dans les aires occipitales et jugulaires, de consistance ferme, élastique, non inflammatoire, pouvant persister des mois.

L'altération de l'état général existe dans les formes généralisées avec fièvre à 39 °C, une asthénie profonde, des céphalées, des arthalgies, des myalgies, et parfois un exanthème fugace et un purpura.

Les signes neurologiques (somnolence ou agitation, épilepsie, signes méningés) sont de gravité variable.

L'atteinte oculaire (choriorétinite) peut se révéler à distance de l'infection toxoplasmique.

L'atteinte fœtale est liée à la primo-infection chez la femme enceinte et exceptionnellement à une réinfestation, entraînant un avortement ou des atteintes fœtales graves.

- Toxoplasmose congénitale : la gravité de cette infection dépend du terme de la grossesse et de la qualité placentaire.

  L'atteinte au cours du premier trimestre entraîne un risque faible de contamination mais les lésions sont importantes, associant hydro ou microcéphalie, des crises convusives fréquentes, localisées ou généralisées, également d'autres manifestations neurologiques diverses, des lésions oculaires avec microphtalmie, strabisme et une choriorétinite visible au fond d'oeil. Les calcifications cérébrales multiples sont fréquentes et se densifient avec l'évolution.

  L'atteinte au cours du 2e trimestre entraîne des manifestations essentiellement neurologiques avec un tableau d'encéphalomyélite évolutive avec un LCR xanthochromique, hyperalbumineux.

  L'atteinte au cours du 3e trimestre entraine des lésions hépatiques avec un tableau d'ictère néonatal avec hépato-splénomégalie et purpura. Le pronostic dépend des atteintes nerveuses, oculaires et hépatiques.

- Toxoplasmose chez l'immuno-déprimé : les formes graves correspondent à des rechutes d'infections acquises antérieurement, entrainant des lésions cérébrales. L'examen radiologique par RMN ou par tomodensitométrie du cerveau met en évidence des abcès en cocarde et une réaction inflammatoire.
- Transplantation d'organe : lors de la transplantation d'organe chez un sujet séronégatif pour la toxoplasmose, les kystes inclus dans l'organe du donneur peuvent entrainer le rejet du greffon et l'infection parasitaire classique.

Diagnostic biologique

Le diagnostic biologique repose sur la mise en évidence du parasite et surtout sur la mise en évidence de la réponse humorale spécifique qui permet de préciser le stade évolutif de l'infection par obligatoirement au moins 2 techniques permettant la recherche des IgG et des IgM.

Les IgM apparaissent vers la première semaine après contamination, sont maximales vers le 2e mois, puis décroissent pour disparaître vers le 9e mois mais peuvent persister plus longtemps. Les IgA suivent la même courbe, mais ne persistent généralement pas plus de 8 à 9 mois.

Le titrage des IgG en UI/ml est l'élément déterminant du sérodiagnostic. Le seuil de positivité est fixé entre 4 et 10 UI/ml selon les techniques.

• *Isolement du toxoplasme*

La mise en évidence du parasite dans les lésions par examen direct apporte un diagnostic de certitude, mais reste difficilement réalisable en raison de la pauvreté des prélèvements. La sensibilité et la spécificité sont améliorées par l'analyse de coupes par les anticorps marqués.

- La culture cellulaire est délicate mais très rapide. Réalisée sur les lignées fibroblastiques embryonnaires (MRC5) ou monocytaires (THP1), l'identification des kystes arrondis et des trophozoïtes est possible dès le 4e jour.
- L'inoculation à la souris à partir de tout type de prélèvement donne des résultats plus tardifs, après environ 1 mois pour les kystes encéphaliques, et environ une semaine pour le liquide intrapéritonéal. L'examen sérologique de la souris nécessite une attente d'un mois également.
- La PCR (polymerase chain reaction) utilise des gènes uniques ou répétés, est très sensible et reste utile dans le diagnostic anténatal et chez les patients immunodéprimés pour la mise en évidence du DNA parasitaire.
- La recherche d'antigène circulant sérique, urinaire, amniotique est réalisée lorsque la réponse immunitaire est perturbée (immunodéprimés, fœtus), par des techniques de contre-immunoélectrophorèse, immunoenzymatiques ou de coagglutination.

• *Exploration de la réponse immunitaire cellulaire*

Les techniques d'exploration de l'immunité cellulaire posent le problème du choix et de la qualité de l'antigène.

L'hypersensibilité retardée, après injection intradermique d'antigènes de T. gondii ne peut confirmer l'évolutivité des toxoplasmoses maternelles, en raison de son acquisition plusieurs mois après la primo-infection.

Les tests in vitro de l'immunité peuvent être appliqués au diagnostic de la parasitose, au cours de la toxoplasmose congénitale. Il s'agit essentiellement de tests de transformation lymphoblastiques réalisés avec des antigènes excrétés-sécrétés de T. gondii.

- *Examen sérologique*

Les anticorps spécifiques sont mis en évidence grâce à des Ag vivants ou fixés (Ag figurés) ou des extraits antigéniques (Ag solubles).

Technique	Nature de l'Ag	Ig détectées
Dye-test (test de lyse des parasites)	Vivant	G + M
Immunofluorescence indirecte : IFI	Figuré-formol	Totales, G, M
Agglutination directe classique	Figuré-formol	G + M
Agglutination IgG (Ag trypsiné)	Figuré-formol	G
Agglutination Ac	Figuré-méthanol	G
Immuno-sorbent agglutination : ISAGA	Figuré-formol	M, A, E
Fixation du complément	Cytoplasme	G + M
Latex (agglutination sur lame)	Cytoplasme	Totales
Hémagglutination	Cytoplame + membrane	G + M
ELISA indirect	Cytoplasme + membrane	G
ELISA inverse avec immunocapture	Cytoplasme + membrane	M, A
Enzyme linked immunofiltration : ELIFA	Cytoplasme + membrane	G, M, A, E

- Les anticorps détectés par le test de lyse apparaissent du 4e au 20e jour après l'infection et persistent très longtemps. L'interprétation des résultats exprimés en UI/ml, est identique à celle de l'IFI.
- L'IFI permet la détection des Ig totales, des IgG et des IgM (Rémington). Les titres inférieurs à 10 UI/ml sont considérés comme négatifs, entre 10 et 250 UI/ml, l'infection est probablement ancienne, entre 250 et 500 UI/ml, l'infection est récente, au dessus elle est évolutive. Mais pour juger de cette évolutivité, l'analyse de 2 sérums prélevés à 3 semaines d'intervalle est nécessaire pour démontrer la séro-élévation. En utilisant une antiIgM fluorescente sur une dilution de sérum au 1/32, on peut tenter la mise en évidence des IgM.

D'autres méthodes de fractionnement des IgM peuvent être essayées telles que le 2-Mercapto-éthanol, la filtration, l'ultra-centrifugation, l'absorption des IgG par la protéine A.

- La réaction de fixation du complément, peu utilisée, se positive vers la troisième semaine et peut se négativer dans les infections anciennes. Les titres supérieurs à 1/32 sont significatifs d'une infection récente.
- L'hémagglutination donne des résultats superposables à ceux de l'IFI, se positivant vers la première semaine.
  Les titres inférieurs à 1/32 sont considérés comme négatifs.
  Les titres supérieurs à 1/640 sont en faveur d'une infection récente.
- L'agglutination sensibilisée utilisée sur un sérum traité par le 2-ME est très sensible et permet la mise en évidence des IgG.
- L'agglutination IgG AC, qui utilise un Ag traité par le méthanol, se positive rapidement et se négative dans les infections anciennes.
- La réaction ISAGA permet l'immunocapture des IgM, des IgA et des IgE. Le seuil de positivité est de 9 (maximum : 12). L'inconvénient majeur est la détection des IgM résiduelles.
- Les réactions ELISA ont l'avantage d'être automatisables, permettant la détection des IgG (ELISA classique), des IgM et des IgA après immunocapture. Il n'existe pas de corrélation entre les densités optiques et la quantité d'anticorps surtout pour les titres supérieurs à 300 UI/ml.
  Entre 10 et 300 UI/ml, la reproductibilité est bonne.
- La technique ELIFA nécessite une électrosynérèse avec un Ag soluble, suivie d'une révélation immuno-enzymatique des arcs obtenus. L'intérêt est de pouvoir comparer les sérums fœtaux et maternels avec les 4 isotypes d'Ig.
- Le calcul de la charge immunitaire permet de comparer la production des IgG entre 2 milieux analysés : LCR/sérum, humeur aqueuse/sérum, enfant/mère …
  Charge immunitaire (exprimée en UI/mg) :

$$\frac{\text{IgG spécifiques (UI/ml)}}{\text{IgG totaux (mg/ml)}}$$

  La charge immunitaire des 2 milieux analysés est comparée : Si la charge du premier milieu est supérieure à celle du sérum (ou de la mère) d'au moins 3 fois, alors on estime qu'il y a production locale d'anticorps dans le LCR, l'œil (ou chez le l'enfant).

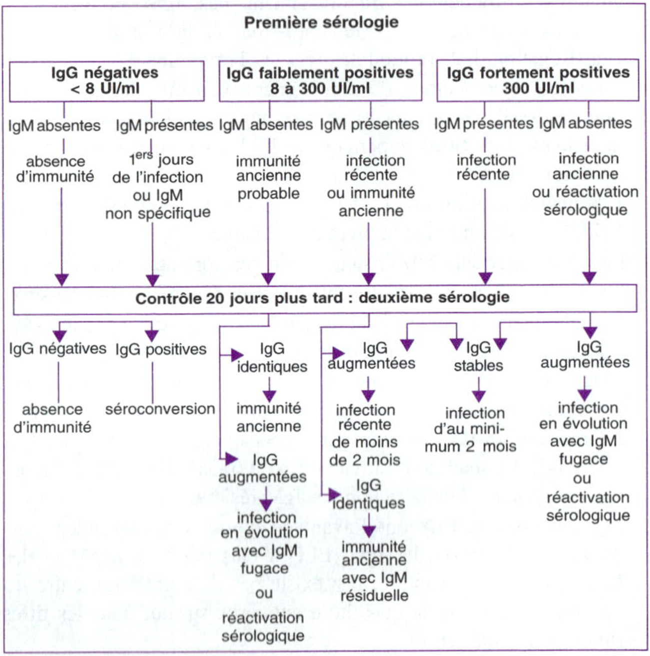

Toxoplasmose acquise

- Le diagnostic biologique est basé sur la détection et le suivi de la cinétique des différents anticorps.
- Les réinfections montrent une élévation brutale des IgG, exceptionnellement accompagnée des autres isotypes (IgA, IgM, IgE).
- Certains réinfections massives digestives s'accompagnent de la présence d'IgA spécifiques.

Primo-infection maternelle

- Sérologie positive avant la grossesse : pas de surveillance, sauf si la femme est immunodéprimée.
- Sérologie inconnue ou négative au début de la grossesse : réaliser un examen rapidement :
  - négatif : surveillance mensuelle jusqu'au 9e mois.
  - IgG stables sans IgM sur 2 examens successifs : immunité ancienne.

- IgM positifs sans IgG sur 2 sérums : réaction non spécifique.
- IgM positifs, apparition des IgG sur le 2e sérum : séroconversion.
- IgM et IgG positifs : infection récente ou évolutive en fonction de l'évolution des titres ou de leur stabilité.

• Au cours d'une séroconversion, l'apparition des IgM, des IgE et des IgA est rapide. Les IgG sont mis en évidence quelques jours plus tard. Les IgG sont mis en évidence plus rapidement par les techniques d'agglutination directe sensibilisée et d'IFI.
L'évolution ultérieure montre une décroissance progressive des IgA, des IgE puis des IgM.

• L'influence de la thérapeutique peut alors poser des problèmes d'interprétation : diminution des IgA et des IgM associée à des IgG faibles.

Toxoplasmose congénitale

La toxoplasmose maternelle expose au risque de toxoplasmose fœtale dans environ 10 % des cas ;

Le dépistage prénatal nécessite une exploration échographique et biologique pour détecter le parasite, la synthèse d'anticorps par le fœtus et les arguments biologiques orientant le diagnostic.

les prélèvements peuvent être réalisés dès la 12e semaine par ponction amniotique ou dès la 22e semaine pour le sang fœtal.

La recherche du parasite est effectuée par culture cellulaire et par technique d'hybridation avec amplification.

La synthèse d'anticorps n'est réalisée que plus tardivement en fonction du degré de maturité immunitaire fœtale, en fonction du passage transplacentaire des anticorps, de l'immunoréactivité maternelle. L'importance de la recherche de tous les isotypes et du calcul de la charge immunitaire peut être complétée par la recherche de signes indirects d'infection, interprétés en fonction de l'âge :

– thrombopénie,
– éosinophilie,
– augmentation des IgM sériques,
– élévation des taux de γGT et de LDH.

À la naissance, les examens sérologiques sont réalisés sur le sang du cordon, la recherche de parasites est effectuée dans le liquide amniotique, dans le placenta. Ils seront complétés par des examens cliniques, ophtalmologiques et neuroradiologiques. L'examen sérologique sera confirmé une semaine plus tard puis au niveau pédiatrique.

Dans certains cas, la confirmation est apportée par la comparaison des systèmes précipitants (ELIFA) de la mère et de l'enfant.

Le traitement diminue la transmission transplacentaire du parasite d'environ 50 % et limite ou inhibe la synthèse des anticorps, rendant l'interprétation délicate.

Toxoplasmose chez l'immunodéprimé

- La prévention est basée sur un dépistage sérologique initial, une prophylaxie systémique dès que l'immunité cellulaire est déficiente et des examens neurologiques et ophtalmologiques.
- Le diagnostic nécessite les dosages des IgA et IgE spécifiques dans les liquides biologiques (LCR, LBA, sang).
- Au cours d'une pneumopathie interstitielle, le parasite sera recherché dans le LBA.
- Les techniques d'hybridation, permettant la recherche du toxoplasme, compléteront les diagnostics cliniques et radiologiques.

Thérapeutique

- Séroconversion ou toxoplasmose évolutive maternelle :
  - spiramycine (Rovamycine® = 3 MU/8 h),
  - autres macrolides (roxithromycine, azithromycine, clarithromycine).
- Suspicion de toxoplasmose congénitale : fœtopathie :
  - pyriméthamine (Malocide® = 1 mg/kg/j) associé à sulfadiazine (Adiazine® = 100 mg/kg/j),
  - en alternance avec la spiramycine (Rovamycine®),
  - surveillance cutanée et hématologique.
- Toxoplasmose congénitale : traitement de l'enfant :
  - dès la naissance : cures de 3 semaines par trimestre de pyriméthamine-sulfadiazine en alternance avec la spiramycine,
  - supplémentation en folates,
  - surveillance sérologique, hématologique et clinique.
- Neurotoxoplasmose chez le sujet immunodéprimé :
  - pyriméthamine (1 mg/kg/j) associé à sulfadiazine (100 mg/kg/j), clindamycine (30 mg/kg/j), dapsone (100 mg/kg/j) et clarithromycine (2 g/j).
- Atteintes oculaires ou pulmonaires du sujet immunodéprimé :
  - clindamycine (30 mg/kg/j).

TPA (Tissu polypeptide antigen)

Le TPA présente des analogies structurales avec des protéines du cytosquelette. Il est sécrété par les cellules en mitoses et il s'élève au cours des régénérations cellulaires (nécroses, brûlures, colites inflammatoires ...). Les élévations pathologiques sont retrouvées au cours des tumeurs pulmonaires à petites cellules.

Prélèvement

Sérum.

Valeurs de référence

Taux inférieurs à 130 U/l.

Variations pathologiques

Des élévations non spécifiques sont retrouvées au cours de pathologies respiratoires sévères, de l'insuffisance rénale et des atteintes hépatiques (hépatites, cirrhoses).

Le marqueur possède une bonne sensibilité vis-à-vis des cancers pulmonaires à petites cellules et apporte une information sur l'extension de la maladie.

Il est très souvent élevé au cours de métastases hépatiques.

Au cours de la surveillance, il permet de détecter les rechutes avant la clinique d'environ 3 mois et surtout permet la détection de métastases hépatiques isolées curables chirurgicalement.

TRANSAMINASES (TGO ou ASAT, TGP ou ALAT)

Les transaminases sont des enzymes de nature glycoprotéique, localisées principalement au niveau du cytoplasme cellulaire. Leur élévation est un reflet d'une lésion cellulaire (essentiellement au niveau hépatique, cardiaque, rénal, musculaire).

L'aspartate aminotransférase (ASAT) hydrolyse les substrats possédant comme résidu N-terminal, le L. aspartate.

L'alanine aminotransférase (ALAT) hydrolyse les substrats possédant comme résidu N-terminal, la L. alanine.

Prélèvement

Sérum prélevé à jeun en évitant toute hémolyse.

Dosage

- Techniques enzymatiques dans l'UV utilisant un tampon TRIS avec ou sans addition de phosphate de pyridoxal (mesure cinétique de la disparition de NADH, H^+ à 340 nm).
- Techniques dans l'UV utilisant un tampon phosphate.
- Techniques colorimétriques (DNPH/INT).
- Spectroréflectométrie.

Valeurs de référence (en UI/l)

ASAT (TGO)	Valeurs SFBC à 30 °C	Valeurs DGKC à 37 °C
Nouveau né	20-70	20-80
4-14 ans	5-30	10-35
Homme	5-30	10-40
Femme	5-25	10-35

ALAT (TGP)	Valeurs SFBC à 30 °C	Valeurs DGKC à 37 °C
Nouveau né	2-20	5-35
4-14 ans	5-30	10-35
Homme	5-35	10-45
Femme	5-30	10-35

Variations physiologiques

- Médicaments entraînant une élévation des transaminases : anticonvulsivants (+ 15 %), contraceptifs oraux (+ 15 %), médicaments hépatotoxiques en traitement prolongé.
- Grossesse : diminution de 20 % des transaminases.
- Surcharge pondérale : élévation de 10 % (femme) à 50 % (homme) des valeurs normales.
- Prise d'alcool : élévation de 10 à 40 % des taux.
- Déficit en vitamine B6 : diminution de 20 % des TGP.

Variations pathologiques

- Augmentation supérieure à 10 fois les valeurs normales :
  - hépatites virales aiguës : augmentation précoce, précédant la phase ictérique, avec ALAT > ASAT ;
    Activité maximale dès l'apparition de l'ictère puis décroissance progressive des taux.
    Le diagnostic virologique des hépatites sera réalisé ;
  - hépatites médicamenteuses et toxiques : toxicité hépatique potentielle de certains médicaments et des toxiques (tétrachlorure de carbone) ;
  - ischémie hépatique aiguë liée à une atteinte cardiaque (infarctus, trouble du rythme) ;
  - Obstruction de la voie biliaire.
- Augmentation comprise entre 2 et 10 fois la normale :
  - hépatites infectieuses virales (MNI, CMV, varicelle-zona, VIH) ;

- autres hépatites infectieuses (toxoplasmose, syphilis, légionnellose, salmonellose, leptospirose, fièvre Q, septicémies à bacilles Gram négatif) ;
- atteinte hépatique secondaire : lupus, périartérite noueuse, maladie de Horton, syndrome de Sjögren, sclérodermie, polyarthrite rhumatoïde, vascularite, hémopathies, maladie de Still, cryoglobulinémies).

• Augmentation prolongée (> 6 mois) :
  - atteintes alcooliques (cirrhose, hépatite, stéatose) : élévation essentiellement des ASAT (TGO), élévation de la fraction mitochondriale de l'ASAT, diminution des ALAT par déficit en vitamine B6.
  Le rapport ASAT/ALAT est supérieur à 2 dans 70 % des cas ;
  - stéatose (alcoolisme, diabète, obésité) ;
  - obésité (augmentation surtout des ALAT) ;
  - hépatites virales chroniques … ;
  - hépatites chroniques médicamenteuses ou toxiques ;
  - hépatites chroniques auto-immunes ;
  - hémochromatose ;
  - maladie de Wilson ;
  - tumeurs hépatiques primaires ou secondaires.
• Atteintes cardiaques et musculaires :
  - augmentation à la 6e heure de l'infarctus de l'ASAT (TGO) avec un pic vers la 36e heure et un retour aux valeurs normales vers le 6e jour. En cas de récidive, les taux remontent rapidement. L'augmentation de l'ALAT (TGP) est modérée vers le 6e jour ;
  - augmentation des taux d'ASAT au cours des myopathies, parallèlement aux lésions musculaires ;
  - au cours de l'infarctus et des myopathies, l'ALAT (TGP) suit l'évolution de l'ASAT (TGO). Au cours des cytolyses musculaires, le rapport ASAT/ALAT est supérieur à 1.

TRANSFERRINE ou SIDÉROPHILINE

La transferrine ou sidérophiline est une β_1 globuline synthétisée par le foie, chargée du transport du fer (également du cuivre et du zinc). Elle représente un polymorphisme génétique important mais 95 % de la population est de type C_1.
Son taux de synthèse est inversement proportionnel à la quantité de fer sérique, permettant son dosage au cours de l'exploration du métabolisme du fer.

Son dosage est également réalisé dans le cadre d'un bilan protéique pour mettre en évidence une anomalie de synthèse ou de catabolisme de la transferrine.

Prélèvement

Sérum recueilli à jeun.
Eviter les sérums hémolysés et hyperlipémiques.

Dosage

- Méthodes immunochimiques par précipitation :
  - turbidimétrie,
  - néphélémétrie,
  - IDR.
- Calcul de la capacité totale de fixation en sachant qu'une molécule de transferrine (PM : 80 000) fixe 2 atomes de fer :

$$\text{CTF } (\mu\text{mol/l}) = \frac{\text{Transferrine (g/l)} \times 10^6 \times 2}{80\,000}$$

$$\textit{soit } \text{CTF } (\mu\text{mol/l}) = \text{Transferrine (g/l)} \times 25$$

- Calcul du coefficient de saturation en fer de la transferrine :

$$\text{CS} = \frac{\text{Fer } (\mu\text{mol/l})}{\text{CTF } (\mu\text{mol/l})}$$

Valeurs de référence

- Transferrine :
  Nouveau-né : 1,7-2,8 g/l.
  1 mois : 1,7-3,3 g/l.
  1 an : 1,9-3,5 g/l.
  Adultes : 2,0-4,0 g/l.
- Coefficient de saturation :
  Homme : 0,20-0,40.
  Femme : 0,15-0,35.

Variations physiologiques

Essentiellement liées à l'imprégnation œstrogénique :
– grossesse : élévation de 50 % en 2e partie de grossesse,
– contraceptifs oraux : élévation de 30 %.

Variations pathologiques

- Hypertransferrinémies (diminution du coefficient de saturation) :
  - carence martiale (anémies ferriprives),
  - hémorragies aiguës.

- Hypotransferrinémies (généralement augmentation du coefficient de saturation en fer) :
  - surcharges en fer : hémochromatose,
  - surcharges secondaires à des transfusions et dans la porphyrie cutanée tardive,
  - processus inflammatoires avec hyposidérémie modérée,
  - insuffisance hépatocellulaire : cirrhose, hépatites, états de malnutrition,
  - atransferrinémie congénitale : anémie néo-natale hypochrome avec accumulation hépatique du fer non transporté,
  - pertes exagérées : au cours du syndrome néphrotique et des tumeurs digestives, entraînant une baisse d'environ 30 % des taux sériques.
- Surveillance de l'éthylisme et des affections cirrhotiques.
  La diminution de la transferrine et l'augmentation du rapport IgA sur transferrine sont proportionnels au degré d'insuffisance hépatique.

RÉCEPTEURS SOLUBLES DE LA TRANSFERRINE

Le dosage des récepteurs solubles de la transferrine est utile dans le diagnostic des états de dysérythropoïèse (prolifération de cellules érythrocytaires ou aplasies médullaires).
Le fer de l'organisme se répartit en 2 compartiments :
– le fer stocké dans les macrophages de la rate, de la moelle ou du foie, qui permet de reconstituer les déficits du fer fonctionnel ;
– le fer fonctionnel des protéines héminiques : hémoglobine, myoglobine et enzymes héminiques. Leur diminution signe le début de l'expression des signes cliniques, après l'épuisement des stocks. Le marqueur le plus souvent utilisé est la ferritine qui permet d'apprécier les réserves en fer.

La diminution du stock de fer est suivie de façon précise par le dosage de la ferritinémie lorsque celle-ci reste supérieure à 12 µg/l. Lorsque la ferritinémie est inférieure à cette valeur, l'estimation du déficit en fer reste imprécise en raison de la libération de ferritine par les cellules nécrosées, ce qui masque en partie le déficit en fer, mais aussi en raison d'une éventuelle inflammation associée.
Le dosage des récepteurs solubles de la transferrine est intéressant pour plusieurs raisons :
– la concentration est indépendante de l'inflammation ;
– les valeurs physiologiques sont indépendantes de l'âge et du sexe ;

– la concentration est proportionnelle au nombre de récepteurs membranaires de la transferrine ;
– la concentration est indépendante des fonctions hormonales (œstrogènes, thyroïde) ;
– la spécificité pour les états de carence en fer, isolés ou associés à une inflammation.

Valeurs de référence

Sujet normal : 3 - 8 µg/l.

Variations des récepteurs solubles de la transferrine

- *Diminution des récepteurs*
  - Aplasie et hypoplasie médullaire.
  - Insuffisance rénale aiguë avec déficit en érythropoïétine.
  - Surcharges en fer.
- *Augmentation des récepteurs*
  - Carences en fer.
  - Inflammation chronique avec carence en fer et ferritine normale ou augmentée.
  - Grossesse avec carence en fer.
  - Augmentation des cellules érythroïdes et stimulation de l'érythropoïèse (maladie de Vaquez, myélofibrose, anémies hémolytiques : drépanocytoses, sphérocytose, ß thalassémie, paludisme).
  - Érythropoïèse inefficace par déficit en folates ou vitamine B12.

TRH (Test au Stimu-TSH)

Le test au TRH permet l'exploration d'une hyperprolactinémie, d'une dysthyroïdie et d'une acromégalie.
Le TRH hypothalamique stimule la synthèse de la TSH antéhypophysaire et agit sur la sécrétion de prolactine et d'hormone de croissance.

Prélèvement

- Sujet à jeun depuis 12 heures.
- Eliminer les médicaments agissant sur la réponse hormonale.
- Repos absolu pendant 30 minutes, cathéter en place.
- Injection d'une ampoule de 250 µg de Stimu-TSH.
- Prélèvements à T – 20 mn, T 0, T + 20, T + 40, T + 60.

Résultat

- Prolactine :
  - taux de base inférieur à 20 µg/l,

- accroissement de 3 à 6 fois le taux de base, maximal entre la 20e et la 40e minute,
- une réponse supérieure à 100 µg/l est pathologique.

• TSH :
- taux de base compris entre 0,2 et 4,9 mU/l,
- accroissement maximal vers la 20e minute avec une augmentation de 2 à 20 mU/l, proportionnelle aux réserves hypophysaires,
- dans l'hypothyroïdie primitive, la réponse est explosive,
- dans l'insuffisance hypothalamique, la réponse est normale, mais retardée, maximale vers la 60e minute,
- dans l'hyperthyroïdie ou dans les tumeurs hypophysaires, la réponse est supprimée,
- en cas de sécrétion inappropriée en TSH, la réponse est normale dans les syndromes non tumoraux, et supprimée en cas d'adénome.

TRICHINOSE

La trichinose est une parasitose cosmopolite due à un nématode : *Trichinella spiralis*, parasite des mammifères omnivores et carnivores (surtout le porc). L'homme s'infeste en mangeant une viande trichinée et sera porteur des vers adultes au niveau de l'iléon, puis des larves dans les muscles striés.

La maladie évolue en plusieurs phases :

– la période intestinale correspond à la fixation des adultes dans l'intestin avec une diarrhée, des douleurs abdominales et une fièvre continue pendant 48 heures ;
– la période de dissémination larvaire à partir du 4e jour. La fièvre persiste, accompagnée d'un œdème généralisé et de douleurs articulaires et musculaires ;
– la période d'enkystement (3e mois) caractérisée par des myalgies, des arthralgies, une myocardite ;
– la phase terminale (3e mois) caractérisée par une calcification des kystes et la persistance d'embryons vivants, nécessitant une thérapeutique larvicide.

Diagnostic biologique d'orientation

• Polynucléose (20 000 blancs) avec hyperéosinophilie débutant à la phase d'état, maximale à la 3e semaine, (entre 20 et 50 % d'éosinophiles), persistant en phase chronique (autour de 10 %).

- Augmentation de la VS, des enzymes musculaires (CPK, aldolase, LDH).
- L'électrophorèse des isoenzymes de la LDH montre une élévation des fractions 4 et 5.

Biopsie musculaire

Réalisée dès la 3e semaine, elle met en évidence la présence de larves dans le kyste.

Le kyste mesure 400 µ × 250 µ, en forme de citron incolore. Son axe est dirigé dans le sens des fibres musculaires. A l'intérieur, la larve montre ses 2 extrémités enroulées.

Diagnostic immunologique

- Test de Roth (positif dès le 15e jour).
- Immunoélectrophorèse : arc spécifique avec un extrait somatique (positif dès le 15e jour dans 50 % des cas).
- Réaction de fixation du complément (positive vers la 3e semaine dans 85 % des cas).
- Agglutination de particules de latex sensibilisées.
- Immunoflurorescence indirecte : les anticorps sont mis en évidence dès le 15e jour dans 85 % des cas. Les titres significatifs sont supérieurs à 1/400.

  Il existe des réactions croisées, en particulier avec les filarioses.

TRICHOCÉPHALOSE

La trichocéphalose est une parasitose intestinale due à un nématode : *Trichuris trichiura.*

La contamination humaine est liée à l'ingestion d'œufs embryonnés avec des légumes et des eaux souillés. Il n'y a pas de cycle migratoire. La larve devient adulte dans le cæcum et vit la tête fichée dans la muqueuse intestinale, se nourrissant de sang. Il n'y a pas d'auto-infestation. Le parasite peut vivre jusqu'à 5 ans. La femelle pond 5 000 œufs par jour.

La maturation est cliniquement silencieuse, sauf en cas de fortes infestations en zone tropicale qui sont anémiantes.

Diagnostic biologique d'orientation

- Hyperéosinophilie qui précède la maturité du vers, pouvant atteindre 10 à 20 % au maximum des éléments sanguins.

  En période d'état, il n'y a pas d'hyperéosinophilie.
- Anémie progressive en cas d'hyperinfestation.

Diagnostic parasitologique

- Mise en évidence des œufs à l'examen direct et après enrichissement.
  Les œufs mesurent 50 µ × 25 µ, sont colorés en brun acajou, sont ovalaires, symétriques.
  La coque est épaisse et lisse, interrompue à chaque pôle qui montre un bouchon muqueux clair.
- Mise en évidence des adultes.
  Vers blanchâtres, rosés ou rougeâtres, filiforme pour les deux tiers antérieurs et effilée, renflée pour la partie postérieure.
  La partie postérieure est arquée chez la femelle qui mesure environ 5 cm de long, et elle est spiralée chez le mâle qui mesure 3 cm de long.

Il n'existe pas de diagnostic immunologique.
Le traitement nécessite du Fluvermal® ou du Zentel®.

TRICHOMONASE INTESTINALE

La trichomonase intestinale est due à *Pentatrichomonas intestinalis*, responsable de douleurs intestinales diffuses, et de l'émission de selles molles. Les formes diarrhéïques sont généralement chroniques avec modification du transit et colite.
La forme végétative mesure entre 2 et 8 µ de long. Il existe une membrane ondulante et 5 flagelles antérieurs, responsables de leur mobilité.
La contamination est liée à l'ingestion d'aliments souillés.

Prélèvement

Selles
Tubage duodénal par aspiration

Examen direct

Selles diarrhéïques : présomption de formes végétatives nécessitant un examen direct attentif et une fixation. (il n'y a pas de formes kystiques).

Culture

possible sur milieu diphasique à 37 °C

TRICHOMONAS VAGINALIS

La trichomonase uro-génitale est une affection vénérienne due à une protozoaire flagellé, strictement humain, *Trichomonas vaginalis*, qui n'existe que sous une forme végétative, sensible à la dessiccation. Il est responsable chez l'homme d'une forme généralement asymptomatique. Seule la présence d'une sérosité au niveau du méat, traduit l'existence d'une urétrite, sans écoulement ni brûlure lors des mictions. Les complications sont exceptionnelles. Chez la femme, l'infestation par *T. vaginalis* et sa flore d'accompagnement, entraîne une élévation du pH vaginal et la disparition de la flore de Doderlein. En phase aiguë, les leucorrhées sont malodorantes, purulentes, laiteuses, spumeuses, accompagnées d'un prurit. La muqueuse est rouge vif, avec un aspect en « peau de panthère ». En phase chronique, la flore lactique est normale et les recherches sont possibles lors d'infections, de stress, de grossesse. L'association avec une candidose est fréquente.

Prélèvement

- Uréthral : le matin, avant miction.
- Vaginal : paroi vaginale, cul de sac postérieur, col.
- Urines du premier jet examinées après centrifugation.

Examen direct à frais

Indispensable, l'examen est réalisé entre lame et lamelle à chaud, permettant d'identifier le parasite grâce à sa mobilité, sa forme piriforme, ses 4 flagelles antérieurs, son flagelle postérieur et un axostyle. Il mesure en moyenne 15 μ. Le cytoplasme est vacuolaire. Le noyau est unique, ovale et antérieur.

Examens direct après coloration (MGG, Gram, Lugol…)

Cellule ovale ou arrondie de 15 μ, au cytoplasme bleu et un noyau rougeâtre, flanqué du bléphorablaste coloré en rouge, d'où partent les flagelles.

Culture

Sur milieu diphasique de Dobell, CMLP, Roiron … à 37 °C, en atmosphère anaérobie, pendant 5 jours.

Traitement

Flagyl®, Fasigyne®, Flagentyl®.

TRICHOSPORONOSES

Trichosporon est responsable d'infections fongiques humaines, de mauvais pronostic chez les patients atteints d'hémopathies malignes. La porte d'entrée est digestive et respiratoire. Ils sont responsables d'attaque des poils (piedra blanche) au niveau des cheveux, des moustaches, des poils axillaires ou pubiens.

Des atteintes systémiques sont retrouvées chez des sujets leucémiques ou des sujets atteints d'hémopathies malignes sous chimiothérapie, chez qui la granulopoïèse est déficiente.

Prélèvement

Hémocultures, expectorations, urines, prélèvements cutanés.
Biopsies tissulaires.

Aspects culturaux

Les aspects en culture sont différents selon l'âge des cultures, le milieu ou les souches, sur milieu de Sabouraud, les souches sont blanc crémeuses, cérébriformes, glabres ou luisantes. Le revers des cultures est beige à brunâtre.

Les colonies sont mucoïdes (*T. mucoïdes*), ou plus sèche avec tardivement l'apparition de poudre blanchâtre en surface (*T. inkin*, *T. asahii*).

Trichosporon beigelii ne fermente pas les sucres, ne réduit pas le tétrazolium, et produit de l'uréase en substrat urée-indole placé à 37 °C. Un grand nombre de substrats carbonés sont assimilés. La culture en présence d'actidione est variable.

Caractères	*T.asahii*	*T. inkin*	*T. mucoïdes*
Croissance à 37 °C	+	+	+
Actidione à 0,01 %	+	-	+
Arabinose	+	-	+
Raffinose	-	-	+
Melibiose	-	-	+
Inositol	-	+	+
Esculine	+	-	+
Levulinate	-	-	-
Isolement	Peau, Sites profonds	Urogénital, Sites profonds	Ongles, Système nerveux

Aspects microscopiques

On retrouve le mycélium et le pseudo-mycélium fragmenté en arthrospores tonnelés, (filaments arthrosporés de 8 à 10 µm de diamètre, faiblement colorés au PAS), ainsi que des blastospores de taille variable, globuleuses ou ellipsoïdes tendant à disparaître lorsque les souches sont âgées.

Il n'y a pas de capsule à l'encre de Chine, contrairement à *Cryptococcus neoformans*.

Traitement

Les antifongigrammes révèlent une résistance à la 5-fluoro-cytosine.

Le traitement par kétoconazole est utile lorsque la granulopoïèse est rétablie.

Le traitement nécessite une association amphotéricine B et un autre antifongique.

TRIGLYCÉRIDES

Les triglycérides sont composés d'acides gras et de glycérol. Ils constituent la principale réserve énergétique de l'organisme et sont stockés dans les tissus adipeux. Les 2 sources de triglycérides sont l'alimentation et la synthèse hépatique.

La muqueuse intestinale est responsable en période nutritionnelle de la biosynthèse des chylomicrons à partir des graisses ingérées, et en toute période des VLDL.

Le foie sécrète en permanence des VLDL riches en triglycérides d'origine endogène. L'action de la lipoprotéine-lipase sur les chylomicrons et les VLDL libère des acides gras et conduit à la formation de « remnants » qui seront catabolisés au niveau du foie. Tous les acides gras libres qui arrivent au foie sont ré-estérifiés en triglycérides et une partie des acides gras libres est utilisée par les tissus comme élément énergétique.

L'hypertriglycéridémie peut donc refléter :

- une accumulation de chylomicrons, normalement absents à jeun,
- une accumulation de VLDL,
- une accumulation de lipoprotéines résiduelles issues de la dégradation périphérique de ces lipoprotéines.

La prise en charge des hypertriglycéridémies se justifie par leur risque potentiel athérogène avec atteinte cardio-vasculaire, mais aussi en raison du risque thrombogène car l'hypertriglycéridémie s'accompagne d'une hyperagrégabilité plaquettaire, d'une augmentation du facteur VII et du PA-inhibiteur.

Prélèvement

Sérum prélevé à jeun, en évitant une pose de garrot trop longue.

Dosage

Les méthodes sont basées sur le dosage du glycérol libéré par hydrolyse des triglycérides.

- Méthode à la glycérol-déshydrogénase (mesure du NADH, H^+ dans l'UV).

- Méthode colorimétrique à la glycérol-oxydase-peroxydase (mesure de la quinone-imine colorée).
- Méthode colorimétrique à la glycérol-déshydrogénase- diaphorase (mesure du formazan coloré).
- Méthode à la pyruvate-kinase-lactate-déshydrogénase (mesure du NAD^+ dans l'UV).

Valeurs de référence (g/l × 1,14 = mmol/l)

Âge	Femme		Homme	
	g/l	mmol/l	g/l	mmol/l
0-4 ans	0,30-1,05	0,35-1,20	0,30-1,00	0,35-1,15
4-10 ans	0,35-1,10	0,40-1,25	0,30-1,05	0,35-1,20
10-15 ans	0,35-1,35	0,40-1,55	0,30-1,30	0,35-1,50
15-20 ans	0,40-1,30	0,45-1,50	0,35-1,60	0,40-1,80
Adultes	0,35-1,40	0,40-1,60	0,45-1,75	0,50-2,00
> 70 ans	0,30-1,20	0,35-1,35	0,40-1,50	0,45-1,70

Variations physiologiques

- Âge : les valeurs sont plus faibles chez le nouveau-né (– 50 %) et chez les sujets âgés (– 20 %).
- Sexe : les valeurs sont plus élevées chez l'homme (+ 30 %).
- Grossesse : l'élévation progressive est surtout nette à partir du 7e mois et les taux à terme sont 2 fois plus élevés que la normale. Le retour aux taux de base s'effectue en 1 à 2 mois après l'accouchement.
- Mode de vie :
  - contraceptifs oraux : augmentation jusqu'à 50 % (œstrogènes),
  - tabac : augmentation jusqu'à 50 %,
  - alcool : doublement des taux,
  - alimentation riche en carbohydrates : augmentation de 10 à 50 %,
  - obésité : les taux sont doublés.
- Repas :
  - 1 heure après le repas : + 60 % (sujets normolipémiques),
  - 1 heure après le repas : + 100 % (sujets hyperlipémiques).

Variations pathologiques

- Hypertriglycéridémies primitives :
  - hyperlipoprotéinémie de type I : hyperchylomicronémie :

. liée à une déficience en lipoprotéine lipase,
. maladie autosomique récessive (1 cas sur 1 million),
. persistance de chylomicrons dans le sérum à jeun,
. risque majeur : pancréatite aiguë ;

- hyperlipoprotéinémie de type II_b :
  . élévation des triglycérides et du cholestérol total,
  . augmentation des β et préβ-lipoprotéines,
  . retrouvé chez 15 % des sujets atteints de maladies cardio-vasculaires ;
- hyperlipoprotéinémie de type III :
  . élévation des triglycérides et du cholestérol total,
  . large bande β-préβ-lipoprotéines,
  . très athérogène, mais rare (1/5000) ;
- hyperlipoprotéinémie de type IV :
  . hypertriglycéridémie modérée,
  . augmentation des préβ-lipoprotéines,
  . la sévérité est liée à la prise d'alcool ou de sucres qui entraînent une hypertriglycéridémie sévère, une augmentation du risque de pancréatite aiguë ;
- hyperlipoprotéinémie de type V :
  . hypertriglycéridémie mixte (endogène et exogène),
  . accumulation de chylomicrons et de VLDL dépendant de l'apport en graisses et en glucides ;
- hypo alpha-lipoprotéinémie :
  . hypertriglycéridémies modérées observées au cours des déficits en LCAT, maladie de Tangier ...

• Hypertriglycéridémies secondaires :
  - diabète :
    . défaut d'activation de la lipoprotéine-lipase lié à une carence en insuline chez le diabétique insulino-résistant,
    . hyperinsulinisme associé à une insulinorésistance entraînant une hypersynthèse hépatique des triglycérides et de VLDL chez le diabétique non insulino-dépendant ;
  - hyperuricémie : liée à une hypertriglycéridémie dans 80 % des cas,
  - insuffisance rénale : hypertriglycéridémie liée à une accumulation de VLDL,
  - intolérance aux glucides : s'accompagne d'une hypertriglycéridémie chez les sujets obèses,
  - infarctus du myocarde : augmentation des triglycérides.

Aspect du sérum	Triglycéridémie
Clair	< 1,50 g/l
Opalescent	> 1,80 g/l
Lactescent	> 10 g/l

TRIOSE PHOSPHATE ISOMÉRASE

La triose phosphate isomérase est une enzyme de la voie anaérobie de la glycolyse, indispensable au maintien de l'intégrité membranaire du globule rouge. Son déficit entraîne une anémie hémolytique chronique.

Prélèvement

Méthode enzymatique.

Le taux est interprété en fonction de la numération des réticulocytes.

Déficit enzymatique

- Autosomal récessif, lié à un trouble de synthèse de l'enzyme.
- Déficit sévère (10 %) dans les formes homozygotes et modéré (50 %) chez les thétérozygotes chez qui la maladie est souvent asymptomatique.
- Anémie hémolytique sévère, chronique, avec des poussées de déglobulisation déclenchées par les infections.
- Absence d'anomalies morphologiques des hématies.
- Test d'autohémolyse augmentée, partiellement corrigée par le glucose et l'ATP.
- La révélation est précoce, dès la première année de vie associée à des troubles neurologiques (troubles du tonus, retard psychique) et des infections fréquentes.

TROPONINE

La troponine est un complexe protéique formé de 3 sous-unités codées par des gènes différents. Elle intervient dans la régulation de la contraction musculaire en contrôlant l'interaction actine-myosine en fonction de la concentration en calcium intracellulaire.

- Troponine C (18 kDa) : fixe le calcium.
- Troponine T (37 kDa) : liée au filament fin de tropomyosine.

  La troponine T apparaît dans le sérum entre 2 et 6 heures après la nécrose myocardique. Le pic est atteint en 24 heures et le retour à la normale s'effectue en 8 à 10 jours. Son dosage sérique peut être considéré comme un marqueur du risque de thrombose et d'infarctus du myocarde, même de petite taille.

- Troponine Ic (24 kDa) : inhibitrice de l'activité adénosine triphosphate, empêchant la contraction des fibres musculaires en l'absence de calcium. La troponine Ic apparaît dans le sérum entre 2 et 6 heures après la nécrose myocardique. Le pic est atteint en 24 heures et le retour à la normale s'effectue en 6 à 8 jours, permettant un diagnostic rétrospectif d'infarctus du myocarde.

Prélèvement

Selon la technique, le prélèvement sanguin est effectué sur tube EDTA, sur tube citrate, sur tube hépariné ou sans anticoagulant. Les résultats ne peuvent être validés qu'en fonction de l'anticoagulant préconisé dans chaque trousse de réactif.

On évitera les prélèvements hémolysés où l'interférence analytique de la fibrine qui peuvent induire des faux-positifs.

La stabilité de la troponine est de 14 jours à + 4 °C et d'un an à - 20°C.

Dosage

Toutes les méthodes de dosage font appel à des méthodes immunométriques utilisant des anticorps monoclonaux spécifiques de l'isoforme cardiaque I ou T, dont l'un est fixé à une enzyme, un fluorophore ou un luminophore.

La limite de détection analytiques des tests varie de 0,01 à 0,50 µg/l.

Le seuil de détection proposé actuellement permet la détection de micro-thrombus non identifiés par la scintigraphie. Le seuil varie selon les trousses de 1 à 2 µg/l. La troponine a l'avantage par rapport à la CK-MB d'avoir une cinétique plus prolongée de 7 à 10 jours, alors que la CK-MB n'est détectable que 3 à 4 jours. La troponine a surtout une plus grande spécificité myocardique et une plus grande sensibilité pour détecter les micro-infarctus.

Intérêt du dosage

Le dosage de la troponine est un examen d'urgence permettant d'exclure ou de confirmer un infarctus du myocarde. Le diagnostic précoce d'un infarctus du myocarde permet d'instaurer le traitement de reperfusion rapidement et de préserver la fonction myocardique. Le dosage permet la surveillance d'un traitement thrombolytique et donc le succès ou l'échec de la reperfusion.

Le dosage permet la détection des sujets à risque chez les patients atteints d'angor instable (diagnostic des micro-infarctus) et le suivi de leur évolution.

Le dosage permet le suivi post-opératoire des interventions chirurgicales au cours des pontages coronariens ou des angioplasties. Il permet le diagnostic des rejets de greffe après transplantation.

Les taux sont retrouvés également élevés dans d'autres souffrances myocardiques, les myocardites, les péricardites sévères et après chirurgie cardiaque.

Les taux restent normaux au cours des atteintes musculaires squelettiques, les polymyosites, l'hypothyroïdie et l'insuffisance rénale chronique.

	Myoglobine	Troponine	CK-MB	LDH	ASAT
Détection	1 à 3 h.	2 à 6 h.	3 à 10 h.	6 à 12 h.	3 à 6 h.
Pic sérique	6 à 9 h.	12 à 24 h.	10 à 18 h.	24 à 60 h.	24 à 48 h.
Normalisation	24 à 36 h.	6 à 10 j.	2 à 4 j.	6 à 14 j.	6 à 10 j.

TRYPANOSOMOSES AFRICAINES

La maladie du sommeil est une parasitose, transmise à l'homme par piqûre d'une glossine (mouche tsé-tsé).

La trypanosomose est liée à 2 espèces africaines tropicales :

– *Trypanosoma gambiense* : responsable d'une affection chronique et localisée en Afrique de l'ouest et du centre ;
– *Trypanosoma rhodesiense* : responsable d'une affection aiguë, fortement virulente pour l'homme, et localisée en Afrique de l'est.

Après incubation de plusieurs mois, la phase d'invasion est marquée par une atteinte lymphatique avec hypertrophie des organes lymphoïdes, accompagnée de troubles digestifs, cutanés, myocardiques, de céphalées et de fièvre.

L'évolution par crises aboutit à des troubles nerveux, entrecoupés de périodes de rémission, accompagnés de troubles psychiques, endocriniens, sexuels, de troubles de la sensibilité, de troubles moteurs.

L'état de somnolence est de plus en plus marqué et l'évolution est mortelle.

Diagnostic biologique d'orientation

- En zone d'endémie, toute altération nerveuse doit faire penser à la trypanosomose.
- VS : très perturbée (100 mm à la première heure).
- Leucocytose : peu perturbée (10 à 15 000 globules blancs).

- Électrophorèse des protéines : pic de gamma-globulines avec élévation des IgM retrouvée chez 95 % des malades.
- Tests hépatiques : perturbés.
- Études du LCR : indispensable.
  Le LCR est clair, avec 500 éléments par mm^3.
  Il existe une hyperalbuminorachie (inférieure à 1 g/l) avec environ 10 % d'IgM dont le taux est corrélé à l'hyperlymphocytose.

Diagnostic parasitologique

- Prélèvements :
  - sang,
  - moelle osseuse,
  - ganglions,
  - LCR.
- Examen du sang :
  - mise en évidence du parasite à frais entre lame et lamelle grâce à sa mobilité. L'examen est souvent positif pour la recherche de *T. rhodesiense*,
  - recherche du parasite après coloration (MGG, Giemsa),
  - recherche par immunofluorescence (acridine orange),
  - concentration par la technique de la goutte épaisse ou par triple centrifugation, leucoconcentration, filtration sur colonne ou sur membrane,
  - culture : possible sur milieu NNN à 25 °C en 10 jours,
  - inoculation au cobaye : ascite positive au 3e jour,
  - test de provocation au Cortancyl® : facilite l'examen parasitologique sanguin.
- Examen de moelle osseuse :
  - mise en évidence de cellules de Mott,
  - mise en évidence de parasites après coloration au MGG.
- Examen du suc ganglionnaire (aspiration à la seringue) : examen à frais, après coloration, par culture ou par inoculation au cobaye.
- Examen du LCR (après centrifugation) : l'apparition des trypanosomes dans le LCR est généralement tardive, mais peut être très précoce en fonction de la virulence du parasite.
- Identification : le parasite est reconnu par son corps allongé, fusiforme, mobile grâce à sa membrane ondulante mesurant environ 30 µ de long, avec un gros noyau central et un flagelle à la partie antérieure.

Diagnostic immunologique

- Le diagnostic est réalisé dès la phase d'invasion dans le sérum et dès les signes nerveux dans le LCR.
- Au niveau sérique, les anticorps sont précoces et les titres diminuent rapidement après traitement, en 6 à 12 mois selon la phase à laquelle la maladie est traitée.
- Au niveau du LCR, les anticorps sont plus tardifs, et par technique d'IFI, quelque soit le titre, le diagnostic de certitude peut être évoqué.

Les techniques utilisées sont :

- l'immunofluorescence indirecte :
  - seuil de positivité : 1/20,
  - existence de réactions croisées avec la syphilis (TPHA), la maladie de Chagas (*Trypanosoma cruzi*), le kala-azar (*Leishmania donovani*) et le paludisme (*Plasmodium*) ;
- les techniques par précipitation :
  - immunoélectrophorèse,
  - électrosynérèse,
  - ouchterlony ;
- hémagglutination passive et agglutination de particules de latex sensibilisées : existence de faux négatifs ;
- ELISA : utile pour les études de masse.

Traitement

- En phase initiale : pentamidine.
- En phase méningée : arsénothérapie.
- Contrôle thérapeutique trimestriel.
- *T. rhodesiense* est plus virulent et plus résistant aux trypanocides.

TRYPANOSOMOSE CHAGASIQUE

La maladie de Chagas est une parasitose transmissible à l'homme par piqûre d'une punaise (Triatoma et Rhodnius).

La parasitose est liée à une espèce d'Amérique centrale et du sud, *Trypanosoma cruzi*, responsable de la trypanosomose chagasique. On retrouve chez l'homme des formes amastigotes dans les cellules du système réticulo-endothélial, correspondant aux formes de multiplication. Les formes trypomastigotes sont situées dans le sang périphérique, se présentant sous forme de protozoaire flagellé.

La phase d'invasion est marquée par un chancre cutané d'inoculation accompagné d'une adénopathie satellite (Chagome).

La porte d'entrée conjonctivale entraîne un œdème palpébral avec inflammation vasculaire et lymphatique (signe de Romana).

Après plusieurs mois d'évolution, la phase de généralisation s'accompagne d'une méningo-encéphalite, d'une splénomégalie et d'une myocardite.

Après plusieurs années, on notera des atteintes cardiaques, digestives, endocriniennes.

Diagnostic biologique d'orientation

Légère hyperleucocytose en phase d'invasion avec une monocytose à 15 % vers la 3e semaine, puis une lymphocytose ultérieure.

Diagnostic parasitologique

- Prélèvement :
  - sang,
  - biopsie ganglionnaire,
  - biopsie musculaire.
- Mise en évidence du parasite :
  - à frais, entre lame et lamelle, grâce à sa mobilité,
  - après coloration des frottis (MGG, Giemsa),
  - en immunofluorescence (acridine orange),
  - après concentration par la technique de la goutte épaisse,
  - par culture sur milieu NNN à 25 °C (facile),
  - par inoculation au cobaye (ascite au 3e jour).
- Xénodiagnostic de Brumpt :
  - utilise des nymphes de triatomes non infectées et alimentées sur le bras du malade,
  - après 3 semaines, les formes trypomastigotes métacycliques infestantes sont recherchées dans les déjections.

    En zone d'endémie et en phase aiguë, la technique est très performante.

    En phase chronique, le test est positif dans le 1/3 des cas.
- Résultat :
  - au niveau réticulo-endothélial et musculaire, on observera des formes amastigotes de 2 à 3 µ de diamètre avec un gros noyau accompagné d'un kinétoplaste,
  - les formes sanguicoles extracellulaires trypomastigotes possèdent un long flagelle. Leur forme est allongée, incurvée, mesurant 20 µ de long. Elles sont très mobiles grâce à une membrane ondulante visible sur toute la longueur du corps.

    Il existe un volumineux blépharoplaste à la partie postérieure et un gros noyau central.

Diagnostic sérologique

L'examen sérologique nécessite des réactions immunologiques dont la spécificité n'est pas parfaite : les réactions croisées existent essentiellement avec les leishmanioses viscérales.

- Réaction de fixation du complément.
- Immunofluorescence indirecte.
- ELISA (utile pour les études de masse).

Traitement (surtout efficace dans les formes aiguës)

- Lampit, Radanil.

TRYPSINE IMMUNO-RÉACTIVE

La trypsine immuno-réactive représente en ensemble de protéines (trypsine, trypsinogène, complexes trypsine-inhibiteur) dont le dosage chez le nouveau-né permet le dépistage de la mucoviscidose.

Prélèvement

Sérum conservé congelé.

Dosage

Méthode radio-immunologique.

Valeurs de référence

- Au 5e jour de vie : < 1 mg/l.
- Au 15e jour de vie : < 0,8 mg/l.
- Adulte : 0,1 - 0,4 mg/l.

Variations pathologiques

- Pathologies pancréatiques aiguës : élévation des taux, parallèle à ceux de la trypsine.
- Taux > 1,2 mg/l au 5e jour : mucoviscidose.

  Il existe des faux positifs observés en cas d'anoxie néonatale, d'infection ou d'insuffisance rénale.

  Il existe des faux négatifs chez les enfants atteints d'iléus méconial.

TRYPTOPHANE

Le tryptophane est un acide aminé impliqué dans la synthèse des protéines.
Une faible part est impliquée dans la synthèse de cynurénine (voie de la cynurénine) et dans la synthèse de la sérotonine (voie de la sérotonine).

Prélèvement

- Sérum à jeun conservé congelé.
- Urines de 24 heures recueillies sur conservateur.

Dosage

Méthodes chromatographiques.

Valeurs de référence (mg × 4,897 = µmol)

	Sérum		Urines	
	mg/l	µmol/l	mg/24 h	µmol/24 h
Enfant < 2 ans	2-8	10-40	–	–
Adultes	2-8	10-40	–	–

Variations pathologiques

- Voie de la cynurénine :
  - maladie de Hartnup ou trouble du transport du tryptophane, entraînant des troubles cutanés de phosensibilité, et des troubles neurologiques.

    On retrouve une hyperamino-acidurie globale liée à un défaut de réabsorption tubulaire, avec des taux sanguins d'acides aminés très diminués.

    Il existe d'autres troubles du transport du tryptophane : entraînant une hypercalcémie avec hydronéphrose dans la maladie des couches bleues ou également la phénylcétonurie.
- Voie de la sérotonine :
  - carcinoïdes du grêle : tumeurs gastro-intestinales entraînant une élévation de la sérotonine et des signes vasomoteurs avec dyspnée et diarrhée.

TUBERCULOSE

Les mycobactéries tuberculeuses sont responsables d'infections humaines. Il s'agit de bacilles droits ou légèrement incurvés, à Gram positif, acido-alcoolo-résistants, ne formant des colonies visibles sur milieux spéciaux qu'en plusieurs semaines.

Les germes pathogènes pour l'homme sont :

– *Mycobacterium tuberculosis* : l'homme constitue le réservoir principal de la bactérie. La contamination interhumaine se fait essentiellement par voie aérienne. La maladie atteint essentiellement les

immigrés, les sujets immunodéprimés, les enfants non vaccinés et les sujets âgés ;
- *Mycobacterium bovis* : entraîne chez les bovins des lésions pulmonaires et des glandes mammaires avec passage du bacille dans le lait. La contamination est possible par ingestion de lait cru, entraînant une primo-infection avec chancre buccal et des adénites cervicales ;
- *Mycobacterium africanum* : responsable de tuberculoses africaines, mais également en Europe.

La tuberculose est une infection nécrosante, lente, atteignant surtout les organes riches en oxygène (poumons, reins). La multiplication extracellulaire est responsable de la maladie et de la contagion. La multiplication intracellulaire atteint surtout les macrophages des individus non immunisés.

La primo-infection correspond aux manifestations biologiques et cliniques en rapport avec la première contamination par le bacille de Koch, en général par voie aérienne, asymptomatique dans 95 % des cas.

La réactivation des bacilles quiescents est à l'origine des différentes formes et localisations de la maladie :
- pulmonaire (la plus fréquente),
- miliaire (tuberculose à dissémination hématogène, réalisant des nodules disséminés dans tout l'organisme),
- pleurale,
- urinaire (cystite sans germe banal),
- génitale (orchi-épididymite, salpingite),
- méningite,
- ganglionnaire, splénique, organes hématopoïétiques,
- ostéo-articulaire ...

Prélèvement

L'élimination du bacille peut être intermittente et les prélèvements sont réalisés 3 jours de suite :
- expectorations spontanées ou provoquées par des aérosols de solutés salins,
- liquide broncho-alvéolaire,
- tubage gastrique,
- liquide pleural,
- urines du matin, de milieu de jet,
- LCR,
- liquide de ponction,
- biopsie,
- sang.

Diagnostic rapide devant une méningite

Le LCR est généralement clair. La cytologie est lymphocytaire. Il existe une diminution de la glycorachie, de la chlorurachie. Il existe une élévation de la protéinorachie et du lactate. La recherche des antigènes de *M. tuberculosis* par agglutination des particules de latex sensibilisées ou par technique ELISA peut être réalisée.

Examen direct et coloration

- Les étalements sont réalisés sur des lames stérilisées à l'alcool et passées dans la flamme.

  L'examen peut être réalisé directement à partir d'une expectoration, ou après centrifugation du prélèvement.

  Les frottis doivent être homogènes, répétés sur la même lame, parfois même sur le même dépôt dans le cas du LCR.
- La fixation est réalisée sur plaque chauffante (2 h à 65 °C) ou 5 mn à l'alcool méthylique.
- La coloration est réalisée par la technique de Ziehl-Neelsen avec la fuchsine phéniquée à chaud. La décoloration est réalisée par l'acide nitrique ou sulfurique et par l'alcool à 90 °C. Le frottis est ensuite recouvert de bleu de méthylène qui permet de visualiser les bacilles acido-alcoolo-résistants colorés en rouge sur un fond bleuté.

  Les autres bactéries et les cellules sont colorées en bleu.
- La coloration à l'auramine est suivie d'une décoloration par un mélange acide-alcool et d'une recoloration du fond par le rouge de thiazine. L'observation se fait au microscope à fluorescence. Les bacilles fluorescents seront confirmés par une coloration de Ziehl-Neelsen.

  La présence de BAAR à l'examen direct ne permet pas d'affirmer la présence de mycobactéries tuberculeuses. Il peut s'agir de mycobactéries atypiques, de mycobactéries saprophytes des muqueuses bucco-pharyngées ou génitales.

  L'absence de BAAR ne permet pas d'exclure une tuberculose. Les résultats de l'examen direct seront quantifiés selon le nombre de bacilles par champ microscopique.

Nombre de bacilles observés	Nombre de champs	Résultat
0	300	0
1 à 2	300	+/–
1 à 10	100	+
1 à 10	10	++
1 à 10	1	+++
> 10	1	++++

La quantification a pour but d'apprécier la gravité de la tuberculose et l'évolution sous traitement.

Traitement des prélèvements

- Les produits non contaminés sont ensemencés après centrifugation du prélèvement : LCR, liquide de biopsie, liquide pleural, liquide synovial, pus, urines.

  Les prélèvements liquides pourront être concentrés sur filtre (pores 0,45 µ) qui est directement déposé sur le milieu de culture.

  Le sang sera agité 5 mn avec H_2SO_4 à 1 %. Après hémolyse, il est neutralisé par la soude en présence de phénolphtaléine et le culot de centrifugation (30 mn à 4000 tr/mn) est ensemencé.
- Les produits contaminés (crachats, LBA, tubage gastrique, urines, abcès fistulisés…) nécessitent une décontamination permettant simultanément la fluidification du prélèvement :
  - méthode à la soude/acide sulfurique,
  - méthode au lauryl-sulfate de sodium/acide phosphorique,
  - filtres d'enrichissement.

Mise en culture

- Le culot de centrifugation des prélèvements homogénéisés est observé au microscope et ensemencé sur des milieux enrichis :
  - Loewenstein-Jensen en tubes inclinés,
  - Coletsos en tubes inclinés,
  - milieux semi-synthétiques en boite de Pétri.
- Les tubes sont incubés inclinés, en atmosphère humide.
- Les boites sont placées en atmosphère enrichie en 10 % de CO_2.
- La température d'incubation ne doit pas dépasser 37 °C.
- Les milieux sont observés 2 fois par semaine pendant 3 mois.

Mycobactérium	Délai d'apparition	Aspect des colonies
Tuberculosis	10-15 j.	Colonies lisses puis rugueuses, épaisses, irrégulières, dites en « chou fleur », crèmes
Bovis	20-40 j.	Colonies lisses, petites, blanches
Africanum	60-90 j.	Colonies mates, petites

Identification biochimique

- Recherche de la catalase :
  - toutes les mycobactéries sont catalase positives à 22 °C sauf les souches INH résistantes,
  - les mycobactéries tuberculeuses ont une catalase négative à 68 °C (thermosensible), contrairement à la majorité des mycobactéries atypiques.
- Niacine-test :
  - le test est validé sur les cultures abondantes,
  - *M. tuberculosis* est pratiquement la seule mycobactérie à excréter la niacine dans le milieu de culture.
- Test de réduction des nitrates :
  - l'activité nitrate réductase est élevée pour *M. tuberculosis* entraînant une importante coloration rouge,
  - la réaction est négative pour *M. bovis* et *M. africanum*.
- Culture sur Löwentein-Jeensen en présence de 5 mg/ml de TCH : La croissance en présence de l'hydrazine de l'acide thiophène-2 carboxylique est possible pour *M. tuberculosis* (résistante à l'INH à cette concentration).

  Les souches de *M. bovis* sont sensibles.

  Les souches de *M. africanum* sont variables.

  Une résistance à l'INH entraîne une résistance au TCH.

  Les souches *M. bovis*-BCG présentant le même aspect en culture que les souches de *M. tuberculosis*, sont sensibles au TCH.

Techniques rapides d'isolement et d'identification

- Système BACTEC : technique radiométrique qui consiste à mesurer la libération du CO_2 marqué à partir d'une culture contenant de l'acide palmitique marqué pour l'identification et pour l'antibiogramme.

- Système MB Check : technique biphasique composée d'une phase liquide contenant un mélange d'antibiotiques et une phase solide formée de 3 lames de milieux gélosés.

Techniques de biologie moléculaire

Les techniques d'hybridation avec une sonde spécifique peuvent être utilisées pour détecter et identifier les mycobactéries directement dans le prélèvement par hybridation directe ou après amplification.

Elles peuvent également être utilisées après culture, pour identifier les mycobactéries à partir des colonies ou des sédiments de cultures en milieu liquide.

Il est également envisagé de dépister directement à partir des prélèvements, les résistances à certains antituberculeux par recherche des mutations responsables de résistance.

	Croissance	Aspect des colonies	Niacine	Nitrate	Catalase		TCH
					22 °C	68 °C	
M. tuberculosis	10-30 jours ou plus	Irrégulières, rugueuses, eugoniques, aspect en chou fleur	+	++	+	–	R
M. bovis	21-100 jours	Dysgoniques, lisses, hémisphériques, couleur blanche, suspension homogène	–	–	+	–	S
M. bovis BCG	10-30 jours	Idem M. tuberculosis	–	–	+	–	S
M. africanum	30 jours	Dystoniques, finement granuleuses, plates, mates, couleur blanche	–	–	+	–	V

+ : positif. – : négatif. S : sensible. R : résistant. V : variable.

Détection sérologique de la tuberculose

La réponse immunitaire de type cellulaire joue un rôle fondamental au cours de la tuberculose et le développement de l'immunité a pour support des T. lymphocytes spécifiques des antigènes de *Mycobactérium* ce qui permet :

- le recrutement et l'activation des monocytes et des macrophages et le contrôle de l'infection,
- le développement des lésions tissulaires primitives et de lésions permettant l'ensemencement à d'autres tissus chez le même malade et la contamination d'autres sujets,
- le développement d'une immunité lors de la vaccination par le BCG.

La réponse immunitaire de type humorale joue un rôle secondaire au cours de la maladie et la présence d'anticorps témoigne simplement de l'infection. Le titre des anticorps n'est pas corrélé de façon absolue à la forme de la maladie, ni à son intensité dans la majorité des tests qui ont été développés.

- *Tuberculinoréaction*

  Elle permet de reconnaître les sujets qui ont été en contact avec le bacille et de poser l'indication d'une éventuelle chimioprophylaxie pour les sujets à risques :
  - infections récentes diagnostiquées par un virage de la cutiréaction au cours des 2 dernières années,
  - images radiologiques séquellaires,
  - sujets immunodéprimés qui ont fait une primo-infection,
  - sujets au contact d'un cas bacillaire.
- *Test ELISA avec l'antigène 60 extrait de M. bovis-BCG*

  La présence d'anticorps anti-mycobactériens de type IgG et IgM réagissant avec l'antigène 60 de *M. bovis*-BCG, permet de préciser le stade de l'infection :
  - test négatif : enfants et adultes sains sans contact connu avec une source de contamination ;
  - test positif : sujets en contact avec le bacille :
    . primo-infection : présence d'IgM spécifiques,
    . infection primaire : apparition des IgG plus tardivement que les IgM,
    . réactivations d'infections chroniques : présence d'IgG parfois associée à des IgM spécifiques ;
  - traitement : légère ascension en début de traitement suivie d'une décroissance des taux d'IgG.
- Limites de l'examen sérologique :
  - réactions croisées avec des mycobactéries atypiques,
  - positivité des réactions lors d'infections à *Leishmania* et à *Nocardia* qui possèdent des antigènes communs,
  - positivité des tests au cours de certaines pathologies :
    . SIDA,
    . syphilis,
    . pneumopathies cancéreuses,
    . sarcoïdose,
    . mucoviscidose.

    Dans ces situations, il peut s'agir de faux-positifs, de sujets en contacts avec des foyers infectieux, d'infections à mycobactéries tuberculeuses ou atypiques.

- persistance d'anticorps en fin de traitement, alors que le malade est passé au stade inactif,
- sujets anergiques avec réponse d'hypersensibilité faible et production d'anticorps réduite ou absente.

• Intérêt en pratique :
- détection des réactivations par dosage des IgG et des IgM chez des sujets chroniques en phase inactive montrant des séquelles importantes,
- dosage des IgM spécifiques en cas de suspicion de tuberculose méningée,
- étude des produits sanguins destinés aux sujets sous immunosupresseurs,
- diagnostic rapide d'une infection en phase active,
- sujet séropositif HIV : réactivations d'anciennes tuberculoses avec des taux d'IgG élevés.
- sujet au stade SIDA : infections essentiellement à mycobactéries atypiques avec des taux d'IgM élevés.

Sensibilité aux antibiotiques

• L'antibiogramme peut être réalisé en tubes classiques contenant l'antibiotique, ou sur boites à quadrant sur lesquelles les disques d'antibiotique sont déposés.
Normalement le traitement d'emblée par une association d'antibiotiques doit empêcher l'apparition de mutants résistants. La mesure de la sensibilité est surtout justifiée en cas de récidive ou lorsque la contamination s'est réalisée par un sujet porteur de bacilles résistants.
Toutes les souches sauvages contiennent des mutants résistants aux antibiotiques. Lorsque la proportion de mutants est forte, alors la souche est dite résistante.

Antituberculeux	Résistance d'emblée	Résistance acquise
Isoniazide	5 %	20 %
Rifampicine	1 %	5 %
Ethambutol	1 %	5 %
Pyrazinamide	< 1 %	< 1 %

- Schéma classique en cas de tuberculose pulmonaire :

Association pendant 2 mois :	isoniazide	5 mg/kg
	rifampicine	10 mg/kg
	éthambutol	30 mg/kg
	pyrazinamide	30 mg/kg
puis les 4 mois suivants :	isoniazide	5 mg/kg
	rifampicine	10 mg/kg

- Cas particuliers :
  - chimioprophylaxie primaire : isoniazide (3 mois en monothérapie) chez les sujets ayant des tests tuberculiniques négatifs et soumis à un contage bacillaire ;
  - chimioprophylaxie secondaire, en cas de primo-infection tuberculeuse, chez les sujets ayant un virage récent des tests tuberculiniques : bithérapie pendant 6 mois associant isoniazide et rifampicine ;
  - en cas d'insuffisance hépatocellulaire : association pendant 3 mois : rifampicine, éthambutol, streptomycine, puis association pendant 9 mois : rifampicine, éthambutol ;
  - en cas d'insuffisance rénale : suivre le schéma classique en adaptant les doses d'éthambutol et d'isoniazide ;
  - chez la femme enceinte : suivre le schéma thérapeutique en associant systématiquement la pyridoxine à l'isoniazide et en supprimant le pyrazinamide ; proscrire la streptomycine (ototoxique) et l'éthionamide (tératogène) ;
  - dans les formes miliaires, méningées, urogénitales, une corticothérapie sera associée en cas de complications (hypoxie, blocage du LCR, sténose urinaire).

MYCOBACTÉRIES ATYPIQUES

Les mycobactéries atypiques sont des bacilles acido-alcoolo- résistants autres que les mycobactéries tuberculeuses.

Les infections provoquées par les souches potentiellement pathogène sont surtout pulmonaires, ne se distinguant pas de la tuberculose du point de vue radiologique.

Des localisations ganglionnaires, ostéro-articulaires, cutanées ou sous-cutanées peuvent également être diagnostiquées.

Les infections généralisées peuvent se rencontrer avec *Mycobactérium avium-intracellulare*.

Souches potentiellement pathogènes	Poumon	Ganglion	Cutanée osseuse	Généralisée
Photochromogènes				
M. kansasii	+++			++
M. marinum			+++	
M. simiae	+++		+	
Scotochromogènes				
M. szulgaï	+++		+	
M. Xenopi	+++			+
M. scrofulaceum		+++		+
Non photochromogènes				
M. avium	+++	+++	+	+++
M. intracellulare	+++	+++	+	+++
M. malmoënse	+++			
M. ulcerans			+++	
Croissance rapide				
M. fortuitum	+		++	+
M. chelonae	+		++	+

Les prélèvements, le traitement des échantillons, l'examen direct et les cultures sont réalisés de la même façon que pour les mycobactéries tuberculeuses.

Identification des mycobactéries atypiques

- Suspicion de mycobactérie atypique :
  - pigmentation des souches,
  - morphologie microscopique,
  - catalase thermostable.
- Différenciation des mycobactéries entre elles :
  - température de croissance (à 37 °C et t °C ordinaire),
  - photo-induction :
    . souches non chromogènes : non colorées,
    . scotochromogènes : pigmentées à l'obscurité et à la lumière,
    . photochromogènes : pigmentées après exposition à la lumière ;
  - catalase thermostable :
    . sauf pour *M. gastri* et *M. haemophilum*,
  - réduction des nitrates,
  - hydrolyse du tween 80 :
    . généralement les pathogènes opportunistes n'hydrolysent pas le tween 80, contrairement aux non pathogènes,
  - uréase,
  - pyrazinamidase.
- Différenciation des bactéries à croissance lente :
  - niacine-test (généralement négative pour les *M. atypiques*),
  - réduction du tellurite de potassium.
- Différenciation des bactéries à croissance rapide :
  - aryl-sulfatase,
  - citrate de fer ammoniacal,
  - tolérance au NaCl à 5 %.
- Sensibilité aux anti-mycobactériens :
  - TCH : généralement résistants,
  - thiosemicarbazone : résistants (sauf *M. kansasii* et *gastri*),
  - pyrazinamide : généralement résistants,
  - PAS : généralement résistants.
- Autres méthodes :
  - méthode chromatographique (étude du profil mycolique),
  - sondes nucléiques,
  - méthode radiométrique,
  - sérologie ELISA.

		Vitesse de croissance (jours)	Catalase 68 °C	Réduction nitrates en nitrites	Hydrolyse tween 80	Uréase	Pyrazinamidase	Niacine	Réduction tellurtie	Tolérance Nacl 5 %
I Croissance lente photo-chromogène	*M. marinum*	7-11	–	–	+	+	+	–	V	–
	M. kansasii	10-21	+	+	+	+	–	–	V	–
	M. simia	15-21	+	–	–	+	+	+	+	–
	M. asiaticum	15-21	+	–	+	–	–	–	–	–
II Croissance lente scroto-chromogène	*M. scrofulaceum*	10-30	+	–	–	+	V	–	V	–
	M. szulgai	10-25	+	+	V	–	+	–	V	–
	M. gordonae	10-25	+	–	+	–	V	–	–	–
	M. flavescens	10-14	+	+	+	+	+	–	V	+
	M. xenopi	10-35	+	–	–	–	V	–	V	–
	M. farcinogenes	15-20	+	+		V	–	–	V	
	M. ulcerans	> 30	+	–	–	–		V	V	–
III Croissance lente non chromogène	*M. avium*	10-21	V	–	–	–	+	–	+	–
	M. intracellulare	10-21	+	–	–	–	+	–	+	–
	M. gastri	10-21	–	–	+	+	–	–	V	–
	M. malmoense	> 8	V	–	+	V	+	–	+	–
	M. haemophilum	14-28	–	–	–	–	+	–	–	–
	M. terrae	10-21	+	+	+	–	V	–	–	–
	M. nonchomo-genicum	> 7	+	+	+	–	V	–	–	–
	M. triviale	10-21	+	+	+	–	V	–	–	+
	M. paratuberculosis	3-4 mois	V	–		–	+	–		
	M. lepraemurium	4-5 sem.	–	–	–	–	+	–		–
IV Croissance rapide	*M. fortuitum*	3-5	+	+	V	+	+	–	+	+
	M. chelonae	3-5	V	–	V	+	+	V	+	V
	M. phlei	2-5	+	+	+				+	+
	M. smegmatis	2-4	+	+	+				+	+
	M. vaccae	< 5	+	+	+				+	V

+ : positif. – : négatif. V : variable.

TYROSINE

La tyrosine est un acide aminé non indispensable, provenant en grande partie de l'hydroxylation de la phénylalanine, et les troubles du métabolisme de la tyrosine sont en partie liés au métabolisme de la phénylalanine.

Prélèvement

Sérum : recueilli à jeun, rapidement centrifugé et conservé à 4 °C.
Urines de 24 heures.

Dosage

Chromatographie liquide échangeuse d'ions.

Valeurs de référence (mg × 5,52 = mmol)

	Sérum		Urines	
	mg/l	µmol/l	mg/l	µmol/l
Enfant < 2 ans	6-14	33-77	7-20	38-110
Adultes	4-15	22-83	15-30	83-165

Variations pathologiques

- Phényl-cétonurie ou oligophrénie-phényl pyruvique (voir phénylalanine).
- Alcaptonurie : héréditaire, autosomale récessive, liée à un déficit en homogentisate-oxydase. Il existe une accumulation d'acide homogentisique (alcaptone) dans le sang, éliminé en grande quantité dans les urines qui prennent une coloration brunâtre à l'air libre.
- Albinisme (total ou partiel) : anomalie de la tyrosinase, entraînant un défaut de synthèse du pigment mélanique.
- Tyrosinoses : héréditaires, autosomales récessives, liées à un déficit en parahydroxy-phénylpyruvate-oxydase, entraînant des formes hépatiques rapidement mortelles, des formes chroniques à évolution plus lente. On recherchera l'existence d'un rachitisme vitamino-résistant et d'un syndrome de Toni-Debré-Fanconi. Le diagnostic est posé devant une hypertyrosinémie et une hypertyrosinurie avec hyperaminoacidurie liée au syndrome tubulaire rénal.

URÉE

L'urée constitue la plus forte fraction de l'azote non protéique dans les liquides biologiques. Elle constitue environ 90 % de l'azote urinaire total chez l'adulte. Son augmentation sanguine est généralement liée à une altération rénale.
La production d'urée se déroule essentiellement dans le foie où sont présentes les enzymes du cycle de Krebs et une faible partie est produite par les reins, à partir de la citrulline et de l'hydrolyse de l'arginine.
Le taux d'urée dépend à la fois de la fonction rénale, des apports alimentaires protéiques, du catabolisme des protéines, de l'âge et de l'état d'hydratation du sujet.

Prélèvement

- Sérum ou plasma (héparine, EDTA).
- Urines de 24 heures.

Dosage

- Méthodes à la diacétylmonoxime (mesure à 520 mm).
- Méthodes à l'ortho-phtaldéhyde.
- Méthodes à l'uréase :
  - réaction de Berthelot (formation d'indophénol),
  - réaction enzymatique (glutamate-deshydrogénase),
  - mesure de la conductivité (électrode).

Valeurs de référence (g × 16,66 = mmol)

Sérum	Homme		Femme	
	g/l	mmol/l	g/l	mmol/l
1 mois	0,07-0,33	1,17-5,50	0,07-0,33	1,17-5,50
1-3 ans	0,10-0,35	1,66-5,83	0,10-0,35	1,66-5,83
4-18 ans	0,15-0,40	2,50-6,66	0,12-0,38	2,00-6,33
18-55 ans	0,18-0,45	3,00-7,50	0,15-0,42	2,50-7,00
> 55 ans	0,20-0,50	3,33-8,33	0,20-0,50	3,33-8,33

Urines : 10-25 g/l *soit* 165-420 mmol/l.
: 15-35 g/24 h *soit* 250-580 mmol/24 h.

Variations physiologiques

- Âge :
  - nourrissons (– 30 %),
  - adultes > 55 ans (+ 20 %).
- Sexe : hommes/femmes (+ 5 %).
- Grossesse : diminution jusqu'au terme (– 30 à – 60 %).
- Effort prolongé (+ 20 %).
- Régime hyperprotidique (+ 50 à + 80 %).
- Jeûne prolongé : forte diminution.

Variations pathologiques

- Élévation de l'urée sanguine :
  - atteintes rénales (glomérulonéphrite, pyélonéphrite, ischémie),
  - syndrome urémique,
  - atteinte cardiaque,
  - deshydratation,
  - hémorragie gastro-intestinale,
  - post-opératoire.

  Au cours de l'insuffisance rénale organique, les élévations de l'urée et de la créatinine sont proportionnelles.

  Au cours de l'insuffisance rénale fonctionnelle, l'élévation de l'urée est plus importante que celle de la créatinine.
- Diminution de l'urée sanguine. Généralement dans les insuffisances hépato-cellulaires, l'urée est voisine de la limite inférieure de la normale :
  - hépatite toxique,
  - insuffisance hépatique sévère,
  - tumeur hépatique,
  - alcoolisme,
  - malnutrition.
- Au niveau urinaire, le débit uréique permet d'estimer la consommation protéique (6 grammes de protéines fournissent 2 grammes d'urée).

  La concentration uréique urinaire varie avec la diurèse.

  Normalement le rapport urée urinaire/urée sanguine est supérieure à 10.

  Ce rapport peut orienter le diagnostic d'insuffisance rénale :
  - fonctionnelle : rapport > 10,
  - organique : rapport < 10.

  En dehors des atteintes rénales, l'urée urinaire est élevée dans toutes les situations d'hypercatabolisme.

Anomalies du cycle de l'urée

- Citrullinémie :
  - anomalie autosomique récessive,
  - entraînant des vomissements, des troubles respiratoires et un coma d'évolution mortelle,
  - diagnostic prénatal par dosage de la citrulline dans le liquide amniotique ou par étude de l'incorporation de la citrulline marquée dans les cellules trophoblastiques.
- Acidémie arginino-succinique :
  - anomalie autosomique récessive,
  - entraînant des troubles neurologiques et respiratoires, un coma d'évolution mortelle,
  - diagnostic prénatal par dosage de l'acide arginino-succinique dans le liquide amniotique ou par étude de l'incorporation de citrulline marquée et mesure de la production d'acide arginino-succinique marqué dans les cellules trophoblastiques.

UROPORPHYRINOGÈNE-I-SYNTHÉTASE ÉRYTHROCYTAIRE

Cette enzyme permet la condensation de 4 molécules de porphobilinogène en uroporphyrinogène 1.
Son déficit caractérise la porphyrie aiguë intermittente.

Prélèvement

Sang recueilli sur héparine, conservé à + 4 °C.

Dosage

L'acide delta-aminolévulinique est transformé en porphobilinogène en présence d'une delta-aminolévulinate déshydratase apportée par le sang à tester, et ce substrat permet le dosage enzymatique.

Valeurs de référence

Exprimées en nmoles de porphyrine formées par ml de globules rouges et par heure : activité : 15 - 45 nmoles/ml/h.

Variations pathologiques

- Porphyrie aiguë intermittente : sujets porteurs du déficit avec des taux voisins de 50 % des valeurs de référence.
- Diagnostic anténatal : dosage de l'enzyme sur les fibroblastes de la peau et des cellules amniotiques en culture.

VALINE

La valine est un acide aminé indispensable dont le métabolisme présente des points communs avec la leucine et l'isoleucine :
– désamination avec formation d'acides cétoniques : acide α-2-céto-isovalérique,
– décarboxylation oxydative avec formation d'acides organiques : acide isobutyrique, acide propionique, acide lipoïque.

Les troubles du métabolisme de la valine sont essentiellement la maladie des urines à odeur de sirop d'érable ou leucinose, et l'hypervalinémie.

Prélèvement

- Sérum (recueilli à jeun, conservé à 4 °C et rapidement centrifugé).
- Urines de 24 heures.

Dosage

Chromatographie liquide échangeuse d'ions.

Valeurs de référence (mg × 8,54 = µmol)

	Sérum		Urines	
	mg/l	µmol/l	mg/24 h	µmol/24 h
Enfant < 2 ans	15-30	130-260	2-8	17-68
Adultes	15-30	130-260	5-12	42-100

Variations pathologiques

- Leucinose : héréditaire, autosomale récessive, liée à un déficit en décarboxylase. Elle débute tôt après la naissance avec des signes digestifs et respiratoires. Des troubles nerveux peuvent être associés.
  Le diagnostic est évoqué devant une élévation des taux sériques et urinaires de valine, de leucine, d'isoleucine et de leurs acides cétoniques correspondant.
- Hypervalinémie : liée à un déficit en valine-transminase. Elle débute tôt dans l'enfance avec des signes nerveux. Le diagnostic est évoqué devant une élévation isolée de la valine. L'urine est d'odeur normale.

VANADIUM

Le vanadium est un métal largement utilisé dans l'industrie. Au niveau de l'organisme, il peut s'accumuler au niveau de certains organes (cœur, foie, rein) et inhibe l'activité de l'ATPase Na-K dépendante.

Prélèvement

Sérum.

Dosage

Spectrophotométrie d'absorption atomique (lecture 318,4 nm).

Valeurs de référence (g × 0,02 = µmol)

Taux sériques < 10 g/l *soit* < 0,20 µmol/l.

Variations pathologiques

- Intoxications aiguës :
  - atteintes respiratoires (bronchite, œdème pulmonaire),
  - atteintes intestinales (entérite hémorragique),
  - atteintes cutanéo-muqueuses (conjonctivites, urticaire, eczéma…)
- Intoxications chroniques :
  - langue colorée en vert foncée,
  - atteinte rénale (tubule proximal),
  - atteinte nerveuse (tremblements, vertiges),
  - atteinte sanguine (anémie, leucopénie).

VANCOMYCINE

La vancomycine (Vancocine®) est utilisée par voie intraveineuse. Elle peut entraîner des effets secondaires indésirables ou toxiques d'hypersensibilité (fièvre, frisson, atteinte cutanée, choc anaphylactique), ototoxicité et néphrotoxicité pouvant nécessiter une surveillance thérapeutique.
Après injection, la liaison protéique est faible (10 %) et l'élimination est essentiellement rénale sous forme non métabolisée (90 %).
La demi-vie de la vancomycine varie de 2 à 10 heures. Elle est plus longue chez le nouveau-né (6 à 10 heures).
L'état d'équilibre pour un traitement continu est obtenu en 24 à 36 heures.

Prélèvement

Sérum.

Dosage

Polarisation de fluorescence.

Valeurs de référence (mg/l × 0,69 = µmol/l)

- Zone thérapeutique en pic plasmatique :
  20-40 mg/l *soit* 14-28 µmol/l.

- Zone thérapeutique en taux résiduel :
  5-10 mg/l *soit* 3-7 μmol/l.

VARICELLE-ZONA

Herpes virus varicellae est responsable d'une infection épidémique infantile (la varicelle) qui représente la traduction clinique de la primo-infection, et d'une infection de l'adulte (le zona) qui représente la récidive provoquée par la réactivation du virus varicelleux.

Diagnostic virologique

Il est réalisé au stade de l'éruption vésiculeuse par inoculation du liquide vésiculaire à des cultures de cellules fibroblastiques. L'identification se fait par séro-neutralisation des cultures cellulaire ou par réaction de fixation du complément sur le surnageant de culture.

Diagnostic immunologique

Il est réalisé dans la varicelle à partir du 7e jour qui suit le début de l'éruption par réaction de fixation du complément ou par réaction immuno-enzymologique.

La présence d'IgM spécifique permet d'affirmer l'infection.

Au cours du zona, les anticorps augmentent plus fortement qu'au cours de la varicelle. Une ascension du titre des anticorps spécifiques entre 2 sérums apportera la preuve d'une réactivation du virus.

VEILLONELLA

Le genre *Veillonella* se compose de 2 espèces : *Veillonella alcalescens* et *Veillonella parvula*, parasites de l'homme et des animaux et retrouvées dans la bouche, l'intestin et les voies aériennes.

Morphologie

Les *Veillonella* sont des cocci à Gram négatif, de 0,4 μm de diamètre, généralement en amas, non sporulés et immobiles.

Culture

Sur gélose VL au sang, en atmosphère anaérobie, incubée à 37 °C pendant 48 heures, les colonies de 2 mm sont Smooth, à bords réguliers, opaques blanchâtres, sans hémolyse.

Ils réduisent les nitrates, fermentent le lactate, produisent beaucoup de gaz. Ils ne possèdent ni catalase, ni cytochrome-oxydase, mais peuvent décomposer l'eau oxygénée par action d'une pseudo-catalase chez *V. alcalescens*.

La plupart des antibiotiques sont actifs, en particulier les pénicillines, le chloramphénicol, les tétracyclines, l'érythromycine, la clindamycine et la colistine.

Elles résistent à la kanamycine, la vancomycine, la néomycine, permettant leur isolement sur milieux sélectifs contenant de la vancomycine.

Diagnostic

Selon leur morphologie à partir d'une culture de 24 heures et des résultats de la chromatographie en phase gazeuse (production d'acide acétique et propionique) La distinction des 2 espèces est basée sur la recherche de la décomposition de l'eau oxygénée.

VIBRIO CHOLERAE

Vibrio cholerae est une bactérie fragile responsable d'infections gastro-intestinales. La transmission est interhumaine (vomissements, selles) ou par les aliments souillés.

Le choléra est une maladie grave, strictement humaine, débutant par une diarrhée fécaloïde, puis aqueuse associée à des douleurs abdominales et des vomissements. Les selles sont d'aspect riziforme et il existe une déshydratation rapide du malade. La gravité de la maladie est liée à l'activité de la toxine cholérique au niveau des cellules des villosités intestinales.

Les infections gastro-intestinales sont liées à des souches de vibrions non agglutinées par le sérum 01. Les atteintes diarrhéiques sont liées à l'ingestion de coquillages et les souches sont rencontrées dans les eaux de mer.

Les *Vibrio* peuvent être isolés de suppurations (otites, plaies, ulcères) et *V. alginolyticus* est le plus souvent retrouvé.

Les formes septicémiques ne sont pas rares.

Prélèvement

- Selles recueillies dès les premiers signes cliniques.
- Écouvillonnage rectal.
- Divers liquides biologiques pour les autres vibrio : sang, pus, plaies …
- Aliments, eaux.

Le transport en eau peptonée alcaline (pH8,6) est recommandé.

Diagnostic bactériologique

- Examen direct des selles riziformes : selles montrant des bacilles à Gram négatif, en virgule ou en bâtonnets, très mobiles.
- Diagnostic rapide à l'aide d'anticorps anti-01 conjugués à un fluorochrome.

- Enrichissement (porteurs sains, aliments, eaux) en eau peptonée alcaline pendant quelques heures.
- Isolement sur gélose TCBS ou TTG.
- Identification par agglutination sur lame à l'aide d'un sérum 01. La détermination des sérotypes est réalisée à l'aide de sérums monovalents spécifiques (sérotypes OGAWA, INABA et HIKOJIMA). Les antigènes 0 : 1 de *V. cholerae* donnent des réactions croisées avec certains antigènes : *Brucella*, *Salmonella*, *Yersinia enterocolitica*.
- Si la souche est auto-agglutinable en eau physiologique, l'identification antigénique doit être réalisée par d'autres techniques d'immunofluorescence directe ou de précipitation en tubes capillaires (Ring-test).
- L'identification biochimique est indispensable pour le diagnostic des vibrions, et repose sur les caractères biochimiques.

  L'étude de la croissance en présence de différentes concentrations en NaCl permet de distinguer les espèces halophiles. La résistance à la polymyxine permet de distinguer les biotypes de V. cholera (var-Eltor est positive).

Caractères biochimiques des *Vibrio* pathogènes pour l'homme

	V. cholerae	*V. alginolyticus*	*V. damsella*	*V. fluvialis*	*V. furnissii*	*V. hollisae*	*V. metschnikovii*	*V. mimicus*	*V. parahaemolyticus*	*V. vulnificus*
Oxydase	+	+	+	+	+	+	–	+	+	+
ONPG	+	–	–	V	V	–	V	+	–	V
Nitrate réductase	+	+	+	+	+	+	–	+	+	+
Croissance en absence de NaCl	+	–	–	–	–	–	–	+	–	–
Croissance en présence de 1 % NaCl	+	+	+	+	+	+	+	+	+	+
Lysine décarboxylase	+	+	V	–	–	–	V	+	+	+
Ornithine décarboxylase	+	V	–	–	–	–	–	+	+	V
Arginine dihydrolase	–	–	+	+	+	–	V	–	–	–
Uréase	–	–	–	–	–	–	–	–	V	–
Indole	+	+	–	V	V	+	V	+	+	+
VP	V	+	+	–	–	–	+	V	–	–
Gaz en glucose	–	–	V	–	+	–	–	–	–	–
Mannitol	+	+	–	+	+	–	+	+	+	V
Saccharose	+	+	–	+	+	–	+	–	+	V
Arabinose	–	–	–	+	+	+	–	–	V	–
Mannose	V	+	+	+	+	+	+	+	+	+

+ : positif. – : négatif. V : variable.

Thérapeutique

La majorité des antibiotiques utilisés en thérapeutique sont actifs sur les vibrio.

Les vibrions sont sensibles aux aminosides, au chloramphénicol aux quinolones, aux tétracyclines.

Certaines souches sont résistantes aux tétracyclines.

La réhydratation est absolument essentielle au cours du choléra et dans les gastro-entérites graves.

VILLINE

La villine est une protéine de structure située au niveau des microvillosités des entérocytes et utilisée comme marqueur des tumeurs du tractus intestinal, essentiellement colo-rectaux.

Prélèvement

Sérum conservé congelé.

Dosage

Technique immuno-enzymatique (sandwich).

Valeurs de référence

Taux inférieurs à 20 ng/ml.

Variations pathologiques

- Une augmentation modérée est retrouvée dans les pathologies digestives non tumorales (polyposes, ulcères, maladie de Crohn, rectocolite hémorragique).
- Dans les pathologies digestives malignes, les taux sériques sont élevés dans 50 % des stades B du cancers colo-rectaux. Les taux sont plus élevés dans les stades C et D.
- Son dosage est possible dans le suivi postopératoire des cancers colorectaux, dans la détection des récidives, en complément de l'ACE.
- La présence de villine au niveau des biopsies de tissu permet d'affirmer une étiologie tumorale.

  La villine est exprimée au niveau des cellules intestinales, urogénitales, au niveau des canaux pancréatiques et biliaires.

  Elle est également retrouvée au niveau de certains adénocarcinomes (colo-rectaux, pancréatiques).

VIP (*Vaso Active Intestinal Peptide*)

L'intestin grêle permet l'absorption de l'eau, des aliments et des sels. Il est également capable de sécrétion dont le processus est stimulé localement par le VIP et par les prostaglandines, libérées localement par les terminaison nerveuses entourant les cryptes intestinales. Le VIP est capable de se lier à des récepteurs spécifiques de l'entérocyte et de stimuler la production d'AMP cyclique.

Prélèvement

Sang recueilli sur aprotinine.

Plasma rapidement congelé (dégradation rapide à température ambiante).

Dosage
Méthode radio-immunologique par compétition.

Valeurs de référence
Taux de base normal : inférieur à 5 pmol/l.

Variations pathologiques
- Syndrome de Verner-Morrison : diarrhée aqueuse intermittente puis progressivement devenant continue, liquide, abondante. L'hypokaliémie est un signe constant. Il existe un déficit de sécrétion acide gastrique variable en intensité, allant jusqu'à l'achlorhydrie. La maladie est parfois accompagnée d'une acidose métabolique, d'une hypophosphatémie, d'une hypercalcémie, d'une diminution de la tolérance glucidique mais l'hyperglycémie est modérée.
- Tumeurs associées :
  - vipome (tumeur pancréatique),
  - ganglioneurome ou ganglioneuroblastome (surtout chez l'enfant),
  - tumeurs bronchiques (rares),
  - cancers médullaires thyroïdiens (rares).

VIRUS EBOLA

Le virus Ebola est un virus à ARN monobrin, non segmenté, enveloppé, mesurant 10 µ de long et 100 nm de diamètre.
Il appartient à la famille des *Filoviridae*.
Il est responsable d'épidémies de fièvres hémorragiques qui s'accompagnent de céphalées, de douleurs abdominales, de diarrhées, de vomissements et de myalgies. Dans 80 % des cas, les formes sont mortelles en une semaine, précédée par l'apparition de tachypnée, d'anurie et d'hypotension avec tachycardie.
Le principal mode de contamination est la transmission nosocomiale.

Prélèvements
Ils sont envoyés dans les laboratoires spécialisés (niveau de sécurité de classe 4) :
Le sang permet la détection du virus, des antigènes et le titrage sérologique. Les organes (foie, rate) permettent la détection des antigènes ou du virus.

Détection d'antigène
- Immunofluorescence utilisée pour un diagnostic rapide pour la mise en évidence des inclusions intracytoplasmiques. (appositions de rate ou de foie sur lames fixées irradiées).

- Détection d'antigènes par ELISA : capture d'antigène à partir de divers prélèvements biologiques (sérum, urines, organes..)
- Isolement sur cellules Véro ou cellules de rein de singe, plus sensibles (MA-104, CV-7). L'effet cytopathogène est obtenu en 8 jours et le virus est identifié par immunofluorescence ou par microscopie électronique.
- Microscopie électronique : utilisée sur un culot cellulaire pour observer les nucléocapsides virales intractytoplasmiques.
- Histochimie : à partir de coupes de rate ou de foie par une technique ELISA pour la détection de virus et l'identification des cellules.
- PCR : amplification génique.

Méthodes sérologiques

- Immunofluorescence indirecte à l'aide des cellules infectées avec le virus suspecté. Les antiglobulines IgG et IgM utilisées permettent la mise en évidence de la synthèse abondante des anticorps en phase aigue de la maladie.
- Test ELISA à l'aide d'un lysat de cellules infectées, fixé sur microplaques.

  L'immunocapture des IgM permet un diagnostic précoce. Ces IgM sont spécifiques du sérotype de virus en cause dans l'infection.

VIRUS RESPIRATOIRES

Les infections respiratoires d'origine virale sont généralement localisées à l'épithélium cilié de la muqueuse, site de réplication du virus. La destruction de la muqueuse est à l'origine des signes cliniques. Certains virus peuvent être responsables de pneumopathies sévères en fonction de l'état immunitaire du patient.

Les infections sont généralement hivernales, atteignant surtout les enfants et les personnes âgées.

Principaux virus respiratoires

- *Orthomyxovirus influenzae*

  Responsable de la grippe avec céphalées, asthénie, myalgie, hyperthermie.

  Rhinopharyngite (plus rarement bronchite, pneumopathie).

  Épidémies possibles, surtout en hiver ou au printemps.
- *Paramyxovirus parainfluenzae*

  Responsable de rhinopharyngites évoluant vers les laryngites et bronchites.

  Responsable de bronchites chez le nouveau-né.

Épidémies possibles, toute l'année avec un pic en automne.
Surtout chez les enfants de moins de 5 ans et chez les sujets immunodéprimés.

- *Pneumovirus : virus respiratoire syncytial*
  Responsable de rhinite fébrile, de laryngite, de bronchite, de pneumonie.
  Responsable de bronchite du nouveau-né.
  Épidémies possibles, surtout hivernales, chez les nourrissons et les sujets âgés.
- *Coronavirus*
  Responsables de rhinopharyngite et de rhume, de syndrome pseudo-grippal.
  Infections surtout hivernales chez l'enfant (5 à 15 ans).
- *Adénovirus*
  Responsables de syndromes pseudo-grippaux, avec une atteinte pharyngée et conjonctivale, parfois accompagnés de toux et de rhume.
  Responsables de pneumonie.
  Épidémies possibles, surtout hivernales.
  Atteint surtout les nourrissons et les sujets âgés.
- *Rhinovirus*
  Responsables de rhume au printemps et en automne surtout chez les enfants.
- *Entérovirus*
  Responsables de rhume en été et en automne surtout chez les enfants.
- *Herpesvirus, cytomégalovirus, varicelle-zonavirus*
  Peuvent être responsables de pneumopathies chez les sujets immunodéprimés.

Diagnostic direct

Les prélèvements sont réalisés par écouvillonnage des fosses nasales pour recueillir les cellules épithéliales, également par lavage broncho-alvéolaire ou par biopsie pulmonaire chez les sujets atteints de pneumopathies.
Les prélèvements sont recueillis dans un milieu de transport et placés à + 4 °C.
Le diagnostic rapide est réalisé par la mise en évidence des antigènes directement dans les prélèvements par technique d'immunofluorescence directe ou par technique ELISA.
L'isolement du virus nécessite une décontamination du prélèvement (antibiotiques, antifongiques) et une inoculation à des cellules sensibles (MRC5, HEp2, VERO ...). Le virus est mis en évidence par son effet

cytopathogène qui apparaît en 10 jours environ. Le typage du virus isolé est réalisé par immunofluorescence à partir des cellules infectées ou par technique ELISA à partir des surnageants de culture. La technique d'inhibition de l'hémagglutination peut être utilisée pour les adénovirus et les virus influenzae.

VIRUS RESPIRATOIRE SYNCYTIAL

Le virus respiratoire syncytial appartient à la famille des *Paramyxoviridae*. Il s'agit d'un virus à ARN monocaténaire avec une nucléocapside hélicoïdale.

Le virus est transmis par les sécrétions respiratoires des sujets infectés, provoquant des épidémies hivernales (novembre à février) et atteignant surtout les jeunes enfants.

Le VRS infecte les cellules épithéliales ciliées en provoquant une infection locale (nez et gorge), pouvant s'étendre aux sinus, au larynx, aux bronches.

Chez l'enfant de moins de 2 ans, le VRS est responsable de bronchopneumopathie aiguë dyspnéisante.

L'infection entraîne la production d'anticorps locaux de type IgA et d'anticorps sériques permettant le diagnostic sérologique.

Diagnostic direct

- Détection d'antigène viral dans les aspirations bronchiques par fluorescence directe avec un anticorps monoclonal ou par technique ELISA.
- Isolement du virus à partir de prélèvements nasopharyngés sur des cellules en culture (MRC5). Le virus produit la formation de syncytia et d'inclusions éosinophiles cytoplasmiques.

Sérodiagnostic

- Réaction de fixation du complément (seuil : 1/16).
- Immunofluorescence indirecte.
- ELISA.

Les anticorps les plus précoces sont détectés par IFI (IgM et IgG).

Seul l'augmentation du titre des anticorps entre deux prélèvements permet d'affirmer une infection évolutive.

Thérapeutique

Les bronchiolites sévères à VRS chez le nourrisson bénéficient d'un traitement par un analogue de la guanosine (ribavirine) administré en aérosol.

VIRUS responsables d'affections cutanées

Les virus responsables de syndromes cutanéo-muqueux sont décelés directement comme l'herpès virus dans une vésicule ou la rougeole dans le rhinopharynx, ou indirectement par le dépistage des IgM spécifiques.

Principaux virus rencontrés

- *Rougeole*

  Responsable d'un exanthème, plus fréquemment au printemps. Le diagnostic est clinique, virologique et sérologique.
- *Rubéole*

  Responsable d'un exanthème, plus fréquemment au printemps. Le diagnostic est clinique et sérologique.
- *Parvovirus B19*

  Responsable du mégalérythème épidémique ou cinquième maladie, sporadique ou plus fréquemment en fin d'hiver. Le diagnostic est clinique et sérologique.
- *Herpès et varicelle*
  - Responsables de la formation de vésicules, sporadiques ou plus fréquemment en fin d'hiver et au printemps.
  - Le diagnostic est clinique virologique et sérologique.
- *Herpès virus 6*

  Responsable de l'exanthème subit ou sixième maladie, sporadique.

Diagnostic direct

Le prélèvement est réalisé au niveau des lésions lorsqu'elles existent (vésicules, érosions).

Un écouvillonnage est réalisé en raclant fortement les lésions ou avec un vaccinostyle, en rompant les vésicules.

L'écouvillon est placé dans un milieu de transport et le prélèvement est envoyé immédiatement au laboratoire transporté à température ordinaire. Les cellules sont recueillies et sont déposées sur lame pour une étude par immunofluorescence.

Diagnostic sérologique

Il nécessite un sérum précoce prélevé pendant la phase aiguë de la maladie et un sérum tardif prélevé 15 jours plus tard.

- L'immunofluorescence indirecte est réalisée sur des cellules infectées. Elle permet la mise en évidence des IgG et des IgM.
- L'ELISA est réalisée avec des extraits antigéniques. Elle permet le titrage des IgG et des IgM.

Les réactions positives mettront en évidence la présence d'IgM sur un sérum prélevé en phase aiguë ou une séroconversion ou une séroélévation après comparaison des 2 sérums.
En pratique courante, les explorations sérologiques seront réalisées dans le cadre des infections virales à tropisme cutané et dans les méningites virales, en particulier les oreillons ou l'herpès.

VIRUS RESPONSABLES DE FIÈVRES HÉMORRAGIQUES

Les virus responsables de fièvres hémorragiques sont difficiles à diagnostiquer cliniquement et l'aide du laboratoire est indispensable pour leur identification. Ces malades sont souvent contagieux et les prélèvements ont un fort potentiel infectieux.
Les maladies sévissent généralement en régions tropicales, mais certaines peuvent être importées et se déclarer après le retour.
Le tableau clinique révèle une fièvre constante avec un état pseudo grippal, associés à une asthénie et des céphalées. On retrouve également un syndrome digestif, pharyngé, cardio-vasculaire et un syndrome néphrotique.

Principaux virus rencontrés

- Flavivirus : la fièvre jaune et la dengue : transmises par des arthropodes. La fièvre jaune est retrouvée en Afrique tropicale et en Amérique du sud. La dengue est retrouvée en Asie, dans l'océan indien, en Amérique du sud, dans les caraïbes et les îles du pacifique.
- Arénavirus : la fièvre de Lassa est retrouvée en Afrique de l'Ouest et les fièvres hémorragiques sont retrouvées au Venezuela, en Bolivie, en Argentine.
- Hantavirus : la fièvre hémorragique à syndrome rénal prédominant, est la plus cosmopolite des fièvres hémorragiques. Elle est présente en Europe.
- Filovirus : la fièvre Ebola et la maladie de Marbourg dont la transmission est interhumaine, sont responsables d'épidémies nosocomiales.

Diagnostic virologique direct

Il nécessite l'isolement et l'identification du virus à partir des prélèvements provenant des malades : sang, sérum au début de la maladie, organes (rate, foie) acheminés rapidement au laboratoire.
L'ensemencement est réalisé sur lignées cellulaires continues.
L'inoculation aux souriceaux ou aux cobayes n'est pas sans risques de contamination.

Le virus isolé peut être identifié par immunofluorescence indirecte ou par séro-neutralisation.
L'identification directe des antigènes spécifiques est réalisable par PCR.

Diagnostic sérologique

Les techniques immuno-enzymatiques ELISA mettant en évidence les IgM spécifiques prouvent l'infection récente. Les IgG persistent des années et sont les témoins d'une infection ancienne. Les tirages d'un sérum précoce et d'un sérum tardif restent utiles au diagnostic.
Les résultats sont également interprétés en fonction des séjours récents en zone endémique, en tenant compte des vaccinations réalisées responsables d'apparition d'anticorps hétérogènes dans un même groupe viral, ainsi que des infections virales anciennes, responsables de réactions sérologiques croisées anamnestiques.

VIRUS RESPONSABLES DE GASTRO-ENTÉRITE AIGUË

Les gastro-entérites aiguës d'origine virale associent à des degrés variables : une diarrhée aqueuse, sans glaires, ni sang à des vomissements et de la fièvre.
La gravité est liée au risque de déshydratation chez les jeunes enfants.

Virus rencontrés

- Les rotavirus : (groupe A)
  - virus nus, icosaédriques, en forme de roue, 70 nm.
  - Génome à ARN double brin segmenté.
  - Virus les plus fréquents, responsables d'épidémies hivernales chez les nourrissons.
  - Asymptomatique chez l'adulte, sauf chez les sujets âgés.
  - Les sérotypes G1 à G4 sont le plus fréquemment rencontrés.
  - L'isolement en culture cellulaire en présence de trypsine est difficile.
- Les adénovirus :
  - virus nus, icosaédriques, forme hexagonale de l'étoile de David, 70 à 100 nm.
  - Génome à ADN double brin.
  - Les sérotypes entériques 40 et 41 sont rencontrés en pathologie.
  - L'isolement en culture cellulaire est difficile.
- Les astrovirus :
  - virus nus, icosaédriques, en forme d'étoile à 5 ou 6 branches, 28 nm.

- Génome à ARN simple brin.
- Les 8 sérotypes sont rencontrés. Le virus reste peu pathogène, sauf chez les jeunes enfants, les sujets âgés et les sujets immunodéprimés.
- L'isolement en culture en présence de trypsine est difficile.

• Les calicivirus : - virus nus, icosaédriques, en forme de calice, 25 à 40 nm.
- Génome à ARN simple brin.
- Virus hétérogènes (Norwalk, Sapporo, Snow mountain...)
- Fréquemment rencontrés chez les enfants et les adultes.
- Contamination fréquemment d'origine alimentaire.
- L'isolement en culture n'est pas réalisable.

Méthodes de diagnostic

• Le prélèvement de selles est réalisé dans un récipient stérile sans milieu de transport.
Le transport est réalisé à température ambiante.
L'échantillon est conservé à + 4 °C pendant 72 H, ou congelé à - 20 °C.

• Les techniques de référence pour la mise en évidence des virus pathogènes sont la microscopie électronique et l'immuno-microscopie électronique.
Il s'agit d'un diagnostic morphologique difficile si les virus sont peu abondants, de petite taille (astrovirus, calicivirus), plus facile si les virus sont nombreux, et de plus grande taille (rotavirus, adénovirus).
Seuls les rotavirus du groupe A et les adénovirus peuvent être diagnostiqués par les tests d'agglutination directe (tests au latex) ou des tests immunoenzymatiques unitaires sur membrane.
Les tests immunoenzymatiques ELISA sont utilisables pour le diagnostic des rotavirus du groupe A, des adénovirus et des astrovirus.
Les techniques spécialisées sont l'isolement en culture cellulaire (pour les rotavirus, les adénovirus et les astrovirus) et la biologie moléculaire (électrophorèse de l'ARN en gel de polyacrylamide, amplification génique RT-PCR)

• Les techniques de biologie moléculaire sont utilisées en épidémiologie pour la caractérisation et le génotypage de souches virales et pour la détection des virus dans les eaux usées ou les coquillages.

VITAMINES K

Les vitamines K sont des vitamines liposolubles aux propriétés antihémorragiques.

La vitamine K_1 est d'origine végétale (Phytoménadione ou Phylloquinone).

La vitamine K_2 est d'origine animale (Ménaquinone).

La vitamine K_3 est d'origine synthétique (Ménadione).

Les apports sont essentiellement alimentaires. Une synthèse endogène est réalisée par certaines bactéries intestinales.

Le déficit en vitamine K est relié à une carence alimentaire associé à une antibiothérapie détruisant la flore intestinale.

Les réserves sont faibles (3 jours) au niveau hépatique et musculaire.

L'élimination est biliaire et urinaire.

La vitamine K intervient au niveau de la synthèse de 6 facteurs de la coagulation : prothrombine (II), proconvertine (VII), facteur Stuart (X), facteur antihémophilique B (IX), protéine C et protéine S.

La vitamine K intervient au niveau du métabolisme osseux pour la synthèse de l'ostéocalcine (Gla-protéine).

Prélèvement

Plasma hépariné conservé congelé, à l'abri de la lumière.

Dosage

- Chromatographie liquide haute performance.
- Le déficit peut être apprécié par le dosage global de la coagulation par le temps de Quick ou par le dosage des facteurs de la coagulation vitamine K-dépendants.

Valeurs de référence

Adulte : 150-900 ng/l.

Variations pathologiques

Le déficit en vitamine K s'observe lors de :

- carence d'apport : alimentation parentérale,
- carence d'absorption : malabsorption de la maladie de Crohn, des stéatorrhées, de la mucoviscidose, des résections intestinales,
- carence d'utilisation : atteintes hépatiques (cirrhoses, hépatites) et traitement antivitaminique K (AVK).

En cas de carence en vitamine K, les facteurs de la coagulation synthétisés par le foie ne sont pas fonctionnels (PIVKA incapables de fixer le calcium) et un syndrome hémorragique apparaît, proportionnel au déficit en vitamine K et aux taux des facteurs de la coagulation.

VITESSE DE SÉDIMENTATION

La sédimentation des globules rouges est la chute libre des éléments sanguins d'une colonne de sang rendu incoagulable.

Les facteurs qui conditionnent cette vitesse de sédimentation sont nombreux :

- le nombre de globules rouges (anémie, polyglobulie) et leur volume,
- le taux de fibrinogène et de certaines protéines (alpha et gamma globulines),
- la viscosité du plasma, la température.

Le prélèvement est effectué sur un anticoagulant, citrate de sodium à 3,8 %, permettant de monter le sang dans les tubes de Westergreen et d'observer la sédimentation au bout d'une heure et de deux heures. On note la hauteur du plasma surnageant exprimé en millimètres.

Les valeurs normales sont inférieures à 7 mm (1re heure) et 20 mm (2e heure). L'examen est réalisé de préférence à jeun et en dehors des règles.

Variations physiologiques

- Âge : la VS augmente avec l'âge, après 45 ans.
- Grossesse : l'augmentation de la VS est liée à l'hémodilution.
- Médicaments : les anti-inflammatoires (AINS, corticoïdes) diminuent la VS, les œstrogènes augmentent la VS.

Variations pathologiques

Non spécifique, la VS est un élément utile au clinicien pour le dépistage et la surveillance des processus inflammatoires et infectieux.

- Tuberculose, pleurésies, broncho-pneumopathies aiguës.
- Infections bactériennes, urinaires, septicémiques.
- Rhumatisme articulaire aigu, polyarthrite rhumatoïde, purpura rhumatoïde, arthropathies cristallines et infectieuses.
- Artérite de Horton, péricardites, endocardites, thromboses vasculaires.
- Lupus érythémateux disséminé, sclérodermie, polymyosites.
- Hémopathies malignes telles que Kahler, Waldenström, Hodgkin.
- Parasitoses telles que accès de paludisme, kala-azar, hépatite amibienne.
- Cirrhose et autres affections hépatiques.
- Maladie de Crohn.
- Cancers viscéraux.
- L'hypercholestérolémie (et l'obésité) entraînent une élévation de la VS.

VS normale en pathologie

- Certaines tumeurs ne modifient la VS qu'en cas d'infection associée.
- Les cryoglobulines donnent une VS subnormale et très accélérée à 37 °C.
- Maladie de Vaquez et les polyglobulies secondaires.
- Maladie de Wilson.
- Diminutions du fibrinogène : insuffisance hépato-cellulaire, dysfibrinogénémies congénitales, coagulation intra-vasculaire disséminée.
- Hypogammaglobulinémie congénitale ou acquise lors d'entéropathie exsudative ou de syndrome néphrotique.
- Fortes hyperleucocytoses.
- Hyperviscosités.
- Certaines anémies hémolytiques et hémoglobinopathies.

Examens complémentaires (fièvre de plus de 3 semaines)

- Numération formule à la recherche d'une anémie, d'une hyperleucocytose, d'une éosinophilie.
- Examen cyto-bactériologique urinaire.
- Bilan rénal, protéinurie, nitrites.
- Bilan hépatique : TGO, TGP, Phosphatases alcalines, Bilirubine.
- Hémoculture en cas de frissons, d'hypothermie, ou fièvre sup. à 38 °C.
- Electrophorèse des protéines, dosage de la CRP et des Immunoglobulines.
- IDR à la tuberculine à la recherche d'une tuberculose en cas de test positif, ou d'une sarcoïdose ou d'une infection HIV en cas d'affection anergisante.
- Radiologies, Échographies.

Examens de deuxième intention (syndrome inflammatoire inexpliqué)

- Cryoglobulines, anticorps anti-nucléaires, facteur rhumatoïde.
- Anticorps anti-thyroïdiens.
- Anticorps anti-cytoplasme des polynucléaires.
- Anticorps anti-phospholipides (antiprothrombinase, anticardiolipine).
- Sérologies virales (Hépatites A,B,C, CMV, EBV, HIV, *Parvovirus* B19)
- Sérologies bactériennes (*Chlamydia*, *Borrelia*, *Yersinia*).
- Marqueurs tumoraux
- Recherche de BK (crachats, urines, lavage broncho-alvéolaire).
- Hémocultures répétées au cours de pic thermique,
- Échographie cardiaque à la recherche d'une endocardite.
- Myélogramme orienté par la numération sanguine.
- Biopsie d'artère temporale.
- Biopsie hépatique (tuberculose, sarcoïdose, lymphome, amylose)
- Fibroscopie, scanner.

Étiologies principales des syndromes inflammatoires

- Infections aiguës.
- Infections chroniques.
- Cancers (rein, pancréas, colon, lymphome).
- Lupus, vascularites, rhumatismes inflammatoires.
- Atteintes thyroidïennes.
- Thromboses veineuses.
- Entéropathies inflammatoires.
- Fibrose rétropéritonéale.
- Péricardite, infarctus, nécrose tissulaire.

VOLUMES SANGUINS

La détermination des volumes globulaires et plasmatiques permet d'authentifier une polyglobulie, et d'exclure une pseudo-polyglobulie où le volume globulaire est normal et s'accompagne d'une concentration du volume plasmatique.

Réalisation

Le volume globulaire est calculé à partir d'une dilution d'hématies marquées au chrome 51.

Le volume plasmatique est calculé à partir d'une dilution d'albumine marquée à l'iode 131.
L'injection est réalisée par voie intraveineuse au laboratoire de médecine nucléaire et les prélèvements sanguins sont réalisés dans l'heure suivante.

Valeurs de référence

Volume	Sanguin (ml/kg)	Globulaire (ml/kg)	Plasmatique (ml/kg)
1 an	80	28	52
10 ans	75	30	45
Homme	75	30	45
Femme	67	24	43

Variations pathologiques

- Valeurs pathologiques : supérieures à 120 % du volume théorique (en fonction de la taille et du poids).
  Volume globulaire > 30 ml/kg chez la femme (volume plasmatique < 37 ml/kg).
  Volume globulaire > 36 ml/kg chez l'homme (volume plasmatique < 39 ml/kg).
- Polyglobulies primitives (maladie de Vaquez).
  Le taux d'hémoglobuline est supérieur à 17 g/dl chez la femme et supérieur à 20 g/dl chez l'homme.
  L'hématocrite dépasse 50 % chez la femme et 55 % chez l'homme.
- Polyglobulies secondaires :
  - hypoxémie chronique (cardiopathie congénitale),
  - hémoglobinopathies,
  - excès d'érythropoiétine (tumeurs du rein, du cervelet).
- En cas de splénomégalie, de dysglobulinémie, la mesure du volume sanguin permet d'apprécier le degré de l'anémie.

Dans les dysprotéinémies, la mesure de l'hypervolémie plasmatique est utile pour surveiller l'effet des leucophérèses.
La mesure du volume sanguin est également utile en endocrinologie pour mesurer l'hypovolémie globale au cours du panhypopituitarisme et de l'insuffisance surrénale.
En réanimation, l'hypovolémie peut être estimée en cas de choc, d'hémorragies graves ou de brûlures étendues.

WAALER-ROSE

La réaction de Waaler-Rose est une réaction d'agglutination permettant le mise en évidence des facteurs rhumatoïdes présents au cours de la polyarthrite rhumatoïde.

Prélèvement

Sérum.

Dosage

La technique met en évidence des auto-anticorps IgM qui reconnaissent la fragment Fc des immunoglobulines animales.

On utilise comme antigène des IgG de lapin qui recouvrent des globules rouges humains de groupe O rhésus négatif. Les facteurs anti-IgG présents dans le sérum du sujet agglutinent les globules rouges.

Valeurs de référence

La réaction est positive au seuil de 1/64.

Variations pathologiques

La réaction est positive dans les polyarthrites rhumatoïdes évoluées (80 %) et dans certaines connectivites (20 à 30 %), dans le syndrome de Gougerot-Sjögren, dans la cirrhose biliaire primitive.

La réaction peut être positive chez les sujets âgés (10 %) en dehors de tout contexte pathologique.

La réaction peut être positive (15 %) dans le liquide synovial, alors qu'elle est négative dans le sérum.

Le titre n'est pas corrélé à la sévérité de la maladie.

XANTHINE

La xanthine (2-6-hydroxy-purine) provient du catabolisme des acides nucléiques. Son dosage est réalisé pour le diagnostic de la maladie de Lesch-Nyhan due à un déficit enzymatique entraînant un syndrome d'encéphalopathie avec une lithiase urique.

Prélèvement

Urines de 24 heures.

Dosage

Méthode spectrophotométrique avec lecture à 280 nm.

La xanthine, en présence de xanthine-oxydase, se transforme en acide urique.

Une lecture à 293 nm permet la mesure de l'acide urique provenant de l'hypoxanthine et de la xanthine.

L'acide urique est préalablement détruit des urines par la soude.

Valeurs de référence (mg × 0,007 = mmol)

Femme : < 60 mg/24 h *soit* < 0,4 mmol/24 h.

Homme : < 90 mg/24 h *soit* < 0,6 mmol/24 h.

Variations pathologiques

- Déficit en xanthine-oxydase ou xanthinurie (exceptionnelle). La xanthine étant peu soluble entraîne la formation de calculs dans les voies urinaires.
- Déficit en hypoxanthine-guanine-phosphoribosyl-transférase ou maladie de Lesch-Nyhan (héréditaire, récessive) avec lithiase rénale évoluant vers la néphropathie.
- Les hypo-uricémiants, inhibiteurs de la xanthine-oxydase, entraînent une augmentation de l'élimination urinaire de l'hypoxanthine et de la xanthine.

D-XYLOSE (Test au D-xylose)

Le test au D-xylose permet l'exploration d'un état de malabsorption intestinale. Après administration orale, le D-xylose est absorbé passivement au niveau intestinal à 70 % et est éliminé dans les urines sous forme inchangée. Le test n'est pas réalisable si le sujet présente une atteinte rénale fonctionnelle. D'autre part, certains facteurs peuvent modifier les résultats attendus (grossesse, diarrhée, troubles hydro-électrolytiques).

Prélèvement

- Sujet à jeun depuis 12 heures, au repos strict.
- Au temps t_0, le sujet vide sa vessie et absorbe 25 g de D-xylose dissout dans 500 ml d'eau. Chez l'enfant, la dose de 5 g de D-xylose dissout dans 100 ml d'eau est utilisée.
- Prélèvement :
  - sérum prélevé au temps T_0, T + 1 h, T + 2 h,
  - urines des 5 heures suivant l'ingestion.

Résultat (g/l × 6,66 = mmol/l)

Dose ingérée de D. xylose	Xylosémie à la 120e minute		Xylosurie des 5 heures	
	g/l	mmol/l	g/5 h	mmol/5 h
Adulte : 25 g	0,3-0,75	2-5	5-8	33-53
Enfant : 5 g	0,2-0,5	1,3-3,3	0,8-1,6	5,3-10,6
0,7 g/kg poids	> 1 %		> 15 %	

L'élimination urinaire est d'environ 15 à 35 % de la dose ingérée (valeur pathologique : < 10 %).
La xylosémie est normalement supérieure à 1 % de la dose ingérée.

Variations pathologiques

- Réponse normale dans les malabsorptions d'origine pancréatique et les troubles fonctionnels intestinaux.
- Réponse diminuée dans les cas d'entéropathie, de diarrhée chronique, d'iléite, d'iléocolite avec stéatorrhée, d'ictère cholestatique.
- Réponse fortement diminuée dans les cas de stéatorrhées, d'entérites, de sprue et dans les syndromes cœliaques avec intolérance au gluten chez l'enfant.

YERSINIA ENTEROCOLITICA

Yersinia enterocolitica est responsable d'entérocolites, rencontrées à tout âge mais prédominant avant 2 ans, et de manifestations secondaires telles que l'érythème noueux et les arthrites réactionnelles, surtout chez les sujets porteurs de l'antigène HLA B27.

Il existe une incidence saisonnière de l'infection humaine avec un pic en hiver. La contamination est le plus souvent alimentaire et l'existence d'une contamination inter-humaine est favorisée par le portage sain.

Un examen bactériologique des selles sera effectué en cas d'épisode diarrhéique traînant depuis 2 semaines. L'entérocolite peut simuler une infection à *Salmonella* ou à *Shigella*. Les selles sont nombreuses (10/jours) associées à des douleurs abdominales et à une fièvre dans la moitié des cas.

Prélèvement

- Selles ensemencées immédiatement (conservation possible à + 4 °C).
- Ganglion mésentérique.

Examen direct

- Bleu de méthylène : mise en évidence de nombreux leucocytes en faveur du caractère invasif du germe au niveau de la muqueuse intestinale.
- Coloration de Gram : on notera un déséquilibre de la flore bactérienne avec la présence de nombreux bacilles à Gram négatif (entérobactéries).

Caractères culturaux

- Enrichissement : à + 4 °C (eau peptonée) ; Bouillon de Rappoport modifié Wauters (incubé 48 h à 20 °C).
- Culture : sur milieu sélectif (SS, Mac Conkey, DCL, CIN). L'incubation sera réalisée de préférence à 30 °C (ou à température ambiante) pendant 24 heures à 48 heures.

Confirmation du pouvoir pathogène

Seules les souches adaptées à l'homme peuvent induire des manifestations cliniques. Les souches non adaptées sont généralement issues de l'environnement et ne peuvent s'implanter dans le tube digestif. La détermination du biotype sera au minimum réalisée. Les déterminations du sérotype et du lysotype sont réalisées dans les laboratoires spécialisés.

- Biotypes : 5 chimiotypes (1 à 5) selon les caractères de la lipase, de l'indole, du xylose, du tréhalose.

  Les biotypes 2 et 4 sont les plus fréquents en France.
- Identification antigènique : il existe 34 sérogroupes O et 16 antigènes flagellaires différents, mais seulement 2 sérotypes sont responsables de la quasi-totalité des infections humaines :
  - 0 : 3 (biotype 4)
  - 0 : 9 (biotype 2).

  Il existe une parenté antigénique entre 0 : 9 et les *Brucella* et à un moindre degré avec le vibron cholérique. Ceci peut entraîner une fausse positivité d'une réaction de brucellose en cas de yersiniose qui s'exprime par une arthrite.

Thérapeutique

- Les antibiotiques utilisables sont (avec une sensibilité variable) :
  - fluoroquinolone cotrimoxazole, doxycycline, céphalosporine de 3e génération,
  - tétracyclines, néomycine, kanamycine, gentamicine,
  - chloramphénicol, colistine.

YERSINIA PESTIS

Yersinia pestis est l'agent de la peste, maladie des rongeurs, transmissible à l'homme par piqûre de puces infectantes.

La peste bubonique ou bubo-septicémique est caractérisée par un syndrome toxi-infectieux avec réaction ganglionnaire proche du point de piqûre.

La peste pulmonaire primitive est caractérisée par une atteinte pulmonaire liée à une contamination par voie aérienne.

L'homme est très sensible à la peste sans distinction d'âge ni de terrain. Après guérison spontanée ou après antibiothérapie, il n'existe aucune immunité acquise.

Prélèvement

- Peste bubonique : ponction du bubon ramenant la sérosité, ganglions.
- Peste pulmonaire : expectoration.
- Hémocultures répétées, liquide céphalo-rachidien.

Examen direct

- Colorations de Gram, thionine phéniquée, bleu de toluidine, Giemsa.
- Mise en évidence de coccobacilles à coloration bipolaire.

Caractères culturaux

- Ensemencement sur gélose ordinaire ou en bouillon, incubés à 37 °C ou à 30 °C. Les colonies apparaissent en 48 heures.
- Inoculation sous-cutanée, à la patte arrière de la souris, de la sérosité ou de l'expectoration. Le bubon sera ponctionné avant la mort de l'animal.

Identification

- Les colonies sont plates, rondes, n'apparaissent qu'après 24 à 36 heures de culture.
- Les principaux caractères sont :

Mobilité :	–	Gélatinase :	–
ONPG :	+	ADH :	–
Fermentation du glucose :	+	LDC :	–
Production de gaz :	–	ODC :	–
VP :	–	Citrate :	–
Indole :	–	Urée :	–
H_2S :	–	Esculine :	+

Identification antigénique

Y. pestis exprime un antigène O somatique, un antigène d'enveloppe et de nombreux antigènes protéiques.

Certains sont communs avec *Yersinia pseudotuberculosis*.

Diagnostic sérologique

La réponse sérologique est tardive, infidèle.

Elle ne permet qu'un diagnostic rétrospectif.

Par agglutination passive d'hématies de moutons sensibilisées, le titre significatif est de 1/256.

Traitement

L'antibiotique de choix reste la streptomycine.

En cas de méningite, le chloramphénicol est utilisé.

La guérison est généralement obtenue si l'antibiothérapie est précoce avant le 3e jour pour la peste bubonique et avant la 15e heure pour la peste pulmonaire primitive.

YERSINIA PSEUDOTUBERCULOSIS

Yersinia pseudotuberculosis est rarement isolée. Elle est responsable d'infections diverses comparables aux infections causées par *Yersinia enterocolitica*.

Le bacille de Malassez et Vignal est responsable de formes oculaires, pulmonaires et intestinales. L'adénite mésentérique à symptomatologie appendiculaire est la forme la plus fréquente. Elle peut être suivie d'un érythème noueux. Les formes généralisées septicémiques sont fréquentes et graves.
La contamination est essentiellement digestive entraînant, au niveau du grêle, un chancre d'inoculation et un envahissement des lymphatiques mésentériques. L'envahissement du foie sur terrain débilité est responsable d'une septicémie.

Prélèvement

- Hémocultures.
- Ganglion mésentérique.
- Selles (isolement difficile en raison de la rareté des germes).

Diagnostic bactériologique

- L'isolement sur milieux ordinaires est facile à 37 °C en 24 heures à partir de ganglions ou du sang.
- A partir des selles, le milieu SS permettra d'isoler les colonies en 48 h.
- Les souches isolées à 30 °C sont mobiles. Les souches isolées à 37 °C sont généralement immobiles.

Sérodiagnostic

- Il existe 11 antigènes somatiques 0 et 5 antigènes flagellaires H permettant la subdivision du germe en sérogroupes et en sérotypes.
- Le sérodiagnostic est réalisé avec des suspensions bactériennes. Les anticorps sont à titre maximum environ 1 semaine après les manifestations cliniques. Les titres supérieurs à 1/200 sont significatifs. Les anticorps disparaissent 3 mois après l'infection.
- Il existe des réactions croisées entre les sérogroupes II et IV de Y. pseudotuberculosis et les Salmonella des groupe D et B.

Examen anatomo-pathologique

L'examen d'un ganglion mésentérique mettant en évidence des microabcès à centre nécrosé, riches en débris cellulaires hématéiphiles, entourés d'une couronne réticulo-histiocytaire est évocateur d'une infection à Y. pseudotuberculosis.

Thérapeutique

- Appendicectomie (dans l'adénite mésentérique).
- Antibiothérapie (dans les formes septicémiques) :
  - streptomycine (antibiotique de choix),
  - tétracyclines, néomycine, kanamycine, gentamicine,
  - chloramphénicol, colistine …

ZINC

Le zinc est un oligo-élément essentiel qui intervient au niveau de nombreuses fonctions physiologiques. Les sources sont essentiellement d'origine animale (viandes et produits laitiers) et l'absorption s'effectue au niveau intestinal (duodénum, jéjunum). Les apports journaliers sont de 10 à 20 mg et seuls 10 à 40 % des apports sont absorbés. Les besoins varient avec l'âge (1,5 à 2,5 mg/j) et sont augmentés pendant la grossesse (5 à 6 mg/j). L'élimination, qui est corrélée aux apports, est essentiellement fécale, de l'ordre de 0,5 mg/j. Au niveau sanguin, le zinc existe dans les hématies (85 %), leucocytes (5 %) et plaquettes (1 %). Environ 10 % du zinc se trouve dans le sérum (1 mg/l) et est lié à :

- l'alpha-2-macroglobuline (40 % du zinc, non échangeable),
- l'albumine et la transferrine (50 % du zinc, plus labile),
- aux acides aminés ou libre (5 % du zinc, dialysable et échangeable).

Les symptômes de carence en zinc sont :

- retard de croissance et nanisme chez l'enfant,
- altération de l'état général,
- troubles oculaires et de la vision,
- troubles cutanés (lésions, hyperkératose, défaut de cicatrisation),
- troubles du comportement avec irritabilité, anorexie,
- troubles sexuels avec hypogonadisme,
- troubles immunitaires avec infections, diarrhées.

Prélèvement

- Prélèvement sanguin réalisé le matin, à jeun (sérum, sang total, érythrocytes) ; écarter tout sérum hémolysé (la métallo-enzyme la plus perturbée en cas de déficit est la phosphatase alcaline qui pourra être dosée en parallèle).
- Urines de 24 heures.
- Sperme.

Dosage

- Colorimétrie.
- Fluorimétrie.
- Spectrométrie d'absorption atomique (lecture à 213,9 nm).
- Spectrométrie d'émission.

Valeurs de référence (mg × 15,4 = µmol)

	mg/l	µmol/l
Sérum	0,6-1,3	9-19
Sang total	5,0-8,5	75-130
Erythrocytes	10,0-15,0	150-225
Urines de 24 heures	0,35-0,60	5-9
Sperme	130-390	2 000-6 000
Liquide lacrymal	0,15-0,30	2,2-4,4

Variations physiologiques

- Âge : chez le nouveau-né, valeurs plus élevées de 20 % au niveau sérique, mais le zinc globulaire est moins élevé que celui de l'adulte.
- Grossesse : le zinc chute de 30 % en fin de grossesse.

Variations pathologiques

- *Hypozincémies*
  - Hypozincémies d'origine héréditaire : acrodermatite entéropathique du nourrisson (diminution du zinc et des PAL).
  - Hypozincémies d'origine nutritionnelle : malnutrition ou régime déséquilibré, maladie cœliaque, maladie de Crohn, mucoviscidose, alcoolisme, entéropathies, résection intestinale, insuffisance pancréatique, immaturité intestinale ou hépatique du nourrisson.
  - Augmentation des besoins : prématurés, croissance, grossesse, allaitement.
  - Augmentation des pertes : syndrome néphrotique, diarrhée chronique, cirrhose, alcoolisme, drépanocytose, maladie rénale chronique, brûlures étendues, psoriasis, herpès cutané.
  - Augmentation du catabolisme : cancers, affections et inflammations chroniques, brûlures sévères.
  - Thérapeutiques : alimentation parentérale, dialyse, chélateurs (D. pénicillamine), diurétiques, certains antibiotiques (éthambutol), anti-infammatoires (AINS, corticoïdes).
- *Hyperzincémies*
  - Hyperzincémie familiale héréditaire.
  - Maladie de Pick avec une zincémie normale mais une augmentation du zinc érythrocytaire et urinaire.
  - Origine toxique : inhalation de vapeurs de métal (manifestations pulmonaires, fièvre, frissons), ingestion de sulfate de zinc (crampes intestinales, vomissements, nausées, céphalées).

- *Zinc dans le liquide séminal*
  - Une diminution de la concentration du zinc dans le sperme s'observe au cours de certaines stérilités et d'affections prostatiques.
- *Zinc dans le liquide lacrymal*
  - Une diminution de la concentration du zinc dans le liquide lacrymal s'observe au cours de kératocome, alors que le cuivre est plus élevé (diminution de l'activité de la thymidine-kinase).

ANNEXES

CLASSIFICATION PÉRIODIQUE DES ÉLÉMENTS

Périodes	I A	II A	III A	IV A	V A	VI A	VII A	VIII			I B	II B	III B	IV B	V B	VI B	VII B	0
1re	H																	He
2e	Li	Be											B	C	N	O	F	Ne
3e	Na	Mg											Al	Si	P	S	Cl	Ar
4e	K	Ca	Sc	Ti	V	Cr	Mn	Fe	Co	Ni	Cu	Zn	Ga	Ge	As	Se	Br	Kr
5e	Rb	Sr	Y	Zr	Nb	Mo	Tc	Ru	Rh	Pd	Ag	Cd	In	Sn	Sb	Te	I	Xe
6e	Ca	Ba	La [1]	Hf	Ta	W	Re	Os	Ir	Pt	Au	Hg	Tl	Pb	Bi	Po	At	Rn
7e	Fr	Ra	Ac [2]															

1. Lanthanides : La, Ce, Pr, Nd, Pm, Sm, Eu, Gd, Tb, Dy, Ho, Er, Tm, Yb, Lu.
2. Actinides et Curides : Ac, Th, Pa, U, Np, Pu, am, Cm, Bk, Cf, Es, Fm, Md, No (?) Lw.

TABLE INTERNATIONALE DES POIDS ATOMIQUES

Élément	N° Symbole	Poids	Élément	N° Symbole	Poids
Actinium	89 Ac	227,00	Hélium	2 He	4,003
Aluminium	13 Al	26,97	Holmium	67 Ho	164,93
Américium	95 Am	241,00	Hydrogène	1 H	1,008
Antimoine	51 Sb	121,76	Indium	49 In	114,76
Argent	47 Ag	107,88	Iode	53 I	126,92
Argon	18 A	39,94	Iridium	77 Ir	193,10
Arsenic	33 As	74,91	Krypton	36 Kr	83,80
Astate	85 At	210,00	Lanthane	57 La	138,91
Azote	7 N	14,008	Lithium	3 Li	6,94
Baryum	56 Ba	137,36	Lutécium	71 Lu	174,97
Béryllium	4 Be	9,02	Magnésium	12 Mg	24,31
Bismuth	83 Bi	208,98	Manganèse	25 Mn	54,94
Bore	5 B	10,81	Mercure	80 Hg	200,61
Brome	35 Br	79,92	Molybdène	42 Mo	95,94
Cadmium	48 Cd	112,41	Néodyme	60 Nd	144,24
Calcium	20 Ca	40,08	Néon	10 Ne	20,183
Carbone	6 C	12,01	Neptunium	93 Np	237,00
Cérium	58 Ce	140,13	Nickel	28 Ni	58,70
Césium	55 Cs	132,91	Niobium	41 Nb	92,91
Chlore	17 Cl	35,45	Or	79 Au	197,20
Chrome	24 Cr	52,01	Osmium	76 Os	190,20
Cobalt	27 Co	58,93	Oxygène	8 O	16,00
Cuivre	29 Cu	63,54	Palladium	46 Pd	106,70
Curium	96 Cm	242,00	Phosphore	15 P	30,97
Dysprosium	66 Dy	162,46	Platine	78 Pt	195,23
Erbium	68 Er	167,26	Plomb	82 Pb	207,20
Étain	50 Sn	118,69	Plutonium	94 Pu	239,00
Europium	63 Eu	151,	Polonium	84 Po	210,00
Fer	16 Fe	55,85	Potassium	19 K	39,10
Fluor	9 F	19,00	Praséodyme	59 Pr	140,91
Francium	87 Fr	223,00	Prométhium	61 Pm	147,00
Gadolinium	64 Gd	156,90	Protactinium	91 Pa	231,00
Gallium	31 Ga	69,72	Radium	88 Ra	226,05
Germanium	32 Ge	72,59	Radon	86 Rn	222,00
Hafnium	72 Hf	178,60	Rhénium	75 Re	186,31

Élément	N° Symbole	Poids	Élément	N° Symbole	Poids
Rhodium	45 Rh	102,91	Terbium	65 Tb	159,20
Rubidium	37 Rb	85,48	Thallium	81 Tl	204,37
Ruthénium	44 Ru	101,70	Thorium	90 Th	232,04
Samarium	62 Sm	150,43	Thulium	69 Tm	168,93
Scandium	21 Sc	45,00	Titane	22 Ti	47,90
Sélénium	34 Se	78,96	Tungstène	74 W	183,92
Silicium	14 Si	28,06	Uranium	92 U	238,05
Sodium	11 Na	22,99	Vanadium	23 V	50,95
Soufre	16 S	32,06	Xénon	54 Xe	131,30
Strontium	38 Sr	87,62	Ytterbium	70 Yb	173,04
Tantale	73 Ta	180,88	Yttrium	39 Y	88,91
Technétium	43 Tc	99,00	Zinc	30 Zn	65,38
Tellure	52 Te	127,60	Zirconium	40 Zr	91,22

L'EXPRESSION MOLAIRE DES RÉSULTATS D'ANALYSE BIOCHIMIQUE

Les unités internationales

- L'ampère (symbole : A) pour l'intensité de courant électrique.
- Le candela (symbole : cd) pour l'intensité de lumière.
- Le degré Kelvin (symbole : K) pour la température.
- Le kilogramme (symbole : kg) pour la masse.
- Le mètre (symbole : m) pour la longueur.
- La seconde (symbole : s) pour le temps.
- La mole (symbole : mol) pour la quantité de matière.

Pour le biochimiste les grandeurs les plus fréquemment utilisées sont la quantité de matière et sa concentration pour lesquelles l'expression des résultats doit se faire : en quantité de substance (mol) et non plus en masse (kg), en concentration de substance (mol/l) et non plus en concentration de masse (kg/l).

Intérêt du nouveau mode d'expression

L'introduction des unités SI en biologie clinique doit permettre de normaliser la transmission des résultats de laboratoire. Cette normalisation doit permettre :

– de supprimer de nombreuses expressions ambiguës telles que, gramme pour cent (g %), partie par million (p. p. m) qui ne précisent pas s'il s'agit de quantités rapportées à la masse ou au volume ;
– d'éviter une trop grande diversité et parfois une certaine incohérence dans l'expression des résultats.

Sous-multiples et multiples de l'unité molaire

Facteur	Préfixe	Symbole	Facteur	Préfixe	Symbole
10^{-1}	déci	d	10^{1}	déca	da
10^{-2}	centi	c	10^{2}	hecto	h
10^{-3}	milli	m	10^{3}	kilo	k
10^{-6}	micro	μ	10^{6}	méga	M
10^{-9}	nano	n	10^{9}	giga	G
10^{-12}	pico	p	10^{12}	téra	T
10^{-15}	femto	f	10^{15}	péta	P
10^{-18}	atto	a	10^{18}	exa	E

Mode de calcul des unités molaires

$$\text{Facteur de conversion} = \frac{1}{\text{masse moléculaire de la substance}}$$

$$\text{Nombre de molécules/l} = \begin{matrix}\text{concentration}\\ \text{de la substance}\\ \text{en g/l}\end{matrix} \times \begin{matrix}\text{facteur}\\ \text{de conversion}\end{matrix}$$

Remarque : les unités molaires le plus souvent utilisées en biochimie clinique sont les millimoles/litre (mmol/l) et les micromoles/litre (μmol/l).

TABLE DE CONVERSION AU SYSTÈME INTERNATIONAL D'UNITÉS

Paramètres	Unité conventionnelle	Facteur de conversion	Unité internationale
Acétone	mg/l	0,0172	mmol/l
Acide delta amino-levulinique	mg/l	7,628	µmol/l
Acide ascorbique	mg/l	5,678	µmol/l
Acide citrique	mg/l	5,21	µmol/l
Acide folique	µg/l	2,178	nmol/l
Acides gras libres	mg/l	3,521	µmol/l
Acides gras totaux	g/l	3,521	mmol/l
Acide homo-vanillique	mg/l	5,488	µmol/l
Acide 3 hydroxy-butyrique	mg/l	9,61	µmol/l
Acide 5 hydroxyindoléacétique	mg/l	5,235	µmol/l
Acide lactique	mg/l	0,011	mmol/l
Acide oxalique	mg/l	11,11	µmol/l
Acide pyruvique	mg/l	11,36	µmol/l
Acide salicylique	mg/l	0,007	mmol/l
Acide sialique	g/l	3,24	mmol/l
Acide urique sérique	mg/l	5,95	µmol/l
Acide urique urinaire	g/l	5,95	mmol/l
Acide valproïque	mg/l	6,935	µmol/l
Acide vanil-mandélique	mg/l	5,05	µmol/l
ACTH	ng/l	0,22	pmol/l
Activité rénine	pg/ml/h	0,000214	pmol/l/s
Adénosine diphosphate	mg/l	2,34	µmol/l
Adénosine monophosphate	mg/l	2,88	µmol/l
Adénosine triphosphate	mg/l	1,97	µmol/l
ADH	ng/l	0,923	pmol/l
Adrénaline	µg/l	5,458	nmol/l
Alanine	mg/l	11,22	µmol/l
Albumine	g/l	14,50	µmol/l
Aldostérone	µg/l	2,775	nmol/l
Aluminium	µg/l	37,06	nmol/l
Amikacine	mg/l	1,72	µmol/l
Alpha amino-n-butyrate	mg/l	9,70	µmol/l
Amiodarone chlorydrate	µg/l	1,467	nmol/l
Ammonium	mg/l	58,72	µmol/l
AMP cyclique	µg/l	3,038	nmol/l

Paramètres	Unité conven-tionnelle	Facteur de conversion	Unité internationale
3 alpha Androstanediol	mg/l	3,398	µmol/l
Androstènediol	mg/l	3,443	µmol/l
Androstènedione	µg/l	3,492	nmol/l
Androstérone	mg/l	3,467	µmol/l
Argent	µg/l	9,27	nmol/l
Arginine	mg/l	5,74	µmol/l
Arsenic	mg/l	13,34	µmol/l
Asparagine	mg/l	7,569	µmol/l
Aspartate	mg/l	7,513	µmol/l
Azote amine	mg/l	0,07	mmol/l
Benzène	µg/l	12,80	nmol/l
Bilirubine	µg/l	1,71	µmol/l
Bismuth	µg/l	4,785	nmol/l
Bromure	mg/l	0,0125	mmol/l
Cadmium	µg/l	8,897	nmol/l
Caféine	mg/l	5,149	µmol/l
Calcium	mg/l	0,0249	mmol/l
Carbamazépine	mg/l	4,23	µmol/l
Bêta-carotène	mg/l	1,86	µmol/l
Catécholamines	µg/l	5,917	nmol/l
17 cétostéroïdes	mg/l	3,467	µmol/l
Chlorure	g/l	28,21	mmol/l
Cholestérol	g/l	2,586	mmol/l
Chrome	µg/l	19,23	nmol/l
Ciclosporine	mg/l	0,83	µmol/l
Citrulline	mg/l	5,708	µmol/l
Clonazépam	mg/l	3,167	µmol/l
Cobalt	µg/l	16,97	nmol/l
Coproporphyrines	µg/l	1,527	nmol/l
Corticostérone	µg/l	2,886	nmol/l
Cortisol	µg/l	2,758	nmol/l
Cortisone	µg/l	2,775	nmol/l
Créatine	mg/l	7,634	µmol/l
Créatinine sérique	mg/l	8,842	µmol/l
Créatinine urinaire	mg/l	0,0088	mmol/l
Cuivre	mg/l	15,74	µmol/l
Cyanobalamine	ng/l	0,738	pmol/l
Cystine	mg/l	4,161	µmol/l

Paramètres	Unité conven-tionnelle	Facteur de conversion	Unité internationale
Déhydroépiandrostérone	µg/l	3,46	µmol/l
DHA sulfate	µg/l	2,72	µmol/l
Desoxy-corticostérone	ng/l	3,026	pmol/l
11 desoxy-cortisol	µg/l	2,89	nmol/l
Diazépam	mg/l	3,512	µmol/l
Digitoxine	µg/l	1,307	nmol/l
Digoxine	µg/l	1,281	nmol/l
Dihydrotestostérone	µg/l	3,443	nmol/l
Disopyramide	mg/l	2,945	µmol/l
Dopamine	µg/l	5,274	nmol/l
Éthanol	g/l	21,71	mmol/l
Éthiocholanolone	mg/l	3,45	µmol/l
Éthosuximide	mg/l	7,084	µmol/l
Fer	µg/100 ml	0,179	µmol/l
Fibrinogène	g/l	2,94	µmol/l
Fluorure	µg/l	0,0526	µmol/l
Fructose	mg/l	0,0055	mmol/l
Galactose	mg/l	0,0055	mmol/l
Gentamicine	mg/l	1,84	µmol/l
Glucagon	ng/l	0,2872	pmol/l
Glucose	g/l	5,5	mmol/l
Glutamate	mg/l	6,798	µmol/l
Glutamine	mg/l	6,84	µmol/l
Glutathion réduit	mg/l	0,0032	mmol/l
Glycérol	mg/l	10,90	µmol/l
Glycine	mg/l	13,32	µmol/l
Hémoglobine	g/100 ml	0,62	mmol/l
Histamine	µg/l	9,00	nmol/l
Histidine	mg/l	6,443	µmol/l
Homocystine	mg/l	3,724	µmol/l
Hydroquinidine	mg/l	3,06	µmol/l
Hydroxy-butyrate	mg/l	9,61	µmol/l
Hydroxy-corticostéroïdes	mg/l	2,77	µmol/l
Hydroxy-progestérone	µg/l	3,026	nmol/l
Hydroxy-proline	mg/l	7,628	µmol/l
Insuline	µg/l	172,1	pmol/l
Iode protéique	µg/l	7,88	nmol/l
Isoleucine	mg/l	7,622	µmol/l
Isoniazide	mg/l	7,292	µmol/l

Paramètres	Unité conven-tionnelle	Facteur de conversion	Unité internationale
Leucine	mg/l	7,622	µmol/l
Lidocaïne	mg/l	4,267	µmol/l
Lithium	mg/l	0,144	mmol/l
Lysine	mg/l	6,84	µmol/l
Magnésium	mg/l	0,041	mmol/l
Manganèse	µg/l	18,20	nmol/l
Mercure	µg/l	4,985	nmol/l
Métanéphrines	mg/l	5,071	µmol/l
Methémoglobine	g/100 ml	0,62	mmol/l
Méthionine	mg/l	6,702	µmol/l
Méthionine sulfone	mg/l	5,519	µmol/l
Méthotrexate	mg/l	2,20	µmol/l
MHPG	µg/l	2,715	nmol/l
Alpha-méthyl-dopa	mg/l	4,734	µmol/l
Méthyl-histidine	mg/l	5,91	µmol/l
Myoglobine	mg/l	0,06	µmol/l
Nétilmicine	mg/l	2,10	µmol/l
Nickel	µg/l	0,017	µmol/l
Nicotinamide	mg/l	8,19	µmol/l
Nor-adrénaline	µg/l	5,917	nmol/l
Nor-métanéphrines	mg/l	5,459	µmol/l
Œstradiol	µg/l	3,671	nmol/l
Œstriol	µg/l	3,468	nmol/l
Œstrogènes urinaires	µg/l	3,70	nmol/l
Œstrone	µg/l	3,70	nmol/l
Ornithine	mg/l	7,564	µmol/l
Osmolarité	mosm/kg	1,00	mmol/kg
Oxyde de carbone	ml/100 ml	0,446	mmol/l
Oxygène	mmHg	0,133	kPa
Paracétamol	mg/l	6,63	µmol/l
P CO_2	mmHg	0,133	kPa
Phénobarbital	mg/l	4,307	µmol/l
Phénol	mg/l	10,63	µmol/l
Phénylalanine	mg/l	6,053	µmol/l
Phénylbutazone	mg/l	3,242	µmol/l
Phénytoïne	mg/l	3,964	µmol/l
Phosphate	mg/l	0,0323	mmol/l
Phospholipides	g/l	1,292	mmol/l
Plomb	µg/l	4,826	nmol/l

Paramètres	Unité conven-tionnelle	Facteur de conversion	Unité internationale
P O_2	mmHg	0,133	kPa
Porphobilinogène	µg/l	4,421	nmol/l
Potassium	mg/l	0,026	mmol/l
Prégnandiol	mg/l	3,12	µmol/l
Prégnanetriol	mg/l	2,972	µmol/l
Primidone	mg/l	4,582	µmol/l
Progestérone	µg/l	3,18	nmol/l
Proline	mg/l	8,688	µmol/l
Prostaglandines	mg/l	2,84	µmol/l
Protoporphyrine	µg/l	1,777	nmol/l
Pyridoxine	µg/l	5,912	nmol/l
Quinidine	mg/l	3,08	µmol/l
Rétinol	µg/l	0,0035	µmol/l
Sélénium	µg/l	0,013	µmol/l
Sérine	mg/l	9,515	µmol/l
Sérotonine	µg/l	0,0057	µmol/l
Sodium	g/l	43,5	mmol/l
Somatotrophine	µg/l	45,00	pmol/l
Taurine	mg/l	7,99	µmol/l
Testostérone	µg/l	3,467	nmol/l
Théophylline	mg/l	5,52	µmol/l
Thiamine chlorhydrate	µg/l	2,965	nmol/l
Thréonine	mg/l	8,396	µmol/l
Thyroxine	µg/l	1,287	nmol/l
Tocophérol	mg/l	2,322	µmol/l
Transferrine	mg/l	25,00	µmol/l
Triglycérides	g/l	1,142	mmol/l
Tri-iodo-thyronine	ng/l	0,154	nmol/l
Tryptophane	mg/l	4,897	µmol/l
Tyrosine	mg/l	5,519	µmol/l
Urée	g/l	16,66	mmol/l
Urobilinogène	mg/l	1,69	µmol/l
Uroporphyrine	µg/l	1,20	nmol/l
Valine	mg/l	8,54	µmol/l
Vanadium	µg/l	0,0196	µmol/l
Vancomycine	mg/l	0,69	µmol/l
Xanthine	g/l	6,57	mmol/l
Xylose	g/l	6,66	mmol/l
Zinc	mg/l	15,30	µmol/l

TABLEAUX DES MALADIES PROFESSIONNELLES PRÉVUS À L'ARTICLE R. 461-3 DU CODE DE LA SÉCURITÉ SOCIALE

.

RG*	RA**	Maladies professionnelles	Délai de prise en charge
1	18	**Affections dues au plomb et à ses composés**	
		A. Manifestations aiguës et subaiguës	
		Anémie (hémoglobine sanguine inférieure à 13 g/100 ml chez l'homme et 12 g/100 ml chez la femme)	3 mois
		Syndrome douloureux abdominal paroxystique apyrétique avec état subocclusif (coliques de plomb) habituellement accompagné d'une crise hypertensive	30 j
		Encéphalopathie aiguë	30 j
		Pour toutes les manifestations aiguës et subaiguës, l'exposition au plomb doit être caractérisée par une plombémie supérieure à 40 microgrammes par 100 ml de sang et les signes cliniques associés à un taux d'acide delta aminolévulinique urinaire supérieur à 15 milligrammes/g de créatinine ou à un taux de protoporphyrine érythrocytaire sanguine supérieur à 20 microgrammes/g d'hémoglobine et pour l'anémie à un taux de ferritine normal ou élevé	
		B. Manifestations chroniques	
		Neuropathies périphériques et/ou syndrome de sclérose latérale amyotrophique ne s'aggravant pas après l'arrêt de l'exposition......	3 ans
		Troubles neurologiques organiques à type d'altération des fonctions cognitives, dont l'organicité est confirmée, après exclusion des manifestations chroniques de la maladie alcoolique, par des méthodes objectives	1 an
		Insuffisance rénale chronique	10 ans

*RG : maladies professionnelles du régime général.

**RA : maladies professionnelles du régime agricole.

RG*	RA**	Maladies professionnelles	Délai de prise en charge
1 (suite)	**18** (suite)	Pour toutes les manifestations chroniques, l'exposition au plomb doit être caractérisée par une plombémie antérieure supérieure à 80 microgrammes/100 ml ou, à défaut, par des perturbations biologiques spécifiques d'une exposition antérieure au plomb ***C. Syndrome biologique associant deux anomalies :*** – d'une part, atteinte biologique comprenant soit un taux d'acide delta aminolévulinique urinaire supérieur à 15 milligrammes/g de créatinine, soit un taux de protoporphyrine érythrocytaire supérieur à 20 microgrammes/g d'hémoglobine, – d'autre part, plombémie supérieure à 80 microgrammes/ 100 ml de sang .... Le syndrome biologique doit être confirmé par la répétition des deux examens retenus, pratiqués dans un intervalle rapproché par un laboratoire agréé dans les conditions prévues à l'article 4 du décret n° 88-120 du 1er février 1988 relatif à la protection des travailleurs exposés au plomb métallique et à ses composés	30 j
2	**12**	**Maladies professionnelles causées par le mercure et ses composés**	
		Encéphalopathie aiguë	10 j
		Tremblement intentionnel	1 an
		Ataxie cérébelleuse	1 an
		Stomatite..	30 j
		Coliques et diarrhées.......................................	15 j
		Néphrite azotémique	1 an
		Lésions eczématiformes récidivant à l'exposition ou confirmées par test épicutané	15 j
3		**Intoxication professionnelle par tétrachloréthane**	
		Névrite ou polynévrite	30 j
		Ictère par hépatite, initialement apyrétique	30 j

RG*	RA**	Maladies professionnelles	Délai de prise en charge
3 (suite)		Hépatonéphrite initialement apyrétique, ictérigène ou non Dermites chroniques ou récidivantes Accidents nerveux aigus en dehors des cas considérés comme accidents du travail..	30 j 7 j 3 j
4	**19**	**Hémopathies provoquées par le benzène et tous les produits en renfermant** Affections hématologiques acquises, isolées ou associées, de type hypoplasique, aplasique ou dysplasique : Anémie Leuconeutropénie Thrombopénie Hypercytoses d'origine myélodysplasique Syndrome myéloprolifératif Leucémies (sous réserve d'une durée d'exposition d'un an)	3 ans 3 ans 15 ans 15 ans
4 bis	**19 bis**	**Affections gastro-intestinales provoquées par le benzène, le toluène, les xylènes et tous les produits en renfermant** Troubles gastro-intestinaux apyrétiques accompagnés de vomissements à répétition	7 j
5		**Affections professionnelles liées au contact avec le phosphore et les sesquisulfure de phosphore** Ostéomoalacie ou nécrose du maxillaire inférieur Dermite aiguë irritative, ou eczématiforme récidivant au contact du sesquisulfure de phosphore Dermite chronique irritative, ou eczématiforme récidivant au contact du sesquisulfure de phosphore	1 an 7 j 90 j
6	**20**	**Affections provoquées par les rayonnement ionisants** Anémie, leucopénie, thrombopénie ou syndrome hémorragique consécutifs à une irradiation aiguë	30 j

RG*	RA**	Maladies professionnelles	Délai de prise en charge
6 (suite)	**20** (suite)	Anémie, leucopénie, thrombopénie ou syndrome hémorragique consécutifs à une irradiation chronique	1 an
		Blépharite ou conjonctivite	7 j
		Kératite	1 an
		Cataracte	10 ans
		Radiodermites aiguës	60 j
		Radiodermites chroniques	10 ans
		Radio-épithélite aiguë des muqueuses	60 j
		Radiolésions chroniques des muqueuses	3 ans
		Radionécrose osseuse	30 ans
		Leucémies	30 ans
		Cancer broncho-pulmonaire primitif par inhalation	30 ans
		Sarcome osseux	50 ans
7	**1**	**Tétanos professionnel**	
		Tétanos en dehors des cas consécutifs à un accident du travail	30 j
8	**14**	**Affections causées par les ciments (alumino-silicates de calcium)**	
		Ulcérations, dermites primitives, pyodermites, dermites eczématiformes, blépharite, conjonctive	1 an
9		**Affections provoquées par les dérivés halogénés des hydrocarbures aromatiques**	
		Acné	30 j
		Accidents nerveux aigus causés par le monochlorobenzène et le monobromobenzène	7 j
		Porphyrie cutanée tardive, causée par l'hexachlorobenzène, caractérisée par des lésions bulleuses favorisées par l'exposition au soleil et s'accompagnant d'élévation des uroporphyrines dans les urines	60 j

RG*	RA**	Maladies professionnelles	Délai de prise en charge
10	**34**	**Ulcérations et dermites provoquées par l'acide chromique, les chromates et bichromates alcalins, le chromate de zinc et le sulfate de chrome**	
		Ulcérations nasales	30 j
		Ulcérations cutanées et dermites eczématiformes chroniques ou récidivantes	30 j
10 bis		**Affections respiratoires provoquées par l'acide chromique, les chromates et bichromates alcalins**	
		Rhinite, asthme ou dyspnée asthmatiforme confirmés par tests ou épreuves fonctionnelles respiratoires, récidivant après nouvelle exposition.	7 j
10 ter		**Affections cancéreuses causées par l'acide chromique et les chromates et bichromates alcalins ou alcalinoterreux ainsi que par le chromate de zinc**	
		Cancer broncho-pulmonaire, primitif	30 ans
11	**9**	**Intoxication professionnelle par le tétrachlorure de carbone**	
		Néphrite aiguë ou subaiguë avec albuminurie, cylindrurie et azotémie progressive	30 j
		Hépatonéphrite initialement apyrétique, ictérigène ou non	30 j
		Ictère par hépatite, initialement apyrétique	30 j
		Dermites chroniques ou récidivantes	7 j
		Accidents nerveux aigus en dehors des cas considérés comme accidents du travail	3 j

RG*	RA**	Maladies professionnelles	Délai de prise en charge
12	21	**Affections professionnelles provoquées par les dérivés halogènes suivants des hydrocarbures aliphatiques** : dichlorométhane (chlorure de méthylène), trichlorométhane (chloroforme), tribromométhane (bromo forme), dichloro-1-2-éthane, dibromo-1-2-éthane, trichloro-1-1-1 éthane (méthylchloroforme), dichloro-1-1-éthylène asymétrique, dichloro-1-2-éthylène (dichloréthylène symétrique), trichloréthylène, tétrachloréthylène (perchloréthylène), dichloro-1-2-propane, chloropropylène (chlorure d'allyle), chloro-2-butadiène-1-3 (chloroprène)	
		A. Troubles neurologiques aigus	
		Syndrome ébrieux pouvant aller jusqu'à des manifestations psychiques délirantes	7 j
		Syndrome narcotique pouvant aller jusqu'au coma avec ou sans convulsions	7 j
		Névrite optique	7 j
		Névrite trigéminale	7 j
		B. Troubles neurologiques chroniques	
		Syndrome associant troubles de l'équilibre, de la vigilance, de la mémoire	90 j
		C. Troubles cutanéo-muqueux aigus	
		Dermo-épidermite aiguë irritative, ou eczématiforme récidivant après nouvelle exposition au risque	7 j
		Conjonctivite aiguë	7 j
		D. Troubles cutanéo-muqueux chroniques	
		Dermo-épidermite chronique irritative, ou eczématiforme récidivant après nouvelle exposition au risque	90 j
		Conjonctivite chronique	90 j
		E. Troubles hépato-rénaux	
		Hépatite cytolytique, ictérique ou non, initialement apyrétique	7 j
		Insuffisance rénale aiguë	7 j

RG*	RA**	Maladies professionnelles	Délai de prise en charge
12 (suite)	21 (suite)	***F. Troubles cardio-respiratoires***	
		Œdème pulmonaire	7 j
		Troubles du rythme ventriculaire cardiaque avec possibilité de collapsus cardio-vasculaire ..	7 j
		G. Troubles digestifs	
		Syndrome chlolériforme apyrétique	7 j
13		**Intoxications professionnelles par les dérivés nitrés et chloronitrés des carbures benzéniques**	
		Manifestations consécutives à l'intoxication subaiguë ou chronique (cyanose, anémie, subictère)	1 an
		Accidents aigus (coma) en dehors des cas considérés comme accidents du travail...	30 j
		Dermites chroniques ou récidivantes causées par les dérivés chloronitrés	30 j
14	13 13 bis	**Affections provoquées par les dérivés nitrés du phénol (dinitrophénols, dinitro-orthocrésol, dinoseb) ses homologues et ses sels, par le penta-chlorophénol ses homologues et ses sels, les pentachlorophénates et par les dérivés halogénés de l'hydroxybenzonitrile (bromoxynil, ioxynil)**	
		A. Intoxication suraiguë avec hyperthermie, œdème pulmonaire, éventuellement atteinte hépatique, rénale et myocardique	3 j
		B. Intoxication aiguë ou subaiguë avec asthénie, amaigrissement rapide, hypersudation suivie d'hyperthermie avec gêne respiratoire...............	7 j
		C. Manifestations digestives (douleurs abdominales, vomissements, diarrhées) associées à la présence du toxique ou de ses métabolites dans le sang ou les urines...............	7 j
		D. Irritation des voies aériennes supérieures et conjonctivites	7 j
		E. Dermites irritatives	7 j

RG*	RA**	Maladies professionnelles	Délai de prise en charge
14 (suite)	**13** (suite)	***F. Syndrome biologique*** caractérisé par : Neutropénie franche (moins de 1 000 polynucléaires neutrophiles par mm^3) liée à des préparations associant du pentachlorophénol, ses homologues ou ses sels, à du lindane	90 j
15		**Affections provoquées par les amines aromatiques leurs sels et leurs dérivés, notamment hydroxylés, halogénés, nitrés, nitrosés et sulfonés** Troubles neurologiques à type de somnolence, narcose, coma .... Cyanose, subictère .... Hémoglobinurie lorsque ces maladies comportent une hémolyse et une méthémoglobinémie (en dehors des cas considérés comme accidents du travail) .... Dermites irritatives	 3 j 10 10 j 7 j
15 bis		**Affections de mécanisme allergique provoquées par les amines aromatiques, leurs sels et leurs dérivés, notamment hydroxylés, halogénés, nitrés, nitrosés, sulfonés et les produits qui en contiennent à l'état libre.** Dermites eczématiformes récidivant après nouvelle exposition au risque ou confirmées par un test positif au produit manipulé .... Asthme ou dyspnée asthmatiforme confirmés par test ou par épreuves fonctionnelles respiratoires récidivant après nouvelle exposition................	 15 j 7 j
15 ter		**Lésions prolifératives de la vessie provoquées par les amines aromatiques et leurs sels et la N-nitroso-dibutylamine et ses sels** ***A. Lésions primitives de l'épithélium vésical confirmées par examen histopathologique ou cytopathologique*** .... – lésions malignes – tumeurs bénignes	30 ans sous réserve d'une durée d'exposition de 5 ans

RG*	RA**	Maladies professionnelles	Délai de prise en charge
15 ter (suite)		***B. Lésions primitives de l'épithélium vésical confirmées par examen histopathologique ou cytopathologique :*** .... – lésions malignes – tumeurs bénigne	30 ans sous réserve d'une durée d'exposition de 10 ans
16	**35**	**Affections cutanées ou affections des muqueuses provoquées par les goudrons de houille, les huiles de houille (comprenant les fractions de distillation dites « phénoliques », « naphtaléniques », « acénaphténiques », « anthracéniques » et « chryséniques »), les brais de houille et les suies de combustion du charbon** Dermites eczématiformes ou phototoxiques....... Conjonctivites phototoxiques............................	 7 j 7 j
16 bis	**35**	**Affections cancéreuses provoquées par les goudrons de houille, les huiles de houille (comprenant les fractions de distillation dites phénoliques, naphtaléniques, acénaphténiques, anthracéniques et chryséniques), les brais de houille et les suies de combustion du charbon** ***A. Épithéliomas primitifs de la peau***................ ***B. Cancer broncho-pulmonaire primitif*** reconnu en relation avec les goudrons de houille, les huiles de houille, les brais de houille et les suies de combustion du charbon....................... ***C. Tumeurs bénignes ou malignes de la vessie***	 20 ans 30 ans 30 ans
18	**4**	**Charbon** Pustule maligne, œdème malin, charbon gastro-intestinal, charbon pulmonaire (en dehors des cas considérés comme accidents du travail)	30 j
19	**5**	**Spirochétoses** (à l'exception des tréponématoses) ***A. Toutes leptospiroses*** confirmées par un examen de laboratoire spécifique (identification du germe ou sérodiagnostic "à un taux considéré comme significatif")	21 j

RG*	RA**	Maladies professionnelles	Délai de prise en charge
19 (suite)	**5** (suite)	***B. Spirochétoses à tiques*** : les manifestations cliniques suivantes de la borréliose de lyme : 1. Manifestations primaires : .... Erythème migrant de Lipschutz, avec ou sans signes généraux 2. Manifestations secondaires : .... • Troubles neurologiques : – méningites lymphocytaire, parfois isolée, ou associée à : – douleurs radiculaires ; – troubles de la sensibilité ; – atteinte des nerfs périphériques et crâniens (syndrome de Garin-Bujadoux-Bannwarth). • Troubles cardiaques : – troubles de la conduction ; – péricardite. • Troubles articulaires : – oligoarthrites régressives 3. Manifestations tertiaires : .... – encéphalomyélite progressive ; – dermatite chronique atrophiante ; – arthrite chronique destructive. Pour toutes ces affections, le diagnostic doit être confirmé par un sérodiagnostic spécifique, à un taux considéré comme significatif pour un des sous-groupes génomiques de *Borrelia burgdorferi*	1 mois 6 mois 10 ans
20	**10**	**Affections professionnelles provoquées par l'arsenic et ses composés minéraux** ***A. Intoxication aiguë*** Insuffisance circulatoire, troubles du rythme, arrêt circulatoire. Vomissement, diarrhée, syndrome de cytolyse hépatique. Encéphalopathie. Troubles de l'hémostase Dyspnée aiguë	7 j

RG*	RA**	Maladies professionnelles	Délai de prise en charge
20 (suite)	10 (suite)	***B. Effets caustiques*** Dermite de contact ortho-ergique, plaies arsenicales. Stomatite, rhinite, ulcération ou perforation de la cloison nasale. Conjonctivite, kératite, blépharite......................	7 j
		C. Intoxication subaiguë Polynévrites. Mélanodermie. Dyskératoses palmo-plantaires...........................	90 j
		D. Affections cancéreuses Dyskératose lenticulaire en disque (maladie de Bowen) Épithélioma cutané primitif. Angiosarcome du foie	40 ans
20 bis et 20 ter		**Cancer bronchique primitif provoquée par l'inhalation de poussières ou de vapeurs renfermant des arséno-pyrites aurifères** Cancer bronchique primitif................................	40 ans
21		**Intoxication professionnelle par l'hydrogène arsénié**	
		Hémoglobinurie..	15 j
		Ictère avec hémolyse...	15 j
		Néphrite azotémique	30 j
		Accidents aigus (coma en dehors des cas considérés comme accidents du travail..	3 j
22	**8**	**Sulfocarbonisme professionnel**	
		Syndrome aigu neuro-digestif se manifestant par vomissements, gastralgies violentes, diarrhée, avec délire et céphalées intenses	30 j
		Troubles psychiques aigus avec confusion mentale, délire onirique	30 j
		Troubles psychiques chroniques avec état dépressif et impulsions morbides.......................	1 an

RG*	RA**	Maladies professionnelles	Délai de prise en charge
22 (suite)	8 (suite)	Polynévrites et névrites, quel qu'en soit le degré avec troubles des réactions électriques (notamment chronaximétriques)	1 an
		Névrite optique...	1 an
23		**Nystagmus professionnel (travaux miniers)**	
		Nystagmus	6 mois
24	6	**Brucelloses professionnelles**	
		A. Brucellose aiguë avec septicémie	
		Tableau de fièvre ondulante sudoro-algique. Tableau pseudo-grippal. Tableau pseudo-typhoïdique	2 mois
		B. Brucellose subaiguë avec focalisation	
		Monoarthrite aiguë fébrile, polyarthrite. Bronchite, pneumopathie. Réaction neuro-méningée. Formes hépatospléniques subaiguës	2 mois
		C. Brucellose chronique	
		Arthrite séreuse ou suppurée, ostéo-arthrite, ostéite, spondylodiscite, sacrocoxite. Orchite, épididymite, prostatite, salpingite. Bronchite, pneumopathie, pleurésie sérofibrineuse ou purulente. Hépatite. Anémie, purpura, hémorragie, adénopathie. Néphrite. Endocardite, phlébite. Réaction méningée, méningite, arachnoïdite, méningo-encéphalite, myélite, névrite radiculaire.	
		Manifestations cutanées d'allergie	
		Manifestations psychopathologiques : asthénie profonde associée ou non à un syndrome dépressif..	1 an

RG*	RA**	Maladies professionnelles	Délai de prise en charge
25	22	**Affections professionnelles consécutives à l'inhalation de poussières minérales renfermant de la silice.** ***A. Silicose, pneumoconiose du houilleur, schistose, talcose, kaolinose, graphitose et autres pneumoconioses provoquées par ces poussières*** ; ces affections sont caractérisées soit par des signes radiographiques ou, éventuellement, tomodensitométriques, soit par des constatations anatomopathologiques lorsqu'elles existent, que ces signes ou ces constatations s'accompagnent ou non de troubles fonctionnels. Complications de ces affections : 1. complications cardiaques Insuffisance ventriculaire droite caractérisée, 2. complications pleuropulmonaires Tuberculose ou autre mycobactériose surajoutée et caractérisée, nécrose cavitaire aseptique, asperglliose intracavitaire confirmée par la sérologie. 3. complications non spécifiques : pneumothorax spontané, supporation broncho-pulmonaire subaiguë ou chronique, insuffisance respiratoire aiguë nécessitant des soins intensifs en milieu spécialisé.	15 ans (durée minimale d'exposition de 10 ans)
		B. Sclérodermie systémique progressive	15 ans (durée minimale d'exposition de 10 ans)
		C. Fibrose interstitielle pulmonaire diffuse non régressive d'apparence primitive. Cette affection devra être confirmée par un examen radiographique ou par une tomodensitométrie en coupes millimétriques, soit par preuve anatomopathologique. .... Complications de cette affection : insuffisance respiratoire chronique caractérisée et cœur pulmonaire chronique.	15 ans (durée minimale d'exposition de 5 ans)

RG*	RA**	Maladies professionnelles	Délai de prise en charge
25 (suite)		*D. Lésions pleuro-pneumoconiotiques* à type rhumatoïde (syndrome de Caplan-Colinet). Ces affections sont caractérisées soit par des signes radiologiques ou éventuellement tomodensitométriques, soit par des constatations anatomopathologiques, que ces signes s'accompagnent ou non de troubles fonctionnels.	15 ans (durée minimale d'exposition de 5 ans)
26	**23**	**Intoxication professionnelle par le bromure de méthyle**	
		A. Troubles encéphalo-médullaires	
		Tremblements intentionnels, myoclonies, crises épileptiformes, ataxie, aphasie et dysarthrie, accès confusionnel, anxiété pantophobique, dépression mélancolique	7 j
		B. Troubles oculaires	
		Amaurose ou amblyopie, diplopie	7 j
		C. Troubles auriculaires	
		Hyperacousie, vertiges et troubles labyrinthiques	7 j
		D. Accidents aigus (en dehors des cas considérés comme accidents du travail)	
		Crises épileptiques, coma.................................	7 j
27		**Intoxication professionnelle par le chlorure de méthyle**	
		Vertiges, amnésie, amblyopie, ataxie	7 j
		Accidents aigus (coma, délire) en dehors des cas considérés comme accidents du travail..	3 j
28	**2**	**Ankylostomose professionnelle (anémie engendrée par l'ankylostome duodénal)**	
		Anémie : confirmée par la présence de plus de 200 œufs d'ankylostomes par cm^3 de selles, un nombre de globules rouges ≤ à 3 500 000 par mm^3 et un taux d'hémoglobine < à 70 %.....	3 mois

RG*	RA**	Maladies professionnelles	Délai de prise en charge
29		**Lésions provoquées par des travaux effectués dans des milieux où la pression est supérieure à la pression atmosphérique**	
		Ostéonécrose avec ou sans atteinte articulaire intéressant l'épaule, la hanche et le genou, confirmée par l'aspect radiologique des lésions	20 ans
		Syndrome vertigineux confirmé par épreuve labyrinthique..	3 mois
		Otite moyenne subaiguë ou chronique	3 mois
		Hypo-acousie par lésion cochléaire irréversible, s'accompagnant ou non de troubles labyrinthiques et ne s'aggravant pas après arrêt d'exposition au risque. Le diagnostic sera confirmé par une audiométrie tonale et vocale effectuée de 6 mois à 1 an après la 1re constatation...	1 an
30	47	**Affections professionnelles consécutives à l'inhalation des poussières d'amiante**	
		A. Asbestose Fibrose pulmonaire diagnostiquée sur des signes radiologiques spécifiques qu'il y ait ou non des modifications des explorations fonctionnelles respiratoires.	35 ans (durée minimale d'exposition de 2 ans)
		Complications : insuffisance respiratoire aiguë, insuffisance ventriculaire droite.	
		B. Lésions pleurales bénignes avec ou sans modifications des explorations fonctionnelles respiratoires.	
		– Plaques calcifiées ou non, péricardiques ou pleurales, unilatérales ou bilatérales, lorsqu'elles sont confirmées par un examen tomodensitométrique	40 ans
		– Pleurésie exsudative..	35 ans

RG*	RA**	Maladies professionnelles	Délai de prise en charge
30 (suite)	**47** (suite)	– Épaississement de la plèvre viscérale, soit diffus soit localisé lorsqu'il est associé à des bandes parenchymateuses ou à une atélectasie par enroulement. Ces anomalies constatées en l'absence d'antécédents de pleurésie de topographie concordante de cause non asbestosique devront être confirmées par examen tomodensitométrique	35 ans
		C. Dégénérescence maligne broncho-pulmonaire compliquant les lésions parenchymateuses et pleurales bénignes ci-dessus mentionnées	35 ans
		D. Mésothéliome malin primitif de la plèvre, du péritoine, du péricarde......................................	40 ans
		E. Autres tumeurs pleurales primitives	40 ans
30 bis		**Cancer broncho-pulmonaire provoqué par l'inhalation de poussières d'amiante** Cancer broncho-pulmonaire primitif	40 ans (sous réserve d'une durée d'exposition de 10 ans)
31		**Maladies professionnelles engendrées par les aminoglycosides, notamment par la streptomycine, la néomycine et leurs sels** Lésions eczématiformes récidivant à l'exposition ou confirmées par tests epicutanés	15 j
32		**Affections professionnelles provoquées par le fluor, l'acide fluorhydrique et ses sels minéraux** ***A. Manifestations locales aiguës.*** Dermites. Brûlures chimiques. Conjonctivites. Manifestations irritatives des voies aériennes supérieures. Bronchopneumopathies aiguës, œdème aigu du poumon....................................	5 j

RG*	RA**	Maladies professionnelles	Délai de prise en charge
32 (suite)		*B. Manifestations chroniques* Syndrome ostéo-ligamentaire douloureux ou non, comportant nécessairement une ostéo-condensation diffuse et associée à des calcifications des ligaments sacro-sciatiques ou des membranes interosseuses, radiocubitale ou obturatrice	10 ans
33		**Maladies professionnelles dues au béryllium et à ses composés**	
		A. Manifestations locales	
		Conjonctivites aiguës ou récidivantes	5 j
		Dermites aiguës ou récidivantes	5 j
		B. Manifestations générales	
		Bronchopneumopathie aiguë ou subaiguë diffuse avec apparition retardée de signes radiologiques le plus souvent discrets	30 j
		Fibrose pulmonaire diffuse avec signes radiologiques, troubles fonctionnels et signes généraux (amaigrissement, fatigue), confirmée par des épreuves fonctionnelles respiratoires, y compris les complications cardiaques (insuffisance ventriculaire droite) et les complications pleuro-pulmonaires secondaires (pneumothorax spontané)	25 ans
34	11	**Affections provoquées par les phosphates, pyrophosphates et thiophosphates d'alcoyle, d'aryle ou d'alcoylaryle et autres organophosphorés anticholinestérasiques ainsi que par les phosphoramides et carbamates hétérocycliques anticholinestérasiques**	
		A Troubles digestifs : crampes abdominales, hypersalivation, nausées ou vomissements, diarrhée	3 j
		B. Troubles respiratoires : dyspnée asthmatique, œdème broncho-alvéolaire	3 j
		C. Troubles nerveux : céphalées, vertiges, confusion mentale accompagnée de myosis	3 j

RG*	RA**	Maladies professionnelles	Délai de prise en charge
34 (suite)	**11** (suite)	***D. Troubles généraux et vasculaires*** : asthénie, bradycardie et hypotension, amblyopie Le diagnostic sera confirmé dans tous les cas par un abaissement significatif du taux de la cholinestérase sérique et de l'acétylcholinestérase des globules rouges, à l'exception des affections professionnelles provoquées par les carbamates	3 j
		E. Syndrome biologique caractérisé par un abaissement significatif de l'acétylcholinestérase des globules rouges	3 j
36	**25**	**Affections provoquées par les huiles et graisses d'origine minérale ou de synthèse**	
		Papulo-pustules multiples et leurs complications furonculeuses (les lésions sont habituellement localisées à la face dorsale des mains et des bras et à la partie antérieure des cuisses et sont parfois étendues aux régions en contact direct avec les parties des vêtements de travail imprégées d'huile ou de fluide)...	7 j
		Dermatoses d'irritation récidivant après nouvelle exposition au risque	7 j
		Dermites eczématiformes, récidivant après nouvelle exposition au risque ou confirmées par un test cutané positif au produit manipulé ...	15 j
		Granulome cutané avec réaction gigantofolliculaire	1 mois
		Insuffisance respiratoire liée à un granulome pulmonaire confirmée médicalement ou à une pneumopahtie dont la relation avec l'huile minérale ou la paraffine est confirmée par la présence au sein des macrophages alvéolaires de vacuoles intracytoplasmiques prenant les colorations usuelles des lipides..........................	6 mois

RG*	RA**	Maladies professionnelles	Délai de prise en charge
36 bis		***Affections cutanées cancéreuses provoquées par les dérives suivants du pétrole : extraits aromatiques, huiles minérales utilisées à haute température dans les opérations d'usinage et de traitement des métaux, suites de combustion des produits pétroliers.*** Epithéliomas primitifs de la peau	30 ans (sous réserve d'une durée d'exposition minimale de 10 ans)
37		**Affections cutanées professionnelles causées par les oxydes et les sels de nickel** Dermites eczématiformes récidivant en cas de nouvelle exposition ou confirmées par tests épicutanés	7 j
37 bis		**Affections respiratoires professionnelles causées par les oxydes et les sels de nickel** Rhinite, asthme ou dyspnée asthmatiforme confirmés par tests ou par épreuves fonctionnelles récidivant après nouvelle exposition	7 j
37 ter		**Cancers provoquées par les opérations de grillage des mattes de nickel** Cancer primitif de l'ethmoïde et des sinus de la face Cancer bronchique primitif	40 ans
38	**26**	**Maladies professionnelles engendrées par la chlorpromazine** Lésions eczématiformes récidivant en cas de nouvelle exposition ou confirmées par tests épicutanés .... Conjonctivite aiguë bilatérale, confirmée par tests épicutanés	7 j 7 j
39		**Maladies professionnelles engendrées par le bioxyde de manganèse** Syndrome neurologique du type parkinsonien ...	1 an

RG*	RA**	Maladies professionnelles	Délai de prise en charge
40		**Affections dues aux bacilles tuberculeux et à certaines mycobactéries atypiques :** *Mycobacterium avium/intracellulare, M kansasii, M. xenopi, M. marinum, M. foruitum.*	
		A. Affections dues à Mycobacterium bovis	
		– Tuberculose cutanée ou sous-cutanée.............	6 mois
		– Tuberculose ganglionnaire..............................	6 mois
		– Synovite, ostéo-arthrite	1 an
		– Autres localisations	6 mois
		À défaut de preuves bactériologiques, le diagnostic devra s'appuyer sur des examens antomopathologiques ou d'imagerie, ou à défaut, par traitement d'épreuve spécifique.	
		B. Affections dues à Mycobacterium tuberculosis, Mycobacterium bovis, Mycobacterium africanum...............................	6 mois
		– Primo-infection – Tuberculose pulmonaire ou pleurale – Tuberculose extra thoracique	
		La primo-infection sera attestée par l'évolution des tests tuberculiniques. L'étiologie des autres pathologies devra s'appuyer, à défaut de preuves bactériologiques, sur des examens anatomopathologiques ou d'imagerie, ou à défaut, par traitement d'épreuve spécifique.	
		C. Affections dues à Mycobacterium avium/intracellulare, M. kansasii, M. xenopi...	6 mois
		– Pneumopathies chroniques dont l'étiologie doit être confirmée par des examens bactériologiques.	
		D. Affections cutanées dues à Mycobacterium marinum et à Mycobacterium fortuitum	30 jours
		– Infection cutanée granulomateuse ulcéreuse prolongée dont l'étiologie doit être confirmée par des examens bactériologiques.	

RG*	RA**	Maladies professionnelles	Délai de prise en charge
41		**Maladies engendrées par les pénicillines et leurs sels et les céphalosporines** Lésions eczématiformes récidivantes en cas de nouvelle exposition ou confirmées par test .... Rhinite, asthme ou dyspnée asthmatiforme confirmé par tests ou par épreuves fonctionnelles, récidivant après nouvelle exposition	30 j 7 j
42		**Surdité provoquée par les bruits lésionnels** Déficit audiométrique bilatéral par lésion cochléaire irréversible. Ce déficit est évalué par une audiométrie effectuée 3 semaines à un an après cessation de l'exposition aux bruits lésionnels, en cabine insonorisée, par un audiomètre calibré. Cette audiométrie doit être tonale et vocale et faire apparaître au minimum sur la meilleure oreille un déficit moyen de 35 décibels, calculé en divisant par 10 la somme des déficits mesurés sur les fréquences 500, 1000, 2000 et 4000 hertz, pondérés respectivement par les cœfficients 2, 4, 3 et 1. Aucune évolution de ce déficit ne peut être prise en compte après l'expiration du délai de prise en charge, sauf en cas de nouvelle exposition au risque.	1 an après cessation de l'exposition au risque acoustique (sous réserve d'une durée d'exposition d'un an, réduite à 30 j en ce qui concerne la mise au point des propulseurs, réacteurs et moteurs thermiques).
43		**Affections provoquées par l'aldéhyde formique, ses solutions (formol) et ses polymères** Ulcérations cutanées. Dermites eczématiformes subaiguës ou chroniques Rhinite, asthme ou dyspnée asthmatiforme confirmés par tests ou par épreuves fonctionnelles, récidivant après nouvelle exposition	7 j

RG*	RA**	Maladies professionnelles	Délai de prise en charge
44		**Affections consécutives à l'inhalation de poussières ou de fumées d'oxyde de fer)** *A. Sidérose* : affection pulmonaire chronique caractérisée par des lésions de fibrose ou d'emphysème plus ou moins accentuées, associées à des dépôts importants de poussières d'oxyde de fer. Elle se manifeste par des troubles fonctionnels notamment dyspnée, bronchorrhée et toux. Les lésions sont mises en évidence soit radiographiquement par des opacités punctiformes diffuses, soit par tomodensitométrie par des hyperdensités interstitielles ou des images emphysémateuses, soit par des constatations anatomopathologiques lorsqu'elles existent. Les conséquences sur le plan respiratoire doivent être évaluées par des épreuves fonctionnelles. ***B. Complication cardiaque*** Insuffisance ventriculaire droite caractérisée	35 ans (sous réserve d'une durée d'exposition de 10 ans).
44 bis		**Affections cancéreuses consécutives à l'inhalation de poussières ou de fumées d'oxyde de fer.** Cancer broncho-pulmonaire primitif associé à une sidérose.	40 ans (sous réserve d'une durée d'exposition de 10 ans).
45		**Infections d'origine professionnelle par les virus des Hépatites A, B, C, D et E** ***A. Hépatites virales transmises par voie orale*** 1. Hépatites à virus A – Hépatite fulminante .... – Hépatite aiguë ou subaiguë .... – Formes à rechute.. Ces pathologies et leur étiologie doivent être confirmées par des examens biochimiques et par une sérologie traduisant une infection en cours par le virus A 2. Hépatites à virus E. – Hépatite fulminante	 40 j 60 j 60 j 40 j

RG*	RA**	Maladies professionnelles	Délai de prise en charge
45 (suite)		– Hépatite aiguë ou subaiguë	60 j
		Ces pathologies et leur étiologie doivent être confirmées par des examens biochimiques et par la détection du virus E traduisant une infection en cours.	
		B. Hépatites virales transmises par le sang, ses dérivés et tout autre liquide biologique ou tissu humain	
		1. Hépatites à virus B (en dehors des cas qui auraient été pris en charge au titre d'un accident du travail).	
		– Hépatite fulminante	40 j
		– Hépatite aiguë avec ou sans manifestations ictériques	180 j
		– Manifestations extra-hépatiques dues à l'infection aiguë par le virus B : urticaire, érythème noueux, acrodermatite papuleuse, syndrome de Raynaud, vascularites, polyarthrite, néphropathie glomérulaire, anémie hémolytique	180 j
		– Hépatite chronique active ou non	2 ans
		Ces pathologies et leur étiologie doivent être confirmées par des examens biochimiques et par la présence du virus B témoignant d'une affection en cours.	
		– Manifestations extra-hépatiques dues à l'infection chronique par le virus B : vascularite dont périartérite noueuse, néphropathie glomérulaire membrano-proliférative	10 ans
		– Cirrhose	20 ans
		– Carcinome hépato-cellulaire	30 ans
		L'étiologie de ces pathologies : manifestations extra-hépatiques, cirrhose et carcinome hépato-cellulaire, doit être confirmée par la présence de marqueurs du virus témoignant d'une infection chronique à virus B ou d'un examen du tissu hépatique montrant les traces de ce virus.	

RG*	RA**	Maladies professionnelles	Délai de prise en charge
45 (suite)		2. Co-Infection d'une hépatite B par le virus D. – Hépatite fulminante .... – Hépatite aiguë .... – Hépatite chronique active .... L'étiologie doit être confirmée par la présence de marqueurs traduisant une infection en cours par le virus D.	 40 j 180 j 2 ans
		3. Hépatites à virus C (en dehors des cas qui auraient été pris en charge au titre d'un accident du travail). – Hépatite aiguë avec ou sans manifestations cliniques .... – Hépatite chronique active ou non .... Ces pathologies et leur étiologie doivent être confirmées par des examens biochimiques et par la présence de marqueurs du virus témoignant d'une infection en cours. – Manifestations extra-hépatiques dues à l'infection chronique par le virus C .... • Associées à une cryoglobulinémie mixte essentielle : purpura, vascularites, neuropathies périphériques, syndrome sec, polyarthrite, néphropathie membrano-proliférative • Hors de la présence d'une cryoglobulinémie : porphyrie cutanée tardive, lichen plan, urticaire. – Cirrhose .... – Carcinome hépato-cellulaire .... L'étiologie de ces pathologies : manifestations extra-hépatiques, cirrhose, carcinome hépato-cellulaire, doit être confirmée par une sérologie traduisant une hépatite chronique à virus C ou un examen du tissu hépatique montrant les traces de ce virus.	 180 j 20 ans 20 ans 20 ans 30 ans

RG*	RA**	Maladies professionnelles	Délai de prise en charge
46	**15**	**Mycoses cutanées** La nature mycosique de l'atteinte doit être confirmée par examen direct et culture	
		Mycoses de la peau glabre Lésions érythémato-vésiculeuses et squameuses, circinées, appelées encore herpès circiné	30 j
		Mycoses du cuir chevelu Plaques squameuses du cuir chevelu supportant un mélange de cheveux sains et de cheveux cassés courts, accompagnés quelquefois d'une folliculite suppurée (Kérion)	30 j
		Mycose des orteils Lésions érythémato-vésiculeuses et squameuses avec fissuration des plis interdigitaux, ou aspect blanc nacré, épaissi de l'épiderme digital ou interdigital, accompagné ou non de collement, de fissures épidermiques	30 j
		Ces lésions peuvent atteindre un ou plusieurs orteils, s'accompagner éventuellement d'onyxis (généralement du gros orteil)	
47	**36**	**Affections professionnelles provoquées par les bois** Dermites eczématiformes ou érythémateuses.	
		Conjonctivites. Rhinites. Asthme ou dyspnée asthmatiforme confirmés par tests ou par épreuves fonctionnelles, récidivant après nouvelle exposition	7 j
		Syndrome respiratoire avec dyspnée, toux, expectoration, récidivant après nouvelle exposition au risque, dont l'étiologie professionnelle est confirmée par la présence dans le sérum d'anticorps précipitants permettant d'identifier l'agent pathogène correspondant au produit responsable	30 j
		Fibrose pulmonaire avec signes radiologiques et troubles respiratoires confirmés par l'exploration fonctionnelle lorsqu'il y a des signes immunologiques significatifs	1 an
		Cancer primitif de l'ethmoïde et des sinus de la face	30 ans

RG*	RA**	Maladies professionnelles	Délai de prise en charge
49		**Affections provoquées par les amines aliphatiques et alicycliques**	
		Dermites eczématiformes provoquées par les éthanolamines, les polyamines aliphatiques et les cyclohexylamines et confirmées par la positivités des tests epicutanés ou par la récidive à une nouvelle exposition......	7 j
		Asthme ou dyspnée asthmatiforme provoqués par les polyamines aliphatiques et confirmés par tests ou par la récidive à une nouvelle exposition	7 j
50		**Affections provoquées par la phénylhydrazine**	
		Dermites eczématiformes confirmées par la positivité des tests épicutanés ou par la récidive à une nouvelle exposition	7 j
		Anémie de type hémolytique	30 j
		Asthme ou dyspnée asthmatiforme récidivant en cas de nouvelle exposition ou confirmés par tests ou épreuve fonctionnelle respiratoire	7 j
51		**Maladies professionnelles provoquées par les résines époxydiques et leurs constituants**	
		Dermites eczématiformes récidivant à une nouvelle exposition ou confirmées par un test épicutané	7 j
52		**Affections consécutives aux opérations de polymérisation du chlorure de vinyle**	
		Troubles angioneurotiques des doigts et des orteils	5 ans
		Ostéolyse des phalanges unguéales des mains confirmée radiologiquement	3 ans
		Angiosarcome......	30 ans
		Syndrome d'hypertension portale spécifique......	30 ans
		– soit avec varices œsophagiennes, splénomégalie et thrombocytopénie	
		– soit avec fibrose ou dysplasie des cellules endothéliales	

RG*	RA**	Maladies professionnelles	Délai de prise en charge
53	49	**Affections dues aux rickettsies** ***A. Rickettsioses*** Manifestations cliniques aiguës	 21 j
		B. Fièvre Q Manifestations cliniques aiguës .... Manifestations chroniques .... – endocardite – hépatite granulomateuse Pour tous les cas désignés en A ou en B, une confirmation du diagnostic doit être apportée par le laboratoire)	 21 j 10 ans
54	38	**Poliomyélite** Toutes manifestations de la poliomyélite antérieure aiguë	30 j
55		**Affections professionnelles dues aux amibes** Manifestations aiguës de l'amibiase, notamment hépatite amibienne, confirmées par la présence d'amibes du type Entamœba histolytica ou de kystes amibiens dans les selles ou par les résultats positifs d'une méthode immunologique reconnue par l'OMS..	3 mois
56	30	**Rage professionnelle** Toutes manifestations de la rage .... Affections imputables à la séro- ou vaccinothérapie antirabique	6 mois 2 mois
57	39	**Affections professionnelles péri-articulaires** ***A. Épaule*** Épaule douloureuse simple (tendinopathie de la coiffe des rotateurs) .... Épaule enraidie succédant à une épaule douloureuse simple rebelle	 7 j 90 j
		B. Coude Épicondylite .... Épitrochléite	 7 j 7 j

RG*	RA**	Maladies professionnelles	Délai de prise en charge
57 (suite)	**39** (suite)	Hygroma aigu des bourses séreuses ou atteinte inflammatoire des tissus sous-cutanés des zones d'appui du coude	7 j
		Hygroma chronique des bourses séreuses	90 j
		Syndrome de la gouttière épitrochléo-olécrânienne (compression du nerf cubital)	90 j
		C. Poignet-Main et doigt	
		Tendinite	7 j
		Ténosynovite	7 j
		Syndrome du canal carpien	30 j
		Syndrome de la loge de Guyon	30 j
		D. Genou	
		Syndrome de compression du nerf sciatique poplité externe	7 j
		Hygroma aigu des bourses séreuses ou atteinte inflammatoire des tissus sous-cutanés des zones d'appui du genou	7 j
		Hygroma chronique des bourses séreuses	90 j
		Tendinite sous-quadricipitale ou rotulienne	7 j
		Tendinite de la patte d'oie	7 j
		E. Cheville et pied	
		Tendinite achiléenne	7 j
58		**Affections professionnelles provoquées par le travail à haute température**	
		Crampes musculaires avec sueurs profuses, oligurie et chlorure urinaire ≤ à 5 g/l	3 j
59	**41**	**Intoxications professionnelles par l'hexane**	
		Polynévrites avec troubles des réactions électriques	30 j
61	**42**	**Maladies professionnelles provoquées par le cadmium et ses composés**	
		Broncho-pneumopathie aiguë	5 j
		Troubles gastro-intestinaux aigus, avec nausées, vomissements ou diarrhées	3 j
		Néphropathie avec protéinurie	2 ans

RG*	RA**	Maladies professionnelles	Délai de prise en charge
61 (suite)	42 (suite)	Ostéomalacie avec ou sans fractures spontanées accompagnées ou non de manifestations douloureuses, radiologiquement confirmée	12 ans
62	43	**Affections professionnelles provoquées par les isocyanates organiques** Blépharo-conjonctivite récidivante .... Rhinopharyngite récidivante .... Syndrome bronchique récidivant .... Asthme ou dyspnée asthmatiforme, confirmés par tests ou par épreuves fonctionnelles, récidivant après nouvelle exposition .... Lésions eczématiformes récidivant après nouvelle exposition au risque ou confirmées par un test épicutané positif au produit manipulé	 3 j 3 j 7 j 7 j 15 j
63		**Affections professionnelles provoquées par les enzymes protéolytiques** Dermites eczématiformes récidivant en cas de nouvelle exposition ou confirmées par un test .... Ulcérations cutanées.. Conjonctivite aiguë bilatérale récidivant en cas de nouvelle exposition ou confirmée par un test Rhinite, asthme ou dyspnée asthmatiforme récidivant en cas de nouvelle exposition ou confirmés par tests ou épreuve fonctionnelle respiratoire	 7 j 7 j 7 j 7 j
64	40	**Intoxication professionnelle par l'oxyde de carbone** Syndrome associant céphalées, asthénie, vertiges, nausées, confirmé par la présence dans le sang d'un taux d'oxyde de carbone > à 1,5 ml/100 ml de sang	30 j
65	44	**Lésions eczématiformes de mécanisme allergique** Lésions eczématiformes récidivant après nouvelle exposition au risque ou confirmées par un test épicutané positif au produit manipulé	15 j

RG*	RA**	Maladies professionnelles	Délai de prise en charge
66	45	**Affections respiratoires de mécanisme allergique**	
		Rhinite, asthme ou dyspnée asthmatiforme confirmés par tests ou par épreuves fonctionnelles, récidivant après nouvelle exposition	7 j
		Insuffisance respiratoire chronique obstructive secondaire à la maladie ashtmatique	1 an
		Syndrome respiratoire fébrile avec dyspnée, toux, expectoration, récidivant après nouvelle exposition au risque dont l'étiologie professionnelle est confirmée par la présence dans le sérum d'anticorps précipitants permettant d'identifier l'agent pathogène correspondant au produit responsable	30 j
		Fibrose pulmonaire avec signes radiographiques et troubles respiratoires confirmés par l'exploration fonctionnelle lorsqu'il y a des signes immunologiques significatifs	1 an
67		**Lésions de la cloison nasale provoquées par les poussières de chlorure de potassium dans les mines de potasse et leurs dépendances**	
		Lésions nasales (ulcérations, perforations).........	30 j
68	7	**Tularémie**	
		Syndrome pouvant revêtir soit l'aspect, en tout ou partie, d'une des grandes formes cliniques (brachiale, oculaire, pharyngée, pulmonaire ou typhoïde), soit un aspect atypique	15 j
		Dans tous cas, le diagnostic sera authentifié par un examen sérologique spécifique.	
69		**Affections provoquées par les vibrations et chocs transmis par certaines machines-outils, outils et objets et par les chocs itératifs du talon de la main sur des éléments fixess**	
		A. Affections ostéo-articulaires confirmées par des examens radiologiques	
		– Arthrose du coude comportant des signes radiologiques d'ostéophytose...........................	5 ans

RG*	RA**	Maladies professionnelles	Délai de prise en charge
69 (suite)		– Ostéonécrose du semi-lunaire (maladie de Kienböck)	1 an
		– Ostéonécrose du scaphoïde carpien (maladie de Kölher)..	1 an
		Troubles angioneurotiques de la main, prédominant à l'index et au médius, pouvant s'accompagner de crampes de la main et de troubles prolongés de la sensibilité et confirmés par des épreuves fonctionnelles objectivant le phénomène de Raynaud.	
		B. Affections ostéo-articulaires confirmées par des examens radiologiques	
		– Arthrose du coude comportant des signes radiologiques d'ostéophytose..........................	5 ans
		– Ostéonécrose du semi-lunaire (maladie de Kienböck)	1 an
		– Ostéonécrose du scaphoïde carpien (maladie de Köhler)...	1 an
		C. Atteinte vasculaire cubito-palmaire en règle unilatérale (syndrome du marteau hypothénar) entraînant un phénomène de Raynaud ou des manifestations ischémiques des doigts, confirmée par l'artériographie objectivant un anévrisme ou une thrombose de l'artère cubitale ou de l'arcade palmaire superficielle.................	1 an
70		**Affections professionnelles provoquées par le cobalt et ses composés**	
		Lésions eczématiformes récidivant après nouvelle exposition au risque ou confirmée par un test épicutané positif spécifique....................	15 j
		Rhinite récidivant en cas de nouvelle exposition au risque ou confirmée par test spécifique.........	7 j
		Asthme ou dyspnée asthmatiforme objectivé par exploration fonctionnelle respiratoire récidivant en cas de nouvelle exposition au risque ou confirmé par test spécifique..............................	7 j
		Insuffisance respiratoire chronique obstructive secondaire à la maladie asthmatique	1 an

RG*	RA**	Maladies professionnelles	Délai de prise en charge
70 bis		*Affections respiratoires dues aux poussières de carbures métalliques frittés ou fondus contenant du cobalt* Syndrome respiratoire irritatif à type de toux et de dyspnée récidivant après nouvelle exposition au risque ...... Broncho-alvéolite aiguë ou subaiguë avec signes généraux ...... Fibrose pulmonaire diffuse, avec signes radiologiques et troubles fonctionnels, confirmée par l'exploration fonctionnelle respiratoire et ses complications : infection pulmonaire ; insuffisance ventriculaire droite......	15 j 30 j 20 ans
70 ter		**Affections cancéreuses broncho-pulmonaires primitives causées par l'inhalation de poussières de cobalt associées au carbure de tungstène avant frittage** ...... Cancer broncho-pulmonaire	35 ans (sous réserve d'une exposition de 5 ans minimum)
71		**Affections oculaires dues au rayonnement thermique** Cataracte	15 ans
71 bis		**Affections oculaires dues au rayonnement thermique associé aux poussières** Ptérygion	15 ans
72		**Maladies résultant de l'exposition aux dérivés nitrés des glycols et du glycérol** Douleurs précordiales à type d'angine de poitrine, ischémie myocardique aiguë, infarctus du myocarde survenant au cours d'une période de quatre jours suivant un arrêt de l'exposition à l'agent toxique......	4 j
73		**Maladies professionnelles causées par l'antimoine et ses dérivés** Stibiose : pneumopathie caractérisée par des signes radiographiques spécifiques accompagnés ou non de troubles tels que toux, expectoration, dyspnée	5 ans

RG*	RA**	Maladies professionnelles	Délai de prise en charge
73 (suite)		Lésions eczématiformes et récidivant après nouvelle exposition	1 mois
74		**Affections professionnelles provoquées par le furfural et l'alcool furfurylique**	
		Asthme ou dyspnée asthmatiforme confirmé par test ou épreuve fonctionnelle respiratoire, récidivant après nouvelle exposition	7 j
		Conjonctivite récidivant après nouvelle exposition	7 j
		Dermite eczématiforme récidivant à une nouvelle exposition ou confirmée par un test épicutané..	7 j
75		**Affections professionnelles résultant de l'exposition au sélénium et à ses dérivés minéraux**	
		– Affections des voies aériennes.........................	5 j
		– Œdème pulmonaire	5 j
		– Brûlures et irritations cutanées	5 j
		– Brûlures et conjonctivites	5 j
76		**Maladies liées à des agents infectieux contractées en milieu d'hospitalisation et d'hospitalisation à domicile.**	
		A. Infections dues aux staphylocoques	10 j
		Manifestations cliniques de staphylococcie : – septicémie, – atteinte viscérale, – panaris, avec mise en évidence du germe et typage du staphylocoque.	
		B. Infections dues à Pseudomonas aeruginosa.	15 j
		– Septicémie, – localisations viscérales, cutanéo-muqueuses et oculaires, avec mise en évidence du germe et typage du *Pseudomonas aeruginosa*.	
		C. Infections dues aux entérobactéries	15 j
		– Septicémie confirmée par hémoculture	

RG*	RA**	Maladies professionnelles	Délai de prise en charge
76 (suite)		***D. Infections dues aux pneumocoques***	10 j
		Manifestations cliniques de pneumococcie :	
		– pneumonie,	
		– broncho-pneumonie,	
		– septicémie,	
		– méningite purulente,	
		confirmées par isolement bactériologique du germe ou par les résultats positifs d'une recherche des antigènes solubles.	
		E. Infections dues aux streptocoques bêta hémolytiques	
		Manifestations cliniques de streptococcie :	
		– otite compliquée	10 j
		– érysipèle..	15 j
		– broncho-pneumonie...	15 j
		– endocardite	60 j
		– glomérulonéphrite aiguë..................................	30 j
		confirmées par mise en évidence de streptocoques bêta hémolytiques du groupe A.	
		F. Infections dues aux méningocoques	10 j
		– Méningite,	
		– conjonctivite,	
		confirmées par mise en évidence de *Neisseria meningitidis*.	
		G. Fièvres typhoïdes et paratyphoïdes A et B	21 j
		Confirmées par une hémoculture mettant en évidence la salmonelle en cause, et par le sérodiagnostic de Widal et Félix	
		H. Dysenterie bacillaire	15 j
		Confirmée par la mise en évidence de shigelles dans la coproculture et par la séroconversion.	
		I. Choléra...	7 j
		Confirmé bactériologiquement par la coproculture.	

RG*	RA**	Maladies professionnelles	Délai de prise en charge
76 (suite)		***J. Fièvres hémorragiques*** .... (*Lassa, Ebola, Marburg, Congo-Crimée*) confirmées par la mise en évidence du virus et/ou la présence d'anticorps spécifiques à taux significatif.	21 j
		K. Infections dues aux gonocoques .... Manifestations cliniques : – gonococcie cutanée, – complications oculaires, confirmées par isolement bactériologique du germe.	10 j
		L. Syphilis .... Tréponématose primaire cutanée confirmée par la mise en évidence du tréponème et par la sérologie.	10 semaines
		M. Infections à Herpes virus varicellae .... Varicelle et ses complications : – complications de la phase aiguë : septicémie, encéphalite, neuropathie périphérique, purpura thrombopénique, pneumopathie spécifique, varicelle grave généralisée ; – complications dues à l'infection chronique par le virus : zona et ses manifestations cutanées, auriculaire, ophtalmique, méningée, neurologique périphérique, algies post-zostériennes chez une personne ayant été atteinte antérieurement d'une varicelle.	21 j
		N. Gale.. Parasitose à *Sarcoptes scaber* avec prurit et éventuellement surinfections des atteintes cutanées dues au parasite. En dehors d'un contexte épidémique, l'affection devra être confirmée par l'identification des sarcoptes.	7 j

RG*	RA**	Maladies professionnelles	Délai de prise en charge
77		**Périonyxis et onyxis** ***A. Atteinte des doigts***... Inflammation péri-unguéale douloureuse d'origine infectieuse accompagnée ou non de modifications de l'ongle telles que fissurations, striations, dentelures du bord libre, coloration brunâtre, onycholyse. ***B. Atteinte des orteils*** .... Onyxis localisé habituellement au seul orteil, caractérisé par des déformations de l'ongle telles que destruction totale ou partielle, épaississement, striations, fissurations, accompagnées d'hyperkératose sous- ou péri-unguéale.	 7 j 30 j
78		**Affections provoquées par le chlorure de sodium dans les mines de sel et leurs dépendances**.. Lésions nasales : ulcérations perforations. Ulcérations cutanées.	30 j
79		**Lésions chroniques du ménisque** .... Lésions chroniques du ménisque à caractère dégénératif, confirmées par examens complémentaires ou au cours de l'intervention curative, ainsi que leurs complications : fissuration ou rupture du ménisque.	2 ans
80		**Kératoconjonctivites virales** .... A. Kératite nummulaire sous-épithéliale B. Kératite superficielle ulcéreuse avec conjonctivite associée C. Conjonctivite hémorragique D. Conjonctivite œdémateuse avec chémosis E. Conjonctivite folliculaire avec ou sans participation cornéenne	21 j
81		**Affections malignes provoquées par le Bis-chlorométhyl-éther** Cancer bronchique primitif................................	40 ans

RG*	RA**	Maladies professionnelles	Délai de prise en charge
82		**Affections provoquées par le méthacrylate de méthyle** Rhinite récidivante après nouvelle exposition Conjonctivite récidivante après nouvelle exposition .... Lésions eczématiformes récidivantes après nouvelle exposition .... Manifestations respiratoires chroniques avec altérations des épreuves fonctionnelles respiratoires, survenant après l'une des affections énumérées ci-dessus	7 j 7 j 15 j 1 an
83		**Lésions provoquées par les travaux effectués dans un milieu où la pression est inférieure à la pression atmosphérique et soumise à variations, (travaux effectués en service aérien)** Otites moyennes subaiguës .... Otites moyennes chroniques .... Lésions de l'oreille interne .... Le diagnostic dans tous les cas doit être confirmé par des examens cliniques et audiométriques spécifiques.	6 mois 1 an 1 an
84	48	**Affections engendrées par les solvants organiques liquides à usage professionnel** Hydrocarbures liquides aliphatiques, alicycliques, hétérocycliques et aromatiques, et leurs mélanges (white-spirit, essences spéciales) ; dérivés nitrés des hydrocarbures aliphatiques ; acétonitrile ; alcools, aldéhydes, cétone, esters, éthers dont le tétrahydrofurane, glycols et leurs éthers ; diméthylformamide, diméthylsulfoxyde Syndrome ébrieux ou narcotique pouvant aller jusqu'au coma .... Dermo-épidermite irritative avec dessiccation de la peau récidivante après nouvelle exposition au solvant .... Dermite eczématiforme récidivante après nouvelle exposition au solvant ou confirmée par un test épicutané positif au produit manipulé	3 j 7 j 15 j

RG*	RA**	Maladies professionnelles	Délai de prise en charge
85		**Affection engendrée par l'un ou l'autre de ces produits : n-méthyl n¢nitro n-nitrosoguanidine ; n-éthyl n¢nitro n-nitrosoguanidine : n-méthyl n-nitroso-urée ; n-éthyl n-nitroso-urée** Glioblastome	30 ans
86	50	**Pasteurelloses** Manifestations cliniques aiguës de pasteurellose par inoculation (en dehors des cas considérés comme accidents du travail) .... Manifestations loco-régionales tardives.............. Toutes ces manifestations doivent être confirmées par un examen de laboratoire spécifique ou une intradermoréaction	 8 j 6 mois
87	52	**Ornithose-Psittacose** Pneumopathie aiguë .... Formes typhoïdes avec troubles digestifs et états stuporeux.. Formes neuroméningées...................................... Dans tous les cas, la maladie doit être confirmée par l'isolement du germe ou par un examen sérologique spécifique de *Chlamydia psittaci*	 21 j 21 j 21 j
88	51	**Rouget du porc** *(érysipéloïde de Baker-Rosenbach)* Forme cutanée simple : placard érysipéloïde (en dehors des cas considérés comme accidents du travail) .... Forme cutanée associée à une monoarthrite ou à une polyarthrite loco-régionale .... Formes cutanées chroniques, à rechute .... Formes septicémiques : complications endocarditiques, intestinales	 7 j 30 j 6 mois 6 mois
89		**Affection provoquée par l'halothane** Hépatite ayant récidivé après nouvelle exposition et confirmée par des tests biochimiques, après exclusion d'une autre étiologie	15 j

RG*	RA**	Maladies professionnelles	Délai de prise en charge
90		**Affections respiratoires consécutives à l'inhalation de poussières textiles végétales** *– A –* Syndrome respiratoire obstructif aigu caractérisé par une oppression thoracique survenant habituellement après une interruption d'exposition au risque d'au moins 36 heures et se manifestant quelques heures après la reprise de l'exposition au risque (byssinose et affections apparentées).................	7 j
		Le caractère obstructif de ce syndrome doit être confirmé par des explorations fonctionnelles respiratoires pratiquées au moment de la reprise de l'exposition au risque et six à huit heures après	
		– B – Bronchopneumopathie chronique obstructive consécutive à des épisodes respiratoires obstructifs aigus caractérisés cliniquement comme ci-dessus et répétitifs. Cette bronchopneumopathie doit être confirmée par des explorations fonctionnelles respiratoires avec un volume expiratoire maximal par seconde (VEMS) abaissé d'au moins 40 % par rapport à la valeur moyenne théorique.........	5 ans
91		**Bronchopneumopathie chronique obstructive du mineur de charbon**...................................... Bronchopneumopathie chronique obstructive entraînant un déficit respiratoire chronique. Elle est caractérisée par l'association de signes cliniques tels que dyspnée, toux, hypersécrétion bronchique et d'un syndrome ventilatoire de type obstructif avec un volume expiratoire maximal par seconde (V.E.M.S.) abaissé d'au moins 40 % par rapport à la valeur moyenne théorique. Cet abaissement doit être constaté en dehors de tout épisode aigu.	5 ans (sous réserve d'une durée d'exposition de 10 ans).

RG*	RA**	Maladies professionnelles	Délai de prise en charge
92		**Infections professionnelles à *Streptococcus suis*** – Méningite purulente avec bactériémie, accompagnée le plus souvent d'une atteinte cochléo-vestibulaire : surdité de perception uni-ou bi-latérale, avec acouphènes et troubles de l'équilibre (vertiges et ataxie) .... – Atteinte cochléo-vestibulaire aiguë et ses complications cochléaires (troubles de l'audition irréversibles) .... – Septicémie isolée, tableau de coagulation intravasculaire disséminée .... – Arthrites inflammatoires ou septiques .... – Endophtalmie, uvéite....................................... – Myocardite... – Pneumonie, paralysie faciale.......................... – Endocardite.. Dans tous les cas, il est nécessaire de mettre en évidence le streptococcus suis et de procéder à son typage.	25 j 25 j 25 j 25 j 25 j 25 j 25 j 60 j
93		**Lésions chroniques du segment antérieur de l'œil provoquées par l'exposition à des particules en circulation dans les puits de mine de charbon** .... Conjonctivite chronique ou blépharoconjonctivite chronique.	90 j (sous réserve d'une durée d'exposition de 2 ans).
94		**Broncho-pneumopathie chronique obstructive du mineur de fer** .... Broncho-pneumopathie chronique obstructive entraînant un déficit respiratoire chronique. Elle est caractérisée par l'association de signes cliniques tels que dyspnée, toux, hypersécrétion bronchique et d'un syndrome ventilatoire de type obstructif avec un volume expiratoire maximal par seconde (V.E.M.S.) abaissé au jour de la déclaration d'au moins 40 % par rapport à la valeur moyenne théorique. Cet abaissement doit être constaté en dehors de tout épisode aigu.	5 ans (sous réserve d'une durée d'exposition de 10 ans).

RG*	RA**	Maladies professionnelles	Délai de prise en charge
95		**Affections professionnelles de mécanisme allergique provoquées par les protéines du latex (ou caoutchouc naturel).** – Urticaire de contact ayant récidivé après nouvelle exposition au risque et confirmée par un test .... – Rhinite, asthme, conjonctivite aiguë bilatérale, ayant récidivé après nouvelle exposition au risque et confirmés par un test........................ – Réactions allergiques systémiques telles que : urticaire géante, œdème de Quincke, choc anaphylactique, survenus à l'occasion d'une exposition au latex .... – Lésions eczématiformes ayant récidivé après nouvelle exposition au risque ou confirmés par un test épicutané positif	7 j 7 j 3 j 15 j
96		**Fièvres hémorragiques avec syndrome rénal dues aux agents infectieux du groupe *Hantavirus*** .... Infections aiguës par hantavirus, se traduisant par une insuffisance rénale aiguë ou un syndrome pseudo-grippal ou des manifestations hémorragiques, dont l'étiologie aura été confirmée soit par la mise en évidence du virus, soit par la présence d'anticorps spécifiques à un taux considéré comme significatif dans le sérum prélevé au cours de la maladie.	50 j
97		**Affections chroniques du rachis lombaire provoquées par des vibrations de basses et moyennes fréquences transmises au corps entier** .... – Sciatique par hernie discale L4-L5 ou L5-S1 avec atteinte radiculaire de topographie concordante. – Radiculalgie crurale par hernie discale L2-L3 ou L3-L4 ou L4-L5, avec atteinte radiculaire de topographie concordante.	6 mois (sous réserve d'une durée d'exposition de 5 ans).

RG*	RA**	Maladies professionnelles	Délai de prise en charge
98		**Affections chroniques du rachis lombaire provoquées par la manutention manuelle de charges lourdes** .... – Sciatique par hernie discale L4-L5 ou L5-S1 avec atteinte radiculaire de topographie concordante. – Radiculalgie crurale par hernie discale L2-L3 ou L3-L4 ou L4-L5, avec atteinte radiculaire de topographie concordante.	6 mois (sous réserve d'une durée d'exposition de 5 ans).

LISTE DES MALADIES À DÉCLARATION OBLIGATOIRE

Décret n° 99-363 du 8 mai 1999 fixant la liste des maladies faisant l'objet d'une transmission obligatoire de données individuelles à l'autorité sanitaire et modifiant le code de la santé publique.

Maladies infectieuses :

- botulisme ;
- brucellose ;
- choléra ;
- diphtérie ;
- fièvres hémorragiques africaines ;
- fièvre jaune ;
- fièvre typhoïde et fièvres paratyphoïdes ;
- infection aiguë symptomatique par le virus de l'hépatite B ;
- infection par le virus de l'immunodéficience humaine, quel que soit le stade ;
- légionellose ;
- listériose ;
- méningite cérébrospinale à méningocoque et méningococcémies ;
- paludisme autochtone ;
- paludisme d'importation dans les départements d'outremer ;
- peste ;
- poliomyélite antérieure aiguë ;
- rage ;

– suspicion de maladie de Creutzfeldt-Jakob et autres encéphalopathies subaiguës spongiformes transmissibles humaines ;
– tétanos ;
– toxi-infections alimentaires collectives ;
– tuberculose ;
– typhus exanthématique.

Autres maladies :
– saturnisme chez les enfants mineurs.

CENTRES NATIONAUX DE RÉFÉRENCE POUR LA LUTTE CONTRE LES MALADIES TRANSMISSIBLES

I. CENTRES NATIONAUX DE RÉFÉRENCE DE L'INSTITUT PASTEUR

A. Institut Pasteur de Paris

28, rue du Docteur Roux
75724 Paris Cedex 15
Tél. 01 45 68 80 00
Fax. 01 43 06 98 35

Centre national de référence des arbovirus
et des fièvres hémorragiques virales
Unité des Arbovirus et Virus des Fièvres hémorragiques,
Tél. 01 40 61 30 88
Fax. 01 40 61 31 51

Centre national de référence des bactéries anaérobies
Unité des Toxines et pathogénie bactérienne,
Tél. 01 45 68 83 07
Fax. 01 40 61 31 23

Centre national de référence des mécanismes de résistance
aux antibiotiques
Unité des agents antibactériens,
Tél. 01 45 68 83 20
Fax. 01 45 68 83 19

Centre national de référence pour les *Bordetella* (coqueluche)
Laboratoire des *Bordetella*,
Tél. 01 45 68 83 34
Fax. 01 40 31 35 34

Centre national de référence de la grippe (France-Nord)
Unité de génétique moléculaire des virus respiratoires,
Tél. 01 45 68 87 25
Fax. 01 40 61 32 41

Centre national de référence des leptospires
Unité de bactériologie moléculaire et médicale,
Tél. 01 45 68 83 37
Fax. 01 40 64 30 01

Centre national de référence des *Listeria*
Laboratoire des *Listeria*,
Tél. 01 45 68 83 31
Fax. 01 40 61 35 67

Centre national de référence pour le typage moléculaire
des entérobactéries
Centre national de référence des *Salmonella* et des *Shigella*
Unité des entérobactéries, (typage moléculaire des entérobactéries),
Tél. 01 45 68 83 40
Fax. 01 45 68 88 37

Centre national de référence des méningocoques
Unité des *Neisseria*,
Tél. 01 45 68 83 30
Fax. 01 40 61 30 34

Centre national de référence des Mycobactéries
Laboratoire de Référence des Mycobactéries,
Tél. 01 45 68 83 60
Fax. 01 40 61 31 18

Centre national de référence des mycoses humaines,
des antifongiques et des actinomycètes
Unité de mycologie,
Tél. 01 45 68 83 54
Fax. 01 45 68 84 20

Centre national de référence de la peste et autres yersinioses
Laboratoire des *Yersinia*, Unité de bactériologie moléculaire et médicale,
Tél. 01 45 68 83 26
Fax. 01 40 61 30 01

Centre national de référence de la rage
Unité de la rage
Tél. 01 45 68 87 57
Fax. 01 40 61 30 15

Centre national de référence des staphylocoques,
Unité des staphylocoques,
Tél. 01 45 68 83 63
Fax. 01 40 61 31 63

Centre national de référence des vibrions et du choléra
Unité du choléra et des vibrions,
Tél. 01 45 68 82 20
Fax. 01 45 68 82 23

Centre national de référence de la virologie
et de l'immunologie des rétrovirus humains (SIDA)
Unité d'oncologie virale,
Tél. 01 45 68 87 40
Fax. 01 45 68 89 16

Centre national de référence pour *Corynebacterium diphteriae*
Laboratoire des identifications bactériennes et unité des entérobactéries,
Tél. 01 45 68 83 36
Fax. 01 45 68 89 53

B. Institut Pasteur de la Guyane

23, avenue Pasteur – BP 6010
97306 CAYENNE Cedex – GUYANE FRANÇAISE
Tél. 00 594 29 26 00
Fax. 00 594 30 94 16

Centre national de référence de la chimiorésistance du paludisme
Laboratoire d'entomologie médicale et Laboratoire de parasitologie,
Tél. 00 594 29 26 01
Fax. 00 594 30 94 16

Centre national de référence pour la surveillance des arbovirus
dans la région Antilles-Guyane (fièvre jaune, dengue)
Centre pour la surveillance de la grippe dans la région Antilles-Guyane
Laboratoire de virologie,
Tél. 00 594 29 26 01
Fax. 00 594 30 94 16

II. CENTRES NATIONAUX DE RÉFÉRENCE ASSOCIÉS À L'INSTITUT PASTEUR

Centre national de référence pour l'épidémiologie moléculaire des hépatites virales
Laboratoire mixte Necker-Institut Pasteur des hépatites virales
Faculté de médecine Necker-Enfants malades
INSERM U-370 – 156, rue de Vaugirard
75730 PARIS Cedex 15
Tél. 01 40 61 56 42
Fax. 01 40 61 55 81

III. AUTRES CENTRES NATIONAUX DE RÉFÉRENCE

Centre national de référence des *Campylobacter* et *Helicobacter*
Laboratoire de bactériologie
Groupe hospitalier Pellegrin
Université de Bordeaux II
Place Amélie Raba Léon
33076 BORDEAUX Cedex
Tél. 05 56 79 59 10
Fax. 05 56 79 60 18

Centre national de référence des entérovirus et de l'hépatite virale A
Laboratoire de virologie – Hospices civils de Lyon
Université Claude Bernard
8, avenue Rockfeller
69373 LYON Cedex 8
Tél. 04 78 77 70 29
Fax. 04 78 01 48 87

Centre national de référence de la grippe (France-Sud)
Laboratoire de virologie – Hospices civils de Lyon
Université Claude Bernard
8, avenue Rockfeller
69373 LYON Cedex 8
Tél. 04 78 77 70 29
Fax. 04 78 01 48 87

Centre national de référence des *Haemophilus influenzae*
Laboratoire central de microbiologie
Hôpital PURPAN
Place du Docteur Baylac
31059 TOULOUSE Cedex
Tél. 05 61 77 21 22
Fax. 05 61 77 23 33

Centre national de référence de la surveillance des hépatites virales B et C en transfusion sanguine
Institut national de transfusion sanguine de Paris
6, rue Alexandre Cabanel
75739 PARIS Cedex 15
Tél. 01 44 49 30 51
Fax. 01 44 49 30 59

Centre national de référence des légionelles
Laboratoire de bactériologie
Faculté de Médecine – Université Claude Bernard Lyon I
Rue Guillaume Paradin
69372 LYON Cedex 8
Tél. 04 78 77 86 57
Fax. 04 78 77 86 58

Centre national de référence des toxémies à staphylocoques
Laboratoire de bactériologie
Faculté de médecine – Université Claude Bernard Lyon I
Rue Guillaume Paradin
69372 LYON Cedex 8
Tél. 04 78 77 86 57
Fax. 04 78 77 86 58

Centre national de référence de la maladie de Creutzfeldt-Jakob iatrogène
Fédération de neurologie
Hôpital de la Salpêtrière
Assistance publique – Hôpitaux de Paris
Bâtiment Nouvelle Pharmacie,
47, boulevard de l'Hôpital
75651 PARIS Cedex 13
Tél. 01 42 16 22 24
Fax. 01 44 24 36 58

Centre national de référence des maladies d'importation
Institut santé et développement
Université Pierre et Marie Curie PARIS VI
15, rue de l'École de Médecine
75270 PARIS Cedex 6
Tél. 01 43 26 33 08
Fax. 01 43 29 70 93

Centre national de référence de la chimiorésistance du paludisme
Pavillon des maladies infectieuses
Laboratoire de parasitologie
Hôpital Bichat Claude Bernard
Assistance Publique – Hôpitaux de Paris
46, rue Henri Huchard
75018 PARIS
Tél. 01 40 25 78 99
Fax. 01 46 27 02 08

Centre national de référence des rickettsioses
Unité des rickettsioses
Faculté de médecine –
Université de la Méditerranée AIX-MARSEILLE II
27, boulevard Jean Moulin
13385 MARSEILLE Cedex 5
Tél. 04 91 38 55 17
Fax. 04 91 83 03 90

Centre national de référence pour la surveillance épidémiologique du SIDA
Hôpital national de Saint-Maurice
Centre Européen pour la surveillance du SIDA
14, rue du Val d'Osne
94410 SAINT-MAURICE
Tél. 01 41 79 68 00
Fax. 01 41 79 68 01

Centre national de référence pour la surveillance des infections
à mycobactéries et de leur résistance aux anti-tuberculeux
Service de bactériologie
Groupe hospitalier Pitié-Salpêtrière
Assistance Publique – Hôpitaux de Paris
47, boulevard de l'Hôpital
75651 PARIS Cedex 13
Tél. 01 42 16 20 71
Fax. 01 42 16 20 72

Centre national de référence des vaccinations
Centre international de l'enfance et de la famille
Carrefour de Longchamp
Bois de Boulogne
75016 PARIS
Tél. 01 44 30 20 32
Fax. 01 45 25 73 67

Centre national de référence pour la surveillance
des maladies transmissibles dans les Armées
Direction centrale du service de santé des Armées
Sous-direction action scientifique et technique
(Section Épidémiologique)
14, rue Saint-Dominique
00459 ARMÉES
Tél. 01 44 42 33 45
Fax. 01 44 42 32 02

Centre national de référence des agents transmissibles non conventionnels
Commissariat à l'énergie atomique
Département de la recherche médicale – Service de neurovirologie
Centre d'Études de Fontenay-aux-Roses
60-68, avenue du Général-Leclerc – B.P. 6
92265 FONTENAY-AUX-ROSES Cedex
Tél. 01 46 54 81 22
Fax. 01 46 54 77 26

Centre national de référence des leishmanioses
Laboratoire de parasitologie
Centre hospitalier universitaire de Montpellier
Hôpital Saint-Charles
163, rue Auguste-Broussonnet
34090 MONTPELLIER
Tél. 04 67 63 27 51
Fax. 04 67 63 00 49

Centre national de référence des streptocoques
Service de microbiologie
Hôpital de l'Hôtel Dieu – Assistance publique – Hôpitaux de Paris
1, place du Parvis-Notre-Dame
75181 PARIS Cedex 04
Tél. 01 42 34 82 73
Fax. 01 42 34 86 34

CALENDRIER VACCINAL 2000

Dès le 1er mois	B.C.G.	La vaccination **B.C.G. précoce** est réservée aux enfants vivant dans un milieu à risque. **La vaccination B.C.G. est obligatoire pour l'entrée en collectivité, incluant la garde par une assistante maternelle. L'épreuve tuberculinique doit être pratiquée 3 à 12 mois plus tard.**
À partir de 2 mois	Diphtérie, tétanos, coqueluche, polio *Hæmophilus influenzæ* b *Hépatite B* 1re INJECTION	Le vaccin **polio injectable** est recommandé, surtout pour les primovaccinations, en réservant le vaccin polio oral pour des situations épidémiques ou en rappel.
3 mois	Diphtérie, tétanos, coqueluche, polio *Hæmophilus influenzæ* b *Hépatite B* 2e INJECTION	La vaccination contre l'hépatite B peut être commencée à partir de 2 mois (sauf le cas des enfants nés de mère antigène HBs positif, chez qui elle doit être faite à la naissance).
4 mois	Diphtérie, tétanos, coqueluche, polio *Hæmophilus influenzæ* b	Le vaccin coqueluche à **germes entiers** est recommandé.
À partir de 12 mois	Rougeole-oreillons-rubéole	La vaccination associée **rougeole-oreillons-rubéole** est recommandée de façon indiscriminée pour les **garçons** et les **filles**. **La vaccination rougeole** doit être pratiquée plus tôt, à partir de 9 mois pour les enfants vivant en collectivité, suivie d'une revaccination 6 mois plus tard en association avec les **oreillons** et la **rubéole**. En cas de menace d'épidémie dans une collectivité d'enfants, on peut vacciner tous les sujets supposés réceptifs **à partir de 9 mois**. La vaccination immédiate peut être efficace si elle est faite moins de 3 jours après le contact avec un cas.
	Hépatite B 3e INJECTION	Cette 3e injection peut être réalisée entre 5 et 12 mois après la 2e injection.

16-18 MOIS	Diphtérie, tétanos, coqueluche, polio *Hæmophilus influenzæ* b 1er RAPPEL	Lors du 1er rappel on peut, si nécessaire, faire en un site d'injection séparé, la **vaccination associée rougeole-oreillons-rubéole**. Le vaccin coqueluche à germes entiers ou le vaccin acellulaire peuvent être utilisés indifféremment.
ENTRE 3 ET 6 ANS	Rougeole-oreillons-rubéole 2e DOSE	**Une seconde vaccination associant rougeole-oreillons-rubéole est recommandée pour tous les enfants.**
AVANT 6 ANS	B.C.G.	La vaccination **B.C.G. précoce** est réservée aux enfants vivant dans un milieu à risque. La vaccination B.C.G. **est obligatoire pour l'entrée en collectivité, incluant la garde par une assistante maternelle**. L'épreuve tuberculinique doit être pratiquée 3 à 12 mois plus tard.
6 ANS	Diphtérie, tétanos, polio — 2e RAPPEL Rougeole-oreillons-rubéole	La vaccination associée **rougeole-oreillons-rubéole** est recommandée chez les enfants n'ayant **pas encore été vaccinés ou n'ayant reçu qu'une dose**. L'entrée à l'école primaire est une bonne occasion de vacciner éventuellement le même jour que le deuxième rappel **diphtérie, tétanos, polio et/ou B.C.G**.
11-13 ANS	Diphtérie, tétanos, polio — 3e RAPPEL **Coqueluche** — 2e RAPPEL	**Un rappel tardif coqueluche est recommandé chez tous les enfants**, l'injection devant être effectuée en même temps que le 3e rappel diphtérie-tétanos-polio avec le **vaccin coquelucheux** acellulaire.
	Rougeole-oreillons-rubéole (***rattrapage***)	Une vaccination associée **rougeole-oreillons-rubéole** est recommandée pour tous les enfants n'en ayant pas bénéficié, quels que soient leurs antécédents vis-à-vis des trois maladies.
	Hépatite B	*Soit 1 injection de rappel si la vaccination complète a été pratiquée dans l'enfance, soit un schéma complet en 3 ou 4 injections).*
	Épreuve tuberculinique	Les sujets aux tests tuberculiniques négatifs, vérifiés par **IDR**, seront vaccinés ou revaccinés[1].

16-18 ANS	Diphtérie, tétanos, polio .... 4e RAPPEL	(rappels ultérieurs tétanos-polio tous les 10 ans)
	Rubéole pour les jeunes femmes non vaccinées	La vaccination rubéole est recommandée, par exemple lors d'une visite de contraception ou prénuptiale ; la sérologie préalable et post-vaccinale n'est pas utile. Il est nécessaire de s'assurer de l'absence d'une grossesse débutante et d'éviter toute grossesse dans les 2 mois suivant la vaccination, en raison d'un risque tératogène théorique. Si la sérologie prénatale est **négative** ou **inconnue**, la vaccination devra être pratiquée immédiatement après l'accouchement, **avant la sortie de la maternité**.
	Épreuve tuberculinique	Les sujets aux tests tuberculiniques négatifs, vérifiés par **IDR**, seront vaccinés ou revaccinés [1].
18-65 ANS	Tétanos, polio	Tous les 10 ans.
	Hépatite B	*Tous les 5 ans (uniquement en cas de situation à risque ou à risque d'exposition).*
	Rubéole	Pour les femmes non vaccinées jusqu'à 45 ans.
À PARTIR DE 65 ANS	Tétanos, polio	Tous les 10 ans.
	Vaccination grippale	Annuelle.

(1) *Après 2 vaccinations par le B.C.G. réalisées par voie intradermique, les sujets qui ont une intradermoréaction à la tuberculine négative sont considérés comme ayant satisfait aux obligations vaccinales.*

Lorsqu'un retard est intervenu dans la réalisation du calendrier indiqué, il n'est pas nécessaire de recommencer le programme des vaccinations imposant des injections répétées. Il suffit de reprendre ce programme au stade où il a été interrompu et de compléter la vaccination en réalisant le nombre d'injections requis en fonction de l'âge.

RISQUES PROFESSIONNELS

- **Vaccinations obligatoires pour les professionnels de santé**

  a. Personnels visés par l'article L.10 du code de la Santé publique, loi du 18 janvier 1991.

  Tétanos-polio : tous les 10 ans.

  Diphtérie : à l'embauche si la vaccination date de plus de 10 ans.

  Hépatite B : trois injections à un mois d'intervalle, rappel un an après, puis tous les cinq ans.

  Typhoïde : une injection, rappel tous les trois ans pour les personnels de laboratoire.

  b. Personnels des établissements de santé et autres visés par le décret d'application de l'article L.215 du code de la Santé publique.

  B.C.G. : après 2 vaccinations par le BCG réalisées par voie intradermique, les sujets qui ont une intradermoréaction à la tuberculine négative sont considérés comme ayant satisfait aux obligations vaccinales. Pour les personnels des établissements ou des structures énumérées dans le 4e paragraphe de l'article R.215.2 du Code de la Santé Publique, le médecin du travail ou de prévention juge de la nécessité d'une nouvelle injection en fonction du risque d'exposition.

- **Vaccinations recommandées**

  En milieu professionnel, le risque d'exposition est évalué par le médecin du travail.

  Leptospirose : égoutiers, employés de voirie, gardes-pêche, travailleurs agricoles, en particulier des rizières, personnels de traitement des eaux usées.

  Rage : services vétérinaires, personnels des laboratoires manipulant du matériel contaminé ou susceptible de l'être, équarrisseurs, personnels des fourrières, naturalistes, taxidermistes, gardes-chasse, gardes forestiers, personnels des abattoirs.

  Hépatite A : sujets exposés professionnellement à un risque de contamination : personnels de crèches, d'internats des établissements et services pour l'enfance et la jeunesse handicapée, personnels de traitement des eaux usées, personnels impliqués dans la préparation alimentaire en restauration collective.

RISQUES PARTICULIERS

- Vaccination **hépatite B** : nouveau-nés de mère porteuse de l'Ag HBs, insuffisants rénaux, hémophiles, polytransfusés, entourage familial de sujets porteurs de l'Ag HBs, partenaires sexuels de sujets porteurs de l'Ag HBs, sujets ayant des partenaires sexuels multiples, toxicomanes utilisant des drogues parentérales, voyageurs en zones d'endémie.

- Vaccination **grippale** : tous les ans : personnes âgées de plus de 70 ans, personnes atteintes d'une affection suivante : insuffisance respiratoire, affection broncho-pulmonaire chronique, affection cardio-vasculaire, insuffisance rénale, drépanocytose, diabète, immuno-dépression (chez les personnes atteintes par le VIH, l'indication doit être portée par l'équipe qui suit le patient).
- Vaccination **pneumococcique** tous les 5 ans pour les sujets splénectomisés, les drépanocytaires, les patients atteints de syndrome néphrotique ou porteurs d'une brèche ostéo-méningée. De plus, cette vaccination est recommandée aux sujets susceptibles d'être fréquemment hospitalisés, tout particulièrement les insuffisants respiratoires et patients ayant un terrain alcoolo-tabagique.
- Vaccination **hépatite A** : adultes non immunisés et ***enfants au dessus de 1 an*** voyageant en zone d'endémie, jeunes des internats des établissements et services pour l'enfance et la jeunesse handicapées, et les personnes exposées à des risques particuliers.
- Vaccination **typhoïde** : voyageurs en zone d'endémie, à partir de l'âge de 5 ans.
- Vaccination **fièvre jaune** : chez les voyageurs et en particulier chez les résidents en zone d'endémie, à partir de l'âge de six mois. La vaccination ne doit pas être effectuée chez la femme enceinte. Cependant, en cas de circonstances particulières (impossibilité de report d'un voyage dans une zone d'endémie) le bénéfice de la vaccination devra être évalué en fonction du risque par le médecin vaccinateur. La vaccination fièvre jaune **est obligatoire en Guyane**.
- Vaccination **diphtérie** : recommandations pour les voyageurs en zones d'endémie (à partir de 18 ans, il est recommandé d'utiliser un vaccin contenant une dose réduite (1/10) d'anatoxine diphtérique).
- Vaccination **méningocoque** (**A et C**) : enfants de plus de 18 mois et adultes jeunes se rendant dans des zones à risque d'épidémie.

RECOMMANDATIONS GÉNÉRALES

- La **vaccination hépatite B** est recommandée systématiquement pour les adolescents et les nourrissons. 2 schémas vaccinaux existent : en 3 injections (2 injections à 1 mois d'intervalle, la troisième 6 mois après la première), ou en 4 injections (3 injections à un mois d'intervalle, la quatrième 1 an après la première). Ce dernier schéma est celui appliqué aux personnes à risques professionnels et pour des indications particulières (cf infra : recommandations particulières). Un rappel tous les 5 ans ne reste actuellement recommandé que dans le cas de ces risques particuliers ou de situations professionnelles à risque.

- La **vaccination par le BCG** est obligatoire chez les enfants accueillis en collectivité (y compris chez une assistante maternelle). Les sujets qui, après 2 vaccinations par le BCG réalisées par voie intradermique, ont une intradermo-réaction à la tuberculine négative sont considérés comme ayant satisfait aux obligations vaccinales.

NOUVELLES RECOMMANDATIONS

- **La vaccination rougeole-oreillons-rubéole**

Les résultats des travaux de modélisation diffusés en 1997 montrent un risque important de survenue d'épidémies de rougeole dans les années à venir, particulièrement chez les adolescents. Ce risque est lié à une couverture vaccinale insuffisante qui a conduit à l'accumulation de nombreux sujets susceptibles. Les travaux ont également montré l'intérêt qu'il y aurait à avancer l'âge de l'administration de la seconde dose. L'augmentation de la couverture vaccinale des enfants avant 2 ans (qui doit atteindre au moins 95 %) et l'administration d'une seconde dose avant 6 ans devraient permettre à terme d'interrompre la transmission pour les trois maladies.

Tous les enfants âgés de 1 à 6 ans devraient recevoir 2 doses du vaccin rougeole-oreillons-rubéole. La 1ère dose est recommandée à partir de 12 mois et la seconde entre 3 et 6 ans. Cette seconde vaccination ne constitue pas un rappel, l'immunité acquise après une première vaccination étant de longue durée. Elle constitue un rattrapage pour les enfants n'ayant pas séroconverti, pour un ou plusieurs des antigènes, lors de la 1ère vaccination. La 2e dose peut être administrée avant l'âge de 3 ans, à condition de respecter un délai d'au moins 1 mois entre les deux vaccinations.

Les enfants ayant reçu 1 dose de vaccin rougeole avant 1 an doivent recevoir comme les autres 2 doses de R.O.R.

Pour les enfants âgés de plus de 6 ans, il convient de s'assurer qu'ils ont été vaccinés au moins une fois contre la rougeole, les oreillons et la rubéole. Dans le cas contraire, une seule vaccination avec un vaccin triple associé est recommandée. Elle peut être administrée entre 11 et 13 ans mais peut être proposée plus tôt.

- **La vaccination coqueluche**

Compte tenu de la constatation d'une recrudescence de cas de coqueluche chez de très jeunes nourrissons, contaminés par des adolescents ou de jeunes adultes, un rappel tardif a été introduit. Il est recommandé entre 11 et 13 ans et doit être pratiqué avec un vaccin coquelucheux acellulaire, en même temps que le 3e rappel diphtérie, tétanos et polio. La primo-vaccination doit continuer à être pratiquée avec le vaccin à germes entiers. Le rappel à 16-18 mois peut être pratiqué indifféremment avec le vaccin à germes entiers ou le vaccin acellulaire.

- **Vaccination hépatite A** : une recommandation a été ajoutée visant **les enfants de plus de un an voyageant en zone d'endémie**.

On note la prise en charge de la grippe dès 65 ans, recommandée par le Comité technique des vaccinations. La parution du calendrier coïncide avec une campagne de relance du vaccin ROR, dont le déficit d'immunisation est l'un des plus hauts d'Europe, ce qui justifie des rappels jusqu'à 11-13 ans. La rougeole reste une maladie mortelle ou pourvoyeuse de handicaps neurologiques sévères. La vaccination antirubéole à 18 ans doit immuniser les femmes non vaccinées en âge de procréer : effort nécessaire car des multipares sont encore contaminées chaque année. Important également : le rappel coqueluche chez les 11-13 ans, pour raviver une immunité qui rend adolescents et jeunes adultes contaminants pour les nourrissons non vaccinés. Dotée d'indications particulières, la vaccination anti-pneumocoque n'est pas citée.

CENTRIFUGATION

La centrifugation revêt une importance primordiale dans l'étude de certains paramètres, comme par exemple dans la coagulation.

La centrifugation doit intervenir aussitôt que possible, notamment au cours de la surveillance de traitements anticoagulants.

- Plasma riche en plaquettes : centrifugation à 100 g (soit une accélération égale à 100 fois l'accélération de la gravitation terrestre) nécessaire pour la réalisation des tests plaquettaire et le temps de Howell.
- Plasma pauvre en plaquettes : centrifugation à 1500 g, nécessaire pour l'ensemble des tests de coagulation. Pour la surveillance d'un traitement héparinique, un PPP est obligatoire.
- Les vitesses de centrifugation (nombre de tours part minutes) dépendent de la dimension du rotor de la centrifugeuse et sont calculées par la formule :

$$N = 1000 \times \sqrt{\frac{B}{1,12R}}$$

N = nombre de tours par minutes (tpm)

B = accélération relative par rapport à l'accélération de la rotation terrestre

R = dimension en millimètres du rayon de rotation : mesuré entre l'axe de rotation et l'emplacement des tubes de centrifugation.

PRÉLÈVEMENTS EN HORMONOLOGIE

La qualité des résultats des analyses biologiques dépend, pour certains paramètres, de la qualité du prélèvement sanguin ou urinaire.

Le jeûne

Les prélèvements sanguins sont, en règle générale, réalisés chez les sujets à jeun depuis au moins 8 heures, permettant de réduire les échantillons hyperlipémiques, sources d'erreurs de dosage.

Certains dosages nécessitent impérativement le jeûne, en particulier au niveau hormonal :

– c-peptide,
– insuline,
– gastrine,
– somatotrophine,
– catécholamines,
– prolactine…

Le stress

Certains dosages nécessitent un repos de 20 minutes, cathéter en place, avant la ponction sanguine :

– prolactine,
– adrénaline,
– noradrénaline…

La position

La position allongée est nécessaire pour le dosage de certains paramètres. D'autre part, les prélèvements « couché » et « debout » ont un intérêt diagnostic évident pour quelques hormones.

- Repos minimum de 20 minutes :
  - prolactine,
  - adrénaline, noradrénaline, dopamine, sérotonine,
  - œstriol.
- Position « debout » et « couchée » pendant 2 heures :
  - rénine,
  - aldostérone.

Rythme circadien

Certains prélèvements doivent tenir compte du rythme de sécrétion. En pratique, il conviendra de réaliser les prélèvements entre 7 heures et 9 heures du matin pour :

- cortisol, desoxycortisol, corticostérone, désoxycorticostérone,
- ACTH,

- aldostérone,
- 17 hydroxy-progestérone,
- testostérone,
- androsténedione,
- DHA, SDHA,
- TSH,
- adrénaline, noradrénaline,
- œstrogènes,
- gonadotrophines (FSH-LH),
- prolactine,
- somatotrophine.

Paramètre	Acrophases	Variation
Cortisol	8 h et 14 h	Elevée > 50 %
Aldostérone	6 h	Elevée > 50 %
Testostérone	6 h	Elevée > 50 %
TSH	22 h	Elevée > 50 %
Prolactine	22 h à 8 h	Elevée > 50 %
Somatotrophine	2 h après le début du sommeil	Elevée > 50 %
Adrénaline	11 h à 15 h	Modérée 30 %
Noradrénaline	11 h à 15 h	Modérée 30 %
ACTH	6 h	Modérée 30 %
Œstrogènes	12 h	Modérée 30 %
Gonadotrophines	Variable	Modérée 30 %

Cycle menstruel

Les dosages sont réalisés généralement en début de cycle entre J2 et J6. Il en est de même des explorations hormonales fonctionnelles :

– gonadotrophines LH, FSH,
– prolactine,
– testostérone,
– SDHA,
– 17 hydroxy-progestérone,
– androsténedione…

D'autres paramètres sont dosés indifféremment en fonction du choix du clinicien (17 bêta-œstradiol), ou en phase lutéale (progestérone), ou interprétés en fonction de la date des dernières règles (hormones de la grossesse).

Conservation congelée

Certains prélèvements sont conservés congelés, en raison de la fragilité du paramètre à doser à température ambiante. Il est même recommandé d'ajouter des inhibiteurs de la protéolyse pour le dosage des hormones peptidiques (Aprotinine : Zymofren, Trasylol, Iniprol) et en présence d'un anticoagulant (surtout l'EDTA).

En règle générale, la centrifugation à basse température et la conservation au froid (température d'autant plus basse que le dosage est différé dans le temps) sont préconisés pour les paramètres suivants :

- ACTH
- ADH
- Adrénaline
- AMP cyclique
- Bombésine
- C. peptide
- Calcitonine
- Calcium ionisé
- CBG
- Complément CH50
- Dopamine
- Enzyme de conversion
- Ferritine
- Gastrine
- Glucagon
- Histamine
- Insuline
- Lysozyme
- Néoptérine
- Noradrénaline
- Ostéocalcine
- Phosphatases acides
- Pro-rénine
- PTH
- Rénine active
- Sérotonine
- Somatomédine C
- Somatotrophine
- VIP

Urines de 24 heures

Les urines sont recueillies dans un bocal plastique contenant un antiseptique.

Le recueil débutera de préférence le matin, au réveil :

- les premières urines sont rejetées dans les WC ;
- recueillir ensuite dans le bocal la totalité des urines des 24 heures qui suivent. Le lendemain, au réveil, recueillir également les premières urines dans le bocal …
- conserver le bocal à + 4 °C au réfrigérateur pendant tout le temps du recueil.

Pour les dosages de catécholamines et de leurs métabolites, et de la sérotonine, le recueil est réalisé sur de l'acide chlorhydrique. Un régime est nécessaire 48 heures avant le recueil et pendant le recueil, évitant l'ingestion de café, thé, banane, vanille, chocolat et après arrêt des thérapeutiques.

Pour le dosage de l'aldostérone, vérifier que le pH urinaire est inférieur à 7.

Pour les dosages d'AMP cyclique, de C. peptide, les urines de 24 heures sont maintenues à – 20 °C pendant toute la durée du recueil et chaque miction est mise au fur et à mesure dans un flacon placé ensuite à – 20 °C.

Pour le dosage d'hydroxy-proline, le sujet suit un régime alimentaire strict, sans viande, charcuterie, poisson, volaille, bouillie, potage, sauce, pudding, crème, lait gélifié. Il peut manger du fromage, des œufs, du lait et des légumes. La demande d'examen précisera l'âge, le poids et la taille du sujet.

PRÉLÈVEMENT DE SANG FŒTAL

Le prélèvement de sang fœtal est indiqué pour diagnostiquer des pathologies, mais aussi pour le suivi d'une pathologie ou le suivi d'une thérapeutique.

Il est réalisable à partir de la 18e semaine d'aménorrhée après repérage échographique du cordon et le prélèvement est généralement réalisé près de l'insertion placentaire du cordon.

Contrôle de pureté du sang fœtal

Cet examen est indispensable. Il comprend des examens hématologiques, immunologiques et biochimiques.

La recherche d'une contamination par du sang maternel nécessite une numération avec formule leucocytaire et établissement du volume globulaire moyen et de l'indice de distribution des globules rouges. L'agglutination des hématies fœtales est positive avec un sérum anti-i, alors que les hématies maternelles agglutinent avec un sérum anti-I. Le test de Kleihauer est systématiquement réalisé ainsi que le dosage de la β-HCG dont le taux doit rester inférieur à 25 mUI/ml vers la 20e semaine.

Les paramètres biochimiques restent utiles pour confirmer l'origine fœtale du sang (taux bas de glycémie, protéines, albumine, urée, cholestérol). Les dosages de certains paramètres, qui ne traversent pas la barrière placentaire, sont un reflet des fonctions fœtales (γGT, LDH) ou permettent de diagnostiquer des maladies infectieuses (IgM spécifiques).

La recherche d'une dilution du sang fœtal par du liquide amniotique nécessite le dosage de facteurs de la coagulation (activation du facteur V et du facteur VIII dont les taux élevés reflètent une contamination).

Indications du prélèvement de sang fœtal

- Etablissement du caryotype dans le cadre d'un retard de croissance, d'une malformation échographique, du syndrome de l'X fragile.
- Diagnostic de maladies héréditaires : déficits immunitaires, coagulopathies, hémoglobinopathies.

- Diagnostic d'infections congénitales : toxoplasmose, rubéole, CMV, varicelle…
- Surveillance d'un retard de croissance : état nutritionnel, équilibre acido-basique.
- Surveillance d'un purpura thrombopénique idiopathique ou d'une alloimmunisation.
- Surveillance fœtale d'une thérapeutique maternelle par les corticoïdes, les antibiotiques.
- Surveillance d'une transfusion sanguine in utéro.

Retard de croissance in utéro

- La recherche de signes de souffrance fœtale est réalisée :
  - bilan hépatique biochimique perturbé,
  - durée de vie des globules rouges diminuée,
  - recherche d'une acidose avec diminution de PO_2.
- L'évaluation des taux d'acides aminés, en particulier arginine, valine, leucine, acide glutamique et tyrosine.
- L'évaluation des hormones de croissance basée sur la mesure de l'activité thymidine et des somatomédines C.

PRÉLÈVEMENT DE LIQUIDE AMNIOTIQUE

La ponction de liquide amniotique est réalisée sous guidage échographique, généralement vers la 15e semaine de gestation. Les indications de la ponction amniotique sont :

– la recherche d'une anomalie chromosomique ;

– le dosage de l'activité des enzymes des villosités intestinales (γGT, PAL, LAP) et des isoenzymes de la PAL, dans le cadre d'une recherche d'une atrésie des voies biliaires, d'une imperforation anale, d'une sténose duodénale, d'un iléus méconial, d'une obstruction intestinale (pouvant concourir au diagnostic de mucoviscidose) ;

– le dosage de l'alpha-fœtoprotéine et de l'acétyl-cholinestérase dans le cadre d'une recherche d'un défaut de fermeture du tube neural. L'électrophorèse du liquide amniotique ne peut être réalisée avant la 12e semaine. L'existence d'une bande d'acétyl-cholinestérase est retrouvée en cas de spina bifida ou d'anencéphalie. Le test est également positif dans les omphalocèles. Il est retrouvé positif en cas de contamination sanguine ;

– la recherche d'un déficit en 21 hydroxylase dans le cadre de la mise en évidence d'une hyperplasie congénitale des surrénales par le dosage de la 17 hydroxyprogestérone : ce dosage est réalisable à partir de la 10e semaine et permet un traitement glucocorticoïde afin de réduire la virilisation des fœtus de sexe féminin, ou permet la décision d'une interruption de grossesse dans le cas où le fœtus est homozygote pour le déficit, et le traitement inefficace.

PRÉLÈVEMENT DE VILLOSITÉS CHORIALES

Le prélèvement de villosités choriales est réalisé après la 11e semaine de gestation, par voie transcervicale ou transabdominale.
Les prélèvements sont réalisés soit par aspiration, soit à la pince et doivent permettre de recueillir des villosités non contaminées par du tissu maternel, ce qui est indispensable pour les examens réalisés.

Indications

- *Détermination du caryotype fœtal*
  L'utilisation des mitoses spontanées du cytotrophoblaste permet de réaliser le caryotype en moins de 48 heures, sans réaliser de culture.
  Il est possible de diagnostiquer les anomalies de nombre et de déséquilibre, si le fragment est assez gros.
  Pour les maladies métaboliques liées au sexe, l'établissement du sexe fœtal peut être réalisé.
  L'examen est indiqué si les parents sont porteurs d'un remaniement chromosomique équilibré (surtout translocations robertsonniennes).
- *Diagnostic prénatal réalisé sur l'ADN*
  Il est indiqué dans les familles à risque, où il existe un sujet atteint ou chez les sujets hétérozygotes connus.
  Le diagnostic est réalisable pour les pathologies suivantes :
  - phénylcétonurie,
  - retard mental avec X fragile,
  - hyperplasie des surrénales (déficit en 21 hydroxylase),
  - hémophilies A et B,
  - mucoviscidose,
  - myopathies de Duchenne, Boulogne, Becker,
  - drépanocytose et thalassémies,
  - déficit en $\alpha 1$ antitrypsine,
  - déficit en ornithine-carbamoyl-transférase,
  - ostéogénésis imperfecta,
  - adrénoleucodystrophie.

- *Maladies héréditaires du métabolisme*

  Les villosités fraîches permettent un diagnostic de maladie du métabolisme en 48 heures chez les sujets connus comme ayant un membre de la fratrie atteint d'un déficit.

  Les résultats sont ensuite confirmés après culture cellulaire, avec un délai de 3 semaines.

  Les maladies métaboliques diagnostiquées sont :
  - les acidémies arginino-succinique, méthyl-malonique et propionique, la citrullinémie, la cystinose, l'homocytinurie, la leucinose,
  - l'adrénoleucodystrophie, la leucodystrophie métachromatique,
  - l'angiokératose ou maladie de Fabry,
  - le déficit en pyruvate-kinase, en adénosine-déaminase,
  - les gangliosidoses,
  - les glycogénoses, les mannosidoses,
  - les mucopolysaccharidoses, les mucolipidoses,
  - la maladie de Gaucher,
  - la maladie de Krabbe,
  - la maladie de Lesch-Nyhan,
  - la maladie de Menkes,
  - la maladie de Niemann-Pick,
  - la maladie de Zellweger.

DATE PRÉVUE D'ACCOUCHEMENT

Tableau permettant d'estimer la date présumée d'accouchement (2e ligne) en fonction de la date des dernières règles (1re ligne) (Voir page suivante).

Janvier	1	2	3	4	5	6	7	8	9	10	11	12	13	14	15	16	17	18	19	20	21	22	23	24	25	26	27	28	29	30	31
Octobre	10	11	12	13	14	15	16	17	18	19	20	21	22	23	24	25	26	27	28	29	30	31	1	2	3	4	5	6	7	8	9
Février	1	2	3	4	5	6	7	8	9	10	11	12	13	14	15	16	17	18	19	20	21	22	23	24	25	26	27	28			
Novembre	10	11	12	13	14	15	16	17	18	19	20	21	22	23	24	25	26	27	28	29	30	1	2	3	4	5	6	7			
Mars	1	2	3	4	5	6	7	8	9	10	11	12	13	14	15	16	17	18	19	20	21	22	23	24	25	26	27	28	29	30	31
Décembre	8	9	10	11	12	13	14	15	16	17	18	19	20	21	22	23	24	25	26	27	28	29	30	31	1	2	3	4	5	6	7
Avril	1	2	3	4	5	6	7	8	9	10	11	12	13	14	15	16	17	18	19	20	21	22	23	24	25	26	27	28	29	30	
Janvier	8	9	10	11	12	13	14	15	16	17	18	19	20	21	22	23	24	25	26	27	28	29	30	31	1	2	3	4	5	6	
Mai	1	2	3	4	5	6	7	8	9	10	11	12	13	14	15	16	17	18	19	20	21	22	23	24	25	26	27	28	29	30	31
Février	7	8	9	10	11	12	13	14	15	16	17	18	19	20	21	22	23	24	25	26	27	28	1	2	3	4	5	6	7	8	9
Juin	1	2	3	4	5	6	7	8	9	10	11	12	13	14	15	16	17	18	19	20	21	22	23	24	25	26	27	28	29	30	
Mars	10	11	12	13	14	15	16	17	18	19	20	21	22	23	24	25	26	27	28	29	30	31	1	2	3	4	5	6	7	8	
Juillet	1	2	3	4	5	6	7	8	9	10	11	12	13	14	15	16	17	18	19	20	21	22	23	24	25	26	27	28	29	30	31
Avril	9	10	11	12	13	14	15	16	17	18	19	20	21	22	23	24	25	26	27	28	29	30	1	2	3	4	5	6	7	8	9
Août	1	2	3	4	5	6	7	8	9	10	11	12	13	14	15	16	17	18	19	20	21	22	23	24	25	26	27	28	29	30	31
Mai	10	11	12	13	14	15	16	17	18	19	20	21	22	23	24	25	26	27	28	29	30	31	1	2	3	4	5	6	7	8	9
Septembre	1	2	3	4	5	6	7	8	9	10	11	12	13	14	15	16	17	18	19	20	21	22	23	24	25	26	27	28	29	30	
Juin	10	11	12	13	14	15	16	17	18	19	20	21	22	23	24	25	26	27	28	29	30	1	2	3	4	5	6	7	8	9	
Octobre	1	2	3	4	5	6	7	8	9	10	11	12	13	14	15	16	17	18	19	20	21	22	23	24	25	26	27	28	29	30	31
Juillet	10	11	12	13	14	15	16	17	18	19	20	21	22	23	24	25	26	27	28	29	30	31	1	2	3	4	5	6	7	8	9
Novembre	1	2	3	4	5	6	7	8	9	10	11	12	13	14	15	16	17	18	19	20	21	22	23	24	25	26	27	28	29	30	
Août	10	11	12	13	14	15	16	17	18	19	20	21	22	23	24	25	26	27	28	29	30	31	1	2	3	4	5	6	7	8	
Décembre	1	2	3	4	5	6	7	8	9	10	11	12	13	14	15	16	17	18	19	20	21	22	23	24	25	26	27	28	29	30	31
Septembre	9	10	11	12	13	14	15	16	17	18	19	20	21	22	23	24	25	26	27	28	29	30	1	2	3	4	5	6	7	8	9

FŒTUS : VALEURS DE RÉFÉRENCE EN FONCTION DU TERME

Hématologie (valeurs hématologiques)

Semaine	GR (M/mm³)	Ht	Hb	VGM	GB (/mm³)	Plaq. (/mm³)
18	2,1-2,8	27-41	9-13	126-152	2 000-5 500	160 000-350 000
20	2,3-3,1	30-42	10-13	125-150	2 300-5 600	160 000-350 000
22	2,5-3,4	31-43	10-14	118-144	2 600-5 800	160 000-350 000
24	2,7-3,6	33-45	11-14	112-138	2 600-6 000	160 000-350 000
26	2,9-3,9	33-47	11-15	108-132	2 600-6 400	160 000-350 000
28	3,1-4,2	34-49	12-15	100-128	2 600-6 700	160 000-350 000

Hématologie (formule sanguine)

Semaine	Neutrophiles	Eosinophiles	Monocytes	Lymphocytes	Erythroblastes
18	2-6	0-3	0-3	75-90	5-20
20	2-8	0-3	0-3	75-90	4-19
22	2-10	0-3	0-3	75-90	4-18
24	3-12	0-3	0-3	75-90	3-15
26	3-13	0-3	0-3	75-90	3-11
28	6-14	0-3	0-3	75-90	1-7

Hémostase (facteurs de la coagulation entre la 18ᵉ et la 28ᵉ semaine)

Facteur	Activité coagulante	Activité antigénique
I : fibrinogène		0,7-1,4 g/l
II : prothrombine	7,5-15,0 %	
V : proaccélérine	30,0-50,0 %	
VII : proconvertine	20,0-35,0 %	

Facteur	Activité coagulante	Activité antigénique
VIII : hémophilique A	30,0-55,0 %	45,0-75,0
IX : hémophilique B	6,0-12,0 %	5,0-15,0
X : Stuart	17,0-25,0 %	
XI : Rosenthal	7,5-15,0 %	
XII : Hageman	15,0-30,0 %	
XIII : f. stab. fibrine	25,0-35,0 %	

Substrats biochimiques et enzymes (entre la 18e et la 28e semaine)

Glycémie	0,40-0,80 g/l	ASAT (TGO)	10-25 UI/l
Urée	0,12-0,18 g/l	ALAT (TGP)	1-5 UI/l
Créatinine	5-9 mg/l	γGT	15-65 UI/l
Cholestérol	0,40-0,80 g/l	PAL	150-280 UI/l
Triglycérides	0,50-0,90 g/l	CPK	50-75 UI/l
Acide urique	22-34 mg/l	LDH	200-320 UI/l
Calcium	80-100 mg/l		
Phosphore	75-85 mg/l		
Protéine	25-35 g/l		
Bilirubine	10-20 mg/l		

Hormonologie fœtale (entre la 18e et la 28e semaine)

HCG	< 5	mUI/ml
TSH	2,5-7,5	mUI/l
T4 libre	8,0-16,0	pg/ml
T4 totale	20,0-55,0	ng/ml
SDHA	350-1 000	ng/ml
Cortisol	4,0-16,0	ng/ml

FŒTUS : DONNÉES ÉCHOGRAPHIQUES

Diamètre bipariétal (DBP) (en fonction du terme)

Âge grossesse	DBP (mm)		
Semaines	10e p	50e p	90e p
13	19	21,5	25
14	22	26	29
15	25,5	29,5	33
16	29	33,5	37
17	32,5	36,5	40,5
18	36	40	43,5
19	39,5	43	47
20	42	46	50
21	45	49	53
22	47,5	52	56
23	50	54,5	59,5
24	53	57,5	62,5
25	55,5	61	66
26	58,5	64	70
27	62,5	67	73
28	65,5	70,5	76
29	68,5	74	79
30	72	77	81,5
31	75	80,5	84
32	78	83	86,5
33	80,5	85	88,5
34	82,5	86,5	90,5
35	83,5	88,5	92,5
36	85,5	90	94
37	87	91,5	95,5
38	88	92,5	97,5
39	89,5	93,5	98,5
40	90	94,5	99,5

Périmètre crânien (PC) (en fonction du terme)

Âge grossesse	PC (mm)		
Semaines	10e p	50e p	90e p
13	68	86	100
14	88	95	111
15	95	111	121
16	110	128	137
17	120	141	150
18	133	153	169
19	147	163	177
20	161	177	192
21	176	189	205
22	185	198	214
23	190	212	229
24	208	221	240
25	216	237	248
26	227	246	262
27	243	256	270
28	255	269	281
29	266	275	297
30	270	291	301
31	277	299	308
32	296	305	324
33	299	315	329
34	302	322	333
35	314	327	340
36	319	330	344
37	312	335	354
38	328	338	360
39	330	339	359
40	330	348	362

PÉRIMÈTRE CRÂNIEN *IN UTÉRO*

Percentiles du périmètre crânien

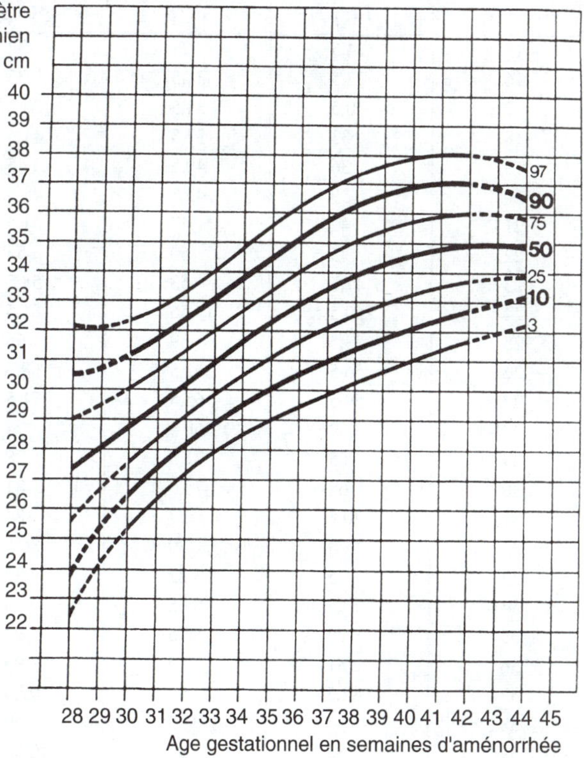

Diamètre abdominal transverse (DAT) (en fonction du terme)

Âge grossesse	DAT (mm)		
Semaines	10e p	50e p	90e p
15	24,5	28	32
16	27,5	31,5	35
17	30,5	34,5	38,5
18	33	37,5	41,5
19	36	40,5	45
20	39	43,5	48,5
21	42	47	51,5
22	45	50	55
23	47,5	53	58,5
24	50,5	56	61,5
25	53,5	59	65
26	56,5	62,5	68,5
27	59,5	65,5	71,5
28	62	68,5	75
29	65	71,5	78
30	68	74,5	81
31	70,5	77	84
32	73	80	86,5
33	75	82	89
34	77,5	84,5	91,5
35	79	86,5	94
36	81	88,5	96
37	82,5	90	97,5
38	84	91,5	99
39	85	93	100,5
40	86,5	94	102

Diamètre fronto-occipital (DFO) (en fonction du terme)

Âge grossesse	DFO (mm)		
Semaines	10e p	50e p	90e p
22	68	74	77
23	72	77	82
24	74	79	85
25	81	84	88
26	83	90	92
27	85	90	97
28	90	95	100
29	92	99	104
30	96	102	105
31	99	105	109
32	100	109	112
33	106	111	115
34	107	114	119
35	109	119	120
36	111	119	122
37	114	120	124
38	117	120	125
39	115	121	125
40	115	121	127

Mesure du périmètre ombilical (PO) (en fonction du terme)

Âge grossesse	PO (mm)		
Semaines	10e p	50e p	90e p
15	69	89	99
16	73	101	117
17	93	113	122
18	116	123	134
19	123	140	153
20	129	150	165
21	144	155	177
22	153	169	180
23	163	173	193
24	173	193	208
25	180	200	222
26	195	211	231
27	204	219	237
28	209	238	262
29	227	244	273
30	240	258	285
31	243	270	297
32	260	285	303
33	269	296	316
34	271	306	327
35	283	312	338
36	300	324	357
37	312	330	362
38	315	334	375
39	327	342	376
40	330	345	378

Biométrie ventriculaire : rapport largeur du ventricule latéral/largeur de l'hémisphère (en fonction du terme)

Âge grossesse (semaines)	Largeur du ventricule latérale (cm)	Largeur de l'hémisphère (cm)	Rapport VL/H (en %)
15	0,75	1,4	56 (40-71)
16	0,86	1,5	57 (45-69)
17	0,85	1,5	52 (42-62)
18	0,83	1,8	46 (40-52)
19	0,82	1,8	45 (38-52)
20	0,82	1,9	43 (29-57)
21	0,76	2,2	35 (27-43)
22	0,82	2,6	32 (25-38)
23	0,83	2,5	33 (24-42)
24	0,83	2,7	31 (23-39)
25	1,1	3,0	34 (26-42)
26	0,9	3,0	30 (24-30)
27	0,9	3,0	28 (23-34)
28	1,1	3,3	31 (18-45)
29	1,0	3,4	29 (22-37)
30	1,0	3,4	30 (26-34)
31	1,0	3,4	29 (23-36)
32	1,1	3,6	31 (26-36)
33	1,1	3,4	31 (25-37)
34	1,1	3,6	28 (23-33)
35	1,1	3,8	29 (26-31)
36	1,1	3,9	28 (23-34)
37	1,2	4,1	29 (24-34)
38	1,2	4,3	28 (22-33)

Croissance du fémur (en fonction du terme)

Âge (semaines)	Longueur (mm)
13	13,5
14	16,0
15	19,7
16	22,0
17	24,5
18	27,6
19	31,0
20	35,0
21	39,0
22	41,2
23	43,3
24	45,6
25	47,8
26	50,0
27	53,2
28	56,3
29	58,4
30	60,0
31	62,3
32	64,0
33	65,8
34	67,2
35	68,6
36	69,5
37	71,3
38	73,0
39	75,0
40	78,0

Croissance du tibia-péroné (en fonction du terme)

Âge (semaines)	Longueur (mm)
13	10,5
14	14,0
15	16,8
16	18,6
17	22,0
18	24,5
19	27,0
20	30,8
21	33,0
22	35,5
23	37,0
24	40,0
25	41,8
26	43,2
27	45,0
28	48,0
29	50,0
30	52,2
31	53,8
32	55,0
33	57,0
34	58,5
35	60,0
36	61,8
37	63,0
38	65,0
39	67,6
40	70,0

Croissance de l'humérus (en fonction du terme)

Âge (semaines)	Longueur (mm)
13	12,5
14	14,3
15	18
16	20,5
17	23,8
18	27,7
19	30,0
20	33,5
21	35,8
22	38,7
23	40,5
24	42,6
25	45,5
26	47,6
27	48,9
28	51,0
29	53,0
30	54,1
31	55,2
32	57,3
33	59,4
34	61,0
35	62,5
36	64,5
37	65,0
38	66,3
39	68,0
40	70,4

LA BIOMÉTRIE DE DATATION DU FŒTUS

LONGUEUR CRÂNIO-CAUDALE

Longueur	Jours	Semaines
10	50,8	7,26
12	53,1	7,59
14	55,3	7,90
16	57,4	8,20
18	59,4	8,49
20	61,3	8,76
22	63,1	9,01
24	64,9	9,27
26	66,6	9,51
28	68,2	9,74
30	69,8	9,97
32	71,3	10,19
34	72,7	10,40

Longueur	Jours	Semaines
36	74,2	10,60
38	75,5	10,79
40	76,8	10,97
42	78	11,14
44	79,2	11,31
46	80,4	11,49
48	81,5	11,64
50	82,5	11,79
52	83,5	11,93
54	84,5	12,07
56	85,4	12,20
58	86,3	12,33
60	87,1	12,44

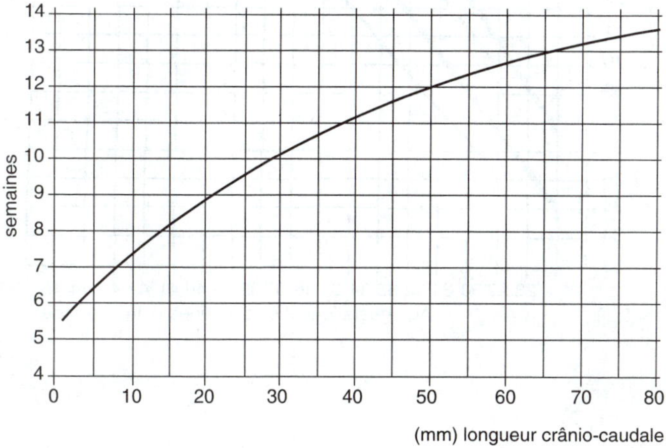

TAILLE *IN UTÉRO*

Percentiles de la taille à la naissance

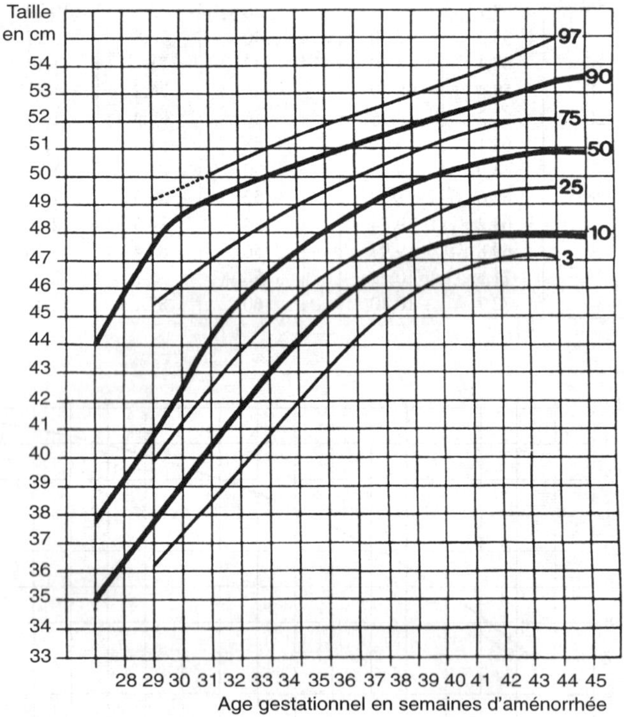

POIDS *IN UTÉRO*

Percentiles du poids à la naissance

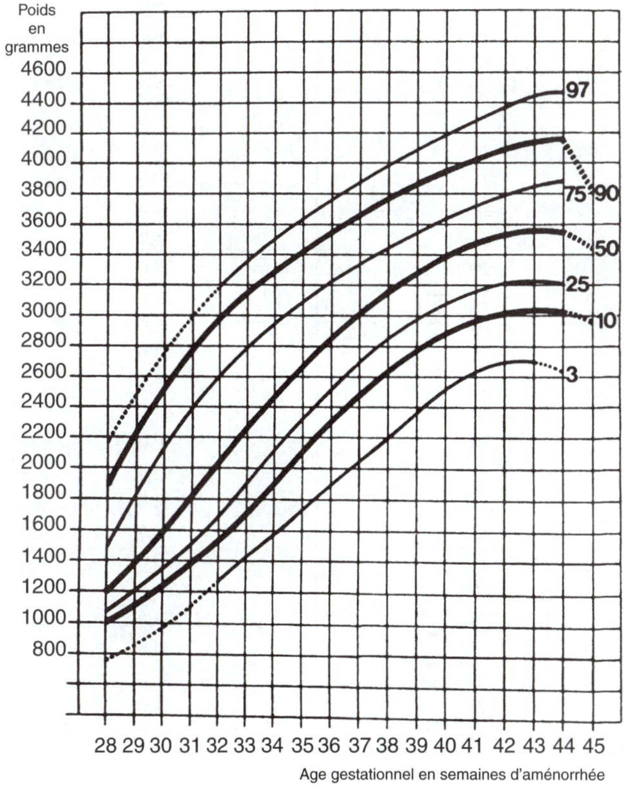

Croissance du radius-cubitus (en fonction du terme)

Âge (semaines)	Longueur (mm)
13	11,0
14	13,8
15	16,0
16	18,7
17	21,5
18	24,4
19	27,0
20	30,0
21	32,5
22	34,0
23	35,2
24	37,0
25	39,6
26	41,0
27	43,0
28	45,2
29	47,8
30	50,0
31	52,4
32	54,0
33	56,5
34	59,0
35	61,2
36	63,0
37	64,8
38	66,0
39	68,0
40	69,5

CROISSANCE STATURO-PONDÉRALE DE 0 À 3 ANS

Filles

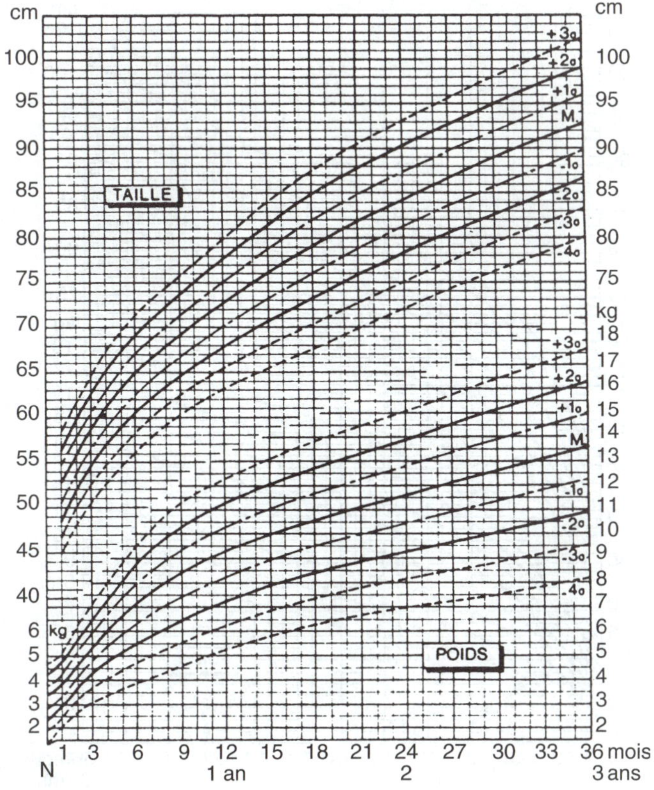

CROISSANCE STATURO-PONDÉRALE DE 0 À 3 ANS

Garçons

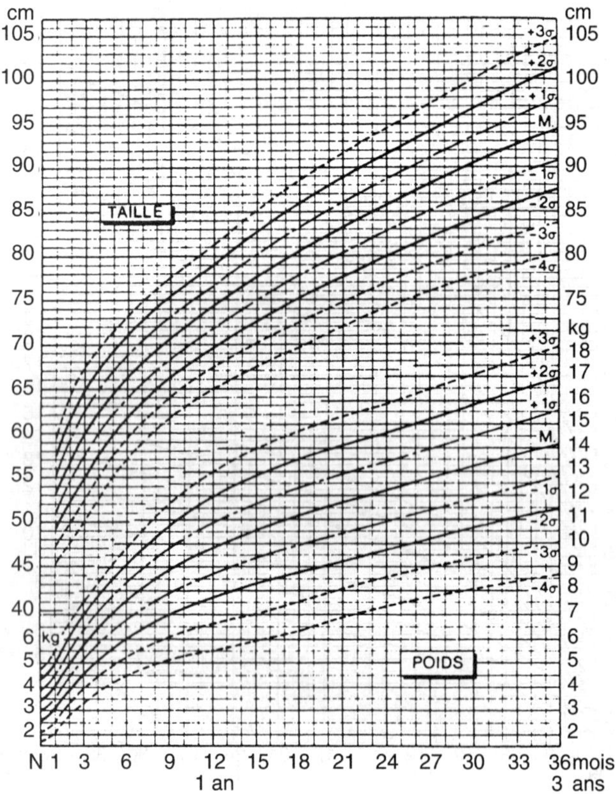

CROISSANCE STATURO-PONDÉRALE DE 0 À 20 ANS

Filles

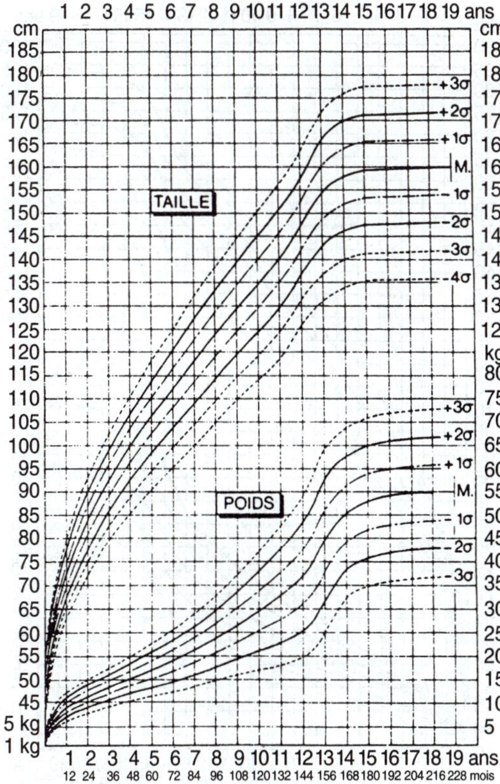

CROISSANCE STATURO-PONDÉRALE DE 0 À 20 ANS

Garçons

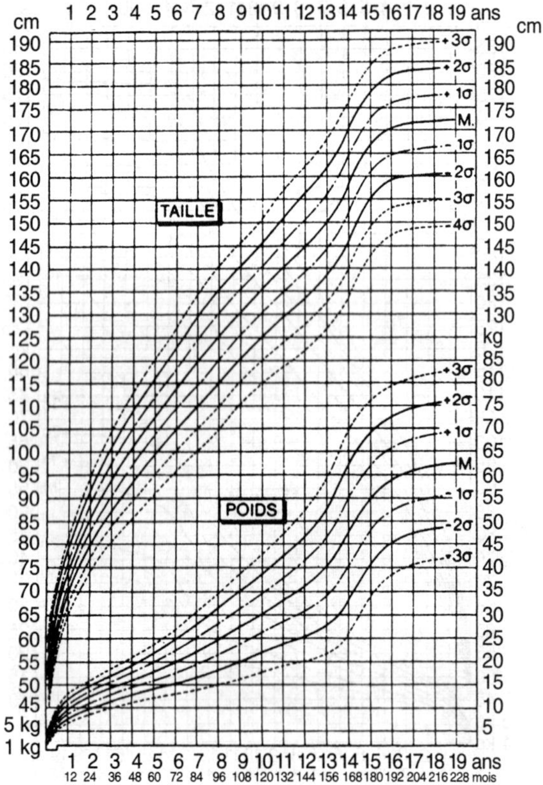

SURFACE CORPORELLE CHEZ L'ENFANT

Nomogramme pour l'estimation de la surface cutanée à partir de la taille et du poids.

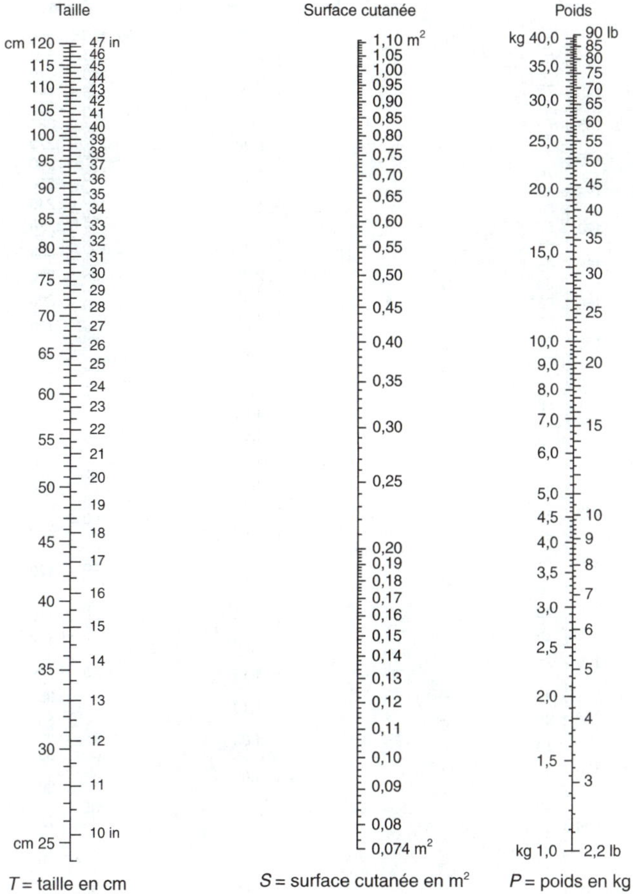

$$\log S = \log P \times 0{,}425 + \log T \times 0{,}725 + 1{,}856\,4$$

$$S = P^{0{,}425} \times T^{0{,}725} \times 71{,}84$$

SURFACE CORPORELLE CHEZ L'ADULTE

Nomogramme pour l'estimation de la surface cutanée à partir de la taille et du poids.

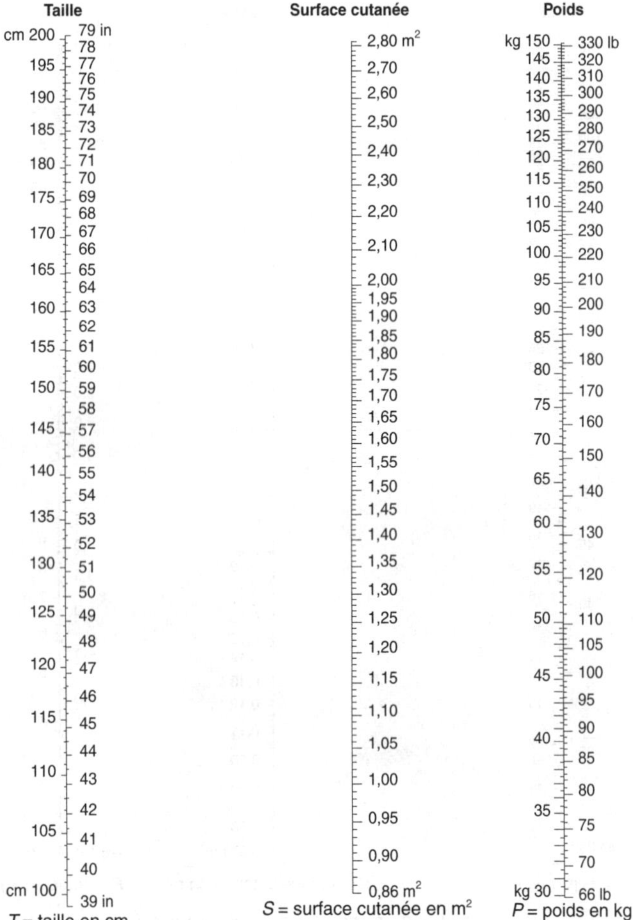

$$\log S = \log P \times 0{,}425 + \log T \times 0{,}725 + 1{,}856\,4$$

$$S = P^{0{,}425} \times T^{0{,}725} \times 71{,}84$$

ANIMAUX : VALEURS DE RÉFÉRENCE

Hématologie

• *Hémogramme*

	Unités	Chien	Chat	Cheval	Bovins
Globules rouges	M/mm^3	5,5-8,5	5,5-12	5,5-10	5,5-12
Hématocrite	%	36-55	24-45	32-52	24-48
Hémoglobine	g/100 ml	12-18	8-15	10-17	8-16
VGM	µ^3	60-75	40-55	37-57	38-55
CCMH	%	30-36	30-36	31-38	26-36
Réticulocytes	% GR	0,1-1,5	0,5-6,5	0	0
Globules blancs	× 1 000/mm^3	5,5-17	5,0-19	6,0-13	5-13
Poly. neutro.	%	60-75	35-75	30-65	20-45
Poly. éosino.	%	2-9	1-7	1-10	1-15
Poly. baso.	%	0-2	0-2	0-3	0-2
Lymphocytes	%	12-30	20-55	30-70	40-75
Monocytes	%	1-7	1-4	1-7	1-7
Plaquettes	× 1 000/mm^3	200-700	300-800	100-500	100-800

• *Coagulation*

	Unités	Chien	Chat	Cheval	Bovins
Fibrinogène	g/l	2-4	1-4	2-4	2-5
Temps prothrombine	sec.	7-9	8-12	9-11	–
Temps céphaline	sec.	18-30	20-40	30-90	–

Biochimie urinaire

	Unités	Chien	Chat	Cheval	Bovins
pH	–	5-7	5-7	–	–
Densité	–	1 018-1 040	1 018-1 060	–	–
Osmolarité urines	mOsm/l	700-1 000	700-1 000	–	–
Recherche du sucre	g/l	Néant	Néant	–	–
Recherche albumine	g/l	Néant	Néant	–	–
Urée	mg/kg/24 h	300-800	800-4 000	–	–
Créatinine	mg/kg/24 h	30-80	12-20	–	–
Calcium	mg/kg/24 h	1-3	0,2-0,5	–	–
Phosphore	mg/kg/24 h	20-30	80-100	–	–

Biochimie sanguine

• *Substrats et enzymes*

Paramètres	Unités	Chien	Chat	Cheval	Bovins
Glycémie	g/l	0,6-1,2	0,7-1,4	0,7-1,2	0,5-0,9
Urée	g/l	0,1-0,25	0,1-0,3	0,1-0,25	0,1-0,3
Créatinine	mg/l	5-15	8-18	12-20	10-20
Cholestérol	g/l	1,2-2,7	0,8-2,0	0,7-1,5	0,8-1,8
Triglycérides	g/l	0,4-1,0	0,5-1,0	0,4-1,0	0,4-1,0
Acide urique	mg/l	120-180	200-300	80-110	50-200
Acide lactique	mmol/l	1-3,9	1-8,5	–	–
TGO (ASAT)	UI/l	10-50	2-40	150-170	20-35
TGP (ALAT)	UI/l	10-40	5-65	5-30	5-10
γGT	UI/l	1-20	1-10	8-40	15-50
Phosphatase alcaline	UI/l	15-150	10-50	85-300	50-200
Bilirubine totale	mg/l	1-5	1-5	5-25	1-5
Amylase	UI/l	150-1 800	150-1 800	30-100	120-250
CPK	UI/l	20-150	30-200	100-150	80-120
LDH	UI/l	50-450	50-500	200-350	100-400
Ornithine carb. tran.	UI/l	2,3-3,0	3,4-5,0	3-17	3-7

• *Gaz du sang – électrolytes*

Paramètres	Unités	Chien	Chat	Cheval	Bovins
Gaz du sang :					
– pH	–	7,32-7,42	7,2-7,4	–	–
– pCO_2	mmHg	38-40	36-40	–	–
– pO_2	mmHg	95-98	95-98	–	–
Fer sérique	µg/100 ml	90-120	70-210	65-140	65-160
Calcium	mg/l	85-115	80-115	115-135	95-120
Phosphore	mg/l	30-65	25-70	30-55	55-65
Magnésium	mg/l	18-25	20-28	19-28	19-28
Sodium	mEq/l	138-150	145-155	132-145	132-150
Potassium	mEq/l	3,8-5,5	3,8-4,5	2,5-4,8	4,0-5,8
Chlore	mEq/l	100-115	115-126	95-105	95-105
Bicarbonates	mEq/l	18-25	16-23	24-32	19-30
Osmolarité sang	mOsm/l	280-305	280-305	280-305	280-305

• *Protéines*

Paramètres	Unités	Chien	Chat	Cheval	Bovins
Protéines totales	g/l	55-75	55-75	60-80	65-75
Albumine	%	23-39	24-37	25-42	24-35
α1-Globulines	%	3-6	3-9	–	–
α2-Globulines	%	4-9	8-15	–	–
β-Globulines	%	10-24	9-16	–	–
γ-Globulines	%	7-16	19-28	–	–
Rapport Alb/glob.	·	0,6-1,1	0,5-1,1	–	–

Hormonologie

Paramètres	Unités	Chien	Chat	Cheval	Bovins
Cortisol	µg/l	10-40	10-130	–	–
T_3	ng/ml	0,7-2,0	0,6-2,0	0,3-1,6	0,4-1,7
T_4	µg/l	10-40	15-50	10-25	35-90

Vitamines

Paramètres	Unités	Chien	Chat	Cheval	Bovins
Acide folique	µg/l	8-18	13-40	–	–
Vitamine B_{12}	ng/l	300-800	200-1 500	–	–

ÉPIZOOTIES

Liste des maladies suivant la classification OIE (office international des épizooties)

MALADIES DE LA LISTE A
(Épizooties hautement contagieuses)

Maladies transmissibles qui ont un grand pouvoir de diffusion et une gravité particulière, susceptible de s'étendre au-delà des frontières nationales, dont les conséquences socio-économiques ou sanitaires sont graves et dont l'incidence sur le commerce international des animaux et des produits d'origine animale est très importante.
Les rapports concernant ces maladies sont adressés à l'OIE avec une périodicité conforme aux dispositions des articles 1.1.3.2 et 1.1.3.3 du *Code zoosanitaire international*.

Fièvre aphteuse	Fièvre catarrhale du mouton
Stomatite vésiculeuse	Clavelée et variole caprine
Maladie vésiculeuse du porc	Peste équine
Peste bovine	Peste porcine africaine
Peste des petits ruminants	Peste porcine classique
Péripneumonie contagieuse bovine	Influenza aviaire hautement pathogène
Dermatose nodulaire contagieuse	Maladie de Newcastle
Fièvre de la Vallée du Rift	

MALADIES DE LA LISTE B

Maladies transmissibles qui sont considérées comme importantes du point de vue socio-économique et/ou sanitaire au niveau national et dont les effets sur le commerce international des animaux et des produits d'origine animale ne sont pas négligeables.
Ces maladies font généralement l'objet d'un rapport annuel, mais dans certains cas, selon la périodicité prévue par les dispositions des articles 1.1.3.2 et 1.1.3.3 du *Code zoosanitaire international*, elles peuvent faire l'objet de rapports plus fréquents.

Maladies communes à plusieurs espèces	Maladies des bovins
• Fièvre charbonneuse	• Anaplasmose bovine
• Maladie d'Aujeszky	• Babésiose bovine
• Echinococcose/hydatidose	• Brucellose bovine
• Cowdriose	• Campylobactériose génitale bovine
• Leptospirose	• Tuberculose bovine
• Fièvre Q	• Cysticercose bovine
• Rage	• Dermatophilose
• Paratuberculose	• Leucose bovine enzootique
• Myiase à *Cochliomyia hominivorax*	• Septicémie hémorragique
• Myiase à *Chrysomya bezziana*	• Rhinotrachéite infectieuse bovine/vulvovaginite pustuleuse infectieuse
• Trichinellose	• Theilériose
	• Trichomonose
	• Trypanosomose (transmise par tsé-tsé)
	• Coryza gangreneux
	• Encéphalopathie spongiforme bovine

Maladies des ovins et des caprins	Maladies des équidés
• Épididymite ovine (*Brucella ovis*)	• Métrite contagieuse équine
• Brucellose caprine et ovine (non due à *B. ovis*)	• Dourine
• Arthrite/encéphalite caprine	• Lymphangite épizootique
• Agalaxie contagieuse	• Encéphalomyélite équine de l'Est ou de l'Ouest
• Pleuropneumonie contagieuse caprine	• Anémie infectieuse des équidés
• Avortement enzootique des brebis (chlamydiose ovine)	• Grippe équine
• Adénomatose pulmonaire ovine	• Piroplasmose équine
• Maladie de Nairobi	• Rhinopneumonie équine
• Salmonellose (*S. abortusovis*)	• Morve
• Tremblante	• Variole équine
• Maedi-visna	• Artérite virale équine
	• Encéphalite japonaise
	• Gale des équidés
	• Surra (*Trypanosoma evansi*)
	• Encéphalomyélite équine vénézuélienne

Maladies des suidés	Maladies des oiseaux
• Rhinite atrophique du porc • Cysticercose porcine • Brucellose porcine • Gastro-entérite transmissible • Encéphalomyélite à entérovirus • Syndrome dysgénésique et respiratoire du porc	• Bronchite infectieuse aviaire • Laryngotrachéite infectieuse aviaire • Tuberculose aviaire • Hépatite virale du canard • Entérite virale du canard • Choléra aviaire • Variole aviaire • Typhose aviaire • Bursite infectieuse (maladie de Gumbo) • Maladie de Marek • Mycoplasmose aviaire (*M. gallisepticum*) • Chlamydiose aviaire • Pullorose
Maladies des lagomorphes	**Maladies des poissons**
• Myxomatose • Tularémie • Maladie hémorragique du lapin	• Septicémie hémorragique virale • Virémie printanière de la carpe • Nécrose hématopoïétique infectieuse • Nécrose hématopoïétique épizootique • Herpèsvirose du saumon *masou*
Maladies des mollusques	**Maladies des crustacés**
• Bonamiose • Haplosporidiose • Perkinsose • Marteiliose • Mikrocytose	• Syndrome de Taura • Maladie des points blancs • Maladie de la tête jaune
Maladies des abeilles	**Autres maladies de la Liste B**
• Acariose des abeilles • Loque américaine • Loque européenne • Nosémose des abeilles • Varroose	• Leishmaniose

MALADIES HORS *CODE*

• Anémie infectieuse du saumon	• Nécrose pancréatique à baculovirus
• Autres maladies des mollusques	• Nécrose pancréatique infectieuse
• Diarrhée virale des bovins	• Peste de l'écrevisse
• Encéphalopathie et rétinopathie virales	• Piscirickettsiose
• Entérosepticémie du poisson-chat	• Polyédrose nucléaire à *baculovirus*
• Gyrodactylose (*Gyrodactylus salaris*)	• Rénibactériose
• Herpèsvirose du poisson-chat	• *Salmonella enteritidis* et *S. typhimurium*
• Iridovirose de la daurade japonaise	• Salmonelloses (autres)
• Iridovirose de l'esturgeon blanc	• Syndrome ulcératif épizootique
• Nécrose hypodermique et hématopoïétique infectieuse	• Syndrome viral des adultes reproducteurs
	• Virose létale des géniteurs

PARASITOLOGIE ANIMALE

Prélèvement

- Sang recueilli sur citrate, au moment d'un pic thermique ou en fonction de la périodicité des parasites.
- Ponctions ganglionnaires.
- Biopsies cutanées exsangues.

Examen microscopique

- Examen à frais entre lame et lamelle : recherche de microfilaires et de trypanosomes.
- Examen après enrichissement par triple centrifugation.
- Réalisation de frottis colorés au MGG pour le diagnostic d'espèces et la recherche de parasites intra-globulaires.

Animal	Chien	Chat	Vache	Cheval	Porc	Mouton	Chèvre	Poule
Taille des hématies (diamètre en μm)	7,0	5,9	5,6	5,7	6,1	5,0	4,3	12 x 7 nuclée

Résultats

- **Babébiose ou piroplasmose** : parasitose sanguine, intraglobulaire, la plus répandue chez le chien et retrouvée chez les bovins et les équins.

Il s'agit d'une anémie hémolytique fébrile avec splénomégalie et hémoglobinurie associée à une bilirubinurie.

- Les agents responsables sont : *Babesia canis*, *Babesia divergens*, *Babesia caballi*, *Babesia equi*, *Babesia bovis*.
- *B. canis* infeste le chien. Il est transmis par les tiques. Les hématies parasitées ressemblent aux hématies parasitées par le plasmodium. Il a un aspect en « larme », mesure 5 µ de long. Les hématies sont le plus souvent biparasitées. Dans les formes graves, environ 40 % des hématies sont parasitées.
- *B. divergens* et *B. bovis* sont impliquées dans la babésiose bovine transmise par les tiques (Ixodes). Ils sont de plus petite taille : 1,5 µ pour *B. divergens* et 2,5 µ pour *B. bovis*.
- *B. caballi* et *B. equi* sont retrouvés dans la babésiose équine. Ils mesurent environ 3 µ pour *B. caballi* et 2 µ pour *B. equi*.
  B. equi est fortement pathogène, donnant des parasitémies massives, formant souvent des tétrades intra-globulaires (aspect en croix de malte).

• ***Theileria***

- Sporozoaires intraglobulaires transmis par les tiques.
- La clinique ressemble à une babésiose, mais il existe une phase ganglionnaire pré-érythrocytaire.
- L'infection est retrouvée chez les bovins et les ovins dans les zones tropicales et sub-tropricales.

• **Haemobartonellose**

Rickettsiale transmise par un insecte hématophage, responsable d'une anémie hémolytique, macrocytaire, normochrome.

Chez le chat, il s'agit *d'Haemobartonella felis*.

Chez le chien, on retrouve *Haemobartonella canis*.

Les hématies parasitées montrent un parasite de petite taille, coccoïde, isolé, ou sous formes de bâtonnets ou de chaînettes. La parasitémie est fluctuante, évoluant par poussée.

• **Leishmaniose**

Chez le chien, l'agent responsable est *Leishmania infantum*, infestant les cellules du système réticulo-histiocytaire. Le parasitose est transmise par un phlébotome. La recherche de leishmanies s'effectue au niveau des lésions cutanées ou dans le liquide de ponction ganglionnaire. Ils se présentent sous forme d'éléments ovoïdes de 3 à 6 µ avec un gros noyau rouge et un flagelle intracytoplasmique. La culture et le diagnostic sérologique sont également utilisés.

- **Ehrlichiose**

  Rickettsiale transmise par une tique, responsable d'une pancytopénie fébrile mortelle.

  Ehrlichia canis est un parasite des cellules mononucléées du chien, essentiellement dans les pays tropicaux.

  L'examen sanguin montre l'existence d'éléments coccoïdes dans les monocytes sanguins.

- **Anaplasmose**

  Anaplasma marginale est un parasite transmis par les tiques, infestant la vache, essentiellement dans les pays tropicaux et sub-tropicaux.

  Les éléments sanguins se présentent sous forme de 4 à 5 grains rouges dans les hématies, en position périphérique.

- ***Eperythrozoom***

  Eperythrozoom suis est responsable d'une anémie hémolytique chez le porc, semblable à l'anaplasmose.

  Les frottis montrent des parasites de 2 à 3 µ de diamètre en forme d'anneaux rouge pourpres.

- **Trypanosomose**

  Retrouvée en Afrique, transmise par les glossines, diverses espèces sont retrouvées chez le chien, le chat et chez les grands mammifères.

  Le parasite est recherché dans le sang.

  Chez le cheval, *T. equiperdum* est responsable d'une affection vénérienne, essentiellement en Afrique, et le parasite est retrouvé dans les sécrétions vaginales ou prépuciales.

- **Filarioses**

  Retrouvées en région tropicale et méditerranéenne, les filarioses atteignent le chien, le chat, les bovins et le cheval. Les espèces les plus répandues sont :

  - *Dirofilaria immitis* (filariose cardiaque chez le chien),
  - *Dirofilaria repens* (filariose sous-cutanée chez le chien),
  - *Setaria equina* (filariose du cheval),
  - *Setaria labiatopapillosa* (chez les bovins).

Les filaires sont transmises par les moustiques.

Le diagnostic est basé sur la mise en évidence de microfilaires dans le sang.

Le diagnostic différentiel avec une espèce non pathogène, Dipetalonema reconditum est réalisée chez le chien.

Chez les ongulés, les filarioses sont pathogènes en raison d'une migration nerveuse possible.

- **Onchocercose**
  Les onchocerca sont transmises par des simulies ou des culicoïdes. Ellcs parasitcnt lc tissu conjonctif, et les microfilaires sont retrouvés au niveau cutané, à l'origine de dermatites.
  Chez le bovin, on retrouve *O. gutturosa*.
  Chez le cheval, on retrouve *O. cervicalis* et *O. reticulata*.
  Le diagnostic nécessite une biopsie cutanée exsangue.
- ***Haemoproteus***
  H. columbae est responsable chez le pigeon d'une anémie hémolytique. Les frottis montrent des hématies ovales nuclées infestées par des gamétocytes en forme de croissant, autour du noyau de l'hématie.
- ***Leucocytozoom***
  L. simondi est un parasite des canards et des oies.
  L. smithi est un parasite des dindes.
  Les frottis sanguins montrent des gamétocytes intra-érythrocytaires, ovales, déformant l'hématie qui est hypertrophiée.

GUIDE DE BONNE EXÉCUTION DES ANALYSES DE BIOLOGIE MÉDICALE (GBEA)

Arrêté du 02.11.1994 relatif à la bonne exécution des analyses de biologie médicale.

I – INTRODUCTION

I.1. Objet

L'acte de biologie médicale s'inscrit dans une démarche globale coordonnée par le praticien et étayée par les autres professionnels médicaux et paramédicaux. Les résultats de l'analyse de biologie médicale vont être une donnée décisive pour le diagnostic et la prescription des soins. C'est pourquoi la recherche de la qualité doit être la préoccupation essentielle et constante de tout biologiste. La bonne exécution des analyses de biologie médicale est une des conditions déterminantes de cette qualité. Le présent guide de bonne exécution des analyses de biologie médicale, qui s'adresse à toutes les personnes travaillant au sein des laboratoires réalisant des analyses de biologie médicale, quelle que soit leur qualification, est un instrument au service de cette qualité.

Les règles et recommandations contenues dans le guide n'ont pas pour objet d'imposer telle ou telle méthode pour pratiquer une analyse déterminée : ce serait empiéter sur la compétence propre du biologiste, sauf cas particulier régi par des dispositions réglementaires. C'est au biologiste qu'incombe le choix de méthodes optimisées, utilisées dans un grand nombre de laboratoires et recommandées par les sociétés scientifiques nationales ou internationales de biologie ou, le cas échéant, validées par lui-même à condition qu'elles permettent, dans la mesure du possible, le transfert des résultats (déf. 1-2-13).

Ces règles et recommandations constituent le plus souvent un rappel de tout ce qu'il convient de se procurer, d'organiser, de vérifier de respecter, d'étudier, de conserver pour obtenir l'exactitude et la précision des résultats.

L'enregistrement écrit des procédures opératoires, que le guide institue, concerne toutes les étapes de l'analyse, depuis le prélèvement de l'échantillon biologique jusqu'à la remise des résultats. Ces procédures opératoires associées au contrôle de qualité sont un élément du système d'assurance de qualité des laboratoires réalisant des analyses de biologie médicale. Leur mise en place peut être vérifiée par les autorités sanitaires.

Les dispositions contenues dans le guide s'appliquent à l'ensemble des laboratoires réalisant des analyses de biologie médicale publics ou privés, quelle que soit la forme juridique d'exploitation.

Compte tenu de la réglementation propre aux établissements de santé publics et privés participant au service public, les obligations visées dans ce guide sont opposables à l'établissement, en tenant compte des compétences respectives du directeur de l'établissement, des instances délibérantes et consultatives ainsi que des biologistes eux-mêmes.

Le guide est complété par une annexe intitulée Règles d'organisation et de fonctionnement, qui résume et commente les dispositions législatives et réglementaires relatives à l'exercice en laboratoires d'analyses de biologie médicale soumis aux dispositions de la loi n° 75-626 du 11 juillet 1975.

I.2. Définition des termes

I.2.1. Analyses de biologie médicale

Selon les termes de l'article L. 753, deuxième alinéa, du code de la santé publique (livre VII) : « Les analyses de biologie médicale sont les examens biologiques qui concourent au diagnostic, au traitement ou à la prévention des maladies humaines ou qui font apparaître toute autre modification de l'état physiologique ».

I.2.2. Assurance de qualité

Ensemble des actions préétablies et systématiques nécessaires pour qu'un produit ou un service satisfasse aux exigences de qualité. Dans le domaine de la biologie médicale, l'assurance de qualité permet de maîtriser l'organisation des tâches conduisant à la qualité et couvre notamment les temps pré-analytiques, analytiques et post-analytiques.

Qualité : la qualité est l'aptitude d'un produit à satisfaire les besoins exprimés ou implicites de l'utilisateur. Dans le domaine de la biologie médicale, c'est l'adéquation entre les moyens mis en œuvre et les informations attendues par le médecin prescripteur, ainsi que les attentes du patient.

Évaluation externe de la qualité ou EEQ : antérieurement connu sous le nom de contrôle externe de qualité, l'EEQ correspond au contrôle, par un organisme extérieur, de la qualité des résultats fournis par un laboratoire. Ce contrôle rétrospectif permet une confrontation inter-laboratoires en vue d'améliorer la qualité du travail de l'ensemble des participants. L'organisme extérieur adresse les mêmes échantillons aux différents laboratoires, collationne les résultats obtenus, les analyse et les transmet avec commentaires aux laboratoires participants.

Contrôle de qualité interne ou CQI : ensemble des procédures mises en œuvre dans un laboratoire en vue de permettre un contrôle de la qualité des résultats des analyses au fur et à mesure de l'exécution de ces analyses.

I.2.3. Comptes rendus d'analyse

Documents écrits, validés et signés par le biologiste comportant les résultats d'analyses qualitatifs et/ou quantitatifs accompagnés de commentaires aussi souvent qu'il est nécessaire. Ces résultats doivent être présentés conformément à la réglementation en vigueur.

I.2.4. Confidentialité

Toutes les informations relatives aux patients doivent être considérées comme confidentielles et protégées par le secret professionnel. Les résultats des analyses de biologie médicale ne peuvent être communiqués qu'au patient lui-même, au praticien prescripteur et à tout autre praticien désigné par le patient sauf dérogations ou règles spécifiques prévues par la loi et les règlements en vigueur.

I.2.5. Échantillons

Échantillon biologique : échantillon obtenu par l'acte de prélèvement et sur lequel vont être effectuées une ou plusieurs analyses de biologie médicale.

Échantillon de calibrage : échantillon de composition définie qualitativement et quantitativement, et adapté à la méthode utilisée, pour un ou plusieurs constituants, souvent par rapport à des étalons de référence, destiné au calibrage des techniques utilisées dans certaines disciplines biologiques.

Échantillon de contrôle : échantillon, adapté à la méthode utilisée, destiné à apprécier l'exactitude et la précision des résultats.

I.2.6. Évaluation

Étude des qualités d'un procédé, d'une technique ou d'un instrument permettant d'en préciser les caractéristiques et l'adaptation au but recherché.

I.2.7. Laboratoire réalisant des analyses de biologie médicale

C'est le site où sont effectués les actes relatifs à son objet par des personnels, dans des locaux et avec un matériel répondant aux prescriptions législatives et réglementaires en vigueur.

I.2.8. Personnel

Ensemble des personnes occupant réellement une fonction au sein du laboratoire. Le personnel doit avoir une qualification conforme aux textes réglementaires. Ce personnel a le devoir de se tenir constamment informé de l'évolution de la biologie médicale en participant aussi régulièrement que possible aux conférences, congrès, séminaires, ateliers organisés par les universités, les sociétés savantes et les associations professionnelles, notamment dans le cadre prévu par la convention régissant les relations des directeurs et directeurs adjoints de laboratoires avec les caisses nationales d'assurance maladie ainsi que dans le cadre des actions de formation continue destinées aux personnels hospitaliers. Les directeurs et responsables de laboratoires ont le devoir d'assurer la formation permanente de leur personnel dans le domaine de la biologie médicale.

Biologiste : toute personne titulaire des diplômes nécessaires requis par la législation en vigueur, pour exercer sa spécialité ou la direction d'un laboratoire réalisant des analyses de biologie médicale ou la fonction de professeur des universités – praticien hospitalier, maître de conférence des universités – praticien hospitalier, praticien hospitalier universitaire,

chef de clinique des universités – assistant des hôpitaux, assistant hospitalier universitaire, praticien hospitalier temps plein ou temps partiel, assistant des hôpitaux autre que associé, attaché autre que associé, praticien contractuel. Les assistants associés, les attachés associés, les internes et les faisant fonction d'internes sont autorisés à effectuer des actes de biologie médicale sous la responsabilité du chef de service ou du département.
Technicien : toute personne titulaire d'un diplôme ou d'une qualification reconnus réglementairement pour assurer sous la responsabilité du biologiste l'exécution des analyses de biologie médicale.
Secrétaire : toute personne contribuant à l'accueil des patients et à la mise en forme des documents utilisés ou établis par le laboratoire.
Tout le personnel exerçant dans un laboratoire réalisant des analyses de biologie médicale est soumis aux règles du secret professionnel.

I.2.9. Prélèvement

Acte permettant l'obtention d'un échantillon biologique.

I.2.10. Procédures

Instructions écrites, propres à chaque laboratoire, décrivant les opérations à effectuer, les précautions à prendre, les mesures à appliquer, dans le laboratoire.

I.2.11. Qualification

Opération destinée à démontrer qu'un système analytique ou un instrument fonctionne correctement et donne réellement les résultats attendus.

I.2.12. Système analytique

Ensemble des moyens analytiques constitué d'une méthode, d'un appareil, d'un (ou plusieurs) réactif(s), d'un (ou plusieurs) échantillon(s) de calibrage, d'un (ou plusieurs) échantillon(s) de contrôle, qui permet de réaliser la détermination d'un constituant selon un mode opératoire défini.

I.2.13. Transférabilité

Qualité d'un procédé analytique permettant à celui-ci d'être utilisé dans un grand nombre de laboratoires ;
Qualité d'un résultat analytique permettant de comparer celui-ci avec ceux obtenus dans d'autres laboratoires.

I.2.14. Valeurs de référence

Résultats obtenus pour un constituant donné dans une population de référence dont les individus sont exempts de pathologie ou de traitement susceptibles de modifier ceux-ci.
Les valeurs de référence peuvent varier notamment en fonction de l'origine géographique, du sexe et de l'âge des individus. Elles sont exprimées généralement en tenant compte des limites inférieures et supérieures déterminées par étude statistique. Elles peuvent être établies par le biologiste, en fonction des techniques analytiques qu'il utilise, ou éventuellement vérifiées lorsqu'il emploie les données des publications scientifiques.
L'expression « valeur de référence » est préférable à celles de « valeur usuelle » ou de « valeur normale ».

I.2.15. Validation

Opération permettant d'assurer qu'un résultat a été obtenu dans des conditions techniques satisfaisantes et est compatible avec le dossier biologique du patient. Cette validation est à la fois analytique et biologique.
La validation analytique comporte la vérification de la conformité des conditions d'exécution aux procédures et tient compte notamment des résultats obtenus sur les échantillons de contrôle.
La validation biologique est le contrôle de la vraisemblance et de la cohérence de l'ensemble des résultats des analyses effectuées pour une personne compte tenu de son état clinique des traitements subis et des résultats antérieurs.

II – RÈGLES DE FONCTIONNEMENT

II.1. Organisation

II.1.1. Obligations de la direction et des responsables de laboratoires des établissements de santé et des directeurs de laboratoires dans l'organisation et l'exécution des analyses

Le biologiste doit s'assurer que les prescriptions contenues dans le guide de bonne exécution des analyses sont suivies dans le laboratoire.
Il convient notamment de :
a) Concernant le personnel :
- établir un organigramme du laboratoire ;
- s'assurer que le personnel est apte aux tâches qui lui sont confiées et assurer la formation nécessaire à cet effet ;

– s'assurer que chaque opération réalisée au laboratoire est confiée à une personne présentant la qualification, la formation et l'expérience appropriées ;
– mettre à la disposition du personnel les procédures opératoires et le présent guide ;
– informer le personnel de la mise en place de toute nouvelle procédure opératoire et de leurs modifications ultérieures éventuelles.

b) Concernant les procédures opératoires :
– s'assurer que les procédures opératoires en vigueur, vérifiées, approuvées et datées, sont mises en œuvre par le personnel ;
– s'assurer que toute modification justifiée de procédure est écrite, approuvée, enregistrée, datée, communiquée et que le personnel est formé à l'application de cette modification ;
– s'assurer que toute modification de procédure susceptible de changer le libellé ou la remise des résultats entraîne l'information du prescripteur sur les comptes rendus d'analyses afin d'éviter des interprétations erronées ;
– conserver un fichier chronologique de toutes les procédures opératoires ;
– veiller à la réalisation par un personnel qualifié et compétent de l'exécution du programme d'assurance de qualité défini par le guide ;
– procéder, en cas de dysfonctionnement révélé par le contrôle de qualité, à toutes les opérations susceptibles de corriger les anomalies et s'assurer de l'enregistrement des mesures correctives entreprises et évaluer leurs résultats ;
– s'assurer de la gestion réglementaire des archives (cf. chapitre VI du guide).

c) Concernant les installations, l'équipement, l'instrumentation, les produits consommables et les réactifs :
– s'assurer que les installations, l'équipement et l'instrumentation du laboratoire sont fonctionnels ;
– s'assurer que les produits consommables sont appropriés ;
– s'assurer que les réactifs sont disponibles, non périmés et conservés dans les conditions définies par le fabricant et ont fait l'objet d'un enregistrement auprès de l'Agence du médicament ;
– s'assurer que les installations, l'équipement, l'instrumentation, les produits consommables et les réactifs utilisés sont adaptés à l'évolution des connaissances scientifiques et des données techniques.

d) Concernant la sécurité des personnels :

– s'assurer que les mesures concernant la santé et la sécurité des personnels et la protection de l'environnement sont appliquées conformément aux textes en vigueur et, le cas échéant, en coordination avec le médecin du travail et le comité d'hygiène, de sécurité et des conditions de travail ;
– mettre en œuvre les procédures applicables relatives à l'hygiène et à la sécurité du personnel, par exemple : utilisation de gants, changement de blouses en textile aussi souvent que nécessaire, interdiction de porter à la bouche des pipettes lors de l'aspiration de liquides biologiques, non recapuchonnage des aiguilles après prélèvement, utilisation de hottes lors de la manipulation de produits dangereux ou contaminants nettoyage des plans de travail et des appareillages avec respect des durées d'action des désinfectants et des décontaminants ;
– s'assurer de l'élimination des déchets : manipuler, conserver et éliminer les déchets en prenant toutes les précautions nécessaires pour éviter les contaminations (cf. chapitre II-6 du guide).

II.1.2. Comptes rendus d'analyses – Obligations du biologiste

Le biologiste doit, en accord avec les dispositions réglementaires :

– valider les résultats des examens biologiques après s'être assuré de leur exécution conforme aux recommandations du guide :
– signer les comptes rendus d'analyses ;
– s'assurer que leur transmission se fait dans les délais compatibles avec leur bonne utilisation clinique et dans des conditions de confidentialité permettant de sauvegarder le secret professionnel (cf. chapitre III-5 du guide).

II.1.3. Obligations du personnel

Le personnel doit se conformer à toutes les procédures opératoires en vigueur dans le laboratoire. Le personnel a l'obligation d'appliquer les prescriptions du présent guide et doit tenir compte de ses recommandations.

II.2. Installation

II.2.1. Aménagement et entretien

Les dimensions, la construction et la localisation du laboratoire doivent être conformes à la réglementation en vigueur.

L'aménagement du laboratoire doit être conçu pour permettre d'isoler les activités susceptibles d'entraîner une contamination de l'opérateur et/ou de l'analyse et pour éviter une pollution tant à l'intérieur qu'à l'extérieur.

Il doit exister des zones de stockage à différentes températures pour les matières premières, les réactifs et les consommables. Elles doivent être différentes des zones de conservation des échantillons biologiques. Les zones de stockage des matières premières et/ou réactifs toxiques ou potentiellement dangereux ou contaminants doivent être séparées.
Le terme de zone ne préjuge pas la dimension de celle-ci. Il peut s'agir d'un simple compartiment distinct dans une enceinte ou dans une pièce.
Il doit exister un local destiné au nettoyage du matériel avec des zones particulières pour le matériel contaminé ou polluant.
Une procédure opératoire précise l'entretien des locaux (fréquence, produits et mode d'emploi).

II.2.2. Sécurité

Toutes les dispositions nécessaires doivent être prises pour respecter les obligations réglementaires contre les risques d'incendie.
Les installations de distribution de gaz combustibles doivent être conformes à la réglementation et régulièrement vérifiées. Les substances inflammables ou combustibles, dans la limite du stockage autorisé, doivent être conservées dans les conditions réglementaires.
Les produits toxiques doivent être maintenus dans leur emballage d'origine avant leur utilisation et stockés dans une zone réservée à cet effet. Quand ils entrent dans la composition de réactifs, l'emballage de ceux-ci doit porter clairement, selon les cas, les mentions « corrosif », « irritant » ou « toxique ».

II.3. Instrumentation

Un laboratoire réalisant des analyses de biologie médicale doit disposer du matériel adéquat et doit s'équiper de tout le matériel nécessaire en fonction des analyses, y compris les analyses d'urgence qu'il déclare effectuer. Le biologiste doit tenir à jour une liste des analyses effectivement réalisées avec le matériel présent et la mettre à la disposition des autorités compétentes.
Dans certains cas, une recherche qualitative ou une orientation du diagnostic peut n'exiger qu'un équipement élémentaire ; dans d'autres cas, un dosage particulier peut requérir un matériel très performant. Les techniques automatisées n'excluent pas les techniques manuelles auxquelles on est parfois obligé de recourir.
Les systèmes analytiques utilisés pour l'obtention des résultats doivent être choisis en fonction des performances souhaitées et des résultats des expertises réalisées indépendamment du constructeur ou du vendeur. Si le système analytique choisi n'a pas fait l'objet d'expertise indépendante

du constructeur, le biologiste doit s'assurer que les résultats fournis sont conformes aux exigences attendues et donc transférables dans la mesure du possible.

Les appareils doivent être périodiquement et efficacement inspectés, nettoyés, entretenus et vérifiés selon une procédure opératoire. L'ensemble de ces opérations ainsi que les visites d'entretien et de réparation du constructeur ou de l'organisme de maintenance doivent être consignées par écrit dans un registre de maintenance affecté à chaque instrument.

Le laboratoire doit posséder le matériel nécessaire à leur vérification usuelle. Les notices d'utilisation et de maintenance d'appareils doivent être mises en permanence à la disposition du personnel utilisateur et respectées. Le fonctionnement des appareils doit être vérifié selon la fréquence préconisée par le constructeur ou le vendeur.

Des procédures de remplacement doivent être prévues en cas de dysfonctionnement d'un automate : mise en œuvre d'autres techniques ou transmission des prélèvements à un autre laboratoire.

II.3.1. Tout laboratoire réalisant des analyses de biologie médicale doit être équipé au moins du matériel suivant, ce matériel étant maintenu en permanence en bon état de fonctionnement

La liste du matériel minimal dont doit disposer tout laboratoire est établie ainsi qu'il suit :

II – 3.1.1. Un microscope pourvu des accessoires indispensables à l'exécution des actes pratiqués, par le laboratoire ;

II – 3.1.2. Un centrifugeur, adapté aux examens pratiqués, avec ses accessoires et permettant d'obtenir au fond des tubes une accélération comprise entre 500 et 2 500 g ;

II – 3.1.3. Un spectrophotomètre, disposant d'une gamme spectacle comprise entre 340 et 700 nanomètres. Cet appareil doit permettre de sélectionner une longueur d'onde avec une incertitude inférieure à 2 nanomètres. La bande passante à mi-hauteur doit être inférieure ou égale à 10 nanomètres. L'appareil doit permettre d'apprécier des absorbances comprises entre 0 et 2 et des variations d'absorbance de 0,002 pendant une période au moins égale à 3 minutes. L'appareil doit comporter un dispositif de régulation thermique des cuves ;

II – 3.1.4. Une balance permettant d'apprécier le milligramme ;

II – 3.1.5. Une étuve a température réglable jusqu'à 120 °C.

II – 3.1.6. Un bain-marie à température réglable jusqu'à 60 °C ;

II – 3.1.7. Un réfrigérateur à + 4 °C ;

II – 3.1.8. Un congélateur permettant d'obtenir une température égale ou inférieure à – 18 °C ;

II – 3.1.9. Le petit matériel permettant de mesurer avec précision les volumes et la verrerie courante.

Ce matériel doit être complété comme indiqué ci-dessous :

II – 3.2. Pour les laboratoires autorisés à pratiquer les examens relevant de la biochimie par :

II – 3.2.1. Un dispositif permettant le dosage du sodium et du potassium ;

II – 3.2.2. Un dispositif d'électrophorèse permettant l'étude qualitative et quantitative des protéines et des lipoprotéines pour les laboratoires pratiquant ces analyses ;

II – 3.2.3. Un dispositif permettant l'application des méthodes immunochimiques au dosage des antigènes ;

II – 3.2.4. Un dispositif permettant le dosage des gaz du sang et la détermination du pH sanguin pour les laboratoires pratiquant des analyses pour des établissements de santé si ces déterminations ne sont pas effectuées dans les établissements eux-mêmes.

Ces dispositifs peuvent être inclus dans des automates conçus à cet effet.

II – 3.3. Pour les laboratoires autorisés à pratiquer les examens relevant de la microbiologie (bactériologie et virologie), de la mycologie et de la parasitologie par :

II – 3.3.1. Un dispositif permettant la centrifugation en nacelles étanches ;

II – 3.3.2. Deux étuves à températures réglables ;

II – 3.3.3. Un dispositif permettant de produire et d'entretenir une atmosphère appauvrie en oxygène et/ou enrichie en dioxyde de carbone dans une enceinte appropriée ;

II – 3.3.4. Pour les laboratoires pratiquant l'identification et, le cas échéant, les antibiogrammes des mycobactéries, des chlamydiae et la virologie : une hotte à aspiration munie d'un filtre prévu pour retenir les particules d'une dimension supérieure ou égale à 0,30 µ ;

II – 3.3.5. Un congélateur à – 80 °C et un microscope inversé pour les laboratoires pratiquant les cultures virales ;

II – 3.3.6. Un micromètre étalonné pour parasitologie ;

II – 3.3.7. Pour les laboratoires d'analyses de biologie médicale et les catégories de personnes auxquels sont réservés l'exécution de certains actes de bactériologie et de virologie, le matériel prévu par la réglementation.

II – 3.4. Pour les laboratoires autorisés à pratiquer les examens relevant de l'hématologie (cytologie sanguine et hémostase) par :

II – 3.4.1. Un dispositif permettant le comptage des éléments figurés du sang (y compris des pipettes de dilution appropriées et des cellules à numération) ;

II – 3.4.2. Un dispositif permettant la coloration des lames ;

II – 3.4.3. Un dispositif permettant la détermination de l'hématocrite.

II – 3.4.4. Un dispositif permettant la mesure de la vitesse de sédimentation sanguine ;

II – 3.4.5. Deux chronomètres permettant de mesurer des temps compris entre zéro et dix minutes avec une précision au moins égale à la seconde.

Les dispositifs mentionnés ci-dessus peuvent être inclus dans des automates conçus à cet effet.

II – 3.5. Pour les laboratoires autorisés à pratiquer les examens relevant de l'immuno-hématologie par :

II – 3.5.1. Un jeu de plaques d'opaline ou de plastique translucide ou un système de plaques à usage unique ;

II – 3.5.2. Un dispositif permettant de pratiquer la détermination des groupes sanguins dans le système ABO, la recherche des agglutinines et les phénotypes Rhésus et Kell.

Les dispositifs mentionnés ci-dessus peuvent être inclus dans des automates conçus à cet effet.

II – 3.6. Pour les laboratoires autorisés à pratiquer les examens relevant de la séro-immunologie par :

II – 3.6.1. Un dispositif du type prévu en II – 3.2.3 ;

II – 3.6.2. Un agitateur de type Kline à mouvement circulaire (100 tours/minute).

II – 3.7. Pour les laboratoires autorisés à pratiquer les examens in vitro utilisant des éléments radioactifs :

Les locaux et le matériel doivent être conformes à la réglementation spécifique en vigueur.

II.4. Matériels et réactifs

Le petit matériel indispensable au fonctionnement des appareils doit être conforme aux normes spécifiées par les constructeurs et être utilisé uniquement selon l'usage et les modalités prévues.

Les réactifs destinés aux laboratoires font l'objet, avant la mise sur le marché, à titre gratuit ou onéreux, d'un enregistrement auprès de l'Agence du médicament. Le numéro d'enregistrement figure sur l'emballage du réactif.

Le biologiste doit vérifier que la notice d'utilisation précise que le réactif utilisé a fait l'objet d'un enregistrement auprès de l'Agence du médicament et que le numéro d'enregistrement figure sur l'emballage du réactif.

Les réactifs préparés ou reconstitués au laboratoire doivent porter la date de leur préparation ou reconstitution et celle de leur péremption, ceux d'origine industrielle doivent comporter, en outre, la date de leur réception au laboratoire. Les instructions précises sur leurs conditions de stockage doivent être respectées.

La stabilité des réactifs préparés ou reconstitués au laboratoire doit être indiquée et vérifiée.

Tout réactif périmé doit être éliminé.

Les réactifs présentant un caractère toxique et/ou potentiellement contaminant doivent être stockés dans des conditions particulières. Le personnel doit être instruit de cette particularité de leur stockage et des mesures à prendre pour éviter tout risque, ou en cas d'incident.

II.5. Informatique

Pour les laboratoires possédant un système informatique, celui-ci doit être conçu et réalisé de façon à éviter les erreurs et à respecter la confidentialité des données qu'il contient.

L'accès total ou partiel aux données doit être limité au personnel autorisé. Toute modification des informations ou des programmes ne peut être effectuée que par une personne autorisée et être répertoriée.

Une procédure doit être établie pour permettre d'éviter la perte des informations en cas de panne du système informatique.

II.6. Élimination des déchets

II – 6.1. L'élimination des déchets doit être conforme à la législation et à la réglementation en vigueur.

Elle doit être conduite de manière à ne pas compromettre la santé du personnel du laboratoire et celui chargé de la collecte des déchets et de ne pas polluer l'environnement.

II – 6.2. Les déchets, générés par l'activité de prélèvement et par l'exécution des analyses, doivent être séparés en :

– déchets à risques ;

– déchets professionnels assimilables à des ordures ménagères.

II – 6.2.1. Les déchets à risques sont séparés en trois groupes :

– déchets potentiellement contaminés, déchets anatomiques, déchets piquants ou coupants ;

– produits toxiques et chimiques ;

– produits radioactifs.

Pour chaque groupe, une filière d'élimination doit être mise en place avec des modalités de conditionnement, de stockage, de transport et de traitement spécifiques.

Lorsqu'une société prestataire de services effectue l'élimination, un contrat doit être établi avec le laboratoire réalisant des analyses de biologie médicale ou avec l'établissement dont il dépend. Chaque filière doit donner lieu à l'élaboration d'un bordereau de suivi. Celui-ci permet au laboratoire de justifier des quantités de déchets éliminés ainsi que des modalités de cette élimination.

II – 6.2.2. Les déchets assimilables à des ordures ménagères sont à conserver en conteneurs en vue de leur élimination par le circuit des ordures ménagères après accord de la collectivité locale.

III – EXÉCUTION DES ANALYSES RÈGLES GÉNÉRALES

III.1. Procédures

III.1.1. Généralités

Tout laboratoire réalisant des analyses de biologie médicale doit disposer de procédures opératoires écrites, datées et techniquement validées afin d'assurer la qualité des résultats et la conformité au guide.

Dans chaque zone d'activité spécifique du laboratoire, les procédures opératoires relatives aux opérations qui y sont réalisées doivent être immédiatement disponibles. Des livres, des articles, des manuels peuvent être utilisés comme compléments sans s'y substituer.

Ces procédures ne doivent pas être figées dans le temps, mais être adaptées à l'évolution des connaissances et des données techniques. Toute modification d'une procédure doit être écrite, approuvée par le

biologiste, directeur du laboratoire ou chef de service ou de département, sous réserve des dispositions de l'article L. 714-25-2 du code de la santé publique, et faire l'objet d'une information et d'une formation du personnel.
La réalisation des actes de biologie doit respecter les obligations techniques prévues dans les arrêtés fixant la Nomenclature des actes de biologie médicale.
Le mélange de plusieurs échantillons issus d'individus différents est interdit pour des analyses individuelles de biologie médicale, chaque échantillon biologique doit être traité séparément.

III.1.2. Applications

Les procédures opératoires disponibles concernent notamment les points suivants :
- le prélèvement ;
- le choix du récipient destiné à recevoir le prélèvement (l'anticoagulant ou le réactif éventuel) ;
- l'identification du patient et de l'échantillon : nom patronymique, prénom, nom marital, sexe, date de naissance ;
- le transport éventuel des échantillons ;
- le traitement préalable de l'échantillon (centrifugation, répartition en aliquotes, ...) ;
- les interférences des médicaments et/ou des aliments susceptibles de modifier les résultats de l'analyse ;
- la conservation avant et après analyse ;
- l'appareillage (utilisation, entretien, étalonnage, vérification) ;
- les réactifs (préparation, utilisation, péremption, conservation) ;
- la réalisation de l'analyse avec une description de la méthode utilisée. Il est important que cette méthode soit adaptée aux connaissances théoriques et données techniques du moment. Dans la mesure du possible, elle suivra les recommandations des sociétés savantes de biologie nationales ou internationales ;
- les règles de validation ;
- la transmission des analyses ;
- l'entretien des locaux et des matériels ;
- l'assurance de qualité ;
- la gestion des systèmes informatiques éventuels.

III.2. Prélèvement, identification, conservation et élimination des échantillons

III.2.1. Prélèvement des échantillons

Réalisation : le prélèvement doit être effectué par le biologiste ou par du personnel autorisé conformément à la réglementation en vigueur. Ce personnel doit être informé des erreurs sur les résultats d'analyse consécutives à la réalisation défectueuse du prélèvement et de la nécessité de préciser au biologiste responsable tout incident survenu au cours du prélèvement. Le biologiste doit refuser tout prélèvement effectué dans des conditions incorrectes. L'identité et la qualité du préleveur doivent être indiquées et transmises au biologiste responsable de l'analyse.

Matériel : le prélèvement doit être réalisé en règle générale avec du matériel stérile à usage unique. Le récipient destiné à recevoir l'échantillon biologique doit être adapté à la nature de l'échantillon et à celle des analyses. En particulier, la nature du récipient, de son système de fermeture, la nature et la quantité ou la concentration des substances adjuvantes qu'il peut contenir doivent être connues et précisées en fonction de l'échantillon auquel ils sont destinés. Le récipient doit être conçu pour éviter tout risque de contamination et de pollution. Toute précaution utile doit être prise pour le stockage et l'élimination sans danger des aiguilles ayant servi aux prélèvements.

Date du prélèvement : elle doit être connue avec précision, ainsi que l'heure du prélèvement, pour éviter des erreurs dans l'interprétation des résultats liées au statut digestif, au rythme nycthéméral, à l'absorption de médicament.

III.2.2. Identification des échantillons

III – 2.2.1. Tubes ou récipients primaires

L'étiquetage des récipients contenant l'échantillon biologique doit être fait au moment du prélèvement par la personne ayant réalisé le prélèvement. L'étiquetage doit être conçu pour éviter toute erreur sur l'identité de la personne. Il doit mentionner, outre l'identifiant du patient, la date et, si nécessaire, l'heure du prélèvement, la nature de l'échantillon, celle des substances ajoutées comme, par exemple, les anticoagulants. Une fiche de renseignements cliniques doit être demandée au médecin prescripteur chaque fois qu'elle est utile à la réalisation correcte de l'analyse et à son interprétation.

Si un étiquetage code barre est utilisé, il ne doit pas masquer les renseignements énoncés en clair : les nom et prénom, la date du prélèvement et, éventuellement, la date de naissance, et l'heure de prélèvement. Si l'apposition de l'étiquetage code barre est confiée à du personnel différent de celui ayant réalisé le prélèvement, des procédures strictes doivent permettre d'éviter toute erreur d'identification.

III – 2.2.2. Tubes ou récipients secondaires

Lors de la préparation de quantités aliquotes, l'étiquetage des tubes ou récipients secondaires doit se faire selon des procédures rigoureuses permettant l'identification sans ambiguïté de l'échantillon au sein du poste de travail ou du poste de stockage.

III – 2.2.3. Transmission de l'échantillon à un autre laboratoire

La fiche de suivi doit mentionner en clair le nom et le prénom, la date et l'heure de prélèvement, du pré-traitement ainsi que les conditions de stockage et de transport et les incidents éventuels.

En outre, si une fiche de renseignements cliniques est jointe au prélèvement primaire, elle doit être jointe à la transmission.

La date et l'heure de réception au laboratoire destinataire doivent être notées. Le biologiste, étant responsable des résultats obtenus, ne peut exécuter les examens transmis que dans la mesure où la qualité du prélèvement, les conditions de transport et de prétraitement sont adéquates.

III.2.3. Conservation des échantillons

Les conditions de conservation doivent être conformes aux règles de sécurité et d'hygiène en vigueur pour éviter toute contamination du personnel ou toute pollution.

Les échantillons de calibrage et de contrôle doivent être conservés avec soin dans les conditions précisées par le fabricant. La période de validité doit être respectée, en particulier pour les échantillons reconstitués à partir des substances lyophilisées, qui doivent porter la date et l'heure de reconstitution. Toutes les précautions doivent être prises pour éviter les phénomènes d'évaporation et de contamination.

Avant exécution des analyses, si celles-ci sont différées, les échantillons et leurs aliquotes doivent être conservés dans des conditions qui préservent leur qualité. Après exécution des analyses, les échantillons peuvent être conservés pour permettre une comparaison ou une vérification ultérieures. Cette conservation est d'ailleurs obligatoire pour certains examens précisés à la Nomenclature des actes de biologie médicale : ainsi, les sérums ayant fait l'objet d'un examen en vue du diagnostic d'une affection virale ou parasitaire doivent être conservés congelés au moins un an.

Les conditions d'identification, de fermeture des récipients et de tempé-

rature de conservation doivent être rigoureusement observées pour éviter tout risque d'erreur, de modification qualitative et/ou quantitative et de contamination. La durée de conservation pour chaque cas particulier doit, si elle n'est pas réglementaire, être fixée par le biologiste et inscrite sur les procédures opératoires.
La congélation de quantités aliquotes obtenues après reconstitution d'échantillons lyophilisés engage la responsabilité du biologiste.

III.3. Validation des résultats

La validation des résultats est double : elle comporte une validation analytique, qui peut être réalisée par le personnel d'exécution sous la responsabilité du biologiste, et une validation biologique, qui est de la compétence exclusive du biologiste :
La validation analytique des examens doit être soumise à des procédures précises écrites. Elle ne doit être effectuée qu'après avoir vérifié les indicateurs de bon fonctionnement des instruments et pris connaissance des résultats du contrôle de qualité interne.
La validation biologique doit s'assurer de la compatibilité des résultats de l'ensemble des analyses réalisées pour le même patient à des temps différents, compte tenu, le cas échéant, des variations de son état clinique, des traitements subis et des résultats antérieurs. La fiche de renseignements cliniques est une aide pour l'interprétation des résultats et, éventuellement, la poursuite des investigations.

III.4. Expression des résultats et comptes rendus d'analyses

III.4.1. Expression des résultats

L'expression des résultats doit être précise et sans équivoque. Les valeurs de référence doivent être indiquées. La méthode d'analyse utilisée doit être mentionnée chaque fois qu'elle peut influer sur l'expression du résultat ainsi que lorsque la réglementation l'exige.
Pour les résultats quantitatifs, le cas échéant, les performances analytiques de la méthode peuvent être indiquées. Les unités du système international (S.I.) seront utilisées si possible.

III.4.2. Comptes rendus et signature

Les comptes rendus d'analyses doivent figurer sur un papier à en-tête du laboratoire comportant les mentions fixées réglementairement et être signés par le biologiste.
Pour les laboratoires d'analyses de biologie médicale soumis aux dispositions de la loi n° 75-626 du 11 juillet 1975, le compte rendu

d'analyses de prélèvements transmis en application d'un contrat de collaboration doit mentionner de façon apparente le nom et l'adresse du laboratoire qui a pratiqué les analyses ainsi que le nom du directeur ou du directeur adjoint sous le contrôle duquel les analyses ont été effectuées. Le signataire du compte rendu garantit l'exactitude de ces mentions. Dans ce cas, en application de l'article 20-1 du décret n° 76-1004 du 4 novembre 1976, modifié par le décret n° 93-354 du 15 mars 1993, fixant les conditions d'autorisation des laboratoires d'analyses de biologie médicale, le compte rendu doit être signé par un directeur ou un directeur adjoint du laboratoire qui a effectué ou pris en charge les prélèvements.

Pour les laboratoires d'analyses de biologie médicale soumis aux dispositions de la loi n° 75-626 du 11 juillet 1975, le compte rendu d'analyses des prélèvements transmis en vue de l'exécution d'actes réservés (art. L. 759 du code de la santé publique) ou des actes très spécialisés dont la liste est fixée par arrêté (art. L. 760, alinéa 5, du même code) doit être rédigé sur papier à en-tête du laboratoire où ont été exécutés ces actes et doit porter la signature du directeur ou du directeur adjoint sous le contrôle duquel ils ont été exécutés.

Les comptes rendus ne peuvent être communiqués qu'après les opérations de validation. Toutefois, pour les patients hospitalisés et dans le cas des examens demandés en urgence, des résultats partiels peuvent être transmis avant la validation biologique de l'ensemble des résultats demandés. Ils doivent être confirmés dès que celle-ci aura été effectuée par un biologiste et le médecin traitant doit être informé de cette particularité.

III.5. Transmission des résultats

III.5.1. Elle doit se conformer à la législation et à la réglementation en vigueur et assurer le respect du secret professionnel.

Les résultats d'analyses sont, d'une façon générale, remis au patient ou lui sont envoyés sous pli cacheté, à son nom et à son adresse. Les résultats d'analyses peuvent être également transmis au médecin prescripteur du patient. Lorsque le patient est hospitalisé les résultats sont adressés au médecin prescripteur et remis au patient à sa demande selon la réglementation en vigueur.

Si les résultats sont transmis par un procédé télématique à un autre laboratoire ou au médecin prescripteur, le biologiste doit s'assurer de la validité des résultats transmis et du respect de la confidentialité. Un résultat écrit et signé doit être adressé ultérieurement.

Lorsque le patient est un incapable majeur ou un mineur, le biologiste ne peut donner les résultats qu'au représentant légal sous réserve d'exceptions prévues par la législation.
Lorsque le résultat d'un examen biologique met en jeu le pronostic vital, le biologiste doit tout mettre en œuvre pour joindre et avertir le médecin traitant dans les plus brefs délais.

III.5.2. Un résultat laissant présager un pronostic fatal ne doit être révélé qu'avec la plus grande circonspection.

Le biologiste doit prendre contact dans les meilleurs délais avec le médecin prescripteur.
Si les résultats ne peuvent pas être communiqués au médecin prescripteur (changement de médecin, analyses effectuées à l'initiative du biologiste ou ajoutées à la demande du patient), le biologiste doit demander au malade de lui désigner le médecin à qui il souhaiterait voir remettre les résultats.
Si aucun médecin n'est désigné, il appartient au biologiste d'informer lui-même le patient des résultats avec d'autant plus de prudence et sensibilité que les résultats sont préoccupants.
Tout résultat préoccupant, soit pour le patient soit au regard de la santé publique, que le biologiste est amené à remettre, ne peut être communiqué au patient qu'en main propre et au cours d'un entretien particulier. Le biologiste doit alors inciter le patient à consulter un médecin traitant le plus rapidement possible.

III.5.3. Les comptes rendus d'analyses effectués dans le cadre d'une enquête médico-légale ne peuvent être adressés qu'au magistrat instructeur dans des conditions garantissant la confidentialité.

III.5.4. Le compte rendu d'analyses, prescrites par le médecin du travail dans le cadre de sa mission (avis d'aptitude notamment), lui est directement communiqué par le laboratoire qui les a effectuées. Le médecin du travail informe le salarié des résultats.

Si, à l'occasion des examens qu'il a effectués ou prescrits, dans le cadre de sa mission, le médecin du travail découvre une affection qui mérite d'être traitée, il adresse, sauf urgence, le salarié à son médecin traitant et peut lui transmettre les renseignements utiles à la conduite des soins.
Il en va de même des renseignements que, avec l'accord du salarié et dans son intérêt, le médecin traitant peut communiquer au médecin du travail.

III.5.5. Un biologiste ne peut pas répondre à une demande de renseignements faite par une compagnie d'assurances concernant une analyse, même si cette demande émane du médecin de la compagnie. Les résultats d'analyses destinés à des compagnies d'assurances ne peuvent être remis qu'à l'intéressé, qui reste libre d'en faire l'usage qu'il désire.

IV – CAS PARTICULIERS DES EXAMENS DE LABORATOIRE DESTINÉS AUX RECHERCHES BIOMÉDICALES

Les analyses de biologie médicale effectuées au cours des recherches biomédicales entrant dans le cadre du livre II bis du code de la santé publique sont notamment destinées :

- soit à mettre en évidence une propriété pharmacologique ou thérapeutique d'un ensemble de molécules médicamenteuses se traduisant par une modification qualitative ou quantitative d'un constituant biologique ;
- soit à révéler une toxicité susceptible d'induire une altération métabolique générale ou une insuffisance organique ou fonctionnelle.

Au cours de ces expertises, l'interprétation des résultats biologiques met en œuvre des méthodes statistiques d'une importance primordiale devant éviter de fausser les conclusions de l'étude.

IV.1. Établissement du protocole expérimental

C'est un temps capital : de sa rigueur dépendra en grande partie la qualité de l'étude.

Le protocole expérimental est établi, en tenant compte des exigences législatives et réglementaires, par concertation entre les différentes parties intéressées : le promoteur de l'étude, le médecin investigateur, le biologiste et le statisticien.

Il doit détailler avec précision les différents stades et opérations de l'étude. Outre la nature, le nombre et la fréquence des examens demandés, il faut apporter une attention particulière aux points suivants :

- le médicament administré ou ses métabolites est(sont) susceptible(s) de fausser certains résultats analytiques ;
- l'heure des prélèvements et son rapport avec celui de l'administration médicamenteuse ;
- les conditions du prélèvement, d'étiquetage, de transport au laboratoire, du traitement préalable, ainsi que la température et la durée de conservation en cas d'analyse différée ;
- l'incidence des jours fériés.

Des procédures opératoires claires et détaillées doivent être établies à l'usage du personnel chargé du prélèvement, de l'identification, du traitement préalable, du transport et de l'exécution des analyses.
La méthode analytique doit être choisie en fonction des exigences de l'expertise : appareillage, réactifs, choix des étalons et des contrôles ; ses performances, précision, exactitude, spécificité doivent être communiquées.
La méthode analytique doit être identique pendant toute la durée de l'essai (mêmes réactifs, mêmes solutions de calibrage et mêmes échantillons de contrôle).
L'exécution immédiate ou différée des analyses doit faire l'objet d'une concertation. En cas d'exécution différée, les conditions de conservation et d'exécution des analyses doivent être précisées.
La suspicion d'une toxicité du produit administré rend dangereuse l'exécution différée des analyses.
Les comptes rendus, outre les résultats des analyses biologiques, doivent mentionner ceux des contrôles : les résultats doivent être transmis au médecin investigateur.

IV.2. Réalisation du protocole

Le biologiste responsable de son exécution doit veiller :
- à la bonne exécution des analyses en conformité avec les prescriptions du guide et les règles édictées par le protocole expérimental ;
- à la validation des résultats ;
- à l'édition d'un compte rendu ;
- à la transmission de ce compte rendu : la bonne et rapide exécution de cette opération est particulièrement importante quand la variation de certains constituants biologiques peut entraîner l'exclusion de l'étude du patient concerné ;
- à l'archivage des résultats, y compris des données brutes (en particulier suivi de l'analyse).

Dans le cas d'étude multicentrique, il est fréquent de confier à un seul laboratoire la réalisation de l'ensemble des examens ou d'une partie d'entre eux : des procédures opératoires doivent être élaborées pour optimiser les conditions d'envoi des échantillons biologiques au laboratoire exécutant. Si cette solution centralisée n'est pas retenue, tous les laboratoires inclus dans l'étude doivent utiliser rigoureusement la même méthode de traitement et de mesure.

IV.3. Comptes rendus

Outre les comptes rendus concernant chaque échantillon établis conformément aux prescriptions figurant au chapitre III-4 ci-dessus, il est conseillé au biologiste d'établir :

- avant le début de l'étude, un document général concernant l'ensemble de la méthode analytique, des modalités du contrôle de qualité, celles de l'expression et de la transmission des résultats. Ce document général doit être rédigé et communiqué au promoteur de l'étude et au médecin investigateur ;
- un document récapitulatif par personne impliquée dans l'expertise indiquant : les différents résultats avec la date et l'heure de prélèvement et celle de l'exécution des analyses ; les résultats des échantillons de contrôle avec les mêmes renseignements chronologiques ; les éventuelles remarques ainsi que les incidents survenus.

V – L'ASSURANCE DE QUALITÉ

Tout laboratoire réalisant des analyses de biologie médicale doit disposer d'un système d'assurance de qualité basé sur des procédures opératoires écrites concernant les différentes étapes de l'analyse et les conditions de son exécution.

La qualité ne dépend pas seulement de l'analyse proprement dite, mais de l'organisation générale du laboratoire, de la qualification et de la motivation du personnel et du respect des procédures opératoires lors des différentes étapes de l'exécution des examens : pré-analytiques, analytiques et post-analytiques.

Toute l'équipe du laboratoire est concernée par ce système d'assurance de qualité qui est placé sous l'autorité du directeur de laboratoire ou de l'un des directeurs ou directeurs adjoints du laboratoire ou d'un des biologistes du service ou du département.

Un système d'assurance de qualité doit être permanent et prévoit une trace des contrôles effectués. Sans cette trace, il est difficile, et parfois impossible, de retrouver une erreur et/ou d'en analyser les causes pour en éviter la répétition.

V.1. Responsabilités de la personne chargée de l'assurance de qualité

Le système d'assurance de qualité du laboratoire est placé sous la responsabilité du biologiste ou d'un biologiste lorsqu'ils sont plusieurs à exercer dans le même laboratoire.

La personne chargée de la gestion du système d'assurance de qualité devra avoir la formation, la compétence et l'expérience nécessaires pour accomplir cette tâche qui lui sera confiée. Cette personne doit notamment s'assurer :

a) Quant au personnel :

- que les procédures opératoires concernant l'hygiène et la sécurité des personnels sont mises en œuvre ;
- que chaque opération réalisée au laboratoire est confiée à un exécutant présentant la qualification, la formation et l'expérience appropriées ;
- que le personnel est sensibilisé à la notion d'assurance de qualité et formé à la mise en œuvre des « pratiques qualité » ;

b) Quant aux procédures opératoires :

- de leur validation ;
- de leur mise en œuvre par le personnel ;
- de l'information du personnel de toute modification de procédure, cette modification approuvée par le directeur du laboratoire ou le chef de service ou de département doit être écrite datée et communiquée au personnel, celui-ci est formé à son application ;
- de leur conservation dans un fichier chronologique.

c) Quant au contrôle de qualité :

- de la gestion du programme de contrôle de qualité externe et interne du laboratoire ;
- de la bonne utilisation des données fournies par le contrôle de qualité et de la correction des anomalies ;
- de l'information du directeur ou du chef de service de département du laboratoire des constatations et des observations du personnel chargé de la gestion du système d'assurance de qualité ;
- des modalités de rappel éventuel des réactifs ;
- de la maintenance : l'appareillage est fonctionnel et les registres sont tenus à jour ;
- d'un système d'assurance de qualité équivalent auprès des laboratoires travaillant en collaboration avec le laboratoire et auxquels sont transmis des prélèvements aux fins d'analyses.

V.2. L'évaluation externe de la qualité (EEQ)

V.2.1. Le contrôle de qualité national

Ce terme correspond au programme d'évaluation externe de la qualité défini par le décret pris en application de l'article L. 761-14 du code de la santé publique. Il s'agit d'un auto-contrôle qui doit se dérouler dans un climat de confiance réciproque. Les résultats individuels produits lors de ce contrôle sont confidentiels et ne peuvent être communiqués aux autorités sanitaires que dans les conditions prévues par les textes.

La participation au programme national d'évaluation externe de la qualité est obligatoire. Il est rappelé que tout refus de participation, ou toute insuffisance de participations est susceptible de déclencher des sanctions pénales prévues par les textes législatifs et réglementaires.

Une participation loyale est indispensable pour qu'elle soit utile. Cette participation doit être un reflet exact de la pratique. Une optimisation artificielle des résultats du contrôle est inutile pour le laboratoire et nuisible pour la collectivité.

Ce n'est pas tant l'erreur qui est coupable que l'indifférence face à cette erreur qui a pour conséquence sa répétition.

Les résultats individuels et globaux de l'évaluation externe de la qualité sont analysés collectivement par toute l'équipe du laboratoire afin de remédier aux erreurs qui pourraient être objectivées. L'étude critique des anomalies détectées par le contrôle de qualité peut induire la remise en cause de la méthode utilisée au laboratoire. Il peut aussi être utile d'engager un dialogue avec les responsables du contrôle de qualité pour éclaircir les raisons d'un résultat discordant inexpliqué. Une trace des décisions induites par les résultats de l'évaluation externe de la qualité doit être conservée en même temps que sont archivés les comptes rendus individuels du laboratoire pendant cinq ans.

La rigueur de cette démarche se justifie parce qu'elle aboutit à une bonne information des biologistes sur la qualité de leurs prestations. Ces informations permettent aux biologistes de corriger les anomalies mises en évidence, démarche normale de tout biologiste. La répétition d'erreurs objectivées par le contrôle de qualité, les erreurs graves entraînent un contrôle de bonne exécution des laboratoires.

V.2.2. Autres contrôles externes de qualité

Le laboratoire peut participer à des contrôles de qualité externes organisés par des sociétés scientifiques, des groupements de biologistes ou tout autre organisme présentant les garanties nécessaires.

V.3. Contrôle de qualité interne

Le contrôle de qualité interne est indispensable pour permettre de déceler les anomalies et les erreurs des mesures pour y remédier immédiatement. Il est organisé par le biologiste qualifié chargé de l'assurance de qualité. Il comporte toutes les mesures destinées à vérifier les différentes phases de l'activité permettant l'obtention des résultats, et notamment l'analyse d'échantillons de contrôle effectuée dans les mêmes conditions que celles appliquées aux échantillons biologiques.

Les procédures opératoires doivent préciser la fréquence de passage des échantillons de contrôle et les valeurs acceptables pour chaque constituant. Elles doivent également comporter les instructions concernant les mesures à prendre en cas d'anomalies constatées.

Il est rappelé que les échantillons de contrôle ne peuvent en aucun cas se substituer aux échantillons de calibrage des mesures et, inversement, les échantillons de calibrage ne peuvent être utilisés en même temps comme échantillon de contrôle.

Dans les disciplines mettant en œuvre un examen macroscopique et/ou microscopique, il est utile de conserver les pièces pathologiques ayant servi au diagnostic pouvant constituer un élément de référence.

VI – STOCKAGE ET CONSERVATION DES ARCHIVES

VI.1. Les archives du laboratoire doivent comporter au minimum

VI.1.1. Pour les laboratoires d'analyses de biologie médicale soumis aux dispositions de la loi n° 75-626 du 11 juillet 1975

a) Décret n° 76-1004 du 4 novembre 1976 (art. 21 et 22) :
- le relevé chronologique des analyses exprimées en unités (lettre-clé des analyses) effectuées par le laboratoire ou transmises par ce laboratoire à un autre laboratoire. Ce relevé doit être conservé pendant une période de dix ans ;
- les résultats nominatifs des analyses effectuées par le laboratoire. Ces résultats doivent être conservés pendant une période d'au moins cinq ans. Les résultats nominatifs des analyses d'anatomie et cytologie pathologiques sont conservés pendant une période d'au moins dix ans.

b) Décret no 78-1148 du 7 décembre 1978 relatif au contrôle de qualité des analyses :
- les résultats des analyses qu'il a exécutées pour les besoins du contrôle national de qualité doivent être conserves pendant cinq ans,

c) Selon les prescriptions du présent guide de bonne exécution des analyses :
- le compte rendu des mesures prises pour corriger les anomalies observées à la suite du résultat du contrôle national de qualité, à conserver pendant cinq ans ;
- les résultats des contrôles de qualité internes, trois années au moins ;

- un exemplaire des procédures opératoires et de leurs modifications comportant la date de leur mise en œuvre, pendant la durée de leur utilisation et au moins trois ans après la fin de leur utilisation ;
- les contrats et les documents relatifs à l'enlèvement des déchets, pendant trois ans au moins ;
- les documents relatifs aux instruments et à leur maintenance, pendant la durée d'utilisation de ce matériel ;
- les documents relatifs aux réactifs et au matériel consommable, pendant la durée d'utilisation.

VI.1.2. Pour les laboratoires réalisant des analyses de biologie médicale dans les établissements publics de santé

a) Arrêté du 11 mars 1968 portant règlement des archives hospitalières :

- les dossiers et livres de laboratoires doivent être conservés pendant vingt ans,

b) Décret no 78-1148 du 7 décembre 1978 relatif au contrôle de qualité des analyse :

- les résultats des analyses qu'il a exécutées pour les besoins du contrôle national de qualité doivent être conservés pendant cinq ans.

c) Selon les prescriptions du présent guide de bonne exécution des analyses :

- le compte rendu des mesures prises pour corriger les anomalies observées à la suite du résultat du contrôle national de qualité, à conserver pendant cinq ans ;
- les résultats des contrôles de qualité internes, trois années au moins ;
- un exemplaire des procédures opératoires et de leurs modifications comportant la date de leur mise en œuvre, pendant la durée de leur utilisation et au moins trois ans après la fin de leur utilisation ;
- les contrats et les documents relatifs à l'enlèvement des déchets, pendant trois ans au moins ;
- les documents relatifs aux instruments et à leur maintenance, pendant la durée d'utilisation de ce matériel ;
- les documents relatifs aux réactifs et au matériel consommable, pendant la durée d'utilisation.

VI.2. Les archives doivent être entreposées dans un local adapté à cet usage, permettant la conservation des documents sans altération (température, état hygrométrique en particulier)

Toutes les mesures propres à assurer la confidentialité des résultats nominatifs doivent être prises.

Au cas où des documents sont conservés sous forme informatique, la procédure de stockage doit être établie pour éviter toute perte accidentelle des informations. Les informations archivées doivent être dupliquées sur deux supports distincts : le premier servant à la consultation habituelle et le second étant gardé en réserve. La lecture des informations archivées doit pouvoir être accessible et consultée pendant toute la durée de leur conservation.

L'organisation et le classement doivent permettre une consultation rapide et facile.

ANNEXE A

RÈGLES D'ORGANISATION ET DE FONCTIONNEMENT

Cette annexe résume et commente les textes réglementaires en vigueur à la date de parution de l'arrêté relatif au guide de bonne exécution des analyses. Elle concerne les laboratoires d'analyses de biologie médicale soumis aux dispositions de la loi no 75-626 du 11 juillet 1975 ;

Forme d'exploitation et autorisation d'ouverture

Le laboratoire réalisant des analyses de biologie médicale est le site où sont effectués les actes relatifs à son objet par des personnels, dans des locaux et avec du matériel répondant aux prescriptions législatives et réglementaires en vigueur.

Un laboratoire ne peut être ouvert, exploité ou dirigé que par une personne physique, une société civile professionnelle, une société anonyme ou une société à responsabilité limitée, un organisme ou service relevant de l'État, d'un département, d'une commune ou d'un établissement public, un organisme mutualiste ou de sécurité sociale, un organisme à but non lucratif reconnu d'utilité publique, ou bénéficiant d'une autorisation donnée par le ministère de la santé, une société d'exercice libéral (SELARL, SELAFA ou SELCA) (art. L. 754 c.s.p.).

Une société civile professionnelle, une société à responsabilité limitée ou une société anonyme ne peuvent exploiter qu'un seul laboratoire. Une société d'exercice libéral ne peut exploiter plus de cinq laboratoires situés soit dans une zone géographique constituée de trois départements limitrophes entre eux, soit exclusivement dans la région de l'Ile-de-France. Il est à noter que l'article 14 du décret n° 92-545 du 17 juin 1992 précise bien que ces laboratoires sont tels que définis par l'article L. 753 du code de la santé publique.

Tous les laboratoires, y compris ceux exploités par une SEL, à l'exception de ceux limitativement énumérés à l'article L. 761-11 du code de la santé publique, sont soumis aux dispositions de la loi du 11 juillet 1975 modifiée et doivent faire l'objet d'une autorisation administrative accordée par le préfet du département dans lequel ils sont exploités et qui peut être retirée ou suspendue.

Locaux

Tout laboratoire doit au moins comprendre : un local de réception, un bureau de secrétariat et d'archives, une salle de prélèvements permettant l'isolement des patients, trois salles affectées aux activités techniques du laboratoire, une laverie. La superficie minimale de l'ensemble des locaux, circulation comprises, ne peut être inférieure à 100 mètres carrés. D'autres précisions sont apportées en la matière dans le guide de bonne exécution des analyses (décret n° 76-1004 du 4 novembre 1976, JO du 6 novembre 1976).

Si le laboratoire exécute des actes d'anatomie et de cytologie pathologiques, il doit comprendre en outre un local réservé à ces activités et un local de macroscopie. La superficie minimale est alors portée à 130 mètres carrés. Des dispositions particulières sont applicables aux laboratoires dont l'activité est limitée à l'exécution des actes d'anatomie et de cytologie pathologiques.

Les laboratoires dont le directeur bénéfice d'une dérogation à l'interdiction du cumul d'activité (il s'agit le plus souvent des cas de cumul d'activités de pharmacien d'officine et de directeur de laboratoire) sont autorisés à fonctionner dans des locaux dont la superficie ne peut être inférieure à 50 mètres carrés.

Les locaux du laboratoire doivent former un ensemble d'un seul tenant et être nettement séparés les uns des autres, sauf autorisation exceptionnelle accordée par le préfet en application des dispositions de l'article 8 du décret né 76-1004 du 4 novembre 1976.

Signalisation

Conformément à l'article 19 du décret du 4 novembre 1976, tout laboratoire réalisant des analyses de biologie médicale est signalé au public par une plaque professionnelle apposée à la porte des locaux du laboratoire de l'immeuble dans lequel est installé ce laboratoire. Cette plaque ne peut comporter d'autres indications que celles mentionnées à l'article 18 du décret précité.

D'après la jurisprudence des ordres professionnels, les enseignes et panneaux excessifs sont contraires aux règles déontologiques.

Équipement

Tout laboratoire doit être équipé du matériel minimum nécessaire à la bonne exécution des différentes catégories d'analyses pratiquées par ledit laboratoire prévu par les dispositions réglementaires et par le guide de bonne exécution des analyses de biologie médicale.

Personnel

a) Directeurs et directeurs adjoints

Les directeurs et directeurs adjoints de laboratoire doivent être titulaires de l'un des diplômes d'État de docteur en médecine, en pharmacie ou de vétérinaire, avoir reçu une formation spécialisée : certificats d'études spéciales, dispenses ou équivalences ou diplômes d'études spécialisées de biologie médicale (an. L. 761-1 du code de la santé publique).

Ils doivent être inscrits au tableau de l'ordre professionnel dont ils relèvent et pour cela être de nationalité française ou ressortissants de l'un des États membres de la Communauté européenne. D'autres ressortissants de pays étrangers peuvent être également inscrits aux ordres en application de dispositions législatives et d'accords internationaux.

En outre, le ministre de la santé peut autoriser à l'issue d'une procédure particulière des étrangers, possédant les diplômes et la formation spécialisée requise, à exercer lesdites fonctions (an. L. 356 et L. 514-1 du code de la santé publique).

Enfin, aux termes de l'article L. 761-2 du même code, des personnes ne possédant pas les diplômes et certificats requis peuvent être autorisées, à titre exceptionnel, par le ministre de la santé, après consultation de la Commission nationale permanente de biologie médicale à exercer les fonctions de directeurs et directeurs adjoints de laboratoire.

Le nombre minimum de directeurs et directeurs adjoints est fixé par le décret du 4 novembre 1976, article 5, modifié par le décret du 15 mars 1993

b) Exercice de leurs fonctions par les directeurs

L'article L. 761 du code de la santé publique impose aux directeurs et directeurs adjoints de laboratoire de ne pouvoir exercer leurs fonctions que dans un seul laboratoire et cela personnellement et effectivement.

Le décret n° 92-545 du 17 juin 1992, relatif aux sociétés d'exercice libéral précise, en son article 14, que le directeur et les directeurs adjoints de laboratoire sont soumis personnellement aux obligations imposées par le texte précité.

Dans ces conditions, les dispositions de cette loi s'appliquent à tous les directeurs de laboratoire, y compris à ceux dont le laboratoire est exploité par une société d'exercice libéral.

Pour les remplacements, les règles prévues au chapitre II du décret n° 75-344 du 30 décembre 1975 doivent être respectées par tous les laboratoires, y compris par les laboratoires exploités par la même société d'exercice libéral.

c) Participation des directeurs à d'autres sociétés d'exploitation de laboratoire

Dans le cadre des sociétés civiles professionnelles, des sociétés anonymes ou des sociétés à responsabilité limitée, une personne physique ne peut détenir des parts ou des actions dans plusieurs sociétés exploitant un laboratoire : elle ne peut pas cumuler la qualité d'associé d'une société exploitant un laboratoire avec l'exploitation de son laboratoire.

En revanche, dans le cadre d'une société d'exercice libéral, une même personne physique ou morale mentionnée à l'article 5 de la loi du 31 décembre 1990, peut détenir des participations dans deux sociétés d'exercice libéral.

Un directeur de laboratoire exploitant à titre personnel peut détenir des participations dans deux sociétés d'exercice libéral, mais la majorité du capital des sociétés d'exercice libéral doit être détenue par des professionnels, personnes physiques, exerçant leur profession au sein de la société et, dans ces cas, les biologistes qui auront des parts dans d'autres sociétés d'exercice libéral ne peuvent détenir que des parts minoritaires.

d) Techniciens

Les techniciens doivent posséder un titre ou diplôme figurant sur une liste arrêtée par le ministre de la santé conformément à l'article 4 du décret du 4 novembre 1976. Actuellement, l'arrêté du 21 octobre 1992 (JO du 28 octobre 1992) fixe la liste des titres exigés des personnes employées en qualité de technicien dans un laboratoire.

L'effectif minimum des techniciens exerçant leurs fonctions dans le laboratoire est déterminé en fonction de l'activité annuelle du laboratoire et cette activité est appréciée d'après le volume global des analyses exécutées en cours de l'année civile précédente.

Cet effectif minimum est déterminé de la manière suivante pour les techniciens exerçant leur fonction à temps complet :

a) Activité annuelle du laboratoire comprise entre 250 000 et 1 million d'unités : au moins un technicien ;
b) Activité comprise entre 1 million et 2 millions d'unités : au moins deux techniciens ;
c) Activité comprise entre 2 et 3 millions d'unités : au moins trois techniciens :
d) Activité supérieure à 3 millions d'unités : au moins un technicien supplémentaire par tranche de 2 millions d'unités.

Lorsque les techniciens n'exercent pas leurs fonctions à temps complet, l'effectif est augmenté de manière à obtenir un service équivalent à celui qui résulte des nommes ci-dessus définies (décret n° 93-354 du 15 mars 1993, JO du 17 mars 1993).

Transmissions des prélèvements aux fins d'analyses

La transmission de prélèvements aux fins d'analyses n'est autorisée qu'au pharmacien d'officine installé dans une agglomération où n'existe pas de laboratoire exclusif ou qu'entre laboratoires dans les conditions indiquées ci-dessous.

Il est interdit aux laboratoires qui prennent en charge les prélèvements d'organiser le ramassage chez des préleveurs dans les agglomérations où existe une pharmacie ou un laboratoire exclusif.

Les transmissions de prélèvements aux fins d'analyses entre deux laboratoires ne peuvent être effectuées qu'en application d'un contrat de collaboration préalablement conclu entre eux, qui précise la nature et les modalités des transmissions effectuées, à l'exception des actes visés à l'article L. 759 et des actes très spécialisés dont la liste est fixée par arrêté après avis de la Commission nationale permanente de biologie médicale.

Un décret en Conseil d'État fixe le nombre maximum de laboratoires avec lesquels un laboratoire peut conclure un ou des contrats de collaboration, la zone géographique dans laquelle doivent être situés ces laboratoires et le volume maximum total des analyses transmises.

Les laboratoires exploités au sein d'une même société sont autorisés à réaliser entre eux des transmissions de prélèvements aux fins d'analyses sans conclure de contrat de collaboration. Toutefois, ils devront comme ci-dessus en préciser la nature et les modalités dans un règlement intérieur dont le texte devra être communiqué au préfet et au conseil de l'ordre compétent.

Tarifs applicables par les laboratoires d'analyses de biologie médicale

En vertu de l'article L. 162-14-1 du code de la sécurité sociale, les tarifs applicables aux analyses, examens et frais accessoires servant de base au calcul de la participation de l'assuré sont fixés par l'accord tripartite annuel prévu par le même article.

Ces tarifs sont ceux qui résultent :

– de la valeur des lettres clés déterminée par l'accord tripartite susmentionné ;
– des coefficients affectés, dans la Nomenclature des actes de biologie médicale, à chaque acte inscrit à cette nomenclature arrêtée par les ministres chargés de la santé, de la sécurité sociale et de l'agriculture.

Aux termes de l'article R. 162-18 du code de la sécurité sociale les dispositions sont opposables aux directeurs de laboratoire d'analyses de biologie médicale, aux caisses d'assurance maladie et aux assurés.

Dès lors qu'est facturé un acte inscrit à la nomenclature en vue de la prise en charge des frais y afférents par les organismes de sécurité sociale, ce sont ces tarifs qui servent de référence.

L'article L. 760 du code de la santé publique dispose « sous réserve des accords ou conventions susceptibles d'être passés avec des régimes ou des organismes d'assurance maladie ou des établissements hospitaliers publics et des contrats de collaboration, les personnes physiques et les sociétés et organismes qui exploitent un laboratoire d'analyses de biologie médicale ne peuvent consentir à des tiers, sous quelque forme que ce soit, des ristournes pour les analyses ou examens dont ils sont chargés ».

Les directeurs de laboratoire d'analyses de biologie médicale veillent à ne pas obérer le coût d'une analyse par une ristourne ou un rabais dont le montant compromettrait la qualité de l'analyse.

NOMENCLATURE DES ACTES DE BIOLOGIE MÉDICALE

Première partie : dispositions générales

Tarifs France métropolitaine

B, BP, BR = 1,72 F (avenant aux annexes annuelles fixant les tarifs des professions de santé : JO du 2 décembre 2000)		**Directeurs**		**Techniciens**	**Infirmières**
		Médecins K = 12,60 F	Pharmaciens KB = 12,60 F PB = 16,50 F	TB = 16,50 F	AMI = 17,50 F (arrêté du 23/07/99
	Prélèvements				
9050	Prélèvement par ponction veineuse directe	K 1,5	PB 1,5		AMI 1,5
9070	Prélèvement par ponction veineuse directe			TB 1,5 LABM uniquement	
	Prélèvement multiples par ponction veineuse directe	Règle décote K 1,5 + K $\frac{1,5}{2}$	PB 1,5 + PB 1,5 Sans limitation	TB 1,5 + TB 1,5 Sans limitation	Règle décote AMI 1,5 + $\frac{\text{AMI } 1,5}{2}$
9052	Prélèvements aseptiques muqueuses et peau	K 1	KB 3	Non autorisé	AMI 1
9053	Prélèvements gynécologiques quel que soit le nombre (sur prescription)	K 3	KB 3	Non autorisé	AMI 1
	Ponction intra-artérielle	K 5	Non autorisé	Non autorisé	AMI 5
9054	Cathétérisme urétral chez la femme (sur prescription)	K 2	KB 2	Non autorisé	AMI 2
9051 9071	Prélèvements sanguins sur enfants de moins de cinq ans	K 1,5 Code 9050	PB 5 9051	TB 5 9071	AMI 1,5 Code 9050
	Injection intra-veineuse	K 2	Non autorisé	Non autorisé	AMI 2
9055	Tubage gastrique	K 10	KB 10	Non autorisé	AMI 3
	Majorations				
9101	Majoration nuit	165 F	150 F		50 F
9102	Majoration dimanche	125 F	110 F		45 F
9003	Prise en charge de l'échantillon sanguin : par dossier	B 3	B 3	B 3	B 3

	Déplacements				
	Indemnité de déplacement ID				
9071 9072 9073	• Paris, Lyon, Marseille • Ville > à 100 000 hbts • Ville ≤ à 100 000 hbts	35 25 25	31 24 22		IFD : 9 F IFD : 9 F IFD : 9 F
	Indemnités kilométriques				
9061 9062 9063	• Plaine • Montagne • À pieds-à skis	4 6 30	2,50 3,50 20		IHK 1,60 IHK 2,60 22
	Abattement kilométrique : 6 km aller/6 km retour en montagne, 3 km aller et retour				

Tarifs Dom-Tom

B, BP, BR = 1,98 F **Guyane et Réunion = 2,07 F** (avenant aux annexes annuelles fixant les tarifs des professions de santé : JO du 2 décembre 2000)		**Directeurs**		**Techniciens**	**Infirmières**
		Médecins K = 12,60 F	Pharmaciens KB = 12,60 F PB = 16,50 F	TB = 16,50 F	AMI = 17,50 F
	Prélèvements				
9050	Prélèvement par ponction veineuse directe	K 1,5	PB 1,5		AMI 1,5
9070	Prélèvement par ponction veineuse directe			TB 1,5 LABM uniquement	
	Prélèvement multiples par ponction veineuse directe	Règle décote K 1,5 + K $\frac{1,5}{2}$	PB 1,5 + PB 1,5 Sans limitation	TB 1,5 + TB 1,5 Sans limitation	Règle décote AMI 1,5 + $\frac{\text{AMI 1,5}}{2}$
9052	Prélèvements aseptiques muqueuses et peau	K 1	KB 3	Non autorisé	AMI 1
9053	Prélèvements gynécologiques quel que soit le nombre (sur prescription)	K 3	KB 3	Non autorisé	AMI 1
	Ponction intra-artérielle	K 5	Non autorisé	Non autorisé	AMI 5
9054	Cathétérisme urétral chez la femme (sur prescription)	K 2	KB 2	Non autorisé	AMI 2
9051 9071	Prélèvements sanguins sur enfants de moins de cinq ans	K 1,5 Code 9050	PB 5 9051	TB 5 9071	AMI 1,5 Code 9050
	Injection intra-veineuse	K 2	Non autorisé	Non autorisé	AMI 2
9055	Tubage gastrique	K 10	KB 10	Non autorisé	AMI 3

	Majorations				
9101	Majoration nuit	165 F	150 F		50 F
9102	Majoration dimanche	125 F	110 F		45 F
9003	Prise en charge de l'échantillon sanguin par dossier	B 3	B 3	B 3	B 3
	Déplacements				
	Indemnité de déplacement ID • Antilles-Guyane • Réunion	 27,50 30,00	 25,30 26,40		 IFD : 9 F IFD : 9 F
	Indemnités kilométriques **Antilles-Guyane** • Plaine • Montagne • À skis	 4,40 6,60 33,00	 2,90 4,05 22,00		 IHK 1,75 IHK 2,85 24,00
	Réunion • Plaine • Montagne • À skis	 4,80 7,20 36,00	 3,00 4,20 22,00		 IHK 1,75 IHK 2,85 24,00

Deuxième partie : chapitres de la nomenclature

Chapitre 1 – Actes d'anatomie et de cytologie pathologiques

0001	BP	40	Diagnostic du sexe chromatinien sur frottis (Barr)
0004	BP	100	Diagnostic histopathologique par inclusion et coupe de prélèvements biopsiques (uniques ou multiples) quel que soit le nombre
0005	BP	130	Diagnostic histopathologique par inclusion et coupe de prélèvements biopsiques étagés effectués au niveau de plusieurs zones
0006	BP	120	Diagnostic histopathologique par inclusion et coupe d'une pièce opératoire intéressant un organe
0007	BP	120	Diagnostic histopathologique par inclusion et coupe de prélèvements provenant d'une résection ou d'un curetage
0008	BP	220	Diagnostic histopathologique par inclusion et coupe d'une pièce opératoire complexe comportant plusieurs organes
0009	BP	30	Supplément pour inclusion en milieu plastique (coupes semi-fines)
0010	BP	10	Supplément pour décalcification (os et tissus calcifiés)
0012	BP	300	Examen extemporané avec contrôle histopathologique ultérieur
0013	BP	55	Diagnostic cytopathologique gynécologique provenant d'un ou plusieurs prélèvements

0014	BP	100	Diagnostic cytopathologique sur liquide d'épanchement, liquide de lavage alvéolaire ou vésical, liquide céphalo-rachidien
0015	BP	120	Diagnostic cytopathologique sur ponction ganglionnaire ou tumorale, ponction d'organe
0016	BP	130	Diagnostic cytopathologique de prélèvements effectués par ponction au niveau de plusieurs zones
0017	BP	200	Examen immunohistochimique sur coupes en paraffine ou en résine
0018	BP	300	Examen immunohistochimique sur coupes à congélation

Cytologie

FROTTIS CONVENTIONNEL BP.55

ÉTALEMENT EN COUCHE MINCE (monolayer) BP.55

FONCTION D'ORGANE
- Simple BP.120
- Multiple sur même organe BP.130
- Bilatérale : organe G et D .... BP.120 × 2

ASPIRATION BRONCHIQUE - ÉCOULEMENT DE SEIN
- Simple BP.100
- Bilatérale .... BP.100 × 2

URINES BP.100

LIQUIDE DIVERS BP.100
LCR - Liquide d'ascite - liquide pleural - liquide péritonéal - Liquide cul de sac de Douglas)

Histologie

BIOPSIE DE TOUT ORGANE
- À un seul niveau BP.100
- Étagée BP.130
- Bilatérale .... BP.100 × 2
- Curetage biopsique BP.120

PIÈCE OPÉRATOIRE INTÉRESSANT UN ORGANE
- Gynécologie (HTC, polype, FC, sein) BP.120
- Gastro-entérologie (polype, vésicule, appendice, fistule anale) BP.120
- ORL (corde vocale, thyroïde, amygdale) BP.120
- Chaîne ganglionnaire BP.120
- Exérèse lésion cutanée BP.120
- Os BP.120

PIÈCE OPÉRATOIRE COMPLEXE

- Gynécologie (HTNC, placenta annexectomie, sein avec curage, conisation) BP.220
- Urologie (néphrectomie, orchidectomie, RTU de vessie ou prostate, prostatectomie BP.220
- Gastro-entérologie (colectomie, gastrectomie) BP.220
- ORL (Laryngectomie) BP.220
- Exérèses lésions cutanées multiples BP.220

EXTEMPORANE

- Sur tout organe BP.300
- Si exérèse complémentaire et curage .... BP.300+220

IMMUNO-HISTOCHIMIE (quelque soit le nombre de marqueurs) BP.200

- Récepteurs hormonaux tissulaires BP.200

Chapitre 2 – Actes de cytogénétique

0040	B 850	Caryotype fœtal avec incubation (vllosités, placenta, sang fœtal
0041	B 1300	Caryotype avec culture (liquide amniotique, villosités choriales)
0901	B 200	Caryotype standard (autre que fœtal)

Chapitre 3 – Assistance médicale à la procréation

« Les actes du présent chapitre doivent être réalisés conformément aux conditions prévues dans le guide de bonnes pratiques cliniques et biologiques en assurance médicale à la procréation approuvé par arrêté du 12 janvier 1999 (*JO* du 28 février 1999).

« I. — Actes de biologie interventionnelle
à visée thérapeutique

« *Conditions de prise en charge par l'assurance maladie de l'exploration et du traitement de la stérilité conjugale*

« Âge de la femme : la prise en charge s'interrompt au jour du 43ᵉ anniversaire de la femme.

« Nombre d'actes :

« 1º Pour l'insémination artificielle : il ne peut être coté qu'une insémination par cycle pendant 6 cycles pour l'obtention d'une grossesse :

« 2º Pour une fécondation *in vitro* avec ou sans micromanipulation (actes nº 0060 et 0061) : il ne peut être coté que quatre tentatives pour l'obten-

tion d'une grossesse. On entend par tentative toute ponction ovocytaire suivie de transferts embryonnaires.
« En cas de grossesse suivie de la naissance d'un enfant vivant, les actes mentionnés ci-dessus (1 et 2) peuvent être de nouveau pratiqués dans les limites prévues.
« Le biologiste est informé par le médecin de la date du dépôt de la demande d'ensemble préalable, qui est déposée par le médecin avant la réalisation du premier acte et vaut pour la totalité des actes (6 pour une insémination artificielle et 4 pour une fécondation *in vitro*). »

0059	B 200	Préparation des spermatozoïdes en vue d'insémination artificielle intra-utérine (IIU). Préparation à partir de spermatozoïdes éjaculés ou de spermatozoïdes congelés. Cet acte comprend la fourniture et le contrôle du cathéter ainsi que le matériel isotherme de transport. Cet acte ne peut être réalisé que si antérieurement a été réalisé un test de migration-survie (test de séparation des spermatozoïdes – acte 0075) dont les résultats sont conformes aux normes prévues par le guide de bonnes pratiques cliniques et biologiques en assistance médicale à la procréation approuvé par arrêté du 12 janvier 1999. Cotation non cumulable avec celle des examens 5205, 0070 et 0075. Prise en charge d'un acte par cycle pendant six cycles. Les préparations de spermatozoïdes pour inséminations intracervicales ne sont pas prises en charge.
0060	B 1600	Fécondation *in vitro* sans micromanipulation. Cet acte ne peut être réalisé que si antérieurement a été réalisé un test de migration-survie (test de séparation des spermatozoïdes — acte 0075) dont les résultats sont conformes aux normes prévues par le guide de bonnes pratiques cliniques et biologiques en assistance médicale à la procréation approuvé par arrêté du 12 janvier 1999. Cet acte comprend la culture ovocytaire, la préparation des spermatozoïdes, l'insémination *in vitro*, le contrôle de la fécondation, la culture embryonnaire quelle que soit sa durée, la fourniture, la préparation et le contrôle du cathéter de transfert. Lorsqu'une éclosion assistée est pratiquée, elle est incluse dans la cotation. Cotation non cumulable avec celle de l'acte 0059 et 0061.

0061	B	2800	Fécondation *in vitro* par micromanipulation (ICSI). Cet acte ne peut être réalisé que dans les indications prévues par le guide de bonnes pratiques cliniques et biologiques en assistance médicale à la procréation approuvé par arrêté du 12 janvier 1999. Cet acte comprend les mêmes éléments que la FIV auxquels s'ajoute la micromanipulation des gamètes. Cotisation non cumulable avec celle des actes 0060 et 0059.
0062	B	500	Préparation des spermatozoïdes obtenus par ponction testiculaire ou épididymaire ou biopsie testiculaire en vue d'ICSI. La cotation de l'acte est cumulable avec celle d'une ICSI. Cotation non applicable après congélation des spermatozoïdes.

« II. — Actes impliquant la congélation et la cryoconservation des gamètes et des embryons

0054	B	350	Congélation d'embryon(s) par cycle de FIV avec ou sans micromanipulation quel qu'en soient le nombre et le stade de développement de l'embryon.
0063	B	150	Décongélation d'embryon(s) par cycle, quel que soit le nombre d'embryons. Cet acte comprend la fourniture, la préparation et le contrôle du cathéter de transfert.
0064	B	150	Cryoconservation d'embryon(s) par cycle de congélation, par année au-delà de la première armée et pour une durée de cinq ans.
0065	B	350	Congélation de sperme au cours d'une AMP ou en vue d'une autoconservation associée à un traitement stérilisant à visée thérapeutique par éjaculat avec au maximum quatre éjaculats par patient.
0066	B	150	Cryoconservation de sperme associée à un traitement stérilisant à visée thérapeutique par patient, par année au-delà de la première année.
0067	B	350	Congélation, en vue d'une autoconservation pour ICSI, de spermatozoïdes prélevés chirurgicalement par patient et par séance. Acte pouvant être réalisé uniquement en vue d'une fécondation *in vitro* par micromanipulation. Cotation de l'acte cumulable avec celle de l'acte (0062) de traitement des spermatozoïdes obtenus par prélèvement chirurgical en vue d'ICSI.

0068	B	150	Cryoconservation de spermatozoïdes prélevés chirurgicalement en vue d'une ICSI par patient, par année au-delà de la première année. Ces spermatozoïdes cryoconservés doivent être utilisés au cours d'ICSI avant tout nouveau prélèvement chirurgical de spermatozoïdes. Dans le cas contraire, la cryoconservation n'est plus prise en charge. »

Chapitre 4 – Spermiologie

Examens de base

0070	B	110	Spermogramme avec spermocytogramme
0071	B	045	Test post-coïtal ou test de Hühner

Épreuves complémentaires soumises à l'entente préalable

0072	B	175	Exploration biochimique de la fonction prostato-vésiculaire
0073	B	085	Exploration de la fonction épididymaire
0074	B	130	Étude fractionnée du sperme avec spermocytogramme
0075	B	120	Test de migration-survie des spermatozoïdes
0076	B	050	Recherche d'anticorps fixés sur les spermatozoïdes
0077	B	280	Recherche indirecte d'anticorps antispermatozoïdes
0078	B	120	Tests croisés avec sperme témoin et glaire témoin
0079	B	280	Recherche d'une immunisation antispermatozoïdes chez la femme
0080	B	110	Étude d'une éjaculation rétrograde
0081	B	050	Coloration des spermatozoïdes au bleu d'aniline

Chapitre 5 – Hématologie

Sous-chapitre 5 – 01 – Cytologie – Chimie – Divers

1101	B	100	Myélogramme, adénogramme, splénogramme
1102	B	25	Étude complémentaire de cytochimie sur frottis (moelle, sang)
1103	B	300	Phénotypage des cellules anormales (moelle, sang)
1104	B	40	Hémogramme (numérations sanguines et formule leucocytaire)
1105	B	100	Diagnostic d'une hémopathie (frottis sanguin ou médullaire)
1106	B	50	Suivi d'une hémopathie (frottis sanguin ou médullaire)

1107	B	25	Étude isolée des plaquettes (numération, contrôle sur frottis)
2108	B	10	Mesure de l'hématocrite
1109	B	25	Numération des réticulocytes (sur 10 000 hématies ou cytométrie)
1110	B	20	Recherche de corps de Heinz (avec et sans phénylhydrazine)
1111	B	20	Recherche des drépanocytes (test de falciformation)
1112	B	30	Mesure de la résistance globulaire osmotique
1113	B	60	Électrophorèse de l'hémoglobine sur gel de polyacrylamide
1114	B	60	Électrophorèse de l'hémoglobine sur citrate agar
1115	B	30	Test de solubilité de l'hémoglobine (test d'Itano hémoglobine S)
1116	B	50	Test d'auto-hémolyse avec ou sans correction (ATP, glucose)
1117	B	20	Test à l'isopropanol (recherche d'hémoglobine instable)
1118	B	20	Dosage de l'hémoglobine F
1119	B	80	Recherche d'une hémoglobinurie nocturne paroxystique (cytométrie)
1120	B	120	Recherche d'une anomalie de l'hémoglobine par 3 techniques
1122	B	80	Numération des lymphocytes helpers/suppresseurs (CD4, CD8, CD3)
1123	B	60	Dosage sanguin de la protoporphyrine zinc (PPZ)
1124	B	10	Mesure de la vitesse de sédimentation

Sous-chapitre 5 – 02 – Hémostase – Coagulation

0121	B	5	Temps de saignement (Duke)
0171	B	20	Temps de saignement (IVY incision ou IVY 3 points)
1128	B	60	Exploration de base de l'hémostase (plaquettes, TP, TCA)
0125	B	20	Temps de Quick ou taux de prothrombine et/ou épreuve d'Owren
1127	B	25	Temps de céphaline + activateur
0128	B	15	Temps de thrombine
0173	B	30	Facteur de stabilisation de la fibrine (facteur XIII)
0174	B	20	Fibrinogène (facteur I)
0130	B	25	Dosage d'un facteur du complexe prothrombinique (II, V, VII, ou X)
0132	B	60	Dosage des facteurs du complexe prothrombinique (II, V, VII, X)

0175	B	30	Lyse des euglobulines (recherche d'une fibrinolyse)
0176	B	30	Recherche des produits de dégradation du fibrinogène
0177	B	30	Dosage des produits de dégradation du fibrinogène
0178	B	40	Facteur anti-hémophilique A (facteur VIII)
0179	B	40	Facteur anti-hémophilique B (facteur IX)
0180	B	50	Facteur XI
0181	B	50	Facteur Hagemen (facteur XII)
0182	B	20	Correction du TCA (recherche d'un ACC en cas d'allongement du TCA)
0183	B	15	Correction du temps de thrombine (recherche d'un ACC)
0185	B	30	Héparinémie par mesure de l'activité antithrombine (anti-IIa)
0186	B	30	Héparinémie par mesure de l'activité anti-X active (anti-Xa)
0187	B	40	Mesure d'un facteur de la coagulation par méthode immunologique
0188	B	40	Dosage de l'anti-thrombine III antigène
0189	B	40	Dosage de l'activité cofacteur de l'héparine (antithrombine III)
0190	B	50	Dosage de la protéine S
0191	B	50	Dosage de la protéine C
0192	B	40	Dosage de l'activité cofacteur de la ristocétine (Willebrand)

Sous-chapitre 5 – 03 – Immuno-hématologie

1140	B	35	Groupage sanguin ABO et rhésus D
1145	B	40	Phénotypage Rh (C, c, E, e) et Kell (hors antigène D)
1146	B	15	Phénotypage des autres antigènes érythrocytaires (maximum 5)
1141	B	50	Recherche des anticorps irréguliers (RAI)
1148	B	80	Identification des anticorps irréguliers
1149	B	20	Titrage d'un anticorps identifié
1150	B	100	Dosage pondéral d'un anticorps par hémagglutination
1151	B	15	Dépistage et titrage des anticorps immuns du système ABO
1152	B	35	Épreuve directe de compatibilité (par unité de sang délivrée)
1153	B	15	Test direct de Coombs avec une antiglobuline polyvalente
1154	B	15	Test direct de Coombs avec une antiglobuline spécifique (maximum 4)

1155	B	20	Épreuve d'élution d'anticorps à partir des globules rouges
1156	B	20	Épreuve d'absorption d'anticorps sur les globules rouges
0160	B	200	Groupage plaquettaire (PLA)
0161	B	200	Groupage granulocytaire (NA, NB, NC, ND, NE)
0162	B	100	Dépistage d'anticorps anti-plaquettaires
0163	B	300	Identification d'anticorps anti-plaquettaires
0164	B	100	Dépistage d'anticorps anti-granulocytaires
0165	B	300	Identification d'anticorps anti-granulocytaires

Chapitre 6 – Microbiologie

Sous-chapitre 6 – 01 – Examens microbiologiques d'un ou plusieurs prélèvements de même nature

5201	B	70	Examen des urines
5202	B	140	Examen des sécrétions et exsudats génitaux chez la femme
5203	B	120	Examen des sécrétions et exsudats génitaux chez l'homme
5204	B	220	Examen de produit d'origine pelvienne obtenu par coelioscopie
5205	B	90	Examen du sperme
5207	B	180	Examen des matières fécales et/ou d'un prélèvement rectal
5209	B	100	Examen des sécrétions et exsudats de la sphère oro-rhinopharyngée
5210	B	200	Examen des sécrétions broncho-pulmonaires et expectorations
5211	B	220	Aspiration – brossage bronchique – lavage broncho-alvéolaire
5212	B	220	Examen des liquides de ponction (LCR, articulation, plèvre, péritoine, péricarde, kystes, produit de paracentèse)
5213	B	100	Prélèvement conjonctival
5226	B	100	Examen de lésions oculaires ulcéreuses
5218	B	150	Recherche d'*Acanthamoeba* (cornée – lentilles – demodex)
5214	B	110	Examen de peau, de phanères
5215	B	120	Plaie – écoulement purulent – tissu
5224	B	200	Pus (collection fermée)
5216	B	150	Cathéter – chambre implantable – prothèses – valves
5222	B	120	Mèches – rédon – sterilet

5223	B	100	Placenta – loochies
5225	B	180	Prélèvements pluri-orificiels (nouveau-né)
5228	B	350	Prélèvements pluri-orificiels (immunodéprimés-réanimation)
5229	B	10	Cotation supplémentaire liée à une infection nosocomiale
5219	B	85	Hémoculture (cultures qualitatives)
5221	B	120	Hémoculture (cultures quantitatives)
0214	B	60	Recherche isolée d'une bactérie aérobie/microaérophile désignée
0215	B	80	Recherche isolée d'une bactérie anaérobie désignée

Sous-chapitre 6 – 02 – Actes isolés – Examens divers – Examens Microscopiques

0218	B	15	Recherche de polynucléaires éosinophiles dans une sécrétion
0219	B	15	Examen cytologique urinaire avec étude des cristaux
0220	B	25	Débit urinaire d'hématies et de leucocytes par minute (Addis)
0221	B	25	Débit urinaire d'hématies et de leucocytes par millilitre
5291	B	60	Recherche d'un micro-organisme par immunofluorescence (*Pneumocystis*, *Treponema*, *Legionella*...)

Sous-chapitre 6 – 03 – Actes isolés – Examens divers – Bactériologie

5292	B	60	Identification biochimique/antigénique d'une bactérie anaérobie
0236	B	50	Identification d'une bactérie par pouvoir pathogène sur l'animal
0237	B	60	Identification d'une bactérie par sa toxine par immunologie
0238	B	100	Identification d'une bactérie par sa toxine par pouvoir pathogène
0239	B	200	Toxinotypie botulique
5249	B	40	Sérotypage d'une espèce bactérienne
5235	B	100	*Legionella pneumophila* : recherche d'antigène soluble urinaire par technique immuno-enzymatique
0240	B	30	Mycobactéries : examen microscopique
0241	B	40	Mycobactéries : culture d'isolement

1241	B	60	Mycobactéries : culture d'isolement rapide en milieu liquide
0242	B	60	Mycobactéries : culture d'isolement à partir d'un produit solide
1242	B	80	Mycobactéries : culture d'isolement rapide (organes, selles, sang)
0243	B	40	Identification biochimique de *Mycobacterium tuberculosis*
0244	B	100	Identification d'une mycobactérie autre que M. tuberculosis
4101	B	100	Identification d'une mycobactérie par hybridation moléculaire
4102	B	250	Diagnostic direct d'infection à mycobactéries par hybridation moléculaire avec amplification (tissus, LCR)
0246	B	40	Spirochètes : examen direct ou immunofluorescence
0247	B	80	Spirochètes : isolement de leptospires par culture
0248	B	150	Spirochètes : isolement de leptospires par inoculation à l'animal
0249	B	200	Identification du sérotype du leptospire isolé en culture
5284	B	150	Isolement de *Borrelia* par culture sur milieux spéciaux
0250	B	100	Rickettsiales : examen direct et isolement
5253	B	40	Mycoplasmes : cultures d'isolement, numération, caractérisation
5254	B	30	*Chlamydiae* : recherche directe par méthode immunologique
5255	B	90	*Chlamydiae* : recherche par culture, identification des inclusions

Sous-chapitre 6 – 04 – Mycologie

0252	B	50	Identification d'un champignon autre que *Candida albicans*
0253	B	70	Examen mycologique isolé et identification (levures, dermatohytes)
0280	B	50	Identification d'espèce autre que *Candida albicans*
0254	B	15	Recherche de *Malassezia furfur* par examen direct
0255	B	100	Recherche de champignon exotique sur frottis et par culture
0256	B	75	Recherche de champignon exotique sur coupe d'organe et culture
0257	B	500	Recherche de champignon exotique par inoculation et rétroculture

Sous-chapitre 6 – 05 – Parasitologie

0286	B	95	Examen des selles avec 2 méthodes de concentration
0287	B	60	Examen des selles avec 1 méthode de concentration
0259	B	50	Examen extemporané des selles émises au laboratoire
0288	B	145	Examen complet extemporané et 2 méthodes de concentration
0289	B	50	Culture d'amibes à partir de selles émises au laboratoire
0290	B	60	Recherche de *Cryptosporidium* par coloration sur selles fraîches
0262	B	50	Recherche d'amibes dans le mucus rectal (recueil sous rectoscopie)
0263	B	10	Recherche d'œufs d'helminthes sur la marge anale
0264	B	25	Recherche de larves d'anguillules par la technique de Baermann
0266	B	25	Recherche d'œufs de Bilharzies
0267	B	10	Recherche identification par examen macroscopique/microscopique
0268	B	30	Recherche identification isolée par parasites (sauf sang, selles)
1125	B	100	Recherche d'hématozoaires sur frottis et en goutte épaisse
1126	B	100	Recherche des autres parasites du sang

Sous-chapitre 6 – 06 – Sensibilité aux antibiotiques : bactéries et champignons

0269	B	40	Antibiogramme : bactérie aérobie (sauf mycoplasme)
0270	B	60	Antibiogramme : bactérie anaérobie (sauf mycoplasme)
0271	B	40	Antifongigramme : champignon
5278	B	50	CMI : bactérie aérobie (sauf mycoplasme)
5279	B	70	CMI : bactérie anaérobie (sauf mycoplasme)
5280	B	50	CMI : levures
5290	B	50	CMI : *Streptococcus pneumoniae*
0281	B	80	Détermination de la CMI des antifungiques en tubes
0274	B	60	Sensibilité des mycobactéries (maximum 5 antibiotiques côtés)
5293	B	70	Dosage d'un antibiotique chez le malade
5294	B	70	Activité antibiotique globale d'un liquide biologique
0277	B	40	Pouvoir bactéricide d'un antibiotique et de leurs associations

Chapitre 7 – Immunologie

Sous-chapitre 7 – 01 – supprimé par l'arrêté du 25/04/1995

Sous-chapitre 7 – 02 – Allergie

1200	B	55	Immunoglobulines E totales
1201	B	55	Recherche de pneumallergènes (test unitaire, une seule cotation)
1202	B	55	Recherche de trophallergènes (test unitaire, limité à 3 recherches)
1203	B	140	Allergènes multiples séparés (test unitaire, une seule cotation)
1204	B	55	Allergène unique (pneumallergène, limité à 5 allergènes)
1205	B	55	Allergène unique (trophallergène, limité à 5 allergènes)
1175	B	210	Test de libération et dosage de l'histamine en présence de venins

Sous-chapitre 7 – 03 – Auto-immunité

A – Affection systémique évoquant une maladie auto-immune non spécifique d'organe

1451	B	40	Facteurs rhumatoïdes par Waaler-Rose ou immunoglobulines animales
1452	B	40	Facteurs rhumatoïdes par immunoglobulines humaines
1453	B	40	Anticorps antinucléaires par IFI sur cellules HEp-2
1454	B	40	Anticorps anti-ADN natif par IFI (sérum)
1455	B	70	Anticorps anti-ADN natif : méthode isotopique ou non (sérum)
1554	B	40	Anticorps anti-ADN natif par IFI (sauf sérum)
1555	B	70	Anticorps anti-ADN natif : méthode isotopique ou non (sauf sérum)
1456	B	40	Anticorps antiantigènes nucléaires solubles : dépistage
1457	B	70	Idem avec titrage, cotation limitée à 2 anticorps.
1458	B	70	Anticorps anti-ADN dénaturé : titrage
1459	B	70	Anticorps antihistones : titrage
1460	B	70	Anticorps antiphospholipides : titrage
1461	B	40	Anticorps antimitochondrie de type 5 par IFI : titrage
1462	B	40	Anticorps anticytoplasme des polynucléaires par IFI : titrage
1463	B	70	Anticorps anticytoplasme par technique isotopique ou non
1464	B	40	Anticorps antikératine : titrage

1180	B	400	Phénotypage HLA classe I
1181	B	700	Phénotypage HLA classe II
1183	B	70	Immuncomplexes circulants

B – Maladies auto-immunes spécifiques d'organes

Hépatopathies

1465	B	80	Anticorps antitissus et antinucléaires par IFI (rein, foie, estomac)
1466	B	40	Anticorps antimuscle lisse par IFI (estomac) : titrage
1467	B	40	Anticorps antimuscle lisse par IFI (cellules) : typage
1468	B	70	Anticorps antiactine : titrage par technique utilisant un marqueur
1469	B	40	Anticorps antimitochondrie par IFI (rein)
1470	B	70	Anticorps antimitochondrie (marqueur isotopique ou non)
1471	B	180	Anticorps antimitochondrie : typage par immunoblot
1472	B	40	Anticorps antiréticulum endoplasmique : confirmation
1473	B	70	Anticorps antimembrane nucléaire : identification des cibles

Maladie cœliaque

1474	B	40	Anticorps antiréticuline : titrage par IFI
1475	B	40	Anticorps anticellules endomysiales : titrage par IFI
1476	B	70	Anticorps antigliadine : titrage des IGA
1477	B	70	Anticorps antigliadine : titrage des IGG

Thrombopénies idiopathiques ou auto-immunes

1478	B	100	Mise en évidence d'IG associées aux plaquettes
1479	B	100	Immunocapture MAIPA (par glycoprotéine étudiée)
1480	B	180	Immunoblot

Diabète insulinodépendant

1481	B	40	Anticorps anticellules d'îlots de Langerhans du pancréas par IFI
1482	B	150	Anticorps antiinsuline : titrage par immuno-précipitation

Thyroïde

1483	B	40	Anticorps antithyroglobuline : titrage par hémagglutination
1484	B	70	Anticorps antithyroglobuline : titrage par méthode isotopique ou non
1485	B	40	Anticorps antimicrosomes : titrage par hémagglutination
1486	B	40	Anticorps antimicrosomes : titrage par IFI
1487	B	70	Anticorps antithyroperoxydase : titrage par méthode isotopique ou non
1488	B	150	Anticorps antirécepteurs de la TSH

Glandes surrénales

1489	B	40	Anticorps antisurrénale : titrage par IFI

Tractus digestif

1490	B	40	Anticorps anticellules pariétales de l'estomac par IFI
1491	B	70	Anticorps antifacteur intrinsèque par méthode isotopique ou non

Système nerveux neuromusculaire

1492	B	100	Anticorps antirécepteur de l'acétylcholine : recherche

Autres

1493	B	40	Anticorps antimembrane basale d'épithélium malpighien : titrage
1494	B	40	Anticorps antisubstance intercellulaire par IFI
1495	B	40	Anticorps anticellules productrices de stéroïdes par IFI
1496	B	40	Anticorps antimembrane basale glomérulaire par IFI
1497	B	70	Anticorps antimembrane basale glomérulaire avec un marqueur
1498	B	40	Anticorps spécifiques d'organes : titrage par IFI

Sous-chapitre 7 – 04 – Sérologie bactérienne

Préciser les techniques : AGG, IFI, EIA, WB, RIPA, RFC

1301	B	70	Borréliose (maladie de Lyme) dépistage (IFI, EIA)

3301	B	105	Idem + examen itérarif
1302	B	180	Borréliose (maladie de Lyme) contrôle (WB, RIPA, immuno-transfert)
1303	B	40	Borréliose (fièvres récurrentes) une technique (IFI, EIA)
1304	B	75	Borréliose (fièvres récurrentes) plusieurs techniques
1305	B	45	Brucelloses : dépistage (Wright, Rose bengale)
3305	B	68	Idem + examen itératif
1306	B	60	Brucelloses : techniques supplémentaires (IFI, RFC)
1307	B	60	*Chlamydia trachomatis* (IGG, IGM, et/ou IGA)
3307	B	90	Idem + examen itératif
1308	B	60	*Chlamydia pneumoniae*
3308	B	90	Idem + examen itératif
1309	B	60	*Chlamydia psittac*i
3309	B	90	Idem + examen itératif
1310	B	50	*Campylobacter* (2 antigènes par RFC)
3310	B	75	Idem + examen itératif
1311	B	70	*Helicobacter pylori* (EIA)
1312	B	120	Leptospiroses (micro-agglutination-lyse, au moins 9 antigènes)
3312	B	180	Idem + examen itératif
1313	B	30	Mycoplasmoses respiratoires (RFC, AGG)
3313	B	45	Idem + examen itératif
1314	B	120	Pasteurelloses (AG somatiques, 9 au minimum)
3314	B	180	Idem + examen itératif
1315	B	60	Pasteurelloses (AG capsulaires A et D)
3315	B	90	Idem + examen itératif
1316	B	40	Fièvre Q (*Coxiella burnetti*)
3316	B	60	Idem + examen itératif
1317	B	40	Rickettsioses (un antigène)
3317	B	60	Idem + examen itératif
1318	B	80	Rickettsioses (deux AG ou plus)
3318	B	120	Idem + examen itératif
1319	B	40	Salmonelloses (TAB ou Widal-Felix)
3319	B	60	Idem + examen itératif
1320	B	80	Salmonelloses (avec 4 AG supplémentaires)
3320	B	120	Idem + examen itératif
1321	B	30	Shigelloses (RFC)
3321	B	45	Idem + examen itératif
1322	B	80	Shigelloses (AGG)
3322	B	120	Idem + examen itératif
1323	B	40	Streptococcies : antistreptodornases (ASDOR)
1324	B	80	Streptococcies : 2 ou plusieurs anti-enzymes

1325	B	30	Staphylococcies (hémolyse et latex)
1326	B	20	Syphilis : dépistage par 2 réactions (VDRL/TPHA, EIA, FTA abs)
1327	B	40	Syphilis : titrages
1328	B	100	Test de Nelson qualitatif
1329	B	160	Test de Nelson quantitatif
1330	B	80	Syphilis : recherche des IgM (FTA abs, TPHA, EIA)
1331	B	70	Maladie des griffes du chat (IFI, EIA)
3331	B	105	Idem + examen itératif
1332	B	70	Tétanos (EIA)
1333	B	40	Tularémie (AGG)
3333	B	60	Idem + examen itératif
1334	B	40	Yersiniose (AGG, un seul antigène)
3334	B	60	Idem + examen itératif
1335	B	120	Yersiniose (AGG, 8 antigènes)
3335	B	180	Idem + examen itératif
1336	B	40	Légionellose (un antigène)
1337	B	120	Légionellose (au moins 6 antigènes)
1338	B	40	Coqueluche (une technique)
1339	B	180	Anticorps antitoxines par immuno-empreinte
1350	B	30	Autre infection bactérienne ne figurant pas à la nomenclature

Sous-chapitre 7 – 05 – Sérologie parasitaire

1420	B	60	Toxoplasmose : examen initial avec identification et titrage
1421	B	80	Toxoplasmose : contrôle des taux limites et des infections récentes
1422	B	60	Toxoplasmose : surveillance sérologique
1423	B	60	Toxoplasmose : contrôle des séroconversions et des séroélévations
1424	B	300	Toxoplasmose : recherche de toxoplasmes par culture cellulaire
1425	B	300	Toxoplasmose : recherche de toxoplasmes par inoculation à 6 souris
1426	B	500	Toxoplasmose : recherche de toxoplasmes par culture et inoculation
1430	B	60	Toxoplasmose (grossesse) : examen initial (identification, titrage)
1431	B	80	Toxoplasmose (grossesse) : contrôle (taux limite, infection récente)

1432	B	40	Toxoplasmose (grossesse) : surveillance sérologique
1433	B	60	Toxoplasmose (grossesse) : contrôle (séroconversion, séroélévation)
1434	B	300	Toxoplasmose (grossesse) : recherche de toxoplasmes (culture)
1435	B	300	Toxoplasmose (grossesse) : recherche de toxoplasmes (inoculation)
1436	B	500	Toxoplasmose (grossesse) : recherche de toxoplasmes (culture, souris)
1437	B	60	Toxoplasmose (nouveau-né) : surveillance sérologique
4301	B	90	Amibiase : dépistage par au moins 2 techniques (ELS, HAGG, IEA, IFI, AGG)
4302	B	90	Amibiase : confirmation (COES)
4303	B	120	Amibiase : confirmation (IELP)
6301	B	68	Amibiase : suivi sérologique
4304	B	90	Anisakiase : dépistage par au moins 2 techniques (ELS, IDD, IFI)
4305	B	120	Anisakiase : confirmation (IELP)
4306	B	180	Anisakiase : confirmation (IE)
4307	B	50	Aspergillose : dépistage (ELS, HAGG, EIA, IDD)
4308	B	90	Aspergillose : confirmation (COES)
4309	B	120	Aspergillose : confirmation (IELP)
4310	B	180	Aspergillose : confirmation (IE)
4311	B	50	Aspergillose : recherche d'antigènes solubles (AGG)
6307	B	75	Aspergillose : suivi sérologique
4312	B	50	Candidose : dépistage (ELS, HAGG, IEA, IFI, AGG)
4313	B	90	Candidose systémique : dépistage par au moins 2 techniques
4314	B	90	Candidose : confirmation (COES)
4315	B	120	Candidose : confirmation (IELP)
4316	B	180	Candidose : confirmation (IE)
4317	B	30	Candidose : recherche d'antigènes solubles
6312	B	75	Candidose : suivi sérologique
4318	B	50	Cryptococcose : recherche d'antigènes solubles
4319	B	75	Cryptococcose : titrage en cas de réaction positive
6319	B	113	Cryptococcose : suivi sérologique
4321	B	90	Cysticercose : dépistage par au moins 2 techniques (ELS, HAGG, IEA, IFI)
4322	B	120	Cysticercose : confirmation (IELP)
4323	B	180	Cysticercose : confirmation (IE)
6321	B	68	Cysticercose : suivi sérologique

4324	B	80	Distomatose : dépistage par au moins 2 techniques (ELS, HAGG, IFI, IDD)
4325	B	90	Distomatose : confirmation (COES)
4326	B	120	Distomatose : confirmation (IELP)
4327	B	180	Distomatose : confirmation (IE)
6324	B	60	Distomatose : suivi sérologique
4328	B	90	Echinococcoses : dépistage par au moins 2 techniques (ELS, HAGG, IFI, IDD)
4329	B	90	Echinococcoses : confirmation (COES)
4330	B	120	Echinococcoses : confirmation (IELP)
4331	B	180	Echinococcoses : confirmation (IE)
6328	B	68	Echinococcoses : suivi sérologique
4332	B	90	Filariose : dépistage par au moins 2 techniques (ELS, IEA, IFI, IDD)
4333	B	90	Filariose : confirmation (COES)
4334	B	120	Filariose : confirmation (IELP)
4335	B	180	Filariose : confirmation (IE)
6332	B	68	Filariose : suivi sérologique
4336	B	50	Histoplasmose : dépistage par au moins une technique (ELS, IDD)
4337	B	120	Histoplasmose : confirmation (IELP)
4338	B	90	Hypodermose : dépistage par au moins 2 techniques (ELS, IDD)
4339	B	120	Hypodermose : confirmation (IELP)
4340	B	90	Toxocarose : dépistage par au moins 2 techniques (ELS, HAGG, IEA, IFI, IDD
4341	B	90	Toxocarose : confirmation (COES)
4342	B	120	Toxocarose : confirmation (IELP)
4343	B	180	Toxocarose : confirmation (IE)
6340	B	68	Toxocarose : suivi sérologique
4344	B	90	Leishmaniose : dépistage par au moins 2 techniques (IEA, IFI, AGG)
4345	B	180	Leishmaniose : confirmation (IE)
6344	B	68	Leishmaniose : suivi sérologique
4347	B	40	Maladie du poumon des éleveurs d'oiseaux : dépistage (ELS, HAGG, IDD, IEA
4348	B	120	Maladie du poumon des éleveurs d'oiseaux : confirmation (IELP)
6347	B	60	Maladie du poumon des éleveurs d'oiseaux : suivi sérologique
4349	B	40	Maladie du poumon du fermier : dépistage (ELS, HAGG, IEA, IDD)
4350	B	120	Maladie du poumon du fermier : confirmation (IELP)

6349	B	60	Maladie du poumon du fermier : suivi sérologique
4351	B	40	Autres alvéolites allergiques : dépistage (ELS, HAGG, IDD, IEA)
4352	B	120	Autres alvéolites allergiques : confirmation (IELP)
6351	B	60	Autres alvéolites allergiques : suivi sérologique
4353	B	50	Paludisme (ELS)
4354	B	40	Paludisme (IFI)
4355	B	50	Schistosomiase : dépistage par au moins 2 techniques (ELS, HAGG, IEA, IFI)
4356	B	120	Schistosomiase : confirmation (IELP)
4357	B	180	Schistosomiase : confirmation (IE)
6355	B	75	Schistosomiase : suivi sérologique
4358	B	40	Trichinose : dépistage par au moins une technique (ELS, HAGG, IEA, IFI, IDD)
4359	B	120	Trichinose : confirmation (IELP)
6358	B	60	Trichinose : suivi sérologique
4360	B	40	Trypanosomiase (*T. brucei*) dépistage (HAGG, IFI)
6360	B	60	Trypanosomiase (*T. brucei*) : suivi sérologique
4361	B	40	Trypanosomiase (*T. cruzi*) : dépistage (HAGG, IFI)
6361	B	60	Trypanosomiase (*T. cruzi*) : suivi sérologique
4362	B	40	Autre infection parasitaire ne figurant pas à la nomenclature

Sous-chapitre 7 – 06 – Sérologie virale

1701	B	30	Adénovirus par RFC
1702	B	40	Adénovirus par IFI
1703	B	40	Adénovirus par IHA
1704	B	70	Adénovirus par EIA
1705	B	50	Adénovirus par séroneutralisation
1706	B	20	Arboviroses par IHA, cotation par antigène, limitée à 7 antigènes
3706	B	30	Idem + examen itératif
1707	B	70	Arboviroses par EIA (IgM), limitée à 2 antigènes
3707	B	105	Idem + examen itératif
1708	B	70	Arboviroses par EIA (IgG), limitée à 2 antigènes
3708	B	105	Idem + examen itératif
1709	B	50	Fièvre jaune : Contrôle d’immunité par séroneutralisation
1710	B	40	Arénavirus par IFI
1711	B	70	Arénavirus par EIA
1712	B	50	Arénavirus par séroneutralisation

1713	B	120	Cytomégalovirus : Infection récente (IgG et IgM) par EIA
3713	B	180	Idem + examen itératif
1714	B	70	Cytomégalovirus : Infection récente (IgG et IgM) par IFI
3714	B	105	Idem + examen itératif
1785	B	70	Cytomégalovirus : Immunité ancienne (IgG) par EIA
1786	B	40	Cytomégalovirus : Immunité ancienne (IgG) par IFI
3779	B	20	Cytomégalovirus : Immunité rapide par un test au latex
3786	B	20	Virus d'Epstein-Barr (EBV) : recherche d'anticorps hétérophiles
1715	B	70	EBV recherche d'une infection ancienne : VCA IgG et EBNA par IFI
1716	B	120	EBV recherche d'une infection ancienne : VCA IgG et EBNA par EIA
1717	B	40	EBV recherche d'une infection récente : VCA IgM ou EA IgM par IFI
1718	B	70	EBV recherche d'une infection récente : VCA IgM ou EA IgM par EIA
1719	B	40	EBV recherche d'EA IgA ET VCA IgA (LYMPHOME, CARCINOME)
1744	B	70	*Herpes simplex* (VHS 1 et 2) : IgG anti-VHS par EIA
3744	B	105	Idem + examen itératif
1745	B	40	*Herpes simplex* : IgG anti-VHS par IFI
3745	B	60	Idem + examen itératif
1746	B	70	*Herpes simplex* : IgM anti-VHS par EIA
3746	B	105	Idem + examen itératif
1747	B	40	*Herpes simplex* : IgM anti-VHS par IFI
3747	B	60	Idem + examen itératif
1752	B	70	Herpès 6 (VHH 6) : IgG par EIA
1753	B	40	Herpès 6 : IgG par IFI
1777	B	120	Varicelle-Zona : Infection récente (IgG et IgM) par EIA
3777	B	180	Idem + examen itératif
1778	B	70	Varicelle-Zona : Infection récente (IgG et IgM) par IFI
3778	B	105	Idem + examen itératif
1779	B	70	Varicelle : contrôle d'immunité par EIA
1780	B	40	Varicelle : contrôle d'immunité par IFI
1720	B	150	Poliomyélite : contrôle d'immunité (3 sérotypes)
1721	B	40	Coxsackie A et B
1729	B	30	Grippe A par RFC
3729	B	45	Idem + examen itératif
1730	B	70	Grippe A par EIA
3730	B	105	Idem + examen itératif

1731	B	40	Grippe A par IHA
3731	B	60	Idem + examen itératif
1732	B	30	Grippe B par RFC
3732	B	45	Idem + examen itératif
1733	B	70	Grippe B par EIA
3733	B	105	Idem + examen itératif
1734	B	40	Grippe B par IHA
3734	B	60	Idem + examen itératif
1735	B	50	Contrôle d'immunité par séroneutralisation
3780	B	40	Contrôle d'immunité par IHA
1760	B	20	*Parainfluenza* (I, II, III, IV) dépistage par IHA (par antigène)
3760	B	30	Idem + examen itératif
1761	B	30	*Parainfluenza* : dépistage par RFC (par antigène)
3761	B	45	Idem + examen itératif
3787	B	70	Virus respiratoire syncytial : IgG et IgM par EIA
3781	B	30	Virus respiratoire syncytial : IgG et IgM par RFC chez l'adulte
0350	B	70	Hépatite A (VHA) par EIA : IgM (Infection récente)
1736	B	70	VHA par EIA : IgG/IgG + IgM (Immunité ancienne ou après vaccination)
0322	B	70	Hépatite B (VHB) : Ag HBs par EIA
0323	B	70	VHB : Ac anti-HBs par EIA
0351	B	70	VHB : Ac anti-HBc par EIA
0352	B	70	VHB : Ac anti-HBc IgM par EIA
0353	B	70	VHB : Ag HBe par EIA
0354	B	70	VHB : Ac anti-HBe par EIA
4710	B	140	VHB : Infection aiguë (Ag HBs + Ac anti-HBc IgM)
4711	B	210	VHB : Suivi d'hépatite chronique (Ag HBs + Ag HBe + Ac anti-HBe)
4712	B	140	VHB : Contrôle de guérison (Ag HBs + Ac anti-HBs)
4713	B	140	VHB : Immunité avant vaccination (Ac anti-HBs + Ac anti-HBc)
4714	B	70	VHB : Immunité après vaccination (Ac anti-HBs)
4715	B	70	VHB : Surveillance de la grossesse (Ag HBs)
3784	B	70	Hépatite C (VHC) : Dépistage par EIA
3785	B	100	VHC : Contrôle avec un réactif différent sur un second prélèvement
1740	B	70	Hépatite Delta (VHD) : Ac delta IgG ou totaux par EIA
1741	B	70	VHD : Ac delta IgM par EIA
1742	B	70	VHD : Ag delta par EIA
1743	B	70	Hépatite E (VHE) : Ac anti-VHE par EIA

1756	B	70	Oreillons : Infection récente (IgG et IgM) par IFI
1757	B	120	Oreillons : Infection récente (IgG et IgM) par EIA
1758	B	70	Oreillons : Immunité ancienne (IgG) par EIA
1759	B	40	Oreillons : Immunité ancienne (IgG) par IFI
1762	B	70	*Parvovirus* B 19 : Infection récente (IgG et IgM) par IFI
1763	B	120	*Parvovirus* B 19 : Infection récente (IgG et IgM) par EIA
1764	B	70	*Parvovirus* B 19 : Immunité ancienne (IgG ou Ac totaux) par EIA
1765	B	40	*Parvovirus* B 19 : Immunité ancienne (IgG ou Ac totaux) par IFI
0388	B	70	VIH : Dépistage des Ac par 2 réactifs différents
0389	B	180	VIH : Confirmation par immuno-transfert
0390	B	270	VIH : Confirmation par 2 réactions ou plus (VIH1, VIH2)
0392	B	70	VIH : Recherche et titrage de l'Ag P24
1754	B	70	HTLV I/II : Dépistage par EIA
4716	B	40	HTLV I/II : Dépistage par agglutination de particules sensibilisées
1755	B	180	HTLV I/II : Confirmation par immuno-transfert
1766	B	120	Rage : Infection récente (IgG et IgM) par EIA
1767	B	70	Rage : Immunité ancienne (IgG) par EIA
1768	B	120	Rougeole : Infection récente (IgG et IgM) par EIA
1769	B	70	Rougeole : Infection récente (IgG et IgM) par IFI
1770	B	70	Rougeole : Immunité ancienne (IgG ou Ac totaux) par EIA
1771	B	40	Rougeole : Immunité ancienne (IgG ou Ac totaux) par IFI
1772	B	40	Rougeole : Immunité ancienne (IgG ou Ac totaux) par IHA
1773	B	40	Rubéole : Diagnostic et dépistage par IHA ou EIA
3773	B	60	Idem + examen itératif
3783	B	70	Rubéole : recherche des IgM par immunocapture
4717	B	20	Rubéole : Immunité post-vaccinale par agglutination

Chapitre 8 – Virologie

La connaissance du syndrome clinique induit le choix de l'une ou de l'autre des techniques de culture : orientée (CO) sur un virus spécifique ou non orientée (CNO).

4201	B	100	CNO : Quel que soit le nombre de lignées cellulaires
4202	B	50	CNO : Identification au moyen de 1 à 2 sérums spécifiques

4203	B	100	CNO : Identification au moyen de 3 à 7 sérums spécifiques
4204	B	150	CNO : Identification au moyen de plus de 7 sérums spécifiques
4205	B	20	Adénovirus : recherche directe sur les selles par AGG
4206	B	70	Adénovirus : recherche directe sur les selles par EIA
4207	B	40	Adénovirus : recherche sur d'autres liquides biologiques par IF
4208	B	150	Adénovirus : culture cellulaire orientée (CO)
4209	B	200	Adénovirus : mise en évidence par ME sur les selles.
4210	B	200	Arbovirus : isolement sur animal
4211	B	150	Arbovirus : culture cellulaire orientée (CO)
4212	B	40	Arénavirus : recherche par IF
4213	B	70	Arénavirus : recherche par EIA
4214	B	150	Arénavirus : culture cellulaire orientée (CO)
4215	B	250	Arénavirus : isolement sur souriceaux
4216	B	500	Fièvres hémorragiques : cultures cellulaires
4217	B	250	Astrovirus : recherche par MIE
4218	B	70	Astrovirus : recherche par EIA
4219	B	150	Astrovirus : culture cellulaire orientée (CO)
4220	B	250	Calicivirus : recherche par MIE
4221	B	70	Calicivirus : recherche par EIA
4222	B	40	Coronavirus : recherche par IF
4223	B	200	Coronavirus : recherche par ME
4224	B	200	*Herpetoviridae* : recherche en urgence par ME
4225	B	40	Cytomégalovirus : recherche par IF
4226	B	100	Cytomégalovirus : antigénémie leucocytaire par IF
4227	B	150	Cytomégalovirus : culture cellulaire (CO)
4228	B	40	*Herpes simplex* : recherche directe par IF
4229	B	70	*Herpes simplex* : recherche par EIA
4230	B	150	*Herpes simplex* : culture cellulaire (CO)
4270	B	600	Herpès 6 ou 7 : culture sur lymphocytes
4232	B	40	Varicelle-Zona : recherche directe par IF
4233	B	70	Varicelle-Zona : recherche par EIA
4234	B	150	Varicelle-Zona : culture cellulaire (CO)
4235	B	200	Poliovirus : culture cellulaire (CO)
4236	B	250	Coxsackie A : culture cellulaire (CO)
4237	B	350	Coxsackie A : isolement sur souriceaux
4238	B	200	Coxsackie B : culture cellulaire (CO)
4239	B	200	Echovirus : culture cellulaire (CO)
4272	B	150	Rhinovirus : culture (CO) avec test de l'acidité
4240	B	40	Virus grippaux : recherche directe par IF

4241	B	70	Virus grippaux : recherche par EIA
4242	B	150	Virus grippaux : culture cellulaire (CO)
4243	B	40	Virus *parainfluenzae* : recherche directe par IF
4244	B	70	Virus *parainfluenzae* : recherche par EIA
4245	B	150	Virus *parainfluenzae* : culture cellulaire (CO)
4246	B	40	Virus respiratoire syncytial : recherche par IF
4247	B	70	Virus respiratoire syncytial : recherche par EIA
4248	B	150	Virus respiratoire syncytial : culture cellulaire (CO)
4250	B	40	Oreillons : recherche par IF
4251	B	70	Oreillons : recherche par EIA
4252	B	150	Oreillons : cultures cellulaires (CO)
4253	B	200	Parvovirus B 19 : recherche dans le sérum par ME
4254	B	40	Polyomavirus : recherche directe par IF
4255	B	150	Polyomavirus : culture cellulaire (CO)
4256	B	200	Poxvirus : recherche par ME
4257	B	250	Poxvirus : recherche par MIE
4258	B	1200	VIH : cultures sur lymphocytes
4271	B	1200	Rétrovirus autre que VIH : culture cellulaire (CO)
4259	B	40	Rage : recherche par IF
4260	B	70	Rage : recherche par EIA
4261	B	150	Rage : culture cellulaire (CO)
4262	B	40	Rougeole : recherche directe par IF
4263	B	70	Rougeole : recherche par EIA
4264	B	150	Rougeole : culture cellulaire (CO)
4265	B	150	Rubéole : culture cellulaire (CO)
4266	B	20	Rotavirus : recherche directe par AGG
4267	B	70	Rotavirus : recherche par EIA
4268	B	200	Rotavirus : recherche par ME

Chapitre 9 – Épreuves fonctionnelles

0406	B	30	Clairance rénale de l'urée (Van Slyke)
0407	B	30	Clairance de la créatinine
0409	B	15	Épreuve de concentration des urines
0410	B	15	Épreuve de dilution des urines
0412	B	60	Hyperglycémie provoquée (au moins 5 dosages)
0413	B	20	Épreuve simplifiée d'hyperglycémie (2 dosages)
1414	B	60	Test au xylose (au moins 2 dosages sanguins)
1415	B	100	Clairance de l'alpha-1-antitrypsine

Chapitre 10 – Hormonologie

7401	B	50	HCG : recherche ou dosage dans les urines
7402	B	50	HCG : recherche ou dosage dans le sang
0472	B	70	LH : dans le sang
0572	B	70	LH : dans les urines
0473	B	70	FSH : dans le sang
0573	B	70	FSH : dans les urines
0455	B	60	17 Cétostéroïdes urinaires
0474	B	100	17 Cétostéroïdes urinaires : fractionnement chromatographique
0457	B	60	DHA urinaire
0460	B	70	Prégnanetriol urinaire
0461	B	70	17 Hydroxy-corticostéroïdes ou THS urinaires
0462	B	70	Cortisol sérique
0476	B	120	Cortisol libre urinaire par chromatographie
0463	B	120	Aldostérone ou THA urinaires
0466	B	60	5-HIAA urinaire
0467	B	60	Acide vanilmandélique urinaire
0468	B	80	Cathécholamines totales ou métanéphrime ou acide homovanilique
0477	B	140	Idem avec fractionnement (au moins 2 dosages)
0478	B	140	Cathécholamines plasmatiques par HPLC avec 2 ou 3 dosages
0464	B	80	Estriol
0469	B	80	Œstrogènes urinaires
0331	B	80	Estradiol dans le sang chez la femme
0334	B	70	Progestérone
0343	B	70	Prolactine
0357	B	80	Testostérone chez l'homme
0358	B	80	Protéine de transport des hormones sexuelles (TeBG, SBP)
0359	B	90	Transcortine (CBG)
0361	B	90	Choriosomatomammotropine (hPL, hCS)
0364	B	120	Sérotonine par HPLC
0360	B	100	Protéine de transport des hormones thyroïdiennes (TBG)
1206	B	55	T3 totale ou T3 libre FT3
1207	B	55	T4 totale ou T4 libre FT4
1208	B	55	TSH
1209	B	100	T3 (ou FT3) + T4 (ou FT4)
1210	B	100	TSH + T3 (ou FT3)
1211	B	100	TSH + T4 (ou FT4)

1212	B	145	TSH + T3 (ou FT3) + T4 (ou FT4)
7405	B	120	Androstanediol dans le sang
7429	B	120	Androstanediol dans les urines
7406	B	120	Androstènediol glucuronide dans le sang
7430	B	120	Androstènediol glucuronide dans les urines
7407	B	120	Androstènediol dans le sang
7431	B	120	Androstènediol dans les urines
7408	B	120	Corticostérone (Composé B)
7409	B	110	6-bêta-OH Cortisol
7410	B	110	Cortisone (Composé E)
7411	B	120	Désoxycorticostérone (DOC)
7412	B	110	11-désoxycortisol (Composé S)
7413	B	120	21-désoxycortisol
7414	B	120	DHA plasmatique
7415	B	120	DHT
7416	B	120	Estrone
7417	B	120	Prégnénolone
7418	B	120	17-OH-prégnénolone
7419	B	70	Sulfate de DHA chez l'adulte
7428	B	140	Sulfate de DHA chez l'enfant de moins de 15 ans
7420	B	110	Corticotropine (ACTH)
7422	B	70	Insuline
7423	B	110	Hormone de croissance GH dans le sang
7432	B	110	Hormone de croissance GH dans les urines
7424	B	110	Calcitonine
7425	B	110	Parathormone intacte

Chapitre 11 – Enzymologie

1510	B	25	Amylasémie
1511	B	25	Amylase (autre liquide biologique)
1513	B	25	Aldolase
0514	B	20	Phosphatases alcalines
0516	B	20	Transaminase glutamique pyruvique (TGP)
0517	B	20	Transaminase glutamique oxalacétique (TGO)
0522	B	25	Transaminase (TGP et TGO)
1518	B	40	Glucose-6-phosphate déshydrogénase (G6PD)
0519	B	30	Gamma-glutamyl transférase (GGT)
1520	B	30	Créatine phosphokinase (CPK)
0521	B	20	Lactate déshydrogénase sérique (LDH)

1521	B	20	Lactate déshydrogénase (autre liquide biologique)
0523	B	60	Enzyme de conversion
0524	B	30	Lipase
1525	B	40	5′nucléotidase
1526	B	50	Créatine phosphokinase MB
1527	B	40	Pyruvate kinase
1528	B	70	Profil enzymatique hépatobiliaire (TGO, TGP, GGT, PAL)
1529	B	75	Profil enzymatique cardiaque (TGO, LDH, CPK)
1530	B	60	Profil enzymatique musculaire (ALDOLASE, CPK)
1531	B	55	Profil enzymatique pancréatique (AMYLASE sérique et urinaire)
1532	B	95	Profil enzymatique bilio-pancréatique (TGO, TGP, GGT, PAL, AMYLASE OU LIPASE)
1533	B	60	Lysozyme ou muramidase dans le sang
1519	B	60	Lysozyme ou muramidase dans les urines

Chapitre 12 – Proteines – Marqueurs tumoraux – Vitamines

2258	B	10	Protéines sériques ou plasmatiques totales
0570	B	60	Protéinogramme (électrophorèse) avec dosage des protéines
1569	B	40	Dosage d'une protéine
1570	B	70	Dosage de 2 protéines ou plus
1571	B	180	Typage d'une dysglobulinémie monoclonale
1572	B	220	Protéinogramme et typage d'une dysglobulinémie
1573	B	20	Recherche de cryoglobulines
1392	B	70	Sous-classes d'IgG : Un paramètre
1393	B	130	Sous-classes d'IgG : Deux paramètres
1394	B	190	Sous-classes d'IgG : Trois paramètres
1400	B	80	CRP – Haptoglobine
1401	B	80	CRP – Orosomucoide
1402	B	10	CRP – Haptoglobine – Orosomucoide
1403	B	100	CRP – Haptoglobine – alpha 1 antitrysine
1404	B	100	CRP – Orosomucoide – alpha 1 antitrypsine
1388	B	80	Préalbumine – Albumine
1389	B	80	Préalbumine – RBP
1390	B	100	Préalbumine – Albumine – Orosomucoide
1391	B	100	Préalbumine – RBP – Orosomucoide
1383	B	80	Haptoglobine – Orosomucoide
1384	B	100	Haptoglobine – Orosomucoide – Hémopexine

1385	B	100	IgG – IgA – IgM
1386	B	140	IgG – IgA – IgM – Protéinogramme
1374	B	70	Vitamine B12
1387	B	70	Folates sériques ou érythrocytaires (une cotation)
7301	B	110	Vitamine A
7302	B	110	Vitamine E
7303	B	110	Vitamine B 1
7304	B	110	Vitamine B 2
7305	B	110	Vitamine B 6
7306	B	110	Vitamine P
0316	B	40	Complément Hémolytique CH 50
1575	B	60	Myoglobine
1577	B	60	Hémoglobine glyquée (HbA1c) en suivi thérapeutique
1576	B	40	Protéines glyquées (fructosamine ou autre)
0324	B	70	Bêta 2 microglobuline dans le sang
0321	B	70	Bêta 2 microglobuline dans un autre milieu biologique
7307	B	110	Procalcitonine
7308	B	110	Acide hyaluronique
7309	B	110	Phosphatase alcaline osseuse
7310	B	90	Marqueurs de l'ostéoporose (déoxypyridinoline et peptides ass.)
1213	B	60	Ferritine
7311	B	70	Ferritine érythrocytaire
7312	B	110	Néoptérine
7313	B	140	Fibrinopeptide A
7314	B	140	Facteur 4 plaquettaire
7315	B	140	Thromboxane B2 dans le sang
7331	B	140	Thromboxane B2 dans les urines de 24 heures
7316	B	140	Bêta thromboglobine
0320	B	70	Alpha-fœtoprotéine (AFP)
7317	B	90	Sous-unité bêta-HCG libre
7318	B	70	Antigène spécifique prostatique (PSA)
7319	B	105	PSA avec reprise du sérum antérieur
7320	B	140	PSA libre et rapport PSA totale/ PSA libre
7321	B	70	Antigène CA15.3
7322	B	105	CA15.3 avec reprise du sérum antérieur
7323	B	70	Antigène CA19.9
7324	B	105	CA19.9 avec reprise du sérum antérieur
7325	B	70	Antigène CA125
7326	B	105	CA125 avec reprise du sérum antérieur
7327	B	70	Antigène carcino-embryonnaire (ACE)
7328	B	105	ACE avec reprise du sérum antérieur

Chapitre 13 – Biochimie

Sous-chapitre 13 – 01 – Sang

0530	B	30	Acide lactique
0532	B	10	Acide urique
0536	B	50	Ammoniaque
0547	B	30	Cuivre sérique
0548	B	30	Fer sérique
0549	B	50	Fer sérique et capacité de fixation du fer
0552	B	10	Glucose
0563	B	15	Phosphore minéral
0578	B	15	Calcium
0584	B	15	Magnésium plasmatique ou globulaire
0591	B	10	Urée
0592	B	10	Créatinine
0593	B	10	Urée et créatinine
1601	B	20	Bilirubine – Bilirubine libre et conjuguée
0580	B	5	Cholestérol
0590	B	10	Triglycérides
0583	B	40	Lipoprotéinogramme
1602	B	30	Apoprotéines B
1603	B	20	Apoprotéines A1
1604	B	70	Exploration d'une anomalie lipidique
1605	B	50	Dosage de la Lp(a) Première détermination
1606	B	55	Dosage de la Lp(a) Deuxième détermination
1607	B	20	Osmolarité
0571	B	15	Bicarbonates ou CO_2 total
1608	B	15	Potassium
1609	B	20	Ionogramme (potassium et sodium)
1610	B	40	Ionogramme complet
1611	B	60	Ionogramme d'urgence (réanimation, dialyse...)
0559	B	35	Méthémoglobine
1612	B	35	Saturation en oxygène (Sa O_2)
1534	B	99	Gaz du sang
1636	B	60	Dosage de 2-3 diphosphoglycérate

Sous-chapitre 13 – 02 – Liquide céphalo-rachidien

0603	B	10	Glucose
1613	B	10	Protéines totales
0611	B	70	Électrophorèse des protéines y compris la protéinorachie
1614	B	40	Dosage d'une protéine
1615	B	80	Dosage de 2 protéines ou plus
1616	B	190	Recherche ou typage d'une dysglobulinorachie
0614	B	230	Électrophorèse et typage d'une dysglobulinorachie

Sous-chapitre 13 – 03 – Urines

0632	B	2	Protéinurie (recherche)
1617	B	8	Protéinurie (dosage spectrophotométrique)
0635	B	70	Électrophorèse des protéines urinaires
1618	B	50	Microalbuminurie
1619	B	180	Protéinurie de Bence Jones (recherche et identification)
1620	B	160	Typage de la nature d'une protéinurie
0990	B	60	Acides aminés libres
0991	B	80	Acides aminés totaux
1621	B	20	Ionogramme (Potassium – Sodium)
0620	B	5	Acétone
0622	B	10	Acide urique
O624	B	20	Calcium
0627	B	10	Créatinine
0629	B	15	Phosphore minéral
0630	B	10	pH (mesure électrométrique)
0631	B	5	Pigments et sels biliaires
0637	B	5	Porphyrines (recherche)
0638	B	70	Porphyrines (dosage identification)
0640	B	10	Recherche de sang (hématies ou hémoglobine)
0643	B	2	Glucose (recherche)
0644	B	5	Glucose (recherche et dosage)
0647	B	5	Urobiline (recherche)
0992	B	70	Hydroxyproline totale et libre

Sous-chapitre 13 – 04 – Selles

1622	B	50	Examen physique complet
1623	B	120	Examen physique et chimique complet
0666	B	50	Dosage des lipides totaux

1624	B	50	Détermination de l'azote fécal
1625	B	80	Détermination de l'azote fécal total et soluble
1626	B	45	Ionogramme fécal
1627	B	65	Osmolarité fécale
1628	B	40	Activité chymotrypsique fécale
1629	B	25	Recherche de sang (hématies, hémoglobine)
1630	B	300	Fécalogramme (coprologie fonctionnelle)

Sous-chapitre 13 – 07 – Calculs

1631	B	25	Analyse optique et chimique
1632	B	100	Analyse séquentielle optique et physique

Sous-chapitre 13 – 08 – Liquides de sérosité

0691	B	10	Protéines (dosage)
0693	B	60	Protéinogramme (électrophorèse)
1633	B	40	Dosage d'une protéine
1634	B	80	Dosage de 2 protéines ou plus

Sous-chapitre 13 – 09 – Sueur

1635	B	50	Épreuve de la sueur

Chapitre 14 – Médicaments – Toxiques

1650	B	70	Antibiotique : un dosage
1651	B	120	Antibiotique : deux dosages
1652	B	80	Isoniazide (INH)
1653	B	120	Isoniazide (INH) et son métabolite
1054	B	80	Ciclosporine A
1376	B	120	Ciclosporine A après chromatographie
1377	B	80	Tacrolimus
1655	B	80	Méthotréxate
1656	B	120	Méthotréxate et son métabolite
1657	B	140	Antitumoraux dans le sang
0657	B	140	Antitumoraux dans un autre liquide biologique
0335	B	70	Théophylline dans le sang
1649	B	70	Théophylline dans un autre liquide biologique
1658	B	70	Caféine (en pédiatrie)

1659	B	120	Analgésiques et stupéfiants dans le sang
0659	B	120	Idem mais dans un autre liquide biologique
1660	B	50	Acide salicylique
1661	B	70	Paracétamol
1662	B	120	Recherche et dosage sanguin d'un psychotrope
0662	B	120	Idem mais dans un autre liquide biologique
1663	B	70	Antidépresseurs tricycliques dans le sang
0663	B	70	Idem mais dans un autre liquide biologique
1664	B	120	Antidépresseurs autres que tricycliques dans le sang
0664	B	120	Idem mais dans un autre liquide biologique
1665	B	120	Dosage spécifique des antidépresseurs dans le sang
0665	B	120	Idem mais dans un autre liquide biologique
1666	B	190	Antidépresseurs en dehors d'un suivi thérapeutique
0668	B	190	Idem mais dans un autre liquide biologique
1667	B	70	Benzodiazépines dans le sang
0667	B	70	Idem mais dans un autre liquide biologique
1668	B	120	Diazépam et son métabolite (dosage)
1669	B	120	Clonazépam (dosage)
0325	B	70	Carbamazépine
0328	B	70	Éthosuximide
0340	B	70	Acide valproïque
0332	B	70	Phénytoïne (diphényl-hydantoïne)
0333	B	70	Phénobarbital
1670	B	140	Primidone et phénobarbital
1671	B	120	Dosage d'un épileptique dans le sang
0671	B	120	Idem mais dans un autre liquide biologique
1672	B	70	Recherche des barbituriques dans le sang
0672	B	70	Idem mais dans un autre liquide biologique
1673	B	120	Dosage des barbituriques dans le sang
0673	B	120	Idem mais dans un autre liquide biologique
1674	B	190	Barbituriques en dehors d'un suivi thérapeutique
0674	B	190	Idem mais dans un autre liquide biologique
0327	B	70	Digoxine ou digitoxine
1675	B	70	Disopyramide
1676	B	70	Lidocaïne
1677	B	70	Quinidine ou hydroquinidine
1678	B	120	Autres antiarythmiques
1679	B	60	Aluminium dans le sang
0679	B	60	Idem mais dans un autre liquide biologique
0565	B	60	Plombémie
0566	B	60	Idem mais dans un autre liquide biologique

1680	B	35	Oxyde de carbone du sang
0557	B	20	Lithiémie
0567	B	20	Lithium dans un autre liquide biologique
0537	B	65	Benzène
0534	B	50	Alcool éthylique ou méthylique
1681	B	120	Recherche et identification de laxatifs (selles, urines)

Chapitre 15 – Actes avec technique utilisant un marqueur isotopique

Sous-chapitre 15 – 01 – Exécution d'un même acte sur des prélèvements répétés

0858	BR	175	Épreuve à deux temps
0859	BR	210	Épreuve à trois temps ou plus

Sous-chapitre 15 – 02 – Hormones libres (urines, plasma, salive)

0701	BR	140	Testotérone libre ou biodisponible
0703	BR	140	Insuline libre
0705	BR	140	Testotérone salivaire
0706	BR	140	17-OH Progestérone salivaire
0707	BR	140	Androstènedione salivaire
0708	BR	140	Cortisol salivaire
0709	BR	140	Cortisone salivaire
0710	BR	140	Progestérone salivaire

Sous-chapitre 15 – 03 – Hormones stéroïdes ne figurant pas au chapitre 10

0714	BR	140	Aldostérone plasmatique
0718	BR	140	Androstènedione
0727	BR	140	Estradiol (homme et enfant)
0731	BR	140	17 OH Progestérone
0733	BR	140	Testostérone (homme et enfant)

Sous-chapitre 15 – 04 – Sous-unités des hormones glycoprotéiques

0737	BR	140	Sous-unité alpha (FSH, HCG, LH, TSH)
0738	BR	140	Sous-unité bêta-FSH
0740	BR	140	Sous-unité bêta-LH
0741	BR	140	Sous-unité bêta-TSH

Sous-chapitre 15 – 05 – Neuropeptides et neuroprotéines

0745	BR	140	Hormone antidiurétique ou vasopressine (ADH)
0746	BR	140	Somatolibérine (G-RH)
0747	BR	140	Corticolibérine (C-RH)
0752	BR	140	Lipotroine
7891	BR	100	Mélatonine

Sous-chapitre 15 – 06 – Peptides et enzymes digestifs ou rénaux

0761	BR	140	C-Peptide dans le sang
0756	BR	140	C-Peptide dans les urines
0763	BR	140	Érythropoïétine
0764	BR	140	Gastrine
0766	BR	140	Glucagon
0769	BR	140	Somatostatine
0770	BR	140	Substance P
0772	BR	140	Peptide pancréatique
0773	BR	140	Pro-insuline
0774	BR	140	Peptide vasoactif intestinal (VIP)
0775	BR	140	Trypsine
0776	BR	140	Rénine
0758	BR	140	Procollagène 3
0777	BR	140	Inhibine
0778	BR	140	Amyline
0779	BR	140	Transferrine désialylée ou déglycosilée (DCT)

Sous-chapitre 15 – 07 – Facteurs de croissance

0780	BR	140	Somatomédine (IgF1 – SMC)
0783	BR	140	IGFBP 3
0784	BR	140	GN CSF

Sous-chapitre 15 – 08 – Hormones du métabolisme phospho-calcique

0785	BR	140	Parathormone PTH RP
0791	BR	140	Ostéocalcine

Sous-chapitre 15 – 09 – Vitamines

0802	BR	140	25 Hydroxycholécalciférol (25 OHD3)
0803	BR	140	Dérivés dihydroxylés de la vitamine D (1, 25-di-OHD3)
0804	BR	140	Dérivés dihydroxylés de la vitamine D (24, 25-di-OHD3)

Sous-chapitre 15 – 10 – Antigènes d'origine tissulaire circulants ou de surface

0809	BR	120	Antigène CA 50
0812	BR	120	Antigène du carcinome à cellules squameuses (SCC)
0813	BR	120	Antigène tissulaire polypeptidique (TPA)
0814	BR	140	Énolase (NSE)
0822	BR	140	Cyfra-21.1
0821	BR	140	Thyroglobuline
0823	BR	140	ECP (Eosino-cationique protéine)
0824	BR	140	CA 72.4
0825	BR	140	Phosphatase alcaline placentaire
0826	BR	140	Transcobalamine

Sous-chapitre 15 – 15 – Paramètres divers

Anticorps

0861	BR	150	Anticorps anti-hormones
7890	BR	150	Anticorps anti-GAD

Récepteurs hormonaux et protéines cytosoliques

7886	BR	150	Récepteur d'œstrogènes
7887	BR	150	Récepteur de progestérone
7889	BR	150	Cathepsine ou Urokinase
7885	BR	150	Traitement de tissu tumoral avec extraction
0871	BR	150	Triiodothyronine inverse (rT3)
0872	BR	150	Prostaglandines
0873	BR	150	Histamine
0881	BR	150	Méthylhistamine sérique
0876	BR	150	AMP cyclique dans le sang
0866	BR	150	AMP cyclique dans les urines
0877	BR	150	GMP cyclique
0878	BR	150	Facteur natriurétique atrial (ANF)
0879	BR	150	Angiotensine
0880	BR	150	Angiotensinogène

0882	BR	150	Leptine
0883	BR	100	Diamine-oxydase (DAO)
0884	BR	400	Chromatographie de la prolactine

Chapitre 16 – Test d'amplification génique et d'hybridation moleculaire

Sous-chapitre 16 – 01 – Détection du génome bactérien

4101	B	150	Mycobactéries : diagnostic d'espèce en cas de culture positive
4102	B	250	Mycobactéries : recherche d'ADN dans les tissus et le LCR
5256	B	60	*Chlamydiae* : recherche d'ADN ou d'ARN sans amplification
5257	B	100	*Chlamydiae* : recherche avec amplification génique

Sous-chapitre 16 – 02 – Détection du génome viral

4120	B	150	Hépatite B : détection qualitative du génome viral (ADN)
4123	B	200	Hépatite C : détection qualitative de l'ARN viral

Les indications de ces tests sont limitées aux situations suivantes :

1. En cas de sérologie VHC positive :
- mise en évidence d'une réplication virale, – diagnostic de l'infection chez un enfant né de mère infectée par le virus de l'hépatite C ;
- évaluation de l'efficacité thérapeutique ;
- imputabilité du virus de l'hépatite C au cours d'une hépatopathie ayant plusieurs causes possibles.

2. En cas de sérologie VHC négative ou discordante :
- hépatopathie aiguë d'étiologie indéterminée après élimination des autres causes possibles d'hépatites (virales, toxiques, médicamenteuses et métaboliques) ;
- hépatopathie chronique d'étiologie indéterminée après élimination des autres causes possibles d'hépatites (virales, toxiques, médicamenteuses et métaboliques), en particulier sur certains terrains tels que les sujets immunodéprimés, sujets transplantés et sujets hémodialysés ;
- exploration d'une maladie systémique pouvant être associée au virus de l'hépatite C – diagnostic précoce lors d'un risque de contamination par le virus de l'hépatite C après piqûre lors d'un prélèvement biologique ou d'une

injection (si le sujet contaminant est infecté par le virus de l'hépatite C ou a un statut sérologique inconnu).

3. Prise en charge des couples sérodifférents vis à vis de l'hépatite C en vue d'une assistance médicale.

4124 B 300 **Détermination quantitative de la virémie (charge virale).**
Les indications de cet examen sont limitées à :
– bilan préthérapeutique des hépatites C ;
– suivi thérapeutique des hépatites C.

4125 B 400 **Génotypage du VHC par biologie moléculaire.**
L'indication de cet examen est limitée au bilan préthérapeuthique des hépatites C.

4126 B 200 **Sérotypage du VHC par méthodes immunologiques.**
L'indication de cet examen est limitée au bilan préthérapeutique des hépatites C.
La cotation de l'acte n° 4123 n'est pas cumulable avec la cotation des actes n° 4124 ou 4125.
La cotation de l'acte n° 4126 n'est pas cumulable avec la cotation de l'acte n° 4125.

4122 B 300 **Virus de l'immunodéficience humaine (VIH) ;**
Mesure de la charge virale VIH-1 (ARN VIH-1 plasmatique)
Les indications de ce test sont limitées au VIH-1 pour les situations suivantes :
– bilan pré-thérapeutique puis évaluation de l'efficacité du traitement antirétroviral vis-à-vis du VIH-1 :
– bilan de surveillance des personnes atteintes par le VIH-1 et non traitées par les médicaments antirétroviraux.

Remarques :

a) Le compte rendu d'analyses précise :
– le réactif utilisé ;
– la valeur-seuil de la technique ;
– le nombre de copies ou d'équivalent-copies par millilitre de plasma.

b) La mesure de la charge virale n'est pas cumulable, à l'exception de la primo-infection, avec le dosage de la bêta-2 micro-globulinémie (acte n° 0324) et de l'antigénémie p 24 (acte n° 0392) et de la néoptérine (acte n° 7312).

Chapitre 17 – Diagnostic prénatal

Sous-chapitre 17 – 01 – Analyses de biochimie sur embryons et fœtus

Diagnostic d'une maladie héréditaire du métabolisme ou d'un syndrome malformatif.

I – CAS INDEX

Tests d'orientation

4001	B 500	*Profils métaboliques dans différents liquides biologiques Études par méthodes chromatographiques et/ou électrophorétiques . Acides aminés, séparation quantitative . Acides organiques, identification en spectrométrie de masse . Acides gras . Mucopolysaccharides, séparation et dosage . Oligosaccharides, acide sialique urinaire . Sphingolipides, identification . Dérivés ptéridines
4002	B 120	*Dosage d'un métabolite spécifique ou d'un groupe de métabolites dans les liquides biologiques et tissus . Acides acétoacétique, bêta-hydroxybutyrique, pyruvique, lactique . Carnitine libre et totale . Galactose 1 phosphate . Acide orotique . Acide pipécolique
4003	B 650	*Détection immunochimique d'une protéine ou d'un métabolite sur cellules

Diagnostic de certitude

4010	B 1000	*Étude d'un métabolisme in vitro par incorporation et/ou dégradation par une technique isotopique ou non, dans les cellules ou tissus, . Bêta oxydation des acides gras marqués . Incorporation de 35 S cystine . Estérification du LDL-cholestérol *Études enzymatiques :
4011	B 100	Substrat non radioactif, pour une activité (limitée à 5 activités) (ex : déficit en pyruvate kinase)
4012	B 500	Substrat non radioactif de technique complexe, pour une activité (ex : maladie de Hurler)
4013	B 1200	Substrat radioactif (ex : maladie de San Filippo A) *Biologie moléculaire (sous-chapitre 17 – 02)

II – ÉTUDES FAMILIALES : PARENTS ET FRATRIE

Recherche de l'anomalie (métabolique, enzymatique ou moléculaire) par les techniques utilisées pour la mise en évidence chez le cas index (une cotation par individu étudié).

III – DIAGNOSTIC PRÉNATAL

Examens de biochimie sur le fœtus et ses annexes en vue du diagnostic des maladies génétiques et des syndromes malformatifs.

• Liquide amniotique ou sang fœtal, métabolites ou activités enzymatiques

4020	B 100	Alpha fœto-protéine
4021	B 150	Acétylcholinestérase avec électrophorèse
4022	B 100	Activité enzymatique, type phosphatase alcaline
4023	B 250	Exploration thyroïdienne
4024	B 200	Médicament
4025	B 150	Marqueur tumoral
		Maladies héréditaires du métabolisme (cf. cas index)

• Trophoblaste (cultivé ou non) ou cellules amniotiques cultivées

4026	B 1000	*Étude métabolique globale
4027	B 500	*Étude enzymatique (substrat non radioactif)
4028	B 1200	*Étude enzymatique (substrat radioactif)
		*Biologie moléculaire pour diagnostic de certitude (cf. sous-chapitre 17-02)

IV – ACTES DE CULTURES CELLULAIRES

4030	B 1250	*Pour étude du cas index et étude familiale, si nécessaire cultures cellulaires par individu testé.

4031	B 1000	*Pour diagnostic prénatal, si nécessaire cultures cellulaires (cellules amniotiques et trophoblastiques)

Les cultures cellulaires ne sont justifiées que dans les cas suivants :
Diagnostic sur amniocentèse
. Prélèvement de villosités choriales de taille insuffisante
. Prélèvements de villosités choriales pour certaines maladies (ex : dégradation des acides gras, mucolipidoses, Niemann Pick…)

Sous-chapitre 17 – 02 – Actes de biologie moléculaire en vue du diagnostic des maladies génétiques

• Maladies héréditaires du métabolisme

4033	B 500	*Cas index, parents, fratrie (par individu étudié)
4034	B 700	*Diagnostic prénatal

• Mucoviscidose

A – Étude familiale :
Cas index et/ou parents et fratrie
(Cotations par individu étudié, non cumulables)

*Recherche de mutations les plus fréquentes dans la population de même origine géographique :

4040	B 200	deux mutations, dont la mutation delta F 508
4041	B 400	au delà de deux mutations
		*Si les recherches précédentes n'ont identifié qu'une ou aucune des deux mutations :
4042	B 500	étude indirecte par l'analyse de la ségrégation de polymorphismes de l'ADN (polymorphismes de restriction et/ou microsatellites)

B – Diagnostic prénatal :
Le diagnostic prénatal ne peut être réalisé qu'après orientation, en fonction de l'informativité du couple (Cotations non cumulables)

4044	B 400	Recherche sur fœtus issu d'un couple à risque comportant deux hétérozygotes delta F 508.
4045	B 600	Recherche sur fœtus issu d'un couple à risque comportant d'autres mutations préalablement identifiées.

4046	B 700	Recherche sur fœtus issu d'un couple dont les mutations ne sont pas identifiées avec étude indirecte par l'analyse de la ségrégation de polymorphismes de l'ADN (polymorphisme de restriction et/ou microsatellites)

• Retard mental lié à l'X fragile

4050	B 500	*Cas index, parents et/ou collatéraux à risque
4051	B 700	*Diagnostic prénatal

• Myopathies Duchenne et Becker

4052	B 500	*Cas index, parents et/ou collatéraux à risque
4053	B 700	*Diagnostic prénatal

• Anomalies de l'hémoglobine

4054	B 600	Diagnostic prénatal d'une drépanocytose par biologie moléculaire.
		Diagnostic prénatal d'une bêta-thalassémie majeure :
		*Recherche de mutations les plus fréquentes dans la population, de même origine géographique :
4055	B 400	. deux mutations
4056	B 600	. au delà de deux mutations
		*Si les recherches précédentes n'ont identifié qu'une ou aucune mutation :
4057	B 700	. étude indirecte par l'analyse de la ségrégation de polymorphisme de l'ADN
		Diagnostic prénatal d'une alpha-thalassémie
4058	B 500	. avec antécédents familiaux connus
4059	B 700	. sans antécédents familiaux

• Hémophilies

4080	B 500	*Cas index, parents et/ou collatéraux à risque
4081	B 700	*Diagnostic prénatal

• Autres infections

Notamment : Syndrome de Charcot-Marie Tooth (CMT), Myotonie dystrophique ou Steinert, Amyotrophie spinale.

4082	B 500	*Cas index, parents, fratrie
4083	B 700	*Diagnostic prénatal

Sous-chapitre 17 – 03 – Diagnostic des embryofœtopathies infectieuses

Chaque échantillon doit être analysé individuellement et conservé à moins 80 °C pendant 3 ans. Le compte rendu dans sa conclusion doit faire état de la présence ou de l'absence de l'ADN ou de l'ARN recherché.

• Toxoplasme

4060	B 300	*Recherche de toxoplasme par culture cellulaire
4061	B 300	*Recherche de toxoplasme par inoculation à la souris
4062	B 500	*Recherche de toxoplasme par culture cellulaire et simultanément par inoculation à la souris.
4063	B 600	*Recherche de l'ADN toxoplasmique.

• Cytomégalovirus (CMV)

4064	B 150	*Recherche du Cytomégalovirus par culture
4065	B 600	*Recherche de l'ADN du Cytomégalovirus par tests d'hybridation qualitative ou semi-quantitative, avec ou sans amplification quelle que soit la technique avec recherche obligatoire d'inhibiteurs de la réaction.

• Herpesviridae

4066	B 600	*Recherche de l'ADN du virus de la varicelle par hybridation moléculaire avec ou sans amplification.

• Virus de la rubéole

4067	B 150	*Recherche du virus de la rubéole par culture
4068	B 150	*Recherche de l'interféron alpha-acide labile dans le liquide amniotique ou dans le sang fœtal
4069	B 450	*Recherche de l'ARN du virus de la rubéole par action de la reverse-transcriptase

• Parvovirus

4070	B 600	*Recherche de l'ADN du *Parvovirus* par hybridation moléculaire avec ou sans amplification

Sous-chapitre 17 – 04 – Diagnostic d'une anomalie immunologique sur le fœtus et ses annexes

4075	B 700	*Déficit lié à une activité enzymatique (adénosine déaminase) sur sang fœtal
4076	B 400	*Diagnostic d'une alloimmunisation fœtomaternelle comprenant le contrôle de la pureté du sang fœtal et l'hémogramme.
4077	B 600	*Identification éventuelle de l'alloanticorps responsable de l'anémie ou de la thrombopénie fœtale.

Sous-chapitre 17 – 05 – Diagnostics hématologiques sur le fœtus et ses annexes

4095	B 1500	*Diagnostic prénatal d'un déficit congénital en facteur de l'hémostase (facteurs VIII, IX, Willebrand, protéines C, S…) incluant les critères biologiques de pureté du sang fœtal
4096	B 1500	*Diagnostic prénatal d'une anomalie qualitative ou quantitative des plaquettes sanguines (maladie de Glanzmann…) incluant les critères biologiques de pureté du sang fœtal.
4097	B 500	*Purpura thrombopénique idiopathique.

Sous-chapitre 17 – 06 – Analyses de biochimie portant sur les marqueurs sériques de trisomie 21 dans le sang maternel

4004	B 145	Dosage des marqueurs sériques de la trisomie 21 dans le sang maternel Détermination des valeurs d'au moins deux marqueurs, dont l'hormone chorionique gonadotrophine (hCG) permettant de calculer le risque pour une femme de porter un enfant atteint d'une anomalie chromosomique, et cela quel que soit son âge. L'examen ne peut être pratiqué qu'à la 15e, 16e, 17e et 18e semaine d'aménorrhée. *La prescription doit être accompagnée :* – de l'attestation signée du médecin prescripteur qu'il a apporté à la femme enceinte les informations définies à l'article R. 162-16-7 du code de la santé publique ; – du consentement écrit de la patiente.

– des renseignements suivants :
- date de naissance de la patiente ;
- meilleure estimation possible de l'âge gestationnel calculé d'après la date des dernières règles et par un examen échographique ;
- éventuellement d'autres données pouvant influer sur les valeurs des marqueurs, notamment la notion de grossesse multiple.

Le compte rendu d'analyses doit préciser :

1. les techniques, la marque des réactifs et le type de logiciel utilisés pour les dosages des marqueurs ;
2. les résultats des dosages des marqueurs sériques effectués ;
3. le risque calculé pour la patiente.

Ce compte rendu ne peut être remis à la femme que par l'intermédiaire du médecin prescripteur.

CAISSES PRIMAIRES D'ASSURANCE MALADIE (CPAM)

Code Postal	VILLE	Adresse	Téléphone
01015	BOURG EN BRESSE CX	Place de la Grenouillère	04 74 45 84 84
02009	LAON CX 9	2, rue Charles Péguy	03 23 26 23 26
02323	SAINT-QUENTIN CX	29, boulevard Roosevelt BP 606	03 23 08 41 41
03010	MOULINS CX	9 et 11, rue Achille Roche	04 70 48 37 00
04010	DIGNE LES BAINS CX	3, rue Alphonse Richard	04 92 30 24 00
05012	GAP CX	10, boulevard G. Pompidou	04 92 53 10 00
06100	NICE CX 2	48, av. Roi Robert Comte de Provence BP 30	04 92 09 40 00
07104	ANNONAY CX	27, av. de l'Europe BP 122	04 75 69 84 00
07007	PRIVAS CX	6, av. de l'Europe Unie	04 75 66 52 33
08101	CHARLEVILLE MÉZIÈRES CX	14, av. G Corneau	03 24 33 73 73
09015	FOIX CX	6, cours Irénée Cros	05 61 65 74 00
10030	TROYES CX	113, rue Etienne Pédron	03 25 76 41 41

Code Postal	VILLE	Adresse	Téléphone
11017	CARCASSONNE CX 9	2, allée de Bezons	04 68 77 76 00
12020	RODEZ CX 9	Avenue de Bamberg	05 65 77 60 00
13297	MARSEILLE CX 9	56, chemin Joseph Aiguier	04 91 83 70 00
13386	MARSEILLE CX 20	35, rue George	04 91 85 85 00
14031	CAEN CX	boulevard du Général Weygand – BP 6048	02 31 45 79 00
15010	AURILLAC CX	15, rue Pierre Marty	04 71 46 57 00
16010	ANGOULÊME CX	boulevard de Bury	05 45 94 35 35
17014	LA ROCHELLE CX	55-57, rue de Suède	05 46 51 66 00
18030	BOURGES CX	boulevard de la République	02 48 55 49 00
19033	TULLE CX	6, rue Souham	05 55 21 10 00
20702	AJACCIO CX 9	boulevard Abbé Recco Les Padules – BP 910	04 95 23 52 00
20406	BASTIA CX	boulevard du Fango	04 95 54 32 32
21044	DIJON CX	38, rue de Cracovie	03 80 70 50 50
21045	DIJON CX	8, rue du Docteur Maret BP 1548	03 80 59 37 59
22024	SAINT BRIEUX CX 1	106, rue boulevard Hoche	02 96 01 44 44
23014	GUERET CX	rue Marcel Brunet	05 55 41 23 00
24010	PERIGUEUX CX	50, rue Claude Bernard	05 53 02 50 00
25036	BESANÇON CX	2, rue Denis Papin	03 81 47 53 00
25209	MONTBELIARD CX	3, av. Léon Blum	03 81 99 11 00
26024	VALENCE CX	av. Président Herriot BP 1000	04 75 75 53 53
27030	ÉVREUX CX	1 bis, place Saint Taurin	02 32 29 20 00
28034	CHARTRES CX	11, rue du Docteur André Haye	02 37 20 45 45
29282	BREST CX	rue de Savoie	02 98 34 53 00
29192	QUIMPER CX	cité du Guerlac'h rue de la République BP 515	02 98 76 41 41
30921	NÎMES CX	14, rue du Cirque Romain	04 66 76 62 62

Code Postal	VILLE	Adresse	Téléphone
31065	TOULOUSE CX	2, rue Georges Vivent	05 62 14 28 28
31093	TOULOUSE CX	3, bd Professeur Léopold Escande	05 61 58 95 95
32012	AUCH CX	11, rue de Châteaudun	05 62 61 60 00
33053	BORDEAUX CX	80, av. de la Jallère, quartier du Lac	05 56 11 64 00
33085	BORDEAUX CX	Place de l'Europe cité du Grand Parc	05 56 39 62 94
34523	BEZIERS CX	Place du Général de Gaulle BP 743	04 67 49 72 72
34934	MONTPELLIER CX 2	29, cours Gambetta	04 67 69 69 00
34934	MONTPELLIER CX 9	29, cours Gambetta	04 67 22 86 00
35024	RENNES CX	Cours des Alliés – BP 34A	02 99 29 44 44
35030	RENNES CX	236, rue de Châteaugiron	02 99 26 74 74
36026	CHÂTEAUROUX CX	8, rue Jacques Sadron	02 54 29 49 49
37035	TOURS CX	cité adm. du champ Girault Rue E. Vaillant – BP 235	02 47 31 54 54
38045	GRENOBLE CX 9	2, rue des Alliés – BP 33	04 76 68 50 50
38211	VIENNE CX	1, place Saint Pierre BP 196	04 74 31 41 51
39031	LONS LE SAUNIER CX	8, rue des Lilas	03 84 87 31 00
40013	MONT DE MASAN CX	207, rue Fontainebleau	05 58 06 62 00
41022	BLOIS CX	6, rue Louis Armand	02 54 52 19 97
42321	ROANNE CX	26, place des Promenades Populle	04 77 44 40 00
42027	SAINT-ETIENNE CX 1	3, av. du Président Emile Loubet	04 77 42 20 00
43011	LE PUY EN VELAY CX	10, av. André Soulier BP 324	04 71 07 58 88
44034	NANTES CX 1	7, rue du Président Edouard Herriot	02 51 72 82 92
44045	NANTES CX 2	9, rue Gaétan Rondeau	02 51 88 88 88
44618	SAINT-NAZAIRE CX	28, av. Suzanne Lenglen BP 415	02 40 90 85 11

Code Postal	VILLE	Adresse	Téléphone
45021	ORLÉANS CX 1	place du Général de Gaulle	02 38 79 47 00
45033	ORLÉANS CX 1	30, bd Jean Jaures	02 38 81 50 00
46015	CAHORS CX	166, rue des Hortes	05 65 20 40 40
47914	AGEN CX 9	2, rue Diderot Place Armand Fallières	05 53 69 11 11
48006	MENDE CX	Quartier des Carmes	04 66 49 56 00
49037	ANGERS CX 1	32, rue Louis Gain	02 41 81 76 76
49328	CHOLET CX	2, rue Saint Eloi – BP 311	02 41 71 37 00
50012	SAINT-LO CX	Montée du Bois André	02 33 06 58 00
51086	REIMS CX	14-16, rue du Ruisselet	03 26 84 40 40
52915	CHAUMONT CX 9	18, bd du Maréchal de L de Tassigny – BP 2028	03 25 32 85 85
53084	LAVAL CX 9	37, bd Montmorency	02 43 59 63 63
54401	LONGWY CX	3, av. Poincaré – BP 210	03 82 25 21 21
54047	NANCY CX	9, bd Joffre	03 83 85 50 00
54073	NANCY CX	81 à 85, rue de Metz	03 83 34 49 49
55015	BAR LE DUC CX	1, rue de Polval – Case off n° 9	03 29 79 89 55
56018	VANNES CX	37, bd de la Paix – BP 321	02 97 01 56 56
57033	METZ CX	18-22, rue Haute Seille BP 1001	03 87 39 36 36
57323	SARREGUEMINES CX	2, rue de l'école – BP 1169	03 87 95 80 00
57315	THIONVILLE CX	2, allée Bel Air – BP 351	03 82 55 94 00
58016	NEVERS CX	50, rue Paul Vaillant Couturier – BP 807	03 86 21 69 00
59428	ARMENTIÈRES CX	6, rue des Nieulles BP 121	03 20 44 39 39
59408	CAMBRAI CX	10, rue Saint Lazarre	03 27 73 59 59
59508	DOUAI CX	125, rue Saint Sulpice BP 821	03 27 93 35 35
59386	DUNKERQUE CX	rue de la Batellerie – Ile Jeanty – BP 4523	03 28 26 39 39
59895	LILLE CX 9	2, rue d'Iéna – BP 01	03 20 42 34 00

Code Postal	VILLE	Adresse	Téléphone
59607	MAUBEUGE CX	Place de Wattignies BP 78	03 27 69 22 22
59065	ROUBAIX CX 1	6, rue Rémy Cogghe BP 769	03 20 11 41 00
59208	TOURCOING CX	2, place Sébastopol	03 20 25 72 00
59321	VALENCIENNES CX	63, rue du Rempart BP 499	03 27 23 95 95
59661	VILLENEUVE D'ASQ CX	11, allée Vauban	03 05 20 61 61
60013	BEAUVAIX CX	rue de Savoie	03 44 10 10 10
60313	CREIL CX	rue Ribot – BP 201	03 44 61 70 80
61012	ALENCON CX	34, place du Général Bonet	02 33 32 35 35
62014	ARRAS CX	Angle du bd Allende et de la rue A Gatoux	03 21 22 95 00
62321	BOULOGNE SUR MER CX	47, bd Mariette	03 21 87 70 00
62103	CALAIS CX	35, rue Descartes – BP 159	03 21 46 84 00
62309	LENS CX	61, rue François Gauthier	03 21 74 72 00
63031	CLERMONT-FERRAND CX 1	cité administrative Rue Pélissier – BP 8	04 73 42 82 00
63031	CLERMONT-FERRAND CX	cité administrative Rue Pélissier – BP 8	04 73 74 81 00
64111	BAYONNE CX	68-72, allées Marines	05 59 52 73 00
64022	PAU CX	9 Palais des Pyrénées Rue Louis Barthou	05 59 82 30 00
65021	TARBES CX	8, place au Bois	05 62 51 75 75
66000	PERPIGNAN	rue Remparts St Mathieu	04 68 35 95 95
67503	HAGUENAU CX	17, rue du Maréchal Joffre BP 144	03 88 63 45 00
67605	SELESTAT CX	2, av. Schweisguth	03 88 58 81 81
67004	STRASBOURG CX	2, rue Lobstein BP 423 R4	03 88 25 25 25
67090	STRASBOURG CX	16, rue de Lausanne BP 408 R 2	03 88 76 88 88
68022	COLMAR CX	19, bd du Champ de Mars BP 454	03 89 22 32 32
68083	MULHOUSE CX	26, av. Robert Schuman	03 89 46 97 00

Code Postal	VILLE	Adresse	Téléphone
69238	LYON CX 2 (1er C A)	7, rue de la Barre	04 72 56 15 30
69227	LYON CX 2 (3e C A)	27 bis, cours de Verdun BP 2045	04 72 56 52 25
69436	LYON CX 3	35, rue Maurice Flandin	04 72 35 88 88
69007	LYON (2e C A)	4, rue Sébastien Gryphe	04 72 80 18 35
69471	LYON CX 6	102, rue Masséna	04 72 75 81 81
69665	VILLEFRANCHE /SAONE CX	137, bd Gambetta BP 472	04 74 02 26 49
70020	VESOUL CX	9, bd des Alliés – BP 439	03 84 78 55 55
71022	MACON CX 9	113, rue de Paris	03 85 39 73 00
72033	LE MANS CX 9	178, av. Bollée	02 43 40 31 31
73015	CHAMBERY CX	5, av. Jean Jaures	04 79 96 42 00
74984	ANNECY CX 9	1, rue Emile Romanet	04 50 88 60 60
75453	PARIS CX 09	69, bis rue de Dunkerque	01 40 23 70 70
75475	PARIS CX 10 (2e C A)	11, rue Beaurepaire	01 42 38 66 24
75730	PARIS CX 15 (4e C A)	3, place Adolphe Chérioux	01 40 45 06 07
75840	PARIS CX 17 (1er C A)	59, rue de Tocqueville	01 47 66 51 00
75954	PARIS CX 19	17-19, av. de Flandre	01 40 05 32 64
75971	PARIS CX 20 (3e C A)	96-98, rue de Lagny	01 43 71 11 30
76882	DIEPPE CX	bd Georges Clémenceau	02 35 04 78 00
76504	ELBEUF CX	rue de la Prairie – BP 436	02 32 96 92 69
76094	LE HAVRE CX	222, bd de Strasbourg	02 35 22 23 00
76028	ROUEN CX	av. du Grand Cours	02 35 03 45 45
76039	ROUEN CX	50, av. de Bretagne	02 35 03 63 63
77951	MAINCY CX	Rubelles	01 64 71 34 00
78014	VERSAILLES CX	92, av. de Paris – BP 204	01 39 20 30 00
78011	VERSAILLES CX (1er C. A.)	58-60, rue de Montreuil BP 1131	01 30 84 34 34
78303	POISSY CX (2e C A)	1, place Duployé	01 30 74 92 20
79041	NIORT CX	place du Port	05 49 77 30 00

Code Postal	VILLE	Adresse	Téléphone
80021	AMIENS CX 1	8, place Louis Sellier	03 22 97 50 00
81016	ALBI CX	5, Place Lapérouse	05 63 48 70 70
82015	MONTAUBAN CX	592, bd Blaise Doumerc BP 778	05 63 21 38 00
83082	TOULON CX	ZUP de la Rode Rue Emile Olivier –BP 328	04 94 36 36 00
84043	AVIGNON CX 9	7, rue François 1er	04 90 81 36 36
85031	LA ROCHE SUR YON CX	ZAC du Moulin Rouge Rue Alain	02 51 44 16 16
86043	POITIERS CX	41, rue du Touffenet	05 49 44 55 66
87037	LIMOGES CX	22, av. Jean Gagnant	05 55 45 87 87
87048	LIMOGES CX	37, av. du Président René Coty	05 55 45 38 00
88015	EPINAL CX	14, rue de la Clé d'Or BP 584	03 29 64 65 00
89024	AUXERRE CX	1 et 3 rue du Moulin	03 86 72 81 89
90021	BELFORT CX	12, rue du Général Strolz	03 84 46 53 53
91039	EVRY CX	bd des Coquibus	01 60 79 79 79
91012	EVRY CX (1er C A)	5, rue du Facteur Cheval	01 60 79 57 00
91035	MASSY CX (2e C A)	80, place de France	01 69 93 15 00
92026	NANTERRE CX	113, rue des Trois Fontanot	01 41 45 20 00
92340	BOURG LA REINE (1er C A)	51, av. du Général Leclerc	01 46 64 15 32
92516	BOULOGNE BILL, CX (2e C A)	204, rond point du Pont de Sèvres Tour Amboise	01 46 09 20 00
92021	NANTERRE (3e C A)	130, rue du 8 Mai 1945 Place Hôtel ville	01 47 25 91 91
93014	BOBIGNY CX	195, av. Paul Vaillant Couturier	01 48 96 48 48
93207	SAINT DENIS CX 1 (1er C A)	10-12, av. Jean Moulin	01 48 21 61 81
93012	BOBIGNY (2e C. A)	22, av. Karl Marx	01 48 30 11 34
93340	LE RAINCY (3e C A)	44, av. Thiers	01 43 02 77 98
94031	CRETEIL CX	1 à 9 av. du Général de Gaulle	01 43 99 33 33

Code Postal	VILLE	Adresse	Téléphone
95017	CERGY PONTOISE CX	2, rue des Chauffours immeuble « les Marjoberts »	01 34 22 22 22
97159	POINTE A PITRE	qu. De l'hôtel de Ville BP 486	05 90 90 50 00
97210	LE LAMENTIN CX 2	Place d'Armes	05 96 51 00 08
97307	CAYENNE CX	Route de Raban – BP 7015	05 94 39 60 00
97704	SAINT DENIS CX 9	4, bd Doret	02 62 40 33 40
97500	SAINT PIERRE ET MIQUELON	Angle des bd Constant Colmay et Thélot BP 4220	05 08 41 24 70

INDEX ALPHABÉTIQUE

Index alphabétique

B

C

D

E

F

G

H

I

J

K

L

M

N

O

P

Q

R

S

T

U

V

W

X

Y

Z

Achevé d'imprimer en janvier 2002
par Normandie Roto Impression s.a.
61250 Lonrai
Dépôt légal : janvier 2002 - N° d'imprimeur : 013155

Imprimé en France